DEMENTIA & COGNITIVE REHABILITATION

치매와 인지재활

SECOND EDITION

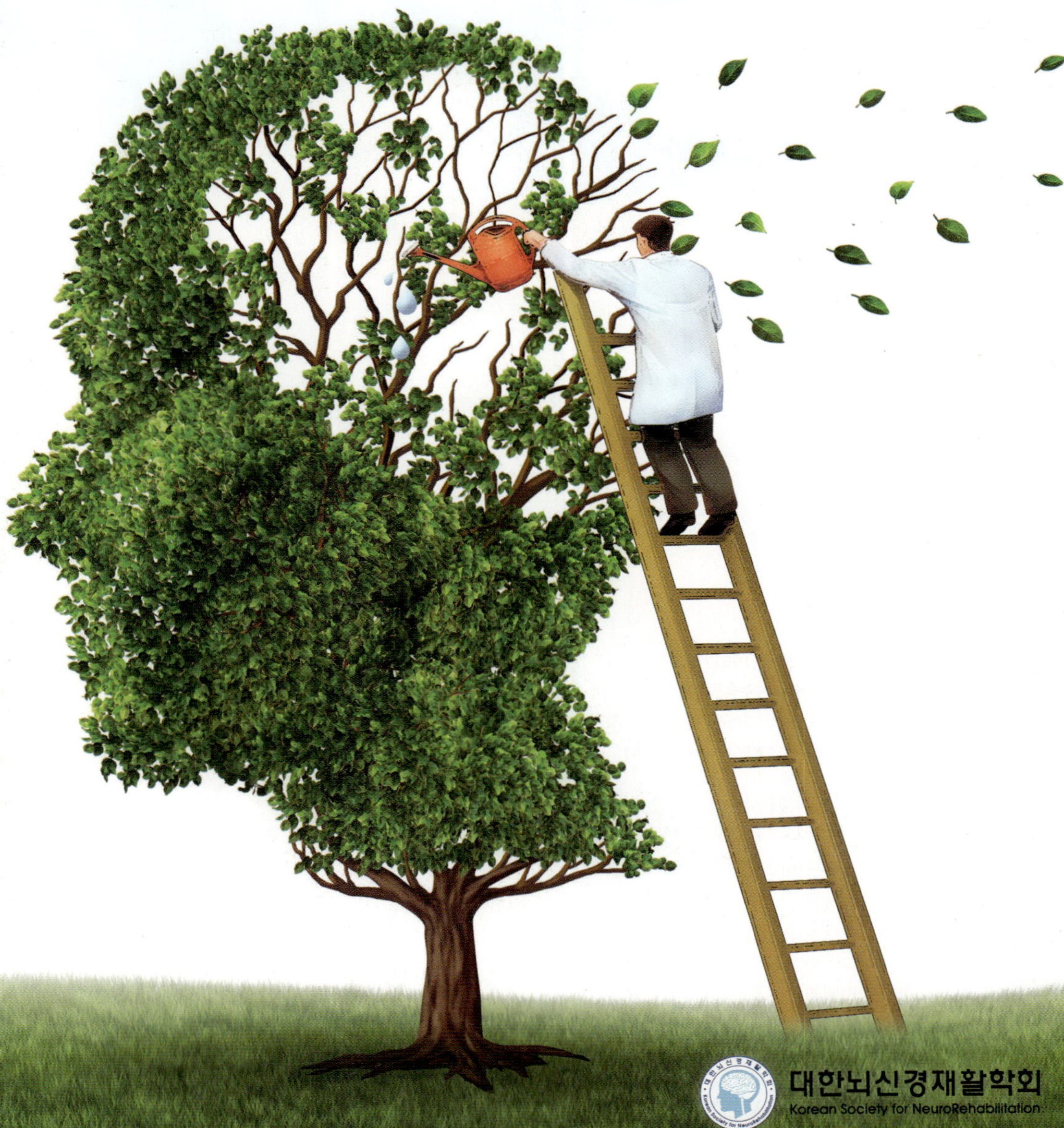

대한뇌신경재활학회
Korean Society for NeuroRehabilitation

SECOND EDITION

치매와 인지재활

DEMENTIA & COGNITIVE REHABILITATION

첫째판 1쇄 발행 | 2017년 9월 16일
둘째판 1쇄 인쇄 | 2025년 1월 6일
둘째판 1쇄 발행 | 2025년 1월 27일

지 은 이 대한뇌신경재활학회
발 행 인 장주연
출판기획 이성재
책임편집 배진수
편집디자인 주은미
표지디자인 김재욱
일러스트 김경열
제작담당 황인우
발 행 처 군자출판사(주)
등록 제4-139호(1991. 6. 24)
본사 (10881) **파주출판단지** 경기도 파주시 회동길 338(서패동 474-1)
전화 (031) 943-1888 팩스 (031) 955-9545
홈페이지 | www.koonja.co.kr

ISBN 979-11-7068-213-4 (93510)

정가 90,000원

DEMENTIA & COGNITIVE REHABILITATION

치매와 인지재활

SECOND EDITION

발간사

〈치매와 인지재활〉 제2판을 발간하게 되어 매우 기쁘게 생각합니다. 제1판이 출간된 이후, 치매 관리 및 인지재활에 대한 연구가 급속도로 발전하면서 많은 새로운 발견과 치료 기법이 등장했습니다. 이 책은 이러한 변화를 반영하여 치매와 인지재활 분야에서의 최신 연구 결과와 임상적 통찰을 종합하여, 실질적이고 유익한 정보를 제공하기 위해 준비되었습니다.

최근 발표된 '2023년 대한민국 치매 현황 보고서'에 따르면 2022년 65세 이상 노인 인구 수는 900만여 명이며 90만여 명이 치매를 앓는 것으로 나타났습니다. 다시 말해서 노인 인구 10명 중 1명꼴로 치매를 앓는 셈이며, 고령화 속도가 가파르다 보니 치매 인구는 더욱 늘어날 것으로 전망됩니다.

치매는 인지 기능의 광범위한 저하와 정서적, 사회적 어려움을 동반하고, 치매의 종류에 따라 그 증상과 경과가 상이하기 때문에, 환자 맞춤형 접근이 필수적입니다. 이에 따라 인지재활의 중요성이 더욱 부각되고 있으며, 치매관리에 있어 효과적인 인지재활 프로그램은 환자의 삶의 질을 크게 향상시킬 수 있습니다. 인지재활은 환자의 인지 기능을 최대한 유지하고, 일상생활의 질을 향상시키기 위한 여러 전략들을 필요로 합니다. 이러한 부분들을 충족하기 위해, 이번 판에서는 최신 연구 결과를 바탕으로 한 이론적 기초와 좀 더 다양한 인지재활 접근법을 포함하려고 노력하였습니다.

이번 개정판은 다양한 분야의 전문가들이 집필에 참여하였습니다. 어려운 상황에서도 기꺼이 후학들을 위하여 귀중한 경험과 지식을 담아 훌륭한 원고를 집필해주신 모든 저자분들께 깊은 감사를 드리며 완성도 높은 책을 만들기 위해 열정을 보여주신 한수정 편찬위원장 및 모든 편찬위원 여러분에게 진심으로 감사의 말씀을 드립니다. 또한 이 책의 출간을 위하여 지원을 아끼지 않으신 대한뇌신경재활학회 김민욱 이사장, 그리고 발간을 위해 최선의 완성도를 만들 수 있도록 수고해주신 군자출판사에도 감사를 드립니다.

모쪼록 이 책의 출간이 치매와 인지재활 분야의 발전에 기여하길 바라며, 이 책을 통해 치매와 인지재활에 대해 깊이 이해하고, 환자들에게 보다 나은 치료와 지원을 제공할 수 있는 기회가 되기를 진심으로 바랍니다. 이 책이 여러분의 연구와 실천에 유익한 길잡이가 되기를 기원합니다.

감사합니다.

2025년 1월

대한뇌신경재활학회 회장 **전 민 호**

발간사

치매와 인지재활에 대한 관심과 연구는 초고령화 사회 진입을 앞둔 우리 시대에 필수적인 영역으로 자리 잡았습니다. 이에 대한뇌신경재활학회 주관 하에 지난 2017년 〈치매와 인지재활〉 초판을 발간하였고, 금번 최신 지식과 임상 경험을 집대성한 〈치매와 인지재활〉 제2판을 발간하게 되었습니다.

이번 제2판에서는 최신 이론과 연구 성과, 임상적 접근법을 반영하여 실질적인 도움을 드릴 수 있도록 구성하여 치매와 인지재활 분야의 치료와 연구에 종사하는 전문가들뿐만 아니라, 관련 교육을 받는 학생들에게도 유용한 지침서가 될 수 있도록 하였습니다.

치매는 단순히 환자 개인의 문제가 아닌, 가족과 사회가 함께 극복해야 할 복합적인 도전 과제입니다. 이러한 현실에서 인지재활은 환자의 삶의 질을 높이고, 나아가 가족과 사회의 부담을 경감시키는 중요한 열쇠가 될 것입니다. 본 교과서는 이와 같은 사회적 책무를 다하는 데 기여하고자 합니다.

끝으로 바쁘신 중에도 출간되기까지 많은 어려운 상황에도 불구하고 아낌없는 노력을 다해주신 모든 저자분들과 원고 검토 교정에 애써주신 편찬위원분들, 특히 늦은 밤까지 회의실에서 완성도 높은 책을 만들기 위해 마지막 교정 작업에 열정을 쏟아주신 편찬위원분들께 깊은 감사를 드립니다. 또한 본 서적이 출간되기까지 적극적인 지원을 아끼지 않으신 전민호 회장님, 김민욱 이사장님, 그리고 출판 과정에서 마지막까지 헌신해주신 군자출판사에 진심으로 감사의 말씀을 드립니다. 이 교과서가 많은 분들에게 유익한 자료로 활용되기를 바라며, 향후 치매와 인지재활 연구의 발전과 실천적 적용을 위한 소중한 밑거름이 되기를 기원합니다.

감사합니다.

2025년 1월

대한뇌신경재활학회 편찬위원장 **한 수 정**

편찬 위원회

편찬위원장

한 수 정 이화여자대학교 재활의학교실

편 찬 위 원

김 영 국 가톨릭대학교 재활의학교실

김 태 우 서울대학교 재활의학교실, 국립교통병원

김 형 섭 국민건강보험 일산병원 재활의학과

신 준 호 국립재활원 재활의학과

양 서 연 이화여자대학교 재활의학교실

양 승 남 고려대학교 재활의학교실

오 병 모 서울대학교 재활의학교실

온 석 훈 명주병원 재활의학과

임 선 가톨릭대학교 재활의학교실

임 성 훈 가톨릭대학교 재활의학교실

장 원 혁 성균관대학교 재활의학교실

집 필 진

(가나다 순)

고명환	전북대학교 재활의학교실
고성화	부산대학교 재활의학교실
권재성	청주대학교 작업치료학과
김나영	연세대학교 재활의학교실
김대열	울산대학교 재활의학교실
김대현	성균관대학교 재활의학교실
김덕용	연세대학교 재활의학교실
김돈규	중앙대학교 재활의학교실
김민욱	가톨릭대학교 재활의학교실
김보련	고려대학교 재활의학교실
김연희	성균관대학교 재활의학교실, 명지춘혜병원
김영국	가톨릭대학교 재활의학교실
김영욱	충남대학교 재활의학교실
김용욱	연세대학교 재활의학교실
김원석	서울대학교 재활의학교실
김은영	순천향대학교 작업치료학과
김태우	서울대학교 재활의학교실, 국립교통병원
김현정	을지대학교 재활의학교실
김형섭	국민건강보험 일산병원 재활의학과
류병주	사랑의병원 재활의학과
박근영	가톨릭대학교 재활의학교실
박기덕	가천대학교 재활의학교실
박시운	가톨릭관동대학교 재활의학교실
박이진	가톨릭대학교 정신건강의학교실
박종범	건양대학교 재활의학교실
박주현	가톨릭대학교 재활의학교실
박지혁	연세대학교 작업치료학과
변은미	서울아산병원 재활의학과 작업치료실
백남종	서울대학교 재활의학교실
복수경	충남대학교 재활의학교실
서한길	서울대학교 재활의학교실
손민균	충남대학교 재활의학교실
신명준	부산대학교 재활의학교실
신용일	부산대학교 재활의학교실
신준호	국립재활원 재활의학과
신희석	경상국립대학교 재활의학교실
양서연	이화여자대학교 재활의학교실
양승남	고려대학교 재활의학교실
양영애	인제대학교 작업치료학과
오민균	경상국립대학교 재활의학교실
오병모	서울대학교 재활의학교실
온석훈	명주병원 재활의학과
유승돈	경희대학교 재활의학교실
유연지	가톨릭대학교 재활의학교실
유우경	한림대학교 재활의학교실
윤서연	연세대학교 재활의학교실
이경우	동아대학교 재활의학교실
이소영	제주대학교 재활의학교실
이숙정	가톨릭대학교 재활의학교실
이장우	국민건강보험 일산병원 재활의학과
이재신	건양대학교 작업치료학과
이종민	건국대학교 재활의학교실
이주강	가천대학교 재활의학교실
이후영	서울대학교 재활의학교실, 국립교통병원
임 선	가톨릭대학교 재활의학교실
임성훈	가톨릭대학교 재활의학교실
장원혁	성균관대학교 재활의학교실
전민호	울산대학교 재활의학교실
정다운	서울아산병원 재활의학과 재활심리실
정세희	서울대학교 재활의학교실
정한영	인하대학교 재활의학교실
좌경림	인하대학교 재활의학교실
최지수	서울대학교 재활의학교실
최현주	나사렛대학교 언어치료학과
편성범	고려대학교 재활의학교실
하지완	대구대학교 언어치료학과
한수정	이화여자대학교 재활의학교실
한은영	제주대학교 재활의학교실

Contents

PART 01 서론(Introduction)

Chapter 01 인지신경과학의 역사 및 인지재활의 근거 3
History of cognitive neuroscience and evidence for cognitive rehabilitation

Chapter 02 인지재활의 원리와 적용 19
Principles and application of cognitive rehabilitation

PART 02 인지 기능 장애(Cognitive impairment)

Chapter 03 알츠하이머 치매 39
Alzheimer's dementia

Chapter 04 혈관성 인지장애 57
Vascular cognitive impairment

Chapter 05 기타 퇴행성 치매에서의 인지장애 69
Cognitive impairment in other degenerative dementias

Chapter 06 외상성뇌손상 후 인지장애 83
Post-TBI cognitive impairment

Chapter 07 저산소-허혈성 뇌손상 후 인지장애 95
Cognitive impairment in hypoxic-ischemic brain injury

PART 03

특정영역 인지재활(Domain-specific cognitive rehabilitation)

SECTION 01 의식

Chapter 08 의식의 개념과 의식손상의 임상적 문제들 107
Concepts of consciousness and clinical problems of disorders of consciousness

Chapter 09 의식의 평가 125
Evaluation of consciousness

Chapter 10 의식장애의 치료 131
Treatment of consciousness disorders

SECTION 02 주의력

Chapter 11 주의력 조절 및 기능장애 139
Attentional modulation & dysfunction

Chapter 12 주의력 평가 153
Evaluation of attention

Chapter 13 주의력 재활 167
Attentional rehabilitation

SECTION 03 기억

Chapter 14 기억 과정 183
Memory processing

Chapter 15 기억 평가 193
Memory evaluation

Chapter 16 기억 재활 197
Memory rehabilitation

Contents

SECTION 04 시공간 지각

Chapter 17 시공간 지각 과정 213
Visuospatial processing and perception

Chapter 18 시공간 지각 평가 221
Visuospatial perception evaluation

Chapter 19 시공간 지각 재활 229
Visuospatial perception rehabilitation

SECTION 05 집행기능

Chapter 20 집행기능 245
Executive function

Chapter 21 집행기능 평가 255
Evaluation of executive function

Chapter 22 집행기능 장애의 재활 263
Rehabilitation of executive dysfunction

SECTION 06 기분, 동기

Chapter 23 기분 관련 신경망 275
Mood related network

Chapter 24 기분/동기의 평가 293
Evaluation of mood & motivation

Chapter 25 기분/동기 장애 재활 301
Rehabilitation in mood & motivational disorder

SECTION 07 실행증

Chapter 26 실행증 관련 신경망 321
Apraxia related network

Chapter 27 실행증의 평가 329
Evaluation of apraxia

Chapter 28 실행증의 재활 337
Apraxia rehabilitation

SECTION 08 의사결정

Chapter 29 의사결정 및 갈등 349
Decision making and conflict monitoring

Chapter 30 의사결정 평가 355
Evaluation and assessment in decision making

Chapter 31 의사결정 재활 367
Rehabilitation of decision making

SECTION 09 언어

Chapter 32 생물학적 기반의 언어처리 과정 373
Biological basis of language processing

Chapter 33 언어 장애의 평가 379
Evaluation of language

Chapter 34 실어증의 재활 391
Aphasia rehabilitation

Contents

PART 04 신경인지기능검사(Neurocognitive assessment)

Chapter 35 전반적인 신경심리검사: MMSE, MoCA, NCSE, CIST 407
Assessment of general cognitive function: MMSE, MoCA, NCSE, CIST

Chapter 36 신경심리평가 총집: 서울신경심리검사, 한국판 CERAD 평가집 415
Outline and application of neuropsychological battery: SNSB-II, CERAD-K

Chapter 37 전산화 신경인지기능검사의 개요 423
Outline and application of computerized neuropsychological test

PART 05 인지재활을 위한 특별 접근법(Specialized approaches for cognitive rehabilitation)

Chapter 38 인지재활을 위한 운동 429
Exercise for cognitive rehabilitation

Chapter 39 인지재활을 위한 비침습적 뇌자극 441
Noninvasive brain stimulation for cognitive rehabilitation

Chapter 40 인지재활과 심리재활중재 451
Cognitive rehabilitation and psychological rehabilitation intervention

Chapter 41 컴퓨터를 이용한 인지평가 및 재활 469
Computer-based cognitive evaluation and rehabilitation

Chapter 42 사회인지와 의사소통 481
Social cognition and communication

Index 496

서론

Introduction

Chapter 01 인지신경과학의 역사 및 인지재활의 근거
History of cognitive neuroscience and evidence for cognitive rehabilitation

Chapter 02 인지재활의 원리와 적용
Principles and application of cognitive rehabilitation

PART 01

CHAPTER

01 인지신경과학의 역사 및 인지재활의 근거

History of cognitive neuroscience and evidence for cognitive rehabilitation

김연희

I 인지기능의 정의

인간의 대뇌는 수 없이 많은 정보를 받아들이고 명령을 내리는 중요한 기관이다. 그중에서 '인지기능(cognitive function)'은 인간의 뇌에서 감각 기관들을 통하여 들어온 각종 정보를 축소(reduce), 변형(transform), 정교화(elaborate) 및 저장(store)하고, 저장된 정보를 인출(recall)하여 사용하는 모든 과정을 일컫는 것으로, 우리가 살아가면서 생각하고, 말하고, 기억하고, 판단하고, 실행하는 과정들이 이에 속한다. 이러한 인지기능은 기본적 수준부터 고도의 어려운 수준까지 다양하게 분류된다. 일차적인 인지기능에는 공부나 일을 할 때 필요한 주의력(attention)과 기억력(memory), 현재 자신이 놓여 있는 시간, 장소 등의 상황을 올바르게 인식하는 지남력(orientation), 시공간을 파악하는 능력(visuospatial perception)과 시각, 청각, 촉각 등의 감각 정보를 처리하는 능력 등이 속한다. 이보다 더 고차원적인 인지기능에는 계획을 세우고 목표를 달성하는 능력(problem solving), 사고를 종합하고 추론하는 능력(reasoning), 집행 능력(executive function), 개념 형성(concept formation) 및 자기 인식(self-awareness) 등이 포함된다. 이러한 인지기능은 일상생활 속에서 다양한 자극을 받아들여 상황을 판단하고 결정하며, 자신이 직면한 환경에 적응하는 능력으로 인간이 하나의 독립된 인격체로 살아가는 데 꼭 필요한 요소이다.

대뇌 피질은 여러 가지 기능들을 수행하는 다양한 뇌 영역으로 구성되어 있다. 1909년 독일의 신경해부학자인 코르비니안 브로드만(Korbinian Brodmann)은 인간의 대뇌피질을 뉴런의 조직학적 형태에 따라 구분하여 대뇌 피질 영역 지도를 만들었다. 최근 기능적 뇌영상을 이용한 많은 연구에서 이러한 구조적 차이가 대뇌 피질의 기능적 차이를 매우 가깝게 반영하고 있음이 밝혀졌다. 대뇌 피질의 해부학적 구분은 두개의 큰 주름인 중심고랑(central sulcus)과 실비안고랑(Sylvian sulcus), 그리고 두정후두구(parieto-occipital fissure)를 경계로 4개의 엽으로 나뉘고, 각 엽은 또한 여러 개의 소엽 또는 기능적 영역들로 구분된다. 전두엽은 인지기능의 중추라고도 불리우며 주의력, 작업기억, 활동 계획 수립, 판단력, 행동 조절 능력, 언어 능력(좌측) 등을 담당하고 일차운동피질이 이곳에 위치한다. 두정엽은 체성감각피질이 위치하며, 감각연합영역이 있어 일차감각영역에서 들어오는 정보들을 통합하여 처리하는 기능을 수행한다. 특히 우측 두정엽은 시 공간에 대한 정보 처리, 물체와 신체부위 인식 능력을 담당하므로 이 부위에 손상이 있을 때 편측무시 현상이 발생하며, 좌측 두정엽은 계산 및 도구 사용 능력 등을 관장하는 것으로 알려져 있다. 측두엽은 청각 정보를 처리하고 기억 및 언어의 이해를 담당하는 영역이며, 후두엽은 시각 정보를 처리하는 영역이다(그림 1-1).

오늘날 인지기능을 평가하고 치료할 때, 크게 5개의

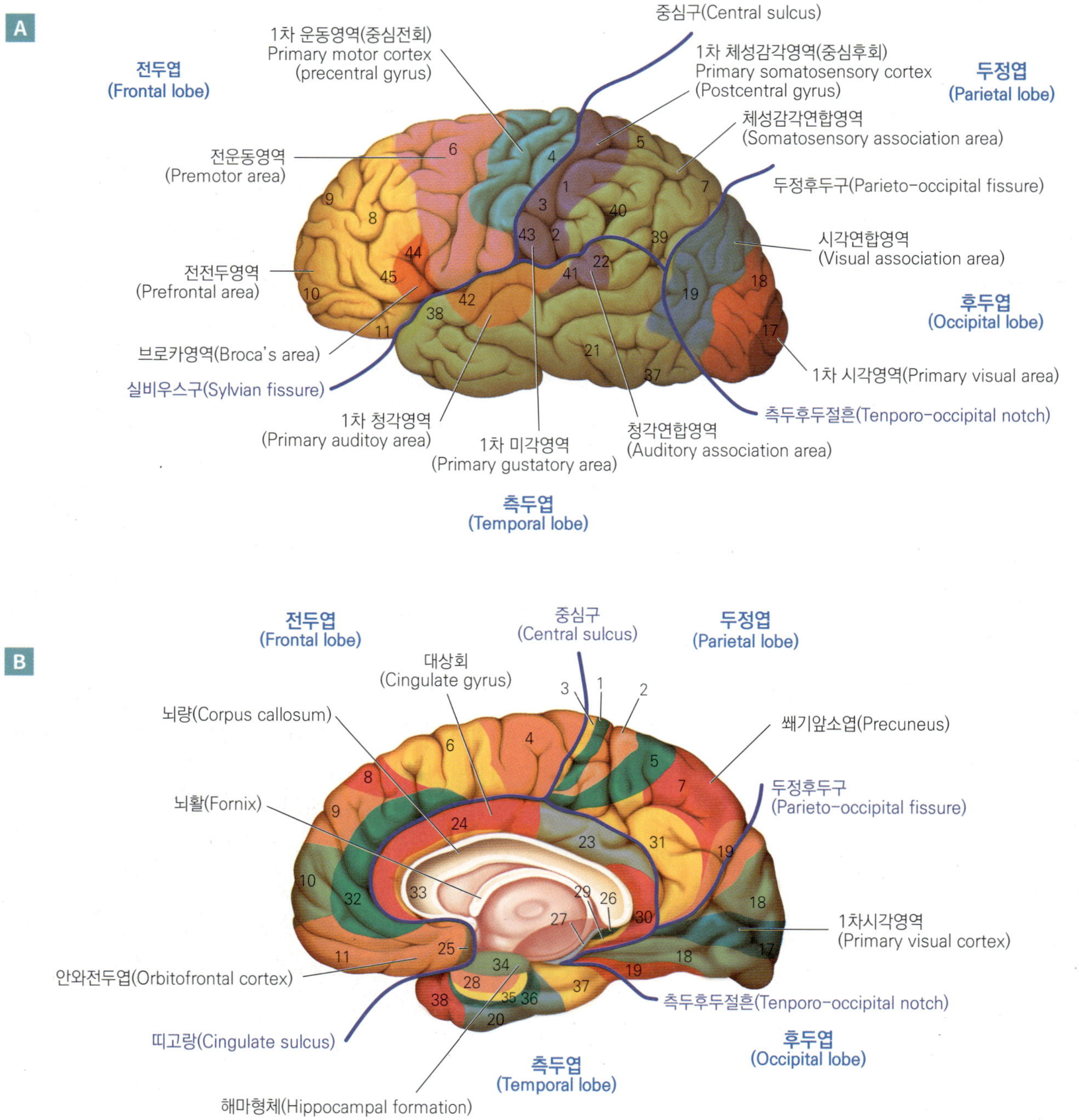

그림 1-1. **대뇌 피질 뇌엽 구분과 브로드만 영역(A; 외측, B; 내측)**

인지 영역(cognitive domain)으로 구분하여 파악하는 것이 보편화되어 있는데, 이후 본 서의 각 장을 통하여 인지 영역별 평가와 재활치료 방법들을 다룰 것이다. 앞으로 다루어질 인지 영역들을 먼저 간단히 들여다보면 다음과 같다.

1. 주의력

주의력이란 특정한 정보에 대하여 선택적으로 집중하는 인지 과정을 지칭한다. 음악을 틀어놓고 공부를 할 수 있거나, 운전하면서 보행자를 조심하거나 하는 등 일상의 상황에서 개입되는 주의 과정은 본질적으로 사람이 보다 깊은 정보 처리를 할 수 있도록 특정 정보를 선택하고 의식 속에 유지시키는 기능을 한다. 감각기관에는 상당히 많은 양의 감각정보가 계속해서 입력되지만 순간적으로 이들의 대부분이 소실되는데, 그 이유는 인간의 주의 과정(attentional process)의 용량 제한성(capacity limitation)이라는 특성 때문이다. 잠재적으로 무한한 정보 자원이 제공되지만, 사람의 감각과 지각에는 한계가 있고 각 상황에 필요한 반응을 효율적으로 표출해내려면 다양한 정보 중 선택하여 적절한 반응을 도출해야 한다.

주의력은 단일과정이 아니라 몇가지의 보조요소를 가지고 있는데 솔버그(Sohlberg)와 마티어(Mateer)에 의해 주장된 계층모델에 따라 다음과 같은 종류로 분류된다.

- 각성(vigilance): 외부로부터 들어오는 감각정보를 효과적으로 받아들이기 위해 최적의 준비를 하고 있는 신경상태
- 초점 주의(focused attention): 한 자극에 집중적으로 주의를 시키는 능력
- 지속적 주의(sustained attention): 장기간 활동 또는 자극에 집중하는 능력
- 선택적 주의(selected attention): 받아들인 수많은 정보들 중 일부를 선택하여 그 의미를 처리하고 적절한 반응을 정하는 기능
- 교대 주의(shifted attention): 두 가지 또는 그 이상의 자극에서 주의 초점을 변경할 수 있는 능력
- 분할 주의(divided attention): 동시에 다양한 자극과 활동에 주의를 기울일 수 있는 능력

2. 기억

기억은 미래에 사용하기 위하여 일정 시간 동안 정보를 유지하는 인지적 과정을 말한다. 일반적으로 생각하는 기억이란, 사람의 이름이나 전화번호 같은 것을 필요할 때까지 머리 속에 담아 두는 것 정도이다. 하지만 기억은 훨씬 광범위한 정신 활동을 의미하며, 모든 인지적 활동의 기본적 근거가 되는 기능이기도 하다. 인간의 기억은 각종 정보처리가 일어나는 동시에 그 정보가 표상으로 저장되는 기능적 구조를 가진다. 기억에는 뇌 변연계(limbic system)가 중요한 역할을 하지만, 기억의 종류에 따라 관련된 뇌 영역도 다양하다. 기억의 종류로는 정보를 유지하는 시간에 따라 단기기억(short-term memory), 작업기억(working memory), 장기기억(long-term memory)으로 분류되며, 의식하고 있는지 여부에 따라 명시적 기억(explicit memory)과 암묵적 기억(implicit memory)으로 대별된다.

3. 시공간기능

시공간기능은 시각적인 자극의 공간적 정보를 파악하는 과정을 말한다. 인간은 멀리 떨어져 있는 자동차가 작아 보이더라도 내 바로 옆의 자동차와 유사한 크기라는 것을 인식할 수 있으며, 비록 지금은 건물 사이에 가려져 보이지 않더라도 내가 가려는 목적지로 지도나 과거 경험을 통해 이동할 수 있다. 이러한 능력은 시공간기능과 관련이 있다. 시공간기능이란 환경으로부터

오는 시각적 정보를 지각하고, 조직화하며, 다른 감각, 이전의 경험, 고차원적인 인지기능을 통합하여 사물 간의 공간적 관계(spatial relationship)를 구분하는 인지기술이다. 시공간기능을 통하여 사각형, 삼각형, 육면체, 원뿔 등의 형태를 구분할 수 있을 뿐 아니라, 같은 사물을 다양한 각도에서 보더라도 동일한 사물임을 인식할 수 있다.

4. 언어

인간이 다른 동물과 구분되는 점 중 하나는 언어를 사용한다는 것이다. 인간의 언어능력이 생물학적으로 타고난 인간 고유의 것이라는 의견은 이제 상당히 보편적인 견해가 되었다. 말과 언어는 일반인들에게 서로 비슷한 단어지만 신경언어학에서는 이를 구별해서 쓴다. 즉, 말이란 신경과 근육의 활동을 통해 의미 있는 말소리를 산출하는 것이지만, 언어는 개인의 생각이나 감정을 표현하거나 타인의 의도를 이해하기 위하여 구체화된 특정 개념을 일정한 규칙에 따라 부호화하는 처리 과정과 관련이 있다.

5. 집행기능

집행기능이란 인지적 목표 설정에 따라 억제, 조절, 판단을 하고 미래의 반응을 예측하여 사회적으로 용납되지 않는 행동을 억누르고, 설정한 행동에 맞도록 하부 기능들을 통합 조절하는 고차원적인 기능이다. 집행기능은 의도된 행동을 조직하고 조절하기 위해 주의, 기억, 계획, 추론, 문제해결과 같은 여러 기능을 통합하여 사용한다. 즉, 다양한 인지 구성 요소들의 적절한 상호작용을 통해 목표를 세우고 계획하며 조직화하여 수행을 완수하는 일련의 과정을 의미하며 억제적 조절, 인지적 유연성 등도 집행기능에 해당된다.

Ⅱ 인지신경과학의 역사

어떻게 인간의 인지적 사고 과정이 행동으로 나타나 실현되는 것인지, 인간의 마음과 신체는 어떤 관계가 있는지에 대한 질문은 인류의 역사 속에서 진지하게 탐구되어 왔다. 고대 이집트와 그리스 문화 속에서도 인간의 정신과 인지기능을 지배하는 신체부위가 어디인가에 대한 논쟁들이 있어 왔으며, 이에 따라 심장중심학파(cardiocentrism)와 뇌중심학파(cerebrocentrism)가 형성되기도 하였다. 이후 과학적 사고력이 높아지면서 뇌를 인지 및 정신기능의 중심 기관으로 인정하게 되었고 신경과학적인 연구들도 시작되었다. 인지신경과학이란 인간의 행동의 정신적 측면인 인지 과정을 신경계의 기능과 관련하여 연구하는 학문 분야이다. 인간의 뇌 해부학에 대한 관심이 높아지고 두뇌가 손상된 환자의 증상들을 관찰함으로써 뇌의 기능에 대한 이해가 점차 높아지게 되었다. 17세기 영국 의사 토마스 윌리스(Thomas Willis)가 최초로 뇌량(corpus callosum) 섬유 및 그 밖의 몇 가지 뇌 구조들에 대해 기술하였고, 그로부터 약 100년 후 1796년 오스트리아 의사 프란츠 요제프 갈(Franz Joseph Gall)은 뇌의 각 부위별 수행하는 정신기능이 다르며 그 결과 사람들이 특성, 재능, 기질이 제각각 다르다는 의견을 피력하였다. 즉, 뇌는 다양한 부위들로 구성되어 있으며, 각 부위가 관장하는 정신적 기능에서 구체적인 특성이나 능력이 비롯된다고 전제하였으며, 특정 능력이 다른 능력에 비해 더 발달하면, 그에 상응하는 뇌부위가 확대되고 이를 두개골 표면을 연구하여 파악할 수 있을 것이라는 골상학(phrenology)을 주장하였다. 하지만, 이러한 주장은 확실한 과학적 근거를 제시하지는 못하였고 불확실한 가정에 기반하고 있었다.

이후 프랑스의 생리학자 마리 장 피에르 플루랑스(Marie-Jean-Pierre Flourens)는 갈의 이론을 뒷받침할 수 있는 구체적인 연구를 시행하였는데, 동물 뇌의 특

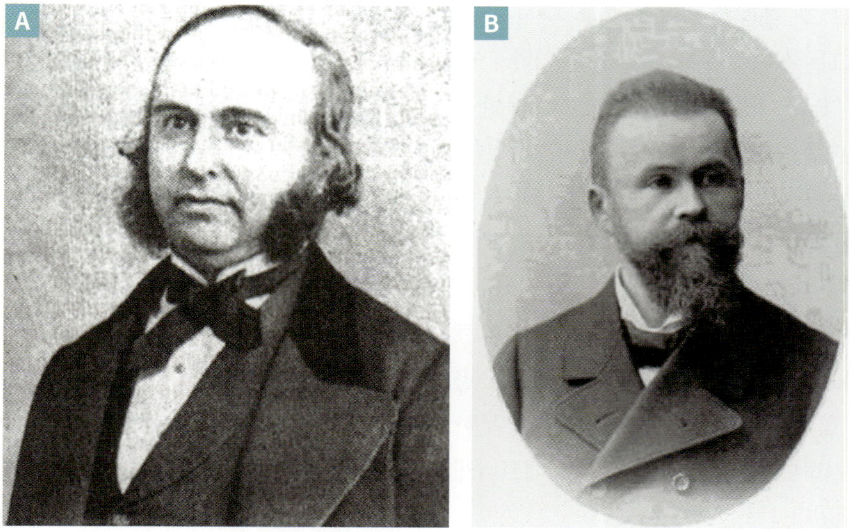

그림 1-2. 뇌 언어기능 중추인 브로카, 베르니케 영역을 발견한 학자들. (A) 폴 브로카(1824~1888), (B) 칼 베르니케(1848~1904)

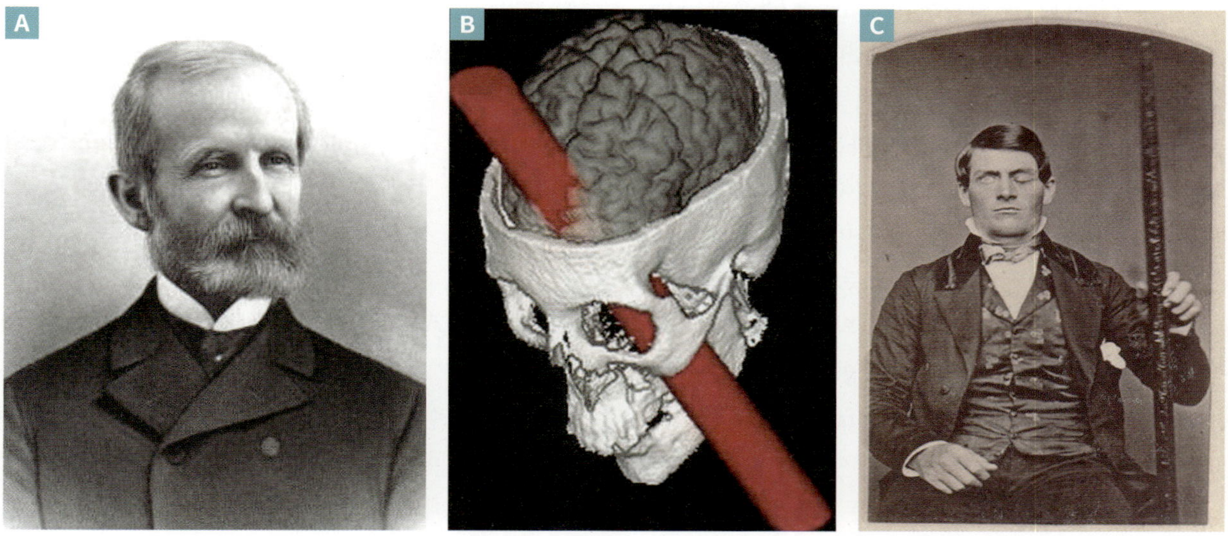

그림 1-3. (A) 게이지 사례를 발표한 의사 존 할로. (B) 게이지의 두개골을 바탕으로 3차원적 재구성을 통해 뇌 병변을 재현한 영상. (C) 피니어스 게이지.

정 부위를 외과적으로 파괴시키고 어떤 기능이 상실되는지를 실험하였다. 이 실험에서 토끼와 비둘기 대뇌의 반을 제거하자 지각, 운동, 판단 능력이 소실된다는 사실을 알게 되었으며, 소뇌를 제거하자 몸놀림이 둔해지고 균형 감각을 상실한다는 것을 알게 되었다. 그리고 뇌간(brain stem) 부분을 자르니 동물이 죽음에 이르는 것을 관찰하였다.

1836년 프랑스 신경학자 마르크 다(Marc Dax)가 언어장애를 지닌 세 명의 환자를 부검한 결과, 모두 좌반구에서 유사한 병변이 발견되었다고 언급하였지만 이러한 결과는 당시에는 큰 주목을 받지 못했다. 하지만 25년이 지난 1861년 폴 브로카(Paul Broca)가 탄(Tan)이라는 환자를 부검하고 그 결과를 발표한 이후 다시 주목받기 시작하였다. 그는 실어증을 앓았는데, 유일하게 말할 수 있는 단어가 'Tan' 이었고, 브로카는 그가 좌반구의 전두엽 하부에 매독성 병변을 가졌음을 발견하였다. 그는 실어증을 앓는 몇 명의 환자들을 더 조사해 모두 같은 부위에 병변이 있다는 사실을 알게 되며, 그 부위는 후에 언어 기능 중추로 알려지고 '브로카 영역(Broca's area)'이라고 불리게 된다. 한편 1876년 독일의 칼 베르니케(Carl Wernicke)는 좌측 측두엽 부위의 병변을 지닌 환자들이 말을 할 수는 있지만 말을 이해하지 못한다는 공통점을 발견하였고, 추후 이 부위는 '베르니케 영역'이라 불리게 되었다.

이러한 언어기능과 관련된 연구 결과는 뇌의 부위별 담당 기능에 대한 체계적 연구를 촉진시켰을 뿐 아니라 특정 뇌 기능을 담당하는 여러 영역이 서로 연결되어 기능을 수행한다는 뇌의 연결성(connectivity, connection)에 대한 통찰력도 가지게 되었다. 또한 많은 과학자들이 좌·우 반구가 서로 다른 기능을 한다는 뇌반구 분화(hemispheric specialization)라는 현상도 연구하게 되었다. 20세기에 들어 뇌의 연결성이 인지 및 언어기능의 수행에 매우 중요한 역할을 하며 이러한 연결성이 손상되었을 때 여러 유형의 분리증후군(dissociation syndrome)이 나타나는 것이 보고되었고, 전도성 실어증(conduction aphasia)은 브로카 영역과 베르니케 영역을 연결하는 궁상섬유다발(arcuate fasciculus)이 손상되었을 때 나타나는 분리증후군의 한 예이다.

1848년 9월 13일 미국 버몬트 주 철도공사 현장에서 25세 청년 피니어스 게이지(Phineas Gage, 1823–1860)는 철도 공사 폭파 사고로 1 m 길이의 쇠파이프가 머리 앞부분을 관통하였으나 다행히 목숨은 건지게 된다. 하지만 사고 이후 이전과 달리 매우 공격적이고 쉽게 화를 내는 성격으로 변하였고 스스로 행동을 통제하지 못하는 완전히 다른 사람이 되어 버렸다. 그의 주치의인 존 할로(John M. Harlow)는 그의 사례를 1868년 의학잡지 '매사추세츠 의학 협회보(Bulletin of the Massachusetts Medical Society)'에 "뇌의 앞부분 전두엽의 손상으로 인해 사람의 성격을 변화시킬 수 있다."고 보고하였고, 이러한 연구 결과는 안와전두엽의 기능을 이해하는데 많은 도움을 주었다. 기존에는 마음의 문제로만 여기던 성격이 뇌에 생물학적 기반을 두고 있음을 드러낸 사건이라는 점에서 의미가 큰 연구 보고였다. 이후 1, 2차 세계대전 중 총상으로 두뇌 일부에 손상을 당한 사람들을 대상으로 체계적인 연구가 시행되었고, 손상된 뇌 부위와 행동적 특성을 관련 지어 뇌와 마음의 연관성을 파악하는 많은 연구가 진행되었다.

20세기 초 독일의 해부학자인 코르비니안 브로드만(Korbinian Brodmann)은 앞서 밝힌 바와 같이 대뇌 피질의 세포구조(cytoarchitecture)에 따라 52개의 서로 다른 영역으로 분할하여 기능 분류를 보고하였으며, 이후 미국 신경외과 의사인 와일더 펜필드(Wilder G. Penfield)는 수술 중 국소 마취 하에서 깨어 있는 환자의 대뇌 피질에 직접 전기자극을 준 후 운동 및 감각 영역의 피질 소인(cortical homunculus)과 언어 영역 등을 지도화 하였다.

Ⅲ 뇌신경망의 개념과 이해

뇌에서는 수백만 개에 달하는 국소적 처리 장치들이 뇌 조직 전체에 분산된 신경망으로 구성되어 중요한 결정을 내리는데 전문화된 시스템으로 작동하고 있다. 1949년 미국의 도널드 헵(Donald Hebb)은 그의 저서 '행동의 구조: 신경심리학 이론'을 통하여 신경세포(neuron)들의 연결성이 구체적인 기능을 수행하는데 중요하다고 주장하였다. 예를 들어 A세포의 축삭이 B세포를 자극할 만큼 두 세포가 인접해 있고, A세포가 반복적으로 혹은 지속적으로 B세포를 점화시키면 B세포를 점화시키는 A세포의 효율성이 증가하는 방향으로 시냅스 연결이 수정된다는 것을 발견하였다. 즉, 기억과 학습 등 모든 심리학적 기능은 특정 회로망으로 연결되어 있는 세포군(cell assembly)의 활동으로 인한 것임을 제안하면서 '함께 점화되는 세포들은 함께 연결된다(Cells that fire together, wire together)'는 이론을 발표하였는데, 이 이론은 훗날 두 뉴런을 동시에 자극하게 되면 시냅스 후 세포의 자극 반응이 민감해지고 자극 수용기의 활동 및 수가 증가하여 시냅스의 구조적 변화인 장기 강화 작용(long-term potentiation, LTP)이 나타난다는 기억 및 학습의 주요 기전으로 밝혀졌다.

뇌신경망은 신경세포와 연접들로 구성되는데 단위의 규모는 다양하다. 사물의 모양을 분석하거나 사물을 식별하는 등 상대적으로 단순한 작업은 국소적인 영역으로 제한된 신경망의 활성만 필요한 경우도 있으나 사고(thought), 선택적 주의, 언어, 기억 등 고차원적 인지 영역은 보다 대단위 신경망(large-scale neural network)으로 구성되어 있다. 다양한 피질(cortical) 및 피질하(subcortical) 영역 간의 상호적인 병렬식 분산 처리(parallel distributed processing) 방식을 통해 복잡한 인지적 과제를 빠르게 해결 가능하다. 또한 오늘날 MRI 영상기법 중 기능적 자기공명영상(functional magnetic resonance imaging, fMRI)과 확산텐서영상(diffusion tensor imaging, DTI)으로 신경가소성(neuralplasticity)에 의한 뇌활성 및 뇌신경망 재구성을 확인할 수 있다. fMRI는 뇌활성에 의한 신경세포 활성으로 혈액 내 산소가 소모되고 공급되는 과정에 혈액 내 옥시헤모글로빈과 디옥시헤모글로빈 농도가 변하는데, 특정 영상 기법을 사용하여 이 변화를 감지함으로써 회백질의 신경활성도를 영상으로 구성하여 보여주는 기법이다. fMRI 촬영 중 피험자에게 일정한 과제(예를 들어 손을 쥐고 펴는 운동과제 또는 그림의 이름을 말하는 언어과제 등)를 반복적으로 시행하고 과제 반복에 따른 신경활동 변화를 파악하는 기법이 과제기반 fMRI(task-based fMRI)이다. 휴식기에 보여주는 신경세포의 저주파 파동(low frequency fluctuation)을 분석하는 것이 휴식기 fMRI (resting-state fMRI)이다. 이러한 fMRI 데이터를 기반으로 시계열 혈류 역동학적 변화를 확인하는 수학적 방법을 이용해 기능적 뇌신경망을 추출할 수 있다. 한편, DTI는 물분자의 확산 정도에 따른 신호 차이를 영상화하는 기법으로 백질의 신경로를 영상으로 구성하여 보여줄 수 있다. 백질 신경섬유 다발 내 물분자는 다발 구조상 신경섬유 다발과 평행하게 물분자의 확산이 이루어지는데, 3차원상 여러 방향으로 신호를 감지하여 물분자의 주요 확산 방향과 비등방도(fractional anisotrophy, FA)를 파악할 수 있으며 이 비등방도를 활용하여 구조적 뇌신경망을 간접적으로 추출할 수 있고 신경섬유 다발의 유무와 손상 상태를 파악할 수 있다. 따라서 기능적 신경 영상을 활용하면 인지재활을 통해 특정 인지 영역의 기능을 훈련시킬 경우 인지기능의 호전과 함께 신경가소성으로 인하여 뇌활성 변화 및 뇌신경망의 재구성이 일어나는 것을 찾아볼 수 있다(그림 1-4).

Ⅳ

인지재활의 대두와 발전

외상성뇌손상 또는 다양한 뇌질환으로 인하여 인지장애가 발생되는 경우 환자에 따라 주의력, 기억력, 언어능력, 시공간지각능력, 판단력, 집행능력 등에 문제가 발생되어 일상생활 수행 독립성이 저하되고 사회 복귀의 어려움 등 삶의 질이 매우 떨어지게 된다. 따라서 이러한 환자의 인지장애 여부와 정도 및 어떤 인지 영역에 문제가 있는지를 정확하게 평가하고 약물치료 등과 함께 적절한 인지재활 프로그램을 적용하여 치료하는 것은 기능 향상뿐 아니라 사회 및 직업 복귀를 위하여 매우 중요하다. 인지재활(cognitive rehabilitation)은 이와 같이 각종 뇌질환(외상성뇌손상, 뇌졸중, 치매, 뇌종양, 뇌성마비, 뇌전증, 유전성 뇌질환 등)으로 인하여 인지와 지각기능에 손상을 가지고 있는 사람을 대상으로 인지 및 지각 기능을 회복시키거나 보상할 수 있도록 돕는 체계화된 재활치료 분야이다.

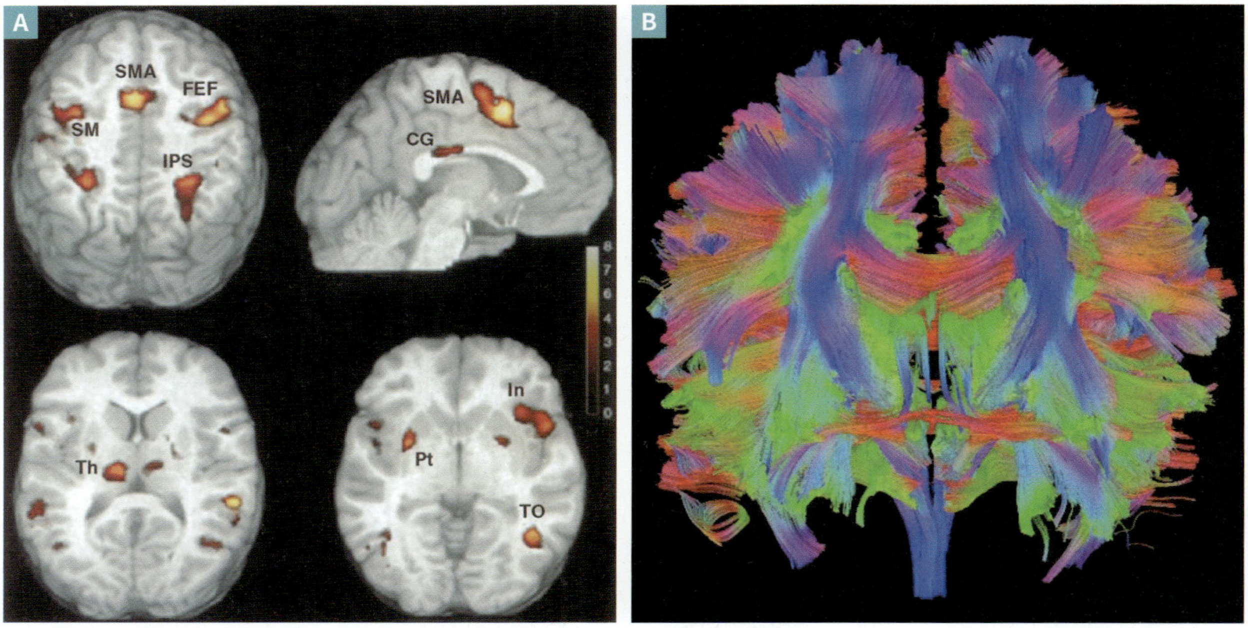

그림 1-4. (A) 과제기반 fMRI를 이용하여 대뇌 피질과 피질하 신경핵의 시공간 주의력 신경망을 시각화 한 사진[34]. (B) 확산텐서영상으로 뇌 전 영역의 백질 신경섬유다발을 영상화 한 사진.

인지재활치료는 오랜 기간에 걸쳐 발전되어 왔다. 제2차 세계대전 이후 미국과 유럽 등 서구에서 모든 종류의 재활치료 프로그램이 활발하게 발전되면서 인지재활치료도 도입되기 시작하였다. 전쟁 이후 외상성뇌손상을 당한 군인들에게 조기에 개입하여 사회와 직장으로 돌려보내고자 하는 노력에서 인지재활치료의 흔적을 찾아볼 수 있다. 예를 들어 독일 정부는 전쟁 이후 군인을 위한 학교(schools for soldiers)를 개설하여 재활병원에 있던 장애 군인을 대상으로 심리기술과 수행기술 등을 훈련하였다. 이 시기에 사용된 훈련 내용을 보면 주의집중 및 작업능력 평가와 주의력·기억력 강화훈련 등이 시도되었다. 이후 1960년대에 빠르게 성장한 인지심리학이 재활연구 분야에서 활발하게 적용되어 인지재활 프로그램이 발전되었고, 알렉산더 루리아(Alexander Luria)와 같은 심리학자가 인지손상에 대한 치료와 신경인지에 대한 중요한 개념을 정립하면서 1970년대에서 1980년대에 걸쳐 급격하게 발전하였다.

루리아는 러시아의 신경외과병원에서 군인들의 재활과정에 초점을 맞추어 신경인지기능에 대한 평가, 적응기전, 남아있는 인지 기능의 강화에 대한 재활모델을 구축하였으며, 이러한 루리아의 모델은 남아있는 인지지각기능을 강화하고, 환자에게 새로운 적응기술을 교육하는 전략을 사용한 좋은 예이다.

한편 1945년 영국의 올리비아 장월(Olivier Louis Zanwill)은 옥스퍼드의 뇌손상 재활센터에서 인지재활을 시행하였고, 보상(substitution)과 재교육(direct retraining) 치료 방법을 처음 도입하여 적용하였다. 동시대에 미국에서도 쉐퍼드 프란츠(Shepherd Franz)에 의해 인지재활치료가 소개되었다. 1970~80년대에는 인지심리학의 발전과 함께 다양한 신경인지적 치료 방법들이 발전하게 되었으며, 관련 학술지가 출간되고 많은 연구가 촉진되었으며 치료를 시행 받는 환자 수도 증가하였다. 또한 재활치료 시 작업치료에서 활용되는 이론들은 일상생활 속의 과제를 수행하는 것에 초점을 맞추고 있기 때문에 인지와 지각에 대한 영역이 필수적인 요소였다. 따라서 환자를 자신의 삶으로 복귀시키기 위한 작업치료 중재에서도 인지 및 지각 관련 재활 프로그램들이 다양하게 적용되었다.

1987년 미국의 작업치료사 조앤 토글리아(Joan P. Toglia)는 정보처리적 관점으로 본 지각처리분석과 루리아의 뇌에 대한 기능적 분류를 연결하여 인지재활모델을 구축하였다. 이후 역동적 상호작용 모델(dynamic interactional model)로 발전시켜 인지심리 이론을 재활원리와 통합시켰다. 국내에서도 인지 및 지각기능에 관련된 재활치료는 작업치료의 매우 중요한 연구주제가 되고 있으며, 대한작업치료학회지에 실린 논문 중 높은 빈도를 차지하고 있다.

개인용 컴퓨터의 발달 및 보급에 따라 컴퓨터를 활용한 인지재활이 시도되기 시작하였다. 1986년 엘리자베스 글리스키(Elizabeth L. Glisky) 등이 기억력 장애 환자의 훈련에 컴퓨터 보조 인지재활 프로그램을 사용하여 보고한 후 오늘날에는 많은 치료기관과 치료자들에 의하여 보편적으로 받아들여지고 있다. 컴퓨터를 이용한 인지재활치료는 고식적인 치료에 비해 여러 가지 장점들을 가지고 있다. 즉, 컴퓨터 프로그램을 통하여 환자 스스로 훈련을 실시하고 또 스스로 배워 나갈 수 있으며, 치료자의 개입시간을 줄여주고, 수행결과에 대하여 환자에게 곧바로 직접적인 정확한 피드백을 줄 수 있다는 장점이 있다. 2004년에는 한국 문화와 정서의 특수성을 고려한 인지재활 프로그램인 ComCog® 가 처음 개발되어 상품화되었고, 이후 CoTras® 등 새로운 국내 개발제품들과 ReaCom® 등 해외에서 개발된 인지재활 프로그램 번역본 등이 도입되어 많은 병원과 재활의료기관, 치매예방센터 등에서 사용 중이다.

V 근거중심 인지재활

인지재활은 '손상된 인지기능의 회복을 위한 치료(restoration therapy)'와 '보존되어 있는 기능을 활용하여 인지적 장애를 보상하고 대치시켜 주는 치료(substitution therapy)'라는 두 가지 원칙 하에 진행된다. 외상성뇌손상, 뇌졸중, 알츠하이머 치매, 혈관성 치매, 파킨슨뿐만 아니라 경도인지장애, 뇌종양, 다발성 경화증, 뇌전증 등 다양한 환자들을 대상으로 인지재활이 적용되고 그 효과가 입증되고 있다.

2012년 미국재활의학협회(American Congress of Rehabilitation Medicine, ACRM)는 인지재활매뉴얼(cognitive rehabilitation manual)을 발간하고, 인지재활 각 영역별 치료 방법에 대한 근거를 집대성하여 정리하였다. 이 매뉴얼은 인지영역별 각각의 치료 항목에 대하여 상세한 근거를 제시하고 근거에 의거한 권고수준을 명확히 정리하여, 인지재활치료를 실시하는 치료자들에게 좋은 길잡이가 되어주고, 또한 근거가 부족한 치료 방법에 대해서는 추후 연구를 위한 동기를 부여해주는 등 매우 중요한 역할을 하고 있다. 하지만, 이후에도 많은 연구들이 지속적으로 수행되고 그 결과가 보고되고 있어 인지재활의 근거는 계속 변화하고 있다고 해도 과언이 아니다. 국내에서도 많은 연구자들이 아직 부족한 인지재활 분야의 각종 치료법에 대한 좋은 연구를 시행하여 그 결과를 보고함으로써 이 분야의 발전을 이끌어 나가는 것이 매우 필요하다.

인지재활의 근거는 외상성뇌손상 환자에서 가장 많이 연구되었다. 외상성뇌손상 환자에서 인지재활을 시행하였을 때 주의력, 기억력, 사회적 의사소통능력, 집행능력을 포함한 전반적인 인지기능의 향상이 많은 연구에서 보고되었으며, 또한 인지재활치료가 단순히 인지기능뿐 아니라 전반적인 일상생활능력 향상 및 도구를 이용한 일상생활동작 수행에도 효과가 있다는 사실

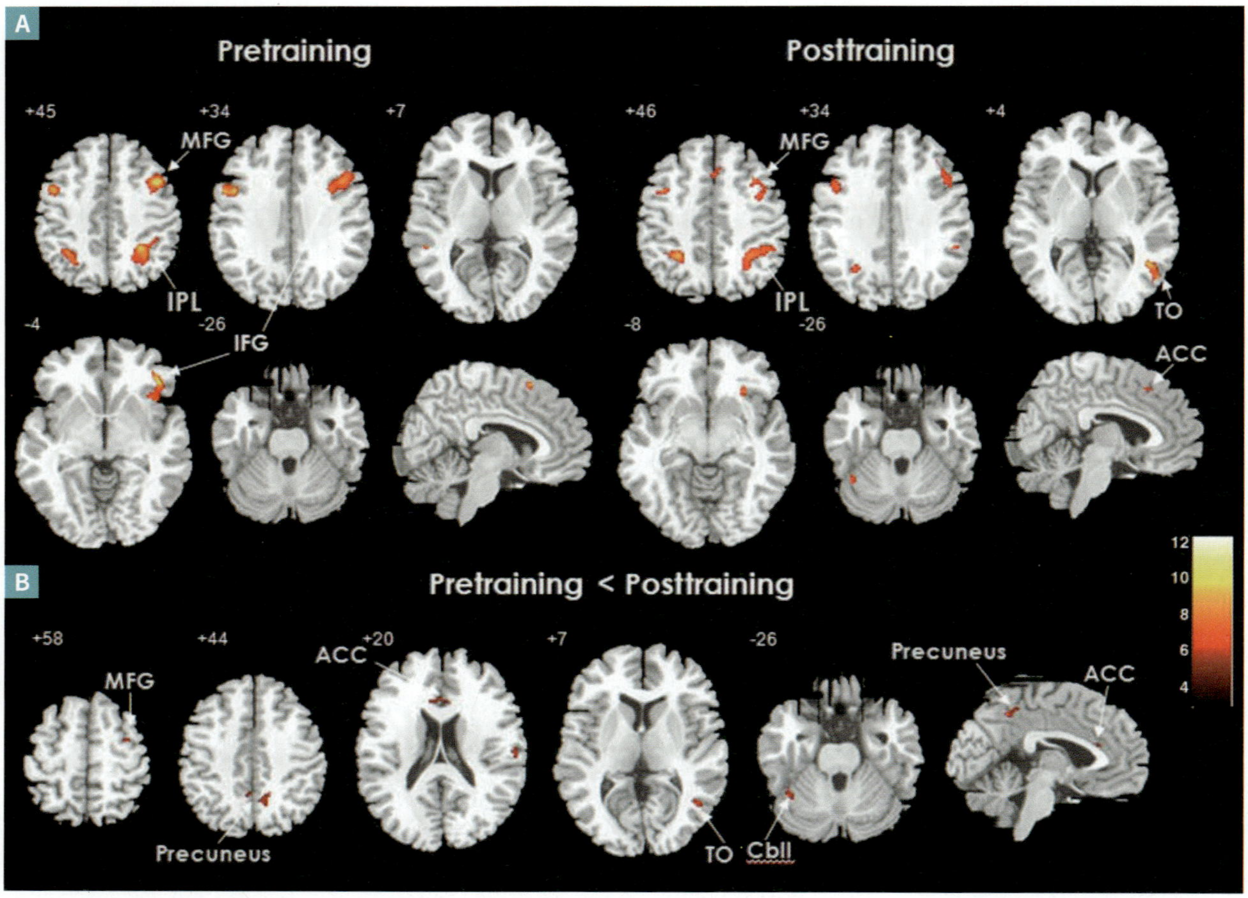

그림 1-5. **외상성뇌손상 환자의 시공간 주의력 과제(visuospatial attention task)를 시행한 기능적 뇌자기공명영상 결과.** (A) (좌) 인지재활치료 전, (우) 인지재활치료 후. (B) 인지재활치료 후 뇌 활성도가 유의하게 증가한 부위들[35].
MFG, Middle frontal gyrus; IFG, Inferior frontal gyrus; IPL, Inferior parietal lobule; Cbll, Cerebellum; TO, Temporooccipital cortex; ACC, Anterior cingulate cortex

역시 입증되었다. 또한 외상성뇌손상 환자에서 1개월간 인지재활치료를 시행하였을 때 치료 전에 저하되어 있던 대상회(띠이랑; cingulate cortex)와 쐐기앞소엽(precuneus) 등 인지기능에 중요한 뇌 부위의 활성이 회복되는 것이 기능적 뇌자기공명영상을 사용한 연구에서 보고되었다(그림 1-5). 하지만, 외상성뇌손상은 복잡하고 다양한 인지와 정서, 행동의 문제를 후유장애로 동반하는 경우가 많기 때문에 임상가들에게는 효과적인 적절한 치료 방법을 찾는 데에 종종 어려움을 주는 환자군이다. 이 때문에 임상가들에게 적절한 임상진료지침을 만들어 임상에 적용하는 것이 매우 중요한 길잡이가 될 수 있다. INCOG (The International Group of Cognitive Researchers and Clinicians)는 인지 연구 및 임상에 종사하는 전문가들로 구성된 국제적 그룹인데, 2014년에 발간된 INCOG 임상진료지침 최초 버전을 수정 보완하여, 2023년 INCOG 2.0: Guidelines for Cognitive Rehabilitation Following Traumatic Brain Injury를 출판하였다. 이 가이드라인은 1부 외상 후 기억상실,

2부 주의력, 3부 집행기능, 4부 사회적 인지기능, 5부 기억력편으로 구성되어 있으며, 전체 80개의 권고사항이 정리되어 있는데, 레벨 A가 25개, 레벨 B가 15개, 레벨 C가 40개이다. INCOG 2.0 역시 아직 권고수준이 높지 못한 영역들에 대해서는 양질의 연구들이 추후 지속되기를 권하고 있다.

뇌졸중 후 인지기능 장애는 인지재활치료의 주요 적응증 중의 하나인데, 그 손상 범위와 나타나는 증상이 광범위하지만 치료 방법 및 효과의 분석은 인지영역 별로 세밀하게 접근해야 한다. 뇌졸중 환자에서 인지재활의 근거에 대해 각 인지 영역별로 많은 연구들이 이루어졌으며, 코크란 라이브러리에서는 출판된 논문들의 체계적 고찰을 통해 시공간무시, 주의력, 기억력, 집행기능 등에 대한 인지재활치료의 결과를 발표하고 있는데, 아직까지 만족할 만한 근거가 제시되지 못한 경우가 많아 앞으로 더욱 연구할 필요가 많은 분야라 할 수 있다.

먼저 시공간무시 증상에 대해서는 23개의 전향적 무작위대조연구(randomized controlled study)를 검토하여 2013년 체계적 고찰이 발표되었는데 시공간무시에 대한 인지재활치료의 명확한 독립적 치료 효과를 증명하지는 못하였다. 하지만 제한적으로 치료 직후에 다소의 효과를 찾아볼 수 있었으며, 추후 양질의 연구 고안을 통하여 장기적인 치료 효과를 검증하는 연구들이 매우 필요하다고 결론지었다. 같은 해, 집행기능에 대한 13개의 연구논문을 메타분석한 결과는 높은 질적 수준에 다다른 논문을 찾기 어려워 치료 효과를 전혀 증명할 수 없는 것으로 결론지었고, 역시 추후 양질의 다양한 연구들이 이루어져야 한다고 제안하였다.

뇌졸중 환자에서 기억력과 주의력에 대한 인지재활치료의 효과에 대해서도 각각 2016년, 2019년 코크란 리뷰가 발표되었는데, 기억력의 경우, 514명의 환자들이 참여한 13개의 연구결과를 검토하였고, 대상자들에서 주관적인 기억력 증진이 약 4주 동안 의미 있게 보고되기는 하였으나 그 이상의 장기적인 효과는 없었으며, 객관적인 기억력 평가 결과나 기능평가, 기분과 삶의 질에서는 의미 있는 차이를 보이지 않았다. 또한 대부분의 연구들은 질적 수준이 낮고 효과 측정 방법이 다양했으며 연구대상의 수도 적었기 때문에 보다 명확한 연구결과를 도출하기 위해서는 추후 표준화된 평가 방법을 사용하여 잘 고안된 다수의 환자를 대상으로 연구가 필요하다고 결론지었다. 주의력 인지재활치료에 대한 연구로는 223명을 대상으로 한 6개 문헌이 검토되었는데, 이 연구들도 질적인 수준은 낮은 편에 속했고, 일부 연구에서 치료 직후에 약간의 효과가 나타났지만 어떤 연구에서도 의미있는 지연 효과는 나타나지 않았다.

이와 같이 현재까지 발표된 문헌을 고찰할 때 뇌졸중 후 인지재활치료의 효과에 대한 근거는 매우 미흡하며 추후 연구가 진행되어야 할 사항들이 훨씬 많다는 것을 알 수 있으며, 이는 미래의 과제로 남겨져 있다. 한편, 최근에는 뇌졸중 환자에서 컴퓨터활용 인지재활치료, 가상현실을 이용한 인지재활치료, 뇌자극 병행치료 등 발달되는 과학기술을 적극적으로 치료에 접목하는 연구들이 빠르게 늘어나고 있는데, 이러한 새로운 매개체를 활용하는 인지재활치료 역시 명확한 근거를 확립하기 위해서는 무엇보다 양질의 대규모 연구가 많이 수행되어야 할 것이다.

경도인지장애와 치매에서도 인지자극(cognitive stimulation)과 인지 훈련(cognitive training) 및 인지재활(cognitive rehabilitation) 등 다양한 인지재활이 치료적으로 활용되어 그 결과가 보고되고 있다. 기존의 대단위 무작위대조연구를 보면 인지중재치료를 실시 받은 경도인지장애 환자들이 대조군에 비해 유의하게 인지기능이 호전되었고, 그 효과가 치료 중단 후 6개월까지도 유지되었다고 보고되었다. 2017년에는 26개의 관련 문헌들을 메타 분석한 결과, 인지재활은 경도인지장애 환자에서 다양한 인지요소와 인지영역을 포함하는 치료전략에서 의미 있는 중등도의 효과를 보였다고 보고하였다. 일반적으로 치매 환자에서 인지장애가 심해지게 되면 인지훈련의 효과는 제한적이어서 알츠하이머 치매 환자와 혈관성 치매 환자를 대상으로 하는 인지훈련의 인지기능개선 효과는 불분명하다고 알려져 있었다. 하지만, 알츠하이머 치매 환자에서도 인지재활 후 목표 수행력과 만족도가 향상되었음이 간헐적으로 보고되었고, 인지재활 시행 후 fMRI 검사 상 기억과 연관된 뇌 부위가 활성화되는 소견을 보이기도 하여, 기억 영역의 가소성에 대한 인지재활의 효과에 기대감도 있었다. 2023년 경도 및 중등도 치매 환자들에 대한 인지재활 효과를 검토한 코크란 리뷰가 출판되었는데, 이 리뷰에서 1,702명의 참여자를 대상으로 한 6개의 무작위대조 연구를 분석한 결과, 인지재활이 의미있는 중등도의 치료 효과를 보였다고 발표하였다. 이 연구들의 대상자는 평균 연령이 76~80세였고 58.9%는 알츠하이머 치매로 진단된 경우였다. 이 분석 결과 인지재활은 경도 및 중등도 치매 환자에서 목표한 일상생활 동작수행 능력을 증가시킬 수 있다고 평가되었으며, 추후 이러한 결과의 신뢰성을 높이고 치료적 효과를 극대화할 수 있도록 양질의 연구가 시행될 필요성을 제시하였다. 따라서 치매에 대한 인지재활치료 효과와 다양한 적용 방법에 대해서는 추후에 더 많은 연구가 이루어져야 할 것이다.

한편 파킨슨 환자에서 인지기능의 저하가 있을 때 인지훈련 효과에 대한 체계적 문헌 고찰 결과에 의하면, 호엔야 척도(Hoehn and Yahr stage) 1~3단계의 환자에서 인지 훈련이 효과가 있다고 보고되었는데, 특히 작업기억, 작업 속도, 집행 능력 등에 있어 인지 훈련의 효과가 큰 것으로 보고되었다. 이 밖에도 인지기능의 문제를 가지고 있는 다발성 경화증 등 신경질환 환자에서도 인지재활은 전반적인 인지기능의 개선에 의미가 있는 효과를 보여주었다.

컴퓨터를 사용한 인지재활의 효과에 대해서도 활발한 연구가 진행 중이다. 컴퓨터활용 인지훈련(computer-assisted cognitive rehabilitation)은 뇌질환이 없는 건강한 노인에서도 연구되었는데, 인지 훈련을 하지 않은 군에 비해 전반적 인지기능 향상과 함께 비언어성 기억, 언어성 기억, 작업 기억, 작업 속도, 시공간 기술 등에서 중등도의 효과가 있음이 보고되었다. 뇌손상 후 인지장애를 보이는 환자들에서도 고식적인 재활치료와 더불어 컴퓨터를 활용한 인지재활치료를 병행하는 것이 인지기능 회복에 효과적임이 보고된 바 있고, 저자 등도 주의력 향상에 중점을 둔 한국형 컴퓨터 기반 인지재활 프로그램을 활용하여 인지재활을 실시한 실험군이 대조군에 비하여 단기 언어성 기억력, 단기 시지각 기억력, 청각적 및 시각적 주의력에서 의미 있게 향상된 결과를 보고한 바 있다. 2016년 발표된 26개 문헌에 대한 체계적 고찰에 의하면 컴퓨터를 활용한 인지재활치료를 실시하였을 때 외상성뇌손상과 뇌졸중을 포함한 뇌질환 환자에서 의미 있는 인지기능의 호전을 보였다. 다만, 충분한 대상자 수와 적절한 대조군을 적용한 양질의 후속 연구가 필요하고, 컴퓨터 활용에 관한 가이드라인과 표준화된 프로토콜을 마련하는 것이 미래의 연구 방향에 중요할 것으로 제시되었다.

고식적인 인지재활치료 이외에 반복 경두개자기자극(repetitive transcranial magnetic stimulation, rTMS)이나 경두개직류자극(transcranial direct current stimulation, tDCS)과 같은 비침습적 뇌자극(noninvasive brain stimulation)을 인지재활에 적용하는 연구도 최근에는 다수 보고되고 있다. 그동안 보고된 체계적 고찰을 보면 배측전전두피질(dorsolateral prefrontal cortex) 부위에 비침습적 뇌자극을 시행하고 건강한 사람과 인지적 문제를 지닌 환자들의 작업기억에 미치는 영향에 대하여 분석하였을 때 자극군에서 대조군에 비하여 두 군 모두 작업기억이 유의미하게 증가되었다고 보고했다. 또한, 작업기억 훈련 프로그램을 진행할 때 우측 전전두엽 부위에 경두개직류자극을 사전에 시행한 환자들에서 시공간 작업기억이 의미 있게 향상되었음도 보고되었다. 앞으로 인지재활치료를 적용할 때 뇌자극술뿐만 아니라 인지관련 약제와의 병행 등 다양한 적용 방법과 그 효과에 관한 연구가 필요하며, 이에 따른 뇌신경망의 가소적 변화 등에 대해서도 다양한 고찰이 필요할 것이다.

▶ 참고문헌

1. 김연희. Vascular Dementia 환자의 인지재활. Korean Journal of Stroke. 2000;2(2): 154~7
2. 김연희. 뇌신경재활 영역에서 치매의 이해와 역할. Brain and NeuroRehabilitation. 2015;8(1): 1~10
3. Alzahrani H, Venneri A. Cognitive Rehabilitation in Parkinson's Disease: A Systematic Review. Journal of Parkinson's Disease. 2018;8(2):233–245
4. Bahar–Fuchs A, Clare L, Woods B. Cognitive training and cognitive rehabilitation for mild to moderate Alzheimer's disease and vascular dementia. The Cochrane Database of Systematic Reviews. 2013;2013(6):CD003260
5. Bayley MT, Janzen S, Harnett A, Bragge P, Togher L, Kua A, Patsakos E, Turkstra LS, Teasell R, Kennedy M, Marshall S, Ponsford J. INCOG 2.0 Guidelines for Cognitive Rehabilitation Following Traumatic Brain Injury: What's Changed From 2014 to Now? The Journal of Head Trauma Rehabilitation. 2023;38(1):1–6
6. Bayley MT, Janzen S, Harnett A, Teasell R, Patsakos E, Marshall S, Bragge P, Velikonja D, Kua A, Douglas J, Togher L, Ponsford J, McIntyre A. INCOG 2.0 Guidelines for Cognitive Rehabilitation Following Traumatic Brain Injury: Methods, Overview, and Principles. The Journal of Head Trauma Rehabilitation. 2023;38(1):7–23
7. Bogdanova Y, Yee MK, Ho VT, Cicerone KD. Computerized Cognitive Rehabilitation of Attention and Executive Function in Acquired Brain Injury: A Systematic Review. The Journal of Head Trauma Rehabilitation. 2016;31(6):419–433
8. Bowen A, Hazelton C, Pollock A, Lincoln NB. Cognitive rehabilitation for spatial neglect following stroke. The Cochrane Database of Systematic Reviews. 2013;2013(7):CD003586
9. Brochet B. Cognitive Rehabilitation in Multiple Sclerosis in the Period from 2013 and 2021: A Narrative Review. Brain Sciences. 2021;12(1):55
10. Brunoni AR et al. Working memory improvement with non–invasive brain stimulation of the dorsolateral prefrontal cortex: A systematic review and meta–analysis. Brain and Cognition. 2014;86. 1–9
11. Chen X, Liu F, Lin S, Yu L, Lin R. Effects of Virtual Reality Rehabilitation Training on Cognitive Function and Activities of Daily Living of Patients With Poststroke Cognitive Impairment: A Systematic Review and Meta–Analysis. Archives Physical Medicine and Rehabilitation. 2022;103(7):1422–1435
12. Chung CS, Pollock A, Campbell T, Durward BR, Hagen S. Cognitive rehabilitation for executive dysfunction in adults with stroke or other adult non–progressive acquired brain damage. The Cochrane Database of Systematic Reviews. 2013;2013(4):CD008391
13. Cicerone KD et al. Evidence–based cognitive rehabilitation: Updated review of the literature from 2003 through 2008. Arch Phys Med Rehabil. 2011;92(4):519–30
14. Clare L, Kudlicka A, Collins R, Evans S, Pool J, Henderson C, Knapp M, Litherland R, Oyebode J, Woods R. Implementing a home–based personalised cognitive rehabilitation intervention for people with mild–to–moderate dementia: GREAT into Practice. BMC Geriatrics. 2023;23(1):93
15. Clare L, Woods RT, Moniz Cook ED, Orrell M, Spector A. Cognitive rehabilitation and cognitive training for early–stage Alzheimer's disease and vascular dementia. The Cochrane Database of Systematic Reviews. 2003;(4):CD003260
16. Damasio H et al. The return of Phinea Gage: Clues About the brain from the skull of a famous patient. Science. 1994;264 (5162). 1102–5
17. Das Nair R, Cogger H, Worthington E, Lincoln NB. Cognitive rehabilitation for memory deficits after stroke. The Cochrane Database of Systematic Reviews. 2016;9(9):CD002293
18. De Luca R, Calabrò RS, Bramanti P. Cognitive rehabilitation after severe acquired brain injury: current evidence and future directions. Neuropsychological Rehabilitation. 2018;28(6):879–898
19. Díez–Cirarda M, Ibarretxe–Bilbao N, Peña J, Ojeda N. Neurorehabilitation in Parkinson's Disease: A Critical Review of Cognitive Rehabilitation Effects on Cognition and Brain. Neural Plasticity. 2018;2018:2651918
20. Draaisma LR, Wessel MJ, Hummel FC. Neurotechnologies as tools for cognitive rehabilitation in stroke patients. Expert Review of Neurotherapeutics. 2020;20(12):1249–1261
21. Gage NM, Bars BJ. Fundamentals of cognitive neuroscience: Mind and brain. Elsevier: Academic Press; The 2nd Edition. 2018;3–23
22. Galetto V, Sacco K. Neuroplastic Changes Induced by Cognitive Rehabilitation in Traumatic Brain Injury: A Review. Neurorehabilitation Neural Repair. 2017;31(9):800–813
23. Gibson E, Koh CL, Eames S, Bennett S, Scott AM, Hoffmann TC. Occupational therapy for cognitive impairment in stroke patients. The Cochrane database of systematic reviews. 2022;3(3):CD006430
24. Glisky EL, Schacter DL, Tulving E. Computer learning by memory–impaired patients: Acquisition and retention of complex knowledge. Neuropsychologia. 1986;24:313–28
25. Hallock H et al. Cognitive training for post–acute traumatic brain injury: A systematic review and meta–analysis. Frontiers in Human Neuroscience. 2016;10:537
26. Haskins EC. Cognitive Rehabilitation Manual: Translating Evidence–Based Recommendations into Practice. 1st Edition. 2012; 1~109
27. Hazelton C. Can cognitive rehabilitation improve attention deficits following stroke? – A Cochrane Review summary with commentary. NeuroRehabilitation. 2020;47(3):355–357
28. Heilman KM, Valenstein E. Clinical Neuropsychology 4th ed.: Introduction. Oxford University Press. 2003;1–13

29. Hong et al. The Efficacy of Cognitive Intervention Programs for Mild Cognitive Impairment: A Systematic Review. Current Alzheimer Research. 2015;12(6):527–42
30. Jacky AU. Enhancing working memory training with transcranial direct current stimulation. Journal of Cognitive Neuroscience. 2016;28(9):1419–1432
31. Jang EH, Kim YK, Kim YH et al. Development of computer–assisted memory rehabilitation programs for the treatment of memory dysfunction in patients with brain injury. Annals of Rehabilitation Medicine. 2003; 27(5):667–674
32. Jeffay E, Ponsford J, Harnett A, Janzen S, Patsakos E, Douglas J, Kennedy M, Kua A, Teasell R, Welch–West P, Bayley M, Green R. INCOG 2.0 Guidelines for Cognitive Rehabilitation Following Traumatic Brain Injury, Part III: Executive Functions. The Journal of head trauma rehabilitation. 2023;38(1):52–64
33. Julien A, Danet L, Loisel M, Brauge D, Pariente J, Péran P, Planton M. Update on the Efficacy of Cognitive Rehabilitation After Moderate to Severe Traumatic Brain Injury: A Scoping Review. Archives of Physical Medicine Rehabilitation. 2023;104(2):315–330
34. Kim YH, Gitelman DR, Nobre AC, Parrish TB, LaBar KS, Mesulam MM. The large–scale neural network for spatial attention displays multifunctional overlap but differential asymmetry. Neuroimage. 1999 Mar;9(3):269–77. doi: 10.1006/nimg.1999.0408. PMID: 10075897.
35. Kim YH et al. Plasticity of attentional network after brain injury and cognitive training. Neurorehabilitation Neural Repair. 2009; 23(5): 468–477
36. Kiper P, Richard M, Stefanutti F, Pierson–Poinsignon R, Cacciante L, Perin C, Mazzucchelli M, Viganò B, Meroni R. Combined Motor and Cognitive Rehabilitation: The Impact on Motor Performance in Patients with Mild Cognitive Impairment. Systematic Review and Meta–Analysis. Journal of personalized medicine. 2022;12(2):276
37. Kolb B, Whishaw IQ. Fundamentals of human neuropsychology 4th ed.: The development of neuropsychology. W.H. Freeman and Company; 1996:1–21
38. Kudlicka, A., Martyr, A., Bahar–Fuchs, A., Sabates, J., Woods, B., & Clare, L. (2023). Cognitive rehabilitation for people with mild to moderate dementia. The Cochrane database of systematic reviews, 6(6), CD013388. https://doi.org/10.1002/14651858.CD013388.pub2
39. Kudlicka A, Martyr A, Bahar□Fuchs A, Woods B, Clare L. Cognitive rehabilitation for people with mild to moderate dementia. The Cochrane database of systematic reviews. 2019;2019(8):CD013388
40. Lampit A, Hallock H, Valenzuela M. Computerized cognitive training in cognitively healthy older adults: A systematic review and meta–analysis of effect modifiers. PLOS Medicine. 2014;11(11)
41. Laver KE, Lange B, George S, Deutsch JE, Saposnik G, Crotty M. Virtual reality for stroke rehabilitation. The Cochrane database of systematic reviews. 2017;11(11):CD008349
42. Levin HS, Grafman J. Cerebral reorganization of function after brain damage: Historical notes on reorganization of function and neuroplasticity. Oxford University Press. 2000; 3–23
43. Lockwood C. Cognitive rehabilitation for memory deficits after stroke: A Cochrane review summary. International Journal of Nursing Studies. 2017;76:131–132
44. Loetscher T, Lincoln NB. Cognitive rehabilitation for attention deficits following stroke. The Cochrane database of systematic reviews. 2013;2013(5):CD002842
45. Loetscher T, Potter KJ, Wong D, das Nair R. Cognitive rehabilitation for attention deficits following stroke. Cochrane Database Syst Rev. 2019 Nov 10;2019(11):CD002842. doi: 10.1002/14651858.CD002842.pub3. PMID: 31706263; PMCID: PMC6953353.
46. Maggio MG, De Bartolo D, Calabrò RS, Ciancarelli I, Cerasa A, Tonin P, Di Iulio F, Paolucci S, Antonucci G, Morone G, Iosa M. Computer–assisted cognitive rehabilitation in neurological patients: state–of–art and future perspectives. Frontiers in Neurology. 2023;14:1255319
47. Mesulam MM. Principles of behavioral and cognitive neurology 2nd ed.. Oxford University Press; 2000:1–91Nair RD et al. Cognitive rehabilitation for memory deficits after stroke. Cochrane Database Syst Reviews 2016; 9: CD002293.
48. Nie P, Liu F, Lin S, Guo J, Chen X, Chen S, Yu L, Lin R. The effects of computer–assisted cognitive rehabilitation on cognitive impairment after stroke: A systematic review and meta–analysis. Journal of Clinical Nursing. 2022;31(9–10):1136–1148
49. Penfield W, Rasmussen T. The cerebral cortex of man. New York. Macmillan; 1950
50. Ponsford J, Trevena–Peters J, Janzen S, Harnett A, Marshall S, Patsakos E, Kua A, McIntyre A, Teasell R, Wiseman–Hakes C, Velikonja D, Bayley MT, McKay A; INCOG Expert Panel. INCOG 2.0 Guidelines for Cognitive Rehabilitation Following Traumatic Brain Injury, Part I: Posttraumatic Amnesia. The Journal of Head Trauma Rehabilitation. 2023;38(1):24–37
51. Ponsford J, Velikonja D, Janzen S, Harnett A, McIntyre A, Wiseman–Hakes C, Togher L, Teasell R, Kua A, Patsakos E, Welch–West P, Bayley MT. INCOG 2.0 Guidelines for Cognitive Rehabilitation Following Traumatic Brain Injury, Part II: Attention and Information Processing Speed. The Journal of Head Trauma Rehabilitation. 2023;38(1):38–51Riddock MJ, Humphreys GW. Cognitive neuropsychology and cognitive rehabilitation: A marrage of equal partners?. Lawrence Erlbaum Associates;1994:1–13
52. Sanches C, Stengel C, Godard J, Mertz J, Teichmann M, Migliaccio R, Valero–Cabré A. Past, Present, and Future of Non–invasive Brain Stimulation Approaches to Treat Cognitive Impairment in Neurodegenerative Diseases: Time for a Comprehensive Critical Review. Frontiers in Aging Neuroscience. 2021;12:578339

53. Selzer ME et al. Textbook of neural repair and rehabilitation: Cognitive neurorehabilitation. Cambridge University Press; 2006:411–511

54. Shin SH, Ko MH, Kim YH. Effect of computer–assisted cognitive rehabilitation program for patients with brain injury, Annals of Rehabilitation Medicine, 2002; 26(1) 1–8

55. Togher L, Douglas J, Turkstra LS, Welch–West P, Janzen S, Harnett A, Kennedy M, Kua A, Patsakos E, Ponsford J, Teasell R, Bayley MT, Wiseman–Hakes C. INCOG 2.0 Guidelines for Cognitive Rehabilitation Following Traumatic Brain Injury, Part IV: Cognitive–Communication and Social Cognition Disorders. The Journal of Head Trauma Rehabilitation, 2023;38(1):65–82

56. Van de Ven RM, Murre JM, Veltman DJ, Schmand BA. Computer–Based Cognitive Training for Executive Functions after Stroke: A Systematic Review. Frontiers in Human Neuroscience, 2016;10:150

57. Van Paasschen J, Clare L, Yuen KS et al. Cognitive rehabilitation changes memory–related brain activity in people with Alzheimer disease, Neurorehabilitation Neural Repair. 2013;27(5):448–59

58. Vas A, Luedtke A, Ortiz E, Mackie N, Gonzalez S. Cognitive Rehabilitation: Mild Traumatic Brain Injury and Relevance of OTPF. Occupational Therapy International, 2023;2023:8135592

59. Velikonja D, Ponsford J, Janzen S, Harnett A, Patsakos E, Kennedy M, Togher L, Teasell R, McIntyre A, Welch–West P, Kua A, Bayley MT. INCOG 2.0 Guidelines for Cognitive Rehabilitation Following Traumatic Brain Injury, Part V: Memory. The Journal of Head Trauma Rehabilitation, 2023;38(1):83–102

60. Woods B et al. Cognitive stimulation to improve cognitive functioning in people with dementia. Cochrane Database Syst Reviews 2012; 2: CD005562.

61. Zhao Q, Wang X, Wang T, Dmytriw AA, Zhang X, Yang K, Luo J, Bai X, Jiang N, Yang B, Ma Y, Jiao L, Xie Y. Cognitive rehabilitation interventions after stroke: protocol for a systematic review and meta–analysis of randomized controlled trials. Systematic Reviews, 2021;10(1):66

CHAPTER

02 인지재활의 원리와 적용

Principles and application of cognitive rehabilitation

백남종, 최지수

Ⅰ 서론

1. 인지재활의 정의

인지재활은 뇌의 손상이나 질환으로 인해 손상된 인지 기능을 회복하거나 개선하기 위한 치료적 접근을 말한다. 이는 기억력, 주의력, 시공간기능, 집행기능, 언어 등 여러 인지기능의 재훈련과 강화를 통해 인지장애가 일상생활에 미치는 영향을 최소화하고 독립적인 생활을 가능하게 하여 삶의 질을 높이는 것을 목표로 한다.

2. 인지재활의 역사

인지재활은 제2차 세계대전 이후 외상성뇌손상과 뇌질환으로 인한 인지장애 치료를 위해 독일, 영국, 미국 등지에서 대두되기 시작하였다. 특히 1960년대에 인지심리학이 빠르게 성장하면서 1970~80년대에 걸쳐 다양한 인지재활 모델들과 기법들이 발전하였고, 개인용 컴퓨터의 보급과 정보통신기술 발전에 따라 전산화인지재활이 보편화된 현재에 이르고 있다.

인지재활의 역사에 대한 자세한 소개는 1장에서 다룬 바 있으며, 본 장에서는 인지재활의 기본원리들과 실제 적용하는 원칙에 대한 개괄적인 소개를 다룬다.

Ⅱ 이론적 기반

이론적 모델은 관련 현상을 설명하고 이해를 증진시키는 데 도움을 준다. 인지재활은 인간의 정신기능에 대한 평가와 학습 과정을 다루는 중재로, 행동심리학, 인지심리학, 신경심리학 분야의 이론에서 파생된 다양한 모델들이 존재한다.

1. 행동심리학과 SORKC 모델

20세기 초중반 파블로프의 고전적 조건화 실험과 스키너의 조작적 조건화에 대한 연구내용을 바탕으로, 그 전까지 프로이트로 대변되는 정신역동학에 매몰되어 있던 심리학의 연구대상이 과학적으로 관찰가능한 행동으로 옮겨지게 되었고 이를 행동주의 심리학이라 부른다. 행동 이론에서는 자극에 대한 반응이 가장 기본적인 틀로, 그 사이 마음에 해당하는 영역은 직접 다루지 않으며, 단지 자극에 대한 반응에 보상이 주어질수록 그 행동은 강화되고 반대의 경우 소거되는 조건화 현상에 주목한다. 이는 조성(shaping), 연쇄(chaining), 단계적 둔감화(desensitization), 범람(flooding)과 같은 전략을 통해 문제 행동을 감소시키고 원하는 행동을 증가시키는 치료적인 행동수정요법에 활용되며, 인지재활에서도 다양한 사례가 있다. 오늘날, 행동 접근법은 인지 결핍을 줄이거나 보상하는 데 도움을 주기 위해 재활에 널리 사용된다. 이 기술들은 인지 문제를 분석하는 구조, 인지 문제의 일상적인 증상을 평가하는 수단, 치료 프로그램의 효과를 평가하는 방법을 제공하기 때문에 인지재활에 사용되지만 단독으로 사용되기보다는 다른 모델과 통합되어 사용되는 편이다.

예를 들어 SORKC 모델은 행동 심리학에서 사용되는 개념으로 Kanfer와 Saslow에 의해 개발되었으며, 특정 행동이 나타나는 조건과 그 결과를 분석하는 데 초점을 맞춘다. 모델 이름에 사용된 알파벳은 각각 다음을 의미한다.

- S (Stimulus; 자극): 행동을 유발하는 외부 또는 내부의 사건이나 상황.
- O (Organism; 유기체): 개인의 신체적, 정신적 상태를 포함하여 행동에 영향을 미치는 개인적 특성.
- R (Response; 반응): 자극에 대한 유기체의 행동 또는 반응.
- K (Contingency; 조건성): 반응과 그에 따른 결과 사이의 관계를 나타내며, 특정 반응이 특정 결과를 유발할 조건.
- C (Consequence; 결과): 반응으로 인해 발생하는 결과로, 행동을 강화하거나 약화시킬 수 있음.

SORKC 모델은 단순히 결과뿐만 아니라 행동을 유발하는 자극과 유기체의 상태, 그리고 반응과 결과 사이의 조건성을 포함하여 보다 복잡한 행동의 맥락을 분석하며, 이를 통해 특정 상황에서 행동이 어떻게 나타나고 유지되는지에 대해 더 세밀한 이해를 제공한다.

뇌손상 후 인지재활에서 SORKC 모델을 적용하면, 치료사는 환자의 특정 행동이 나타나는 상황(자극), 환자의 개인적 특성(유기체), 행동 자체(반응), 그리고 이러한 행동이 어떤 결과를 초래하는지(결과)를 분석할 수 있다. 또한, 반응과 결과 사이의 조건성을 이해하여 치료사는 환자가 원하는 행동을 더 잘 수행하도록 돕는 전략을 개발할 수 있다. 예를 들어, 기억력 문제가 있는 환자가 중요한 약속을 기억하도록 돕기 위해, 특정 자극(예: 알람 시계)을 설정하고, 이 자극에 대한 반응으로 약속을 확인하는 행동을 강화하는 결과(예: 보상)를 연결할 수 있다. 이러한 방식으로 SORKC 모델은 뇌손상 환자의 일상 생활에서 원하는 행동 변화를 촉진하는 데 유용하게 사용될 수 있다.

2. 인지심리학과 정보 처리 모델

20세기 중 후반 이후, 동일한 자극에 대해서도 다른 반응이 나타나거나, 배우지 않았던 행동을 보이는 사례와 같이 관찰 사실들과 맞지 않는 결과로 인해 행동주의 이론은 타격을 입었다. 이에 그동안 주목받지 않았던 인간의 마음, 인지는 자극과 반응 사이에서 일종의 컴퓨터와 같이 정보를 처리하여 출력을 하는 역할로 받아들여지기 시작하면서 인지심리학이 급속히 발전하였다. Atkinson-Shiffrin 모형으로 대두되는 단기기억과 장기기억의 구분 모델이나, 신경들이 서로 수많은 신호를 주고받으면서 의미를 만들어 나가는 시스템이라는 연결주의 모형도 학습이 이루어지는 방식과 시사점에 대해 정보를 주는 모델들이다.

정보 이론이 인지재활 모델의 기반으로 채택되면서 정보 이론을 신경심리학의 개념적 틀과 통합하려는 시도가 이루어졌으며 Reitan과 Wolfson은 다음 원칙에 기반한 정보 처리의 세 단계를 제공하는 모델을 제시했다:

- 1단계 – 기능적 특이성의 원칙(principle of functional specificity): 주의, 집중, 기억을 의미한다.
- 2단계 – 기능적 계층성의 원칙(principle of functional hierarchy): 좌우 반구의 분화된 기능(좌반구의 언어기술, 우반구의 공간 조작 기술)을 반영한다.
- 3단계 – 훈련 회로의 원칙(principle of training circuits): 정보 처리의 최고 단계로, 가장 중추적인 역할인 개념 형성, 추론 및 논리적 추상화를 증진시킨다.

3. 신경심리학적 인지재활 모델

20세기 동안, Alexander Luria는 인지재활 분야에서 선구적인 역할을 했다. 그는 '증후군 분석'이라는 접근법을 도입하여 다양한 증상을 분석하고, 이를 통해 기능적 결함의 근본 원인을 찾고자 했다. Luria의 방법론은 신경 기능 장애를 특정 신경 메커니즘의 변화와 연결짓는 것을 목표로 했다. 그는 뇌의 서로 다른 영역이 손상될 때 정신 기능이 어떻게 다르게 교란될 수 있는지에 주목했으며, 증상과 병변 위치 사이의 관계를 확립하기 위해 정성적 증상 분석을 강조했다.

다양한 대뇌 기능 간의 관계는 Luria의 이론적 모델을 통해 설명된다. 이 모델에서는 세 개의 단위가 고려되었으며, 이 단위들은 특정 뇌 구조에 위치하고 있다.

- 단위 I: 뇌간(brainstem), 간뇌(diencephalon), 그리고 대뇌 피질의 중앙(mesial) 부위.
- 단위 II: 시각(후두엽), 청각(측두엽), 그리고 일반 감각(두정엽) 영역.
- 단위 III: 전중심이랑 앞쪽에 위치한 반구의 전방(전두엽) 영역.

Luria의 모델과 연계하여, Pena-Casanova는 모델을 새로운 기능적 뇌 모델로 수정하여 다섯 개의 단위로 세분화했는데, 이는 생명 유지 및 각성 조절 단위인 '우선순위(preferential)', 가치/동기 부여 및 맥락 기억을 위한 '변연계(limbic)', 의식을 담당하는 '대뇌피질 및 시상-피질로', 강화 학습을 담당하는 '기저핵', 그리고 감독자의 역할인 '소뇌'로 구분된다.

Luria의 '증후군 분석'과 비슷한 서술적 모델(descriptive model)의 인지재활이 임상 신경심리학의 개념에서 파생되어 개발되었다. Diller는 검사 특이적 접근법(test specific approach)을 찾아내기 시작하고, 그 다음에는 환자 각자의 특정 능력을 발휘할 수 있도록 설계된 작업을 사용하고, 그 작업에 대한 자극반응의 특성을 분석했다. 일상 생활 활동을 기반으로 능력과 과제가 평가되며, 훈련된 능력과 신경학적 상관 관계가 있는 능력을 드러낼 수 있는 다른 과제들의 성과가 평가된다. 그 결과, 재활 진단이 수립되며, 이는 훈련 과정의 기반이 된다. 즉 이 모델은 개별 검사 특이적인 장애를 신경인지 측정 수행도를 통해 식별하고 이를 개선하는데 초점을 맞추는 동시에 일반화를 통한 전반적인 개선을 기대한다.

한편 이후의 연구들은 성인의 뇌의 물리적 구조와 기능적 조직이 변할 수 있고 실제로 변한다는 것을 발견했다. 이는 '신경가소성(neuroplasticity)' 또는 '뇌 가소성'이라는 개념으로, 중추신경계가 행동, 환경, 사고 또는 감정의 변화에 따라 신경 경로와 시냅스를 변경하여 그 구조와 기능을 수정할 수 있는 능력을 의미한다. 가소성은 일생 동안 발생하지만, 뇌 발달 및 대뇌피질 신경회로 모델링에 필수적인 신경경로의 수초화, 생성 및 분기 과정이 활발한 어린 뇌에서 특히 뇌 기능적 특성의 발달이 이루어지고, 손상된 뇌에서도 더 활발하게 일어나는 것으로 알려져 있다.

뇌손상을 입은 일부 개인들은 자발적 회복을 보이고, 다른 일부는 수년에 걸쳐 거의 회복을 보이지 않으며, 또 다른 일부는 재활을 받는다면 꽤 좋은 회복을 보인다. Robertson과 Murre는 회복이 안되는 그룹에게는 보상 접근법을 가르치고, 자발적 회복 그룹은 어차피 나아질 것이므로 재활이 필요하지 않다고 보았다. 따라서 그들은 뇌가소성에 대한 문제를 다루기 위해 보조된 회복(guided recovery) 그룹에 초점을 맞춘다. 그들은 또한 경미한 병변은 자발적 회복을, 중등도 병변은 보조된 회복에서 혜택을 보고, 심각한 병변은 보상 접근법이 필요하다고 하면서 기능 회복의 연결주의 모델에 기반한 신경망 자가수리 모델을 제시한다.

4. 인본심리학과 전인적 모델

인본심리학은 개인의 자유 의지, 자아 실현, 그리고 인간 본성의 긍정적인 측면에 중점을 두는 심리학의 한 분야이며, 이 접근법은 개인을 하나의 통합된 전체로 보면서 각 개인이 자신의 잠재력을 최대한 발휘할 수 있도록 돕는 것을 목표로 한다.

Ben-Yishay와 Prigatano가 제안한 전인적 모델은 이런 인본심리학에 기반을 둔 접근법으로, 인지재활 과정에서 환자의 감정적, 사회적, 그리고 직업적 측면을 포괄적으로 다룬다. 이 모델은 환자가 자신의 환경과 사회에 더 잘 적응할 수 있도록 다학제적 접근을 제공하고, 환자의 자기 결정권과 개인적인 목표, 그리고 삶의 의미를 중시하며, 환자가 자신의 재활 과정에 적극적으로 참여하고, 자신감을 갖고 자아 실현을 도모할 수 있도록 지원한다.

전인적 모델은 환자가 재활에서 작업해야 하는 전인적 접근의 계층적 단계(차례대로 참여, 인식, 숙달, 통제, 수용 및 정체성)를 제공한다. 전인적 접근의 주요 철학은 우리가 느끼는 방식이 우리의 행동과 사고 방식에 영향을 미친다는 점을 고려할 때, 인지, 사회적, 감정적 및 기능적 측면을 분리하는 것은 무익하다는 것이다. 전인적 프로그램은 ① 개인이 자신에게 일어난 일에 대한 인식을 높이고, ② 일어난 일에 대한 수용과 이해를 증진시키며, ③ 인지 문제를 줄이기 위한 전략 또는 연습을 제공하고, ④ 보상 기술을 개발하며, ⑤ 직업 상담을 제공하는 데 관심이 있다. 모든 전인적 프로그램은 그룹 및 개별 치료를 포함한다. 전인적 접근은 모델보다는 일련의 '원칙'으로 간주될 수도 있다. 그럼에도 불구하고, 전인적 모델은 임상적으로 의미가 있고 비용 효과적이다.

전인적 모델은 인지재활을 단순한 인지 기능 개선을 넘어서는, 환자의 전반적인 삶의 질 개선과 자아 실현을 도모하는 과정으로 보며, 인본심리학의 긍정적이고 인간 중심적인 원칙을 반영한다. 그 특징은 다음과 같다.

1) 개인 중심의 접근: 환자의 개인적인 경험과 주관성을 중시하며, 환자와의 긴밀한 관계 구축을 통해 재활 과정을 진행한다.
2) 다학제적 협력: 의사, 신경심리학자, 작업 치료사, 언어 치료사 등 다양한 전문 분야의 전문가들이 협력하여 환자에게 맞춤형 치료를 제공한다.
3) 전인적 치료 목표: 인지 기능의 향상뿐만 아니라 환자의 감정적, 사회적 적응력과 삶의 질 향상에도 중점을 둔다.
4) 자기 결정권과 자기 관리: 환자가 자신의 치료 과정과 목표에 대해 결정할 수 있는 능력을 중시하며, 자기 관리 기술을 강화한다.

5. 인지재활의 포괄적 모델

2002년, Wilson은 인지재활을 위한 포괄적 모델을 제안했다. 이 모델의 핵심은 인지 장애를 가진 사람과 그 가족을 중심으로 한다. 뇌손상을 입은 개인과 그 가족의 선행 인격과 생활 방식은 그들의 필요와 욕구에 영향을 미치며, 이는 제공되는 재활 프로그램에도 중요한 영향을 준다. 선행 인격에 대한 평가는 인터뷰나 선행 및 발병 후 특성을 비교하는 척도를 통해 이루어질 수 있다. 뇌손상 지역사회 재활 결과평가(BICRO)와 유럽 뇌손상 설문지(EBIQ)는 선행 및 발병 후 특성을 식별하는 데 사용될 수 있다.

뇌손상의 성격, 범위 및 심각성을 파악하는 것이 중요하며, 추가적인 회복 가능성도 고려되어야 한다. 재활의 중요한 과제는 현재 문제를 식별하는 것이며, 이를 위해 참조할 수 있는 다양한 이론적 프레임워크가 있다. 표준화된 테스트로부터 얻은 정보는 강점과 약점을 파악하는 데 도움을 주며, 기능 또는 행동 평가로부터의 정보는 문제가 일상 생활에 어떤 영향을 미치는지에 대한 이해를 높인다.

인지, 감정, 사회심리적 및 행동 문제는 더욱 상세한 모델을 통해 철저히 평가되어야 한다. 언어, 기억, 집행 기능, 주의 및 지각에 관한 모델들은 인지 강점과 결핍에 대한 세부 정보를 제공한다. 인지 행동 치료에서의 모델은 감정 및 사회심리적 문제를 설명하는 데 도움을 주며, SORKC 모델 같은 행동 모델은 파괴적이거나 부적절한 행동의 이해를 돕는다.

문제 식별 후, 재활의 주요 목표는 개인이 가장 적절한 환경으로 돌아갈 수 있도록 하는 것이다. 이 과정은 뇌손상을 입은 사람, 가족 구성원, 재활 치료팀이 모두 참여하는 협상 과정이다. 장애와 이로 인한 핸디캡의 개선에 초점을 맞추며, 목표 달성 방법은 다양할 수 있다. 선택된 방법에 관계없이 학습 이론을 인식하는 것이 중요하다.

결과 측정은 장애와 핸디캡의 변화를 반영해야 한다. 예를 들어, Wilson 등이 수행한 연구는 호출기 사용이 뇌손상 후 기억 및 계획 문제를 가진 사람들의 일상적인 문제를 줄이는 데 어떻게 도움이 되는지를 설득력 있게 보여주었다. 이 모델의 핵심 메시지는 이론, 과학적 방법론, 임상적 관련성을 통합할 수 있다는 것이다. 이러한 접근 방식은 인지재활 분야에서 개인별 맞춤형 접근을 강화하고, 실질적인 임상 결과를 달성하는 데 기여할 수 있다.

Ⅲ 치료 계획 수립 및 목표 설정

1. 인지재활의 목표

인지재활의 목표는 인지 및 행동 장애가 일상생활에 미치는 영향을 최소화하여 안전하고 독립적인 생활을 가능하게 하며 삶의 질을 높이는 것이다. 이는 손상된 인지 기능을 직접 개선하거나, 보상 행동을 개발하고 훈련하여 달성될 수 있다. 접근 방식에 관계없이 인지재활 과정은 계층적으로 진행되며, 다음과 같은 단계별 목표를 중심으로 한다:

- 문제 인식과 목표 설정(problem orientation, awareness and goal setting): 환자에게 구체적인 문제를 인지시킨 후 단기 및 장기 목표를 설정한다. 치료 시작 때 환자를 목표 설정 과정에 참여시키면, 현재의 기능을 점검하고 문제점을 식별하여 인식을 높일 수 있다.
- 보상(compensation): 이전에는 가능했던 일상 활동이 더 이상 불가능한 경우, 이를 유사하게 달성할 수 있는 도구 사용과 같은 새로운 보상적인 방법을 찾아야 한다. 예를 들어 기억력에 문제가 있더라도 기억보조수첩을 이용해 약속을 덜 놓치게 할 수 있다.
- 내면화(internalization): 반복적인 연습을 통해 전략과 보상 행동이 점차 자동화되는 과정을 의미한다. 이를 통해 환자는 외부 단서나 도움에 덜 의존하게 되며, 자신의 장애를 독립적으로 보상할 수 있게 된다. 예를 들어, 매일 밤 잠자리에 들기 전 다음 날의 일정을 확인하라는 외부 알림을 몇 주간 받게 되면, 이 과정은 외부 단서 없이도 '자동적으로' 시작되는 하루 일과의 일부가 된다.

- 일반화(generalization): 환자가 한 과제나 환경에서 배운 기술을 다른 과제 혹은 상황에 적용하는 과정이다. 목표는 환자가 일상 생활에서 개인적으로 중요한 영역에서의 결핍을 처리하기 위해 적절한 전략을 적용할 수 있도록 하는 것이다. 예를 들어, 약속을 기억하기 위해 수첩을 사용하는 방법을 익힌 후, 그 방법을 가정용 업무와 같은 다른 기능적 영역으로 확장할 수 있다.

2. 인지재활의 일반적 과정

인지재활은 크게 두 단계로 이루어진다. 첫 번째 단계에서는 포괄적 평가를 통해 개별화된 치료 계획을 구성하며, 두 번째 단계에서는 해당 치료 계획을 실행하고 그 효과를 평가한다.

1) 포괄적 평가

포괄적인 다차원 인지기능평가는 다양한 인지 기능 영역에 대한 검사를 포함하며, 중재가 필요한 영역을 결정하고 치료가 인지 기능을 개선하는지를 평가한다. 예를 들어 집행기능에 대해선 위스콘신카드분류검사(Wisconsin card sorting test)와 스트룹 검사(Stroop test), 기억력에 대한 언어학습 검사(verbal learning test)와 숫자주의력 검사(digit span test), 주의집중과 관련해 기호잇기 검사(trail making test)와 시각 및 청각 연속수행 검사(continuous performance test), 시공간지각력과 관련한 선 이등분 검사(line bisection test)와 선 지우기 검사(line cancellation test) 등이 포함된다. 각 검사의 항목은 전산화 신경인지기능검사 장비(computerized neurocognitive function test, CNT 또는 comprehensive neurocognitive function test, CNFT)를 활용하거나 동일한 항목을 개발된 서식을 통하여 평가할 수도 있다. 이를 통해 일상생활에 방해가 되는 인지 신경행동 장애를 식별하면서 한 영역의 장애가 다른 영역의 치료에 어떻게 영향을 미치는지를 밝힐 수 있기에 매우 중요하다. 예를 들어, 집행기능 장애는 기억보조수첩 훈련의 효과를 저해할 수 있다. 따라서 모든 인지 장애 영역을 식별하고 해결하기 위해 각각의 조정된 계획을 개발하는 것이 중요하다. 이 과정은 일상 생활에 영향을 미치는 인지 장애를 식별하고 치료 계획을 세우는 데 중요하다.

치료사는 이 평가를 바탕으로 환자에게 가장 큰 도전이 되는 활동이나 환경을 식별하고 근거에 기반한 중재 전략을 선택하여 환자의 일상 기능을 개선한다. 치료 과정에서는 환자의 삶에 관련된 과제를 선택하고, 이를 통해 환자가 일상 생활에서의 기능을 향상시킬 수 있도록 한다.

2) 치료

두 번째 단계에서는 환자가 치료 전략을 배우고 실제로 적용해보며, 이 과정을 통해 습득(acquisition), 적용(application), 적응(adaptation)의 세 단계를 거친다. 습득 단계에서는 치료의 목적과 절차를 배우고, 문제 인식을 통해 인지행동 문제를 이해하며, 적극적 참여를 유도한다. 이를 통해 임상가와 환자는 수행도를 높이기 위해 보상하는 최적의 전략이나 방법을 협력적으로 찾아낼 수 있다. 설령 개인이 자신이 무엇을 하고 있는지 설명할 수 없더라도, 절차적 학습(예: 외부 단서제공을 사용하여 작업에 대한 적극적 참여 유도)에 의존할 수 있다. 적용 단계에서는 환자가 전략을 실제로 적용해보며, 치료사는 필요에 따라 지원과 감독을 제공한다. 보통 이 과정은 치료사의 시범, 구두 지시, 모델링, 단서제공(cueing), 코칭, 명시적 안내와 같은 높은 수준의 외부 지원 및 감독으로 시작한다. 치료사의 역할은 필요에 따라 과제를 수정하고 환자의 수행을 검토하며, 환자의 성공을 위해 건설적인 피드백을 제공하는 것이다. 반복적인 연습은 환자가 전략을 더 독립적이고 효과적으로 사용하는 데 도움을 주며, 이는 보상(compensation)의 수단을 제공한다. 환자가 외부 단서를 사용하여 전략을 숙달할 경우, 재활의 초점은 내면화 및 외부 단서에 대한 의존도 감소를 촉진하는 방향으로 진전될 수 있다. 전략을 독립적으로 사용할 수 없는 경우, 치료의 목표는 절차적 학습을 촉진하는 것이다. 마지막 적응 단계 동안 환자는 구조화된 치료 환경에서 벗어나 기능적이고 일상적인 작업(약물 복용, 자금 관리, 요리 등)에 전략을 적용하기 시작한다. 이 단계에서의 강조점은 환자가 배운 기술을 더 넓은 범위의 작업과 환경에 성공적으로 적용할 수 있도록 가르쳐 일반화를 촉진하는 것이다. 가능하면 언제나 일반화를 촉진하는 데 치료가 집중되어야 하지만, 일부 환자는 다른 설정이나 유사한 작업에서 배운 전략이나 절차를 독립적으로 적용할 수 없을 수 있다.

3. 계획 및 목표 설정(표 2-1)

계획 및 목표 설정 과정은 환자와 가족의 참여를 바탕으로 이루어진다. 각 환자의 상황, 필요, 목표가 다르기 때문에 이들이 함께 중요하고 실질적인 목표를 설정하는 것이 중요하다. 개인 맞춤형 목표는 독립적 생활, 직장 및 사회 복귀, 심리적 적응에 큰 도움이 될 수 있다. 그러나 환자의 기대가 현실적이지 않을 때는 합의된 목표 설정이 어려울 수 있다.

환자들은 종종 학교, 일, 운전 등의 활동을 언제 재개할 수 있을지 궁금해한다. 특히 치료 초기에 이러한 질문에 답하기 어렵다. 회복 과정을 정확히 예측할 수 없기 때문에, 치료사는 희망을 유지하면서도 목표 달성 가능성을 현실적으로 평가해야 한다. 복직과 관련하여, 환자에게 생산성에 대한 다양한 관점을 제시할 필요가 있다. 예를 들어, 예전처럼 일하는 것이 현실적이지 않다면, 업무량을 줄이거나 지원이 많은 환경에서 일하거나 자원봉사를 하는 것도 성공으로 간주할 수 있다. 목표는 작고 단계적으로 나누어 접근하는 것이 좋으며, 치료사는 환자와 함께 구체적인 소목표를 설정한다. 중요한 것은 치료 과제가 환자에게 중요한 이유를 명확히 하는 것이다.

1) 전략에서 전술로의 전환

전략에서 전술로의 전환은 문제 해결을 위한 최적의 전략 결정으로 시작된다. 전략은 광범위한 치료 접근을 말하며, 예를 들어 기억 문제가 있는 환자는 기억보조 수첩 사용과 같은 전략으로 치료받을 수 있다. 전략이 결정되면, 치료사는 그 전략을 구체적으로 어떻게 실행할지 결정하는데 이것이 전술적 차원의 일이다. 전술은 환자가 수행할 구체적인 작업이나 활동, 사용된 도구, 성공을 평가하는 방법을 포함한다. 치료 과정에서 선택된 전략은 일관되게 유지되지만, 선택된 전술은 환자의 능력에 맞추어 지속적으로 조정되고 수정된다.

목표 설정 시 장애뿐만 아니라 환자의 잔존 강점을 평가하고 고려하는 것이 중요하다. 효과적인 목표 설정은 환자의 능력을 통합하여 장애 영역을 해결하기 위한 최적의 전술을 결정한다. 또한 목표 달성 척도(goal attainment scaling)에서 강조되듯 환자가 목표 설정과 진행 상황 모니터링에 적극적으로 참여하고, 목표를 가능한 한 자세히 작성하는 것이 재활 과정을 명확하게 안내할 것이다.

표 2-1. 인지재활의 단계별 치료목표 및 사용전략

치료단계	목표	사용 전략	기타
획득(acquisition)	- 치료모델의 과정과 목적을 교육 - 환자에게 본인이 가지고 있는 인지문제와 치료의 이득을 인식시키기	- 외적	
적용(appication)	- 보상을 통하여 독립성과 효율성을 증진 - 전략의 내재화	- 외적 - 내적	치료사의 적극적인 개입이 필요한 단계
적응(adaptation)	- 훈련 내용을 새롭고 복잡한 과제로 이행 - 가정이나 지역사회 혹은 직장에서 할 수 있는 과제로 일반화	- 내적&외적 - 내적&외적	병원 밖에서도 가능

2) SMART 목표 설정

SMART 목표 설정 방법은 구체적(specific), 측정 가능(measurable), 달성 가능(achievable), 현실적(realistic), 시기적절(time–bound)한 목표를 설정하는 데 중점을 둔다. 이를 위해 다음과 같은 질문들을 고려한다:

- 목표가 무엇인지 정확히 기술할 수 있는가?
- 목표 달성을 위해 필요한 것은 무엇인가?
- 목표 달성을 방해할 수 있는 것은 무엇인가?
- 목표 달성에 도움이 될 자원은 무엇인가?
- 장애물을 극복하고 목표를 달성하는 데 어떤 것이 도움이 될 것인가?
- 목표 달성 여부를 어떻게 확인할 수 있는가?
- 목표 달성의 시간 제한은 얼마인가?

3) 장기 및 단기 목표

장기 및 단기 목표 설정은 재활 과정에서 중요하다. 치료 전략은 장기 치료 노력을 반영하며 장기 목표에 해당한다. 예를 들어, 기억 문제를 가진 환자는 외부 도움을 사용해 기억력 결핍을 독립적으로 보상하는 능력을 향상시키는 것을 장기 목표로 할 수 있다. 이 목표에 대한 진행 상황은 주기적으로 평가된다. 단기 목표는 특정 치료 전술의 성공을 구현하고 평가하는 데 초점을 맞추며, 진행 상황은 더 자주 모니터링된다. 단기 목표는 일반적으로 더 구체적이며, 예를 들어 "환자가 최소한의 도움으로 기억보조 수첩을 사용하여 10개의 간단한 가정용 작업을 적시에 시작하도록 한다."는 목표가 될 수 있다.

4) 단기 목표의 구조(표 2-2)

단기 목표의 구조는 환자의 진행 상황을 주기적으로 평가하여 목표의 시기적절한 완료를 보장한다. 이는 환자의 진행 상황을 정량적으로 모니터링하고, 치료사에게 필요한 피드백을 제공한다. 목표 작성은 과제의 종류, 복잡성, 필요한 도움의 수준, 사용된 전략, 성공 척도를 포함한다. 예를 들어, 메모리 노트북 훈련을 통해

표 2-2. 단기목표에 포함되는 요소들

과제의 종류 (type of task)	- 손상 단계에 해당하는 작업 (예: 분산집중과제, 순서과제, 기억과제, 계획과제 등) - 복합적이고 기능적인 작업 (예: 일상생활과제, 가사활동, 직장 내 활동 등)
과제의 복잡도 (complexity of the task)	- 단순(simple) - 보통(moderate) - 준복합(semi-complex) - 복합(complex)
외부 지시의 정도 (level of cueing or assistance needed)	- 독립적 - 간헐적(<10%) - 최소(10-25%) - 보통(25-50%) - 최대(>50%)
사용전략의 유형 (type of strategy employed)	- 외적전략 - 내적전략
성공에 대한 척도 (measure of success)	- 수행 완료 여부 - 성공률 - 속도 - 외부 지시의 정도

'환자는 최소한의 도움으로 10개의 간단한 가정용 작업을 시작할 것'이라는 목표가 설정될 수 있다.

모든 목표는 구체적, 측정 가능, 달성 가능, 현실적이며, 시간이 정해져 있어야 하며, 환자의 장기 목표와 관련이 있어야 한다. 이러한 접근 방식은 환자의 재활 과정에 명확한 방향을 제공하고, 목표 달성을 위한 실질적인 경로를 설정한다.

5) 목표 설정을 위한 사례

목표 설정 과정에서는 환자의 기본적인 기능 수준을 파악하는 것이 중요하다. 이를 위해 작업 속도/정확도, 환자 인식, 원하는 작업 수행 능력, 필요한 외부 지시나 도움의 수준 등을 평가해야 한다. 환자의 감정적 반응을 관찰하고 기록하는 것도 중요하며, 이러한 반응은 치료사가 치료 과정을 안내하는 데 유용한 정보를 제공한다. 심각한 기억 장애를 가진 환자를 위한 치료 계획

사례는 다음과 같다:

✦ 실천 지침

중등도에서 심각한 장애가 있는 개인을 위해, 외부 보상 기구(예: 노트북, 전자 기기 등)를 직접 기능 활동에 적용할 것을 권장한다.

※ 장기 목표

일상 활동 중 기억 결핍을 보상하기 위해 외부 도움을 효과적으로 사용한다(예상 시간 프레임: 3개월).

※ 단기 목표

① 1개월: 기억 노트북 훈련의 습득 단계

환자는 최대 단서를 사용하여 자서전적 정보 페이지에서 요청된 정보를 10번 중 7번 찾는다. 환자는 최대 단서를 사용하여 기억 노트북 사용을 시작하면서, 일일 치료 일정에 대한 10개의 질문 중 7개에 답한다.

② 2개월: 기억 노트북 훈련의 적용 단계

환자는 최소 단서를 사용하여 개인의 역사에 관한 10개의 간단한 질문에 모두 답한다. 환자는 기억 노트북 사용에 대한 최대 단서를 사용하여 하루에 네 번의 일일 치료에 시간에 맞춰 참석한다.

③ 3개월: 기억 책 훈련의 적용 단계 완료

환자는 기억 책의 독립적 사용으로 하루에 네 번의 일일 치료에 시간에 맞춰 참석한다. 환자는 기억 노트북의 적절한 섹션에 다가오는 의료 약속 5개를 독립적으로 모두 기록한다. 치료가 3개월을 넘어서도 계속되면, 초점은 적응 단계로 진행될 수 있다. 이 단계에서의 관련 목표는 다음과 같다:

※ 장기 목표

일상 가정 활동 중 기억 결핍을 독립적으로 보상하기 위해 외부 도움을 효과적으로 사용한다(예상 시간 프레임: 1개월).

※ 단기 목표

① 1개월: 기억 책 훈련의 적응 단계

환자는 기억 노트북의 독립적 사용으로 간단한 가정 스케줄링 작업을 100% 정확도로 수행한다. 환자는 기억 노트북의 독립적 사용으로 스케줄링이 필요한 10개의 간단한 가정 작업 중 8개를 수행한다.

이 치료 계획은 환자가 구조화된 상황에서 독립적으로 전략을 사용하는 데 성공함을 목표로 한다. 목표는 구체적이고 측정 가능하며, 환자의 개인적인 필요와 장기 목표에 맞춰져 있다.

Ⅳ 과학자-임상가 모델의 채택

1. 과학자-임상가 모델의 정의

과학자-임상가 모델(scientist-practitioner model)은 심리학과 관련 학문에서 과학적 연구를 임상진료에 통합하는 구조를 강조하는 모델이다. 전문가들은 연구를 생성하는 과학자 역할과 연구 결과를 임상 개입 및 치료에 적용하는 임상가 역할을 모두 수행한다. 이 모델은 근거 기반 중재를 지지하며, 최신 과학적 증거를 바탕으로 임상 환경에서의 결정을 내리고, 지속적인 학습과 새로운 과학적 통찰을 통해 환자 치료와 결과를 개선하도록 한다.

2. 인지재활에서의 적용-근거 기반 치료

인지재활에 과학자-임상가 모델을 적용하는 것은, 합리적 근거를 기반으로 치료를 선택하고, 객관적 데이터를 기반으로 진행상황을 모니터링하며, 임상적 판단을 기반으로 데이터 측정이 이루어지게 함으로서 임상진료를 향상시킨다. 연구와 임상진료의 성공적인 통합은 무엇보다도 먼저 최선의 근거에 기반한 치료 결정을 필요로 한다. 2019년에 발표된 체계적 문헌고찰 연구는 총 491개의 논문(109개의 1급 또는 Ia급, 68개의 II급, 314개의 III급)을 평가하였으며, 인지재활의 근거 기반 실습을 위한 29개의 권장사항을 제시하였고 특히 다음 경우들을 강조하였다: ① 외상성뇌손상이나 뇌졸중 후 주의력 결핍, ② 우반구 뇌졸중 후 편측무시에 대한 시각적 스캔, ③ 경미한 기억력 결핍에 대한 보상 전략, ④ 좌반구 뇌졸중 후 언어 장애, ⑤ 외상성뇌손상 후 사회–의사소통 장애, ⑥ 집행기능 장애에 대한 메타인지 전략 훈련, ⑦ 외상성뇌손상이나 뇌졸중 후 인지 및 기능적 장애를 줄이기 위한 포괄적–전인적 신경심리학적 재활.

또한, 치료의 목표와 핵심 요소를 식별하고 원하는 결과를 측정하는 방법을 결정하기 위해 신중한 사전 계획이 필요하다. 일반적으로 환자가 진전을 보이고 있다면 진전이 계속될 것으로 기대하는 것이 합리적이다. 반대로 환자가 더 이상 진전을 보이지 않을 때는 잠재적인 원인을 조사하고 배제하는 것이 중요하다. 단기 목표에 대한 진행 상황의 객관적 측정, 진행 상황의 협력적 평가, 그리고 건설적인 상담은 현재 치료 계획이 환자의 동기와 치료 과정에서의 참여를 유지하기 위해 수정되어야 하는지를 결정하는데 매우 중요하다. 치료 진행을 제한할 수 있는 요인들에는 ① 환자가 단기 치료 목표와 자신의 장기 결과 목표(예: 직장 복귀) 사이의 연결을 보지 못하는 경우, ② 진행 상황을 측정하는 방법이 구체적인 진전을 적절하게 반영하지 못하는 경우, ③ 치료 전략 또는 전술 선택이 환자의 필요나 능력과 적절하게 맞지 않는 경우, 또는 ④ 환자의 심리적 상태가 치료 진행을 저해하는 경우 등이 포함된다. 환자가 예상대로 회복되지 않을 때 치료사가 자신을 비난하거나 환자가 진전을 이룰 수 없다고 성급하게 가정하는 것은 드문 일이 아니다. 하지만 인지재활은 느린 과정일 수 있으므로 이런 경우에는 대체 치료 전략을 고려하고 신선한 시각을 제공할 수 있는 다른 재활 전문가와 상담하는 것이 권장된다.

Ⅴ 인지재활에서의 전술과 전략

인지재활치료에서 대표적인 범주는 외적전략과 내적전략이다. 외적전략은 외부 도구를 활용해 부족한 인지 영역을 보상하는 반면, 내적전략은 반복적인 교육과 훈련을 통해 환자가 연상, 특정 단어나 수행 순서를 떠올리는 방법이다. 이러한 전략을 일상생활과 직무에 활용하는 것이 목표다. 초기에는 외적전략이나 치료사의 지시에 따른 훈련이 진행되다가 점차 내적전략으로 전환된다.

인지재활치료를 구성할 때 고려해야 할 요소는 특정 과제를 중심으로 한 프로그램 운영과 전반적인 인지 영역 개선을 목표로 하는 프로그램 운영이다. 여러 연구에서는 후자가 일반화 측면에서 더 높은 확장성을 보였다. 내적전략이 외적전략보다 바람직하지만, 일부 환자는 외적전략만 가능한 경우도 있다. 경증 환자는 내적전략이, 중증인지장애 환자는 외적전략 중심 훈련이 더 도움이 된다.

1. 과제별(Task-specific) 대비 광범위 (Broad-based) 접근 방식의 치료

치료 목적에 따라, 전반적인 장애 영역의 기능을 향상시키거나 보상하는 광범위 접근 방식과 특정 기능적 과제 수준에 초점을 맞춘 과제별 접근 방식이 있다. 광범위 접근 방식은 인지 과정을 이용해 도메인 수준(예: 기억력)에서의 기능을 향상시키는 것을 강조하며, 치료 환경 너머로의 일반화 가능성이 더 높다. 과제별 접근 방식은 특정 기능적 과제나 루틴(예: 자가 투약)을 수행하는 데 필요한 기술을 습득하도록 촉진하며, 더 심각한 장애를 가진 개인에게 적절하다. 과제별 훈련은 오차배제학습(errorless learning)과 절차적 학습 전략을 활용하여 특정 기능적 과제나 루틴을 수행하는 데 필요한

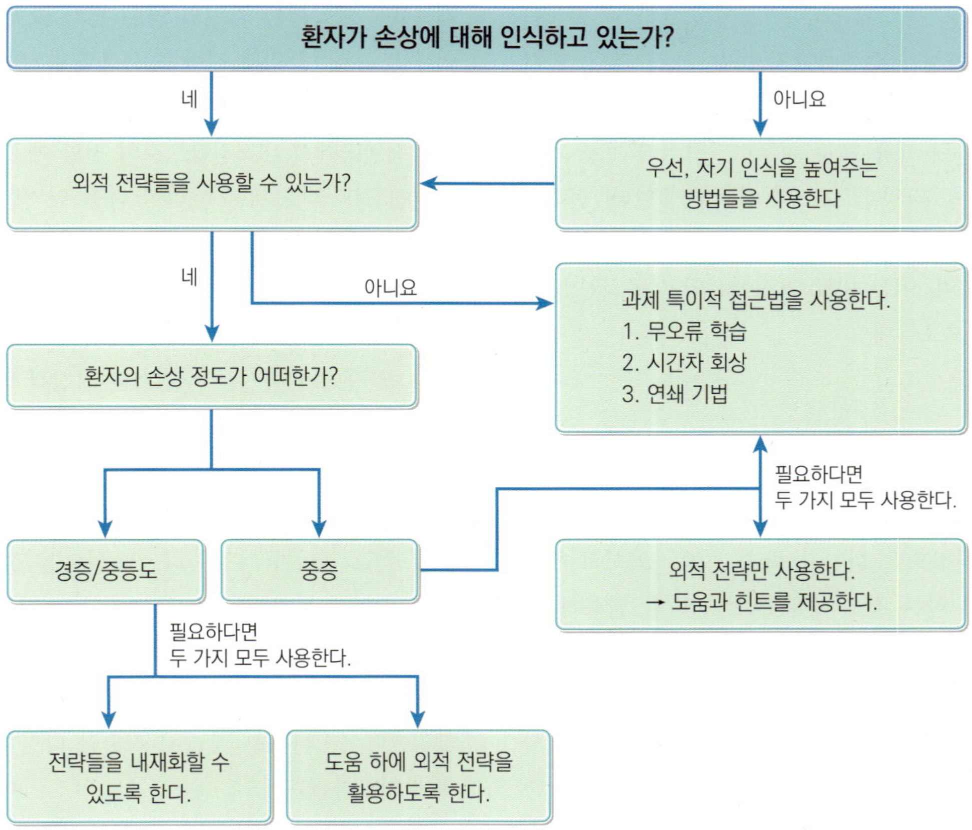

그림 2-1. **치료 계획을 위한 순서도**

기술을 습득하는 것을 촉진한다. 충분한 연습을 통한 수행은 결국 습관에 의해 통제되는 자동성 수준에 도달하게 되며, 환자는 특정 훈련된 과제에 대해 원하는 반응을 내릴 수 있게 된다(그림 2-1).

2. 외적(External) 대비 내적(Internal) 전략

BI-ISIG CRTF의 권장 사항은 인지적 노력의 초점을 반영하는 치료 개입 및 전략을 강조한다. 전략 사용 훈련은 인지재활의 핵심이며, 모든 치료 프로토콜에 포함되어야 한다. 이러한 전략은 크게 외부 전략과 내부 전략으로 나눌 수 있다.

외적전략은 환자 외부에 있는 것을 포함한다. 여기에는 노트북, 전자 기기, 컴퓨터, 청각적 또는 시각적 큐잉 시스템, 과제별 보조 기구(예: 포스트잇 노트, 큐 카드, 주머니 노트북, 가정용 캘린더)가 포함된다. 이러한 외적전략의 장기적 목표는 환자가 이러한 외부 보조 수단을 활용하여 일상적인 기능적 활동, 직업적 과제, 또는 업무 관련 과제를 독립적으로 수행할 수 있도록 하는 것이다. 반면에 내적전략은 환자가 스스로 생성한 절차로, 생각, 행동, 감정을 의식적으로 제어하는 데 목적이 있다. 이는 환자가 적절한 단계를 수행하도록 유도하는 이미지, 단어, 행동 순서를 사용하는 것으로 달성된다. 내적전략의 장기적 목표는 환자가 이 과정을 충분히 익혀 어떤 상황에서든 외부 도움 없이 적용할 수 있도록 하는 것이다. 즉 내면화 및 일반화를 목표로 한다. 임상 효과를 극대화하기 위해서는 선택된 전략을 각 환자의 개별적인 필요와 능력에 맞추는 것이 중요하다. 전략을 선택할 때는 환자가 수행하고자 하는 특정 과제, 환자의 목표, 인지적 강점과 약점, 선호도, 기술 접근성(예: 스마트폰, 태블릿 사용 가능 여부), 전략이나 보조 기구의 사용 환경 등 다양한 요소를 고려해야 한다. 전략의 선택에서 실행까지의 과정은 치료사와 환자가 함께 협력하여 결정하며, 이는 치료 과정에서의 성공적인 결과를 위한 핵심 요소이다.

3. 전략 사용 훈련 과정

일반적인 원칙으로 환자가 학습, 기억, 의식적 행동 제어 능력을 보이는 경우 내부 보상 전략을 활용해 기술 학습 및 일반화를 촉진해야 한다. 따라서 BI-ISIG은 경미한 장애와 더 큰 인지적 여유가 있는 개인에게 내적 전략 사용 훈련을 권장한다. 내적전략을 효과적으로 사용하려면 의식적 제어를 개발할 수 있는 능력이 필요하다. 충분한 연습으로 전략 사용이 자동화될 수 있으며, 환자는 필요할 때 독립적으로 전략을 사용할 수 있어야 한다. 그러나 더 심각한 인지 장애가 있는 환자는 이러한 내면화 수준에 도달하기 어렵다. 경미한 장애가 있는 개인은 외적 및 내적전략 사용 훈련에서 이득을 볼 수 있지만, 더 심각한 장애가 있는 사람들은 외적전략 사용 훈련에서만 이득을 본다. 그림 2-1은 인지재활을 위한 치료 계획 일반 옵션을 개요하는 결정 트리를 제공한다.

치료는 장애의 심각성에 관계없이 항상 외적전략 사용으로 시작한다. 구체적인 절차는 환자의 능력과 다루어지는 영역에 따라 다르지만, 초기 세션은 치료사가 외부 지침과 가이드라인을 제공하는 데 초점을 맞춘다. 신호(cueing)나 지침제공과 같은 외부 지원 및 노트 카드, 확대 인쇄물과 같은 맞춤형 지원이 제공되며, 환자의 과제는 단순히 지시를 따르고 대상 과제를 완료하기 위해 전략을 사용하는 것이다. 치료가 진행됨에 따라 환자가 점점 더 독립적이고 효율적으로 전략을 사용하게 되면, 제공되는 지원의 양은 점차 줄어든다. 환자가 외부 도움 없이 외적 전략을 사용할 수 있게 되면 내적 전략의 사용을 시작할 수 있다.

외적전략에서 내적전략으로의 전환 예로는 큐 카드에 쓰여진 절차의 단계를 따라한 다음 암기함으로써 자기 대화를 사용하도록 가르치는 것이 있다. 일단 암기되면, 환자가 과제를 수행하는 동안 각 단계를 큰 소리로 암송하는 연습을 하고, 결국 자신에게 단계를 속삭임으로써 큐 카드가 제거된다. 단서의 점진적 퇴색은 필요할 때 전략을 독립적으로 기억하고 사용할 수 있는 환자의 능력을 촉진한다. 따라서 외부적으로 시작된 것은 결국 내부적이게 된다. 환자의 진행 상황에 따라 네 가지 수준의 치료 결과가 가능하다: ① 환자는 절차적으로 간단한 루틴과 동작 시퀀스를 수행하는 법을 배운다. ② 환자는 외부 보조를 사용해 보상하는 법을 독립적으로 학습한다. ③ 환자는 학습된 전략을 완전히 내면화하고 발휘한다. ④ 환자는 학습된 기술을 다양한 상황 및 과제에 일반화한다.

Ⅵ 경과 및 결과의 모니터링

1. 인지재활에서 데이터 수집의 중요성

인지재활 과정에서의 진전 및 결과 모니터링은 체계적이고 지속적인 데이터 수집을 통해 이루어진다. 이러한 데이터 수집은 치료에 의미를 부여하고, 환자와 치료사가 치료 목표에 집중할 수 있도록 돕는 중요한 역할을 한다. 데이터 수집 방법은 다양할 수 있지만, 후천적 뇌손상 후 인지재활을 실행할 때는 두 가지 기본 원칙을 따라야 한다.

첫 번째 원칙은 세션 동안의 과제 수행에 대한 자세한 기록을 유지하는 것이다. 이 기록은 환자의 성공과 실패를 명확히 파악하고, 사용된 전략과 과제 수행 중 발생한 잠재적 방해 요소를 기록하는 데 도움이 된다. 오류 데이터는 그 자체로는 의미가 없으나, 특정 전략의 사용이 기능을 향상시키는지를 나타내는 객관적 데이터가 있을 경우 유용하다. 외부 방해 요소(예: 복도의 소음)가 기능 저하의 원인일 경우, 환경적 조정(예: 기억보조 수첩을 읽을 때는 텔레비전 끄기)을 통해 기능을 극대화할 수 있다. 기능이 좋은 경우에는 훈련 난이도를 조정하거나 새로운 과제를 추가하여 선택적 주의 기술을 향상시킬 수 있다. 세션 기록은 피로가 인지 능력에 미치는 영향에 대한 환자의 인식을 높이는 데도 유용하다. 피로로 인해 기능이 저하되는 경우, 이 데이터는 휴식의 필요성을 나타낼 수 있으며, 치료사는 이를 치료 프로토콜에 통합할 수 있다. 세션 기록은 또한 치료사가 다음 세션을 계획하고 치료 목표를 조정하는 데 도움을 준다.

두 번째 원칙은 '큰 그림'의 진전을 추적하는 것이다. 인지재활은 긴 과정이며 많은 환자가 자신의 진전을 인식하는 데 어려움을 겪는다. 환자가 자신의 진전을 기록하도록 돕는 것은 동기를 부여하고 희망을 심어줄 수 있다. 이러한 기록은 치료 과정에 걸쳐 주기적으로 검토되어, 간과될 수 있었던 변화를 인식하고 축하하는 데 도움이 된다. 환자가 자신의 장애에 압도당할 때, 진전을 보여주는 데이터는 격려가 될 수 있다(예: "우리가 처음 함께 일하기 시작했을 땐 당신이 혼자 찾아올 수 없었기 때문에 당신의 어머니가 당신을 클리닉에 데려왔는데, 이제는 당신이 독립적으로 기차를 타고 여기에 온다"). 때때로 치료사와 가족 구성원이 환자의 기능적 개선을 추적하는 것이 중요하며, 이는 환자가 개선 사항을 충분히 인식하지 못할 때 더욱 그렇다. 이 과정은 환자가 자신의 성취를 인정하고 자신감을 갖도록 격려한다.

2. 인지재활 결과의 성과-기반 측정

성과-기반 측정은 환자의 과제 수행, 동반 행동, 환경적 요인에 대한 질적 데이터를 수집하는 것 외에도 환자의 기술을 직접 평가하기 위한 표준화된 절차를 포함한다. 이는 자가 보고나 대리 보고, 임상 인터뷰와 달리 객관적이며, 치료사의 사무실에서 실시되는 전통적인 인지 능력 검사부터 자연스러운 환경에서의 기능적 과제 수행 관찰에 이르기까지 다양하다. 인지재활에서 전통적인 인지 능력 검사는 환자의 기술 평가와 기능적 장애 영역 식별에 사용되지만, 많은 검사는 일상적 기능의 강점이나 어려움을 측정하지 않는다. 이를 보완하기 위해 생태학적으로 타당한 평가 도구(예: 아이오와 도박 과제, Rivermead 행동 기억 검사 등)가 개발되었으며, 이러한 도구는 실제 생활 자료 및 활동을 통합하여 준-상황화(quasi-contextualized)된 평가를 제공한다.

인지재활의 목표가 손상(impairment) 수준의 중재를 목표로 할 때(예: 컴퓨터화된 작업 기억 훈련, 시각 탐색 훈련), 그 중재의 효과는 손상 수준에서 측정하는 것이 적절하다. 평가도구의 선택은 목표한 영역을 대상으로 하고, 중재가 의도한 결과를 고려하며, 평가결과가 실생활 속 과제수행 정도를 반영할 가능성에 따라 이루어져야 한다. 예를 들어, 환자가 영화나 대화의 내용을 회상하는 능력을 향상시키려는 목표가 있다면, 이야기 회상 과제의 점수가 목록 학습 기억 과제의 점수보다 대화 회상 능력을 더 잘 반영할 가능성이 있다. 그러나 전통적인 인지 능력 검사는 손상 수준에 초점을 맞추고 있기 때문에, 인지재활 중재의 효과는 활동/참여 수준에서 그 기능적 영향을 평가해야 한다.

인지재활 중재가 활동과 참여 수준에서 기능을 개선하기 위해 보상 전략을 사용한다는 점을 고려하면, 중재의 목적이 때로는 문제를 '고치는' 것이 아니라 환자가 일상적인 작업을 수행할 수 있도록 지원하는 전략을 가르치는 것이 된다. 손상 수준에 관계없이 전략을 활용하여 작업을 시작, 완료 또는 일관되게 수행할 수 있는 환자의 능력이 성공을 좌우한다. 예를 들어, 기억보조 수첩이나 스마트폰 사용 같은 중재의 목적이 기억 상실을 줄이는 것이라면, 효과는 기억력 검사의 손상 수준뿐만 아니라 일상적인 작업 수행에 대한 기억 상실의 빈도나 환자의 독립성 수준으로 측정될 수 있다.

성과 기반 측정은 구조화된 환경(예: 알람에 반응하여 입원 치료 세션에 시간에 맞춰 도착하기) 또는 일상적인 상황(예: 식료품 쇼핑)에서의 작업 수행을 포함한다. 이러한 현장 관찰 테스트는 중재가 기능에 미치는 영향을 상황에 기반하여 측정하며, 환자의 과제 참여 및 수행에 대한 관찰을 가능하게 하여, 임상의에게 환자의 인지 장애가 실생활에 미치는 영향에 대한 중요한 정보를 제공한다. 성과 기반 과제는 치료 중인 문제에 특화된 맞춤형 측정일 수도 있고, 순수히 관찰에 기반한 표준화된 점수 시스템을 가질 수도 있으며(예: 운동 및 프로세스 기술 평가), 또는 임상가가 과제 완료나 목표 달성에 필요한 지원을 결정하는 데 도움이 되는 표준화된 단서를 제공하는 동적 평가 상황을 포함할 수 있다(예: 일상 생활 도구 활동 프로필).

성과 기반 결과 평가 선택 시 고려해야 할 중요한 요소로는 평가가 측정하는 기능의 유형, 도구가 순수 관찰적인지 또는 큐잉을 허용하는지 여부, 중재의 결과로 환자가 관리해야 하는 상황의 종류, 그리고 환자가 배운 전략을 일관되고 효과적으로 사용하는지를 관찰할 수 있는 여부 등이 있다. 이러한 유형의 평가는 전통적인 인지 능력 테스트보다 생태학적으로 타당하며, 일상 생활의 성과를 더 잘 예측한다.

요약하면, 인지재활 과정은 평가를 필수적으로 포함한다. 인지재활 중재의 효과를 측정하려면, 중재가 목표로 하는 구체적 문제 수준에 적합한 도구를 선택해야 한다. 그럼에도 불구하고, 최종적으로는 다양한 평가 수준을 결합한 맞춤형 접근이 가장 포괄적인 결과를 제공한다. 이 접근법은 장애에 대한 전통적인 표준화된 측정뿐만 아니라, 활동과 참여의 기능적 및 성과 기반 평가, 전략 사용 측정을 포함하며, 이 모든 요소가 환자의 삶의 질에 어떤 영향을 미치는지를 함께 고려해야 한다.

3. 모니터링 결과에 따른 치료 조절

인지재활에서의 모니터링 결과 평가는 환자의 진행 상황을 추적하고 중재의 효과를 측정하는 것이 중요하며 이를 바탕으로 기존의 치료를 조절하는 피드백을 정할 수 있다. 이 과정에서 단일 사례 방법론(single-case methodology, SCM)과 목표 달성 척도(goal attainment scaling, GAS)가 자주 사용되는데, 각각은 서로 다른 접근 방식을 제공한다. SCM은 개별 환자에 대한 중재의 효과를 평가하기 위해 설계된 연구 설계로, 하나의 사례(대상자)에 초점을 맞추며, 중재 전과 중재 후의 변화를 관찰하여 중재의 효과를 평가한다. SCM은 반복 측정, 기준선 단계(baseline phase), 중재 단계(intervention phase) 등을 포함할 수 있으며, 시간 경과에 따른 변화를 그래프로 나타내어 분석하여 수행능력이 중재 시작 후 어떤 변화가 있는지를 관찰한다. 예를 들어 컴퓨터화된 작업 기억 훈련을 받는 환자에서, SCM을 통해 기준선 단계와 중재 단계를 비교했을 때 기존 목표치에 도달하지 못했을 경우에는 세션 빈도나 문자 수를 증가시켜 중재 강도를 높이거나, 다른 유형의 작업 기억 연습으로 변경하거나, 보조 전략(시각화 기법, 연상기법 등)을 도입하는 방법을 고려할 수 있다. 한편 GAS의 경우 개별화된 치료 목표의 설정과 달성도를 측정하는 도구로, 중재 후 각 수준에 도달했는지를 평가하여 성공 여부를 측정한다. 이 방법은 환자 개인의 특정 필요와 목표에 초점을 맞추며 매우 구체적이고 개인화된 피드백이 제공된다. 목표 달성을 −2(훨씬 덜 달성됨), −1(덜 달성됨), 0(예상대로 달성됨), +1(예상보다 더 달성됨), +2(훨씬 더 달성됨)의 수준으로 세분화하여 다음 번 중재의 목표를 조절할 수 있다. 예를 들어 일상생활에서의 기억력 향상을 위하여 GAS를 통해 기억보조 수첩을 사용한 성공적인 일정관리 수행을 목표로 잡았을 때, −1 이하로 예상보다 낮은 달성도를 보인 경우에는 더 달성가능한 구체적인 단기목표를 재설정하거나, 기억보조 수첩보다 더 간단하고 사용자 친화적인 스마트폰 앱과 같은 다른 보조도구로 바꾸는 것이 좋다. 또는 환자가 기억보조 수첩을 더 효과적으로 사용할 수 있도록 추가적인 교육을 시행하는 방법도 가능하다.

SCM이나 GAS와 같은 방법을 통해 얻은 결과는 치료 계획을 개선하고 환자 개별의 필요에 더 잘 맞는 맞춤형 치료 방식을 설계하는 데 귀중한 정보를 제공한다는 것이다. 이러한 접근을 통해 치료사는 환자의 진전을 모니터링하고, 필요에 따른 치료 계획을 조정하여 최적의 치료 결과를 달성할 수 있다.

Ⅶ 윤리적 고려

인지재활 과정에서 윤리적 고려사항은 환자의 치료와 회복 과정에 있어 핵심적인 역할을 한다. 이러한 고려사항에는 정보를 제공받은 동의, 환자의 자율성, 문화적 역량에 대한 이해 및 비현실적인 기대를 관리하는 것이 포함된다. 정보를 제공받은 동의는 환자가 자신의 치료에 대해 충분한 정보를 바탕으로 동의하는 것을 의미하며, 이는 환자의 권리와 자율성을 존중하는 과정의 기본이 된다. 환자가 자신의 치료 방향에 대해 충분히 이해하고, 이에 대한 결정을 내릴 수 있도록 지원하는 것은 의료 전문가의 중요한 책임 중 하나다.

문화적 역량은 다양한 문화적 배경을 가진 환자들에게 적절하고 평등한 치료를 제공하는 데 필수적이다. 이는 의료 전문가가 환자의 문화적 가치, 신념, 그리고 관습을 이해하고 존중하며, 이를 치료 계획에 반영하는 것을 포함한다. 문화적 역량은 환자와의 신뢰를 구축하고, 더 효과적인 치료 결과를 도출하는 데 중요한 역할을 한다.

비현실적인 기대를 관리하는 것은 환자와 의료 전문가 사이에 개방적이고 정직한 소통을 유지하는 것을 의미한다. 재활 과정에서 가능한 결과와 한계에 대해 환자에게 명확히 설명하여 환자가 현실적인 목표를 설정하고, 치료 과정에서 발생할 수 있는 실망이나 불확실성을 최소화할 수 있다. 이는 환자의 치료 과정에 대한 이해와 만족도를 높이는 데 도움이 된다.

이러한 윤리적 고려사항을 효과적으로 실천하기 위해서는 의료 전문가가 지속적인 교육과 훈련을 받고, 윤리적 의사결정에 대한 기준과 지침을 따르는 것이 중요하다. 또한, 환자와의 의사소통을 강화하고, 환자의 의견과 우려사항을 경청하는 것도 필수적이다. 환자 중심의 접근 방식을 채택하여 의료 전문가는 환자의 필요와 기대를 충족시킴과 동시에 윤리적 원칙을 준수할 수 있다.

결론적으로, 인지재활에서의 윤리적 고려사항은 환자의 권리를 보호하고, 존중받는 치료를 제공하기 위한 기본적인 틀을 제공한다. 이러한 고려사항을 통해 의료 전문가와 환자는 서로 신뢰하고 협력하는 관계를 구축할 수 있으며, 이는 재활 과정의 성공을 위한 핵심적인 요소가 된다. 따라서, 의료 전문가는 이러한 윤리적 책임을 인식하고, 환자의 치료 과정 전반에 걸쳐 이를 실천하는 것이 중요하다.

Ⅷ 미래 방향

미래 지향적인 관점에서 볼 때, 인지재활 분야에서는 새로운 연구와 기술들이 등장하고 있다. 이러한 발전은 인지 장애를 가진 사람들의 치료 방법을 혁신하고, 삶의 질을 향상시킬 잠재력을 가지고 있다. 하지만 동시에, 이러한 신기술과 연구 방법들은 실행에 있어 도전과제와 기회를 동반한다.

1. 신기술과 연구의 등장

최근에는 인공지능(AI), 가상현실(VR), 뇌-컴퓨터 인터페이스(BCI)와 같은 기술이 인지재활 프로그램에 통합되고 있다. 이러한 기술들은 환자들에게 맞춤형 치료를 제공하고, 더 정확하고 효율적인 치료 결과를 도출할 수 있게 해준다.

2. 도전과 기회

신기술의 적용은 기존 치료 방법의 한계를 극복할 수 있는 기회를 제공하지만, 기술적, 윤리적, 접근성 관련 도전과제를 동반한다. 예를 들어, 고가의 기술은 일부 환자들에게 접근성을 제한할 수 있으며, 데이터 보호와 개인 정보 보호에 대한 우려도 있다.

3. 학제 간 협력의 역할

인지재활 분야의 발전은 다양한 학문 분야의 전문가들이 협력할 때 가장 효과적이다. 신경학, 심리학, 컴퓨터 과학, 재활 의학 등 다양한 분야의 전문가들이 함께 작업하여 보다 포괄적이고 효과적인 치료 방법을 개발할 수 있다. 이러한 협력은 새로운 기술의 개발과 적용, 그리고 임상 연구의 질을 향상시키는 데 필수적이다.

결론적으로, 인지재활 분야의 미래는 신기술과 연구의 등장으로 많은 기회를 제공하지만, 이를 실제 치료에 효과적으로 통합하기 위해서는 도전과제를 극복하고, 학제간 협력을 강화해야 한다.

Ⅸ 결론

인지재활은 다양한 인지 기능 장애를 개선하고 일상생활의 질을 향상시키는 치료적 접근으로, 행동심리학, 인지심리학, 신경심리학 등 여러 이론에 기반을 두고 있으며, 이를 통해 인지 기능의 회복과 보상을 목표로 한다. 인지재활 과정은 환자의 개별적인 필요와 목표에 기반하여 계획되며, 구체적이고 측정 가능한 목표 설정이 중요하다. 치료 과정에서는 그 목표와 환자의 상태에 따라 다양한 전략과 전술을 사용하여 환자의 인지 기능을 개선하고 일상생활에 적용할 수 있도록 한다. 과학자-임상가 모델은 연구 결과를 임상 개입에 적용하여 치료의 효과를 극대화하는 데 중점을 두고 있다. 그리고 치료 과정에서의 진전과 결과를 지속적으로 모니터링하고 평가하여 필요에 따른 치료 방법을 조절할 수 있다.

▶ 참고문헌

1. Ben-Yishay, Y. & Prigatano, G. P. (1990) Cognitive remediation. In: M. Rosenthal, E. R. Griffith, M. R. Bond & J. D. Miller (eds) Rehabilitation of the Adult and Child with Traumatic Brain Injury (2nd edn, pp. 393–409). F. A. Davis, Philadelphia.
2. Bovend'Eerdt TJ, Botell RE, Wade DT. Writing SMART rehabilitation goals and achieving goal attainment scaling: a practical guide. Clin Rehabil. 2009 Apr;23(4):352–61
3. Bracy OL. Cognitive rehabilitation: A process approach. Cogn Behav Ther. 1986;4:10–17.
4. Cicerone KD, Goldin Y, Ganci K et al., Evidence-Based Cognitive Rehabilitation: Systematic Review of the Literature From 2009 Through 2014. Arch Phys Med Rehabil. 2019 Aug;100(8):1515–1533.
5. Dams-O'Connor KK., Fraas M., Cicerone K et al., Cognitive rehabilitation manual: translating evidence based recommendations into practice, 2nd edition, Reston: ACRM Publishing; 2022
6. Diamant, J. J., & Hakkaart, P. J. W.. Cognitive rehabilitation in an information-processing perspective. Cognitive Rehabilitation, 22–29.
7. Diller L, Gordon WA. Interventions for cognitive deficits in brain-injured adults. J Consult Clin Psychol. 1981;49:822.
8. Kanfer, F. H., & Saslow, G. Behavioral Diagnosis. In C. M. Franks (Ed.). Behavior therapy: Appraisal and status. New York: McGraw-Hill; 1969
9. Laura H. Goldstein & Jane E. McNeil. Clinical neuropsychology : a practical guide to assessment and management for clinicians; 2004
10. Luria AR. The working brain: An introduction to neuropsychology. Basic books. 1976
11. Marshall PA. "Cultural Competence" and Informed Consent in International Health Research. Cambridge Quarterly of Healthcare Ethics. 2008;17(2):206–215.
12. Parente R, Stapleton M. History and systems of cognitive rehabilitation. NeuroRehabilitation. 1997;8(1):3–11.
13. Pena-Casanova J. Functional organization of the brain and psychic activity: a view beyond Luria (with Luria). KnElife Sci. 2018;711–725.
14. Pulari C, Milu Maria Anto. A theoretical analysis on existing cognitive rehabilitation models. Curr Pediatr Res 2021;25(11):1–6. Curr Pediatr
15. Reitan RM, Wolfson D. The Halstead-Reitan neuropsychological test battery for adults–theoretical, methodological, and validational bases. Neuropsychol assessment neuropsychiatry and neuromedical dsorder. 2009;1:3–24.
16. Robertson, I. H. & Murre, J. M. J. (1999) Rehabilitation of brain damage: Brain plasticity and principles of guided recovery. Psychological Bulletin, 125, 544–575.
17. Wilson, B. A. (2002b) Towards a comprehensive model of cognitive rehabilitation. Neuropsychological Rehabilitation, 12, 97–110.

인지 기능 장애

Cognitive impairment

Chapter 03 알츠하이머 치매
Alzheimer's dementia

Chapter 04 혈관성 인지장애
Vascular cognitive impairment

Chapter 05 기타 퇴행성 치매에서의 인지장애
Cognitive impairment in other degenerative dementias

Chapter 06 외상성뇌손상 후 인지장애
Post-TBI cognitive impairment

Chapter 07 저산소-허혈성 뇌손상 후 인지장애
Cognitive impairment in hypoxic-ischemic brain injury

PART 02

CHAPTER

03 알츠하이머 치매

Alzheimer's dementia

이주강, 박기덕

I 서론

알츠하이머 치매는 1907년 독일의 정신과 의사인 알로이스 알츠하이머(Alois Alzheimer) 박사에 의해 최초로 보고되었으며 노년기 치매의 가장 대표적인 질환이고, 전 세계적으로 치매 원인의 80%를 차지하는 것으로 알려져 있다.

증상은 서서히 나타나며 점진적으로 또한 지속적으로 인지기능이나 일상생활에서의 활동능력이 감퇴되고 행동심리증상이 나타난다. 인지기능 장애는 기억, 전두엽 집행기능, 언어기능, 시공간 지남력, 주의력, 정동 등의 여러 영역에 나타나며 대뇌의 전 영역을 침범하는 특징을 가진다.

초기에는 주로 최근 일에 대한 기억장애와 학습의 장애를 호소하다가 병이 진행되면서 언어기능, 판단력 등 여러 인지기능에 문제를 보이다가 결국에는 일상생활 능력의 장애를 보이게 된다. 우울, 무감동, 무관심, 초조 증상이 흔하며 성격의 변화처럼 보이다가 점차 불안, 망상, 환각 증상 등의 행동심리증상이 흔히 동반된다.

알츠하이병은 65세 이후에 호발되는 것으로 알려져 있으나 드물게 4,50 대의 젊은 층에서도 발병하는 경우가 있으며 젊은 층에서 발병하는 경우 그 진행속도가 비교적 빠른 것으로 알려져 있다.

II 병태생리

알츠하이머병의 발병 기전과 원인에 대해서는 정확히 알려져 있지는 않다. 베타 아밀로이드(β-amyloid)라는 단백질이 과도하게 만들어져 뇌에 침착되면서 뇌세포에 유해한 영향을 주는 것이 발병의 핵심 기전으로 알려져 있다. 그 외에도 뇌세포의 골격 유지에 중요한 역할을 하는 것으로 알려진 타우 단백질(tau protein)의 과인산화 등으로 유발된 뇌세포의 손상이 발병의 원인으로 알려져 있다.

유전적인 요인이 알츠하이머병 발병의 주요한 원인의 하나로 보고되고 있는데, 노인성 알츠하이머병의 발병 위험을 높이는 대표적인 위험 유전자로 아포지단백-E의 한 유형인 APOE-ε4 유전자형이 있다. 이 유전자는

표 3-1. **알츠하이머병과 연관된 유전인자**

관련물질	유전자	염색체	유전	나이	임상양상
APP	Amyloid precursor protein	21	상염색체 우성	조발성	드물지만 조발성 알츠하이머병과 연관
PS1	Presenilin1	14	상염색체 우성	조발성	드물지만 조발성 알츠하이머병과 연관
PS2	Presenilin2	1	상염색체 우성	조발성	드물지만 조발성 알츠하이머병과 연관
ApoE	Apolipoprotein E	19		노인성	노인성 알츠하이버병과 연관
Trisomy21	Amyloid precursor protein	21		조발성	다운증후군에서의 알츠하이머 치매증상과 관련

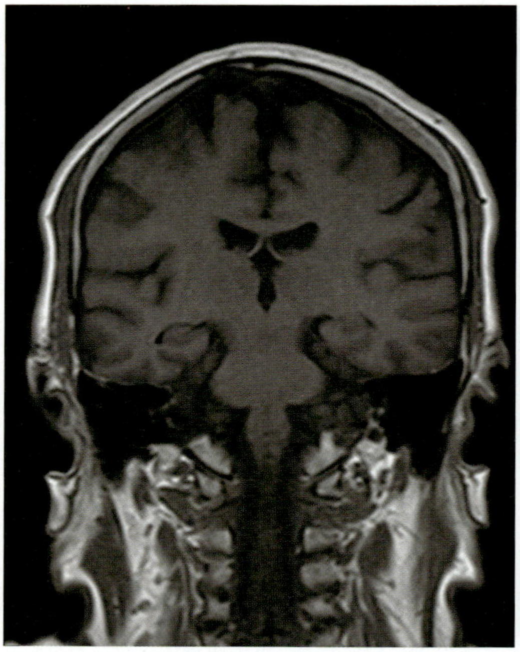
[정상 성인의 뇌 MRI]

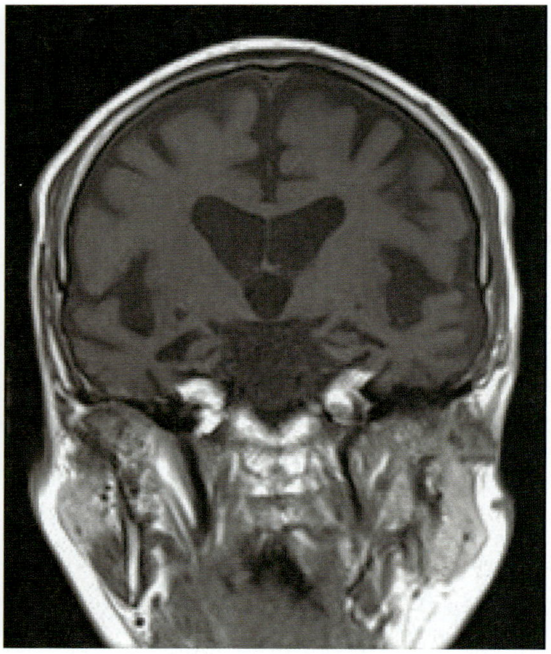
[진행된 알츠하이머 환자의 뇌 MRI]

그림 3-1. **정상인과 비교하여 대뇌의 전반적인 위축 소견이 관찰됨**

19번 염색체에 있으며, 혈중 콜레스테롤의 조절기능을 담당하는 것으로 알려져 있는데 세 가지 대립유전자(ApoE2, ApoE3, ApoE4) 중 E4 변형이 위험인자가 된다. 이 변형 유전자는 베타 아밀로이드의 축적을 유발하여 신경세포의 손상을 일으키며 알츠하이머병 환자의 약 50% 정도가 적어도 하나의 대립유전자를 보유하고 있는 것으로 보고되고 있다. 그 밖에 아밀로이드 전구단백질 유전자(염색체 21번에 위치), 프리세닐린 1 유전자(Presenilin1, 염색체 14), 프리세닐린 2 유전자(Presenilin 2, 염색체 1번) 등에 변이가 있는 경우 알츠하이머병이 발병하는 것으로 알려져 있지만 이들은 모두 40−50대에 발병하는 조발성(early age) 알츠하이머병의 발병에 관여하며 대부분의 노년기 알츠하이머병의 발병과는 무관한 것으로 알려져 있다(표 3-1).

알츠하이머병이 진행된 경우 전반적인 뇌조직의 위축이 관찰되어 무게가 정상인과 비교하여 20% 이상 감소하는 것으로 알려져 있다. 뇌조직의 전반적인 위축이 진행되면서 뇌실이 대칭적으로 확장되는 모습이 흔히 관찰된다. 주로는 전두엽, 두정엽, 측두엽에서의 위축이 관찰되지만 매우 다양한 양상으로 나타나게 된다. 해마체의 현저한 위축이 자주 관찰되며 이는 다른 임상학적 기준과 더불어 알츠하이머병을 진단하는 데 중요한 소견이 될 수 있다(그림 3-1).

현미경으로 알츠하이머병 환자의 뇌 조직을 검사하였을 때 전반적인 신경세포의 소실을 관찰할 수 있다. 특징적인 병변인 베타 아밀로이드 단백질의 세포 외 축적인 노인반(senile plaque), 세포 내 과인산화 타우 단백질(tau protein)로 구성된 신경섬유다발(neurofibrillary tangle) 형성 등이 관찰된다. 이러한 병리학적 소견은 질병 초기에 주로 기억력을 담당하는 주요 뇌 부위인 해마체와 내후각뇌피질(entorhinal cortex) 부위에 국한되어 나타나지만 점차 두정엽, 전두엽 등을 거쳐 뇌 전체로 퍼져 나가게 된다.

Ⅲ 증상

기억장애 중 가장 대표적인 문제가 삽화기억(episodic memory) 장애로 초기에는 사람이나 사물의 이름을 잘 대지 못하거나 자주 사용하는 안경이나 열쇠 등의 물건을 어디에 두었는지 잊어버려 찾지 못하고 약속을 잊는 등 경한 증상에서부터 시작한다. 이는 점차 약을 챙겨 복용하는 것을 잊거나 가스 불을 끊는 것을 잊는 등 일상 속에서 위중한 상황이 발생될 수 있을 정도로 진행된다. 전두엽의 손상으로 인한 작업기억도 손상되며 시각적 지남력의 장애는 길을 잃는 증상으로 나타날 수 있다. 또한 언어의 유창성의 문제가 나타난다. 행동심리 증상으로는 우울, 무감동, 무관심, 초조 증상이 흔하며 성격의 변화처럼 보이다 점차 불안, 망상, 환각 증상이 나타나기도 한다. 질병의 경과가 진행되면서 사회활동의 장애에서 복잡한 일상생활능력의 장애를 보이다가 기본적 일상생활 동작 시에도 장애가 나타나게 된다. 삼킴 곤란은 후기에 나타나는 주요 증상으로 인해 흡인성 폐렴이 유발되어 사망에 이르는 주요인이 된다.

1. 기억력 저하

점차 진행되는 기억력 감퇴는 알츠하이머병의 가장 특징적인 증상이다. 자주 사용하지 않는 단어가 잘 생각나지 않거나 최근에 있었던 일들을 기억하지 못하는 증상에서 시작하여 최근의 대화내용을 반복적으로 묻게 되고, 약속을 잊게 되는 일이 잦아지게 된다. 좀 더 진행하면 금방 나누었던 대화내용 마저도 기억하지 못하게 된다. 초기에는 자신의 신상에 관한 정보(가족 이름, 주소, 태어난 곳, 출신 학교, 직업 등)나 오래된 과거에 대한 기억은 비교적 잘 유지되는 것으로 알려져 있으나 병이 진행됨에 따라 오래된 과거에 대한 기억장애도 동반된다.

2. 언어능력 저하

기억력 장애가 명확해지는 시점이 되면 따른 대뇌 기능 이상소견이 나타나기 시작하게 된다. 초기에는 말을 하려 할 때 적절한 단어가 떠오르지 않아 말을 주저하고 말문이 막히는 증상이 나타난다. 이때는 말을 이해하는 데는 별 문제가 없고, 비교적 유창하게 대화가 가능하기 때문에 주변에서 언어장애가 있다는 것을 잘 느끼지 못한다. 그러나 점차 병이 진행되면서 말수도 줄어들고, 표현 및 이해 능력의 저하가 현저해진다.

3. 지남력의 저하

지남력(orientation)은 현재 자신 및 자기가 생활하고 있는 상황을 현실과의 객관적인 관계 속에서 개인적 경험에 연결시키는 능력을 말한다. 발병 초기에는 시간에 대한 지남력이 저하되어 날짜나 요일을 모르는 증상이 나타나고 점점 중요한 기념일 등을 챙기지 못하게 된다. 더욱 심해지면 연도나 계절을 파악하지 못하고 낮과 밤을 혼동하는 모습을 보이기도 한다. 장소에 대한 지남력 장애는 시간에 대한 지남력 장애보다는 늦게 나타나는 것으로 알려져 있으며 초기에는 낯선 곳에서 길을 잘 찾지 못하는 증상을 보이다 점차로 익숙한 집 주위에서도 길을 잃는 모습을 보이게 된다. 사람에 대한 지남력 장애는 가장 늦게 나타나는데 말기에는 가족조차도 잘 알아보지 못하게 된다.

4. 판단력 및 일상생활수행능력의 저하

알츠하이머병이 진행되면서 문제해결능력, 판단력에 심각한 장애가 생기게 되고, 따라서 일을 계획하거나 결정하며 제대로 수행해 나가는 것이 어려워지게 된다. 복잡한 일을 수행하는 데 있어서 어려움을 보이다가 더 진행하면 간단한 돈 계산, 집안일, 취미활동 등 익숙하게 해오던 일을 처리하지 못하게 되고 결국에는 위생관리, 식사하기, 옷 입기, 보행, 용변 등 가장 기본적인 일상생활을 스스로 수행하지 못하게 된다.

5. 행동심리증상 (Behavioral and psychological symptoms of dementia, BPSD)

알츠하이머병이 진행되면서 이상행동을 보이게 된다. 사회적 또는 환경적인 스트레스에 대처하는 능력이 감소하면서 인지기능장애 이외에도 망상, 환각, 초조행동, 공격성, 불안, 우울, 과다행동, 무감동, 들뜬행동, 소리지르기, 배회, 수면장애, 성적행동 변화 등의 증상이 나타날 수 있다. 이러한 비인지기능 장애를 행동심리증상이라고 부르며, 무감동, 우울증상, 초조행동이 가장 흔한 증상으로 나타난다. 이러한 이상 행동심리증상은 환자 자신의 기능저하뿐 아니라 간병하는 보호자를 고통스럽게 하여 치료를 포기하게 하거나 요양시설 입소를 앞당기는 결과를 초래하기도 한다. 이러한 행동심리 증상을 보일 때 치매증상이 급격히 악화되는 것으로 알려져 있다.

6. 기타 신체 증상

알츠하이머병이 상당히 진행되면 대소변 실금이 나타나고, 몸이 경직되고 보행장애가 나타나 거동이 힘들어진다. 거동 장애와 더불어 욕창, 폐렴, 요도감염, 낙상, 연하장애 등의 신체적 문제가 합병증으로 나타나기가 쉽다.

Ⅳ 진단

임상현장에서 알츠하이머병의 진단은 DSM-V을 사용하는 경우 신경인지장애의 진단 기준에 합하면 가족력이나 유전학적 검사상 알츠하이머병의 원인이 되는 유전적 변이의 증거가 있거나, 임상적으로 기억력 외 인지 영역 중 한 가지 이상의 영역에서 명확한 기능저하가 보이고 인지기능의 감퇴가 안정기 없이 지속적이며 다른 신경변성질환이나 대뇌혈관질환, 기타 신경학적, 정신과적, 신체적 질환에 의한 인지 기능의 감퇴를 제외한 경우 내리게 된다. National Institute of Neurological and Communicative Disorder and Stroke and the Alzheimer's disease and Related Disorders Association (NINCDS–ADRDA)에서 제시한 진단 기준도 많은 임상연구에서 사용되고 있다. 2011년에 개정된 기준에서는 알츠하이머병을 ① Probable AD dementia, ② Possible AD dementia, ③ Probable AD dementia with evidence of the AD pathophysiological process, ④ Possible AD dementia with evidence of the AD pathophysiological process, ⑤ Pathophysiologically proved AD dementia 로 나누었다. 이 중 ①, ②는 임상현장에서 사용하는 기준이며 ③, ④는 연구목적을 위한 기준이다. 1984년 NINCDS–ADRDA 진단기준이 처음 발표된 이후 약 27년간 수많은 연구를 통해 알츠하이머병의 병태생리학적 변화가 임상증상이 나타나기 수십 년 전부터 나타났다는 것이 밝혀졌다. 그리고 뇌척수액이나 영상검사가 베타 아밀로이드(β–amyloid) 단백질이나 대뇌의 신경변성 과정에 대한 생물표지자로서의 활용 가능성이 제시되면서 치매증상의 발현 전이나 최소인지장애(minimally cognitive impairment)에서부터 알츠하이머병을 진단하여 치료를 시작하기 위한 진단기준이 개정되었다.

알츠하이머병 진단에 있어 환자에 대해 가장 잘 알고 있는 보호자의 보고를 통한 정확한 병력 청취가 매우 중요하다. 의사는 이전에 비해 기억력을 포함한 인지 기능의 변화가 있는지, 있다면 언제부터 어떠한 양상으로 나타났는지 확인하고, 신체검사와 신경학적 검사, 정신상태 검사, 일상생활 기능수준 검사, 혈액 검사 등의 실험실 검사, 뇌 영상학검사, 신경심리검사 등을 통해 진단을 내린다.

1. 문진

환자의 기저질환, 평소 복용 중인 내용, 학력, 가족력 등을 포함한 기본정보를 얻고 언제부터 인지기능이나 일상생활 활동에 문제가 생겼는지, 감정이나 행동의 변화가 있는지, 증상이 서서히 생겼는지 갑자기 발생했는지, 악화 또는 호전과 같은 변화가 있는지, "길을 잃어버렸던 적이 있다" 등 특별한 사건이 있었는지 확인을 한다. 치매 환자는 병식이 없을 수 있어 이런 경우 환자에 대해 잘 알고 있는 신뢰할 만한 보호자에게 정보를 제공받는 것이 필요하다. 진료의사가 여러 치매의 원인질환에 대한 임상적 특징들을 알고 있으면 이 과정을 통해 어느 정도 원인을 가늠해 볼 수 있다.

2. 인지기능평가

인지기능 평가는 알츠하이머병이 의심이 되는 환자에서 시행해야 하는 가장 중요한 검사이다. 인지영역을 문진하거나 평가할 때에는 포괄적인 평가가 필요하다.

1) 인지선별 검사

문진 전에 환자의 상태를 잘 아는 보호자를 대상으로 간략한 설문지 형태의 인지선별 검사를 시행하면 빠른 시간에 환자에 대한 포괄적이고 정량적인 정보를 얻는데 도움이 된다. 국내에서 치매진단과 관련되어 간편하게 시행할 수 있는 대표적인 설문지로는 Short form of the Samsung Dementia Questionnaire (S–SDQ), Korean Dementia Screening Questionnaire (KDSQ)이 있다.

2) 간이 인지기능 검사

간이 인지기능 검사는 외래 등 1차 진료 현장에서 간단히 환자의 전반적인 인지 상태를 평가하는 검사도구이다. 대표적인 도구는 간이정신상태검사(mini mental state examination, MMSE)로 전 세계적으로 치매의 선별검사로 사용되고 있다. MMSE는 국내에서는 치매치료제의 국민건강보험 급여인정 기준으로 지정되어 있어 치매 환자를 대상으로 반드시 평가를 해야 한다. Montreal cognitive assessment (MoCA)는 경도 인지장애 환자를 선별하기 위해 1차 진료의사들이 쉽게 사용할 수 있도록 개발된 검사도구로 MMSE에서 부족한 전두엽/집행기능 검사가 포함이 되어 있다. 국내에서는 한국판 몬트리올 인지평가(Korean version of Montreal Cognitive Assessment, MoCA-K)가 주로 사용되고 있다.

3) 신경심리검사 총집

신경심리검사 총집은 환자의 인지기능 상태를 자세히 평가하기 위해 여러 인지영역을 포괄적으로 평가하는 검사방법이다. 국내에서 치매 환자를 평가하기 위해 사용되는 총집 중 대표적인 것은 한국판 CERAD평가집(Korean version of the Consortium to Establish a Registry for Alzheimer's Disease Assessment Packet, CERAD-K)과 서울신경심리검사(Seoul Neuropsychological Screening Battery, SNSB)가 있다.

3. 일상생활능력 평가

일상생활능력에 문제가 있다는 것은 돌봄이 필요하다는 것이다. 그러므로 일상생활능력의 제한 정도와 심각성을 평가하는 것은 간병이 필요한 정도를 파악하는 것이고 간병계획을 수립하는 데 도움이 된다. 일상생활능력은 크게 두 영역으로 나뉘는데 한 영역은 위생관리, 식사하기, 옷 입기, 보행, 용변과 같은 자신의 신체를 돌보는 기본적 일상생활능력(basic activities of daily living, ADL)이며 다른 영역은 금전관리, 대중교통 이용, 약 복용과 같은 사회적 기능의 수행능력을 평가하는 도구적 일상생활능력(instrumental activities of daily living, IADL)이다. IADL평가는 ADL평가보다 더 복잡한 고차원적 기능을 평가하는 것이므로 알츠하이머 치매의 진단 기준인 독립적인 일상생활능력의 장애는 IADL의 저하를 시사한다. 알츠하이머 치매 환자에서는 질병의 초기부터 IADL이 저조하게 되는 경우가 있어 이 평가는 조기진단을 위해 중요한 의의가 있다.

ADL을 평가하는 대표적인 도구는 한국판 수정바델지수(Korean version of Modified Barthel Index, K-MBI), 한국형 일상생활활동 측정도구(K-ADL)와 Seoul-Activities of Daily Living (S-ADL)이 있다. IADL을 평가하는 도구로는 한국형 일상생활활동 측정도구(K-IADL), 한국판 Instrumental Activities of Daily Living (K-IADL), 일상활동평가-복합(Seoul-Instrumental Activities of Daily Living, S-IADL)이 있다.

4. 행동심리증상의 평가

알츠하이머 치매 환자에서 행동심리증상은 인지기능장애의 이차적 증상으로 나타나는 것이 아니라 독립된 증상이다. 행동이상증상과 심리증상의 범주로 나누어지는데 행동이상증상은 공격성, 배회, 부적절한 식사행동, 부적절한 성행동과 같이 행동을 관찰하면서 밝혀지는 것이고 심리증상은 망상, 환각, 편집증, 우울증, 불안, 반복, 착오 등으로 환자나 보호자와의 면담을 토대로 알 수 있다. 행동심리증상은 인지장애가 나타나기 전 치매의 초기 증상으로 나타나는 경우가 있어 치매의 조기진단을 위한 단서가 될 수 있으며, 나타나는 시기와 양상에 따라 예후 인자의 역할도 한다. 무엇보다 가족들에게는 매우 큰 고통을 주는 증상이지만 약물이나 비약물적 치료로 증상 완화가 가능할 수 있기 때문에 면밀한 평가가 필요하다. 국내에서 표준화되어 사용되는 평가도구로 대표적인 것이 한국판 Neuropsychiatric Inventory (KNPI)과 이를 단축한 Neuropsychiatric Inventory-Questionnaire (NPI-Q)이며 그 외 한국판 치매행동 평가척도(Korean version of Behavior Rating Scale for Dementia, BRSD-K), 알츠하이머병의 행동적 정신병리 평가척도 한국어판(BEHAVE-ADK)이 있다.

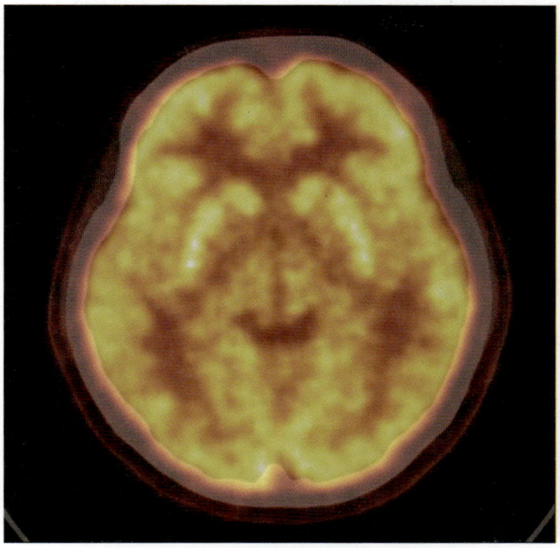

[정상 성인의 뇌 양자방출단층촬영(PET)]

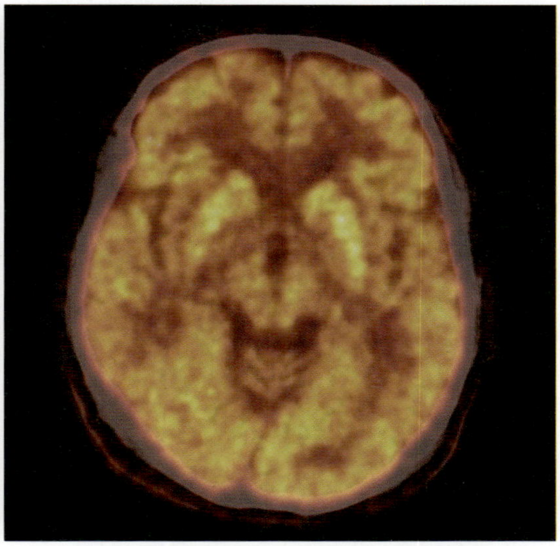

[진행된 알츠하이머 환자의 뇌 양자방출단층촬영(PET)]

그림 3-2. **정상인과 비교하여 양측 측두엽 부위의 전반적인 뇌대사 감소 소견이 관찰됨**

우울증상을 평가하는 경우에는 노인우울척도(Geriatric Depression Screening Scale)로 평가할 수 있다.

5. 중증도 평가

환자의 중증도 평가는 예후를 파악하고, 치료계획을 세우는데 도움이 된다. 국민건강보험 급여인정 기준에 중증도를 파악하는 도구인 치매임상평가척도(clinical dementia rating, CDR)나 한국판 Global Deterioration Scale (GDS)의 점수가 포함되어 있어 치매를 치료하는 임상의사들은 이 도구들에 대해 숙지를 해야 한다.

6. 검사실 검사

검사실 검사는 인지기능에 영향을 주는 원인을 찾거나 치매의 원인질환은 감별하기 위해 실시한다. 혈액검사로는 온혈구계산(complete blood count), 적혈구 침강률(erythrocyte sedimentation rate), 요소, 전해질, 간기능, 신기능, 칼슘, 당, 갑상선 호르몬, 비타민 B12, 엽산, C-반응단백질 평가를 시행하고, 매독, 지질, 인간면역결핍바이러스, 보렐리아는 필요시 시행한다. 뇌척수액의 베타 아밀로이드 1-42, 총 타우, 인산화 타우는 알츠하이머병의 생물표지자로 각광을 받기 시작하였다. 뇌척수액 내 베타 아밀로이드 1-42의 감소는 뇌의 베타 아밀로이드 축적을 시사하며 총 타우 및 인산화 타우의 증가는 신경퇴행변화를 반영한다. 유전자검사는 유전적인 가족력이 있는 경우에 시행하게 되며, 진단적 검사로 ApoE 유전자검사를 하는 것은 권장되지 않는다.

7. 뇌영상 검사

뇌영상검사는 자기공명영상(MRI), 컴퓨터단층촬영(CT) 등 구조적 뇌영상검사와 양자방출단층촬영(PET), 단일광자방출촬영(SPECT) 등 기능적 뇌영상검사로 구분된다. MRI와 CT는 뇌의 구조나 모양을 살펴보기 위한 검사로 알츠하이머병에서 나타나는 뇌의 위축, 뇌실

확대 등 뇌의 구조적 이상 소견을 확인할 수 있다. 기능적 뇌영상으로는 양전자방출단층촬영(positron emission tomography, PET)가 있으며 fluoro-2-deoxy-D-glucose PET상 측두엽과 두정엽의 대사가 감소하는 소견을 확인할 수 있다(그림 3-2).

V 치료

알츠하이머 치매의 경우 현재까지는 병의 진행을 멈추거나 회복시킬 수 있는 치료방법은 없다. 현재 공인된 치료약물은 병의 진행을 늦추고 인지기능저하를 일정기간 저지하는 것을 목표로 하는 콜린에스테라제 억제제와 메만틴 등의 제한적인 제제만 가능하다. 약물치료의 효과가 제한적이기 때문에 알츠하이머 치매의 치료에 대해서는 치매의 조기발견과 예방, 인지재활, 운동 등의 비약물치료가 중요해지고 있다. 현재까지의 치료방법을 총괄하여 볼 때 치매의 진행을 막는 치료방법이 없으므로 이러한 예후와 경과는 치료의 목표를 설정할 때 중요하게 고려할 요인이 된다. 따라서 치료의 목표도 질병의 회복이 아닌 질병증상 진행 지연 및 기능 유지, 악화 지연, 사회기능 및 일상생활동작 수행의 유지, 요양시설 입소 지연 등이 된다.

1. 치매의 문제점 평가와 치료 목표 설정

약물치료와 비약물치료를 망라하여 치매의 치료를 시행할 때 최적의 목표 설정은 필수적인 단계이다. 목표를 설정하기 위한 첫번째 조건으로 환자가 가진 문제점을 파악하는 것이 중요하다. 문제점의 파악은 신체장기의 구조와 기능, 개인의 기능, 사회적 기능 수준으로 다면적으로 평가할 수 있을 것이다. 개인과 사회기능 수준의 문제를 다루는 것이 세계보건기구에서 제안하는 재활의 관점에 더 부합하는 치료라 할 수 있다. 치매로 인해 발생하는 문제를 신체장기 수준에서 보면 기억력 저하로 대표되는 인지기능의 저하가 대표적이다. 물론 중등도와 말기치매로 진행할수록 보행이상, 삼킴장애, 운동조절장애, 신경인성 방광과 장 등의 비인지적 신체기능의 문제가 점차 발생한다. 그러나 경도치매와 중등도 치매에서 상당히 오랜 기간동안 심각한 운동이상 없이 인지기능의 저하가 주요문제가 된다. 이러한 인지기능 저하를 개인과 사회기능 수준에서 보면, 인지기능저하의 문제는 환자 개인의 일상생활능력의 저하뿐만 아니라 직업/사회활동 저하의 문제와 이로 인해 파생되는 가족 및 사회의 문제까지 포함하는 광범위한 것이다. 따라서 치매로 인해 발생하는 이러한 문제를 어느 관점과 수준에서 접근하는지에 따라 치료의 내용과 방향이 달라질 수 있다. 재활의 관점에서 보면 치매로 인해 발생하는 기능적, 사회적 문제를 대처하는 것이 치매치료의 주요 목표이다. 두번째로 고려할 점은 치매가 지속적으로 악화될 수 있다는 질환이라는 사실이다. 이는 인지재활치료의 대상이 되는 뇌혈관질환, 외상성뇌손상 등 뇌가소성이 활발해지고 신경학적 호전경과를 보이는 뇌병변과의 가장 큰 차이라고 할 수 있다. 따라서 환자 개인의 질병상태의 경과와 예후를 판단한 목표를 설정하는 것이 중요하다. 한국인 치매 환자의 기대여명은 진단시점부터 약 11-13년 정도이다. 따라서 환자의 증상 발생부터의 경과기간, 치매병기 등은 기대여명과 예후예측에 중요한 요소가 된다. 특히 경도의 인지장애 외에 다른 이상을 보이지 않는 초기치매의 경우 치매가 진행할 것이라는 사실을 간과한 채 치료목표를 설정하는 경우가 있다. 이 경우 장기목표설정이 현실보다 과도한 경향이 있으며 환자와 가족, 의료진 모두가 질병의 경과가 향후 진행될 것임을 고려하여 치료의 목표 설정을 하는 것이 필요하다. 세번째로 고려할 점은 치매 환자의 보호자에 대한 관리이다. 치매가 진행할수록 환자 본인의 의사결정능력과 사회적 기능이 저하되므로 점차 보호자에게 의존적이게 되고 이에 따라 보호자의 질병에 대한 이해도와 참여의 중요성이 증가하게 된다. 초기부터 인지재활치료과정에 주 보호자가 참여하여 지속적인 교육과 상담, 스트레스 관리, 적극적인 참여유도를 위한 적절한 조치를 해주는 것이 인지재활의 성패에 아주 중요하다.

2. 치매의 위험인자 조절과 운동

1) 위험인자 조절

유전자, 나이, 성별 등의 조절 불가능한 위험인자와 고혈압, 당뇨, 고지혈증, 비만, 무운동, 음주, 흡연, 갑상샘 기능이상 등의 조절 가능한 위험인자가 치매발생에 관여한다. 이 중 치매의 조절가능위험인자를 감소시키는 것은 치매예방뿐만 아니라 치매의 진행을 늦추기 위해서도 필수적이다. 이를 위해 개개인의 생활습관을 건강하게 바꾸어야 한다. 특히 뇌혈관질환에 의한 혈관성 치매와 혼합형치매의 경우는 더욱 중요하다.

건강한 식품을 섭취하는 습관을 가지는 것은 치매예방효과가 있다고 보고되었다. 채소, 과일을 먹는 식습관으로 바꾸고 4년을 유지한 경우 신경인지 질환의 위험도를 44% 낮춘다. 치아의 결손이 많은 경우 치매에 나쁜 영향을 미친다는 보고도 있고 치매 환자에서 식이섭취장애가 흔히 발생하므로 치아관리를 비롯한 식이섭취 관리는 치매의 예방뿐만 아니라 치료에도 중요하다. 중년에 독서, 퍼즐 풀기 등의 복잡한 정신활동과 새로운 것을 배우는 생활을 유지한 사람이 신경인지질환위험도가 48% 낮았다. 또한 운동은 인지기능의 향상 및 인지저하를 늦추는 효과가 있다고 알려져 있다. 생활습관 개선을 하는 경우 증상발생을 최대 4년은 늦출 수 있다.

모든 치매 환자의 감각기능을 확인하고 최대한 정상에 가깝게 유지해주는 것이 중요하다. 특히 청력, 시력이 떨어진 경우 청각이나 시각 기억의 저하가 생기거나 악화된다. 위험인자의 조절에도 불구하고 치매를 완전히 예방하는 것이 불가능하므로 치매선별 검사를 정기적으로 시행하여 치매를 조기에 발견하고 일찍부터 관리하는 것이 중요하다. 조기에 치료를 시작한 경우 인지기능 수준과 삶의 질 유지에 유리할 것으로 기대하고 있다. 향후에 발병 전부터 치매를 진단할 수 있는 생화학 표지자 및 영상의학 진단 도구가 발달하면 이러한 접근이 더 유용해질 것이다.

2) 치매 환자의 운동

운동은 신체능력의 향상뿐만 아니라 인지기능의 향상을 가져온다. 건강한 일반 노인을 대상으로 6개월간의 유산소운동을 시행한 경우를 단순 신장운동을 한 군과 비교했을 때 해마의 부피가 더 컸고 그에 비례하여 기억력도 향상되었다. 남자노인을 대상으로 조사한 연구에서 하루 0.25마일 미만으로 걸은 사람이 2마일 이상 걸은 사람에 비해 치매발생이 1.8배 높았다. 노인에서 특히 치매노인에서 운동을 시행한 경우 일상생활 동작능력의 향상뿐만 아니라 인지기능의 향상을 가져오는 경향을 나타내었다. 또한 노인에서 흔한 우울증의 예방 및 호전을 위해서도 운동이 필요하다. 치매 환자를 위해 시행할 수 있는 최적의 운동이 무엇인지는 아직 알려지지 않았다. 현재까지는 일반적으로 권고되는 노인의 운동 가이드라인을 따르는 것이 좋을 것으로 생각한다. 운동 프로그램을 시행할 때 주의할 점은 가능하면 단순한 동작과 규칙을 사용하며, 재미있고 안전한 방법으로 운동을 수행할 수 있도록 구성하는 것이 좋다.

3. 치매의 약물치료

1) 치매의 악화를 지연시키는 약물

치매의 약물치료는 아직까지는 병의 진행을 막거나 호전시키지 못하고 있다. 따라서 치매의 진행속도 지연과 기능 감소의 지연을 목표로 약물치료를 시행한다. 현재까지 식약처에 승인된 약물은 콜린에스테라제 억제제 세 가지(도네페질, 리바스티그민, 갈란타민)와 N-methyl-D-aspartate (NMDA) 수용체 길항제 한 가지(메만틴)로 총 네 가지를 사용할 수 있다.

콜린에스테라제 억제제는 뇌의 신경연접에서 아세틸콜린의 분해를 억제하여 신경연접 내의 아세틸콜린 농도를 증가시키고, 이를 통해 인지기능의 향상 효과를 나타내게 된다. 현재까지는 알츠하이머 치매에서 가장 우선적으로 사용하도록 권고되고 있고 그 외 혈관성 치매, 파킨슨병 치매에도 효과가 있는 것으로 알려져 있다. 약물의 효과는 용량에 비례하여 증가하는 특성이 있으며 부작용은 콜린성이상반응이 나타나며 대표적으로 오심, 구토, 식욕부진, 체중감소, 수면장애 등이 있다. 콜린에스터라제 억제제는 항콜린제의 작용을 방해하므로 노인에서 요실금, 정신병 및 우울증 등에서 항콜린제를 사용하는 경우 동반 사용 시 주의가 필요하다.

NMDA 수용체 길항제인 메만틴은 비경쟁적으로 글루타메이트(glutamate)의 과활성을 억제하는 기전으로 알츠하이머 치매의 치료효과를 보인다. 특히 중등도 및 중증 알츠하이머 치매의 인지기능과 정신행동증상의 개선효과를 나타낸다. 부작용은 콜린에스테라제 억제제보다 적은 편이지만 두통, 피로, 불안, 기면 등이 있다.

2021년 아두카누맙(aducanubmab)을 필두로 아밀로이드를 제거하는 단일클론항체 약제가 미국식품의약국의 사용 승인을 받아 임상에 적용되기 시작하였다. 아두카누맙에 이어 레카네맙(lecanemab)이 사용 승인을 받았고, 도나네맙(donanemab)이 사용 승인을 신청한 상태이다. 기존의 콜린에스테라제 억제제와 NMDA 수용체 길항제는 아밀로이드 반(amyloid plaque)이나 타우 단백질을 제거하지 못하기 때문에 임상증상 개선효과만을 보일 뿐 엄밀한 의미의 치료제는 아니었다. 아밀로이드를 제거하는 단일클론항체 약제는 알츠하이머 치매의 원인물질로 의심되는 아밀로이드 반을 제거하는 작용을 통해 치매의 악화 정도를 감소시키는 기전을 가진다. 그동안 아밀로이드 증폭가설(amyloid cascade theory)에 기반하여 아밀로이드와 타우 단백질을 제거하여 알츠하이머 치매를 치료하기 위한 많은 신약의 개발이 진행되어 왔지만 뚜렷한 효과를 보이지 못했다. 아두카누맙을 시작으로 효과와 부작용이 개선된 단일클론 항체 약제들이 개발되면 치매 치료의 새로운 돌파구가 될 것으로 기대되고 있다.

약물치료의 임상적용은 부작용을 관찰하면서 최대효과를 나타낼 때까지 용량을 올리고, 임상적 효과가 나타나는 한 지속적으로 사용하는 것을 원칙으로 한다. 그러나 여러 연구에서 인지기능의 저하를 억제하는 효과를 나타내는 약물치료 지속 기간은 제한적인 것으로 나타났다. 통상용량에서 약 6개월 정도의 효과를 보이고 이후 다시 인지저하의 악화가 진행되는 경향이 나타나며 약물을 사용하다가 중단하는 경우 대부분 인지저하가 현저하게 진행한다.

2) 행동심리증상의 완화를 위한 약물

치매 환자의 반 이상에서 우울, 불안 초조, 망상, 환각 등과 공격성, 이상행동을 보이는 것으로 알려져 있다. 이러한 행동심리증상은 가족의 케어를 힘들게 하는 대표적인 증상이다. 이로 인해 요양시설 입소 시기를 앞당기고 입소율을 높이게 되므로 적절한 조절이 필요하다. 행동심리증상이 일어날 때 상황을 면밀히 관찰함으로써 그러한 행동이상을 일으키는 요인을 찾아서 환경 및 행동조절을 우선적으로 시행하는 것은 가장 우선적이고 바람직한 대처방법이 된다. 하지만 동시에 약물치료도 적극적으로 고려하여야 한다. 특히 치매 환자에서 우울증이 동반되는 경우는 아주 많기 때문에 항우울제의 사용은 치매에 더해진 우울증의 영향으로 인한 증상악화를 호전시키는 기회가 된다. 항우울제의 일차선택약제는 선택적 세로토닌 재흡수 차단제이다. 환각, 망상, 공격성 등의 이상행동은 환자 본인과 보호자를 가장 힘들게 하는 문제인 경우가 많기 때문에 약물사용을 적극적으로 고려해야 하는데 일차적으로 사용되는 항정신병약물로는 비전형적 항정신병 약물(risperidone, olanzapine, aripiprazole 등)이 권고된다.

3) 항콜린성 약물 사용 시 주의사항

노인은 치매 외에도 다양한 동반질환을 가진 경우가 많아 여러 가지 약물을 복용하는 경우가 많다. 이 중 항콜린성 약물은 인지기능에 좋지 않은 영향을 미친다. 어지럼증, 편두통, 파킨슨병, 우울증, 설사, 알러지, 요실금, 수면장애, 정신병 등에 대한 약물 중 항콜린 작용을 가지는 약물이 많으므로 주의를 요한다. 항콜린작용을 나타내는 약물들의 중추신경계 작용은 진정, 주의력저하, 기억력저하, 낙상, 혼돈, 섬망 등이다. 경도에서 중등도 치매에서 항콜린제를 사용하는 경우 기억력저하가 심해지고 혼돈, 지남력 장애, 초조, 환각, 섬망이 증가할 수 있다.

4. 인지재활

알츠하이머 치매에서 인지재활을 통해 이루고자 하는 궁극적인 목표는 치매와 인지저하를 예방하고 발생을 늦추고 인지저하의 정도를 감소시키거나 또는 기능을 회복시키거나 관리하며 잘 대응하는 상태가 되는 것이다. 앞서 언급했듯이 알츠하이머 치매를 회복시키는 것은 불가능한 상태이므로 치매가 진행 과정에 따라 최적의 상태로 대응하게 하여 주어진 상황에서 최상의 사회기능 수준을 유지하도록 하는 것이 목표가 된다. 인지재활의 정의에 대해 아직까지 일치된 합의는 없지만 인지장애가 있는 사람에게 뇌병변으로 인한 기능장애를 감소시켜 최적의 복지상태에 도달하게 해주는 것이라 할 수 있다. 인지재활의 개념은 인지저하로 인한 문제를 신체장기수준에서 보게 되면 인지기능저하 자체가 문제이므로 인지기능의 저하를 회복시키거나 늦추기 위한 치료 즉, '인지기능의 재활(rehabilitation of cognitive function)'로 볼 수 있다. 인지저하로 인한 문제를 개인과 사회의 수준에서 보면 인지기능저하로 인해 개인의 일상생활과 사회직업적인 수행능력의 저하가 문제가 되므로 인지재활은 이러한 개인적 사회적 기능제한을 최적의 상태가 되도록 개선시키는 '인지기능저하가 있는 사람의 재활(rehabilitation of individuals with cognitive impairments)'이라 할 수 있다.

인지재활의 분류는 인지치료의 적용방법과 목표에 따라 인지훈련(cognitive training), 인지 자극(cognitive stimulation), 인지재활(cognitive rehabilitation)의 세 가지로 분류할 수 있다.

1) 인지훈련(Cognitive training)

인지훈련은 특정 인지기능을 향상시키기 위한 기술과 전략을 훈련하는 프로그램으로, 그 인지기능을 반영하는 과제를 정해진 방법으로 연습하는 형식으로 이루어져 있다. 인지훈련의 과제는 다양한 형태로 시행되는데 대표적인 방법은 문제풀이(paper–and–pencil), 컴퓨터인지훈련, 일상생활과 연관된 문제풀이 등이 있다. 초기에 환자의 인지수준에 맞게 기본 난이도를 정하고 연습을 통하여 수행능력이 향상됨에 따라 점차 난이도를 올려 나가는 방법을 일반적으로 사용한다. 가장 많이 수행되는 인지훈련은 기억력훈련이다. 기억력 향상을 위하여 시행하는 훈련은 시각적 또는 언어적 기억과제를 반복 연습하는 인지운동(cognitive exercise)이 가장 흔히 사용된다. 다른 훈련방법은 기억전략훈련(memory strategy training), 즉 잘 기억할 수 있는 방법에 대한 훈련이다. 또한 수첩, 메모장, 휴대폰, 컴퓨터 등의 기억보조도구를 이용하는 방법도 사용된다. 임상에서 기억보조도구를 이용하기 위해서는 환자에게 기억보조도구를 선택하고, 사용방법의 교육과 실행훈련을 하여 환자의 사용능력을 확인하고, 이후 실생활에 익숙하게 적용하는 과정을 추적관찰한다. 기억훈련 외에 주의력훈련, 집행능력(executive function) 훈련, 의사소통훈련 등 각 인지영역에 해당되는 훈련방법들이 적용된다. 인지훈련의 목표는 일차적으로 훈련한 인지영역의 향상이다. 즉 언어기억을 훈련했다면 언어기억능력이 좋아져야 한다. 치매 환자에서 인지훈련의 효과를 보기 위해서는 인지훈련이 훈련을 시행한 인지영역의 기능향상 혹은 기능저하의 지연효과가 있어야 한다. 이를 위해서는 환자에게 학습능력이 적절하게 유지되어야 하며 더 나아가 훈련한 인지영역 외의 다른 인지영역의 기능향상 효과로 이어지게 하고, 이를 이용하여 일상생활 및 사회적 기능 향상을 유도하는 것이 최선이다. 하지만 인지훈련의 효과에 관한 연구결과를 고찰해 보면 훈련된 인지영역의 향상 효과가 관찰되는 경우가 많지만 나타나지 않는 경우도 많아서 일치되지 않는 결과를 보이고 있으며 대부분 일상생활 동작 수행의 향상이나 사회기능의 향상 효과는 뚜렷하지 않다.

2) 인지 자극(Cognitive stimulation)

인지 자극 치료는 집단활동을 통해 비특이적이며 전반적인 인지기능을 활성화하고 사회활동기능을 유지시키려는 치료이다. 1950년대에 미국의 병원에서 노인들을 대상으로 시행되었던 현실인식교육(reality orientation)이 시초이다. 현실인식교육은 약 30분씩 하루 1–2회 시행되었으며 개인 계획표, 낱말 맞추기, 블록 쌓기, 퍼즐, 시사문제 등과 함께 시간, 장소 등에 대한 지남력 훈련을 포함한 다양한 활동으로 이루어졌다. 현재까지 인지 자극에 이용되고 있는 다양한 활동들은 연관된 말 찾기, 범주 나누기, 사물이름 대기, 과거 회상하기, 시사토론, 그림 그리기, 노래, 취미활동 토론, 현금 사용 훈련, 일과계획하기, 시계보기, 화초 가꾸기, 체조, 레크리에이션, 가족교육 활동 등이다. 우리나라에서도 치매 주간보호센터 등이 늘어나면서 활발히 시행되고 있는 프로그램이다. 소집단 활동을 통해 타인과의 교류, 레크리에이션, 과제 수행 등으로 인지 및 사회기능을 유지시키기 위한 치료가 몇 가지 영역에서 시행되고 있다. 현실인식 교육(reality orientation)은 여러 연구들에서 인지능력과 행동의 향상효과가 있다고 보고하고 있다. 현실인식교육에서 유래된 인지 자극 치료도 인지기능과 의사소통, 삶의 질에 향상과의 연관성이 확인되었다. 다만 인지 자극의 효과가 어떤 기전으로 유발되는지에 대해서는 아직 명확하지 않다. 인지 자극에 사용되는 다양한 '인지 자극' 자체보다는 그룹활동이나 치매센터 등 기관을 이용하는 행위, 여러 사람과 어울리는 사회활동, 주의력 향상 등이 인지기능을 다양하게 자극하는 효과가 도움이 될 가능성이 있다.

3) 인지재활(Cognitive rehabilitation)

인지재활은 재활의 대상을 기능이 저하된 인지영역이 아니라 인지기능의 이상이 있는 사람에 적용한 것이다. 따라서 인지기능저하로 인해 나타나는 개인적/사회적 기능저하를 대처하고 최소화하는 방법을 포괄하게 된다. 그러므로 인지재활은 재활의 한 분야로 단순히 인지훈련(cognitive training)만을 말하는 것이 아닌 환자와 가족에게 인지저하로 인해 유발되는 장애와 핸디캡을 줄이고, 관리하면서 함께 살아가게 하는 것이 주된 목적이다. 인지재활의 강조점은 인지과제의 수행능력 향상에 있는 것이 아니라 일상생활 중의 기능향상에 있으며 따라서 일상생활에서 마주치는 치매로 인한 여러 어려움들에 맞서기 위해 구체적인 일상상황들을 대상으로 목표를 설정한다.

4) 치매에서의 인지재활

인지재활의 적용에서 치매는 단순히 질병의 관점이 아니라 장애(disability)의 관점에서 접근해야 한다. 따라서 일반적인 재활의 원칙과 방법론이 인지재활에도 비슷하게 적용된다. 다른 영역의 재활과정과 마찬가지로 인지재활은 치료자가 환자에게 일방적으로 제공하는 것이 아니고 환자와 치료자의 상호협력에 의해 도달하는 쌍방 과정이다. 또한 설정된 목표에 도달하기 위해 일반적인 재활의 전략인 기능의 회복(restoration of function)과 보완요법(compensatory technique)을 적절하게 사용하는 전략이 인지재활의 치료방법이 된다. 아울러 인지저하 환자의 정서적인 문제를 같이 다루는 것이 필요하며 전인적인 인지심리적 재활의 개념으로 접근한다.

5) 목표설정의 중요성

최적의 인지재활을 하는데 있어 가장 중요한 요소는 개개인의 상태와 요구에 맞는 현실적인 목표를 정하는 것이다. 치매 환자의 개개인의 인지저하상태, 개인이 처한 가정 또한 사회/직업 환경에서의 상태에 따라서 인지저하가 실생활에서 유발하는 문제들을 파악하고 평가하여 문제해결의 필요성 및 해결가능성에 대한 우선순위를 설정하고 이에 따라 인지재활을 통해 도달할 수 있는 목표를 설정하는 과정이 중요하다. 즉, 인지재활의 초기과정에서 환자와 가족 또는 동반자와의 긴밀한 협의를 통해 현실적인 목표를 설정하는 과정 없이는 성공적인 인지재활을 기대할 수 없다.

인지재활의 목표설정을 성공적으로 하기 위한 몇 가지 조건이 있다. 첫째로 현실적인 목표설정이 필요하다. 목표가 너무 높거나 낮지 않아야 하며 실현가능성이 있어야 한다. 이를 위해서 환자 또는 가족과의 긴밀한 협의를 통한 설득과 합의가 중요하다. 둘째 목표설정은 환자와 가족에게 의미가 있어야 한다. 환자의 현실생활에서 의미가 있는 목표를 정한다. 셋째 목표는 구체적이어야 한다. 인지재활을 통해 도달하려는 지점이 명확하게 명시될 수 있어야 한다.

6) 인지재활의 전략

현실적인 목표를 세우고 이를 달성하기 위한 계획을 세우고 실행한 후 재평가 과정을 시행하는 재활의 접근법이 인지재활에서도 동일하게 적용되는 전력이다. 목표에 도달하기 위해 그에 맞는 인지훈련(cognitive training)은 저하된 인지영역의 직접적인 향상을 추구하는 기능회복훈련(restorative training approach)를 사용하거나 또는 보완요법(compensatory approach)를 사용하게 된다. 어떠한 방법을 사용할지 결정하기 위해서는 치매 환자의 인지기능저하 상태뿐만 아니라 치매 환자가 처한 가정 및 사회 환경에 대한 고려가 필요하다. 또한 인지훈련은 치료사(임상심리사, 신경심리사, 작업치료사 등)뿐만 아니라 가족/동반자의 참여여부에 따라 적절히 구성되어야 한다.

인지재활을 위해 흔히 사용하는 인지훈련 중 기억증진훈련은 삽화기억(episodic memory)를 유지하고 증진하려고 해야 한다. 환자에게 남아있는 사건기억을 유지하고 새로운 중요한 정보 혹은 이전의 중요한 정보를 되살리는 것을 목적으로 한다. 절차기억(procedural memory)의 유지 및 향상을 위해서는 일상생활동작 수행훈련을 시행하는 것이 좋다. 이를 통해 일상생활 및 사회활동에 필요한 기능이 최대한 유지될 수 있다. 행동과 환경의 변경을 해야 하는 경우도 많다. 특히 전두측두엽 치매같이 억제능력의 저하로 인한 초기부터 많은 행동장애를 보이는 경우나 치매의 후기에 행동장애가 뚜렷할 때 필요하다. 인지재활이 성공하기 위해서는 철저하게 개인별로 접근하는 것이 필수적이다. 인지와 기능 수준의 문제들을 평가하고 개인/가족에게 중요한 이슈를 선정하고 의미 있고 현실적이며 실현가능한 구체적인 목표를 정하여 프로그램을 수행한다.

7) 삶의 질 유지를 위한 지지

치매로 인한 인지저하 및 기능저하는 필수적으로 정서적인 문제와 사회경제적 문제, 가족 간의 문제를 동반한다. 따라서 치매의 치료는 삶의 질을 유지를 위해 가족상담, 정서적 지지, 자조그룹 등을 이용할 수 있다.

증례 1

인지재활이 필요한 경도치매를 진단받은 71세 여자 환자를 의뢰받았다. 환자는 최근 일을 기억 못하고 약속을 잊고 교회 교우들과의 교류에 어려움을 겪고 있었다. 교사로 일하다가 퇴직한 상태이고 남편과 둘이서 아파트에 거주하고 있었고 경제적인 환경은 양호하였다. 자녀들은 1남2녀로 모두 기혼상태로 인근 도시에 거주하고 있었고 직접 와서 도움을 제공하기에는 어려운 상황이었다. 사회활동은 교회를 포함하여 주로 남편과 같이 참여하는 활동만을 하고 있었다. 교회활동의 경우 1년 전까지 교우회의 일을 맡아하며 많은 사람과 교류하며 활발한 활동을 하였으나 점차 기억력이 저하되면서 한계를 느껴 현재는 교회에 가서 조용히 있다가 오는 상태가 되었으며 이에 대한 상실감을 많이 느끼고 있었다. 인지검사에서 명칭

기억의 저하와 시각기억의 저하, 시지각능력의 저하를 보였고 기초일상생활동작평가는 정상범위였고 도구일상생활동작평가에서는 길찾기와 경제업무활동의 제한을 보였다. 일정관리를 주로 기억에 의존하고 있고 달력에 적는 형태로 하고 있으나 빈번히 잊는 문제를 보였고 통화와 주소록 관리는 폴더폰을 사용 중이었다. 주로 남편의 자가용을 이용하므로 대중교통이용능력은 확인이 필요한 상태였다. 매달 있는 동창들과의 모임에는 남편이 데려다 주고 돌아올 때는 친구들과 집 근처까지 같이 오는 상태였다.

환자 및 남편과 초기 면담에서 교회활동과 동창모임의 유지가 가장 중요한 목표로 선정되었다. 교회활동의 유지 및 개선을 위해 교우들의 이름외우기가 우선적인 과제로 선정되었다. 이를 위해 인지치료실에서 기억력증진훈련으로 이름외우기 훈련과 이름 부르면서 이야기하기를 주3회 시행하기로 하였다. 또한 교사로 일한 경력으로 사무처리에 익숙한 것이 강점이어서 일정관리를 위해 수첩에 일정기록하기를 하기로 하였고, 지하철 이용해보기를 한달간의 훈련과제로 정하였다. 한달 후 면담에서 환자는 이전보다 나아졌으나 여전히 교우의 이름을 기억하기 어려운 경우가 많았고 특히 집이나 치료실에서 연습할 때는 잘 기억하다가 막상 교회에서 교우를 마주치면 못하는 경우가 많았다. 일정관리를 위한 수첩 사용에서는 중요한 일정을 적으려고 노력하였으나 가끔 빠뜨리는 경우가 있었고 또한 수첩을 휴대하지 않거나 적어놓은 일정을 확인하지 못해 실수하는 경우가 잦았다. 지하철 이용은 남편의 동반 하에 가까운 자녀집을 성공적으로 방문하였다.

'교우이름 기억하기'를 향상시키기 위해 인지치료실에서 치료사와 함께 수첩에 주로 만나는 교우들의 이름을 모두 적고 평소에 자주 외우고 교회에서도 마주치기 직전에 다시 한번 확인하는 방법을 모의훈련을 통해 익숙하게 하기로 하였다. 일정관리를 위한 수첩사용에 익숙해지기 위해 휴대폰에 수첩을 연결하여 수첩을 항상 휴대하도록 하였고 수첩확인을 수시로 할 수 있도록 훈련하기로 하였다. 지하철을 혼자 이용할 수 있도록 남편과 계획하에 수행해보도록 하였다. 한달 후 면담에서 교우이름기억하기는 상당한 호전을 보였고 이름이 기억나지 않더라도 수첩을 참고하여 교회활동에 좀 더 자신감을 가지고 적극적으로 참여하게 되었다. 일정관리를 위한 수첩사용은 많이 익숙해져서 실수 횟수가 많이 줄었고 지하철이용 또한 익숙한 장소는 혼자 찾아갈 수 있게 되었다.

환자와 남편은 활동능력이 향상된 것에 만족도를 표시하였고 향후 생활하는 것에 자신감이 늘었다고 하였다. 6개월 후 경과관찰하기로 하고 인지재활세션을 마감하였다.

증례 2

인지재활이 필요한 79세 남자 환자를 의뢰받았다. 환자는 했던 말을 반복하고 약속을 잊는 등의 기억력저하를 호소하였다. 환자는 목사이자 신학대학의 교수로 1년 전까지 대학에서 강의를 하였으나 점차 강의에서 단어가 생각나지 않고 내용의 흐름을 이어가지 못해 본인이 한계를 느껴 중단하였다고 하였다. 가족예배에서도 주관하며 설교를 하였으나 최근에는 잘 수행하지 못해 현재는 아들에게 물려준 상태로 상실감이 크다고 하였다. 인지기능검사에서 언어기억과 시각기억의 저하, 수행속도의 저하가 현저하였다. 기본일상생활 수행은 문제없었고 은행일 처리는 아들이 대신해주는 상태였다. 1남1녀의 자녀를 두었고 모두 결혼하여 독립한 상태로 딸이 필요시 방문하여 도움을 주는 상태였다. 딸의 진술에 의하면 강의록의 작성이 초기에는 강의의 주제를 메모해서 보는 수준이었다가 점차 중요 부분에 대한 내용 저술이 길어졌다고 한다. 노트에 적은 내용을 컴퓨터에 옮기는 방식을 사용하였으나 지금은 오래되어 자신이 없다고 하였다. 인지재활치료의 목표를 정하는 회의에서 일년에 한차례라도 강의를 다시 한번 하는 것이 인생에 큰 의미를 가질 것으로 논의되어 강의하는 경험을 가지게 해 주는 것을 목표로 정하였다.

인지치료실에 주3회 내원하여 강의주제정하기, 강의내용정하기, 강의흐름정리 등을 작업치료사의 도움하에 수행하기로 하였다. 인지치료실에서 수행능력을 점검차 보았을 때 내용

요약 정도로는 강의를 수행하기 어렵다고 판단되어 중요한 내용은 대본 형식의 완전한 문장으로 작성하기로 결정하였다. 한달 후 다시 외래를 방문하였을 때 강의록의 내용은 다 완성하였고 이를 컴퓨터에 옮기는 작업을 수행 중이었다. 컴퓨터에 옮기는 작업이 완료되면 작업치료사와 같이 강의리허설을 하기로 하였다. 이 과정을 잘 수행하면 실제 강의시간을 만들기로 결정하였다. 한달 후 면담에서 인지치료실에서의 리허설까지 완료한 상태였으나 아직 자신감이 없었고 한두차례 진행이 막힌 경우 매끄럽게 이어나가지 못하는 모습을 보이기도 하였다. 가족과 상의한 결과 가족예배에서 먼저 설교시간에 연습을 해보기로 결정하였다. 다음번 방문에서는 비교적 큰 문제없이 가족예배 설교를 마쳤다. 환자는 강단에서 강의를 하기 위해 연습을 반복하는 과정에서 자신감이 회복되었고, 전보다 적극적인 모습을 회복하여 본인과 가족들의 만족감이 큰 상태로 6개월 후 경과점검을 하기로 하고 과정을 마무리하였다.

5. 수면장애의 개선

일반적으로 노인은 젊은 사람에 비해 여러 가지 이유로 수면의 질적·양적 저하가 흔하다. 치매 환자는 정상 노인에 비해서 수면의 질적저하가 더 큰 것으로 보고되었다. 노인에서는 수면무호흡이나 하지불안 증후군이 더 많다. 잠을 자는 동안 기억의 경화(consolidation)가 일어나므로 수면장애가 있으면 기억형성과 학습능력이 떨어진다. 또한 잠이 신경연접 가소성과 신경재생에도 영향을 주는 것으로 알려져 있다. 따라서 치매 환자의 수면양상을 확인하여 최대한 수면장애를 개선하도록 노력해야 한다.

6. 비인지증상의 재활과 관리

치매가 진행되면서 식이섭취의 장애, 운동장애, 신경인성 방광과 장, 자율신경이상 등 다양한 문제가 나타난다. 이러한 동반장애는 인지저하에 더해서 환자의 사회활동 및 일상생활동작 수행 능력에 심각한 저해요소로 작용할 수 있다. 특히 식이섭취장애와 삼킴장애는 영양실조와 탈수를 일으키고 말기치매의 사망원인인 흡인성폐렴의 원인이 되므로 조기에 발견하여 관리하는 것이 중요하다. 요실금과 변실금이 나타나는 경우 돌봄의 어려움을 심각하게 가중시키는 요소이며 개인의 존엄을 떨어뜨리는 대표적인 증상이므로 위험요인을 조절하고 훈련을 통해 최대한 조절하는 것이 중요하다.

7. 치매의 경과와 재활

알츠하이머 치매의 기대여명은 3년에서 9년이며 우리나라 환자의 경우 치매진단 이후 평균 9.3년간, 첫 증상 이후 12.6년간의 기대여명을 가지는 것으로 보고되었다. 치매의 초기에는 경미한 기억장애 등의 미세한 변화가 오며 대부분 적절한 보상 전략을 통해 극복이 되므로 본인과 주변에서 알아차리기 힘들 수 있다. 병이 진행되면서 인지기능 저하가 심해져 실수를 자주 하는 등의 증상이 뚜렷하게 나타나게 된다. 이 시기 재활치료로는 기억훈련을 포함한 인지훈련과 향후 인지기능이 악화될 것을 대비한 보완수단(수첩, 핸드폰 등)의 활용 체득 등이 도움이 된다. 치매에 대한 교육과 가족상담을 시작하고, 공적 보조 제도의 소개도 필요하다. 지속적인 운동 및 생활습관 개선은 치매전단계에서부터 중요하다. 중등도치매 시기로 진행하면 인지기능저하가 악화되어 사회활동 및 일상생활에서 기능저하가 뚜렷해지고 타인의 도움이 필요하다. 감정조절의 장애와 행동장애가 나타날 수도 있어 가족이나 주변인들과의 갈등이 생기기도 한다. 초기 치매시기에 익혀두었던 보완수단을 지속하도록 하고, 가족상담과 교육을 지속하여 최대한 환자가 가정과 사회에서 생활을 유지하는 데 도움을 준다. 일상생활에서 의미 있는 목표를 정하고 이를 달성하기 위한 인지재활치료를 시행한다. 연하장애/식이섭취장애의 선별을 통한 조기발견과 관리가 도움이 된다. 고도/

말기치매 단계에서는 타인의 보호와 도움이 많이 필요하기 때문에 가족상담과 교육을 지속해야 하고, 연하장애와 배뇨배변장애, 낙상 등에 대한 치료와 관리가 필요하다. 말기로 갈수록 활동이 어려워지고 침상을 벗어나지 못하는 상태가 되며, 연하장애 등으로 인한 영양실조, 흡인성 폐렴 등의 합병증이 발생하는데, 이 시기에는 침상간호에 대한 가족 교육이 도움이 된다. 연하장애가 심할 때 비위관이나 위루술, 정맥영양 등은 환자의 평소 소신과 가족의 의견을 고려하여 결정하는 것이 좋으며, 말기치매에서 여명을 증가시키지는 못하는 것으로 알려져 있다.

Ⅵ 결론

치매를 치료할 수 있는 방법은 현재까지는 없다. 위험인자의 조절과 운동 및 생활습관의 개선을 통해 치매의 발생을 줄이고 늦춰 진행을 지연시키는 것이 중요하다. 치매에 사용할 수 있는 약물로는 현재까지 항콜린에스터라제 약물 세 가지와 메만틴이 있으며 인지기능저하를 늦추는 효과가 있지만 대부분의 환자에서 지속기간이 약 6개월 정도로 제한적이다. 최근 사용승인을 받은 단일클론항체 약제가 사용되기 시작하였다. 인지재활은 치매 환자의 개별적인 상태에 맞추어 최대한의 사회기능유지를 목적으로 한 재활치료를 말하며 환자와 가족에게 의미 있고 현실적이며 구체적인 목표를 설정하여 시행한다. 인지훈련, 소그룹활동을 통한 인지 자극, 개별적인 인지재활프로그램을 시행할 수 있으며 어느 접근을 하든 일상생활과 사회기능의 유지향상이 궁극적인 목표가 되어야 한다. 치매는 환자 개인뿐 아니라 가족에게도 심각한 문제를 일으키므로 치매 환자 본인뿐만 아니라 가족에 대한 교육과 관리가 반드시 포함되어야 한다.

▶ 참고문헌

1. 김연희, 김덕용, 김민영, et al. 뇌졸중 재활. In: 박창일, 문재호, editors. 재활의학. 서울: 한미의학; 2012.
2. Abbott, R. D., L. R. White, G. W. Ross, K. H. Masaki, J. D. Curb, and H. Petrovitch. 2004. 'Walking and dementia in physically capable elderly men', JAMA, 292: 1447–53.
3. Bahar–Fuchs, A., L. Clare, and B. Woods. 2013. 'Cognitive training and cognitive rehabilitation for persons with mild to moderate dementia of the Alzheimer's or vascular type: a review', Alzheimers Res Ther, 5: 35.
4. Bayer A. Presentation and clinical management of dementia. In: Fillit HM, Rockwood K, Woodhouse K, editors. Brocklehurst's textbook of geriatric medicine and gerontology. Philadelphia, PA: Saunders Elsevier; 2010.
5. Brocklehurst's textbook of geriatric medicine and gerontology. Philadelphia, PA: Saunders Elsevier;2010.
6. Budd Haeberlein, S., et al., Two Randomized Phase 3 Studies of Aducanumab in Early Alzheimer's Disease. J Prev Alzheimers Dis, 2022. 9(2): p. 197–210.
7. Budson AE, Solomon PR. New criteria for Alzheimer disease and mild cognitive impairment: implications for the practicing clinician. Neurologist 2012;18:356–363.
8. Camicioli R, Rockwood K. Dementia Diagnosis. In: Fillit HM, Rockwood K, Woodhouse K, editors.
9. Choi SH, Na DL, Kwon HM, et al. The Korean version of the neuropsychiatric inventory: a scoring tool for neuropsychiatric disturbance in dementia patients. J Korean Med Sci 2000;15:609–615.
10. Clare, L. and R.T. Woods, Cognitive training and cognitive rehabilitation for people with early–stage Alzheimer's disease: A review. Neuropsychological Rehabilitation, 2004. 14(4): p. 385–401.
11. Clare, L., et al., Cognitive rehabilitation and cognitive training for early–stage Alzheimer's disease and vascular dementia. Cochrane Database Syst Rev, 2003(4): p. CD003260.
12. Clare, L., et al., Goal–oriented cognitive rehabilitation for people with early–stage Alzheimer disease: a single–blind randomized controlled trial of clinical efficacy. Am J Geriatr Psychiatry, 2010. 18(10): p. 928–39.
13. Cummings, J.L., et al., High–dose donepezil (23 mg/day) for the treatment of moderate and severe Alzheimer's disease: drug profile and clinical guidelines. CNS Neurosci Ther, 2013. 19(5): p. 294–301.
14. Dhana, K., et al., Healthy lifestyle and the risk of Alzheimer dementia: Findings from 2 longitudinal studies. Neurology, 2020. 95(4): p. e374–e383.
15. Erickson, K.I., et al., Exercise training increases size of hippocampus and improves memory. Proc Natl Acad Sci U S A, 2011.

108(7): p. 3017–22.

16. Farlow MR. Alzheimer's disease. In: Fillit HM, Rockwood K, Woodhouse K, editors. Brocklehurst's textbook of geriatric medicine and gerontology. Philadelphia, PA: Saunders Elsevier; 2010.
17. Fitzpatrick, A.L., et al., Survival following dementia onset: Alzheimer's disease and vascular dementia. J Neurol Sci, 2005. 229–230: p. 43–9.
18. Folstein MF, Folstein SE, McHugh PR. "Mini–mental state". A practical method for grading the cognitive state of patients for the clinician. J Psychiatr Res 1975;12:189–198.
19. Forbes, D., et al., Exercise programs for people with dementia. Cochrane Database Syst Rev, 2013. 12: p. CD006489.
20. Ganguli M, Blacker D, Blazer DG, et al. Classification of neurocognitive disorders in DSM–5: a work in progress. Am J Geriatr Psychiatry 2011;19:205–210.
21. Go, S.M., et al., Survival of Alzheimer's Disease Patients in Korea. Dementia and Geriatric Cognitive Disorders, 2013. 35(3–4): p. 219–228.
22. Gold CA, Budson AE. Memory loss in Alzheimer's disease: implications for development of therapeutics. Expert Rev Neurother 2008;8:1879–1891.
23. Gorelick PB, Scuteri A, Black SE, et al. Vascular contributions to cognitive impairment and dementia: a statement for healthcare professionals from the american heart association/American stroke association. Stroke 2011;42:2672–2713.
24. Gorno–Tempini ML, Hillis AE, Weintraub S, et al. Classification of primary progressive aphasia and its variants. Neurology 2011;76:1006–1014.
25. Hardy, J.A. and G.A. Higgins, Alzheimer's disease: the amyloid cascade hypothesis. Science, 1992. 256(5054): p. 184–5.
26. Herrmann, N., K.L. Lanctot, and D.B. Hogan, Pharmacological recommendations for the symptomatic treatment of dementia: the Canadian Consensus Conference on the Diagnosis and Treatment of Dementia 2012. Alzheimers Res Ther, 2013. 5(Suppl 1): p. S5.
27. Hugo J, Ganguli M. Dementia and cognitive impairment: epidemiology, diagnosis, and treatment. Clin Geriatr Med 2014;30:421–442.
28. Katz, I.R., et al., Comparison of risperidone and placebo for psychosis and behavioral disturbances associated with dementia: a randomized, double–blind trial. Risperidone Study Group. J Clin Psychiatry, 1999. 60(2): p. 107–15.
29. Kemper, R.F., et al., Anticholinergic medications: use among older adults with memory problems. J Gerontol Nurs, 2007. 33(1): p. 21–9; quiz 30–1.
30. Kim TH, Jhoo JH, Park JH, et al. Korean version of mini mental status examination for dementia screening and its' short form. Psychiatry Investig 2010;7:102–108.
31. Kumar A, Singh A, Ekavali. A review on Alzheimer's disease pathophysiology and its management: an update. Pharmacol Rep 2015;67:195–203.
32. Lee JH, Lee KU, Lee DY, et al. Development of the Korean version of the Consortium to Establish a
33. Lee JY, Lee DW, Cho SJ, et al. Brief screening for mild cognitive impairment in elderly outpatient clinic: validation of the Korean version of the Montreal Cognitive Assessment. J Geriatr Psychiatry Neurol 2008;21:104–110.
34. Livingston, G., et al., Dementia prevention, intervention, and care: 2020 report of the Lancet Commission. Lancet, 2020. 396(10248): p. 413–446.
35. Martin, M., et al., Cognition–based interventions for healthy older people and people with mild cognitive impairment. The Cochrane Database Of Systematic Reviews, 2011(1): p. CD006220.
36. Matthews BR. Alzheimer disease update. Continuum (Minneap Minn) 2010;16:15–30.
37. McKhann GM, Knopman DS, Chertkow H, et al. The diagnosis of dementia due to Alzheimer's disease: recommendations from the National Institute on Aging–Alzheimer's Association workgroups on diagnostic guidelines for Alzheimer's disease. Alzheimers Dement 2011;7:263–269.
38. Mintun, M.A., A.M. Wessels, and J.R. Sims, Donanemab in Early Alzheimer's Disease. Reply. N Engl J Med, 2021. 385(7): p. 667.
39. Mirakhur, A., et al., Behavioural and psychological syndromes in Alzheimer's disease. Int J Geriatr Psychiatry, 2004. 19(11): p. 1035–9.
40. Mowszowski, L., J. Batchelor, and S.L. Naismith, Early intervention for cognitive decline: can cognitive training be used as a selective prevention technique? Int Psychogeriatr, 2010. 22(4): p. 537–48.
41. Rascovsky K, Hodges JR, Knopman D, et al. Sensitivity of revised diagnostic criteria for the behavioural variant of frontotemporal dementia. Brain 2011;134:2456–2477.
42. Registry for Alzheimer's Disease Assessment Packet (CERAD–K): clinical and neuropsychol assessment batteries. J Gerontol B Psychol Sci Soc Sci 2002;57:47–53.
43. Rosenberg, P.B., et al., Sertraline for the treatment of depression in Alzheimer disease. Am J Geriatr Psychiatry, 2010. 18(2): p. 136–45.
44. Sohlberg, M.K.M. and C.A. Mateer, Cognitive Rehabilitation: An Integrative Neuropsychological Approach. 2001: Guilford Press.
45. Spector, A., et al., Reality orientation for dementia. Cochrane Database Syst Rev, 2000(4): p. Cd001119.
46. Street, J.S., et al., Olanzapine treatment of psychotic and behavioral symptoms in patients with Alzheimer disease in nursing care facilities: a double–blind, randomized, placebo–controlled trial. The HGEU Study Group. Arch Gen Psychiatry, 2000. 57(10): p. 968–76.
47. Tariot, P.N., et al., Memantine treatment in patients with moder-

ate to severe Alzheimer disease already receiving donepezil: a randomized controlled trial. JAMA, 2004. 291(3): p. 317–24.

48. Taulbee, L.R. and J.C. Folsom, Reality orientation for geriatric patients. Hosp Community Psychiatry, 1966. 17(5): p. 133–5.
49. Tsapanou, A., et al., Daytime somnolence as an early sign of cognitive decline in a community–based study of older people. Int J Geriatr Psychiatry, 2015.
50. Van Dyck, C.H., et al., Lecanemab in Early Alzheimer's Disease. New England Journal of Medicine, 2022. 388(1): p. 9–21.
51. Verhaeghen, P., A. Marcoen, and L. Goossens, Improving memory performance in the aged through mnemonic training: a meta–analytic study. Psychol Aging, 1992. 7(2): p. 242–51.
52. Wilson, B.A., Towards a comprehensive model of cognitive rehabilitation. Neuropsychological Rehabilitation, 2002. 12(2): p. 97–110.
53. Woods, B., et al., Cognitive stimulation to improve cognitive functioning in people with dementia. Cochrane Database Syst Rev, 2012. 2: p. CD005562.
54. Yu, J.M., et al., Low sleep efficiency in patients with cognitive impairment. Acta Neurol Taiwan, 2009. 18(2): p. 91–7.
55. Zehnder, F., et al., Memory training effects in old age as markers of plasticity: a meta–analysis. Restor Neurol Neurosci, 2009. 27(5): p. 507–20.

CHAPTER

04 혈관성 인지장애

Vascular cognitive impairment

이종민, 장원혁

I 서론

혈관성 치매(vascular dementia, VaD)는 뇌혈관 질환으로 인해 뇌세포가 손상되어 발생하는 치매를 말하며, 알츠하이머병(Alzheimer disease)으로 인한 치매에 이어 두 번째로 유병률이 높은 치매 유형이다. 치매란 인지장애로 인해 환자의 일상생활동작수행에 지장을 주는 경우를 말한다. 따라서 혈관성 치매는 뇌혈관 질환으로 인해 인지장애가 발생하고 그로 인해 일상생활동작수행에 지장을 주는 경우로 정의될 수 있다. 뇌혈관 질환은 크게 출혈성과 허혈성 질환으로 나눌 수 있으며 두 경우 모두에서 혈관성 치매를 일으킬 수 있다. 따라서 혈관성 치매는 임상적으로 치매의 진단기준을 만족하고 뇌혈관 질환이 원인이 되는 경우에 진단하게 된다. 혈관성 치매는 나이가 증가함에 따라 발병률이 증가하여 65세 이상의 노인에서 약 5%의 유병률을 보이는 것으로 추정된다. 특히 발병 위험률은 5.3세 당 2배로 증가하여 4.5세 당 2배로 증가하는 알츠하이머 치매보다 나이의 영향을 보다 많이 받는 것으로 알려져 있다. 또한 발병 3개월 후 뇌졸중 환자의 15–30%에서 혈관성 치매를 보이는 것으로 보고되고 있고, 고령화에 따라 뇌졸중 발병률이 지속적으로 증가하고 있는 것을 고려했을 때 혈관성 치매의 하나인 뇌졸중 후 치매(post–stroke dementia) 환자 역시 향후 지속적으로 증가할 것으로 추정된다. 또한 혈관성 치매의 유병률은 지역적 차이도 있어 서양에 비해 우리나라를 비롯한 동양에서 유병률이 좀 더 높은 것으로 알려져 있다. 따라서 빠르게 초고령화 사회로 진행 중인 국내 실정을 감안하였을 때 혈관성 치매에 대한 관심은 보다 증대될 것으로 예상된다.

하지만, 혈관성 치매라는 용어에 대해서는 많은 논쟁이 있어 왔다. 1960년대 후반 알츠하이머병(Alzheimer disease)에 대해서 알려지기 이전에는 뇌동맥경화증에 의해 노인성 치매 발생한다고 알려졌었고, 다발성 경색 치매 접근법(multi–infarct dementia approach)이 혈관성 치매의 주된 병태생리로 생각하여, 이러한 개념으로 international classification of disease (ICD)–10과 diagnostic and statistical manual of mental disorders (DSM)–IV에서는 혈관성 치매를 분류하고 진단했었다. 이후 여러 연구를 통해 다발성 경색 치매는 혈관성 치매의 여러 분류 중 하나이며, 다발성 경색 치매보다 피질하 혈관성 치매(subcortical vascular dementia)가 혈관성 치매의 대부분을 차지하는 것이 보고되었다. 치매라는 용어 역시 과거 노인성 치매의 개념에서 적용되었다 보니 기억력 저하를 포함한 여러 영역의 인지 기능 장애 저하라는 기준이 진단에 있어 주된 요소이기에 알츠하이머 치매와 다른 임상 양상을 보이는 혈관성 치매에 그대로 적용하는 것에는 한계점이 있으며, 알츠하이머병에서 보이는 인지기능 저하의 연속성(continuum)이라는 임상적 특성 역시 혈관성 치매에 동일하게 적용하기에는 어려움이 있다. 이에 최근에는 혈관성 치매라는 용어보다는 혈관성 치매와 혈관성 경도인지장애(vascular mild cognitive impairment)를 포함하여 보다 넓은 범위의 용어로 혈관성 인지장애(vascular cognitive impairment, VCI)가 보다 널리 사용되고 있다. 2013년 the International Society for Vascular Behavioural and Cognitive Disorders (VASCOG)에서 혈관성 인지장애의 새로운 진단 기준이 제시되어 DSM-V에 반영되었으며, 2017년 혈관성 인지장애에 대한 새롭게 분류 체계도 제시되었다. 이러한 일련의 변화는 혈관성 인지장애에 대한 많은 연구를 통한 진보를 반영하지만 새로운 제시된 임상 진단 기준 및 분류 체계에 대해서는 추가적인 개선과 검증이 필요하며, 기존의 연구 결과와 변경된 진단 기준에 따른 연구 결과를 함께 해석하기에는 어려운 부분이 있다. 본 장에서는 새로이 변경된 혈관성 인지장애 진단 기준에 따라 서술하고자 한다.

혈관성 인지장애는 병태생리와 증상이 모두 반영된 명확한 용어이지만 임상적으로 혈관성 인지장애를 진단하는 데는 논란이 있다. 이러한 논란은 혈관성 인지장애의 다음과 같은 임상적 특성과 관련이 높다. 뇌혈관 질환 자체가 나이와 연관성이 높기 때문에 혈관성 인지장애가 의심되는 고령의 환자 중 많은 경우에서 알츠하이머 치매와 명확하게 감별되지 않는다. 알츠하이머 치매에서도 뇌혈관의 이상 변화가 나타나기 때문에 치매 유형 감별이 어려운 경우가 많다. 또한 뇌혈관 질환은 일반적으로 인지기능에만 장애를 일으키는 것이 아니고 운동기능, 이동기능, 삼킴기능, 언어기능 등 여러 다른 기능에도 장애가 동반 발생하기 때문에 환자의 일상생활동작수행의 어려움이 인지기능의 저하로만 일어난 것인지 판단하기 어렵다. 따라서 혈관성 인지장애를 진단하고 치료하기 위해서는 이러한 임상적 특성에 대한 이해를 바탕으로 진단 기준을 적용하고 그에 따른 적절한 재활치료를 시행하는 것이 필요하다.

Ⅱ 위험인자

혈관성 인지장애는 알츠하이머병과는 다르게 증상이 계단식 악화 또는 기복을 보이는 경우가 많으며 적절한 위험인자 관리를 통해 증상의 악화를 예방할 수 있으므로 위험인자 관리는 반드시 적용되어야 한다. 혈관성 인지장애의 위험인자는 고혈압, 당뇨, 고지혈증, 흡연, 비만 및 운동부족(physical inactivity)과 같은 뇌혈관 질환의 위험인자뿐 아니라 나이, 낮은 학력 수준, 우울증도 위험인자로 알려져 있다. 이 중 조절 가능한 위험인자에 대해서는 반드시 적극적 중재를 시행해야 한다.

뇌졸중 후 치매 환자에 있어서 뇌졸중의 재발은 인지기능 악화에 매우 중요한 위험 요소이며, 고혈압, 당뇨, 고지혈증, 흡연 등과 같은 뇌혈관 질환의 위험인자를 조절하는 것은 재발 방지에 효과적인 방법이다. 따라서 이와 같이 뇌혈관 질환의 위험인자 조절은 혈관성 인지장애의 명확한 이차 예방 방법임에는 이견이 없다. 하지만, 고혈압, 당뇨, 고지혈증을 조절하는 것이 혈관성 인지장애의 일차 예방에 효과적인 것에 대해서는 아직 명확한 보고가 없는 상태이다. 고혈압을 조절하는 것은 뇌졸중을 예방하여 혈관성 인지장애 발생률을 낮추는 것으로 알려져 있지만 그 효과는 크지 않은 것으로 보고되고 있으며, PROSPER study 및 Heart Protection Study와 같이 고지혈증 관련 대단위 연구에서 statin이

혈관성 인지장애 발생률을 유의하게 낮추지 못한다고 보고하였다. 이에 위험인자를 조절하는 것이 혈관성 인지장애의 일차 예방에 미치는 영향에 대해서는 보다 많은 연구가 필요하다.

Ⅲ 진단 및 분류

2013년 VASCOG에서 제안된 혈관성 인지장애의 진

표 4-1. **혈관성 치매의 기존 진단 기준**

DSM-IV	ADDTC criteria	NINDS-AIREN criteria
A1. Memory impairment	Definition of dementia	Definition of dementia
A2. One or more of the following cognitive disturbance aphasia apraxia agnosia disturbance of executive function	- Deterioration in intellectual function sufficient to interfere with customary affairs of life, which is not isolated to a single category of intellectual performance and is independent of level of consciousness	- Impairment of memory plus at least two other cognitive domains Orientation Attention Language Visuospatial functions Executive functions, motor control, and praxis - And, sufficient to interfere with activities of daily living
B. Cognitive deficits in criteria A1 and A2 each cause significant impairment in social or occupational functioning and represent a significant decline from a previous level of functioning	Probable VaD Requires all the following: Dementia Evidence of two or more ischemic strokes by history, or neurological examination, or neuroimaging, or a single stroke with a clear temporal relationship to the onset of dementia Evidence of at least one infarct outside the cerebellum by CT or T1-weighted MRI	Probable VaD Requires all the following: Dementia CVD (focal neurological signs on examination plus evidence of relevant CVD by CT or MRI) A relationship between the above two disorders, Dementia onset within 3 months of stroke or Abrupt deterioration in cognitive functions or There is subtle onset and variable course of cognitive deficit and evidence of relevant CVD
C. Factors judged to be etiologically related to the disturbance Focal neurological signs and symptoms Laboratory evidence indicative of cerebrovascular disease (eg. Multiple infarctions involving cortex and underlying white matter) D. Not occurring exclusively during the course of delirium	Possible VaD Dementia and one or more of the following: History or evidence of a single stroke without a clear temporal relationship with dementia onset. Binswanger's disease, which includes the following: early onset of urinary incontinence or gait disturbance, and vascular risk factors, and extensive white matter changes on neuroimaging	Possible VaD Dementia and focal neurologic signs when: No neuroimaging studies exist or In the absence of clear temporal relationship between stroke and dementia or There is subtle onset and variable course of cognitive deficit and evidence of relevant CVD

* DSM-IV: Diagnostic and Statistical Manual of Mental Disorders, 4th edition, ADDTC: Alzheimer's Disease Diagnostic and Treatment Centers, NINDS-AIREN: National Institute of Neurological Disorders and Stroke-Association Internationale pourla Recherche et l'Enseignement en Neuroscience

표 4-2. 혈관성 인지장애의 최신 진단 기준

VCI refers to all forms of cognitive deficits of vascular origin ranging from MCI to dementia. Diagnosis must be based on cognitive testing involving a minimum of 4 cognitive domains, including executive/attention, memory, language, and visuospatial functions.
VaD requires a decline in cognitive function and a deficit in performance in ≥2 cognitive domains that are of sufficient severity to affect activities of daily living.
VaMCI includes 4 subtypes: amnestic, amnestic plus other domains, nonamnestic single domain, and nonamnestic multiple domain; VaMCI should be based on the assumption of a decline in cognitive function. Activities of daily living may be normal or mildly impaired.
Probable: A diagnosis of probable VaD or VaMCI requires the following:
1. Imaging evidence of cerebrovascular disease and (a) a clear temporal relationship between a vascular event (eg, stroke) and onset of cognitive deficits or (b) a clear relationship between the severity and pattern of cognitive impairment and the presence of diffuse subcortical vascular pathology;
2. Absence of a history of gradually progressive cognitive deficits, suggesting the presence of neurodegenerative disease.
Possible: A diagnosis of possible VaD or VaMCI requires imaging evidence of cerebrovascular disease and should be made if there is no clear relationship between vascular disease and cognitive impairment, if the criteria for probable VaD or VaMCI are not fulfilled, if aphasia precludes proper cognitive assessment, or if there is a history of active cancer or psychiatric or metabolic disorders that may affect cognitive function.
Unstable VaMCI: subjects with probable of possible VaMCI whose symptoms revert to normal

* VCI: vascular cognitive impairment, VaD: Vascular dementia, VaMCI: Vascular mild cognitive impairment

단은 DSM-IV 척도, Alzheimer's Disease Diagnostic and Treatment Centers (ADDTC) 척도, the National Institute of Neurological Disorders and Stroke and the Association Internationale pour la Recherche et l' Enseignement en Neurosciences (NINDS-AIREN) 척도 등의 혈관성 치매 진단 기준(표 4-1)에서 발달된 개념으로 혈관성 경도 인지장애(vascular MCI), 혈관성 치매, 그리고 혼합형치매(mixed dementia) 등 모든 범위를 포괄하는 광범위한 개념으로 이루어져 있다. 혈관성 인지장애 진단을 위한 주요 요건은 ① 신경심리검사(neuropsychological testing)를 통한 인지기능 저하의 입증과 ② 뇌혈관 질환의 존재이다. 이후 뇌혈관 질환과 인지기능 저하의 인과 관계 정도에 따라 probable과 possible 혈관성 인지장애로 분류된다(표 4-2). 알츠하이머병과 감별하기 위해서는 일반적으로 ① 인지기능이 갑자기 나빠짐, ② 계단식으로 인지기능이 나빠짐, ③ 고혈압의 기왕력이 있음, ④ 뇌졸중의 기왕력이 있음, ⑤ 국소신경증상이 있음, ⑥ 국소신경징후가 있음 등의 임상 특성을 확인하게 된다.

혈관성 인지장애는 여러 다른 특성(heterogeneous nature)을 가진 질환군이다. 혈관성 인지장애를 일으킬 수 있는 질환은 뇌혈관 전체의 혈액 관류(perfusion)가 감소되는 전신적 상태부터 작은 소동맥(arteriole) 또는 소정맥(venule)의 질환까지 매우 다양하기 때문에(그림 4-1), 혈관성 인지장애의 적절한 분류는 질환의 병태생리 및 치료에 매우 중요하다. 혈관성 인지장애를 분류하는 데에도 여러 방법이 제시되고 있지만 NINDS-AIREN에서 제시한 분류가 가장 널리 사용되어왔다(표 4-3). 이중 다발성 경색 치매(multi-infarct dementia), 피질하 혈관성 치매(subcortical vascular dementia), 그

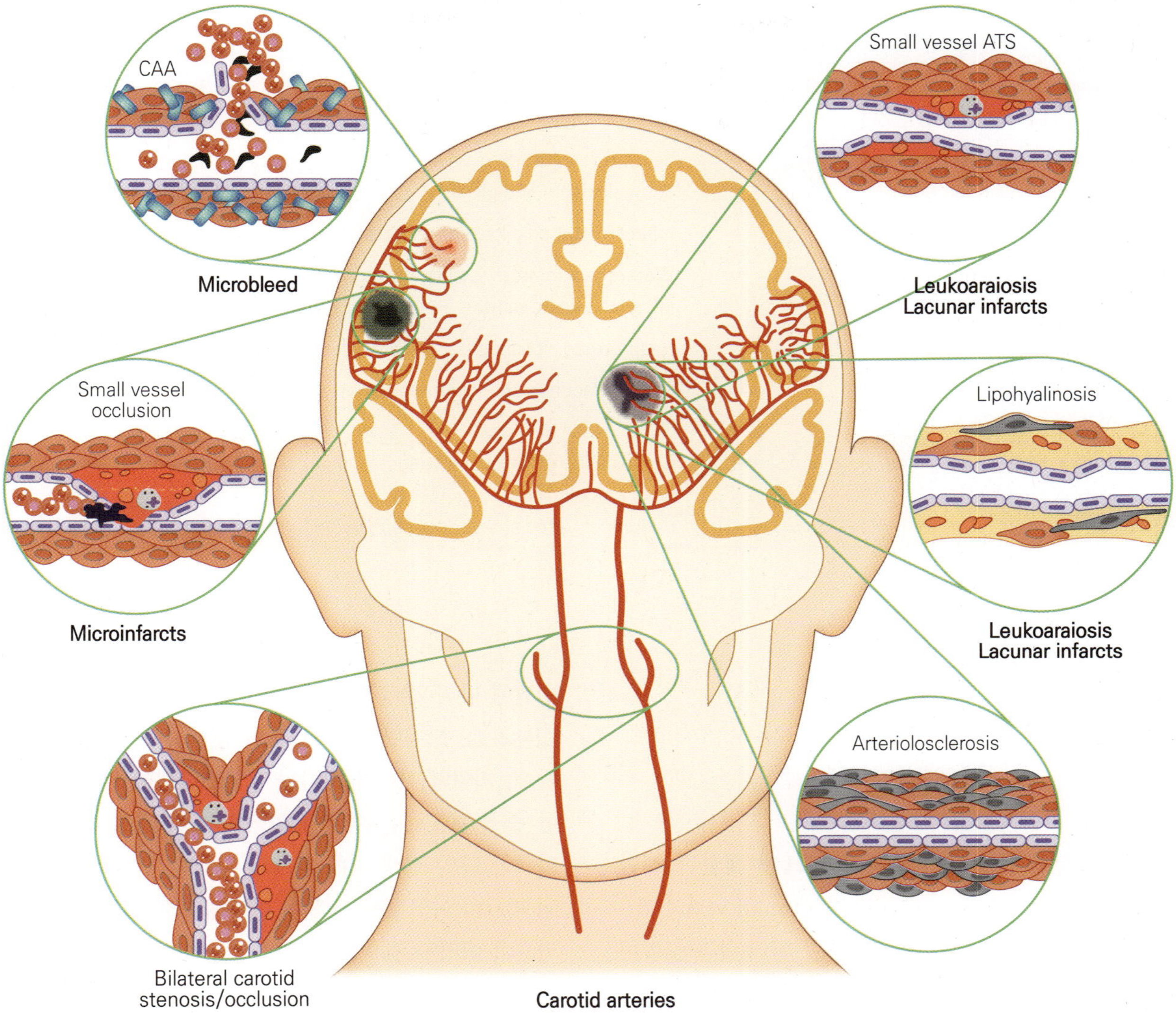

그림 4-1. 혈관 인지장애를 유발하는 혈관 병변(Ladecola C, 2013[14]에서 수정됨).
CAA: cerebral amyloid angiopathy, ATS: atherosclerosis

리고 단일 경색 치매(strategic infarct dementia)가 가장 많은 유형이다. 최근 2017년 The Vascular Impairment of Cognition Classification Consensus Study (VICSS)에서는 혈관성 인지장애를 혈관성 경도인지장애와 혈관성 치매로 분류하고, 혈관성 치매는 다시 뇌졸중 후 치매, 혼합형 치매, 피질하 혈관성 치매, 다발성 경색 치매로 분류하는 안을 제시하였다.

표 4-3. 혈관성 치매의 아형

	Imaging and pathological changes
Multi-infarct dementia (cortical vascular dementia)	Multiple cortical infarcts
Small vessel dementia (subcortical vascular dementia)	Lacunes, extensive white matter lesions; pathologically, infarcts, demyelination, and gliosis
Strategic infarct dementia	Infarct in strategic location (eg, thalamus)
Hypoperfusion dementia	Watershed infarcts, white matter lesions; pathologically, incomplete infarcts in white matter
Haemorrhagic dementia	Haemorrhagic changes, may be associated with amyloid angiopathy
Hereditary vascular dementia (CADASIL)	Multiple lacunes and white matter lesions, temporal lobe white matter aff ected
Alzheimer's disease with cardiovascular disease	Combination of vascular changes and atrophy, especially medial temporal lobe; pathologically, mixture of vascular and degenerative (plaque and tangle) pathology

Ⅳ 병태생리

혈관성 인지장애의 병태생리는 크게 대혈관 질환(large vessel disease)과 소혈관 질환(small vessel disease)으로 나눌 수 있다. 대혈관 질환 및 소혈관 질환이 각각 다르게 나타날 수 있지만, 위험 인자를 공유하고 있기 때문에 동시에 나타날 수도 있다.

1. 대혈관 질환

대혈관 질환에 의한 혈관성 인지장애의 전형적인 유형은 뇌졸중 후 인지장애이다. 뇌졸중 후 치매 중 하나인 단일 경색 치매(strategic infarct dementia)는 시상(thalamus), 모이랑(angular gyrus), 꼬리핵(caudate nucleus), 창백핵(globus pallidus), 기저 전뇌(basal forebrain) 또는 해마(hippocampus)의 대혈관에 단일 전략적 뇌경색(strategic infarct)으로 발생할 수 있으며, 각 병변에 따라 전형적인 인지 기능 저하를 보일 수 있다(그림 4-2). 모이랑 경색의 경우 유창성 실어증, 시공간 장애, 기억력 저하가 나타나서 알츠하이머 치매와 유사한 증상을 보이는 경우가 있어 반드시 감별해야 한다. 이러한 단일 경색 치매 외에도 다양한 크기와 수로 대뇌 피질의 여러 곳에 경색이 발생해도 치매가 발병할 수 있으며 이러한 경우를 다발성 경색 치매(multi-infarct dementia)라고 한다. 이러한 다발성 경색 치매는 대부분 혈전색전성 질환(thromboembolic disease)에 의해 발생하나 드물게 혈관염(cerebral vasculitis)에 의해서도 발생할 수 있다.

2. 소혈관 질환

소혈관 질환에 의한 병변은 뇌영상에서 발견되는 백질 변화(white matter changes, leukoaraiosis)와 연관성이 높다(그림 4-3). 하지만 백질 변화와 혈관성 인지장애의 직접적 연관성에 대해서는 아직 많은 논란이 있다. Leukoaraiosis And DISability (LADIS) study에서 백질

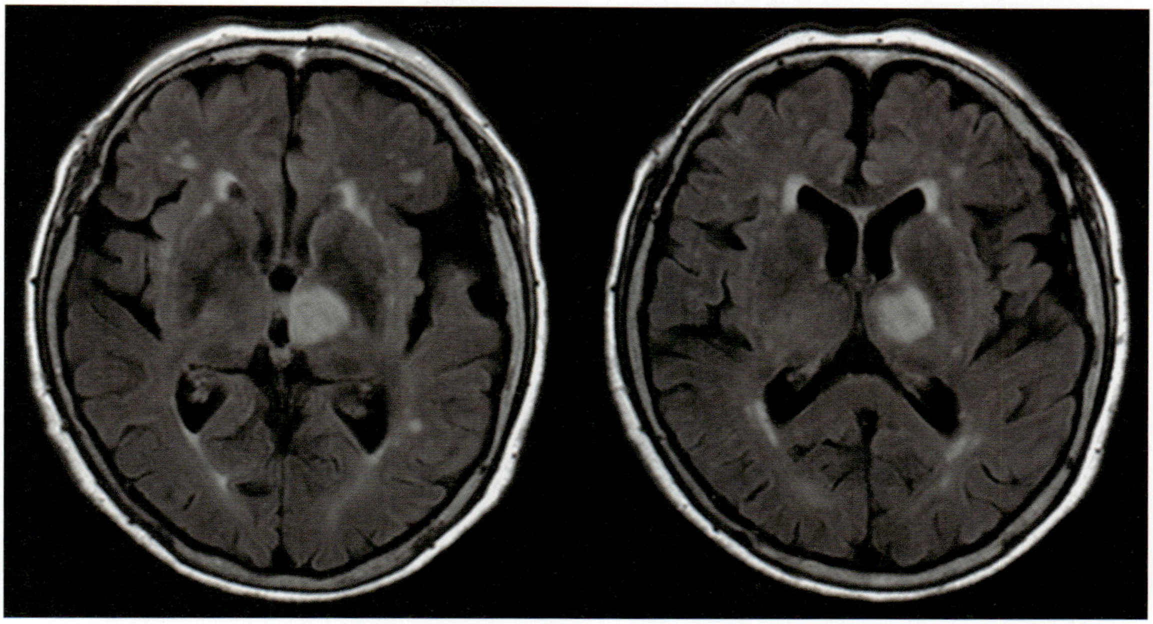

그림 4-2. 대혈관 질환의 예시(좌측 시상 경색)

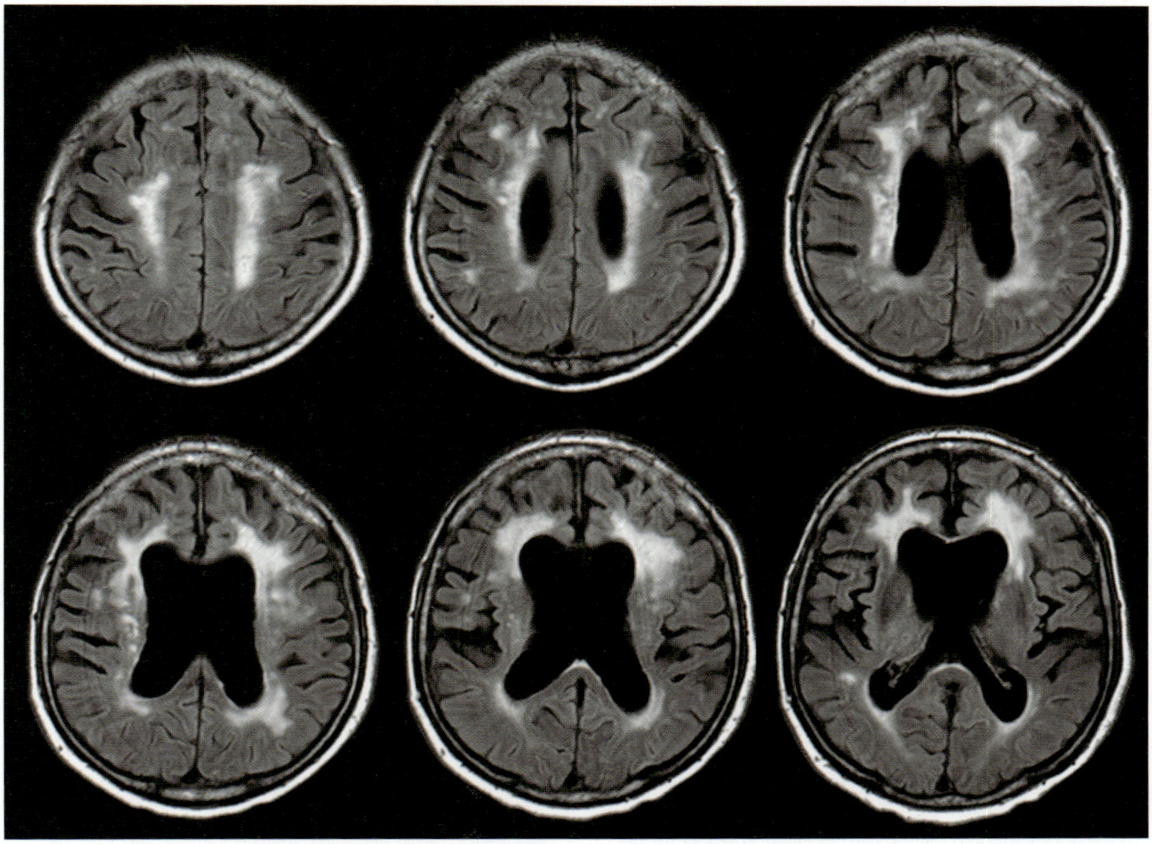

그림 4-3. 소혈관 질환의 예시(피질하 허혈성 혈관성 치매)

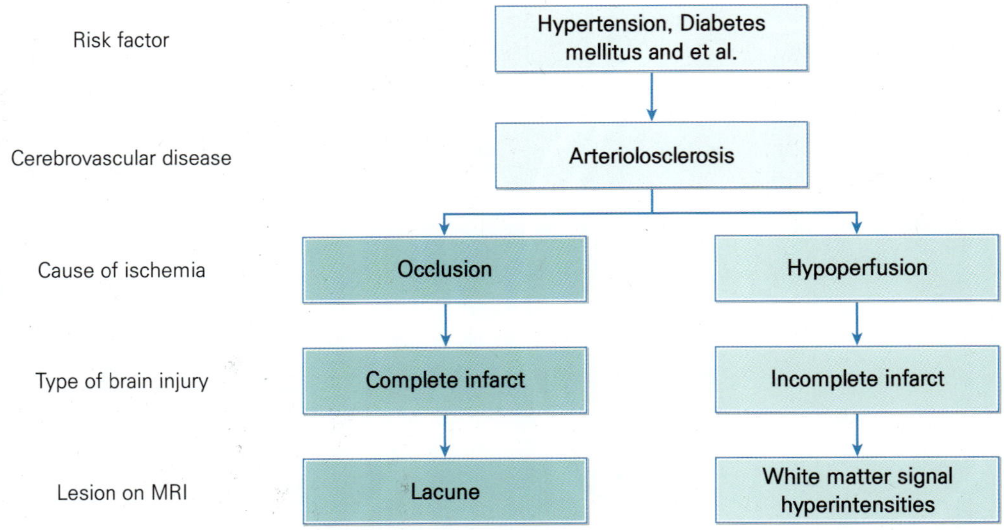

그림 4-4. 허혈성 뇌손상의 2가지 병태생리 경로(Roman GC et al., 2012[29] 에서 수정됨)

변화가 있는 노인에서는 그렇지 않은 노인에 비해 인지기능 저하 속도가 빠른 것으로 보고되었다. 하지만, 60세 이상에서는 약 90%에서 백질 변화가 있을 정도로 노인에서 leukoaraiosis는 매우 흔하다. 따라서 백질 변화가 혈관성 인지장애와의 관계에 대해서는 보다 많은 연구가 필요하다.

소혈관 질환은 크게 2가지 병태생리 경로로 발생하게 된다(그림 4-4). 고혈압, 당뇨 등의 위험인자는 세동맥경색증(arteriolosclerosis)을 일으키게 되고 이로 인해 세동맥 내강(arteriolar lumen)이 완전 패색(occlusion)이 되면 열공성 뇌경색(lacunar infarction)이 발생하며, 불완전한 경색을 통해 지속적인 저관류증(hypoperfusion)이 발생하면 백질 변화가 발생한다. 이러한 2가지 병태생리는 유사한 위험인자와 병태생리를 가진다. 따라서 소혈관 질환으로 인한 혈관성 인지장애에서는 일반적으로 2가지 병태생리로 인한 뇌손상이 함께 나타나게 된다.

소혈관 질환의 가장 큰 위험 인자는 고혈압으로 알려져 있다. 만성 고혈압 환자에서는 동맥압의 자율조절기전(autoregulatory mechanism)의 이상으로 인해 갑작스러운 혈압의 저하에 대한 보상 능력이 떨어져 있다. 따라서 만성 고혈압 환자에서는 기립성 저혈압(orthostatic hypotension), 급격한 혈압 조절(aggressive antihypertensive treatment), 낮은 수축기 혈압을 보이는 심부전이 동반되었을 때 정상에서 보다 저관류증의 발생이 늘어나게 되며 이러한 상태가 지속적으로 반복되었을 때 소혈관 질환이 나타나게 되는 것으로 알려져 있다. 따라서, 혈압이 높은 혈관성 인지장애 환자에서 혈압을 급격히 떨어뜨리면 오히려 혈관성 인지장애가 악화될 수 있다.

Ⅴ 임상증상

혈관성 인지장애는 여러 다른 특성을 가진 질환군이기 때문에 하나의 전형적인 임상증상을 보이지 않는다. 대부분의 혈관성 인지장애는 대혈관 및 소혈관 질환이 동시에 나타나며, 뇌 전체에 병리적 변화로 증상이 나타난다. 소혈관 질환으로 인한 피질하 혈관성 치매는 초기에 전두엽기능 장애가 흔히 나타난다. 피질하 혈관성 치매 환자는 게을러지고 의욕이 없어지며, 멍하고, 사고의 속도가 늦고, 계획성이 없어진다. 또한, 말수가 줄어들어 말을 시켜도 간단하게 대답하는 경향을 보인다. 일부 환자는 신경질이 많아지고 화를 자주 내는 증상이 발생하여 우울증 진단을 받기도 한다. 경우에 따라서는 인지장애와 함께 동작이 느려지고 걸음이 불안해지다가 더 심해지면 종종 걸음이 되고 자세가 구부정해지며, 걸을 때 팔 흔들림이 감소하는 등 혈관성 파킨슨증(vascular parkinsonism)의 증상이 동반되기도 한다. 알츠하이머병과는 달리 기억력의 장애는 늦게 나타나기 때문에 널리 사용되는 치매 선별검사도구인 간이정신상태검사(mini-mental state examination, MMSE)로 조기 진단하는 것이 어려워, 몬트리올 인지평가(Montreal cognitive assessment, MoCA)를 선별검사로 사용하는 것이 권장되기도 한다.

Ⅵ 치료

혈관성 인지장애의 치료는 알츠하이머병과 동일하게 적절한 평가방법으로 조기 진단을 하고 위험 인자를 관리하여 혈관성 인지장애의 악화를 방지하며 일상생활수행의 독립성을 가능한 오랫동안 유지하는 것이다. 위험요소의 적절한 관리가 무엇보다 중요하기 때문에 환자 및 보호자의 교육이 선행되어야 한다. 또한 뇌경색에 의한 혈관성 인지장애의 경우 aspirin, ticolopidine, triflusal, clopidogrel 등과 같은 항혈소판제를 투여하게 된다.

혈관성 인지장애의 기능 향상 혹은 악화 방지를 위한 약물 치료에 있어서는 알츠하이머병과 임상증상이 유사한 점을 고려하여 알츠하이머병에서 효과적이라고 알려져 있는 donepezil, galantamine과 같은 콜린에스테라제 억제제(cholinesterase inhibitor)과 memantine과 같은 NMDA 수용체 길항제(NMDA antagonist)의 투약에 대한 연구가 시도되었다. 콜린에스테라제 억제제의 경우 인지기능 유지 및 호전에 도움이 되지만 그 효과가 적으며, 일상생활동작 수행 및 신경정신 증상(neuropsychiatric symptom)에는 효과가 부족한 것으로 보고되고 있다. 혈관성 인지장애 환자에서 memantine의 효과를 연구한 보고에서도 콜린에스터라제 억제제와 유사한 결과가 보고되고 있다. 또한 혈관성 인지장애 환자에서 일부의 효과도 알츠하이머병이 동반된 혼합형 치매 환자에서의 효과인 것으로 보고되었다. 이에 혈관성 인지장애 환자에서 질환의 치료 목적으로 약물 치료를 적용하는 것에 대해서는 아직 논란이 있어 보다 많은 연구가 필요할 것으로 생각된다.

지금까지 알려져 있는 가장 명확한 혈관성 인지장애의 예방 및 치료 방법은 위험인자 관리, 영양학적 조언(nutritional advice), 인지훈련(cognitive training)과 운동(exercise)을 복합적으로 적용하는 것이다. 이러한 혈관성 치매의 복합적 치료방법(multidimensional approach)은 FINGER study를 통한 실험–대조군 연구에서도 입증되었으며, 대단위 역학 연구를 통해서도 증명되었다. 따라서 혈관성 치매의 치료에 있어서 가장 중요한 것은 조기 진단 후 하나의 치료 방법을 적용하는 것이 아닌 포괄적 치료를 동시에 적용해야 한다는 점이다.

Ⅶ 혈관성 경도인지장애

혈관성 인지장애 역시 알츠하이머병과 마찬가지로 치매의 진단기준은 만족하지 않지만 인지기능 저하가 있는 경우를 혈관성 경도인지장애(vascular mild cognitive impairment 또는 vascular mild cognitive impairment–no dementia)라는 진단명을 사용하기도 한다. 하지만 혈관성 경도인지장애의 주요 병태생리인 백질 변화는 노인에서 매우 흔하게 관찰되는 변화이며, 자연 경과에 대해서도 아직 보고가 부족한 상태이기 때문에 혈관성 경도인지장애 기전 및 치료에 대해서는 보다 많은 연구가 필요하다.

▶ 참고문헌

1. Association AP. Diagnostic and statistical manual of mental disorders: DSM-IV. Washington, DC: American Psychiatric Association. 1994;
2. Badji A, Youwakim J, Cooper A, Westman E, Marseglia A. Vascular cognitive impairment - Past, present, and future challenges. Ageing Res Rev. Sep 2023;90:102042. doi:10.1016/j.arr.2023.102042
3. Ballard C, Sauter M, Scheltens P, et al. Efficacy, safety and tolerability of rivastigmine capsules in patients with probable vascular dementia: the VantagE study. Curr Med Res Opin. Sep 2008;24(9):2561-74. doi:10.1185/03007990802328142
4. Baron JC. Perfusion thresholds in human cerebral ischemia: historical perspective and therapeutic implications. Cerebrovasc Dis. 2001;11 Suppl 1:2-8. doi:49119
5. Black S, Roman GC, Geldmacher DS, et al. Efficacy and tolerability of donepezil in vascular dementia: positive results of a 24-week, multicenter, international, randomized, placebo-controlled clinical trial. Stroke. Oct 2003;34(10):2323-30. doi:10.1161/01.STR.0000091396.95360.E1
6. Blessed G, Tomlinson BE, Roth M. The association between quantitative measures of dementia and of senile change in the cerebral grey matter of elderly subjects. Br J Psychiatry. Jul 1968;114(512):797-811.
7. Catindig JA, Venketasubramanian N, Ikram MK, Chen C. Epidemiology of dementia in Asia: insights on prevalence, trends and novel risk factors. J Neurol Sci. Oct 15 2012;321(1-2):11-6. doi:10.1016/j.jns.2012.07.023
8. de Leeuw FE, de Groot JC, Achten E, et al. Prevalence of cerebral white matter lesions in elderly people: a population based magnetic resonance imaging study. The Rotterdam Scan Study. J Neurol Neurosurg Psychiatry. Jan 2001;70(1):9-14.
9. Dichgans M, Leys D. Vascular Cognitive Impairment. Circ Res. Feb 3 2017;120(3):573-591. doi:10.1161/CIRCRESAHA.116.308426
10. Godefroy O, Fickl A, Roussel M, et al. Is the Montreal Cognitive Assessment superior to the Mini-Mental State Examination to detect poststroke cognitive impairment? A study with neuropsychological evaluation. Stroke. Jun 2011;42(6):1712-6. doi:10.1161/STROKEAHA.110.606277
11. Gold G, Bouras C, Canuto A, et al. Clinicopathological validation study of four sets of clinical criteria for vascular dementia. Am J Psychiatry. Jan 2002;159(1):82-7. doi:10.1176/appi.ajp.159.1.82
12. Gorelick PB, Scuteri A, Black SE, et al. Vascular contributions to cognitive impairment and dementia: a statement for healthcare professionals from the american heart association/american stroke association. Stroke. Sep 2011;42(9):2672-713. doi:10.1161/STR.0b013e3182299496
13. Grinberg LT, Heinsen H. Toward a pathological definition of vascular dementia. J Neurol Sci. Dec 15 2010;299(1-2):136-8. doi:10.1016/j.jns.2010.08.055
14. Inzitari D, Pracucci G, Poggesi A, et al. Changes in white matter as determinant of global functional decline in older independent outpatients: three year follow-up of LADIS (leukoaraiosis and disability) study cohort. BMJ. 2009;339:b2477. doi:10.1136/bmj.b2477
15. Jeong Y, Kang SJ, Na DL. Vascular Dementia. Review MH - Brain MH - Caudate Nucleus MH - Dementia MH - Dementia, Multi-Infarct MH - Dementia, Vascular* MH - Diagnosis MH - Ganglia MH - Hippocampus MH - Humans MH - Neuroimaging MH - Stroke MH - Thalamus. J Korean Acad Rehabil Med DE - 2002-12-01. Dec 2002;26(6):639-646.
16. Jorm AF, Jolley D. The incidence of dementia: a meta-analysis. Neurology. Sep 1998;51(3):728-33.
17. Kavirajan H, Schneider LS. Efficacy and adverse effects of cholinesterase inhibitors and memantine in vascular dementia: a meta-analysis of randomised controlled trials. Lancet Neurol. Sep 2007;6(9):782-92. doi:10.1016/S1474-4422(07)70195-3
18. Ladecola C. The pathobiology of vascular dementia. Neuron. Nov 20 2013;80(4):844-66. doi:10.1016/j.neuron.2013.10.008
19. Masserini F, Baso G, Gendarini C, Pantoni L. Therapeutic strategies in vascular cognitive impairment: A systematic review of population, intervention, comparators, and outcomes. Alzheimers Dement. Aug 4 2023;doi:10.1002/alz.13409
20. Matthews FE, Arthur A, Barnes LE, et al. A two-decade comparison of prevalence of dementia in individuals aged 65 years and older from three geographical areas of England: results of the Cognitive Function and Ageing Study I and II. Lancet. Oct 26 2013;382(9902):1405-12. doi:10.1016/S0140-6736(13)61570-6
21. McGuinness B, Todd S, Passmore P, Bullock R. Blood pressure lowering in patients without prior cerebrovascular disease for prevention of cognitive impairment and dementia. Cochrane Database Syst Rev. 2009;(4):CD004034. doi:10.1002/14651858.CD004034.pub3
22. Moorhouse P, Rockwood K. Vascular cognitive impairment: current concepts and clinical developments. Lancet Neurol. Mar 2008;7(3):246-55. doi:10.1016/S1474-4422(08)70040-1
23. Ngandu T, Lehtisalo J, Solomon A, et al. A 2 year multidomain intervention of diet, exercise, cognitive training, and vascular

risk monitoring versus control to prevent cognitive decline in at-risk elderly people (FINGER): a randomised controlled trial. Lancet. Jun 6 2015;385(9984):2255-63. doi:10.1016/S0140-6736(15)60461-5

24. O'Brien JT, Erkinjuntti T, Reisberg B, et al. Vascular cognitive impairment. Lancet Neurol. Feb 2003;2(2):89-98. doi:10.1016/s1474-4422(03)00305-3
25. O'Brien JT, Thomas A. Vascular dementia. Lancet. Oct 24 2015;386(10004):1698-706. doi:10.1016/S0140-6736(15)00463-8
26. Pendlebury ST, Rothwell PM. Prevalence, incidence, and factors associated with pre-stroke and post-stroke dementia: a systematic review and meta-analysis. Lancet Neurol. Nov 2009;8(11):1006-18. doi:10.1016/S1474-4422(09)70236-4
27. Rea TD, Breitner JC, Psaty BM, et al. Statin use and the risk of incident dementia: the Cardiovascular Health Study. Arch Neurol. Jul 2005;62(7):1047-51. doi:10.1001/archneur.62.7.1047
28. Rockwood K, Wentzel C, Hachinski V, Hogan DB, MacKnight C, McDowell I. Prevalence and outcomes of vascular cognitive impairment. Vascular Cognitive Impairment Investigators of the Canadian Study of Health and Aging. Neurology. Jan 25 2000;54(2):447-51.
29. Roman GC, Erkinjuntti T, Wallin A, Pantoni L, Chui HC. Subcortical ischaemic vascular dementia. Lancet Neurol. Nov 2002;1(7):426-36.
30. Roman GC, Tatemichi TK, Erkinjuntti T, et al. Vascular dementia: diagnostic criteria for research studies. Report of the NINDS-AIREN International Workshop. Neurology. Feb 1993;43(2):250-60.
31. Sachdev P, Kalaria R, O'Brien J, et al. Diagnostic criteria for vascular cognitive disorders: a VASCOG statement. Alzheimer Dis Assoc Disord. Jul-Sep 2014;28(3):206-18. doi:10.1097/WAD.0000000000000034
32. Shepherd J, Blauw GJ, Murphy MB, et al. Pravastatin in elderly individuals at risk of vascular disease (PROSPER): a randomised controlled trial. Lancet. Nov 23 2002;360(9346):1623-30.
33. Skrobot OA, Black SE, Chen C, et al. Progress toward standardized diagnosis of vascular cognitive impairment: Guidelines from the Vascular Impairment of Cognition Classification Consensus Study. Alzheimers Dement. Mar 2018;14(3):280-292. doi:10.1016/j.jalz.2017.09.007
34. Skrobot OA, O'Brien J, Black S, et al. The Vascular Impairment of Cognition Classification Consensus Study. Alzheimers Dement. Jun 2017;13(6):624-633. doi:10.1016/j.jalz.2016.10.007
35. Srikanth VK, Quinn SJ, Donnan GA, Saling MM, Thrift AG. Long-term cognitive transitions, rates of cognitive change, and predictors of incident dementia in a population-based first-ever stroke cohort. Stroke. Oct 2006;37(10):2479-83. doi:10.1161/01.STR.0000239666.46828.d7
36. Wiesmann M, Kiliaan AJ, Claassen JA. Vascular aspects of cognitive impairment and dementia. J Cereb Blood Flow Metab. Nov 2013;33(11):1696-706. doi:10.1038/jcbfm.2013.159
37. Wilkinson D, Doody R, Helme R, et al. Donepezil in vascular dementia: a randomized, placebo-controlled study. Neurology. Aug 26 2003;61(4):479-86.

CHAPTER

05 기타 퇴행성 치매에서의 인지장애

Cognitive impairment in other degenerative dementias

오병모, 서한길

이번 장에서는 임상적으로 인지장애를 나타낼 수 있는 퇴행성 신경질환 중에서 알츠하이머병을 제외한 질환들에 대해서 기술하고자 한다. 대표적인 신경퇴행성 치매들에는 파킨슨병치매, 레비소체치매(또는 루이소체치매), 전두측두엽치매 등이 있으며, 병태생리가 명확하지는 않으나 뇌의 퇴행성 변화와 관련된 것으로 생각하는 정상압수두증도 이번 장에서 다룬다. 초기에는 진단을 내리지 못해 불필요한 검사나 치료를 반복하기도 하며, 증상이 명확해진 뒤에도 알츠하이머형 치매와 감별이 어려운 경우가 있다. 특히 정상압수두증은 대표적인 가역적 치매의 원인으로서 적당한 시기에 진단을 내린다면 수술을 통해 인지 기능을 크게 호전시킬 수 있는 질환이라는 점에서 특별한 관심이 요구된다.

I 파킨슨병치매 및 레비소체치매

1. 서론

파킨슨병치매(Parkinson's disease dementia, PDD)와 레비소체치매(dementia with Lewy bodies, DLB)는 하나의 병태생리에서 기인하는 것으로 생각하여, 최근에는 이 두 가지를 함께 묶어서 레비소체치매들(Lewy body dementias)이라고 부르기도 한다. 이론적으로는 파킨슨병이 먼저 확실히 진단된 이후에 인지장애가 나타나면 PDD일 가능성이 높고, 반대로 인지장애가 먼저 나타난 후에 파킨슨증의 운동이상이 발생하면 DLB에 가깝다. 그러나 실제 임상에서는 명확하게 구분되지 않는 경우도 많아서 연구자들이 논의하여 진단기준을 정해서 발표하였다. 본 장에서는 이 두 가지 중 주로 DLB에 초점을 맞추어 기술하되, PDD에 대해서는 진단기준을 간략히 제시하여 DLB와 구분되는 점만 간략히 제시하고자 한다.

2. 역학

파킨슨병 환자에서 PDD의 시점 유병률은 25–30%로 알려져 있기 때문에, 모든 파킨슨병 환자들이 치매로 발전하는 것은 아니다. 그러나 질병의 이환 기간이 길수록 치매가 발생할 위험이 높아지기 때문에, 파킨슨병으로 진단받은 후 10년이 지나면 50%의 환자가 치매로 진행한다.

한편, DLB는 알츠하이머형 치매 다음으로 흔한 신경퇴행성 치매이며, 전체 치매의 4.2–7.5%를 차지한다. DLB 는 올바르게 진단되지 않는 경우가 많다고 알려져 있기 때문에, 실제 유병률은 이보다 높을 것으로 추정한다. 경도인지장애(mild cognitive impairment) 환자들을 추적 관찰하여 치매로 진행하는 환자들을 분석하면 이 중 약 5–25%의 환자들이 DLB의 진단 기준에 부합한다. DLB의 발생률은 70대에 정점을 이루고 그 이후는 오히려 감소하는 반면, PDD는 알츠하이머병과 같이 나이에 따라 발생률이 지속적으로 증가한다.

3. 병태생리 및 병리학적 소견

병명에서 알 수 있듯이 병리학적으로는 대뇌의 여러 부위에 레비소체(Lewy bodies)가 보이는 것이 특징이다. 연접 단백질의 하나인 알파–시누클레인(α–synuclein)으로 이루어진 신경세포체 봉입체인 레비소체와 레비신경돌기(neurite)가 대뇌조직의 병리학적인 특징이다. Braak 등은 2003년에 임상적으로 파킨슨병으로 진단된 환자 41명과, 다른 질환으로 사망하여 부검을 한 결과 레비소체나 레비신경돌기가 발견된 69명의 환자들, 그리고 다른 신경학적 질환의 병력이 없는 58명의 부검례를 대조군으로 하여 레비소체 병리를 분석 보고하였다. 레비소체 병리는 뇌줄기에서 시작하여 점차 상승하여 대뇌피질까지 진행하는 양상을 보였고, Braak 등은 레비소체 병리의 진행을 6 단계로 분류하여 보고했다(그림 5–1). 이 분류 체계는 주로 파킨슨병 환자에서 이루어진 것이며 이후에 DLB 환자들의 부검에서도 비슷한 병리가 확인되었는데, Braak이 제안한 진행 단계로는 5단계 이상의 환자가 대부분이었다. 그러나 대뇌겉질의 병리

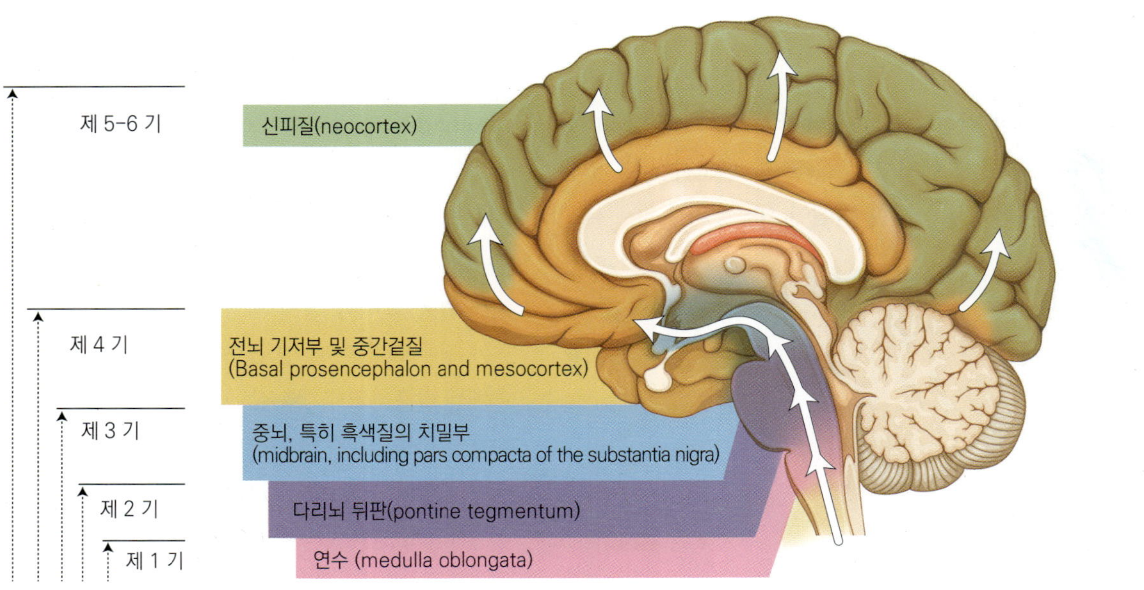

그림 5–1. **Braak 등이 제안한 레비소체 병태생리의 진행 단계 모식도.** 연수에 있는 제 9–10 뇌신경의 등쪽 운동핵에서부터 병태생리가 시작되어 점차 입쪽(rostral)으로 진행한다. Braak 등은 신피질까지 침범하는 경우는 병태생리가 상당히 진행된 제 5– 6기로 분류하였다.

와 치매의 정도가 항상 비례하는 것은 아니기 때문에, 레비소체가 신경독성을 초래하는 원인물질인지 혹은 다른 병태생리를 방어하기 위한 보호기전인지에 대해서는 논란의 여지가 있다.

최근의 연구결과에 따르면 레비소체 병리 외에도 아밀로이드 베타(amyloid-β)와 타우(tau) 병리 등 동반된 병리가 흔하게 관찰되며, 파킨슨병에서 인지 저하의 발생과 진행에 독립적으로 기여한다.

4. 임상양상 및 진단

1) 파킨슨병치매의 진단

이상운동질환학회(Movement Disorder Society)의 특별위원회에서 2007년에 PDD의 진단기준을 제정하여 발표하였다(표 5-1). 파킨슨병으로 명확히 진단된 환자에서 인지장애가 나타나 이것 때문에 일상생활에 어려움을 겪게 되면 PDD로 진단하지만, 전형적인 양상의 인지기능 저하를 보이는 경우와 그렇지 않은 경우를 나누어서 '거의 확실한(probable) PDD'와 '가능성이 있는(possible) PDD'로 나누었다.

2) 레비소체치매의 진단

전형적인 레비소체치매 환자들은 인지장애가 먼저 나타나며, 파킨슨병과 유사한 운동 장애를 보이고, "죽은 사람이 보인다"는 등의 환시 증상과 함께, 밤에 잠을 잘 때 몸부림이 심하며(렘수면행동장애), 어떤 날은 인지 기능이 괜찮은 듯했다가 어떤 날은 매우 좋지 않은 기복(fluctuation)을 보이며, 항정신병약제에 매우 민감하게 반응해서 심각한 부작용이 나타난다. 그러나 모든 DLB 환자들에서 이와 같은 증상이 다 발현되지는 않기 때문에 진단에 어려움을 겪는 경우가 많다. 이와 같은 문제를 극복하기 위해서 DLB 컨소시엄에서 2017년에 4번째 개선된 진단기준을 발표하였고, 이것이 현재까지 널리 사용되고 있다(표 5-2). 정신과 질환의 진단 지침인 Diagnostic and Statistical Manual of Mental Disor-

표 5-1. **파킨슨병치매의 진단기준 요약**

핵심 특징(Core features)*
Queen Square Brain Bank의 진단기준에 따라서 확진된 파킨슨병 파킨슨병의 경과 중에 치매 증후군이 발생하고, 일상생활을 저해할 정도로 심각한 이상이 하나 이상의 인지 영역(domain)에 있을 것
관련된 임상적 특징(Associated clinical features)**
A. 전형적인 인지장애 양상 (다음 중 적어도 둘 이상의 영역에서 장애가 있음) • 주의력(기복을 보일 수 있음) • 집행기능 • 시공간기능 • 기억(재인보다는 자유 회상에서 어려움이 큼, 단서를 제공하면 호전됨) B. 아래와 같은 특징적인 행동을 보이면 진단을 지지하지만, 없다고 해서 배제할 수 없음 • 무감동(apathy) • 우울 또는 불안 • 환각 • 망상 • 낮에 조는 경향(주간졸림증)
배제 기준†
전신질환, 약물중독, 주요우울증 등에 의해 인지 행동 증상이 나타난 경우 거의 확실한(probable) 혈관성 치매의 진단기준에 부합하는 경우

* PDD의 진단을 위해 반드시 모두 충족시켜야 하는 조건임.
** A가 있으면 거의 확실한(probable) PDD로, A가 없으면 가능성 있는(possible) PDD 로 진단함, † PDD로 진단할 수 없음

표 5-2. **레비소체치매의 진단기준**

필수 요소 (Essential for a diagnosis of DLB)
• 정상적인 사회적 또는 직업적 기능을 방해하거나 일상 활동에 지장을 줄 정도로 충분한 정도의 진행성 인지 저하인 치매
핵심 임상적 특징(Core clinical features)
• 주의력과 각성에서 두드러진 변화를 보이는 기복이 있는 인지 • 반복적인 시각 환각(전형적으로 잘 형성되고 구체적임) • 렘수면 행동장애(인지저하에 앞서 나타날 수 있음) • 하나 이상의 파킨슨증의 주요 특징(서동, 안정 진전, 혹은 강직)
진단을 지지하는 임상적 특징(Supportive clinical features)
• 항정신병약제에 대한 심한 민감성 • 자세 불안정, 반복적 낙상 • 실신 또는 다른 일시적 무반응 에피소드 • 심한 자율신경계 기능장애(변비, 기립성 저혈압, 요실금) • 과수면 • 후각저하(hyposmia) • 다른 방식의 환각, 체계화된 망상 • 무관심, 불안, 우울
지표 생체표지자(Indicative biomarkers)
• SPECT 또는 PET 영상에서 기저핵 도파민 전달체(transporter) 섭취 감소 • 비정상적인 MIBG 심근 섬광조영술(abnormal MIBG myocardial scintigraphy) • 수면다원검사로 확인된 무긴장증(atonia)이 없는 렘수면 행동장애
진단을 지지하는 생체표지자(Supportive biomarkers)
• CT/MRI 에서 내측 측두엽 구조물이 상대적으로 보존되어 있음 • SPECT 또는 PET 검사에서 전반적인 섭취 감소와 함께 후두부 활성의 감소 ± FDG-PET 영상에서 띠이랑 섬 징후(cingulate island sign) • 뇌파검사에서 뚜렷한 후방 느린파 활동과 알파 전방/세타 범위에서 주기적인 변동.

- **확실한(probable) DLB 진단:** 둘 이상의 핵심 임상적 특징이 있음, 또는 하나의 핵심 임상적 특징과 함께 하나 이상의 지표 생체표지자가 있음
- **가능성 있는(possible) DLB 진단:** 하나의 핵심 임상적 특징만 있음, 또는 핵심 임상적 특징 없이 하나 이상의 지표 생체표지자가 있음
- **DLB가 아닐 가능성이 높음:** 뇌혈관질환을 포함한 뇌질환 또는 다른 신체질환으로 모든 또는 일부 임상 증상과 징후를 충분히 설명할 수 있음, 또는 파킨슨증의 특징이 유일한 핵심 임상적 특징이며 중증 치매 단계에서 처음 나타남

표 5-3. **파킨슨병치매와 비교한 레비소체치매의 임상적 공통점과 차이점**

공통점	차이점
• 강직, 무운동	• 더 심한 주의력 결핍, 낮은 언어적 일화 기억(episodic verbal memory) 결핍
• 인지장애	• 덜 흔한 진전
• 전두엽 집행기능 장애	• 더 느린 걸음과 나쁜 균형
• 시공간기능 장애	• 더 흔한 망상, 시각 환각, 주의력 변동
• 경도의 언어장애	• 치매와 파킨슨증의 상대적 시기(one year rule)
• 기분장애(우울, 불안)	• 더 흔한 기립성 저혈압
• 렘수면 행동장애	• 더 심한 전두엽/측두엽 관련 하위 인지 이상
• 향정신병약제 과민성	• 더 빠른 인지 저하

ders–5th edition (DSM–5)에는 세 가지 핵심 특징(core features)과 진단을 시사하는(suggestive) 특징으로 나누어 레비소체 주요신경인지장애(major neurocognitive disorder with Lewy bodies)의 진단기준을 제시하고 있다. 표 5-3은 PDD와 비교한 DLB의 공통점과 차이점을 요약한 것이다.

(1) 인지장애

인지증상으로는 주의력과 집행기능, 시공간 인지기능부터 이상으로 보인다. 특히 시공간 인지기능에는 초기부터 문제가 발생하기 때문에, 간이신경상태검사(MMSE)와 같은 선별 검사에서 기억 장애 외에 오각형 따라 그리기, 단어 거꾸로 말하기, 연속적 빼기 계산 등에서 오류가 나타나면 의심해 볼 수 있다. 초기부터 기억의 등록에 장애가 발생하는 알츠하이머병과는 달리 DLB에서 언어학습검사를 해 보면 재인(recognition) 기능이 보존된 경우가 많다.

특징적으로 DLB 환자에서는 인지증상에 기복(起伏; fluctuation)이 심한데, 기능이 나쁜 날에는 주의력이 저하되고 혼란을 보일 수 있다. 가족들에게 물어보아 어떤 날은 좋고 어떤 날은 매우 나쁘다는 식으로 환자의 인지 기복을 묘사한다. 그러나 이러한 기복은 짧게는 수초에서부터 길게는 몇일 단위로 나타날 수 있기 때문에 전신상태에 영향을 미칠 수 있는 다른 질환들과 감별해야 한다.

(2) 정신행동증상

환시(visual hallucination)는 DLB 환자의 80%에서 나타날 만큼 매우 흔한 증상이며, 알츠하이머병과 구별되는 특징이다. 환시는 비특이적인 시각 자극이 아니라 "복도에 어린 아이가 앉아 있다." 등과 같이 주로 사람이나 동물을 생생하고 구체적으로 묘사하는 경우가 많다. 일반 사람들이 생각할 때는 으스스할 법한 환각이지만, 정작 환자들은 환시 때문에 공포를 느끼는 경우가 드물다. 환시 외에도 다른 환각 증상이나 체계화된 망상 등이 나타날 수 있다.

(3) 운동증상 및 도파민 길항제에 대한 민감성

파킨슨병과 유사하게 자세불안정(postural instability)이 흔하지만, DLB 로 진단하기 위해서는 인지증상이 출현하는 시점을 기준으로 1년 이내의 최근에 운동증상이 발생한 병력이 확인되어야 한다. 만약 그 이전부터 운동증상이 있었다면 PDD로 진단한다. 정확하게 진단을 받지 못한 DLB 환자들은 흔히 나타나는 환시 등의 정신행동 증상을 치료하기 위한 목적으로 도파민 길항제인 항정신병약물을 투여받는 경우가 종종 있는데, 이러한 경우 약제에 과민반응을 보일 수 있다. 의식이 심하게 저하되거나 파킨슨병과 유사한 운동증상이 급격하게 악화되고, 때로는 자율신경계 이상 등이 나타나며, 약물을 중단해도 이러한 증상이 다시 회복되지 않는 경우도 있다. 따라서 DLB가 의심되는 환자에서 항정신병약물을 투여할 때는 매우 주의해서 사용해야 한다.

(4) 급속안구운동(렘) 수면행동장애(Rapid–eye–movement sleep behavioral disorder, RBD)

정상적으로 잠을 자면서 꿈을 꿀 때에는 근육의 긴장이 소실되기 때문에 꿈 속에서 이루어지는 행동이 실제 행동으로 이어지지 않는다. 그러나 DLB 환자에서 종종 보이는 RBD에서는 꿈에서 하는 행동이 실제 행동으로 나타나기 때문에 소리를 지르거나 팔다리를 휘두르는 등의 모습을 보인다. DLB 환자에서 매우 흔하고 특징적인 증상이기에 진단 시 도움이 되지만, 정작 혼자서 잠을 자는 환자 본인은 이를 인지하지 못하는 경우도 많다. 따라서 자세한 병력 청취가 필요하며, 경우에 따라 수면다원검사 등을 시행하여 확인하는 것이 좋다.

5. 치료 및 예후

운동증상을 급격하게 악화시킬 수 있는 도파민 길항제의 사용은 최소화하는 것이 바람직하다. 아세틸콜린 분해효소 억제제(acetylcholine esterase inhibitor)를 우선적으로 사용하는데, 도네페질(donepezil)과 리바스티그민(rivastigmine)이 PDD와 DLB의 인지증상과 정신행동 증상을 개선하는 데 효과가 있음이 알려져 있다. 연하장애가 동반되거나 경구제에 위장 부작용이 있는 경우에는 리바스티그민 패치를 고려할 수 있다. 메만틴(memantine)의 효과에 대해서는 근거가 충분하지 않지만, 일부 연구에서 삶의 질을 향상시키는 것으로 알려져 있다. 수면장애, 주간 졸음, 운동 증상 등을 조절하기 위해 다양한 약제를 사용할 수 있지만, 부작용에 주의하며 조심스럽게 투약해야 한다.

Ⅱ 전두측두엽치매

1. 서론 및 역학

전두측두엽치매(frontotemporal dementia, FTD)는 서서히 진행하는 신경퇴행성 임상 증후군이며, 병리학적으로는 이마엽(전두엽)과 앞쪽 관자엽(측두엽)의 퇴행성 변성이 두드러지며 행동과 집행기능, 그리고 언어 기능의 결핍을 특징으로 한다. 1892년에 아놀드 픽(Arnold Pick)이 실어증과 초로(presenile) 치매를 보이는 환자를 처음 기술하였고, 후에 병리학적 결과가 보강되면서 픽병(Pick's disease)이라는 병명이 붙게 되었다. 신경퇴행성 치매로는 알츠하이머병, 레비소체치매에 이어서 FTD가 세번째로 흔하며, 65세 이하에서 발생하는 치매의 원인으로는 두번째로 흔한 질환이다. 연구에 따라 유병률을 다양하게 보고하고 있지만 65세 이하의 치매 환자의 3%에서 26%로 보고하고 있다. 미국에서는 45세에서 64세의 중년층 일반 인구 10만 명당 15–22명의 유병률을 보고하고 있으므로, 우리나라에는 대략 2,000–3,000명 정도의 환자가 있을 것으로 추정할 수 있다. 그만큼 흔하지 않은 질환임에도 불구하고 전두측두엽치매에 대한 의학적–사회적 관심은 남다른데, 그 이유는 비교적 젊은 연령에 발생하기 때문에 가족과 사회의 부담이 엄청나기 때문이다. 대개 50대에 발병하지만 20대에도 발병할 수 있다.

2. 병태생리 및 병리학적 소견

임상적으로는 여러 증상과 임상 경과를 종합하여 FTD로 진단하고 있지만, 사후 부검으로 신경병리학적 검사를 해야만 확정적으로 진단할 수 있다. 임상진단과 병리학적 최종 진단 사이에 불일치가 있기도 하고, 모든 환자에게 사후 부검을 할 수 있는 것이 아니다. 따라서 문헌을 읽을 때는 해당 문헌에서 FTD가 임상진단으로 사용되는지, 병리진단으로 기술되어 있는지 구분하는 것이 중요하다. 병리학적인 변화는 주로 이마엽과 앞쪽 관자엽, 앞쪽 띠이랑(cingulate gyrus), 대뇌섬(insula)에서 두드러지는데, 신경세포가 소실되며 신경아교증(gliosis)이 보이고 작은 구멍들이 뚫린 것처럼 보이는 미세공포성 변화(microvacuolar change)도 관찰된다. 이와 같은 특징을 보일 때 병리학에서 이마관자엽변성(frontotemporal lobal degeneration, FTLD)이라고 진단한다. 전두측두엽치매는 임상적으로는 물론 병리학적으로도 이질적인 아형들의 집합으로 볼 수 있는데, 피질 위축을 보이는 뇌 영역은 비슷하지만 거기에 비정상적으로 침착된 단백질은 여러가지다. 대부분의 환자에서 타우(tau) 단백질, TAR DNA 결합 단백질 43 (TAR DNA-binding protein 43, TDP-43), fused in sarcoma 단백질(FUS) 세 가지 중 하나다. 전통적으로 알려진 픽병(Pick's disease)는 타우 단백질의 축적을 특징으로 한다. 이 중에서 tau (FTLD-tau) 및 TDP-43 (FTLD-TDP) 단백질의 비정상적 침착이 주된 병리로 관찰되는 경우가 대부분이며 FUS 침착이 주된 이상인 경우(FTLD-FUS)는 5–10%에 불과하다. 가족성 전두측두엽치매에서는 이 단백질들과 관련된 유전자 돌연변이가 있는 경우가 흔하다는 것이 알려져 있는데, 예를 들어 타우 단백질 생성과 관련된 *MAPT* 유전자에 돌연변이가 있는 경우 행동 변이형 전두측두엽치매가 잘 나타난다. TDP-43의 축적과 관련된 유전자는 훨씬 더 다양한데, *C9orf72, GRN, VCP, TARDBP, TBK1, DCTN1* 등의 유전자가 있다. 또한 주로 축적되는 단백질마다 흔히 나타나는 임상 양상에도 차이가 있다는 것이 알려져 있다.

3. 임상양상 및 진단

전두측두엽치매는 대표적으로 세 가지 임상 변이형(variant)이 있다. 행동변이형 전두측두엽치매(behavioral-variant frontotemporal dementia, bvFTD)에서는 이상행동과 집행기능의 장애가 일찍부터 나타나며, 대략 절반 정도의 환자들이 해당한다. 나머지 환자들에서는 언어기능의 저하가 특징적으로 나타나기 때문에 일차성 진행성실어증(primary progressive aphasia, PPA)이라고 부르는데, 이것을 두 가지 아형으로 나눈다. 비유창성변이형 일차성 진행성실어증(non-fluent/agrammatic variant PPA, nfvPPA)는 표현 언어와 문법, 발화 자체의 장애가 나타나 점점 심해지며, 의미(또는 어의)변이형 일차성 진행성실어증(semantic-variant PPA, svPPA)는 점차 의미 지식과 이름대기(naming)에서 장애가 심해진다(그림 5-2).

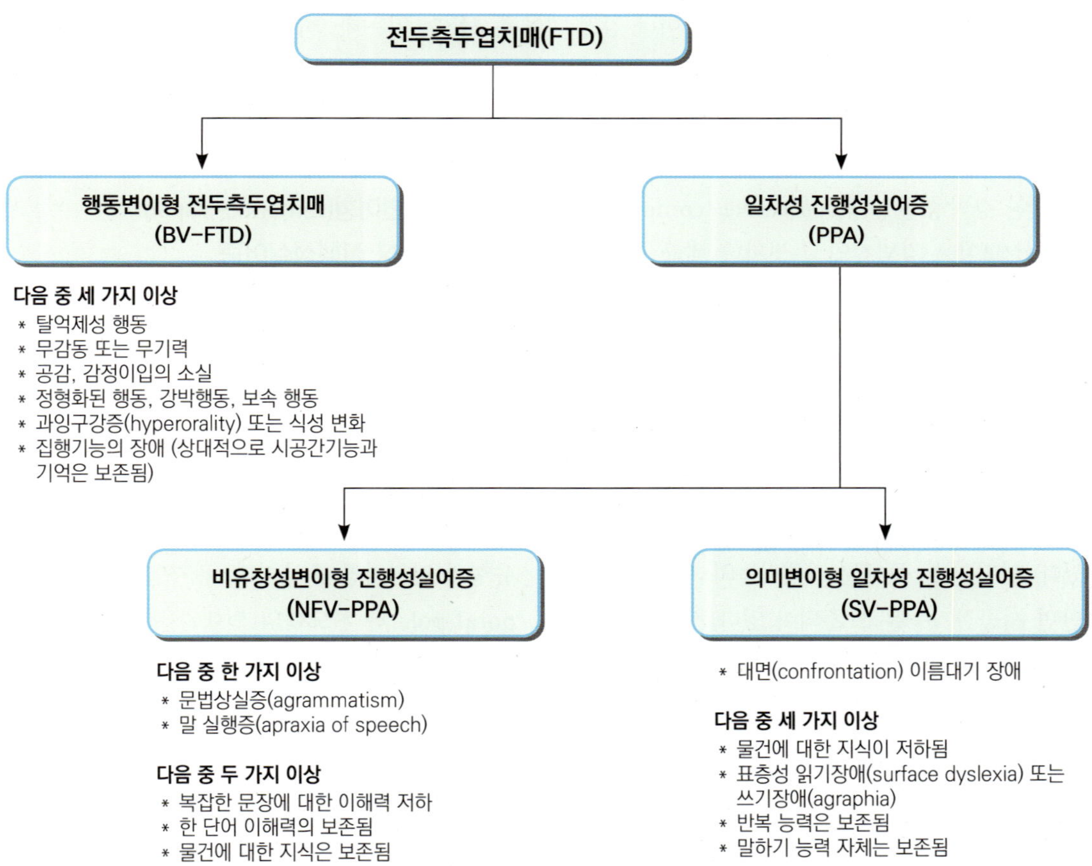

그림 5-2. **전두측두엽치매의 대표적인 세 가지 변이형(variant)과 그 진단기준.** (FTD: frontotemporal dementia, PPA: primary progressive aphasia, BV: behavioral variant, SV: semantic variant, NFV: non-fluent variant)

1) 행동변이형 전두측두엽치매

행동변이형 전두측두엽치매(bvFTD)의 주된 병리는 TDP-43 비정상적 축적이지만 타우 단백질 또는 심지어 아밀로이드병증도 보일 수 있다. bvFTD의 가장 두드러진 특징은 성격의 변화와 탈억제(disinhibition), 그리고 무감동(apathy)이다. 탈억제 때문에 나타나는 행동증상들로는 예의가 없이 사회적으로 부적절한 행동들을 하거나, 생각없이 돈을 마구 쓰는 등 충동적이고 무계획적인 행동이 있다. 전에 없이 남의 물건을 훔치거나 노상방뇨를 하기도 하고, 부적절하게 성적으로 접근하거나, 다른 사람의 사생활에 간섭하거나 아주 무례한 말을 아무렇지도 않게 내뱉기도 하며, 다른 사람의 물건을 허락도 없이 가지고 놀기도 한다. 무감동으로 인해 나타나는 증상들에는 일이나 취미활동, 사회생활에 관심이 없어진다는 점이 있고, 심지어는 개인위생에도 관심이 없어지는 것을 들 수 있다. 게다가 공감이나 감정이입 능력이 저하되기 때문에 가족이나 친구들과 공감을 하지 못하고, 주위 사람들과의 관계가 악화된다. 반복적인 상동행동이나 강박적인 의례행동을 보이기도 하지만, 전형적인 강박충동장애(obscessive-compulsive disorder)에서 보이는 강박적인 손씻기나 세균 공포증 등을 보이는 경우는 드물다. 때로는 새로운 취미나 종교에 강박적으로 심취하기도 한다. 폭식을 하면서 체중이 증가하는 경우가 많은데, 이러한 과잉구강증(hyperorality)은 단 음식이나 술, 담배 등으로 이어지기도 한다. 제대로 씹지도 않고 과도한 양의 음식을 섭취하거나 먹을 수 없는 물체까지 삼키는 이식증(pica)을 보이는 경우도 있다. 인지 기능 중에는 집행기능의 저하가 두드러지는 반면 시공간기능은 보존되어 있다. 안타깝게도 대부분의 환자는 자신이 변했다는 사실을 자각하지 못하고, 자신의 행동에 대한 병식(insight)이 없기 때문에, 가족과 주변 사람들이 큰 고통을 겪는다.

2) 일차성 진행성실어증

일차성 진행성실어증(primary progressive aphasia)은 초기 2년 정도는 두드러진 이상 행동을 보이지 않고 주로 언어기능에 이상을 보인다. 언어의 생성과 이름 대기, 이해력의 장애가 대화 중에 드러나는데, 이 또한 특징적으로 다음 두 가지 유형으로 대별된다.

(1) 비유창성변이형(non-fluent variant) 일차성 진행성실어증

비유창성변이형(nfvPPA)은 병명에서 유추할 수 있듯이 말을 할 때 문법적 오류가 많고 느리게 힘들여서 말하는 경향(effortful speech)이 있다. svPPA에서도 적절한 단어를 떠올리지 못하는 증상은 흔하지만, nfvPPA에서는 발음하기 매우 어려워한다는 것이 특징이다. 단순한 문장을 이해하는 데에는 어려움이 없지만, 복잡한 구조의 문장에 대한 이해력은 감소할 수 있다. 말실행증과 함께 구강안면 움직임과 삼킴에 대한 실행증도 종종 볼 수 있는데, 하품이나 기침을 해 보라고 하면 잘 못하지만, 의도하지 않은 경우에는 잘 한다. 병리학적으로 nfvPPA는 주로 타우 단백병증을 보인다.

(2) 의미변이형(semantic-variant) 일차성 진행성실어증

어의 기억(semantic memory)는 사물이나 개념에 대한 개인의 기억 체계를 일컫는데, 의미변이형 일차성 진행성 실어증 환자들은 이와 같은 지식 체계와 어휘의 연결이 손상되기 때문에, 단어의 의미를 잘 이해하지 못한다. 메뉴판을 보고서 "김치가 뭐지?" 라고 질문하는 것과 같이, 익숙한 단어의 뜻을 물어보는 것이 이 유형의 전형적인 증상이다. 관자엽 전극(anterior temporal pole)과 편도핵의 퇴행과 연관된 것으로 생각되며, 병리학적으로 svPPA는 거의 항상 TDP-43과 관련되어 있다.

3) 기타 유형

전통적인 FTD 와 다른 임상양상을 보이지만 병리학적으로는 유사한 단백질의 비정상적인 축적을 병태생리로 공유하는 경우도 있다. 대표적으로 추체로 및 추체외로 이상을 보이는 경우가 있는데, 이를 운동형 이마관자치매(motor frontotemporal dementia)라고 통칭하기도 한다. 운동형 FTD에는 전두측두엽치매 및 운동신경원질환(frontotemporal dementia plus motor neuron disease, FTD-MND), 진행성 핵상 마비 증후군(progressive supranuclear palsy syndrome, PSP-S) 및 피질핵증후군(corticobasal syndrome, CBS)이 포함된다. 근위축성측삭경화증(ALS)과 FTD-MND는 TDP-43 병리를 공유하고 있으며, 최근에는 운동신경원질환과 FTD 가 같은 병태생리를 가지는 하나의 임상-병리 증후군의 연속체(continuum)로 받아들여지고 있다. 이와는 달리 PSP-S 및 CBS는 타우 단백병증이 주된 병태생리이기 때문에, 병리학적으로는 nfvPPA와 유사하다.

4. 치료 및 예후

병태생리에 대한 이해가 깊어지면서 치료 표적이 새롭게 발굴되고 신약도 개발되고 있지만, 불행하게도 아직까지 FTD의 치료제로 승인받은 약제는 없다. 진단부터 사망에 이르기까지의 생존기간은 6-11년 정도이며, 후기에는 삼킴장애가 심해지고 폐렴 등의 합병증으로 사망에 이른다.

현재의 치료는 주로 행동 이상을 완화하는 데에 초점을 맞추고 있는데, 강박(compulsion)이나 초조, 공격성, 충동성, 이상 식이 행동 등은 선택적 세로토닌 재흡수 억제제를 사용하여 완화할 수 있다. 비정형 항정신병약제를 사용하기도 하지만 부작용에 주의하면서 사용해야 한다. 아세틸콜린 분해효소 억제제는 도움이 되지 않고 오히려 행동 문제를 악화시킬 수 있으며, 메만틴(memantine)도 증상을 완화하거나 질병의 진행을 예방하는 것에 도움이 되지 않는다.

Ⅲ 정상압수두증

1. 서론 및 역학

정상압수두증(normal pressure hydrocephalus, NPH)에 대한 문헌은 1965년으로 거슬러 올라간다. 뇌실내 압력은 크게 증가하지 않으면서 뇌실의 크기는 커져 있고, 보행 기능과 인지 기능이 저하되면서 요실금이 나타나는 임상 증후군이다. 지주막하출혈이나 뇌수막염 등 다른 질환에 이어서 발생할 때 이차성 정상압수두증(secondary NPH)이라고 하고, 알려진 원인이 없을 때 일차성(primary) 또는 특발성(idiopathic NPH, iNPH)이라고 부르며, 특발성인 경우는 대개 50대에서 70대에 증상이 시작된다. 노르웨이에서는 인구 10만 명당 21.9명의 유병률을 보였고, 또 다른 연구에서는 70대 인구의 0.2%, 80대 인구의 5.9%가 특발성 정상압수두증에 이환된 것으로 추정하였다. 그러나 이러한 통계보다 실제 유병률은 훨씬 높을 것으로 추정하는데, 이는 곧 많은 수의 환자들이 실제 진단이나 치료를 받지 못하고 있다는 뜻이다. 알츠하이머형 치매나 혈관성치매와는 달리 정상뇌압수두증은 뇌실복강단락술을 통해서 치료할 수 있는 질환이라는 점에서 매우 안타까운 통계이다.

2. 병태생리 및 병리학적 소견

뇌척수액(cerebrospinal fluid, CSF)의 생성과 순환, 흡수의 과정은 1925년 Cushing 이 '제3 순환(the third circulation)' 가설을 주장한 후 거의 100년 가까이 의심없이 학계의 정설로 자리잡았다. 이 가설에서는 CSF 가 맥락막(choroid plexus)에서 생성되어 뇌실내로 분비되고 외측뇌실에서 몬로공(foramen of Monro)을 통해 제3 뇌실과 대뇌수도관(cerebral aqueduct)을 거쳐서 제4 뇌실로 이동하고, 마장디공(foramen of Magendie) 및 루시카공(foramen of Luschka)을 통과하여 수조(cistern)을 거쳐 거미막하 공간의 거미막융모(arachnoid villi)에서 다시 흡수되어 정맥혈류로 들어간다고 가정했다. 그러나 뇌척수액의 생성, 순환, 흡수의 생리에 대한 이러한 전통적 개념은 최근 들어 새롭게 바뀌고 있다. 맥락막에서 CSF 가 생성되는 것 외에도 뇌실질의 간질액(interstitial fluid)이 CSF 생성의 매우 중요한 근원이라는 것을 새롭게 알게 되었다. CFS의 흡수도 거미막융모를 통한 정맥혈 흡수뿐만 아니라 뇌수막 림프관을 통해서 경부 림프절로 배액되는 양이 상당하다는 점도 새롭게 알게 되었다. 거미막 밑 공간에서부터 뇌의 관통 동맥 주변 공간(peri−arterial space)으로 CSF 가 유입되고, 성상세포 말단(end−feet)에 위치한 aquaporin−4 수송체(transporter)를 통해 CSF가 조직으로 들어간 후 동맥파에 의해 뇌의 간질액과 활발한 교환을 이루면서 정맥 주위 공간(peri−venous space)로 이동하면서 영양분을 공급하고 뇌의 대사 노폐물을 제거한다는 사실이 새롭게 발견되었다. 이러한 순환은 말초의 림프계와 비슷하고, 주로 교세포(glia)에 의존하고 있다는 점에서 글림프계(glymphatic system)라고 부르며, 깊은 수면 시 활성화된다. 글림프계를 통해 상당한 정도의 CSF가 정맥으로 흡수되기 때문에, 글림프계의 기능이상은 뇌척수액의 저류와 수두증을 유발할 수 있다. 또한 글림프계는 뇌의 대사 노폐물 및 비정상적인 단백질을 배출하는 기능을 하기 때문에, 이상이 발생할 때 비정상적인 단백질의 축적을 초래할 수 있다. 많은 신경퇴행성질환, 특히 진행성 핵상마비 증후군과 iNPH가 병존하는 경우가 많다는 사실은 글림프계의 이상이 iNPH의 중요 병태생리라는 가설을 지지한다.

전통적인 관점에서 수두증은 폐쇄성(또는 비교통성; non−communicating)과 교통성(communicating) 수두증으로 나누어 설명했다. 뇌종양 등으로 뇌척수액이 생성되고 흡수되는 경로의 어딘가 막히는 경우에는 뇌실내 압력이 매우 높아지는 폐쇄성수두증이 발생할 수 있고, 반면에 이러한 폐쇄 병변 없이 발생하는 교통성 수두증의 대표적인 예로는 iNPH가 있다. 전통적으로는 거미막융모의 기능 저하로 인해 뇌척수액의 흡수가 감소하여 iNPH가 발생한다고 설명하였다. 그러나, 최근에는 기존의 가설과는 다른 iNPH의 병태생리가 제시되고 있다. 나이가 들어가면서 뇌실질의 위축에 따라 마장디공과 루시카공이 커지고 동맥 및 뇌의 박동에 따라 전후로 움직이는 CSF 흐름이 만들어내는 진동성 전단응력(oscillatory shear stress)이 커지는 것은 물론 CSF의 순 움직임(net movement)이 정상적인 머리−꼬리(cranio−caudal) 방향과는 반대방향이 될 수도 있다는 것을 알게 되었다. 이는 뇌실내막세포의 융모 움직임과는 반대의 전단응력을 생성하여 뇌실내막세포의 손상은 물론 CSF 가 뇌실질 간질액으로 거슬러 이동하는 결과를 초래하며, 두정 방향(z−axis)으로 지속적인 압력을 미칠 수 있다. 이와 같은 수직 방향으로 지속적으로 가해지는 과도한 압력은 iNPH 환자의 뇌영상 검사에서 흔히 보이는 뇌들보각(callosal angle)의 예각화, 조밀한 고궁융부(high convexity) 경막하공간, 이마뿔 수직거리(frontal horn vertical diameter)의 증가 등과 관련이 있을 것으로 추정된다.

이외에도 뇌혈류의 결핍, 깊은 수면의 결핍과 뇌동맥 탄성 감소를 특징으로 하는 글림프계의 기능이상, aquaporin−4 수송체의 발현 이상, 뇌혈관장벽 기능의 결손 등이 병태생리로 새롭게 조명되고 있다.

3. 임상양상

증상은 보통 오랜 시간에 걸쳐 서서히 나타나며, 진단을 위해서는 적어도 6개월 이상 분명한 증상을 보여온 병력이 있어야 한다. 전통적으로 보행장애(gait disturbance), 요실금(urinary incontinence), 치매(dementia)를 정상압수두증의 세동이(triad) 징후로 설명해 왔다.

1) 보행장애

특징적인 보행장애가 가장 먼저 나타나는데, 걸을 때

'발이 마치 바닥에 붙은 것처럼(glue-footed)' 보이기 때문에 이러한 보행 양상을 '자석보행(magnetic gait)'이라고 부르기도 한다. 정상압수두증에서 보이는 보행장애는 주요한 감각 또는 운동 이상 없이 나타나며, 자세와 보행을 관장하는 고위(higher-level) 조절 장애에서 기인한다. 앉았다가 일어나거나, 반대로 서 있다가 다시 앉는 것과 같이 자세를 변환하는 동작에 어려움을 겪으며, 선 자세에서 첫 걸음을 떼기가 어렵고, 발을 질질 끌면서 걷기 때문에 쉽게 넘어진다. 파킨슨병과 유사하게 걸으며 방향을 전환할 때는 한 번에 못하고 여러 걸음에 걸쳐 조금씩 방향을 바꾼다. 경직이나 반사항진(hyperreflexia) 등 상위운동신경원 손상은 없는 경우가 많다. 또한 특발성 정상압수두증의 증상은 양측성으로 나타나는 것이 특징이기 때문에, 일측에만 두드러진 증상이 있다면 다른 진단명을 우선 고려해야 한다.

2) 요실금

초기에는 요실금 없이 절박뇨(urgency)만 호소할 수 있으며, 절박뇨가 심하면 변기에 도착하기 전에 실금이 나타나기도 한다. 빈뇨(frequency)와 함께, 자다가 화장실로 가야 하는 야간뇨(nocturia)도 흔하다. 환자들은 이와 같은 증상을 인지하고 불편을 호소하며, 또 실수를 하지 않을까 걱정한다. 따라서 환자가 인지하지 못하는 요실금이 있다면 정상압수두증 이외의 다른 진단명을 우선 고려해야 한다.

3) 인지장애

정상압수두증에서 나타나는 인지장애는 '전두엽-피질하(frontal-subcortical) 기능장애'라고 부르는 다양한 증상을 보인다. 전형적인 증상으로는 집행기능에 장애를 보이면서 무감동(apathy)하며 의욕이 전혀 없고, 낮 동안에 자주 졸고, 정신운동 지연(psychomotor slowing)을 보인다. 개인의 재무 상태를 관리하지 못하거나, 약을 제때 복용하지 못하고, 약속을 관리하지 못하여 문제에 봉착하는 경우가 흔하다.

정상압수두증에서 나타나는 인지장애는 몇 가지 특징을 보인다. 정상압수두증에서의 인지장애는 주의력(attention), 정신운동 속도, 계산력에서 더 심한 장애를 보이는 반면, 알츠하이머병에서는 주로 기억과 지남력(orientation)이 저하되어 있다. 아주 엄밀한 신경심리검사를 통해 평가하면, 비슷한 수준의 알츠하이머병 환자에 비해 시공간 인지 기능이 저하된 것 또한 관찰할 수 있다. 물론 기억력도 저하될 수 있다. 그러나 기억의 회상(recall)과 재인(recognition)이 모두 저하되는 알츠하이머병과는 달리, 정상압수두증에서는 주로 기억의 회상에서 훨씬 심한 어려움을 보인다는 보고가 있다.

4. 진단

전형적인 병력과 증상, 뇌영상 검사 결과를 종합하여 판단한다. 진단을 위해 보행장애, 인지장애, 요실금 세 가지가 모두 있어야 하는 것은 아니지만, 보행장애가 없다면 정상압수두증으로 진단하기는 어렵다.

뇌전산화단층촬영에서 뇌실확장(ventriculomegaly)이 보인다면 중요한 단서가 되지만, 뇌조직의 위축 때문에 이차적으로 뇌실이 확장된 뇌위축성 수두증(hydrocephalus ex vacuo)일 수도 있으므로 엄밀한 감별진단이 필요하다. 뇌실이 확장되었는지 평가하는 선별 검사의 의미로서 에반스 비(Evans ratio)가 사용되는데, 같은 축면(axial) 영상에서 보이는 뇌의 최대 좌우 직경에 대해서 가쪽뇌실의 이마뿔(frontal horn)의 최대 좌우직경의 비이다. 일반적으로 에반스 비가 0.3 이상이면 뇌실이 확장된 것으로 보지만 연구에 따라서는 0.32-0.37의 좀더 높은 수치를 진단 기준으로 제시하기도 한다.

그 외에도 뇌들보각(callosal angle)의 예각화(≤ 90도), 조밀한 고궁융부(high convexity) 경막하공간, 이마뿔 수직 거리(frontal horn vertical diameter)의 증가, 관자뿔(temporal horn)의 확장 등도 보조적인 진단 기준이 된다. 최근에는 거미막밑공간의 불균형 확장 수두증(disproportionately enlarged subarachnoid space hydrocephalus, DESH)이 iNPH의 가장 신뢰성 있는 신

경영상의학적 바이오마커로 간주되고 있는데, 뇌실 확장, 실비우스 틈새의 확장, 고궁융부(high convexity) 내측면 대뇌 고랑의 협착(narrowing)을 그 특징으로 한다. 그 외에도 4차원 흐름(flow) MRI, 또는 복셀 내 비일관운동(intravoxel incoherent motion) MRI 등 새로운 영상기법의 진단 유용성도 활발히 연구되고 있다.

5. 치료 및 예후

1) 단락술에 대한 반응 예측

수술적 치료를 시행할 경우에 증상이 호전될 것인지를 판단할 수 있는 검사법은 여러 가지가 소개되어 있지만, 아직 양성 예측도가 충분히 높지 않다. 척수강 안으로 생리 식염수나 인공 뇌척수액을 주입하면서 압력 증가를 통해 중추신경계의 순응도(compliance)를 평가함과 동시에 증상의 악화를 유발하는 방법도 있지만 임상에서 흔히 사용되지는 않는다. 척수 천자를 통해서 뇌척수액 40−50 mL을 배액시켜 보행과 인지기능이 호전되는지 평가하는데, 양성 예측도는 보통 70% 이상이다. 그러나 음성 예측도가 낮아서, 척수 천자 이후 호전이 없다고 해도 수술적 치료 후 호전을 보이는 경우도 많다. 이를 보완하기 위해 2−3일간 요추배액(lumbar drain)을 추가로 시행하여 보행 검사에서 10% 이상 호전을 보이는지 검사하기도 한다. 그 외에도 유전자나 단백질 바이오마커를 이용하여 수술에 대한 반응 예측 정확도를 높이려는 시도들이 있다.

2) 수술적 우회술

뇌실복강(ventriculoperitoneal) 및 뇌실심방(ventriculoatrial) 단락술이 가장 흔히 사용된다. 이는 수술 시간이 1시간 이내일 정도로 비교적 간단한 수술이지만, 출혈이나 감염 등의 합병증이 발생할 수 있으므로 수술적 치료의 득실을 잘 따져 시행 여부를 결정해야 한다.

▶ 참고문헌

1. American Psychiatric Association, American Psychiatric Association. DSM−5 Task force. Diagnostic and statistical manual of mental disorders : DSM−5. Arlington, VA2013.
2. Arvanitakis Z. Update on frontotemporal dementia. Neurologist 2010;16(1):16−22. DOI: 10.1097/NRL.0b013e3181b1d5c6.
3. Bang J, Spina S, Miller BL. Frontotemporal dementia. The Lancet 2015;386(10004):1672−1682. DOI: 10.1016/s0140−6736(15)00461−4.
4. Bonney PA, Briggs RG, Wu K, et al. Pathophysiological Mechanisms Underlying Idiopathic Normal Pressure Hydrocephalus: A Review of Recent Insights. Front Aging Neurosci 2022;14:866313. DOI: 10.3389/fnagi.2022.866313.
5. Braak H, Del Tredici K, Rub U, de Vos RA, Jansen Steur EN, Braak E. Staging of brain pathology related to sporadic Parkinson's disease. Neurobiol Aging 2003;24(2):197−211. (https://www.ncbi.nlm.nih.gov/pubmed/12498954).
6. Brean A, Eide PK. Prevalence of probable idiopathic normal pressure hydrocephalus in a Norwegian population. Acta Neurol Scand 2008;118(1):48−53. DOI: 10.1111/j.1600−0404.2007.00982.x.
7. Carswell C. Idiopathic normal pressure hydrocephalus: historical context and a contemporary guide. Pract Neurol 2023;23(1):15−22. DOI: 10.1136/pn−2021−003291.
8. Elahi FM, Miller BL. A clinicopathological approach to the diagnosis of dementia. Nat Rev Neurol 2017;13(8):457−476. DOI: 10.1038/nrneurol.2017.96.
9. Emre M, Aarsland D, Brown R, et al. Clinical diagnostic criteria for dementia associated with Parkinson's disease. Mov Disord 2007;22(12):1689−707; quiz 1837. DOI: 10.1002/mds.21507.
10. Gallia GL, Rigamonti D, Williams MA. The diagnosis and treatment of idiopathic normal pressure hydrocephalus. Nat Clin Pract Neurol 2006;2(7):375−81. DOI: 10.1038/ncpneuro0237.
11. Giorgio C, Marcello L, Enricomaria M, et al. Magnetic Resonance Imaging Diagnosis in Normal Pressure Hydrocephalus. World Neurosurg 2024;181:171−177. DOI: 10.1016/j.wneu.2023.10.110.
12. Hakim S, Adams RD. The special clinical problem of symptomatic hydrocephalus with normal cerebrospinal fluid pressure. Observations on cerebrospinal fluid hydrodynamics. J Neurol Sci 1965;2(4):307−27. (https://www.ncbi.nlm.nih.gov/pubmed/5889177).
13. Jaraj D, Rabiei K, Marlow T, Jensen C, Skoog I, Wikkelso C. Prevalence of idiopathic normal−pressure hydrocephalus. Neurology 2014;82(16):1449−54. DOI: 10.1212/WNL.0000000000000342.
14. Jellinger KA, Korczyn AD. Are dementia with Lewy bodies and Parkinson's disease dementia the same disease? BMC Med 2018;16(1):34. DOI: 10.1186/s12916−018−1016−8.
15. Martin−Laez R, Caballero−Arzapalo H, Lopez−Menendez LA, Arango−Lasprilla JC, Vazquez−Barquero A. Epidemiology of Idiopathic Normal Pressure Hydrocephalus: A Systematic Review of the Literature. World Neurosurg 2015;84(6):2002−9. DOI:

10.1016/j.wneu.2015.07.005.

16. McKeith I, Mintzer J, Aarsland D, et al. Dementia with Lewy bodies. Lancet Neurol 2004;3(1):19–28. (https://www.ncbi.nlm.nih.gov/pubmed/14693108).
17. McKeith IG, Boeve BF, Dickson DW, et al. Diagnosis and management of dementia with Lewy bodies: Fourth consensus report of the DLB Consortium. Neurology 2017;89(1):88–100. DOI: 10.1212/WNL.0000000000004058.
18. Ogino A, Kazui H, Miyoshi N, et al. Cognitive impairment in patients with idiopathic normal pressure hydrocephalus. Dement Geriatr Cogn Disord 2006;21(2):113–9. DOI: 10.1159/000090510.
19. Picascia M, Zangaglia R, Bernini S, Minafra B, Sinforiani E, Pacchetti C. A review of cognitive impairment and differential diagnosis in idiopathic normal pressure hydrocephalus. Funct Neurol 2015;30(4):217–28. (https://www.ncbi.nlm.nih.gov/pubmed/26727700).
20. Rasmussen MK, Mestre H, Nedergaard M. The glymphatic pathway in neurological disorders. Lancet Neurol 2018;17(11):1016–1024. DOI: 10.1016/S1474-4422(18)30318-1.
21. Saito M, Nishio Y, Kanno S, et al. Cognitive profile of idiopathic normal pressure hydrocephalus. Dement Geriatr Cogn Dis Extra 2011;1(1):202–11. DOI: 10.1159/000328924.
22. Savica R, Grossardt BR, Bower JH, Boeve BF, Ahlskog JE, Rocca WA. Incidence of dementia with Lewy bodies and Parkinson disease dementia. JAMA Neurol 2013;70(11):1396–402. DOI: 10.1001/jamaneurol.2013.3579.
23. Smith C, Malek N, Grosset K, Cullen B, Gentleman S, Grosset DG. Neuropathology of dementia in patients with Parkinson's disease: a systematic review of autopsy studies. J Neurol Neurosurg Psychiatry 2019;90(11):1234–1243. DOI: 10.1136/jnnp-2019-321111.
24. Taylor JP, McKeith IG, Burn DJ, et al. New evidence on the management of Lewy body dementia. Lancet Neurol 2020;19(2):157–169. DOI: 10.1016/S1474-4422(19)30153-X.
25. Tiraboschi P, Salmon DP, Hansen LA, Hofstetter RC, Thal LJ, Corey-Bloom J. What best differentiates Lewy body from Alzheimer's disease in early-stage dementia? Brain 2006;129(Pt 3):729–35. DOI: 10.1093/brain/awh725.
26. Walker Z, Possin KL, Boeve BF, Aarsland D. Lewy body dementias. The Lancet 2015;386(10004):1683–1697. DOI: 10.1016/s0140-6736(15)00462-6.
27. Warren JD, Rohrer JD, Rossor MN. Clinical review. Frontotemporal dementia. BMJ 2013;347:f4827. DOI: 10.1136/bmj.f4827.
28. Williams MA, Relkin NR. Diagnosis and management of idiopathic normal-pressure hydrocephalus. Neurol Clin Pract 2013;3(5):375–385. DOI: 10.1212/CPJ.0b013e3182a78f6b.
29. Yamada S, Ito H, Tanikawa M, et al. Age-Related Changes in Cerebrospinal Fluid Dynamics in the Pathogenesis of Chronic Hydrocephalus in Adults. World Neurosurg 2023;178:351–358. DOI: 10.1016/j.wneu.2023.07.110.

CHAPTER

06 외상성뇌손상 후 인지장애

Post-TBI cognitive impairment

신용일, 신명준

I 개요

외상성뇌손상(traumatic brain injury, TBI)은 외부의 물리적 힘에 의해 갑작스럽게 발생하는 뇌손상으로 흔히 신체기능장애, 의식변화, 인지, 언어, 정신행동 및 정서장애 등을 유발한다. 두개골 손상의 유무에 따라 개방성 뇌손상(open injury)과 폐쇄성 뇌손상(closed injury)으로 분류된다.

2008년부터 2017년까지 10년간 국민건강보험공단의 자료를 분석한 우리나라 외상성뇌손상의 발생률과 사망률에 대한 연구결과 보고에 따르면 10년간 약 275만 명이 발생하였으며, 인구 10만 명당 연령보정 발생률은 2010년까지만 증가한 후 2017년(인구 10만 명당 475.8명)까지 감소하는 추세를 나타냈다. 특히 70·80대 이상 고령 집단의 발생률은 꾸준히 증가하였으며, 특히 80세 이상 고령의 외상성뇌손상 환자들의 사망률은 10세 미만과 비교해 무려 313배나 높았다. 미국 질병관리본부의 2015년 의회 보고 자료에 의하면 한 해 250만 명 이상의 외상성뇌손상 환자가 응급실을 방문한다고 한다. 2020년 한 해 외상성뇌손상으로 인한 입원환자가 21만 명 이상이며, 매일 190명의 미국인이 외상성뇌손상 관련으로 사망한다고 보고되었다. 외상성뇌손상의 가장 흔한 원인은 낙상(추락)이며 4세이전과 75세 이후에 주로 나타나고(그림 6-1), 총기사고, 자동차사고, 스포츠손상, 폭행 등이 주요 원인으로 조사되었다.

외상성뇌손상은 환자의 인지, 행동, 정서, 그리고 신체적 기능에 영향을 주어서, 삶의 질에 나쁜 영향을 끼친다. 특히 사람들 사이의 관계형성, 사회 및 직업활동에 영향을 미쳐 환자 자신뿐 아니라 가족의 삶의 질 저하를 포함하여 다양한 사회경제적 부담을 가중시킨다. 특히 입원·재활치료가 필요할 정도의 환자들은 10명 중 2명이 사고 이후 5년 안에 사망하였고, 손상 이후 1–2년 정도에 기능적 회복을 다하지 못한 경우가 10명 중 4명이었다고 보고되었다. 이러한 결과들을 볼 때 외상성뇌손상의 치료가 급성기 의학적 치료와 재활에만 국한되지 않고, 여명 기간 동안 환자의 신체적, 정신적 건강을 유지할 수 있도록 포괄적인 접근을 할 수 있는 사회적 관심과 합의가 필요하다.

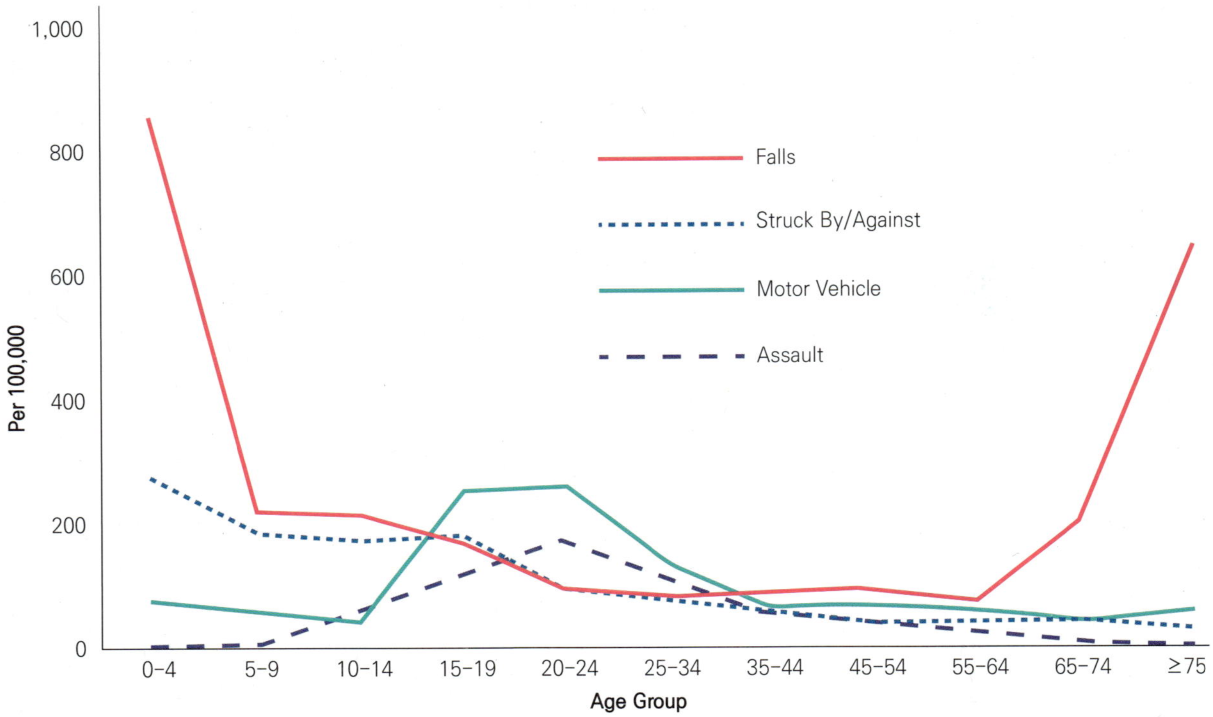

그림 6-1. **외상 원인에 따른 외상성뇌손상의 연령별 연간 발생률**(미국, 2002-2006)(adapted from Faul et al., 2010)

Ⅱ 진단 및 중증도에 따른 분류

외상성뇌손상 후 다음의 항목 중 한 가지라도 이상이 있는 경우 뇌기능에 문제가 발생한 것으로 판단하고 추적관찰할 것을 권고하고 있다.

1. 의식의 저하 또는 소실(Any period of loss of or decreased consciousness)
2. 사고 직전 또는 직후(24시간 이내) 사고에 대한 기억 상실[Any loss of memory for events immediately before (retrograde amnesia) or after the injury (post-traumatic amnesia)]
3. 근력 약화, 균형, 협응 능력 저하, 시력 이상, 의사소통 문제, 감각 저하 등의 신경학적 이상(Neurologic deficits such as muscle weakness, loss of balance and coordination, disruption of vision, change in speech and language, or sensory loss)
4. 멍한 상태, 지남력 상실 또는 혼란스러움 등의 사고 당시 정신 상태의 변화(Any alteration in mental state at the time of the injury such as confusion, disorientation, slowed thinking, or difficulty with concentration)

외상성뇌손상은 외상 또는 급작스러운 가속-감속 외상 후에 발생한 의식 소실 시간, Glasgow coma scale (GCS), 외상 후 기억 상실(post-traumatic amnesia, PTA), 응급실 영상소견 등에 따라 경도, 중등도, 중증으로 분류한다(표 6-1).

표 6-1. **외상성뇌손상의 분류**

분류	외상성뇌손상의 중증도 (TBI severity)		
	경도 (Mild)	중등도 (Moderate)	중증 (Severe)
Structural imaging	Normal	Normal or abnormal	Normal or abnormal
Loss of consciousness	< 30 minutes	30 minutes to 24 hours	> 24 hours
Post-traumatic amnesia	0-1 day	> 1 and < 7 days	> = 7 days
Glasgow Coma Scale score (best available score in 24 hours)	13-15	9-12	3-8
CT Imaging	Normal	Normal or abnormal	Normal or abnormal

외상성뇌손상의 약 80-90%를 차지하는 경증 외상성 뇌손상(mild TBI)은 뇌진탕(concussion)으로도 불리며, 경증 외상성뇌손상은 곧 의식이 회복되기 때문에 실제 병원을 방문하지 않는 환자도 많은 것으로 알려져 있다. 외상성뇌손상과 관련된 의료비 지출의 약 44%가 경증 외상성뇌손상 때문이라는 연구보고도 있으며, 인구 고령화로 인한 노인 낙상의 증가, 레저 스포츠 인구의 증가로 인한 사고, 전쟁과 테러의 증가 등으로 외상성뇌손상, 그중에서도 경증 외상성뇌손상이 큰 폭으로 증가하고 있기 때문에 인지기능 저하만이 장애의 주된 원인이 되는 경증 외상성뇌손상 환자의 경우 공중보건학적 문제도 상당하다. 뇌졸중이나 치매 등의 뇌질환에 비하여 상대적으로 나이가 젊고 아직 일을 해야 하는 청년기나 장년기인 경우가 많아서 인지장애가 경미하여도 직업이나 사회생활로의 복귀를 방해하여 문제가 될 수 있기에 인지기능에 대한 정확한 평가 및 인지 재활치료에 대한 관심이 필요하다.

경증 외상성뇌손상의 정의에 대해서는 아직 논란이 다소 있지만, 가장 널리 받아들여진 진단기준이 American Congress of Rehabilitation Medicine (ACRM)에서 제안하고 WHO에서 추인한 기준이다. 알코올이나 환각성 마약, 약제, 두부외 손상인 경우를 제외하고 30분을 초과하는 의식 소실이 없고, 24시간을 초과하는 외상 후 기억상실이 없으며, 외상 후 30분 이내에 시행한 GCS가 13점 이상인 경우를 경증 외상성뇌손상이라고 하며, CT 또는 MRI 상의 영상검사에서 이상이 있는 경우는 'complicated mTBI (mild TBI)'로 구분하고 있다.

의식 소실 기간이 30분 이상 6시간 이내의 경우 중등도 손상, 6시간 이상 지속될 경우를 중증 손상으로 분류하기도 하였지만, 최근에는 의식 소실 기간을 24시간 기준으로 중증 유무를 판단하고 있다.

외상 후 기억 상실은 외상 이전의 기억을 상실하는 후향적 기억 상실(retrograde amnesia)과 외상 이후의 기억을 상실하는 선행적 기억상실증(anterograde amnesia)으로 구분할 수 있고, 이 둘을 합쳐서 외상 후 기억 상실이라고 한다. 외상 후 기억상실증은 뇌손상 정도의 중요한 예후 측정인자로서 7일 이상이면 중증 뇌손상을 의미하지만, 역향성 측정 방식 때문에 신뢰도가 떨어지는 문제가 있다. 그래서 Galveston 지남력 및 기억력 상실증 검사(Galveston orientation and amnesia test, GOAT)가 개발되어 비교적 객관적이고 전향적으로 측정할 수 있다(표 6-2). 이 검사는 1979년 최초로 개발되었으며, 시간적 공간적 지남력과 기억력에 관한 질문으로 구성되어 있다. 76점 이상 점수가 나오면 외상 후 기억상실증이 종료되었다고 평가한다.

GCS는 외상성뇌손상 후 응급상황에서 손상의 정도를 평가하기 위해 가장 흔하게 임상현장에서 사용되는 평가척도로 예후를 잘 반영하며, 평가자 간 신뢰도가

표 6-2. **Galveston 지남력 및 기억력 상실증 검사**

질문	점수	평가
이름이 무엇인가요?	−2	성과 이름 전부 확인
언제 태어났나요?	−4	년, 월, 일 전부 확인
어디서 사나요?	−4	구 또는 동 이름(town)
지금 어디에 있나요?		
(1) 도시	−5	실제 이름
(2) 건물	−5	보통 병원 이름이나 재활센터 실제 이름 필요
언제 병원에 입원했나요?	−5	날짜
병원에 어떻게 왔나요?	−5	이송 방법
다친 이후에 제일 먼저 기억난 일이 무엇인가요?	−5	상황에 맞는 대답이라면 어떤 것이든지 괜찮음 (대답을 기록)
조금 더 자세히 이야기할 수 있을까요?	−5	적절한 세부 사항에 대한 기술 필요 (날짜, 시간, 같이 있었던 사람 등)
사고전 가장 마지막으로 일어났던 일은 무엇인가요?	−5	상황에 맞는 대답이라면 어떤 것이든지 괜찮음 (대답을 기록)
지금 몇 시인가요?	−5	30분 차이마다 1점 감점 (최대 5점 감점)
무슨 요일인가요?	−3	하루 차이마다 1점 감점 (최대 3점 감점)
며칠인가요?	−5	하루 차이마다 1점 감점 (최대 5점 감점)
몇 월인가요?	−15	한달 차이마다 5점 감점 (최대 15점 감점)
몇 년도인가요?	−30	한해 차이마다 10점 감점 (최대 30점 감점)
GOAT 점수		**(100−총실패점수)**

높은 장점이 있다. GCS는 외상성뇌손상 평가의 가장 기본적인 표준 검사이며, 눈뜨기, 운동반응, 언어반응의 세 가지 신경학적 기능을 평가하여 점수가 높을수록 환자의 신경학적 회복이 좋은 것으로 알려져 있다. 초기 뇌손상의 중증도는 외상성뇌손상 환자의 예후 예측 인자로 중요한데, GCS가 가장 보편화되고 연구도 많이 되어 있는 검사이기에 외상성뇌손상을 평가하기 위해서 반드시 시행해야 하는 검사이다. 하지만 눈 외상, 기도 손상, 척수 손상과 같은 동반 손상이나 기관 삽관, 진정제 투여, 실어증, 치매 등에 의해 평가에 어려움이 있을 수 있다.

경증, 중등도, 중증 외상성뇌손상의 비율은 미국, 유럽, 아시아 모두 비슷한 것으로 생각하고 있으며, 경증이 80% 정도, 중등도 및 중증이 각각 10% 정도로 알려져 있다. 최근 주목해야 할 점은 미국의 경우 고령(65세 이상)의 외상성뇌손상 환자가 지난 18년간 2배 증가하였으며, 원인으로 낙상(82.9%)이 가장 많았고 교통 사고(9.6%)가 두번째 원인이었다. 또한 우리나라에서도 80세 이상 고령의 외상성뇌손상 환자의 비율이 2008년에 비해 2017년 2배 증가하였는데, 점차 고령화되어가는 상황에서 주목할 내용이다. 노인 인구에서 낙상에 의한 외상성뇌손상이 많은 이유는 감각 저하, 시각 기능 저하, 균형능력 저하, 인지기능 저하, 야간 빈뇨 등의 증상을 유발할 수 있는 다양한 만성질환과 다약제 복용과 연관이 있는 것으로 알려져 있다.

전형적인 경증 외상성뇌손상은 응급실 내원 후 24시간 이내에 혼란 등의 증상이 소실되고, 두통이나 어지러움, 주의력 저하 등의 신체 및 인지 증상은 12주 안에 사라지는 것으로 알려져 있다. 그러나 연구에 따라서는 3 개월 이후에도 약 30%의 환자들이 신체 증상의 악화를 호소한다고 하며, 15%의 환자들은 1년이 지나도록 신경학적 장애나 증상이 지속된다고 한다. 그러므로 나이에 상관없이 경미한 외상성뇌손상이 있다고 할지라도 사고 전후의 인지기능에 대한 평가가 자세하게 이루어져야 된다.

Ⅲ 외상성뇌손상의 병태생리와 예후

경증 외상성뇌손상 환자의 경우 의식의 변화나 기억상실과 같은 증상이 급격하게 나타났다가, 상대적으로 짧은 시간 안에 호전된다. 어지러움과 주의력 저하 등의 증상도 1–2주 이내에 대부분 사라진다고 알려져 있다.

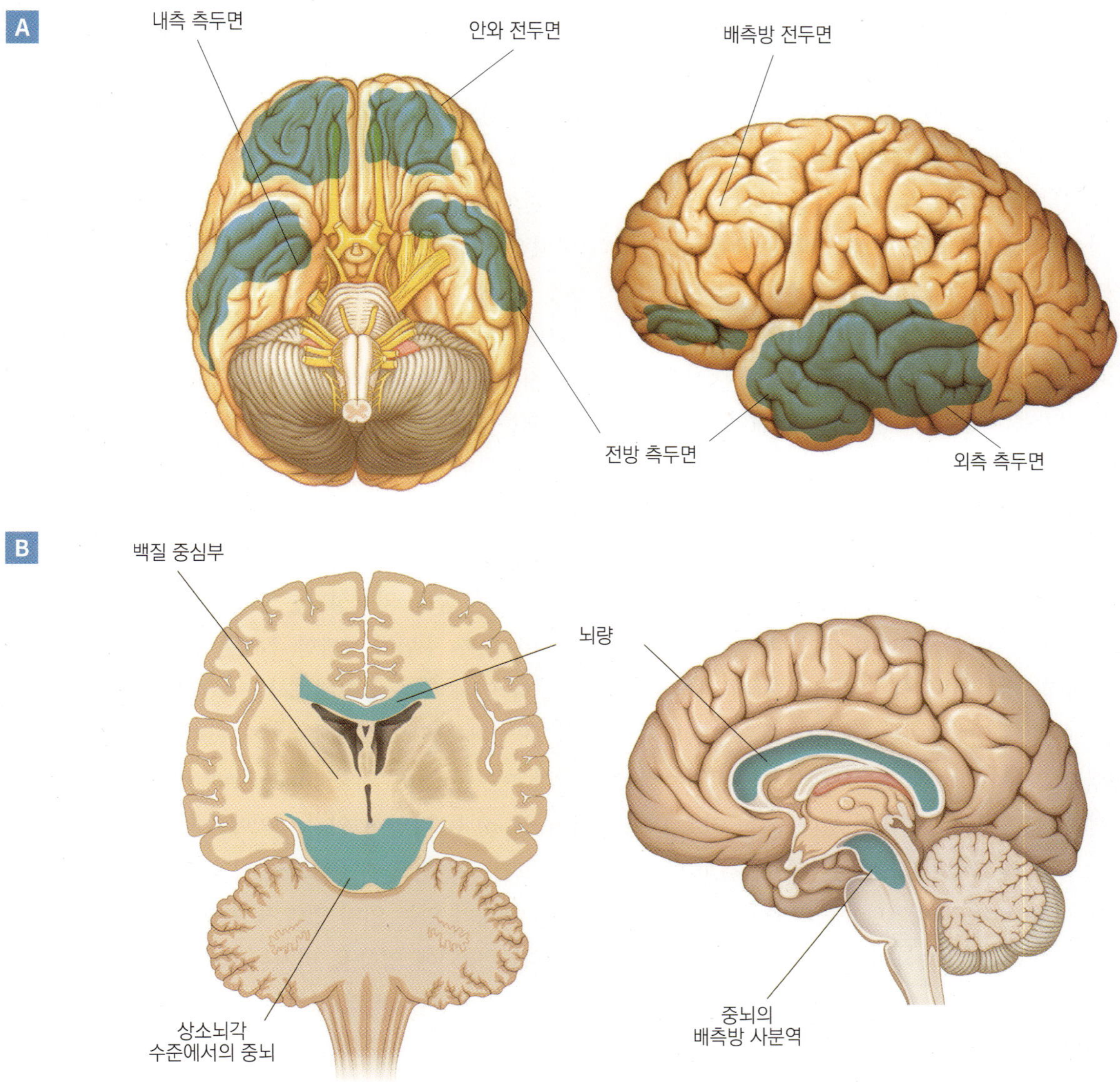

그림 6–2. **외상손 뇌손상 환자들의 호발 부위.** (A) 뇌좌상 호발 부위, (B) 미만성 축삭손상(diffuse axonal injury, DAI) 호발 부위

하지만 일부 환자의 경우 처음에는 큰 이상을 보이지 않다가 종괴성 병변이 진행하거나, 두개내 내압이 증가하여 갑자기 악화되는 경우가 있다. 그렇기 때문에 급성기 예후 추정은 일차 손상의 정도와 이차 손상의 정도에 의해서 복합적으로 결정된다.

일차적 뇌손상은 뇌에 충격이 가해지는 순간에 일어나며 대부분 가속과 감속에 의한 전단력(shearing force)과 회전력을 특징으로 하는 관성부하(inertial loading)에 의해 발생하게 된다. 이러한 기전으로 중뇌, 뇌교, 뇌량, 대뇌반구의 백질에 주로 발생하게 되는 미만성 축삭 손상(diffuse axonal injury)이 발생할 수 있으며, 외상 시 직접적인 외력으로도 뇌좌상, 뇌출혈 및 뇌신경 손상 등이 발생할 수 있다. 뇌좌상은 충격 정도에 따라서 다양한 깊이로 진행되며 주로 뇌기저부뼈와 인접해 있는 전두엽과 전측두엽이 손상된다(그림 6-2). 이러한 손상의 특징으로 인하여 경증 외상성뇌손상 환자의 경우에도 주의력 저하, 인지기능 저하, 성격의 변화와 같은 다양한 후유증상이 나타날 수 있다.

이차적 손상은 외력에 의한 일차적 손상에 이어지는 생화학적 연쇄반응 때문에 뇌손상 이후 에너지 대사, 단백합성과 분해, 신경 연접의 기능, 미토콘드리아 등에 이상이 발생하는 것으로 정의한다. 손상 이후 수시간 또는 수일 이후에도 발생할 수 있으며 뇌혈류 이상 및 대사 장애, 신경물질 분비 이상, 뇌부종, 철 항상성 파괴 등으로 신경세포 손상을 초래할 수 있다.

일차적 손상과 이차적 손상 그리고 동반된 다른 손상들이 모두 예후에 영향을 미치게 되는데, 초기 의식수준의 변화가 외상성뇌손상 후 신경행동학적, 기능적 회복과 관련이 높은 것으로 알려져 있다. 특히 최초 1주일의 GCS는 환자의 급성기 및 만성기 회복 결과 예측에 중요하다. 주로 나이가 젊거나, 동공반사가 있고 초기에 스스로 눈뜨기가 가능하며, 뇌수두증이 없고 인공 호흡장치의 사용이 필요 없는 환자에서 예후가 좋은 것으로 알려져 있다.

약 20%의 외상성뇌손상 환자들이 손상 후 30일이 지나도 반응이 없는 중증 상태 즉 혼수 상태가 지속된다고 보고되고 있는데, 혼수 상태는 수면 각성 주기 없이 주변 환경 자극에 대해서 의미 있는 반응을 하지 못하는 상태를 말한다. 혼수 상태로부터 인지기능이 회복되는 정도를 파악하기 위해 Ranchos level of cognitive functioning scale (LCFS)가 사용되고 있다(표 6-3).

Ⅳ 특징적 인지기능장애의 특성과 치료적 접근

외상성뇌손상 환자에서 보이는 임상증상은 의식의 소실 혹은 저하 기간, 외상 전후의 기억소실, 정신 상태의 변화(혼동, 착각, 사고 지연 등), 신경학적 결손(마비, 균형장애, 시력장애, 실행증, 감각 이상, 실어증 등)이다. 이러한 기능 저하와 그로 인한 문제들은 일시적인 것이 아니라 평생에 걸쳐 지속될 수 있다. 그중 인지기능 저하는 가장 일관되고 특징적으로 나타나는 문제이기 때문에 환자 개인과 사회 경제적인 파급 효과를 고려하여 관심이 필요하다.

일반적으로 시간이 지나면 호전되는 신체 증상과 달리 인지기능 저하는 시간이 경과함에 따라 악화될 수 있다. 또한 중증 외상성뇌손상 환자 및 가족들이 외상성뇌손상 후 수년이 경과한 후에는 일반적으로 신체 증상보다 인지 혹은 신경행동학적 문제를 일상생활의 가장 큰 장애 요인으로 호소하기도 한다. 외상성뇌손상은 각성수준(arousal), 기억력(memory), 집행능력(executive function) 등 다양한 인지 영역에 이상을 초래할 수 있다. 그러므로 반드시 종합적인 평가를 시행하여야 하며 기능 저하가 있는 인지 영역 및 해당 영역의 인지 저하가 다른 영역에 영향을 미치는지도 파악하여야 한다. 종합적인 신경심리학적 평가는 인지 재활치료의 전략을 세우는 데에 매우 중요하기 때문에 소홀히 해서는 안된다. 또한 정신적 심리학적 문제를 파악하고 치료하는데 도움을 받을 수도 있다.

표 6-3. 란쵸로스아미고스 인지기능척도(Rancho Los Amigos level of cognitive functioning scale)

Score	Description
(1)	**Level Ⅰ - No Response.** Patient does not respond to external stimuli and appears asleep
(2)	**Level Ⅱ - Generalized Reponse.** Patient reacts to external stimuli in nonspecific, inconsistent, and nonpurposeful manner with stereotypic and limited responses.
(3)	**Level Ⅲ - Localized Response.** Patient responds specifically and inconsistently with delays to stimuli, but may follow simple commands for motor action.
(4)	**Level Ⅳ - Confused, Agitated Response.** Patient exhibits bizarre, nonpurposeful, incoherent, or inappropriate behaviors, has no short-term recall, and attention is short and nonselective.
(5)	**Level Ⅴ - Confused, Inappropriate, Nonagitated Response.** Patient gives random, fragmented, and nonpurposeful responses to complex or unstructured stimuli, Simple commands are followed consistently, momory and selective attention are impaired, and new information is not retained.
(6)	**Level Ⅵ - Confused, Appropriate Response.** Patient gives context-appropriate, goal-directed responses, dependent on external input for direction. There is carry-over for relearned, but not for new tasks, and recent memory problems persist.
(7)	**Level Ⅶ - Automatic, Appropriate Response.** Patient behaves appropriately in familiar settings, performs daily routines automatically, and shows carry-over for new learning at lower than normal rates, Patient initiates social interactions, but judgment remains impaired.
(8)	**Level Ⅷ - Pruposeful, Appropriate Response.** Patient is oriented and responds to the environment but abstract reasoning abilities are decreased relative to premorbid levels.

신경심리학적 평가 결과에 기반하여 해당 인지 영역과 관련하여 일상생활 기능을 개선시키기 위해 필요한 전략과 활동을 선택해야 한다. 이때 과제는 환자의 실제 생활과 연관되면서 인지기능 상태가 반영하는 것으로 선택해야 한다. 그리고 이렇게 훈련된 기술이 다른 과제나 다른 상황에서 적용될 수 있을지 즉 일반화될 수 있을지도 고려해야 한다.

1. 주의력 저하

주의력 저하는 외상성뇌손상 이후 가장 흔한 문제로 최근의 메타분석에 의하면 경증(mild) 외상성뇌손상의 경우 급성기에 20%, 아급성기에 18%의 유병률을 보이며, 중등도나 중증(moderate-to-severe)의 외상성뇌손상에서는 아급성기에 54%, 만성기에 50%의 유병률을 보였다. 주의력은 인지의 모든 기반이 되는 기능이므로 경미한 주의력 저하도 일상생활 수행기능에 중요한 문제를 일으킬 수 있다. 급성기 시기에는 주의력을 직접적으로 훈련하는 것이 좋은데, ATP (attention process training) 등이 여기에 속한다. ATP는 신경심리학적 이론에 따라 구조적이고 체계적으로 만들어진 청각 및 시각 주의력 훈련 과제이다. 지속 주의력, 선택 주의력, 교대 주의력, 동시 주의력 등을 반복적으로 훈련하여 기능적 호전을 목표로 하는 치료방법이다. 기능적인 훈련은 포함하고 있지 않으나 치료 효과가 일반화될 수 있도록 집에서 하는 활동, 직업과 관련된 활동, 지역사회에서 할 수 있는 활동과 같이 일반 활동을 포함하고 있다.

주의력 저하에 대한 치료에서는 초기치료에는 주의력을 높이기 위해 가능한 산만한 환경을 제어하고, 각 치료에서 하나의 작업을 수행하도록 하며, 점진적으로 작업의 난이도를 증가시키면서 보다 어수선한 환경에서도 수행할 수 있도록 한다.

주의력 저하에 대한 다른 치료전략으로 시간압박치료(time pressure management)를 사용해 볼 수도 있다. 주의력 저하 환자는 정보 처리가 지연되는데, 특히 시간적 압박이나 제한이 있는 경우 더 어려움을 호소한다. 시간압박치료는 과제 수행 전 문제를 확인하고 전략을 수립하고, 과제 수행 중에는 순간순간 문제를 해결하거나 피할 수 있도록 전술을 사용하고 시간적 압박이 있는 경우 더 빠른 결정을 내리기 위한 조작적 결정을 하도록 한다. 중등도 이상의 주의력 저하 환자에게는 일상생활 시에 외부적 보상을 사용하도록 하는 것이 도움이 될 수 있다. 예를 들면 운전을 할 때 출발하기 앞서 미리 경로를 점검하여 운전 중에 말을 하거나, 새로 결정할 일을 만들지 않도록 충분히 준비하게 한다. 충분한 시간을 두고 출발하여 서두르지 않게 하고 지각을 걱정하지 않게 해준다. 운전을 산만하게 할 수 있는 음악이나 다른 요소들을 제거하는 것, 동승객에게 어려운 대화를 하지 않도록 도움을 요청하는 것, 앞차와의 간격을 충분하게 유지하게 하는 것 등의 치료 방법을 사용하는 것이다. 운전 중 당황스러운 일로 혼돈이 생기면, 차를 잠시 주차하고 잠시 휴식을 취하면서 원래 운전 계획을 다시 점검하고 염려스러운 요소들을 제거한 이후 다시 출발하도록 한다.

2. 기억력 저하

최근의 메타분석에 의하면 경증 외상성뇌손상의 경우 급성기에 31%, 아급성기에 26%의 유병률을 보이며, 중등도나 중증의 외상성뇌손상에서는 아급성기에 49%, 만성기에 21%의 유병률을 보였다. 기억력은 일반적으로 주의력, 부호화, 저장, 인출의 네 가지 단계로 이루어져 있으며, 이 과정들은 서로 연계되어 있다. 외상성뇌손상 환자에서 기억력을 향상시키기 위해서는 우선 정보를 단순화하고 기억해야 할 정보량을 줄여야 한다. 또한 환자가 기억해야 할 것을 이해했는지 점검하고 정보를 서로 연관 짓거나 조직화하여 기억하도록 훈련하거나 하루에 여러 번 반복적으로 기억하게 하는 것이 도움이 된다. 이런 기억전략훈련(metacognitive training)에는 시각-언어 연상법, 시각언어 도식(schematics) 등이 있으며 첫 음절을 사용하는 mnemonics나 의미로 그룹짓기(semantic clustering), PQRST 기법, 이야기 만들기 등이 있다. 이렇게 기억력의 각 단계에 따른 세부적인 훈련법은 매우 다양하다.

중등도 이상의 기억력 저하에는 주로 외적 보상법을 사용한다. 이 중 대표적인 기억력 훈련 방법이 오차배제학습(errorless learning)이다. 환자가 오차를 최소화할 수 있어야 기억하는 것이 더 효율적이며, 간단한 과제로부터 점차 어려운 것으로 나아가는 방식이 도움이 된다. 이외에도 spaced retrieval 기법, chaining 기법 등이 속하고, 수첩, 알람, 휴대폰, 포스트잇 등을 이용하는 방법도 있다.

3. 집행기능 저하

외상성뇌손상 환자들은 앞에서 언급했듯이 주로 손상 받는 부위가 전전두엽 영역과 전두엽이기 때문에 집행기능장애가 많이 발생하게 된다. 최근의 메타분석 보고에 의하면 중등도나 중증의 외상성뇌손상에서 아급성기에 48%, 만성기에 38%의 유병률을 보였다. 집행기능은 주의력, 기억력, 언어능력, 운동 기능 등 다양한 정신활동을 조절하고 지시하는 능력으로 목표를 수립하여 계획하고 시작한다. 목표 지향적인 일련의 행위를 연결하여 수행하고, 불필요한 자극을 억제하고, 추론하고 선택 및 판단하고 스스로 평가하여 규제하는 등 주의력이나 기억력 같은 기본적인 인지과정보다 고위의 인지기능이다. 집행 인지기능(executive cognitive function), 행동 자기조절기능(behavioral self-regulatory function), 활성화 조절기능(activation regulating function), 메타인지기능(metacognitive function)의 네 영역으로 구분하기도 한다. 외상성뇌손상 환자들에서 향후 기능적 예후를 결정하는 중요한 인자이며, 예기치 못한 일이 발생하거나 실수가 발생하였을 때 이에 대해 대응하는데 필요한 능력이므로 집행 기능의 장애는 새롭거나 익숙하지 않은 상황에서 잘 발견된다.

4. 무관심

무관심(apathy) 역시 외상성뇌손상 이후 발생하는 드물지 않은 인지 관련 문제이다. 무관심만 단독으로 나타나기도 하고 우울증이나 치매 같은 다른 인지기능 저하와 동반되어 나타나기도 한다. 무관심을 보이는 환자들은 일반적으로 치료의 필요성을 느끼지 못하거나, 동기 부여가 되지 않으므로 재활치료 과정에 대한 참여도가 낮아 기능적 예후에 좋지 않은 영향을 줄 수 있다. 무관심이 의심되는 환자들은 적극적으로 평가하여 동반된 다른 정서장애들을 찾아내고 심리사회적, 의학적, 약물학적 유발 요인이 없는지도 살펴봐야 한다.

Ⅴ 인지재활 시 고려해야 할 상황

인지재활의 목표는 환자 혹은 가족과 함께 설정하여야 한다. 앞서 언급한 것처럼 외상성뇌손상은 다양한 손상기전을 가지며, 손상 정도도 다르기 때문에 초기에 기능 회복에 대한 정도를 판단하기 어려운 경우들이 많다. 그렇기 때문에 외상 이전의 기능으로 회복할 수 있는 시기, 외상 이전의 직업, 학업 등 사회생활 복귀가 가능한지 여부는 가늠하기 쉽지 않다. 목표를 설정할 때에는 환자에게 치료 및 기능 회복에 대한 기대를 강화하면서 동시에 환자 스스로 자신의 회복 정도를 평가할 수 있도록 유도하는 것이 필요하다.

인지 재활치료를 시작할 때는 장기목표와 단기목표를 설정해야 한다. 장기목표는 포괄적이고 일반적인 치료 접근법으로 큰 방향을 결정하여야 하며 소요되는 기간도 반드시 고려해야 한다. 단기목표는 전술과제로 실제로 성취해야 할 과제를 의미하며 성공 여부를 평가하는 척도로 사용할 수도 있다. 단기목표를 세울 때 고려해야하는 것은 과제의 종류, 과제의 난이도, 필요한 지시나 도움, 사용할 치료방법, 성공에 대한 판단 척도 등이며 각각 세부적으로 수립해야 한다.

이를 위해서 원칙적으로 환자의 문제와 요구를 파악하여 접근하여야 하고, 치료적인 동맹관계가 잘 형성되어야 하며 적극적으로 프로그램에 참여할 수 있도록 여건을 만드는 것이 중요하다. 또한 목표지향적으로 팀 접근 방식을 통해 시행되어야 한다. 일반적으로 인지재활팀은 재활의학과 의사, 간호사, 프로그램 관리자, 물리치료사, 작업치료사, 언어치료사, 심리행동치료사, 사회사업사, 특수교육교사, 그 외 재활보조 등으로 구성된다.

인지재활 과정에서 환자가 ① 재활 과정에 참여, ② 자신의 문제를 자각, ③ 인지결손에 대한 보상적인 기술의 숙달, ④ 보상적인 기술의 통제, ⑤ 자신의 인지문제에 대한 수용의 단계, ⑥ 새로운 자아의 출현이라는 6단계를 거쳐서 일상 및 사회생활에 적응하게 된다. 그러므로 환자를 면밀하게 파악하고 환자 및 가족들과 수차례 상담을 통해서 그들의 목표 수준을 파악하고, 개별화하여 인지재활치료를 시행하여야 한다. 인지 또는 학습훈련, 보상기법 훈련, 컴퓨터 보조훈련, 외부 보조장비의 사용, 의사 소통 훈련, 정신행동치료, 직업치료, 약물 치료, 물리치료, 유산소 운동 등과 같은 전통적인 다양한 중재 기법이 필요하며, 추가로 필요할 경우 미술치료, 음악치료 등 다양한 방법으로 접근을 시도하여 환자가 지속적으로 인지재활치료에 참여할 수 있도록 한다.

1970년대 말과 1980년대 초 교육용 소프트웨어의 개발과 발맞추어서 본격적인 컴퓨터 보조 인지재활 프로그램(computer-assisted cognitive rehabilitation)이 개발되었다. 그 이후 국내에서도 많은 프로그램이 개발되어 사용되고 있다. 최근에는 증강현실 또는 가상현실을 활용한 인지재활치료 프로그램이 개발되고, 인지훈련의 문제점 중 하나인 일상생활로의 전이 또는 일반화, 과제 지향적 훈련 등이 더 용이해지는 방향으로 발전하고 있다. 또한 가정과 지역사회를 기반으로 한 인지재활 프로그램이 만성 외상성뇌손상 환자들에게 유용하게 사용될 수 있는 환경이 조성되도록 노력하고 있다.

Ⅵ 약물 치료

급성기 혼돈 상태인 외상 후 기억상실증(post-traumatic amnesia) 시기에는 초조(agitation) 및 공격적 행동이 흔하다. 외상 후 기억상실증에서 회복된 이후에는 주의력, 기억력, 정보처리 능력 및 실행 능력 저하 등의 인지기능 문제로 병전에 비해 마치 환자의 성격이나 행동이 변화된 것으로 보일 수 있다.

재활치료의 순응도를 향상시키고, 동기 부여 및 학습 능력 향상을 위해서도 약물치료를 고려해야 하는 경우가 있다. 하지만 외상성뇌손상 환자에게 약물을 투여할 때에는 주의가 필요하다. 그 이유는 실제로 개개인마다 복잡한 배경과 많은 내외적 요소가 인지기능장애 및 행동장애의 증상 발현에 작용하기 때문이다. 그래서 인지기능상태에 대한 포괄적인 평가와 증상을 유발하는 요소에 대한 세심한 관찰을 통해 정확한 진단이 내려진 다음 약물치료를 시작해야 한다.

※ 외상성뇌손상 환자들의 약물치료 원칙

1. 적은 용량에서 시작하고 천천히 증량한다.
2. 치료하고자 하는 증상, 효과, 기간에 대한 명확한 계획을 가지고 약을 처방한다.
3. 환자의 임상 증상을 표준화된 척도를 사용하여 지속적으로 평가한다.
4. 약물의 상호작용을 주의 깊게 모니터링 한다.
5. 한 가지 약에 효과가 불완전하면 다른 기전을 가진 약을 추가로 처방한다.
6. 목표증상이 악화되면 마지막에 투여한 약을 감량하거나 중단한다.

최근에 발표된 문헌들에 의하면 중등도 이상의 외상성뇌손상 환자들에게는 amantadine이 일상생활동작수행 능력 및 의식 상태를 개선시켰다고 한다. amantadine은 도파민 유리와 도파민 수용체의 민감성을 증가시키고, 재흡수를 감소시켜 도파민 기능을 증진하는 효과와 NMDA 수용체 대항효과가 있다. 일반적으로 50 mg 아침 저녁 bid로 시작하지만, 최근 100 mg bid로 투여를 시작하여, 2주간 복용 이후 3주째 150 mg bid, 4주째 200 mg bid를 투여한 대규모 RCT 연구로 기능회복을 가속화시킨다는 보고가 발표되면서 외상성뇌손상 이후 인지기능 저하 시 우선적으로 고려하는 약제가 되었다. 하지만 아직까지 외상성뇌손상 환자들 중에서 어떤 환자들에게 사용할지에 대한 구체적인 가이드라인은 없는 상태이다. 또한 아직까지 경련발작 역치를 낮추어 경련을 일으킬 수 있다는 우려 때문에 주의해서 사용해야 할 필요가 있다. 무감동의 경우 약물치료를 우선 고려하는 경우가 많은데, amantadine이 가장 대표적인 약제라 할 수 있다.

주의력은 다른 인지기능 영역에 영향을 미치고 새로운 정보를 학습하는데 문제가 유발될 수 있고, 재활치료 동기를 떨어뜨리게 된다. 그래서 methylphenidate와 콜린에스테라아제 억제제인 donepezil이 추천된다. Methylphenidate는 도파민과 노르에피네프린의 분비를 증가시켜서 그물활성계(reticular activating system), 줄무늬 체(striatum), 여러 피질-피질하 회로에서 카테콜라민성 활동을 증가시켜 각성, 주의력, 정보처리 속도를 향상시키는 것으로 알려져 있다. 작용 시작 시간은 30분에서 1시간으로 빠르고, 효과지속시간도 짧아 일반적으로 5 mg으로 시작해서 하루 2번 아침, 점심에 투여하면서 5 mg씩 증량해 간다. 10–20 mg bid 용량으로 증상 호전 효과를 보고하였으나, 실제 임상에서는 더 많은 용량을 사용하기도 한다. 환자에게 methylphenidate가 효과가 있는지 여부를 판별하기 위해서 10 mg 투여 1시간 이후 인지기능 평가를 시행하기도 하나, 아직 확립된 선별검사 방법은 없다. Methylphenidate의 부작용은 불안증, 초조 증상, 불쾌감, 그리고 가끔 빈맥, 혈압 상승 등이 있을 수 있다. Methylphenidate가 발작의 위험성을 높이는 것이 아닌지 염려하는 연구자들이 있었지만, 실제로 methylphenidate는 발작 위험을 높이는 것은 아닌 것으로 생각되고 있다. 콜린에스테라아제 억제제인 donepezil은 아급성기부터 만성기 중증 이상의 외상성뇌손상 환자에게 주의력과 기억력을 향상시킨다고 알려져 있다.

외상성뇌손상은 알츠하이머병과 파킨슨병 등과 같은 다른 신경퇴행성 질환과도 연관성이 있다고 보고되고 있다. 외상 후 치매를 진단하는 것은 상당한 어려움이 있을 수 있겠지만 치매의 상대적 위험이 1.5–3배 정도 증가하는 것으로 알려져 있기 때문에 인지기능에 대한 주기적인 평가와 함께 약물 치료 시작 시기와 다른 신경퇴행성 질환의 진단 시기에 대해서도 지속적인 관심이 필요하다.

Ⅶ 결론

외상성뇌손상 후 인지기능 저하는 환자의 입장에서 여생기간 동안 지속되는 중요한 문제이다. 따라서 뇌손상 후 시기, 환자 특성, 저하된 인지기능 영역, 인지 기능 저하의 중증도, 동반된 질환 등을 고려하여 포괄적이고 효과적인 개별화된 치료 전략을 세우는 것이 필요하다. 외상성뇌손상 환자에 대한 인지재활치료의 효과는 논란이 있지만, 회복(restoration)을 도모하거나 기능을 보완 또는 대체(compensation)하는 재활치료 전략을 적절히 선택하여 가정과 지역사회로의 복귀를 돕고, 삶의 질을 높이는 것이 중요하다.

▶ 참고문헌

1. 2008년 퇴원 손상 통계: 질병관리본부; 2011.
2. Brasure M, Lamberty GJ, Sayer NA, et al. AHRQ Comparative Effectiveness Reviews. Multidisciplinary Postacute Rehabilitation for Moderate to Severe Traumatic Brain Injury in Adults. Rockville (MD): Agency for Healthcare Research and Quality (US); 2012.
3. Burke MJ, Fralick M, Nejatbakhsh N, Tartaglia MC, Tator CH. In search of evidence–based treatment for concussion: characteristics of current clinical trials. Brain injury: [BI] 2015;29:300–5.
4. Carroll LJ, Cassidy JD, Holm L, Kraus J, Coronado VG. Methodological issues and research recommendations for mild traumatic brain injury: the WHO Collaborating Centre Task Force on Mild Traumatic Brain Injury. J Rehabil Med 2004:113–25.
5. Choi SH. Cognitive Assessment in Traumatic Brain Injury. Brain & Neurorehabilitation 2008;1:148–54.
6. Corrigan JD, Cuthbert JP, Harrison–Felix C, et al. US population estimates of health and social outcomes 5 years after rehabilitation for traumatic brain injury. J Head Trauma Rehabil 2014;29:E1–9.
7. Couillet J, Soury S, Lebornec G, et al. Rehabilitation of divided attention after severe traumatic brain injury: a randomised trial. Neuropsychol Rehabil 2010;20:321–39.
8. De Luca R, Calabro RS, Bramanti P. Cognitive rehabilitation after severe acquired brain injury: current evidence and future directions. Neuropsychol Rehabil 2016:1–20.
9. Deb S, Lyons I, Koutzoukis C. Neurobehavioural symptoms one year after a head injury. Br J Psychiatry 1999;174:360–5.
10. Faul M, Xu L, Wald MM, Coronado VG. Traumatic Brain Injury in the United States: Emergency Department Visits, Hospitalizations and Deaths 2002–2006. Atlanta (GA): Centers for Disease Control and Prevention, National Center for Injury Prevention and Control; 2010.
11. Gennarelli TA, Meaney DF. Mechanisms of primary head injury. Neurosurgery 1996;2:2611–21.
12. Giacino JT, Whyte J, Bagiella E, et al. Placebo–controlled trial of amantadine for severe traumatic brain injury. The New England

journal of medicine 2012;366:819–26.

13. Greenwald BD, Ambrose AF, Armstrong GP. Mild brain injury. Rehabil Res Pract 2012;2012:469475.
14. Gupta R, Sen N. Traumatic brain injury: a risk factor for neurodegenerative diseases. Rev Neurosci 2016;27:93–100.
15. Hagen C, Malkmus D, Durham P. Levels of cognitive functioning. Downey, CA: Rancho Los Amigos Hospital 1972.
16. Harvey LA, Close JC. Traumatic brain injury in older adults: characteristics, causes and consequences. Injury 2012;43:1821–6.
17. https://www.cdc.gov/traumaticbraininjury/index.html
18. Jordan BD. Cognitive rehabilitation following traumatic brain injury. Jama 2000;283:3123–4.
19. Kim HK, Leigh JH, Lee YS, Choi YJ, Kim Y, Kim JE, Cho WS, Seo HG, Oh BM. Decreasing Incidence and Mortality in Traumatic Brain Injury in Korea, 2008–2017: A Population–Based Longitudinal Study. Int J Environ Res Public Health. 2020 Aug 26;17(17):6197. doi:10.3390/ijerph17176197.
20. Lee HB, Lyketsos CG, Rao V. Pharmacological management of the psychiatric aspects of traumatic brain injury. Int Rev Psychiatry 2003;15:359–70.
21. Levin HS, Benton AL, Grossman RG. Neurobehavioral Consequences of Closed Head Injury: Oxford University Press; 1982.
22. Levin HS, Diaz–Arrastia RR. Diagnosis, prognosis, and clinical management of mild traumatic brain injury. Lancet Neurol 2015;14:506–17.
23. Maas AI, Harrison–Felix CL, Menon D, et al. Common data elements for traumatic brain injury: recommendations from the interagency working group on demographics and CHAPTER 05 71 | 외상성뇌손상 후 인지장애 clinical assessment. Archives of physical medicine and rehabilitation 2010;91:1641–9.
24. Marion DW. Traumatic brain injury: George ieme Verlag; 1999.
25. Menon DK, Schwab K, Wright DW, Maas AI. Position statement: de‑nition of traumatic brain injury. Archives of physical medicine and rehabilitation 2010;91:1637–40.
26. Moore Sohlberg M, McLaughlin KA, Pavese A, Heidrich A, Posner MI. Evaluation of attention process training and brain injury education in persons with acquired brain injury. Journal of clinical and experimental neuropsychology 2000;22:656–76.
27. Moretti L, Cristofori I, Weaver SM, Chau A, Portelli JN, Grafman J. Cognitive decline in older adults with a history of traumatic brain injury. Lancet Neurol 2012;11:1103–12.
28. Ponsford J, Bayley M, Wiseman–Hakes C, et al. INCOG recommendations for management of cognition following traumatic brain injury, part II: attention and information processing speed. J Head Trauma Rehabil 2014;29:321–37.
29. Pyun S–B, Roh K–B. Cognitive Rehabilitation in Traumatic Brain Injury. Brain & Neurorehabilitation 2008;1:164–71.
30. Report to Congress on Traumatic Brain Injury in the United States: Epidemiology and Rehabilitation. National Center for Injury Prevention and Control; Division of Unintentional Injury Prevention. Atlanta, GA: Centers for Disease Control and Prevention; 2015.
31. Rosenthal ME, Bond MR, Gri th ER, Miller J. Rehabilitation of the adult and child with traumatic brain injury: FA Davis; 1990.
32. Salmond CH, Sahakian BJ. Cognitive outcome in traumatic brain injury survivors. Current opinion in critical care 2005;11:111–6.
33. Silver JM, McAllister TW, Yudofsky SC. Textbook of traumatic brain injury: American Psychiatric Pub; 2011.
34. Smith DH, Meaney DF, Shull WH. Diuse axonal injury in head trauma. J Head Trauma Rehabil 2003;18:307–16.
35. Sohlberg MM, Mateer CA. Cognitive rehabilitation: An integrative neuropsychological approach: Guilford Press; 2001.
36. Stulemeijer M, van der Werf S, Bleijenberg G, Biert J, Brauer J, Vos PE. Recovery from mild traumatic brain injury: a focus on fatigue. J Neurol 2006;253:1041–7.
37. Tagliaferri F, Compagnone C, Korsic M, Servadei F, Kraus J. A systematic review of brain injury epidemiology in Europe. Acta neurochirurgica 2006;148:255–68; discussion 68.
38. Teasdale G, Jennett B. Assessment of coma and impaired consciousness. A practical scale. Lancet. 1974:2:81–4.
39. Tsai YC, Liu CJ, Huang HC, Lin JH, Chen PY, Su YK, Chen CT, Chiu HY. A Meta–analysis of Dynamic Prevalence of Cognitive Deficits in the Acute, Subacute, and Chronic Phases After Traumatic Brain Injury. J Neurosci Nurs. 2021 Apr 1;53(2):63–8.
40. Whyte J, Hart T, Vaccaro M, et al. Effects of methylphenidate on attention deficits after traumatic brain injury: a multidimensional, randomized, controlled trial. American Journal of Physical Medicine & Rehabilitation 2004;83:401–20.
41. Wroblewski BA, Leary JM, Phelan AM, Whyte J, Manning K. Methylphenidate and seizure frequency in brain injured patients with seizure disorders. Journal of Clinical Psychiatry 1992.
42. Wu TS, Garmel GM. Improved neurological function after Amantadine treatment in two patients with brain injury. e Journal of emergency medicine 2005;28:289–92.
43. Zasler ND, Katz DI, Zafonte RD. Brain injury medicine: principles and practice: Demos Medical Publishing; 2012.
44. Zetterberg H, Smith DH, Blennow K. Biomarkers of mild traumatic brain injury in cerebrospinal uid and blood. Nat Rev Neurol 2013;9:201–10. Zhang L, Plotkin RC, Wang G, Sandel ME, Lee S. Cholinergic augmentation with donepezil enhances recovery in short–term memory and sustained attention after traumatic brain injury 1, 2. Archives of physical medicine and rehabilitation 2004;85:1050–5.

CHAPTER

07 저산소-허혈성 뇌손상 후 인지장애

Cognitive impairment in hypoxic-ischemic brain injury

김용욱, 윤서연, 김나영

I 서론

뇌는 대사요구량이 높은 장기로, 혈액 공급량 손실이나 산소공급의 부족, 독성물질 등의 다양한 원인에 의하여 손상을 받게 된다. 동물연구에 따르면 뇌허혈이 시작된 후 뇌의 포도당과 ATP가 즉시 감소하기 시작하고, 수분 내에 거의 완전히 고갈된다고 제시되고 있다. 저산소-허혈성 뇌손상은 저산소증, 허혈, 세포 독성 혹은 이러한 과정들이 복합적으로 작용하여 초래되는 뇌의 병태생리학적, 분자생물학적 손상을 포괄적으로 의미한다. 저산소-허혈성 뇌손상을 유발하는 흔한 원인으로는 심폐정지, 호흡부전, 일산화탄소 중독 등이 있으며, 손상 원인에 따라 뇌손상을 야기하는 병태생리학적 기전, 주로 손상되는 해부학적 구조물, 인지기능상의 후유증이 다르게 나타난다. 발생기전 중 저산소성 손상만 있는 경우에는 전신 순환이 보존되어 있는 한 저산소 기간이 길더라도 심한 뇌손상을 유발하지는 않지만 저산소성 손상과 함께 심정지가 유발된 경우 의식장애를 동반하는 심한 뇌손상을 유발하는 것으로 알려져 있다.

최근 30년간 저산소-허혈성 뇌손상 환자의 병원 전 단계 응급처치 및 중환자 치료와 그와 관련된 환경이 상당히 발전했음에도 불구하고, 급성 및 만성 인지장애는 많은 환자들에게 문제로 남아있다. 인지장애는 저산소-허혈성 뇌손상 발생 후 기능 장애에 상당한 영향을 미치며, 환자 및 가족의 삶의 질을 저하시킨다. 소생술의 발전으로 심폐정지 후 생존할 가능성이 증가하였으며, 생존자의 30-60%에서 지속적인 인지, 행동, 혹은 다른 신경학적 문제가 발생한다. 인지기능 저하는 의식의 각성 수준 저하(혼수상태, 무반응각성증후군 상태), 주변에 대한 인식과 주의력의 결핍(최소 의식 상태, 섬망), 고위 인지기능(처리속도, 기억, 실행기능 등) 장애 등 다양한 범위에 걸쳐 발생하며, 이는 완전히 회복될 수도 있지만 뇌사와 같은 뇌활동의 영구적 중단으로 이어질 수도 있다.

인지장애는 저산소-허혈성 뇌손상의 신경행동학적 후유증 중 가장 특징적인 증상으로, 뇌신경재활 전문가들은 이를 평가하고 개별적인 환자 관리에 대하여 적절한 방법을 권고하고, 초기 및 그 이후의 회복에 대해 의견을 개진할 수 있어야 한다. 현재까지의 연구들은 주로 심정지 환자들에게서 수행되었으며, 다른 뇌신경질환에 비해 저산소-허혈성 뇌손상 환자의 인지기능에 대한 연구는 상당히 제한적인 실정이다. 본 챕터에서는 현재까지의 문헌들에 근거하여 저산소-허혈성 뇌손상 후 발생하는 인지장애의 임상적 특징을 살펴보고, 예후와 치료에 대해 서술하고자 한다.

Ⅱ 저산소-허혈성 뇌손상 후 인지장애

저산소-허혈성 뇌손상 후 발생하는 인지장애로 기억력 저하, 주의력과 처리 속도의 저하, 실행능력의 저하가 주로 보고되며, 이외에 언어 능력 저하, 실행증, 시지각 능력의 저하 등이 있다. 인지장애는 독립적인 일상생활 동작 수행에 제한을 주고 환자의 삶의 질을 저하시킬 수 있기 때문에 주의 깊게 진찰하여 정확하게 진단

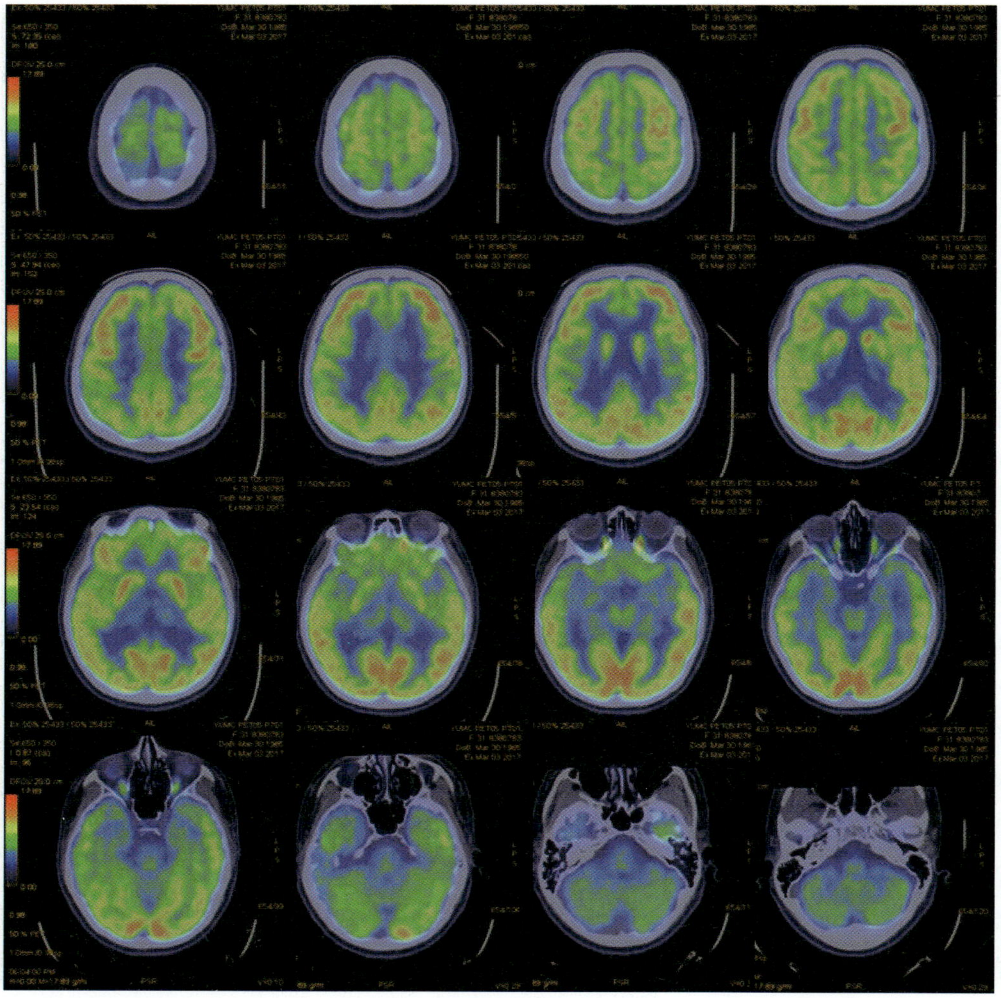

그림 7-1. 1개월 전 저산소-허혈성 뇌손상 후 인지장애를 동반한 31세 여자 환자의 뇌 양전자방출단층촬영검사(brain positron emission tomography) 검사결과. 양측의 대뇌 전두엽, 두정엽, 측두엽 및 소뇌, 기저핵, 시상 등에서 뇌대사량이 저하되었음.

하고 치료해야 하는 영역이다. 저산소-허혈성 뇌손상 환자는 뇌의 여러 부분에 걸쳐 손상을 받기 때문에(그림 7-1) 각각의 인지기능 저하는 독립적으로 나타나기 보다는, 대개 동시에 여러 기능 저하가 관찰된다. 문헌에 따라 차이가 있으나, 기억력 저하가 가장 흔하고, 집중력 저하, 실행 능력 저하 순으로 보고되고 있다.

1. 기억력 장애

기억력 저하는 저산소-허혈성 뇌손상 환자가 가장 많이 호소하는 증상이다. 기억력은 서술적 정보와 절차적 정보의 입력, 저장, 인출하는 일련의 과정을 말한다. 서술적 정보는 사람, 사물, 사건과 같은 사실에 대한 기억으로, 언어적으로 표현되고 서술되는 기억이다. 서술적 정보의 기억은 일차 감각 피질(primary sensory cortex)과 연합 감각 피질(association sensory cortex)에서 정보를 받아들이면서 시작되고, 이후 정보가 처리되어 저장되는 과정에는 전두엽(frontal lobe), 두정엽(parietal lobe)과 해마(hippocampus)와 편도(amygdala)를 포함하는 내측 측두엽(medial temporal lobe)이 관여한다. 정보가 저장되어 장기 기억으로 변환되는 과정은 이와 같이 넓은 영역이 관여하고 있으며, 주로 해마(hippocampus)가 정보의 장기 기억으로의 저장에 중요한 역할을 한다. 저장된 서술적 정보를 인출하는 과정은 전전두엽에서 시작되고, 정보가 저장된 초기에는 해마도 정보의 인출에 관여하지만, 점차 해마의 역할은 줄어들고 전두엽의 기능에 의존하게 된다.

기억력 저하는 임상적으로 문제가 될 정도로 저하가 되었을 때 '기억상실(amnesia)'이라고 표현된다. 기억 장애가 발생한 시점을 기준으로 이전 기억에 장애가 있는 경우를 역행적 기억상실(retrograde amnesia)이라 하고, 이후에 장애가 있는 경우를 순행적 기억상실(anterograde amnesia)이라고 한다. 역행적 기억상실이 있는 경우 주로 이미 저장된 기억의 인출에 문제가 있는 상태이므로 전외측 전전두엽 피질(dorsolateral profrontal cortex)의 손상을 의심해볼 수 있고, 순행적 기억상실이 있는 경우는 새로운 기억을 저장하는 데 문제가 있는 상태이므로 해마와 그와 관련된 부위의 손상을 생각해 볼 수 있다. 저산소-허혈성 뇌손상 후의 환자에서 역행적 기억상실을 보이는 경우에는 Ribot's Law에 따라 수상 당시와 가까운 시기의 기억이 더 상실되게 된다.

새로운 정보를 입력하고 예전에 저장했던 정보를 인출하는 능력은 내측측두엽과 전두엽의 손상과 관련이 있는데 이는 저산소-허혈성 손상에 취약한 부위를 포함한다. 해마의 CA1 (cornu ammonis) 영역, 대뇌피질의 3, 4층, 조가비핵(putamen), 뇌혈관 영역 경계 부위의 백질이 허혈성 손상에 취약한 부위들이다. 저산소-허혈성 뇌손상의 원인에 따라서 기억력 저하의 임상양상이 다르게 나타날 수 있는데, 급성 심정지 후 회복기의 환자들은 기억력 저하뿐만 아니라 운동기능 저하, 삶의 질 저하를 함께 호소하고, 아급성 손상, 순차적인 저산소성 손상 또는 흥분독성(excitotoxic) 손상은 해마의 단독 손상을 일으켜 기억상실만을 야기하기도 한다. 이렇듯, 허혈성 손상에 의해 손상받은 뇌의 부위는 다양하고 수상 기전과 정도에 따라 손상의 정도가 다르며, 이로 인하여 기억력 저하의 유병률이 다양하게 보고되고 있다. 앞에서도 기술한 바와 같이 저산소-허혈성 뇌손상 후 기억력 저하만을 호소하는 경우는 드물며, 대개 운동 기능의 저하와 실행기능의 저하 또는 집중력 저하를 동반한다. 환자나 환자의 가족들이 기억력 저하를 호소하는 경우, 실제 증상은 주의력 저하, 언어 기능 저하, 실행 기능 저하인 경우들이 있으며, 이를 정확히 분별하기 위해서는 문제가 있던 상황에 대하여 예를 들어 설명해보라고 하는 등 자세한 면담 과정이 필요하다. 간이정신상태검사(mini mental status exam, MMSE)는 기억력을 평가하기 위해 침상에서 효율적으로 수행할 수 있는 검사이다. 세 가지 물체를 기억하라고 지시하고, 5분 후에 다시 말하도록 하여, 정보의 입력, 저장, 자발적 인출 과정이 잘 보존되어 있는지 확인할 수 있다. 환자가 바로 회상하지 못할 때에는 힌트를 줄 수 있는데, 이렇게 얻는 점수는 전체 간이정신상태

검사 점수에 포함되지 않는다. 힌트를 줘도 기억하지 못하는 환자는 정보의 저장에 문제가 있다고 판단되어 해마의 손상을 의심할 수 있으며, 힌트를 주었을 때 기억을 해 내는 경우는 정보의 인출에 문제가 있는 경우이므로 전두엽의 기능 저하를 생각해 볼 수 있다. 기억력 장애는 주로 수상 초기 3개월 내에 많이 회복되는 것으로 보고되고 있다.

2. 주의력과 처리속도 장애

주의력은 외부 자극을 인지하고 여러 자극 중 관심있는 자극을 선택하고 주의를 지속하는 일련의 과정을 말하고, 다음과 같은 과정을 포함한다. 일차 감각 피질이 중요한 자극을 인식하는 피질지남력(cortical orientation), 동시에 자극되는 여러 감각 자극들 중에서 다음 절차로 넘어가도록 관심 자극을 선택하는 과정인 선택적 집중(selective attention), 선택된 것에 대하여 집중을 유지하는 능력인 지속적 집중(sustained attention), 그리고 두 개 이상의 동시 자극에 대하여 선택하고 집중을 지속하는 동시적 집중(devided attention)이다. 작업기억(working memory)은 주의력과 밀접한 관련이 있으며, 정보의 일시적인 유지와 조작에 관여한다. 정보처리속도(processing speed) 역시 주의력과 밀접한 관련이 있고, 이는 임상적으로 반응시간(reaction time) 또는 반응지연(response latency)으로 발현된다. 주의력과 처리속도는 일차감각피질, 이차감각피질, 두정엽, 측두엽과 관련이 있으며, 고차원적 집중이 필요한 처리와 작업기억에는 전두엽-피질하 회로(frontal-subcortical circuit)가 관여한다. 이와 같이 주의력에는 뇌의 많은 영역들이 관여하는데, 피질 손상이 있는 경우에는 전반적인 주의력의 저하를 보이며, 백질 또는 피질하 영역에 손상이 있는 경우에는 처리속도가 저하된다. 주의력의 영역 중에서도 지속적 집중(또는 경계; vigilance), 처리속도의 저하가 저산소-허혈성 뇌손상 환자에서 많이 보고되고 있다. 이러한 경우 여러 부위의 신경 손상이 동반되어 있어 피질의 3, 4, 5번 층의 허혈성 손상, 뇌혈관 영역의 경계 부위에 있는 백질의 손상, 말초 혈관들에 의해 공급받는 백질과 피질하 영역의 손상을 의심해 볼 수 있다. 이렇듯 손상 받은 뇌영역으로 집중 저하의 종류를 유추할 수 있고, 이와 더불어 간이정신상태평가, trail making test, cancellation test 등을 통해서 주의력을 객관적으로 평가할 수 있다.

3. 집행기능장애

집행능력 저하는 저산소-허혈성 뇌손상 환자에서 비교적 흔하게 관찰되며, 주로 기억력의 저하와 동반된다. 집행능력은 광범위한 인지 과정을 포함하는 개념으로 판단, 인식, 계획 설정, 문제 해결, 예상 등의 영역을 포함하고, 더 나아가서는 작업기억, 주의력의 실행 조절, 기억력, 언어능력까지 포함되는 포괄적인 개념이다. 보통 집행능력은 전두엽의 기능으로 알려져 있는데, 정확히는 전외측 전전두엽-피질하회로(dorsolateral prefrontal-subcortical circuit)가 그 기능을 담당하고, 전외측 전전두엽, 꼬리핵(caudate nucleus), 창백핵(globus pallidus), 흑색질(substantia nigra), 시상밑핵(subthalamic nucleus), 시상(thalamus)을 포함한다. 저산소-허혈성 뇌손상에 피질의 3, 4, 5층, 소뇌 Purkinje cell 층, 뇌혈관 경계 영역의 백질 부위가 취약하기 때문에, 저산소-허혈성 뇌손상 환자들에게 실행기능의 저하가 발생하게 된다.

집행기능의 저하는 기억력 저하로 잘못 판단되는 경우가 많기 때문에, 자세한 병력 청취를 하고 필요하다면 가족들, 간병인으로부터 정보를 얻어야 한다. 집행기능 저하가 있는 환자들은 보통 이러한 기능 저하에 대한 병식이 부족하기 때문에, 주위 사람들이 제공하는 정보가 중요하다. 인지기능 평가를 위하여 많이 사용되는 간이정신상태평가는 집행기능 저하의 평가에는 적합하지 않고, frontal assessment battery, behavioral dyscontrol scale, executive interview (EXIT)가 침상에서 집행기능 저하를 선별검사하기에 좋은 도구이다. 집행기능장애는 수상 후 10개월까지도 서서히 호전되는 것으로 제시되고 있다.

4. 기타 인지장애 증상들

앞에서 살펴본 기억력 저하, 주의력 저하, 실행기능장애 외에도 저산소-허혈성 뇌손상 환자들이 호소하는 인지장애 증상들로는 언어 기능 저하, 계산 능력 장애, 시지각 기능장애, 실행증, 실인증, 성격변화, 정동장애 등이다. 이와 같은 장애는 단독으로 나타나는 것보다는 기억력 장애, 집행 기능 장애 등과 동반되는 경우가 많고, 주로 중등도 이상의 심한 뇌손상을 받은 환자들에서 관찰되며, 손상의 원인은 심정지인 경우가 많다.

Ⅲ 예후

많은 연구들이 시행되었음에도 불구하고, 저산소-허혈성 뇌손상 후 예후는 지난 20년간 크게 달라지지 않았다. 심정지 발생 1개월 후에도 무반응 각성 증후군(unresponsive wakefulness) 상태인 모든 환자가 2년 추적 시 심한 장애가 있거나 사망한 것으로 관찰되었으며, 손상 1개월차에 좋지 않은 예후를 보이는 환자 중 4%만이 첫 6개월 동안 유의미한 회복을 보였고, 6개월 이후에는 전혀 회복되지 않았다. 인지기능의 회복은 주로 3개월 이내에 일어나며, 환자에 따라서는 12개월까지도 약간의 호전이 관찰되었다. 만성기 환자에서 인지기능 저하의 유병률은 연구에 따라 다르지만, 30-50%로 보고되고 있다. 그러나 저산소-허혈성 뇌손상 발생 전의 신체적 기능, 기저 질환, 인지적 비축분(cognitive reserve), 손상 기전 및 정도, 재활 치료 시작 시점이 환자마다 다르기 때문에 예후를 일반화하기는 어렵다. 임상적으로 뇌혈류가 차단되거나 심정지가 발생하면 10~30초 내에 의식이 저하되고 뇌손상이 발생하기 시작하는 것으로 보고되고 있으며, 뇌혈류가 회복되더라도 재관류로 인한 손상, 뇌부종, 빈혈, 자율조절 능력의 상실 등으로 인한 이차 손상이 동반될 수 있기 때문에 각각의 인자들의 조절 여부도 예후에 중요한 영향을 미친다.

흔히 저산소-허혈성 손상 후 소생되기까지의 시간이 짧을수록, 인지 기능 저하가 적을 것으로 생각할 수 있으나, 이는 아직 논쟁이 있는 부분이다. 좋은 예후인자는 제세동까지의 시간이 짧았던 경우, 목격자가 있었던 경우, 빨리 심폐 소생을 시작한 경우, 순환이 빨리 회복된 경우이며, 의식저하의 기간, 전향적 기억장애의 기간이 긴 경우는 인지기능 저하가 길게 지속될 나쁜 예후인자로 제시되었다. 하지만 심정지 후 저체온요법을 시행한 환자들의 인지기능에 관한 최근의 연구에서는 자발순환이 돌아올 때까지의 시간이 인지기능 저하의 정도와 관련이 없다고 결론지었으며, 심폐 소생술과 제세동술을 늦게 시행한 환자들의 인지기능에 큰 문제가 없었던 경우들도 보고된 바 있어, 심폐소생술의 여러 인자들과 인지기능의 예후에 대하여는 논란이 있는 상태이며 이에 대한 연구가 더 필요한 실정이다.

이외에 저산소-허혈성 환자의 예후를 예측할 수 있는 요소로는 수상 당시나 급성기에 고체온, 고혈당인 경우, 심정지 환자에서 뇌손상 전에 당뇨, 울혈성 심부전이 있었던 경우, 뇌손상 후 발작(seizure)이 있었던 경우이다. 뇌파에서 뇌전증 지속상태(status epilepticus), 돌발파 억제(burst suppression), electrocerebral silence가 나타나는 경우 높은 특이도와 낮은 위음성으로 예후가 좋지 않은 것으로 보고되고 있다. 뇌자기공명영상에서 관찰되는 손상의 범위를 점수화하거나, 혈청 내 바이오마커를 통해 예후를 예측하고자 하는 연구들이 지속되고 있다.

인지 기능의 저하는 보통 운동기능의 저하를 동반하는 경우가 많고, 이러한 저하가 지속되면 결국 기능적 저하와 삶의 질 저하를 초래하고 사회생활이 줄어들게 된다. 저체온요법 등 신경손상을 줄이기 위한 심폐소생술과 관련된 방법들이 발전하면서 저산소-허혈성 뇌손상 후의 여러 결과들이 호전되고 있고, 인지기능 손상의 정도 또한 호전되고 있다. 하지만 인지기능 저하를 완화하기 위한 방법과 인지기능 회복의 자연적 경과에 대한 연구들이 아직 부족한 실정이다. 뇌손상 후 인지기능의 예후에 대하여 확인하는 여러 논문들도 저산소-허혈성 뇌손상 환자들만을 다루는 경우가 많지 않으며, 이러한 환자군들에 대한 인지치료도 주로 외상성 뇌손상의 환자에 준하여 시행되는 경우들이 많다. 따라서 저산소-허혈성 뇌손상 환자들의 인지재활과 예후에 대한 연구가 더 필요하다.

Ⅳ 치료

입원 재활치료가 저산소-허혈성 뇌손상 환자들의 기능을 향상시킬 수 있으나, 인지장애에 대한 치료 권고사항을 확립하기에는 아직 근거가 불충분한 상태이다. 운동 기능에 비해 인지 기능의 호전에 영향을 미치는 인자는 더 다양하며, 급성기 치료를 짧게 받고 오랜 기간 재활치료를 받을수록 인지기능이 향상된다는 연구가 있으나 구체적인 치료 방법에 대해서는 제시되어 있지 않다. 인지 재활을 포함한 비약물적 치료에 대한 연구들은 대개 외상성뇌손상, 뇌졸중, 혹은 신경퇴행성 질환 환자들을 대상으로 시행되었으며, 약물적 치료에 대한 연구들도 저산소-허혈성 뇌손상 환자를 대상으로 시행된 것은 매우 드물다. 저산소-허혈성 뇌손상 환자를 대상으로는 아직 다기관, 무작위, 위약 통제 연구가 실행된 바도 없고, 미국 식품 의약국(Food and Drug Administration, FDA)의 승인을 받은 치료도 없다. 따라서, 여기서 제시되는 실제적인 치료 시 고려사항은 다른 신경학적 질환(특히 외상성뇌손상) 환자에서 시행된 연구들을 바탕으로 한 것으로, 임상 적용 시 이러한 한계를 항상 염두에 두는 것이 좋다.

1. 비약물적 치료

보상 전략 개발(compensatory strategy development), 행동 적응(behavioral adaptation)과 환경 변형(environmental modification) 등을 포함하는 비약물적 치료는 저산소-허혈성 뇌손상 후 발생하는 인지장애의 치료의 기초가 된다. 이러한 치료는 환자 및 가족들에게 일상적인 과제를 수행하는 새로운 전략을 가르쳐 '현실 세계'에서 기능수행을 최대화하는 것이 주 목적이다. 또한 환자들이 실제 생활에서 과제를 수행할 때 외부의 방해를 줄이고 과제 수행에 필요한 지원을 제공하도록 환경을 조정하는 것을 꾀한다.

예를 들어, 일상 속에서 처리 속도 저하로 인한 악영향을 줄이기 위한 간단한 전략은 다음과 같다: 환자 및 환자를 접하는 사람들에게 언어 반응이 지연되어 나타나는 것을 용인하도록 가르친다, 다른 사람들에게 환자를 위해서 선제적으로 응답하거나 과제를 수행하지 말 것을 가르친다, 환자가 일상적인 과제를 완수할 수 있도록 더 긴 시간을 제공한다. 또한, 환자가 충분히 휴식을 취하고 원기를 되찾아서 그의 최대 잠재력을 발휘할 수 있도록 하루 일과를 조절한다, 휴식시간을 계획하는 것은 작업 수행 관련 피로도와 기능 부전의 발생을 최소화하는데 도움이 된다. 과거에 있었던 일을 수첩이나 노트에 정리해두거나, 의사소통을 위해 칠판이나 기구를 사용하거나, 알람이 울리는 타이머를 활용하거나, 메시지를 인쇄하거나 전자기기를 통해 전달하고, 작업 목록을 작성하는 등 인지기능을 보조하는 여러가지 도구들을 활용하는 것은 다양한 인지장애, 특히 주의 집중력 장애나 서술적 기억 결핍, 기능적 의사소통 장애 및 실행기능 장애의 치료로 유용하다.

대체로 신경심리학자, 작업치료사, 아니면 언어병리학

자에 의해 제공되는 인지 재활은 보상 전략을 개발하는데 가장 도움이 된다. 정규적인 인지재활은 대개 집중력, 처리 속도, 기억, 사람 간 의사소통 기술(기능적 언어 장애) 및 실행기능 장애를 대상으로 한다. 비약물적 치료는 경도에서 중등도의 인지장애가 있고, 비교적 기능적 독립성이 보존되어 있으며, 보상 전략의 실행에 참여하고 반복 연습을 하는데 충분한 의욕이 있는 환자들에게 가장 효과적이다. 성공적인 치료는 일반적으로 자극의 양상, 복잡성, 반응 요구도와 수행 모니터링, 피드백, 기술/전략 훈련 과정 중 치료사의 적극적인 개입이 복합적으로 결합되어 있다. 비약물적 치료는 치료 내용 이상의 것을 일반화한다는 점에서 성공적이다. 예를 들어, 컴퓨터화 된 시험으로 주의력 훈련을 시행하는 것은 직무 기반의 과제를 수행하는 능력을 향상시킬 뿐 아니라, 현실 세계에서의 주의력도 증가시키는 등 치료의 표적이 되는 인지장애와 관련된 일상 생활상의 문제도 개선한다. 일반적으로, 비약물적 치료는 뇌손상 발생 직후 보다 급성기 이후 재활시기에 시행하는 것이 가장 효과적이다. 심각한 장애로 환자가 인지 재활에 참여할 수 없을 때에는 가족들과 돌보미(care giver)들에게 환자의 기능을 촉진하도록 이용할 수 있는 보상 전략을 제공하는 것도 유용할 수 있다.

2. 약물적 치료

저산소-허혈성 뇌손상 환자를 대상으로 약물적 치료를 시행한 연구들은 매우 제한적이지만, 인지 재활의 보조요법으로 약물적 치료가 도움이 될 수 있다. 외상성뇌손상 후 발생한 인지장애에 대한 치료와 마찬가지로, 저산소-허혈성 뇌손상 후 인지장애에 대한 약물적 치료도 대체로 카테콜아민성 혹은 콜린성 신경전달물질을 표적으로 하는 접근법이 알려져 있다. 메틸페니데이트(methylphenidate)는 뇌내 도파민성(dopaminergic, DA) 과 노르아드레날린성(noradrenergic, NE) 기능을 증강시키는 촉진제로 처리속도의 장애가 있는 경우 1차적 치료로 고려할 수 있다. 뿐만 아니라 각성상태를 유지하는데도 도움이 되며, 주의력과 기억력 증진에도 일부 효과가 있을 수 있다. 이외에도 덱스트로암페타민(dextroamphetamine, DA and NE), 브로모크립틴(bromocriptine, DA), 레보도파(levodopa, DA) 등 뇌내 카테콜아민성 기능을 증가시키는 다른 약제들의 사용도 임상 연구에서 비슷한 효과를 보였다. 이러한 약물들은 급성기 이후에 사용하는 것이 인지기능을 향상시킬 뿐 아니라 기능적 회복률을 증가시킬 수 있기 때문에 가장 유용하다고 여겨진다. 앞서 언급한 약물들은 내성, 약물 남용 혹은 약물 의존과는 일반적으로 관련되어 있지 않으나, 임상적으로 신중하게 모니터링 되어야 한다. 또한, 이러한 약물들(특히 메틸페니데이트)의 부작용은 비교적 양성이나, 약물로 인한 발작이나 행동 문제, 심혈관계 부작용의 발생 여부가 관찰되어야 하며, 특히 기존에 이러한 문제가 있었던 환자들의 경우 주의를 요한다.

콜린성 기능은 CDP콜린(CDP-choline), 프라미라세탐(pramiracetam)뿐만 아니라 콜린에스터레이즈 차단제(cholinesterase inhibitor)인 도네페질(donepezil), 리바스티그민(rivastigmine), 갈란타민(galantamine) 등을 투약하여 향상시킬 수 있다. 이러한 약물들은 기억력 장애의 치료에 가장 도움이 되며, 주의력 장애와 집행기능 장애에도 효과가 있을 수 있다. 콜린성 약물의 투약 역시 아급성기 혹은 급성기 이후 시기에 사용되었을 때, 인지 회복을 촉진하고 기능적 회복률을 증가시키는 데에 가장 도움이 되는 것으로 보인다. 몇몇 연구들에서 콜린에스터레이즈 차단제가 알츠하이머병 환자에서 행동적, 감정적 장애를 호전시킨다는 증거가 제시되었는데, 아직 외상성뇌손상이나 저산소-허혈성 손상 환자들에서도 비슷한 효과를 갖는지는 불명확하지만 투약 기간 동안 행동의 변화를 모니터링 하는 것이 필요하다. 콜린에스터레이즈 차단제의 가장 흔한 부작용으로는 두통, 구역, 설사, 구토, 피로, 불면, 근육통, 통증 등이 있다. 부작용은 대개 용량을 급격히 증가시킬 때 발생하지만 어떤 환자에서는 표준적인 용량 계획에 맞추어 진행되었음에도 발생한 경우도 있다. 투약 용량을 감량하면 부작용을 감소시킬 수 있으며 환자에게 치료를 지속할 수 있으므로, 부작용 발생 시에는 일반적으로 치료를 전적으로 중단하기에 앞서 용량 감량을 시도해 볼 것이 권고된다.

환자에게 여러 가지 장애가 복합되어 있는 경우, 두 가지 약물을 조합하여 투약하는 것을 고려하여야 한다. 예를 들어, 서술 기억의 장애와 집행기능 장애가 동반된 환자가 처리속도도 현저하게 느린 경우, 카테콜아민성 약물과 콜린성 약물 둘 다 투약하는 것이 필요하다. 또한 임상가들은 저산소-허혈성 뇌손상 환자들에 대한 약물적 치료는 모두 경험적인 시도임을 유의하여 그 효과에 대해 과도한 기대를 갖지 말아야 한다. 어떤 환자들은 현저한 반응을 보이나 다른 이들은 전혀 반응을 보이지 않을 수도 있다. 이러한 문제들을 염두에 두어야 하지만, 일반적인 임상경험들은 저산소성-허혈성 뇌손상 후 인지장애에 약물적 치료가 도움이 될 수 있으며, 비약물적 치료의 보조적 치료로 적절하다고 제시하고 있다.

Ⅴ 결론

급성 및 만성 인지장애는 저산소-허혈성 뇌손상 후 많은 생존자들에게 남아있는 문제이다. 경한 증상을 보이는 경우 인지장애가 다른 의학적 문제에 비해 간과될 수 있어, 다양한 인지 영역을 평가하는 구조화된 검사를 주기적으로 시행하며 장기간 추적 관찰할 필요가 있다. 저산소-허혈성 뇌손상의 병태생리학적 영향은 손상의 원인에 따라 다양하지만, 인지기능상의 후유증은 대부분 피질의 3, 4, 5번 층의 허혈성 손상, 뇌혈관 영역의 경계 부위에 있는 백질의 손상, 해마의 CA1 영역의 손상, 그리고 상부 뇌간과 소뇌 내부 및 그 사이에 위치한 구조들의 손상으로 인해 나타난다. 손상의 패턴과 심각성, 그리고 범위는 인지장애의 종류와 심각도에 영향을 미친다.

저산소-허혈성 뇌손상 후 인지기능 회복의 자연경과는 다양하다. 어떤 환자들은 인지 기능의 일부 영역에서만 저하를 보이며 심각도나 기능 장해가 크지 않다. 어떤 환자들은 여러 가지 인지장애가 함께 발생하고 이는 상당한 기능적 저하를 초래한다. 인지장애의 치료로 제시되는 방법들은 대부분 외상성뇌손상과 같이 다른 신경학적 질환을 대상으로 한 연구들에서 비롯된 것이기 때문에, 저산소성 허혈성 뇌손상에 의한 인지장애를 치료하기 위한 가장 좋은 접근방법은 다양한 치료 방법을 주기적으로 시도해보고 그 효과를 관찰하여 가장 적합한 치료 방법을 선별하는 것이다. 치료 방법에는 보상전략의 개발, 행동 적응, 환경 변형, 정규적인 인지 재활과 같은 비약물적 치료와 카테콜아민성 기능 혹은 콜린성 기능을 증진시키는 약물치료가 포함된다.

종류와 심각도에 관계없이 저산소-허혈성 뇌손상 후 인지장애에 대한 신경재활적 관리의 모든 면에서 특정 치료를 뒷받침할만한 근거는 상당히 부족하다. 환자들의 기능과 삶의 질을 개선시키는 효과적인 신경재활치료 전략을 수립하기 위해서는 저산소-허혈성 뇌손상의 병태생리와 인지장애를 연관시키고, 저산소-허혈성 뇌손상 후 인지장애와 연관된 특정 신경전달물질 혹은 신경해부학적 구조물을 찾아내어 비약물적/약물적 치료와 관련한 무작위 대조군 연구를 시행하는 것이 필요하다.

▶ 참고문헌

1. Alban JP, Hopson MM, Ly V, Whyte J. Effect of methylphenidate on vital signs and adverse effects in adults with traumatic brain injury. American journal of physical medicine & rehabilitation / Association of Academic Physiatrists. 2004 Feb;83(2):131–7; quiz 8–41, 67.
2. Aminoff MJ, Scheinman MM, Griffin JC, Herre JM. Electrocerebral accompaniments of syncope associated with malignant ventricular arrhythmias. Ann Intern Med. 1988 Jun;108(6):791–6.
3. Anderson CA, Arciniegas DB. Cognitive sequelae of hypoxic–ischemic brain injury: a review. NeuroRehabilitation. 2010;26:47–63
4. Arciniegas DB, Silver JM. Pharmacotherapy of posttraumatic cognitive impairments. Behavioural neurology. 2006;17(1):25–42.
5. Bonelli RM, Cummings JL. Frontal–subcortical circuitry and behavior. Dialogues Clin Neurosci. 2007;9:141–151
6. Boyce–van der Wal LW, Volker WG, Vliet Vlieland TP, van den Heuvel DM, van Exel HJ, Goossens PH. Cognitive problems in patients in a cardiac rehabilitation program after an out–of–hospital cardiac arrest. Resuscitation. 2015;93:63–68
7. Burke DT, Glenn MB, Vesali F, et al. Effects of methylphenidate on heart rate and blood pressure among inpatients with acquired brain injury. American journal of physical medicine & rehabilitation / Association of Academic Physiatrists. 2003 Jul;82(7):493–7.
8. Campbell N, Ayub A, Boustani MA, et al. Impact of cholinesterase inhibitors on behavioral and psychological symptoms of Alzheimer's disease: a meta–analysis. Clinical interventions in aging. 2008;3(4):719–28.
9. Cappa SF, Benke T, Clarke S, Rossi B, Stemmer B, van Heugten CM. EFNS guidelines on cognitive rehabilitation: report of an EFNS task force. European journal of neurology. 2003 Jan;10(1):11–23.
10. Cappa SF, Benke T, Clarke S, Rossi B, Stemmer B, van Heugten CM. EFNS guidelines on cognitive rehabilitation: report of an EFNS task force. European journal of neurology. 2005 Sep;12(9):665–80.
11. Cicerone KD, Dahlberg C, Kalmar K, et al. Evidence–based cognitive rehabilitation: recommendations for clinical practice. Archives of physical medicine and rehabilitation. 2000 Dec;81(12):1596–615.
12. Cicerone KD, Dahlberg C, Malec JF, et al. Evidence–based cognitive rehabilitation: updated review of the literature from 1998 through 2002. Archives of physical medicine and rehabilitation. 2005 Aug;86(8):1681–92.
13. Cronberg T, Greer DM, Lilja G, Moulaert V, Swindell P, Rossetti AO. Brain injury after cardiac arrest: from prognostication of comatose patients to rehabilitation. Lancet Neurol. 2020 Jul;19(7):611–22.
14. Cullen NK, Weisz K. Cognitive correlates with functional outcomes after anoxic brain injury: a case–controlled comparison with traumatic brain injury. Brain injury. 2011;25(1):35–43.
15. Debette S, Kozlowski O, Steinling M, Rousseaux M. Levodopa and bromocriptine in hypoxic brain injury. J Neurol. 2002;249:1678–1682.
16. Edby K, Larsson J, Eek M, von Wendt L, Ostergard B. Amantadine treatment of a patient with anoxic brain injury. Child's nervous system : ChNS : official journal of the International Society for Pediatric Neurosurgery. 1995 Oct;11(10):607–9.
17. Frankland PW, Bontempi B. The organization of recent and remote memories. Nat Rev Neurosci. 2005;6:119–130
18. Fugate JE, Moore SA, Knopman DS, et al. Cognitive outcomes of patients undergoing therapeutic hypothermia after cardiac arrest. Neurology. 2013 Jul 2;81(1):40–5.
19. Greer DM. Mechanisms of injury in hypoxic–ischemic encephalopathy: implications to therapy. Semin Neurol. 2006;26:373–379
20. Groswasser Z, Cohen M, Costeff H. Rehabilitation outcome after anoxic brain damage. Arch Phys Med Rehabil. 1989 Mar;70(3):186–8.
21. Grubb NR, O'Carroll R, Cobbe SM, Sirel J, Fox KA. Chronic memory impairment after cardiac arrest outside hospital. BMJ (Clinical research ed). 1996 Jul 20;313(7050):143–6.
22. Hagberg G, Ihle–Hansen H, Sandset ES, Jacobsen D, Wimmer H, Ihle–Hansen G. Long Term Cognitive Function After Cardiac Arrest: A Mini–Review. Front Aging Neurosci. 2022 May 26:14:885226.
23. Harve H, Tiainen M, Poutiainen E, et al. The functional status and perceived quality of life in long–term survivors of out–of–hospital cardiac arrest. Acta anaesthesiologica Scandinavica. 2007 Feb;51(2):206–9.
24. Kaye K, Grigsby J, Robbins LJ, Korzun B. Prediction of independent functioning and behavior problems in geriatric patients. J Am Geriatr Soc. 1990;38:1304–1310
25. Kim YJ, Ahn S, Sohn CH, et al. Long–term neurological outcomes in patients after out–of–hospital cardiac arrest. Resuscitation. 2016 Apr;101:1–5.
26. Lilja G, Nielsen N, Friberg H, et al. Cognitive function in survivors of out–of–hospital cardiac arrest after target temperature management at 33°C versus 36°C. Circulation. 2015 Apr 14;131(15):1340–9.
27. Lim C, Alexander MP, LaFleche G, Schnyer DM, Verfaellie M. The neurological and cognitive sequelae of cardiac arrest. Neurology. 2004;63:1774–1778.
28. McLean A, Jr., Cardenas DD, Burgess D, Gamzu E. Placebo–controlled study of pramiracetam in young males with memory and cognitive problems resulting from head injury and anoxia. Brain injury. 1991 Oct–Dec;5(4):375–80.
29. McLean A, Jr., Stanton KM, Cardenas DD, Bergerud DB. Memory training combined with the use of oral physostigmine. Brain

injury. 1987 Oct–Dec;1(2):145–59.

30. Mesalum M. Principles of behavioral neurology. Philadelphia: FA Davis Company. 1985
31. Mesulam M–M. Principles of behavioral and cognitive neurology: Oxford University Press; 2000
32. Middelkamp W, Moulaert VR, Verbunt JA, van Heugten CM, Bakx WG, Wade DT. Life after survival: long–term daily life functioning and quality of life of patients with hypoxic brain injury as a result of a cardiac arrest. Clin Rehabil. 2007;21:425–431
33. Moulaert VR, Verbunt JA, van Heugten CM, Wade DT. Cognitive impairments in survivors of out–of–hospital cardiac arrest: a systematic review. Resuscitation. 2009;80:297–305
34. Moulaert VRM, van Heugten CM, Gorgels TPM, Wade DT, Verbunt JA. Long–term Outcome After Survival of a Cardiac Arrest: A Prospective Longitudinal Cohort Study. Neurorehabil Neural Repair. 2017 Jun;31(6):530–9.
35. Muller U, von Cramon DY. The therapeutic potential of bromocriptine in neuropsychological rehabilitation of patients with acquired brain damage. Progress in neuro–psychopharmacology & biological psychiatry. 1994 Nov;18(7):1103–20.
36. Neumar RW, Nolan JP, Adrie C, et al. Post–cardiac arrest syndrome: epidemiology, pathophysiology, treatment, and prognostication. A consensus statement from the International Liaison Committee on Resuscitation (American Heart Association, Australian and New Zealand Council on Resuscitation, European Resuscitation Council, Heart and Stroke Foundation of Canada, InterAmerican Heart Foundation, Resuscitation Council of Asia, and the Resuscitation Council of Southern Africa); the American Heart Association Emergency Cardiovascular Care Committee; the Council on Cardiovascular Surgery and Anesthesia; the Council on Cardiopulmonary, Perioperative, and Critical Care; the Council on Clinical Cardiology; and the Stroke Council. Circulation. 2008 Dec 2;118(23):2452–83.
37. Nielsen N, Wetterslev J, Cronberg T, et al. Targeted temperature management at 33°C versus 36°C after cardiac arrest. N Engl J Med. 2013 Dec 5;369(23):2197–206.
38. Ørbo M, Aslaksen PM, Larsby K, Schäfer C, Tande PM, Anke A. Alterations in cognitive outcome between 3 and 12 months in survivors of out–of–hospital cardiac arrest. Resuscitation. 2016 Aug;105:92–9.
39. Pana R, Hornby L, Shemie SD, Dhanani S, Teitelbaum J. Time to loss of brain function and activity during circulatory arrest. J Crit Care. 2016 Aug;34:77–83.
40. Perera K, Khan S, Singh S, et al. EEG Patterns and Outcomes After Hypoxic Brain Injury: A Systematic Review and Meta–analysis. Neurocrit Care. 2022 Feb;36(1):292–301.
41. Reitan R. The validity of the trail making test as an indicator of organic brain damage.[8: 271–6]. 1958. Perceptual and Motor skills
42. Roine RO, Kajaste S, Kaste M. Neuropsychological sequelae of cardiac arrest. Jama. 1993;269:237–242.
43. Royall DR, Mahurin RK, Gray KF. Bedside assessment of executive cognitive impairment: the executive interview. J Am Geriatr Soc. 1992;40:1221–1226.
44. Royall DR. The FAB: a frontal assessment battery at bedside. Neurology. 2001;57:565
45. S.R.T.Wagner andW.L. Lanier, Metabolism of glucose, glycogen, and high–energy phosphates during complete cerebral ischemia. A comparison of normoglycemic, chronically hyperglycemic diabetic, and acutely hyperglycemic nondiabetic rats. Anesthesiology. 1994;81(6):1516–1526.
46. Sekhon MS, Ainslie PN, Griesdale DE. Clinical pathophysiology of hypoxic ischemic brain injury after cardiac arrest: a "two–hit" model. Crit Care. 2017 Apr 13;21(1):90.
47. Silver BV, Collins L, Zidek KA. Risperidone treatment of motor restlessness following anoxic brain injury. Brain injury. 2003 Mar;17(3):237–44.
48. Stock D, Jacob B, Chan V, Colantonio A, Cullen N. Change in Function Over Inpatient Rehabilitation After Hypoxic Ischemic Brain Injury: A Population–Wide Cohort Study. Arch Phys Med Rehabil. 2019 Sep;100(9):1640–7.
49. Sunnerhagen KS, Johansson O, Herlitz J, Grimby G. Life after cardiac arrest; a retrospective study. Resuscitation. 1996;31:135–140.
50. Tiainen M, Poutiainen E, Oksanen T, et al. Functional outcome, cognition and quality of life after out–of–hospital cardiac arrest and therapeutic hypothermia: data from a randomized controlled trial. Scand J Trauma Resusc Emerg Med. 2015 Feb 6;23:12.
51. van Alem AP, de Vos R, Schmand B, Koster RW. Cognitive impairment in survivors of out–of–hospital cardiac arrest. American heart journal. 2004 Sep;148(3):416–21.
52. Warden DL, Gordon B, McAllister TW, et al. Guidelines for the pharmacologic treatment of neurobehavioral sequelae of traumatic brain injury. Journal of neurotrauma. 2006 Oct;23(10):1468–501.
53. Willmott C, Ponsford J, Olver J, Ponsford M. Safety of methylphenidate following traumatic brain injury: impact on vital signs and side–effects during inpatient rehabilitation. Journal of rehabilitation medicine. 2009 Jun;41(7):585–7.
54. Yang S, Wang X, Gu H, et al. Prognostic value of magnetic resonance imaging performed during the subacute phase in adult patients with hypoxic–ischemic encephalopathy for long–term neurological outcomes. J Stroke Cerebrovasc Dis. 2020 Aug;29(8):104950.

특정영역 인지재활

Domain-specific cognitive rehabilitation

SECTION 01 의식

Chapter 08 의식의 개념과 의식손상의 임상적 문제들
Concepts of consciousness and clinical problems of disorders of consciousness

Chapter 09 의식의 평가
Evaluation of consciousness

Chapter 10 의식장애의 치료
Treatment of consciousness disorders

PART 03

CHAPTER **08**

SECTION 01 의식

의식의 개념과 의식손상의 임상적 문제들

Concepts of consciousness and clinical problems of disorders of consciousness

정한영, 한은영

I 서론

일반적으로 인지(cognition), 즉 정보처리능력, 행동제어능력은 의식(consciousness)과 밀접한 연관이 있다고 알려져 있으며, 그렇기 때문에 인지재활영역에서 의식에 대한 논의는 매우 중요하다. 의식은 인간이 사람들의 삶 속에서의 사건을 알아차릴 뿐만 아니라(환경에 대한 인식), 삶의 참여자로서 자신의 삶을 풍부하게 알아가는(자아에 대한 인식) 생물학적 과정이다. 또한 의식에는 각성(arousal)과 인식(awareness)이라는 두 가지 요소가 있다. 각성은 개인이 눈을 뜨고 있는 상태이며, 인식은 우리가 주변 환경, 신체의 움직임, 기억 및 감정을 의식하고 있는 상태를 말한다. 이런 의식의 변화는 수면(sleep), 마취(anesthesia) 상태 등에서 관찰되기도 하고 혹은 중증 뇌손상(severe brain injury), 뇌졸중, 간질 등에서 나타나기도 한다. 따라서 의식을 이해하기 위해서는 각성(arousal), 인식(awareness), 그리고 이들의 상호연관관계에 대한 이해가 필요하다. 또한 의식과 더불어 인지에 대한 지식도 필요하지만 그 분야는 이 책의 뒷부분을 참조하기 바란다.

일상적인 동작(routine actions)은 의식이 없는 상태에서도 가능하다고 알려져 있으나, 뇌의 상부 조절(top−down control)을 통한 반복적 훈련 혹은 경험을 바탕으로 하는 동작은 의식적인 시도가 필수적이라고 알려져 있다. 어떤 감각 자극은 의식적으로만 감지되는 반면, 어떤 감각 자극은 잠재의식에 머물러 학습과 능력 개발로 연결되지 못하는 이유는 무엇일까? 자극이 의식에 도달하려면 더 높은 피질 영역에 도달해야 한다는 이론, 전두엽 피질이 의식을 생성하는 데 중요한 역할을 하는지 혹은 다른 많은 뇌 영역들이 의식적 지각에 필수적으로 관여하는가 하는 등에 대한 신경 메커니즘은 아직 불분명한 상황이다. 그러나 다행스럽게도 많은 과학자들에 의해 신경생물학적 이론과 방법을 토대로 의식과 인지에 대해 방대한 연구가 진행되어 왔고, 여러 가지 가설이 발표되었으며, 의식손상 환자들의 진단과 분류를 위한 국제적인 기준도 만들어지고 있다. 또한 만성적 중증 의식손상 환자들을 위한 의학적 처치에 대해 의학적, 윤리적, 법적 성찰과 제도 개선을 위해 다양한 이해관계자(기초과학자, 임상과학자, 임상의, 환자 대표, 윤리학자, 철학자, 법조인 등)들의 노력이 있어 왔다.

이에 이 장에서는 의식에 대한 역사적 고찰, 의식과 관련이 있는 뇌의 해부학적 위치와 관련 생화학적 물질들, 의식에 관한 대표적인 신경생물학적 이론들, 의식손상 환자의 분류, 그리고 중증 의식손상 환자들에 대한 의료/윤리적인 접근에 대해 살펴보고자 한다.

Ⅱ 의식에 대한 논쟁의 역사

깊은 잠을 의미하는 그리스어 koma에서 유래한 '코마(coma)'라는 용어가 히포크라테스에 의해 이미 사용되었을 정도로, 의식은 오랫동안 철학가 및 이론가들의 논쟁 대상이기는 하였으나, 적극적으로 입증하기 위한 의학적 시도는 19세기 후반부터 시작되었다. 19세기 말에서 20세기 초에 진행된 뇌종양 현상의 이해와 두개내압(intracranial pressure, ICP)에 대한 실험, 신경외과적 감압의 효과, 그리고 1940년대와 1950년대 상행 망상 활성화 시스템(ascending reticular activating system, ARAS)의 발견이 이 분야의 연구에 중요한 자극이 되었다.

비몬드(Biemond)는 1961년 본인의 저서에서 '혼수상태'의 임상검사와 감별진단을 다루며 '혼수' 환자의 체계적인 검사에 대해 설명하며 전정안구 반사 및 칼로리 자극 테스트를 포함한 뇌간반사검사를 강조하였고, 모루치(Moruzzi)와 마고운(Magoun)은 감각 자극으로 인한 자연적인 각성 반응이 망상 형성을 활성화하고 시상하부와 시상으로 연결되어 전체 대뇌 피질이 활성화되는 것을 확인하여 내인성이든 외인성이든 지속적인 망상형성의 활동이 각성 상태를 유지하는 주요 요소임을 주장하였다.

이후 프렌치(French)가 뇌간망상형성의 두부말단이나 피질 하, 피질 전체 병변에서도 장기간 의식이 소실된 환자 들에서 '눈뜨기(eye opening)'를 동반한 각성상태가 간헐적으로 존재함을 확인하고, 각성상태가 반드시 의식의 증거는 아니라는 점을 들며 수면과 혼수상태를 생리학적, 병리학적으로 구분 지어 정의하고자 시도하였다. 각성 혹은 의식의 중추와 관련하여 망상활성화 시스템 자체뿐만 아니라 후방시상하부(posterior subthalamus)같은 피질 하 구조의 영향에 의해 발현됨도 주장하였다. 플럼(Plum)과 포스너(Posner) (1966)는 사지마비와 가성구마비(pseudobulbar palsy)를 보이나 의식은 거의 명료하고 청각 이상은 없으며 수의성 수직 안구운동이 가능하여 '예, 아니오' 정도의 의사소통이 가능한 뇌교경색 환자를 감금증후군(locked-in syndrome)이라 보고하기도 하였으며, 제넷(Jennett)과 플럼(Plum) (1972)이 심각한 뇌손상에서 생존한 환자들에게서 보이는 독특한 의식 상태를 지속식물상태(persistent vegetative state)라고 소개하였다.

한편, 뇌가 비가역적으로 손상 받아 뇌기능은 정지되었으나, 호흡과 심장기능이 인공적으로 계속 유지되는 혼수상태에 대해 주목하게 되면서, 뇌사(brain death)의 개념과 1968년 이를 판정할 수 있는 임상기준들이 마련되었다. 뇌사를 진단하는 주요 항목은 우선 깊은 혼수상태에 있고 자발적인 운동과 모든 시각, 청각, 피부자극에 운동이나 음성반응이 전혀 없는, 대뇌기능의 부재와 자발적 호흡을 포함한 뇌간 기능의 부재, 비가역성이다.

고전적인 조직학적 검증에 정위술(stereotaxis), 그리고 1929년 개발된 뇌파(EEG)가 더해지면서 보다 세분화된 뇌지도화(brain mapping)가 가능하게 되었다. 플럼(Plum)과 포스너(Posner)는 의식의 두 가지 구성 요소인 의식의 내용인 인식은 다양한 자극에 특화된 대뇌피질 국소 피질 회로의 독특한 조합에 의해 매개되고, 각성은 대뇌 피질 기능의 전반적인 수준과 이에 따른 의식 수준을 조절하는 뇌간 및 간뇌 경로에 의해 매개된다고 보고하였다.

뇌손상에 따른 의식 이상에 대한 지식이 더욱 발전하면서, 지아시노(Giacino) 등이 최소의식상태(minimally conscious state, MCS) 및 최소의식상태에서 벗어남

(emergence form the MCS, MCSE) 등의 용어를 소개하며, 장기간의 의식장애의 상태에 대한 감별이 매우 세밀해지게 되었다.

뇌자기공명영상(MRI)이나 전산화단층촬영(CT)과 같은 구조영상검사의 발전은 뇌손상의 종류, 위치, 범위를 확인하게 되기는 하였으나, 만성 의식손상(prolonged disorder of consciousness)를 감별하는 데는 매우 제한적이었다. 이후 확산텐서영상(diffusion tensor imaging, DTI) 등을 이용한 백질 경로 구조의 정량 평가로 예후를 예측하거나 식물상태와 최소의식상태의 감별에 시도되기도 하였으나 임상적으로 적용하기에는 근거가 부족하였다. 양성자방출단층촬영(positron emission tomography, PET)와 기능자기공명영상(functional MRI, fMRI) 등은 양측 전두-두정부 피질(frontoparietal cortex)의 대사저하의 회복과 의식 회복과의 연관성을 확인하는데 이용되고 있다. 또한, 지시 및 여러 자극에 대한 뇌활성도 반응을 평가하여 고식적 신경행동평가를 통해 확인하기 어렵던 의식적인 인식(conscious awareness)을 확인할 수 있는 등의 성과를 나타내기도 했으나, 통상적인 검사로 활용되기에는 부족하다고 알려져 있다. 뇌파와 유발전위(evoked potential, EP) 등도 활용되기는 하나, 미국신경과학회(American Academy of Neurology, AAN)의 2018년 지침에서도 의식적 인식의 근거에 대한 모호함이 지속될 경우에만 기능영상이나 전기생리검사의 활용이 권고되고 있다.

Ⅲ 관련 해부학 및 신경생리

1. 관련 해부학

각성, 주의, 의식과 연관된 대뇌피질내 주요 부위로는 내측으로 내측 전두엽 피질, 앞쪽 대상(cingulate), 내측 두정엽피질과 쐐기앞소엽(precuneus), 뒤쪽 대상, 후두엽 피질(retrosplenial cortex), 외측으로 외측 전두엽 연합 피질, 앞쪽 섬이랑(insula), 안와 전두피질(orbital frontal), 외측 측두-두정엽 연합피질 등이 있다. 이들은 상부 뇌간 활성계, 시상, 시상하부, 전뇌기저부 등의 피질하 영역과 더불어 각성, 주의, 인식의 정도를 조절한다(그림 8-1).

오랫동안 각성과 관련된 주요 경로로 알려진 것은 상행 망상시상 신경원(ascending reticulothalamic neu-

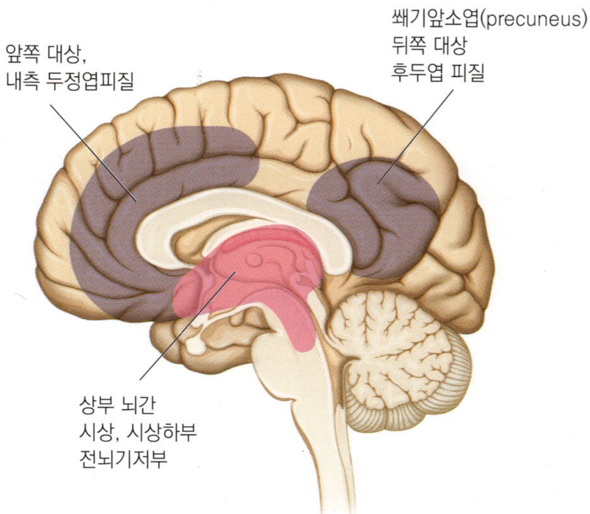

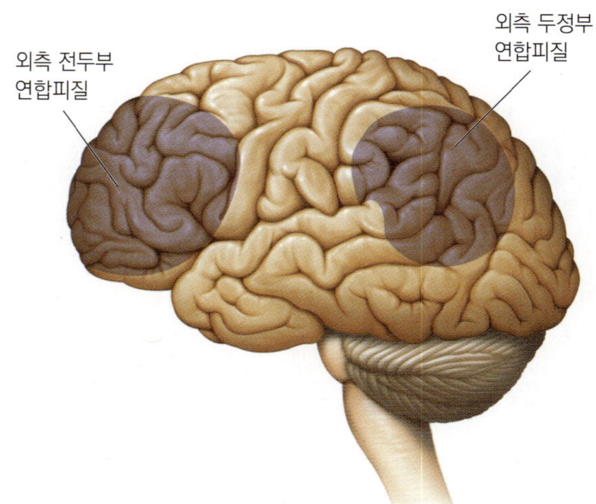

그림 8-1. 각성과 관련된 뇌의 해부학적 부위

rons), 중뇌(midbrain)와 상부 뇌교(rostral pons)로부터 흥분성 자극들이 시상(thalamus)으로 전달되면 시상-대뇌피질 신경원(thalamocortical neuron)들을 흥분시키며 전반적인 대뇌피질(global cerebral cortex)로 자극이 전달된다.

이러한 상행 망상-시상 신경원들은 주로 뇌교 중간부 망상 형성(mesopontine reticular formation) 혹은 전뇌 기저부(basal forebrain)로부터 기인한 콜린성 신경들인데, 최근에는 이외에도 시상을 우회하여 직접 대뇌피질로 전달되는 다른 신경계들 또한 각성에 관여한다는 것이 밝혀졌다. 이러한 신경계에는 전뇌 기저부, 뇌간 라페핵(raphe nuclei), 청색반점(locus coeruleus), 흑질-전피개 영역 복합체(substantia nigra-ventral tegmental area complex), 후 시상하부에서 시작되어 대뇌피질에 단일 연접(monosynaptic projection)하는 신경들이며, 아세틸콜린, 세로토닌, 노르에피네프린, 도파민, 히스타민 등의 신경전달물질들이 작용하는 것으로 알려졌다 (표 8-1).

이러한 복잡한 서로 다른 신경계 간의 상호작용은 잘 알려져 있지 않으나 각성을 유지할 때 중뇌와 뇌교 상부의 중심 회백질(central gray), 전뇌기저부, 시상하부, 시상, 대뇌피질 등의 구조들 간의 연관성에 의존한다는 것은 명백한 사실이다. 따라서 중뇌와 뇌교, 간뇌(diencephalon), 대뇌피질 등에 기능손상을 초래하는 병변이 있는 경우 혼수를 포함한 의식장애 상태를 야기할 수 있다. 주의력 지속은 각성에 관여하는 전반적인 신경계뿐 아니라, 후두정엽(posterior parietal lobe), 전두엽 연합영역(frontal association cortex), 대상회전영역(cingulate cortex) 등의 대뇌피질이 관여하는데 이러한 부위에 병변이 발생하여 기능 손상이 발생하면 주의력 장애 또는 착란상태를 일으키게 된다.

내측두엽(medial temporal lobe), 안구 전두엽(orbitofrontal cortex), 전뇌 기저부를 포함하는 대뇌변연계(limbic system)와 부변연계(paralimbic system)등 기억기능에 영향을 주는 급성질환들 또는 주의력 장애를 동반하는 착란상태를 일으킬 수 있다. 따라서 급성 착란상태는 대뇌피질의 광범위한 병변에 의해 초래되나 시상-대뇌피질 연결부위, 전뇌, 대뇌피질 하 변연계의 초점성 병변들에 의해서도 초래될 수 있다.

2. 각성과 관련된 신경생리

글루타메이트(glutamate)는 중추신경계내에서 가장 흔한 흥분성 신경전도물질로, 중뇌 및 상부 뇌교 망상체에서 시상과 전뇌 기저부로의 각성 경로뿐 아니라 시상의 수질판내핵(intralaminar nucleus of thalamus)에서 피질로의 각성 경로를 관장할 것으로 생각된다.

아세틸콜린(acetylcholine)은 중추신경계에서는 신경조절 기능이 매우 강하며, 뇌간에서 나와 시상의 수질

표 8-1. 의식과 관련된 신경전달물질들

신경전달물질	분포 위치	주 대상	기능
노르에피네프린	뇌교 청색반점(Locus coeruleus)	중추신경계 전반	각성 주의
도파민	중뇌 흑질	선조체, 변연피질, 편도체, 전전두피질	운동 작업
세로토닌	중뇌, 뇌교, 숨뇌	중추신경계 전반	각성 기분
히스타민	시상하부	중추신경계 전반	각성
아세틸콜린	기저 전뇌부 뇌교중뇌(pontomesencephalon)	대뇌피질, 해마, 시상, 소뇌, 중뇌, 숨뇌	각성 기억

판내핵으로 전달되는 콜린성 신경이 각성에 관여하며 비콜린성, 글루타메이트성 신경이 상승을 도모하는 것으로 알려져 있다.

가바(gamma-aminobutyric acid, GABA)는 중추신경계 내 가장 흔한 억제성 신경전달물질로 각성을 조절하고 수면을 촉진한다. 전뇌 기저부의 가바(GABA) 뉴런은 피질 내 억제성 사이 신경(interneuron)을 억제함으로써 각성을 증진시키며, 피질 하 각성시스템에 억제성 신호를 보낸다.

노르아드레날린(norepinephrine) 신경은 뇌교 상부와 외측 피개의 청색 반점에 위치하며, 위로는 대뇌 피질, 시상 및 시상하부로 뻗어 수면각성주기, 집중, 기분을 조절하는 반면, 아래로는 뇌간, 소뇌, 척수로가 자율신경 및 통증 관문을 조절하며 노르에피네프린도 각성을 증진시키는데 주요한 역할을 한다.

우울증, 불안, 강박장애, 공격성, 섭식 장애 등의 정신질환과 관계 깊은 세로토닌(serotonin) 신경은 수면-각성 주기를 조절하는데, 중뇌, 뇌교, 숨뇌의 라페핵 중앙에서 전뇌 전체로 뻗어 나간다. 각성에 있어 중요한 역할을 하는 것은 등쪽 라페핵(dorsal raphe)과 중앙 라페핵(median raphe)으로 뇌의 여러 부위를 증진시키거나 억제시키는 등 다소 복잡하게 작용한다. 앞쪽 뇌간의 세로토닌성 신경은 호흡 저하와 이산화탄소 농도증가에 반응하여 각성을 증진시킨다.

도파민(dopamine) 신경은 배쪽 중뇌의 흑질 치밀부(substantia nigra pars compacta) 혹은 전피개 영역에 존재하는데, 중배엽(mesostriatal), 중변연계(mesolimbic), 중피질(mesocortical)로 상행한다. 중배엽 경로는

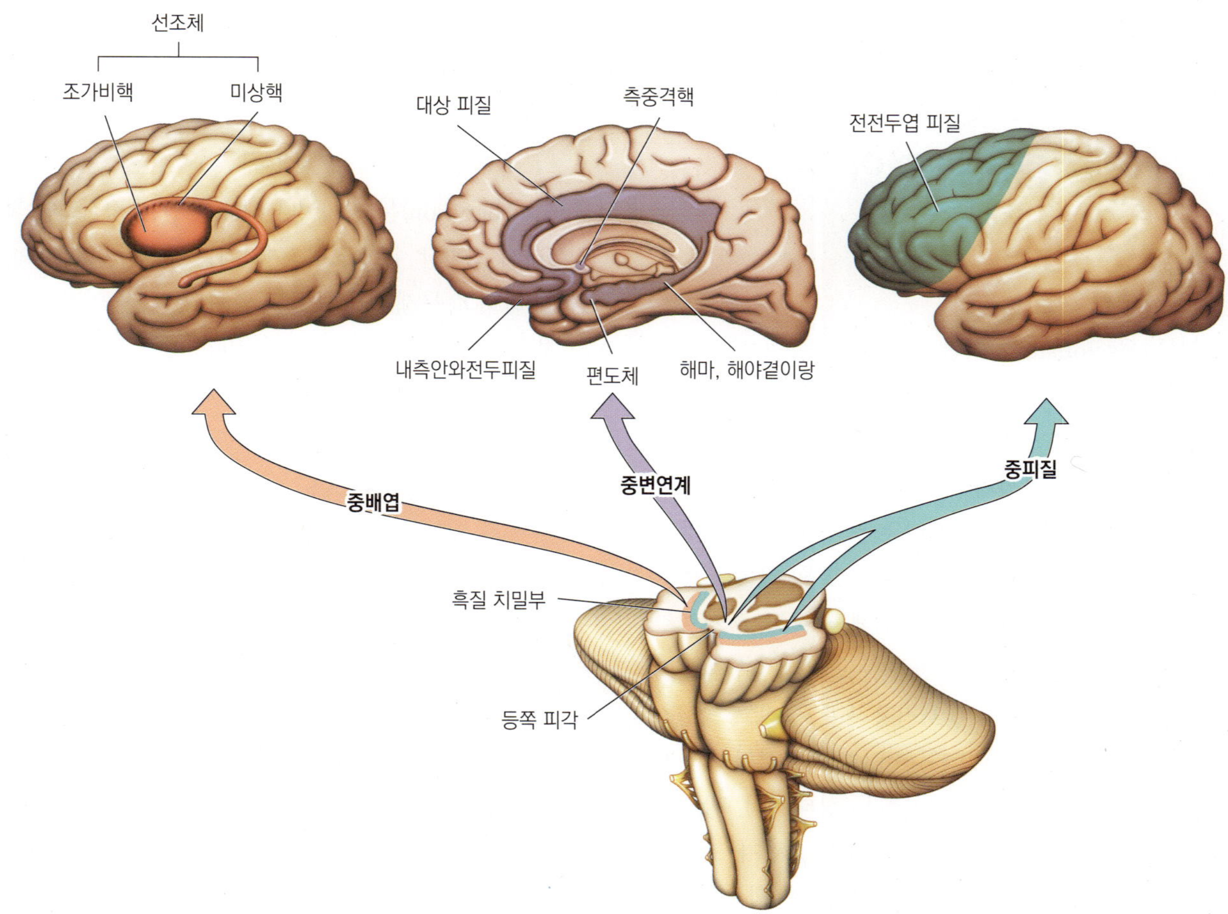

그림 8-2. **도파민성 신경**

흑질에서 미상핵(caudate)과 조가비핵(putamen)으로, 중변연계 경로는 등쪽 피각에서 내측 측두엽, 편도(amygdala), 대상회(cigulate gyrus), 중격핵(septal nuclei), 측중격핵(nucleus accumbens)을 포함하는 변연계로, 중피질 경로는 등쪽 피각과 흑색질과 배쪽 도수관주위 회색질(periaqueductal gray) 부근의 신경세포들에서 전전두피질(prefrontal cortex)과 시상으로 뻗는다(그림 8-2).

히스타민 신경은 대부분 후시상하부의 유두체(tuberomammillary) 핵에 존재하는데 위쪽으로는 대뇌피질과 시상을 포함한 전뇌부로, 아래쪽으로는 뇌간 및 척수로 향하는데, 히스타민 1(H1) 수용체의 활성화는 각성을 도모하는 반면 히스타민 3(H3) 수용체는 반대 역할을 한다.

Ⅳ 용어의 정의

1. 의식

의식(consciousness)이란 여러 가지 뜻을 내포하고 있는 매우 복잡한 단어로서 크게 세 가지 의미로 설명할 수 있다. 첫째, 신경학적인 의미로서의 의식이란 깨어 있는 상태, 즉 각성과 인식이라는 두 가지 기본 요소를 포함한 개념이다. 깨어 있는 상태는 의식의 수준(level)을 의미하며 임상적으로 눈을 뜨는 것을 의미하고, 인식은 의식의 내용(content)에 해당하는 것으로 외부 자극에 대한 의도적인 반응을 말한다. 즉 환경이나 타인에 대해 지각하고 상호작용하며, 그리고 의사소통 할 수 있는 상태를 말한다. 이런 의미에서의 의식은 깨어 있으면서 외부와 상호작용하는 상태로서, 잠자는 상태, 코마, 식물인간상태와는 객관적인 평가 도구를 활용하여 그 상태를 구분할 수 있다. 둘째, 정상적으로 깨어 있는 상태에서 우리는 항상 외부의 무언가를 의식하고 있으며, 이때 순간순간 무언가를 경험하고 있는 상태에 놓여 있게 되며, 이런 상태를 의식이 있다고 말하기도 한다. 세 번째로 마음이란 의미로 의식을 이야기하고 있으며, 여기에는 믿음, 희망, 두려움, 기대, 소망 등이 포함되는 정신적인 상태를 의식상태라고 표현할 수 있다.

최근까지 신경과학계에서는 첫째, 둘째 개념의 의식에 대해 관심을 가지고 있어, 객관적인 제3자의 관점에서 기술된 환경에 대한 개인의 반응을 나타내기 위해 주로 의식이라는 개념을 사용해왔으며, 본 장에서도 주로 이 분야를 중심으로 논의할 것이다. 여기에 관여하는 신경/해부학적 신경망으로는 뇌간–시상–대뇌각성망, 혹은 대뇌의 전두엽–측두엽 연합부위라고 알려져 있으나, 일반적으로는 뇌간–시상–대뇌각성망으로 일어지는 하위 뇌신경계의 신경망으로 설명하는 경향이 많다.

2. 인지

인지(cognition)는 지식이나 이해를 얻는 정신적인 과정이라서 정의할 수 있으며, 여기에는 생각, 지식, 기억, 판단, 그리고 문제해결 등이 포함한다. 이런 인지는 뇌의 보다 상위 기능이며, 주의력(attention), 기억(memory), 언어(language), 지각(perception), 집행기능(execu-

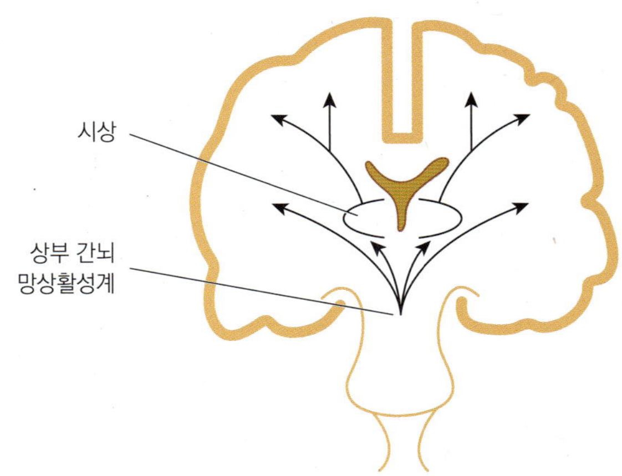

그림 8-3. **간뇌 망상활성계와 시상 연결망**

tive function, praxia), 그리고 운동행동 조절(control of motor behaviour) 기능을 갖고 있다. 여기에 해당되는 신경/해부학적 신경망으로는 전두엽–두정엽 연결망, 상하 두정엽 연결망, 전전두엽–측두엽 연결망, 변연계(limbic system)를 포함하는 상행망상활성체계 등 여러 신경계가 관여하고 있다고 알려져 있다(그림 8-3).

3. 각성과 인식

각성(arousal)과 인식(awareness)는 각각 의식과 인지를 표현하는 가장 대표적인 용어이다. 각성이란 깨어 있는 상태(wakefulness)이며, 이는 의식의 수준(level of consciousness)를 가리키는 말이고, 의식 수준이 낮은 상태에 속하는 상태로는 코마(coma), 식물인간(vegetative state) 등이 있다. 인식은 각성상태를 바탕으로 하는 의식의 내용(content of consciousness)이며, 여기에는 코마(coma), 전신마취상태(general anesthesia), 깊은 수면(deep sleep), 램 수면(REM sleep) 등이 포함된다고 할 수 있다(그림 8-4).

또한 각성과 인식이 모두 정상적으로 유지되고 있는 경우는 정상적인 의식 상태라고 이야기할 수 있으며, 각성과 인식이 모두 없는 경우는 코마, 정상적인 각성상태이거나 인식이 없는 경우는 식물인간, 그리고 정상적인 각성상태이면서 미미한 인식만 남아 있다면 이는 최소의식상태라고 할 수 있다(그림 8-5). 감금증후군(LIS)는 정상적인 각성상태와 정상적인 인식을 가지고 있으나 사지마비로 언어적인 의사소통은 불가능하나 부분적인 안구움직임 등으로 의사소통이 가능한 상태이나 때때로 식물인간이나 최소의식상태로 오인하는 경우가 있어 주의가 필요하다.

임상적으로 각성과 인식의 구분은 자의적인 움직임 여부에 따라 평가하는데, 각성 상태는 주로 선택적/자

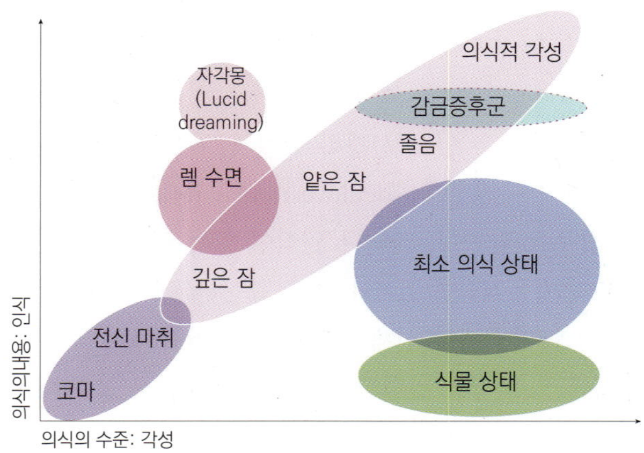

그림 8-4. 의식의 두 가지 축인 의식의 수준(각성)와 의식의 내용(인식)의 관계 모형

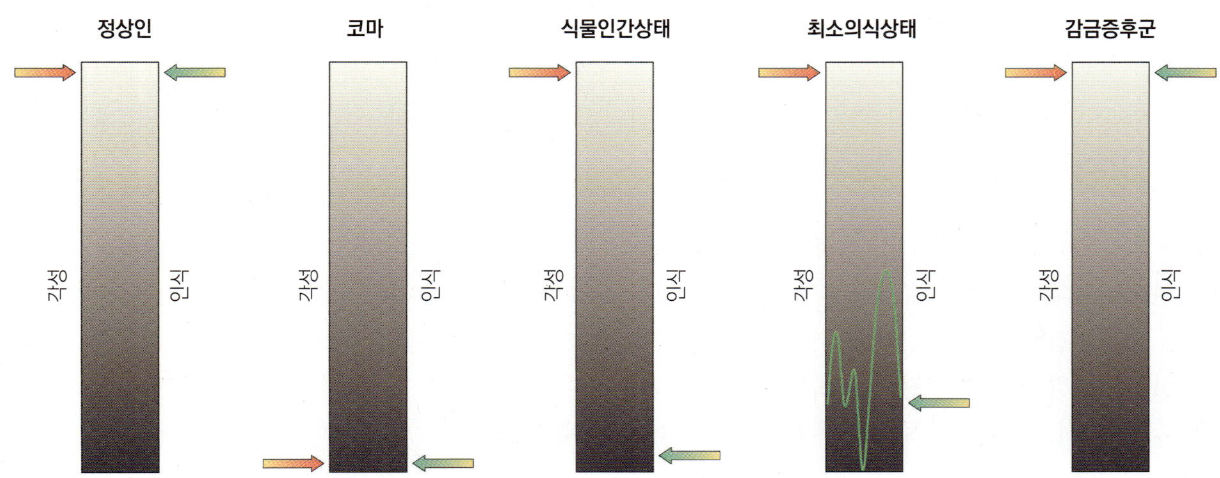

그림 8-5. 의식의 두 축인 각성과 인식의 상대적 분포로 살펴본 임상적 상태

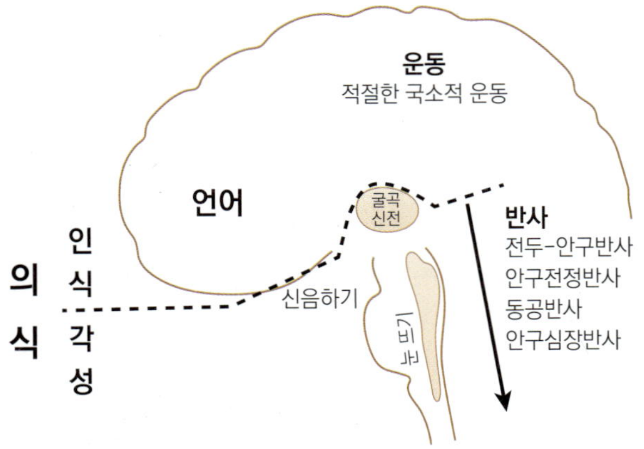

그림 8-6. **각성과 인식에 관여하는 간단한 해부학-기능적 모식도**

의적 움직임은 없고 신경학적 반사, 즉 광 반사(light reflex), 안구전정반사(oculovestibular reflex) 등만 보이는 경우를 말한다. 그러나 인식이 있는 경우엔 적절한 자의적인 움직임이 있어야 하며, 즉 사물에 대한 시각적 반응, 소리에 대한 신체적 움직임, 언어적 질문에 대한 반응 등의 유무로 판단한다(그림 8-6). 따라서 상위 뇌신경계인 인지기능을 발전시키기 위해서는 필연적으로 하위 뇌신경계인 의식, 즉 각성과 인식상태에 대한 이해가 필요하다.

V 의식에 대한 이론적 연구

지난 수십 년 동안 의식에 대한 과학적 연구는 '의식과 연관된 뇌신경망'을 찾는데 초점을 맞춰져 있으며, 의식과 가장 밀접한 관련이 있는 뇌 상태 및 뇌 작동과정을 찾는 것이었다. 여러 가지 의식에 대한 연구가 꾸준히 증가하면서 경험적으로 검증된 의식에 대한 이론(theory of consciousness)을 찾는 것이 의식 과학의 주요 목표이다. 실험적인 뇌신경망 접근방식은 뇌 활동과 의식사이의 상관관계를 찾는데 우선 순위를 두고 있으며, 이론적 접근방법은 신경 메커니즘과 의식 사이의 설명 가능한 신경 메커니즘과 의식의 측면을 연구하고 있다. 즉 신경활동과 의식 사이의 설명 가능한 연결고리를 찾는데 필요한 것이 무엇인지에 대해 서로 다른 개념을 활용하고 있다. 현재 10개 이상으로 다양한 의식이론들이 있지만, 최소한 경험적으로 검증된 자료와 뇌신경계가 서로 긍정적인 상호 기능적 연관 관계를 갖고 있으며 이를 신경생물학적인 용어로 표현한 대표적인 네 가지 이론을 소개하고자 한다.

1. 고차이론

고차이론(higer-order theories, HOTs)은 주로 현대 심리철학에서 발전되었는데, 의식을 고차 지각(higher-order perceptions) 또는 고차 사유(higher-order thoughts)라고 보는 것이다. 여러 자극을 의식하여 현상을 인지하는 것을 일차 상태라고 하는데, 이는 주관 안에 있는 관념(ideas)이라는 가정을 통해 어떤 대상을 주관적으로 생각하거나 정신적 상상(mental images)을 구축하는 것을 의미한다. 고차이론의 핵심 주장은 정신 상태가 특정 종류의 메타 표현 상태의 대상이기 때문에 의식이 있다는 것이다. 메타 표현(meta representation)은 단순히 처리 계층에서 더 높은 위치에서 발생하거나 처리 계층에서 더 깊게 발생하는 표현이 아니라, 오히려 다른 표현을 목표로 삼고 있다고 주장한다(그림 8-7).

고차이론의 중요한 점은 메타 표현의 성격과 역할에 대한 설명이다. 예를 들어 "나는 움직이는 점을 시각적으로 경험했다"는 메타 표현인데, 그 내용은 자신만을 표현하는 것이 아니라 세상 속에서의 나에 관한 것이기 때문이다. 즉, 고차 네트워크가 시각적 현실 관찰, 일차적 표현을 외부 세계에서 신뢰할 만한 반영으로 판단할 때 의식적 지각이 발생한다고 가정한다. 의식에 관한 고차이론은 일차 상태가 의식적 상태가 되려면, 보여진 상태에 있는 것으로는 부족하고, 보고 있다는 상태에

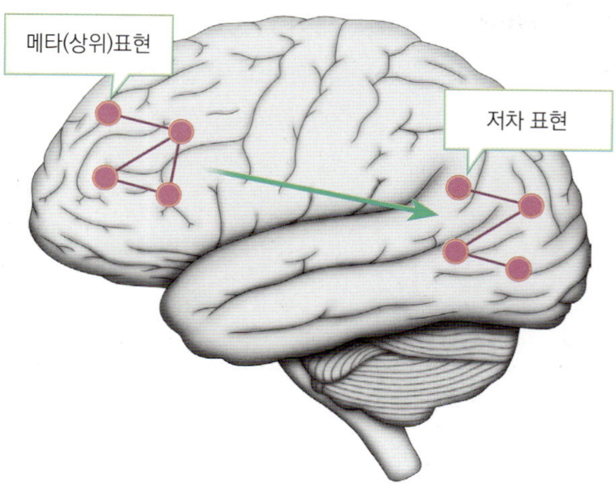

그림 8-7. **고차이론**

있다는 '생각' 혹은 '사고'와 같은 이차적 혹은 고차적인 심적 표상을 가질 때만 비로소 그 내용이 의식적인 것이 된다는 것이다.

예를 들면, 휴대폰 통화를 하면서 운전하는 경우, 의식이 하는 일은 운전이 아니라 휴대폰 통화와 함께 전방을 주시하는 눈에서부터 브레이크를 밟는 발까지 운전은 의식되지 않은 채 이루어지는데, 이때 전방주시 혹은 브레이크를 밟지 않는 비의식(non-consciousness) 지각 혹은 비의식 경험에 해당한다. 하지만, 휴대폰 통화를 하면서 운전을 하다가 갑자기 다른 차가 끼어들면 의식이 재빨리 운전으로 돌아오면서(현상 의식) 브레이크를 밟게 되는데, 이렇듯 현상에 대한 의식은 미처 자각하지 못해 의식 수준에 이르지 못했던 비의식 경험 또는 비의식 지각을 다시 지각(고차 지각)하거나 다시 사유(고차 사유)하게 되면서 이루어지고, 이러한 메타표현에 작용하는 뇌 부위는 전두엽(frontal lobe), 특히 전전두엽 피질(prefrontal cortex)로, 이곳에서 일차적 표현이 이차적 연결표현으로 전환된다고 알려져 있다.

또 다른 예를 들면, 후피질(occipital cortex)에서 시각 신호의 저차원적 표현으로 그림을 있는 그대로 볼 수 있다. 여기에 자신의 지식과 경험을 바탕으로 해당 그림에 대한 의식적인 시각적 지각이 이를 고차 메타표현으로 해석할 때는 의식적인 시각 인식이 지원되어야 한다는 것이다. 이를 뒷받침하는 증거는 전전두엽 피질과 관련된 연구에서 비롯된다.

2. 전반적 신경작업공간이론

전반적 신경작업공간이론(global neuronal workspace theories, GWTs)은 버나드 바스(Berbard Barrs)에 의해 제시되었고 데카르트(Descartes)의 극장 비유를 현대판으로 재해석한 것이다. 뮤지컬이나 오페라 공연에서는 관객석뿐 아니라 무대 대부분의 조명이 꺼져 있고 오직 지금 연기하는 배우에게만 조명이 내리쬐며, 이렇게 하여 관객을 배우에게 주목하게 만든다. 이를 뇌의 활동과 연관지어 보면, 조명은 의식 또는 작업기억에 해당하고, 의식적 신경과정은 무대 중앙에서 조명을 받는 배우와 같으며, 나머지 관객들은 무의식적 신경과정, 무대 뒤에서 조명의 위치를 조정하는 조명 담당은 시상피질계 혹은 주의집중회로에 해당한다.

어떤 상태는 그 상태(또는 그 내용)가 전반적 신경작업 공간에 존재할 때만 의식이 있으며, 장기 기억, 운동, 평가, 주의 및 지각 시스템을 포함한 여러 시스템에 전반적으로 그 상태(내용)에 접근할 수 있게 한다. 그런 다음 정보의 접근성은 다른 시스템에 의한 잠재적 접근으로 정의된다. 첫째는 접근할 수 없는 정보를 담고 있는 신경 상태(잠재의식 정보), 둘째는 접근할 수 있지만 접근할 수 없는 정보를 담고 있는 상태(작업 공간에 없는 정보, 전의식 정보), 셋째는 작업공간에 의해 정보가 접근되고 다른 시스템에서 전반적으로 접근할 수 있는 상태(의식 정보)의 세 가지 구분을 소개한다. 따라서 상태가 의식이 있는 상태인지 아닌지의 필요 조건이자 충분 조건은 작업공간에서 상태 또는 내용에 접근하여 다른 시스템에서 해당 상태 또는 내용에 접근할 수 있도록 작동하는 것이다. 따라서 셋째의 상태만 의식이 있는 상태라고 주장하는 이론이다(그림 8-8).

국지적 감각기관에서 나온 신호는 뇌의 전체 신경원

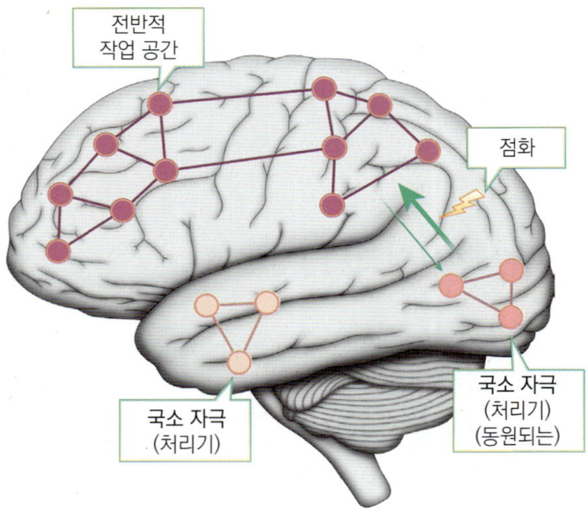

그림 8-8. **전반적 신경작업공간이론**

(neuron)에 반복적으로 반응하면서 증폭되고 유지되며 이것들이 전반적 신경작업 공간을 거쳐 다른 무의식적 신경 경로로 전달(broadcast)되어 의식을 형성하게 된다. 즉, 주의(attention)는 조명(점화)역할을 하면서, 이 무의식적 활동의 일부가 전반적 신경작업 공간에서 의식적인 인식으로 전환되도록 도와준다. 또한 과거의 경험은 의식을 신경세포의 새로운 점화(감각자극)와 오래된 과거의 정보들을 연결시켜준다.

즉, 전반적 신경작업공간이론에서는 신경 연결망의 핵심부로서 전두엽 신경망이 중심 허브와 같은 역할을 하는 전반적인 작업 공간 속으로 전달될 때 의식화된다고 주장한다. 신경학적으로 전반적인 의식 소실이란 뇌의 전반적인 작업을 지휘하는 핵심적인 지역인 전전두피질(prefrontal cortex), 전두엽-측두엽(fronto-parietal region)이 구조적 혹은 기능적 연결망에 손상을 입었다는 것을 의미한다.

독립적인 정보 흐름이 어떤 특정 지역을 통과해 컴퓨터 클립보드와 유사한 신경작업 공간에 결합할 때 의식이 발생하는 것으로 가정하면 이해가 쉬울 것이다. 전반적 신경작업 공간은 중앙 정보교환센터의 역할을 하고 공유하면서 주의력, 작업 기억, 계획 및 문제 해결에 대한 하향식 제어를 촉진하여 다양하게 특화된 뇌 신경망과 상호 작용을 가능하게 하고 통합 반응을 도모한다는 이론이다.

3. 통합정보이론

통합정보이론(integrated information theory, IIT)은 현재 가장 주목받고 있는 이론으로 물질주의의 관점으로 의식이란 뇌를 구성하는 입자들이 배열된 수학적 패턴으로서 물리적 시스템이며, 이에 의해 생성된 통합 정보가 환원이 불가능한 최대치를 구성한다는 것이다.

또한, 정보를 통합적으로 처리할 수 있는지 여부가 의식을 객관적으로 설명할 수 있는 기준이며, 어떤 시스템이 복잡하고 다양한 정보를 통합적으로 처리할 수 있다면 이 시스템은 일정한 수준의 의식을 가지고 있다고 주장하였다. 특히 의식 수준, 다시 말하자면 의식의 정도, 의식적 경험을 수치화한 것을 파이(Φ)라 하는데, $\Phi = 0$인 시스템은 의식이 없는 것이고, Φ가 클수록 의식 수준이 높은 것으로 통합된 정보는 정보의 이론적 양 Φ와 연관되어 있으며, 시스템 전체에 의해 생성되는 정보의 양은 측정이 가능하다고 주장한다. 통합정보이론은 모든 시스템에 적용될 수 있어 생물은 물론 컴퓨터나 인공지능 같은 기계 시스템에도 적용될 수 있다는 장점이 있지만, 의식이라는 어려운 개념에 대한 해결책이라고 보기 어렵다(그림 8-9).

통합정보이론에서는 의식이란 이미지를 보는 것과 같은 특정 경험이 발생하는 동안 서로 밀접하게 연결된 뇌 부위에서의 정보를 통합시키는 신경연결 메커니즘, 즉 구조라 말하는데, 의식의 발원지를 감각처리 영역이 집중돼 있는 뇌 뒤쪽, 즉 후측 피질(두정부, 측두부, 후두부; parietal, temporal, occipital cortex)로 본다.

최근에 파이(Φ)는 경두개자기자극(transcranial magnetic stimulation, TMS)으로 뇌 반응의 알고리즘 복잡성을 측정하는 섭동 복잡성 지수(pertubational complexity index, PCI)라는 것으로 평가하고자 하는데, 이

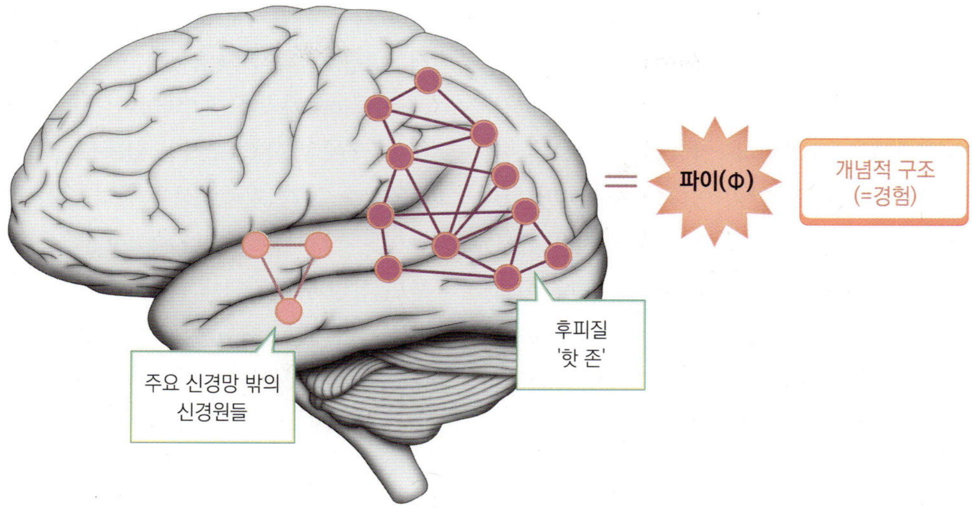

그림 8-9. **통합정보이론**

것이 신경학적 장애가 있는 환자의 전반적인 의식 상태를 추적하는 데 진단적 및 예후 판단에 가치가 있다고 알려져 있다.

4. 재진입이론

재진입이론(re-entry theory)은 재진입 및 예측처리이론(re-entry theory and predictive processing)이라고도 하는데, 의식적인 정신상태를 형성하고 활성화하는 데 있어 하향식 신호 전달의 중요성을 강조한다.

재진입 이론 중 하나인 국소 재발 이론(local recurrency theory)은 지각 피질 내의 국소적인 반복 또는 재진입 처리만으로도 의식이 발생하기에 충분하다고 주장하며, 지각 경험의 내용을 보고하거나 추론 및 의사 결정을 이끄는 데는 두정엽(parietal lobe) 및 전두엽(frontal lobe)이 필요하다고 한다. 또한 예측처리이론에서 뇌는 사전 지식과 예측을 바탕으로 자신이 받아 들일 것으로 예상되는 감각 입력에 대한 예측을 지속적으로 생성한다. 이러한 예측을 실제 감각 입력(보통 하향식 지각 예측, 두꺼운 화살표)과 비교하고 예측 신호와 실제 신호 간 불일치로 예측 오류가 발생할 경우 예측을 업데이트(보통 상향식, 얇은 화살표)하여 예측 오류를 최소화하게 된다. 예측 오류는 주의와 추가 처리가 필요한 예상 밖이거나 현저한 사건을 알려주는 데 중요한 역할을 하며 예측 제어 형태를 가능하게 한다(**그림 8-10**).

예측처리의 흔한 예로 시각을 들 수 있는데, 양안의 지각 경쟁을 예측하며 우세안을 주로 사용하게 되거나

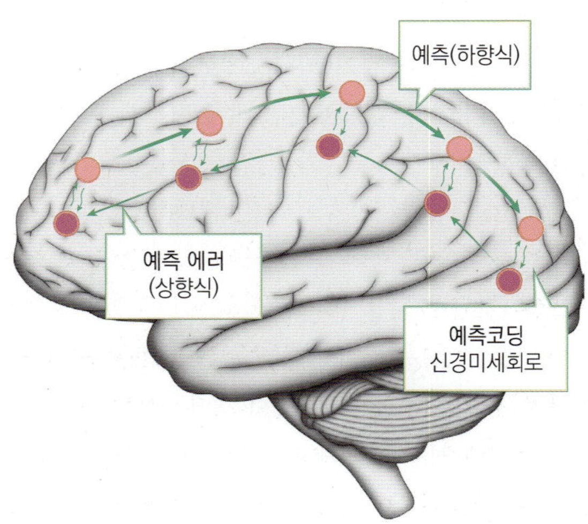

그림 8-10. **재진입 및 예측처리이론**

눈을 움직일 때 시각계를 안정적으로 유지할 수 있게 한다. 행동과 지각이 매우 강하고 친숙하게 일치하는 경우, 행동 자체는 지각이 없을 때도 그 행동과 함께 진행되는 지각을 생성할 수도 있다. 전혀 보지 못하는 칠흑같이 어두운 방에 친구와 같이 있다고 가정하면, 친구가 손을 흔들면, 휘젓는 공기는 느낄 수 있지만 아무것도 보지는 못하는 반면, 내가 손을 흔들면 나는 내 손을 볼 수 있다는 느낌이 든다. 나의 뇌가 지각적 공백을 메우므로 나는 일반적으로 볼 것으로 예상하는 것을 보기 때문인데, 우리에게 친숙한 시각적 착시가 실재하는 것을 있을 법한 것으로 대체하는 것과 같은 방식이다.

Ⅵ 의식장애의 분류

1. 혼수

혼수(coma)는 각성과 인식이 모두 소실되고, 임상적으로 자발적인 각성뿐 아니라 외부 자극에 의한 각성이 모두 완전히 소실된 상태이다. 주로 양쪽 뇌반구가 전반적으로 심각하게 손상된 경우에 나타나며, 뇌파에서도 수면-각성의 주기가 보이지 않는다. 혼수는 대개 일시적인 상태로, 혼수가 장기 의식장애로서 존재하는 경우는 극히 예외적이며, 대체로 2주 내에 식물상태 등 다른 상태로 이행된다.

2. 식물상태

식물상태(vegetative state, VS) 혹은 식물인간상태는 각성과 인식이 분열된 상태로, 환자는 눈을 뜨고 있거나 자극에 의하여 눈을 뜨고 뇌파에서는 수면-각성의 주기가 관찰되지만 자기 자신 혹은 환경에 대한 인식이 없고 다른 사람과의 상호작용 또한 없다. 언어의 이해나 시각, 청각, 촉각 자극에 대한 의식적 지각(conscious perception)이 없으며, 의미 있는 표현이나 자발적인 혹은 자극에 대한 의도적인 활동도 불가능하다. 다만 하품, 씹기, 울기, 웃음, 신음 등과 같은 형태의 정형적 운동이 관찰될 수 있으나 이러한 행동은 전후 사정이나 주변 상황과 무관하게 목적성 없이 나타난다.

식물상태가 1개월 이상 지속되는 경우 지속식물상태(persistent vegetative state)라는 용어가 사용되어 왔으며, 1995년 미국신경과학회는 식물상태가 비외인성 뇌손상 3개월 이후까지 지속될 때와 외인성 뇌손상 1년 이후까지 지속될 때는 영구적(permanent)이라 판단할 수 있다고 권고하기도 하였다. 하지만, 상당수의 환자에서 이러한 특정 기간 이후에도 의식이 회복되기도 하기 때문에 아스판 신경행동 연구집단(aspen neurobehavioral conference workgroup)은 지속식물상태라는 용어를 사용하지 말고 뇌손상의 원인과 손상 후 경과시간을 표기하도록 권고하였다.

따라서 미국신경학회는 미국통합재활의학회(American Congress of Rehabilitation Medicine) 및 미국국립의학연구소 내 장애, 독립생활 및 재활연구소(National Institute on Disability, Independent Living, and Rehabilitation Research)와 공동으로 개정한 2018년 지침에서는 영구적이라는 용어 대신 만성(chronic)이라는 용어를 그 경과 기간과 함께 사용하도록 권고(권고수준 B)하고 있다. 식물상태라는 명칭과 관련해서는 '식물'이라는 표현이 가지는 부정적 느낌을 배제하기 위하여 2010년 무반응각성상태(unresponsive wakefulness syndrome, UWS)라는 용어로 대체하도록 제안되었고, 식물상태와 동일한 의미로 사용되고 있다.

3. 최소의식상태

최소의식상태(minimal conscious state, MCS)는 과거에는 식물상태와 구분되지 않았으나 두 가지 상태에서 예후가 유의하게 다르다는 것이 밝혀지면서 최소 의식상태라는 용어가 제안되었다. 최소의식상태는 보통 혼수 혹은 식물상태로부터 의식이 호전되어가는 과도기적 상태이다. 식물상태와는 다르게 인식이 일관성은 없지만(inconsistent) 부분적으로 보전되어 있기 때문에 자신 혹은 환경에 대한 인식을 시사하는 행동을 보이는 것이 특징이다. 최소의식상태를 진단하기 위해서는 다음 중 한 가지 이상의 행동이 비록 일관되지 않지만 반사적 행동과 구분될 만큼 뚜렷한 재현성을 보이거나 길게 지속되어야 한다: ① 명령 추종(command following), ② 몸짓 혹은 언어를 통한 긍정/부정의 표현, ③ 이해할 수 있는 명료한 언어 구사(intelligible speech), ④ 외부 환경 자극에 의하여 유발되는 의도적이거나 분별력 있고 비반사적인(nonreflexive) 행동(예: 감정적 자극에 적절한 웃음이나 울음 반응, 질문에 직접적 반응으로 나타나는 발성이나 몸짓, 분명한 연관성을 가지고 사물에 신체를 뻗치는 반응, 사물을 그 특성에 맞게 만지거나 잡는 반응, 두드러지는 자극에 시야를 지속적으로 고정하거나 움직이는 자극을 따라보는 안구 운동 등). 일관성 없는 의식의 징후(inconsistent signs of consciousness)가 최소의식상태의 특징이기 때문에 진단을 위해서는 시간을 두고 여러 차례 반복하여 평가하여야 한다. 다만 인식을 시사하는 행동이 이해할 수 있는 말과 같은 고차원적 반응을 보인다면 한, 두 번의 평가로도 인식이 보존되어 있음을 알 수 있고 최소의식상태를 진단할 수 있다.

최소의식상태는 그 정의상 넓은 범위의 의식 상태를 포함하기 때문에 브르노(Bruno) 등은 행동 반응의 복잡성에 기반하여 최소의식상태-플러스(MCS-plus)와 최소의식상태-마이너스(MCS-minus)라는 하위 범주를 제안하였다. 최소의식상태-플러스는 명령 추종, 이해할 수 있는 말, (사고나 느낌을 전달할 수 없는) 비기능적인 의사소통 등의 높은 단계의 행동 반응을 보이는 상태이다. 최소의식상태-마이너스는 따라보기(visual pursuit), 통증에 대한 국소화, 감정 자극에 대한 적절한 웃음이나 울음 등 낮은 단계의 행동 반응을 보이는 상태이다(그림 8-11).

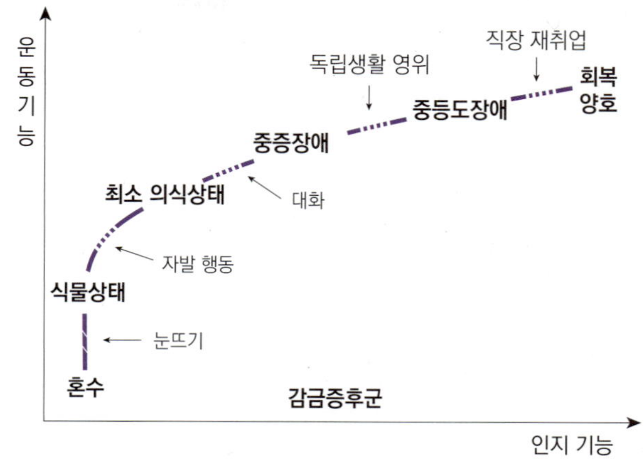

그림 8-11. **운동능력회복과 의식 및 인지능력회복과의 관계도**

4. 최소의식상태로부터 벗어남

최소의식상태의 특징은 일관성은 없지만 재현성이 있는 행동 반응이다. 최소의식상태의 환자가 이전과 달리 믿을 수 있고 일관성 있는 반응을 보이는 경우 최소의식상태로부터 벗어나는 상태(emergence form the MCS, MCSE)라고 볼 수 있다.

5. 감금증후군

감금증후군(lock-in syndrome, LIS)은 의식장애는 아니나 의식장애로 오인될 수 있다는 점에서 언급할 필요가 있다. 감금증후군은 각성과 인식은 정상이나 사지마비와 조음불능(anarthria)이 있어 운동 조절과 말과 소리를 내는 능력이 손상된 상태이다. 주로 양측 배쪽 다리뇌(pons) 병변으로 인하여 피질척수로(corticospinal pathway)와 피질연수로(corticobulbar pathway)가 손상되어 나타난다. 환자는 정상 감각 능력을 보이나 안구를 움직이는 것 외에는 운동반응이 없어 식물상태 등의 의식장애로 오인될 수 있어 주의를 요한다.

6. 섬망과 치매

섬망(delirium)은 의식의 혼탁, 지남력 장애, 주의력 결핍, 불안 및 정서적 불안정, 지각 장애 등을 특징으로 하는 증후군이다. 지남력 장애는 주로 시간에 대한 파악 기능의 상실에서 시작하여 장소, 사람 등으로 심화된다. 진전 섬망(delirium tremens)은 음주를 마지막으로 한지 24시간에서 7일까지의 금단 시기에 나타난다. 환청(auditory hallucination)과 환족(illusion)이 생길 수 있고, 작아진 사람의 형태를 보게 되는 왜소 환각 같은

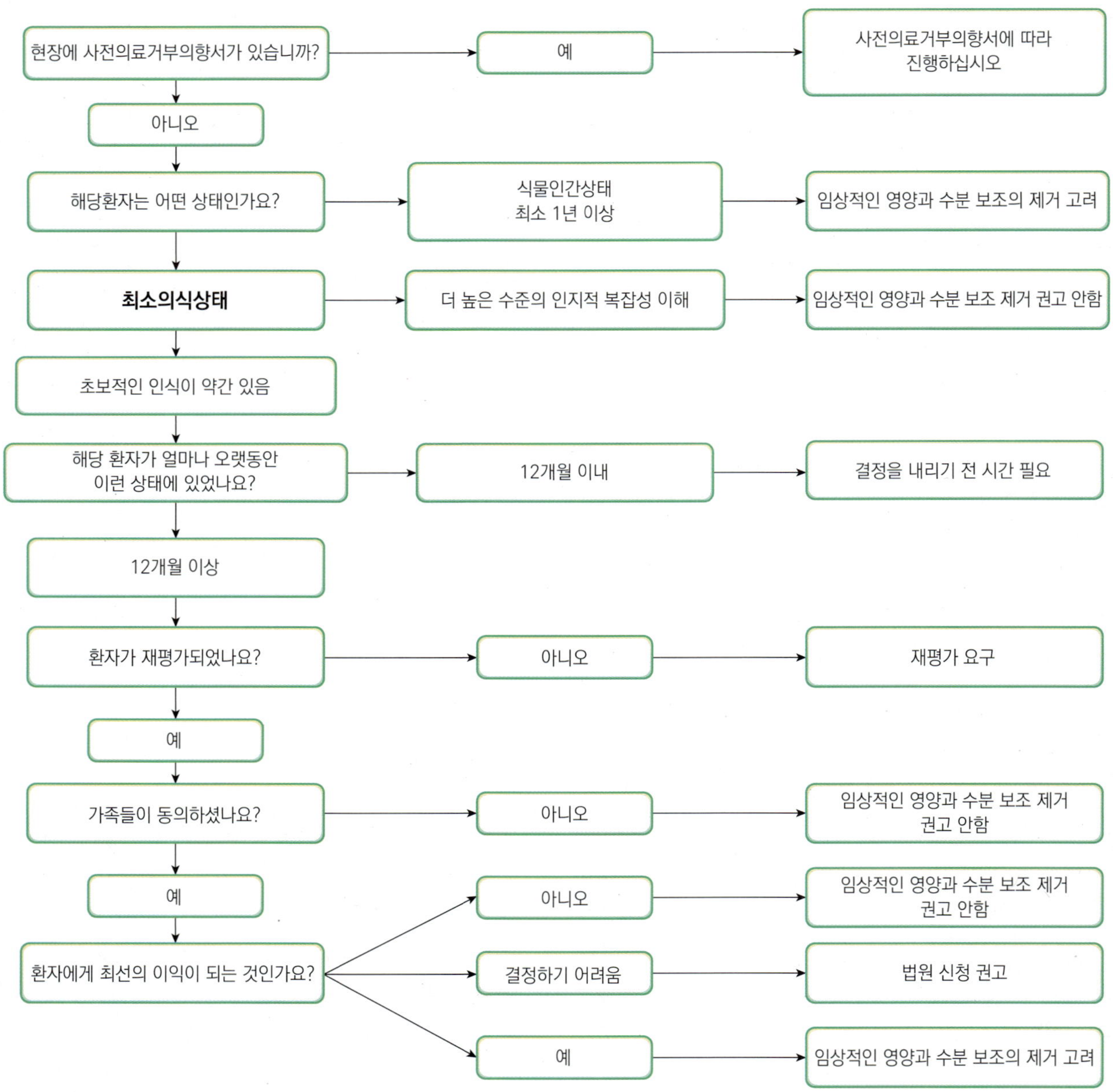

그림 8-12. **만성 의식장애 환자의 임상적 영양 및 수분 공급 결정에 대한 외국의 가이드라인 사례**

환시를 경험하며, 자기 몸 위를 걸어가는 작은 생명체가 있다고 표현하기도 한다. 신체적 증상으로 심계 항진, 발한, 거친 진전, 탈수와 체온 상승 등이 나타나기도 한다.

심혈관계, 호흡기, 간이나 신장 등의 장기 부전이 있는 경우와 노인, 중환자실 환자, 수술 후 환자, 알코올이나 약물 금단 등에서 흔히 나타난다. 야간에 더 심해지고 증상의 기복이 심해서 하루 중에도 몇 차례 명료한 상태와 섬망 상태가 반복될 수 있다. 몇 시간, 며칠 사이에 증상이 발생할 수 있다는 점과 의식의 혼탁이 주된 증상이라는 점에서 치매(dementia)와 구별된다.

Ⅶ 중증 의식손상 환자에 대한 윤리 및 법적 문제

의학이 발달하면서 중증 뇌손상 환자가 생명은 유지하고 있지만 만성적인 의식손상상태로 살아가는 환자들이 증가하고 있으며, 이들에게 영양과 수분 공급의 지속된다면 오랫동안 생명을 유지할 수도 있다. 그러나 환자에게 무엇이 최선의 이득(best interests)인가를 깊이 숙고하여야하는 경우가 생길 수 있다. 즉 환자에게 삶의 의지가 없다면(회복하는 것이 어렵다면) 담당의사는 인공적인 영양과 수분 공급을 제거하는 것을 허락할 수도 있다는 의미이다.

의사는 환자의 이익을 극대화하고 해를 끼치지 않아야 하는 윤리적 의무가 있다. 이것은 모든 의료인들과 공유해야 하는 윤리적 위무이기도 하다. 의료 서비스에서 자원 배분에 대한 윤리는 항상 고려해야 하지만, 현 상황에서 환자에게 최선의 이득이 무엇인가 하는 것에 기반하여 의료 서비스에 대한 의사 결정 경로를 갖는 것이 유익하다. 그림 8-12는 만성 의식장애 환자의 임상적 영양 및 수분 공급 결정에 대한 외국의 가이드라인 사례이다. 다만 국내법과 다소 상충되는 부분이 있어 바로 적용은 어려우니 참고 바란다. 반복적인 임상검사와 평가는 임상 모니터링 및 치료 계획뿐만 아니라 최선의 의사 결정, 그리고 환자의 상태와 정보를 보호자들에게 정확하게 전달하기 위해서도 필요하다. 이런 과정속에서도 분명한 진단과 예후 판정이 어려운 경우에는 전문가 집단 및 환자 보호자와의 솔직한 면담과 논의 과정을 처치는 것이 필수적이다.

또한 지속적인 중증 의식손상환자의 치료 결정 과정, 즉, 보조적인 영양 및 수분공급 철회는 윤리적으로도 문제가 될 수 있으며, 사전의료거부의향서(advance directive refusing treatment)가 없는 경우 법적으로도 문제가 될 수 있다. 따라서 의료진은 연명 치료의 보류 또는 철회에 관한 법적 분쟁 가능성도 염두에 두어야 한다. 법원은 환자에게 최선의 이익을 보장하는 것을 우선으로 판단하며 환자가 스스로 선택을 할 수 없는 경우 마지막 보호 장치이기도 하다. 법정에서는 대개 다음과 같은 내용들을 판단 근거로 사용하곤 한다. 환자에게 기대되는 삶의 질(단순한 수명 연장이 아닌 생명)과 환자의 전반적인 고통 중 어떤 것이 더 심각한 사안인지 판단하는 것이다. 치료 중단에 관한 결정은 환자의 상태에 대한 신뢰할 수 있는 정보를 바탕으로 하여야 하며, 또한 환자가 치료를 받기를 원했는지 또는 그들의 믿음과 신념에 따라 결정되어야 한다.

Ⅷ 결론

의식상태는 인지기능과 밀접한 관련이 있으며 인지기능을 회복하고 유지하는데 의식이 매우 중요하다. 특히 새로운 개념을 받아들이고 배우는 과정에서는 더욱 중요하다. 그러나 최근까지 의식과 인지에 관여하는 뇌구조와 신경망이 시간적, 공간적으로 어떻게 인식하고 작동하는지에 대해 서로 다르게 해석한 이론들이 많으며, 그중 신경과학적으로 대표적인 이론들을 기술하였다.

이들에 대한 보다 폭넓은 이해는 의식 및 인지손상 환자를 대한 정확한 진단과 평가를 위해서, 그리고 올바른 의학적 처치에도 도움이 될 것으로 믿는다. 환자의 각성상태와 인식능력을 정확히 평가하고, 이를 바탕으로 코마(coma), 식물인간(VS)와 최소의식상태(MCS)를 구분해 내는 것은 임상현장에서 환자를 얼마나 적극적으로 치료하느냐, 더 나아가서는 환자의 연명 여부를 결정하는 과정에서도 매우 중요하다고 생각한다. 또한 재활의학과 의사는 의료전문가로서 이런 환자들의 의식 및 인지손상에 대한 임상적인 평가자로 참여하고, 또 재활치료영역에서 환자들에 대한 재활치료 내용과 강도를 결정하는데 매우 중요한 자원이라고 생각한다.

의식과 인식에 대한 신경생물학적, 임상적 연구와 치료는 학문적인 이해와 그로 인한 사회적 이익을 극대화하는 방향으로 발전되어야 하며, 철학적, 윤리적 성찰을 포함한 다양한 학문간의 교류가 필요하다. 중증 의식손상 환자는 스스로 자신의 상태를 이해하고 자신의 입장을 설명할 수 없기 때문에 선진국에서는 그들도 장애인과 같은 수준으로 대우하고 있으며, 그들의 여명을 결정하는 과정은 그들에게 최선의 이득(best interests)이 무엇인지에 따라 환자 중심으로 치료과정을 결정하도록 권고하고 있다. 따라서 의료기관과 담당 임상의사들은 근거중심의 의학과 윤리적인 관점을 담아 이들을 위한 임상 가이드라인을 갖고 있어야 하며, 외국의 사례를 수록하였으니 도움이 되길 바란다.

▶ 참고문헌

1. 김대영. 장기 의식장애. J Korean Neurol Assoc. 2020;38(1):9–15.
2. 김동찬. 의식 장애 환자의 평가. 대한중환자의학회지. 1999;14(1):6–13.
3. 대한신경정신의학회. 신경정신의학. 3rd ed. 서울: (주)아이엠이즈컴퍼니; 2017.
4. Adams RD. 신경과학. 서울: 도서출판 정담; 1998.
5. Ammermann H, Kassubek J, Lotze M, Gut E, Kaps M, Schmidt J, Rodden FA, Grodd W. MRI brain lesion patterns in patients in anoxia–induced vegetative state. Journal of the neurological sciences. 2007;260(1–2):65–70.
6. Bauer G, Gerstenbrand F, Rumpl E. Varieties of the locked–in syndrome. Journal of neurology. 1979;221:77–91.
7. Biemond A. Brain diseases. New York: Elsevier; 1946.
8. Boly M, Faymonville M, Peigneux P, Lambermont B, Damas P, Del Fiore G, Degueldre C, Franck G, Luxen A, Lamy M, Moonen G, Maquet P, Laureys S. Auditory processing in severely brain injured patients: differences between the minimally conscious state and the persistent vegetative state. Arch Neurol. 2004;61(2):233–8.
9. Brown R, Lau H, LeDoux JE. Understanding the higher–order approach to consciousness. Trends in cognitive sciences. 2019;23(9):754–68.
10. Childs N, Mercer W, Childs H. Accuracy of diagnosis of persistent vegetative state. Neurology. 1993;43(8):1465–7.
11. Coleman M, Menon D, Fryer T, Pickard J. Neurometabolic coupling in the vegetative and minimally conscious states: preliminary findings. Journal of Neurology, Neurosurgery, Psychiatry. 2005;76(3):432–4.
12. Damasio A. Self comes to mind: Constructing the conscious brain. London: Vintage; 2012.
13. Dehaene S, Naccache L. Towards a cognitive neuroscience of consciousness: basic evidence and a workspace framework. Cognition. 2001;79(1–2):1–37.
14. Fischer C, Luaute J, Adeleine P, Morlet D. Predictive value of sensory and cognitive evoked potentials for awakening from coma. Neurology. 2004;63(4):669–73.
15. French J. Brain lesions associated with prolonged unconsciousness. AMA Arch Neurol Psychiatry. 1952;68(6):727–40.
16. Giacino J, Ashwal S, Childs N, Cranford R, Jennett B, Katz D, Kelly J, Rosenberg J, Whyte J, Zafonte R, Zasler N. The minimally conscious state: definition and diagnostic criteria. Neurology. 2002;58(3):349–53.
17. Giacino J, Kalmar K, Whyte J. The JFK Coma Recovery Scale–Revised: measurement characteristics and diagnostic utility. Arch Phys Med Rehabil. 2004;85(12):2020–9.
18. Giacino J, Kezmarsky M, DeLuca J, Cicerone K. Monitoring rate of recovery to predict outcome in minimally responsive patients. Arch Phys Med Rehabil. 1991;72(11):897–901.
19. Giacino JT, Kalmar K. Diagnostic and prognostic guidelines for the vegwive and minimally conscious states. Neuropsychological Rehabilitation. 2005;15(3–4):166–74.
20. Giacino JT, Katz DI, Schiff ND, Whyte J, Ashman EJ, Ashwal S, Barbano R, Hammond FM, Laureys S, Ling GS. Practice guideline update recommendations summary: disorders of consciousness: report of the Guideline Development, Dissemination, and Implementation Subcommittee of the American Academy of Neurology; the American Congress of Rehabilitation Medicine;

and the National Institute on Disability, Independent Living, and Rehabilitation Research. Archives of physical medicine and rehabilitation. 2018;99(9):1699–709.

21. Horsley V, Clarke RH. The structure and functions of the cerebellum examined by a new method. Brain. 1908:45–124.
22. Jennett B, Plum F. Persistent vegetative state after brain damage. A syndrome in search of a name. Lancet. 1972;1(7753):734–7.
23. Jennett B. Development of Glasgow coma and outcome scales. Nepal Journal of Neuroscience. 2005;2(1):24–8.
24. Kotchoubey B, Lang S, Mezger G, Schmalohr D, Schneck M, Semmler A, Bostanov V, Birbaumer N. Information processing in severe disorders of consciousness: vegetative state and minimally conscious state. Clinical neurophysiology. 2005;116(10):2441–53.
25. Lau H, Rosenthal D. Empirical support for higher–order theories of conscious awareness. Trends in cognitive sciences. 2011;15(8):365–73.
26. Laureys S, Celesia GG, Cohadon F, Lavrijsen J, León–Carrión J, Sannita WG, Sazbon L, Schmutzhard E, von Wild KR, Zeman A. Unresponsive wakefulness syndrome: a new name for the vegetative state or apallic syndrome. BMC medicine. 2010;8:1–4.
27. Laureys S, Gosseries O, Tononi G. The neurology of consciousness: cognitive neuroscience and neuropathology. Massachusetts: Academic Press; 2015.
28. Laureys S, Majerus S, Moonen G. Glasgow Coma Scale comments. Yearbook of intensive care and emergency medicine. Berlin: Springer; 2002.
29. Laureys S, Owen A, Schiff N. Brain function in coma, vegetative state, and related disorders. Lancet Neurol. 2004;3(9):537–46.
30. Laureys S, Perrin F, Schnakers C, Boly M, Majerus S. Residual cognitive function in comatose, vegetative and minimally conscious states. Curr Opin Neurol. 2005;18(6):726–33.
31. Laureys S. The neural correlate of (un) awareness: lessons from the vegetative state. Trends in cognitive sciences. 2005;9(12):556–9.
32. Marino S, Zei E, Battaglini M, Vittori C, Buscalferri A, Bramanti P, Federico A, De Stefano N. Acute metabolic brain changes following traumatic brain injury and their relevance to clinical severity and outcome. Journal of Neurology Neurosurgery and Psychiatry. 2007;78(5):501–7.
33. Moruzzi G, Magoun H. Brain stem reticular formation and activation of the EEG. Electroencephalogr Clin Neurophysiol. 1949;1(4):455–73.
34. Neurology QSSotAAo. Practice parameters: assessment and management of patients in the persistent vegetative state (summary statement). Neurology. 1995;45(5):1015–8.
35. Perrin F, Schnakers C, Schabus M, Degueldre C, Goldman S, Bredart S, Faymonville M, Lamy M, Moonen G, Luxen A, Maquet P, Laureys S. Brain response to one's own name in vegetative state, minimally conscious state, and locked–in syndrome. Arch Neurol. 2006;63(4):562–9.
36. Plum F, Posner J. Diagnosis of stupor and coma Philadelphia, PA: Communication Mattersand; 1966.
37. Plum F, Posner JB. The diagnosis of stupor and coma. 3rd ed. Philadelphia, PA: F. A. Davis Co; 1980.
38. Schiff N, Rodriguez–Moreno D, Kamal A, Kim K, Giacino J, Plum F, Hirsch J. fMRI reveals large–scale network activation in minimally conscious patients. Neurology. 2005;64(3):514–23.
39. Seth AK, Bayne T. Theories of consciousness. Nature Reviews Neuroscience. 2022;23(7):439–52.
40. Teasdale G, Jennett B. Assessment of coma and impaired consciousness. A practical scale. Lancet. 1974;2(7872):81–4.
41. Teixeira LdC, ROCHA NB, Nunes R. New taxonomy for prolonged disorders of consciousness may help with decisions on withdrawal of clinically assisted nutrition and hydration: A proposed decision–making pathway. Journal of Rehabilitation Medicine. 2021;53(5):1–7.
42. Wijdicks E, Bamlet W, Maramattom B, Manno E, McClelland R. Validation of a new coma scale: The FOUR score. Ann Neurol. 2005;58(4):585–93.
43. Zeman A. Consciousness. Brain. 2001;124:1263–89.

CHAPTER 09 SECTION 01 의식

의식의 평가

Evaluation of consciousness

정세희

I 서론

의식 수준을 정확하게 평가하는 것은 외상성뇌손상, 저산소성 허혈성 뇌손상, 뇌졸중 등의 다양한 뇌질환에서 재활 치료의 적절성을 평가하고 기능적 예후를 예측하는 데 있어 매우 중요하다. 동일한 사람도 시기에 따라 의식 상태가 달라질 수 있다. 따라서 혼수(coma), 지속식물상태(persistent vegetative state), 최소의식상태(minimally conscious state), 최소의식상태에서 벗어남(emergence from the minimally conscious state) 등 일련의 의식장애(disorders of consciousness)를 적절하게 구분하는 것은 매우 중요하다. 그러나 실제로 의식장애와 의식 수준을 정확하게 진단하는 것은 쉽지 않다.

의식 수준은 환자의 행동 반응에 기반하여 임상적으로 진단한다. 그러나 동반된 신경학적 결손으로 인하여 의식 수준의 정확한 진단에 어려움을 유발하는 경우가 많다. 또한 반복적으로 자세하게 진찰하거나 가족이나 환자를 돌보는 사람으로부터 정보를 얻지 않으면 중요하지만 작은 의식의 징후들을 놓치기 쉽다.

2018년에 미국재활의학회(American Congress of Rehabilitation Medicine), 미국신경과학회(American Academy of Neurology), 미국국립장애재활연구소(National Institute on Disability, Independent Living, and Rehabilitation Research)가 공동으로 발표한 의식장애에 대한 진료지침에서는 의식장애의 진단에 대하여 다음과 같이 권고하였다.

- 의사는 의식장애가 있는 환자가 의학적 안정상태에 도달하면 적절한 진단, 예후 예측 등을 위해 다학제적 재활 팀이 있는 의료기관에 의뢰하여야 한다(권고수준 B).
- 의사는 진단적 정확도를 높이기 위해 미국재활의학회 등이 권고하는 타당성과 신뢰성을 갖춘 표준화된 신경행동 평가척도(standardized neurobehavioral assessment)를 사용하여야 한다(권고수준 B).
- 장기 의식장애 환자의 진단 오류를 줄이기 위해서 표준화된 신경행동 평가척도를 사용한 평가는 적절한 간격을 두고 반복하여 시행해야 한다(권고수준 B).
- 각성 상태의 저하가 관찰되거나 의심되는 경우 의

사는 평가를 시행하기 앞서 각성을 촉진하는 조치를 취해야 한다(권고수준 B).

- 의사는 최종 의식 수준을 진단하기에 앞서, 정확한 평가를 방해하는 문제를 발견하고 치료해야 한다(권고수준 B).

Ⅱ 임상적 평가

미국재활의학회는 표준화된 신경행동평가 도구로서 수정 혼수회복척도(coma recovery scale-revised, CRSR)를 내용 타당도(content validity)와 평가자 간 신뢰도(interrator reliability)가 우수한 도구로 꼽았다. 캐나다 온타리오 신경외상 재단(Ontario Neurotrauma Foundation)에서 2016년에 출간한 INESSS-ONF 임상 진료 지침에서는 외상성뇌손상 환자의 초기 치료는 임상적 판단과 글라스고우 혼수 척도(glasgow coma scale, GCS)에 근거하여 시행되어야 한다고 하였다.

이에 따라 본 장에서는, 수정 혼수회복척도와 글라스고우 혼수 척도에 대하여 소개하려고 한다.

1. 수정 혼수회복척도(표 9-1)

혼수회복척도는 1991년 Giacino와 그의 동료들에 의해 처음으로 개발되었다. 이 척도는 Giacino와 Kalmar 등에 의해 2004년에 JFK Coma Recovery Scale-Revised (CRS-R) 로 수정되었으며, 수정 혼수회복척도는 청각기능, 시각기능, 운동기능, 구강운동/언어기능, 의사소통, 각성의 6가지 세부 척도로 구성되어 있다. 의식 회복의 미세한 징후들을 확인할 수 있도록 뇌간, 피질하 및 피질의 프로세스와 관련이 있는 항목으로 구성되어 있다. 총점 범위는 0-23점이며, 특히 지속식물상태와 최소의식상태를 감별하는데 유용하다. 신뢰도와 타당도가 검증된 한글판 수정 혼수회복지수를 사용할

표 9-1. 혼수회복척도

청각기능척도
4 - 명령에 대한 일관된 운동반응*
3 - 명령에 대한 재현성 있는 운동반응*
2 - 소리의 위치 추적
1 - 청각적 놀람 반응
0 - 반응 없음
시각기능척도
5 - 물체 인지*
4 - 물체 위치 파악-물체 방향으로 손을 뻗기*
3 - 시선 추적*
2 - 시선 고정*
1 - 시각적 놀람 반응
0 - 반응 없음
운동기능척도
6 - 물체를 기능적으로 사용함+
5 - 자동적 운동 반응*
4 - 손으로 물체 다루기*
3 - 통증 자극의 위치 추적*
2 - 굴곡 회피 반응
1 - 비정상 자세 취하기
0 - 반응 없음/이완 상태
구강운동/언어기능척도
3 - 명료한 언어구사*
2 - 발성/구강 운동
1 - 구강의 반사적 운동
0 - 반응 없음
의사소통척도
2 - 기능적: 정확함+
1 - 비기능적: 의도적임*
0 - 반응 없음
각성척도
3 - 집중함
2 - 자극 없이 눈 뜨기
1 - 자극 시 눈 뜨기
0 - 각성시킬 수 없음
총점

+ 최소의식상태(minimally consciousness state, MCS)에서 벗어나는 것을 의미함.
* 최소의식상태(MCS)에 해당함.

수 있다.

수정 혼수회복척도는 의식 회복의 미세한 징후들을 확인할 수 있도록 구성되어 있으며, 특히 지속식물상태와 최소의식상태를 감별하는데 유용하다. 6가지 세부척도의 각 항목에 대해서는 한글판 수정 혼수회복지수 평가 지침서에 구체적인 평가 방법이 제공되고 있으므로 반드시 이를 숙지하여 평가한다.

청각기능척도에서는 사물 관련 안구운동 명령, 사물 관련 사지운동 명령, 구강운동/발성 명령 등을 이용하여 반응을 관찰하여 평가한다. 시각기능척도에서는 물체 등을 제시하고 사물 관련 안구운동 명령, 사물 관련 사지운동 명령 등을 이용하거나 반응을 유도하거나 관찰하여 평가한다. 운동기능척도에서는 사지운동반응, 구강운동반응, 자동적 운동 반응 등을 유도하거나 자세를 관찰하여 평가한다. 구강운동/언어기능척도에서는 언어구사, 발성/구강운동 등을 유도하거나 관찰하여 평가한다. 의사소통척도에서는 의사소통 반응을 유도하거나 관찰하고, 각성척도에서는 집중, 눈뜨기 등의 반응을 유도하거나 관찰하여 평가한다.

2. 글라스고우 혼수 척도(표 9-2)

글라스고우 혼수 척도는 눈 뜨기(E), 언어 반응(V), 운동 기능(M)의 3가지로 구성되어 있으며, 총점 범위는 3–15점이다. 1974년 개발 당시에는 외상성뇌손상 환자의 의식 수준 평가가 목적이었지만, 현재는 외상성뇌손상 외에도 비외상성 혼수, 뇌혈관질환, 저산소성 허혈성 뇌질환, 독성 물질 섭취 등 다양한 원인의 의식 저하 환자의 평가 시에 널리 쓰인다.

외상성뇌손상의 중증도는 글라스고우 혼수 척도를 기준으로 3–8점은 중증도, 9–12점은 중등도, 13–15점은 경도로 분류한다. 그러나 글라스고우 혼수 척도는 말을 하지 못하거나 기관삽관이 되어 있거나 진정제가 투여된 경우에 정확한 평가가 어렵고 검사자 간 신뢰도가 우수하지 않다는 제한점이 있다. 특히 글라스고우 혼수 척도상 중증도로 나오는 경우 환자의 예후를 잘 예측하지 못한다는 단점도 지적되고 있다.

Ⅲ 영상의학 및 신경생리학적 평가

1. 영상의학적 평가

뇌 자기공명영상이나 전산화 단층촬영과 같은 검사는 뇌손상의 종류, 부위, 범위 등의 정보를 제공하는 데에는 의미가 있으나 의식 수준의 평가 자체에 대해서는 효용성이 매우 낮다. 확산텐서(diffusion tensor) 자기공명영상은 의식 손상과 회복 예후에 의미 있는 백질 경로의 손상 정보를 제공한다.

양성자방출단층촬영(positron emission tomography, PET), 기능적 자기공명영상(functional MRI, fMRI)과

표 9-2. 글라스고우 혼수척도

	1	2	3	4	5	6
눈뜨기	눈을 전혀 뜨지 않음	통증 자극에 의해 눈을 뜸	소리에 대해 눈을 뜸	자발적으로 눈을 뜸	N/A	N/A
언어반응	소리를 내지 못함	이해할 수 없는 소리	이해할 수 없는 단어	혼돈된 대화	적절하고 지남력이 있는 상태	N/A
최선의 운동반응	전혀 움직이지 못함	사지를 꼿꼿이 편 상태	사지의 굽히기 반응을 하나 통증 자극에 반응 없음	사지의 굽히기 반응을 하며 통증 자극에 굽히기 반응 있음	통증 자극에 반응하며 위치를 특정할 수 있음	명령에 따라 움직임

같은 기능적 뇌영상은 의식장애 환자에서 의미 있는 소견을 보인다. 특히 휴지기(resting-state) 기능적 자기공명영상에서 디폴트 모드 신경망(default mode network)의 활성은 의식의 정도와 연관성을 보이는 것으로 알려져 있다. 그러나 영상의학적 평가 결과를 근거로 의식장애를 평가하는 데에는 여전히 한계가 있다.

2. 신경생리학적 검사

뇌파(electroencephalography, EEG)는 뇌전증 활동(epileptic activity) 유무를 확인하는데 도움을 주지만 의식장애의 수준을 감별하거나 예후를 판단하는 데에는 유용성이 작다. 유발전위(evoked potential, EP)는 감각(sensory) 혹은 운동(motor) 자극에 대한 신경계의 전기적 활성도를 보는 유발전위 반응(체성감각 유발전위, 운동 유발전위)과, 자극 이후나 운동 수행 이전에 나타나는 뇌의 전기 활동을 보는 사건 관련 전위(event-related potential, ERP)가 있다. 체성감각 유발전위의 보존은 의식 회복의 유의한 예측인자이며, 사건 관련 전위 중 의사 결정 과정과 연관된 전위로 알려진 P300은 의식 회복의 예측인자이다. 그러나 신경생리학적 검사 역시 임상적으로 사용되기에는 여전히 제한이 많다.

2018년에 미국재활의학회(American Congress of Rehabilitation Medicine), 미국신경과학회(American Academy of Neurology), 미국국립장애재활연구소(National Institute on Disability, Independent Living, and Rehabilitation Research)가 공동으로 발표한 의식장애에 대한 진료지침에서는 의식장애의 뇌영상이나 전기생리학적 평가에 대하여 다음과 같이 권고하였다.

- 여러 번의 신경행동학적 평가에도 불구하고 의식적 인식(conscious awareness)의 근거가 모호하거나, 타당한 임상 진단 평가를 방해하는 요인이 있는 경우, 의사는 신경행동학적 평가에서 확인되지 않는 증거를 기능적 뇌영상이나 전기생리학적 평가를 사용하여 탐색할 수 있다(권고수준 C).
- 신경행동학적 평가나 임상 진찰에서는 의식의 행동학적 증거가 보이지 않으나 기능적 뇌영상이나 전기생리학적 평가에서 의식의 보존 가능성이 보이면, 의식적 인식이 나타나는 증거를 밝히기 위해 신경행동학적 평가를 자주 시행하는 것이 좋다(권고수준 C).

▶ 참고문헌

1. Bayley, M., Swaine, B., Lamontagne, M. E., Marshall, S., Allaire, A. S., Kua, A., & Marier-Deschênes, P. (2016). INESSS-ONF clinical practice guideline for the rehabilitation of adults with moderate to severe traumatic brain injury. Toronto, ON: Ontario Neurotrauma Foundation.
2. Fernández-Espejo, D., Soddu, A., Cruse, D., Palacios, E. M., Junque, C., Vanhaudenhuyse, A., ... & Owen, A. M. (2012). A role for the default mode network in the bases of disorders of consciousness. Annals of neurology, 72(3), 335-343.
3. Giacino, J. T., Kalmar, K., & Whyte, J. (2004). The JFK Coma Recovery Scale-Revised: measurement characteristics and diagnostic utility. Archives of physical medicine and rehabilitation, 85(12), 2020-2029.
4. Giacino, J. T., Katz, D. I., Schiff, N. D., Whyte, J., Ashman, E. J., Ashwal, S., ... & Armstrong, M. J. (2018). Practice guideline update recommendations summary: disorders of consciousness: report of the Guideline Development, Dissemination, and Implementation Subcommittee of the American Academy of Neurology; the American Congress of Rehabilitation Medicine; and the National Institute on Disability, Independent Living, and Rehabilitation Research. Neurology, 91(10), 450-460.
5. Gill MR, Reiley DG, Green SM. Interrater reliability of Glasgow coma scale scores in the emergency department. Ann Emerg Med 2004;43:215-23.
6. Han, H. J., Kim, E. J., Lee, H. J., Pyun, S. B., Joa, K. L., & Jung, H. Y. (2018). Validation of Korean version of coma recovery scale-revised (K-CRSR). Annals of rehabilitation medicine, 42(4), 536.
7. Marion DW, Carlier PM. Problems with initial Glasgow coma scale assessment caused by prehospital treatment of patients with head injuries: results of a national survey. J
8. Meredith W, Rutledge R, Fakhry SM, Emery S, Kromhout-Schiro S. The conundrum of the Glasgow coma scale in intubated patients: a linear regression prediction of the Glasgow verbal score from the

Glasgow eye and motor scores. J Trauma 1998;44:839-44, discussion 844-5.

9. Seel, R. T., Sherer, M., Whyte, J., Katz, D. I., Giacino, J. T., Rosenbaum, A. M., ... & Zasler, N. (2010). Assessment scales for disorders of consciousness: evidence-based recommendations for clinical practice and research. Archives of physical medicine and rehabilitation, 91(12), 1795-1813.

10. Starmark JE, Holmgren E, Stalhammar D, Lindgren S, Olanders S, Marosi MJ, et al. Reliability and accuracy of the Glasgow coma scale. Lancet 1991;337:1042-3.

CHAPTER 10

의식장애의 치료

Treatment of consciousness disorders

좌경림

I 서론

의식장애의 중증도는 치료결과나 예후를 추정하는데 중요하다. 의식장애 중 혼수는 스스로 눈을 뜰 수 없고 강한 감각자극에도 반응을 보이지 않는 완전히 각성을 잃은 상태이다. 식물인간상태란 자신이나 외부 환경에 대한 행동학적인 반응은 전혀 없지만 스스로 혹은 자극에 대한 각성을 보이기도 하며, 수면 주기를 가지고 있다. 최소의식상태는 식물인간상태에서 환자가 일부 기능을 회복하면서 나타날 수 있다. 사람들은 식물인간상태와 최소의식상태 사이를 왔다갔다 할 수 있으며, 이는 때때로 원래의 뇌손상 후 수년 동안 계속될 수 있다. 최소의식상태에서는 식물인간상태에 있는 환자와 달리 자신 또는 주위 환경에 대해 의식하고 있음을 알 수 있다. 이는 눈을 마주치거나 눈으로 물체를 쫓거나 물체를 향해 손을 뻗는 등의 행동으로 나타날 수 있다. 식물인간상태와 최소의식상태는 예후가 다르기에 환자의 각성 상태와 인식능력을 정확히 평가하고, 이를 바탕으로 두 가지 다른 의식장애를 구분해내는 것은 임상치료의학에서 환자를 얼마나 적극적으로 치료하느냐를 결정하는 매우 중요한 과정이다. 이러한 의식장애의 개선을 위해 최근 시도되는 치료방법은 다음과 같다(그림 10-1).

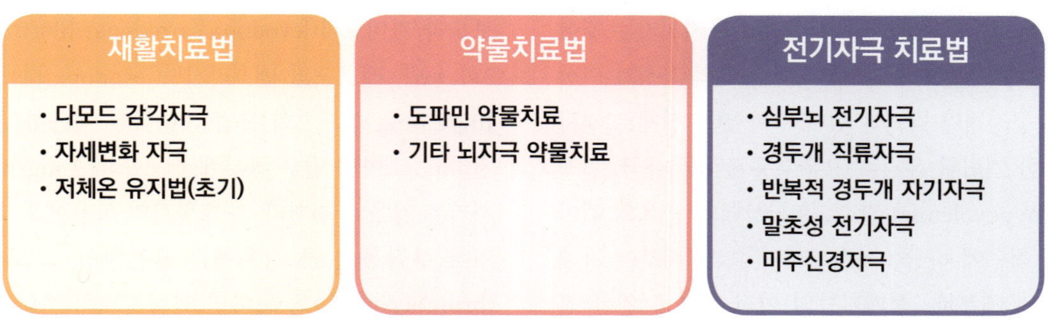

그림 10-1. 의식장애 환자들의 여러 가지 치료법

1. 재활치료법

1) 다모드 감각자극 (Multimodal sensory stimulation)

Doman 등은 하루 12–14시간 동안 매시간 15–20분의 집중 다감각 자극치료(intense multisensorial stimulation)를 6주간 시행하여 코마 또는 식물인간상태 환자의 의식 상태 개선에 효과가 있다고 하였다. 또한 뇌손상 후 48시간 이상 코마상태에 있었던 중증 뇌손상 환자 14명에 대하여 뇌손상 후 48시간에 시작한 조기(early) 다모드 감각자극 치료를 수상 후 2년까지 추적한 연구에서 수상전의 직업으로 복귀한 경우가 2명에서 있었으며, 다른 환자에서도 여러 가지 의식상태 평가 지표에서 호전이 있음을 보고하였다. 이들의 연구에서 여러 가지 감각자극 치료 중 특히, 촉각자극과 청각 자극이 두부와 눈동자 운동 자극에 가장 효과적임이 밝혀졌다. 그러나 2004년 Cochrane systemic review에 의하면 장기간의 혼수상태 또는 식물인간 상태에 있는 환자에게 수행된 몇몇의 무작위 대조군 연구와 비무작위 대조군 임상연구(nonrandomized controlled clinical trials) 방법을 통한 다모드 감각자극치료의 효과를 분석한 결과 의식개선에 확실한 증거가 없다고 하였다. 그러면서 다모드 감각자극치료의 효과를 증명하기 위하여 대규모 다기관 무작위 대조군 임상연구가 필요하다고 하였다.

2) 자세변화 자극(Postural stimulation)

일부의 보고에서 경사대에 기립위를 유지시키는 것이 식물인간상태 또는 최소의식상태의 환자의 각성과 인식의 개선에 긍정적인 효과가 있다고 하였다. 실제로 경사대를 이용한 기립위 유지는 고유수용체감각 자극, 혈액양감소증(hypovolemia) 감소, 휴식상태의 근육의 길이 변화유도, 척추에 하중(load) 가하기 효과, 피부에 가해지는 압력의 재분배, 심폐기능의 이점 등으로 인한 전신적 상태의 개선을 통해 각성과 인식의 호전을 가져온다고 한다.

3) 저체온 유지법(Hypothermia)

뇌손상 후 급성기에 저체온 치료 방법에 대한 연구에서 중증의 뇌손상 환자에 대한 급성기 저체온 치료를 시행한 그룹이 정상체온으로 유지한 그룹에 비해 식물인간 상태나 사망과 같은 나쁜 예후를 보이는 비율이 의미 있게 낮다고 하였다. 그러나 이러한 긍정적인 효과는 뇌압 상승을 억제하는 것과 관련이 있으며, 초급성기 즉, 수상 후 3–6시간 이내에 저체온 치료를 받은 경우에 효과가 있다고 하였고, 이외의 다른 연구에서는 효과가 없다고 한다.

2. 약물치료법

1) 도파민 약물치료법

식물인간상태 또는 최소의식상태의 환자의 의식상태 개선을 위한 약물치료 요법 중 가장 대표적인 것은 도파민 약물치료법이다. 레보도파(levodopa) 치료는 Matsuda 등의 연구에서 3–6 사이의 그래스고우 코마 점수(Glasgow coma scale)를 보인 뇌손상 후 3–22개월의 식물인간상태 환자에서 두부 컴퓨터 단층촬영 또는 뇌 자기공명영상에서 흑색질(substantia nigra) 또는 시상밑핵(subthalamic nucleus)을 침범한 소견이 있는 경우 레보도파 투여 후 뇌파에서 알파파의 의미있는 증가를 동반한 의식상태의 개선이 관찰되었다. 약물치료 방법은 약물의 부작용을 최소화하기 위하여 낮은 단위의 레보도파로 시작하여 레보도파 450 mg 하루 1회 용법, 레보도파/카비도파(levodopa/carbidopa) 100/10 mg 하루 2회 용법, 레보도파/밴서라지드(levodopa/benserazide) 100/25 mg 하루 2회 용법을 하나를 적용하는 것을 추천하고, 소아의 경우 하루에 레보도파 2 mg/kg을 복용시키는 것을 추천한다. 수개월간의 복용에도 효과가 없거나 부작용이 큰 경우에는 중단한다. 브로모크립틴(bromocriptine)도 도파민 약물치료의 하나로 뇌손상 후 식물인간상태 환자에서 브로모크립틴 치료 후 12개월간의 추적 관찰에서 치료하기 않은 집단에 비해 치료

받은 집단에서 의미있게 낮은 장애 점수 척도(disability rating scale)의 점수를 나타냈다. 하루에 2회 1.25 mg으로 시작하여 하루 2회 2.5 mg을 투약이 권장되는 용법이다. 아만타딘(amantadine)도 브로모크립튼과 같이 도파민 효과를 나타내며, 뇌손상 환자에서 인지기능과 행동장애의 개선에 부분적인 효과가 있음이 보고되었다. 아만타딘은 하루 200 mg을 두 번까지 쓸 수 있다. 현재까지 무작위 위약 대조 임상시험에서 효과가 입증된 유일한 치료법은 아만타딘이다. 이는 외상성 식물인간상태와 최소의식상태 환자들의 부상 후 4–16주 동안 가속화된 기능 회복과 관련이 있었다. 2018년 의식장애 가이드라인에서는 이러한 환자군의 회복을 촉진하기 위해 아만타딘 치료를 권장하고 있다.

2) 기타 뇌자극 약물치료

식물인간상태 또는 최소의식상태의 환자의 의식상태 개선을 위한 메틸페니데이트에 대한 연구는 많지 않다. 많은 연구가 Whyte 등에 의해 연구되었는데, 과거의 일부분의 연구에서는 메틸페니데이트가 의식상태의 개선에 효과적이라고 하였다. 그러나 2007년의 보고에서는 일부분의 환자에서는 의식상태의 개선에 의미 있는 효과가 있었으나 메타 분석을 통한 전체적인 연구에서는 의미 있는 효과가 증명되지 않았다고 하였으며, 메틸페니데이트(1일 7.5–20 mg, 평균 용량 10 mg)의 효과가 나타나는 외상성뇌손상 환자군에 대한 부가적인 연구가 필요하다고 하였다. 아만타딘에 반응하지 않는 환자에게는 메틸페니데이트와 같은 다른 약리학적 자극제를 시도해 보는 것도 권장되었다. 또한, 부작용의 위험이 낮기 때문에 아만타딘에 저항성을 보이는 아급성에서 만성의 의식장애 환자에게는 졸피뎀을 시도해 보는 것도 권장된다. 졸피뎀(10 mg)은 GABA–작용제(GABA–ergic) 약물로, 아급성에서 만성의 의식장애 환자 중 약 5%에서 역설적 깨어남(paradoxical awakening) 효과가 나타났다고 보고된다. 암페타민을 이용한 연구에서는 글래스고우 결과 척도(Glasgow outcome scale)의 호전이 있다는 보고가 있으나 근거중심의학 측면에서 증명된 효과는 밝혀지지 않았다.

3. 전기자극 치료법

식물인간상태 또는 최소의식상태의 환자의 의식상태 개선을 위해 시도되고 있는 대표적인 전기자극 치료로 말초성 또는 중추성 전기자극 치료가 있다. 이는 직접 또는 간접적으로 뇌자극을 시도함으로써 식물인간상태의 의식 상태 개선 또는 각성을 유도하는 치료이다.

1) 심부뇌 전기자극(Deep brain stimulation)

대표적인 중추성 전기자극 치료법은 심부 뇌자극술(deep brain stimulation)이다. 이에 대한 연구는 주로 일본의 Katayama 등에 의해 시도되었는데, 연구 결과를 볼 때, 6개월 이상 된 21명의 식물인간 상태의 환자에게 mesencephalic reticular formation과 thalamic center median–parafascicular complex에 심부 뇌자극술을 3–6개월간 시도하여 8명에서 구두 지시에 따라하기가 가능한 정도의 호전을 관찰할 수 있다고 보고하였다. 특히 이렇게 호전된 경우 다른 호전이 나타나지 않은 13명에 비해 생명유지 기간이 의미 있게 길었다고 하였다. 식물인간 상태의 뇌손상에서는 뇌간의 기능 손상에 비해 대뇌피질의 기능 손상이 더욱 크고, 의식 상태의 유지에 뇌간과 대뇌 피질 간의 관계가 중요하여 위와 같은 부위에 자극을 가했을 때 기능적 호전을 기대할 수 있다는 기전을 바탕으로 한다. 한편 이들은 5명의 최소의식상태의 환자에게도 심부 뇌 자극술을 시행하였는데, 이 경우 모든 환자에서 긍정적인 효과를 보였다.

2) 경두개 직류자극 (Transcranial direct current stimulation)

경두개 직류자극을 단일 세션(20분)의 자극과 가짜자극(sham)을 왼쪽 배외측 전두엽 피질(DLPFC)에 시행하고, 자극 전후에 의식 회복 척도(CRS–R)를 평가한 연구에서 최소의식상태 13명과 식물인간상태 2명에서 자극 후의 의식회복척도(CRS-R) 점수가 자극 전보다 높았으며, 부작용은 나타나지 않았다.

3) 반복경두개자기자극 (Repetitive transcranial magnetic stimulation)

좌측 일차 운동 피질에 대해 5일 연속으로, 하루 10분 동안 20 Hz 자극 또는 가짜 자극을 5번의 세션으로, 총 1,000회의 자극을 5번의 트레인으로 전달한 연구에서 자극 전후에 뇌파(EEG)와 혼수 등급 척도(CRS-R) 검사를 실시하였다. 결과는 행동 또는 EEG에서 큰 변화 없었으며 이는 연구대상자가 적기 때문인 것으로 보여 추후 후속 연구가 필요한 상태이다.

4) 말초성 전기자극 (Peripheral nerve stimulation)

말초성 전기자극 치료의 대표적인 방법은 우측 정중신경 신경 자극법으로 10명의 식물인간상태 환자에게 수행된 무작위 대조군 이중맹검 연구에서 정중신경 자극군은 대조군에 비해 코마로부터 일찍 회복되고 기능적 평가지수의 회복을 관찰할 수 있었다. 이는 대뇌피질의 감각표시(sensory representation) 영역 중 손에 해당하는 부위가 다른 신체부위에 비해 가장 크고, 각성 상태를 유지하는 역할을 하는 뇌간의 ascending reticular activating system (ARAS)이 정중신경의 구심성 경로인 척수그물로(spinoreticular tract)와 시냅스를 이루고 있다는 이론을 바탕으로 시도되었다. 한편으로 식물인간 상태 또는 최소의식상태의 환자에 대한 제2번 경추부위의 뒤쪽기둥(dorsal column) 자극법은 뇌 내 도파민과 노르에피네프린을 증가시키고, 뇌 내 혈류량을 증가시키는 것으로 나타났다. 이러한 여러 가지 기전에 의해 말초신경 전기자극치료는 식물인간 상태 또는 최소의식상태의 환자에서 의식상태의 개선에 효과적임이 밝혀져 비침습적 치료법으로 제시되고 있다.

5) 미주신경자극(Vagal nerve stimulation)

미주신경자극 연구는 15년 된 만성 식물인간상태의 환자에게 시행된 연구가 있다. 자극(최대 1.5 mA 강도)은 6개월 동안 시행되었으며, 자극 전후에 CRS-R, EEG, FDG PET 검사를 실시하였다. 자극 1개월 후, 환자는 식물인간 상태에서 최소의식상태로 전환되었고, EEG에서 세타 파워가 증가한 것으로 나타났다. 자극 3개월 후, PET 검사에서는 시상, 기저핵 및 대뇌 피질의 여러 부위에서 대사 활동이 증가한 것으로 확인되었다. 이는 비록 단일 연구에 한 명의 대상자이긴 했지만, 미주 신경 자극이 만성 식물인간 상태에서 피질 활동의 조절과 임상 개선을 이끌어낼 수 있다는 것을 보여주었고 이후 여러 후속 연구가 필요한 상황이다.

Ⅱ 결론

뇌손상 후 식물인간 상태 또는 최소의식상태의 환자에 대한 여러 가지 고식적인 치료와 새로운 치료가 시도되고 있으나 아직까지 근거중심의학 측면에서 뚜렷한 치료법이 규명되지 않았다. 그러나 다양한 재활의학적 치료법과 약물치료, 전기자극치료 등이 부분적이나마 의식상태의 개선에 효과적임이 보고되었다. 식물인간 상태 또는 최소의식상태의 환자에 대한 치료를 위해서는 국한된 치료법에 의존하지 않는 다양하고 포괄적인 치료적 접근이 필요하며, 치료효과의 규명을 위한 체계적인 학문적 연구가 진행되어야 한다. 앞으로 개발될 새로운 약리학적 및 전기생리학적 치료법은 미래에 더 정확한 예후 예측뿐만 아니라 의식 회복을 촉진할 새로운 도구들이 등장할 것이라는 희망을 제공한다. 모든 환자에게 효과적인 단일 치료법이 있을 가능성은 낮으며, 대신 각 환자의 치료 반응 가능성을 개별적으로 평가하는 접근 방식이 필요하다.

▶ 참고문헌

1. Clifton GL, Miller ER, Choi SC, Levin HS, McCauley S, Smith KR Jr, Muizelaar JP, Wagner FC Jr, Marion DW, Luerssen TG, Chesnut RM, Schwartz M. Lack of effect of induction of hypothermia after acute brain injury. N Engl J Med. 2001;344:556-563.
2. Cooper JB, Jane JA, Alves WM, Cooper EB. Right median nerve electrical stimulation to hasten awakening from coma. Brain Inj. 1999;13:261-267.
3. Doman G, Wilkinson R, Dimancescu MD, Pelligra R. The effect of intense multisensory stimulation on coma arousal and recovery. Neuropsychol Rehabil. 1993;3:203–212.
4. Edlow BL, Claassen J, Schiff ND, Greer DM. Recovery from disorders of consciousness: mechanisms, prognosis and emerging therapies. Nat Rev Neurol. 2021;17:135-156.
5. Elliott L, Coleman M, Shiel A, Wilson BA, Badwan D, Menon D, Pickard J. Effect of posture on levels of arousal and awareness in vegetative and minimally conscious state patients: a preliminary investigation. J Neurol Neurosurg Psychiatry. 2005;76:298-299.
6. Giacino, J. T. et al. Practice guideline update recommendations summary: disorders of consciousness: Report of the Guideline Development, Dissemination, and Implementation Subcommittee of the American Academy of Neurology; the American Congress of Rehabilitation Medicine; and the National Institute on Disability, Independent Living, and Rehabilitation Research. Arch. Phys. Med. Rehabil. 2018;99:1699–1709.
7. Grüner ML, Terhaag D. Multimodal early onset stimulation (MEOS) in rehabilitation after brain injury. Brain Inj. 2000; 14:585-594.
8. Hornstein A, Lennihan L, Seliger G, Lichtman S, Schroeder K. Amphetamine in recovery from brain injury. Brain Inj. 1996;10:145–148.
9. Kanno T, Kamel Y, Yokohama T. Treating the vegetative state with dorsal column stimulation. The Society for the Treatment of Coma. 1992;1:67-75.
10. Lombardi F, Taricco M, De Tanti A, Telaro E, Liberati A. Sensory stimulation of brain-injured individuals in coma or vegetative state: results of a Cochrane systematic review. Clin Rehabil. 2002;16:464-472.
11. Martin RT, Whyte J. The effects of methylphenidate on command following and yes/no communication in persons with severe disorders of consciousness: a meta-analysis of n-of-1 studies. Am J Phys Med Rehabil. 2007;86:613-620.
12. Matsuda W, Komatsu Y, Yanaka K, Matsumura A. Levodopa treatment for patients in persistent vegetative or minimally conscious states. Neuropsychol Rehabil. 2005;15:414-427.
13. Morgan CL, Cullen GP, Stokes M, Swan AV. Effects of knee joint angle and tilt table incline on force distribution at the feet and supporting straps. Clin Rehabil. 2003;17:871-878.
14. Passler MA, Riggs RV. Positive outcomes in traumatic brain injury-vegetative state: patients treated with bromocriptine. Arch Phys Med Rehabil. 2001;82:311-315.
15. Shin YI, Cho JH. Emerging Therapies in Vegetative and Minimally Conscious State after Brain Injury. Brain & NeuroRehabilitation 2008;1: 143-147.
16. Whyte J, Katz D, Long D, DiPasquale MC, Polansky M, Kalmar K, Giacino J, Childs N, Mercer W, Novak P, Maurer P, Eifert B. Predictors of outcome in prolonged posttraumatic disorders of consciousness and assessment of medication effects: a multicenter study. Arch Phys Med Rehabil. 2005; 86:453-462.
17. Whyte, J. et al. Zolpidem and restoration of consciousness. Am. J. Phys. Med. Rehabil. 2014;93:101–113.
18. Yamamoto T, Katayama Y, Kobayashi K, Kasai M, Oshima H, Fukaya C. Deep brain stimulation therapy for a persistent vegetative state: ten years follow-up results. Acta Neurochir. 2003;87:15-18.

특정영역 인지재활

Domain-specific cognitive rehabilitation

SECTION 02 주의력

Chapter 11 주의력 조절 및 기능장애
Attentional modulation & dysfunction

Chapter 12 주의력 평가
Evaluation of attention

Chapter 13 주의력 재활
Attentional rehabilitation

PART 03

주의력 조절 및 기능장애

Attentional modulation & dysfunction

유우경, 이장우

I 서론

1. 주의력 연구의 발전

주의력은 고대와 중세 철학적 사고에서 인식의 중요한 요소로 간주한 점에서는 오랜 역사를 가졌다고 할 수 있다. 하지만 뇌의 인지적 요소로 다루기 시작한 것은 18세기 말쯤부터 정신의학의 형성 시기라고 할 수 있다. 1796년 독일 의사인 Franz Joseph Gall에 의해 두개골의 윤곽에 의해 개인의 개성을 측정할 수 있다는 이론이 주창되고, 영국에 1820년에 Edinburgh Phrenological Society가 만들어지는 등 개성 특징이 대뇌피질의 기능에 의해 정밀하게 국소화되어 있다는 점이 강조되면서 영향을 주었다고 볼 수 있다.

본격적인 주의력의 논의는 20세기 초 심리학의 시작과 함께 이루어지기 시작하였다. William James와 같은 초기 심리학자들은 주의력을 심리학 연구의 핵심 주제로 다루었는데. 그는 주의력을 '의식의 초점'으로 정의하며, 의식은 새로운 감각이나 감정을 만들지는 않지만, 기존의 감정과 감각에 중요성을 부여할지 결정하고, 이 결정 과정을 자유의지의 기초로 보았다. 프랑스 학자 Theodule Ribot도 주의력이 어떤 것에 집중할지 의학적으로 선택하는 것이 중요한 자유의지의 핵심 요소임을 주장하였다.

1950년대 이후 인지심리학이 등장하면서 주의력에 대한 연구가 새로운 방향을 모색하였다. 연구자들은 주의력이 정보 처리 과정에 어떻게 영향을 미치는지 실험적으로 탐구하였고 많은 학문적 발전을 이루게 되었다.

20세기 말부터 현재까지 현대 신경과학은 전산화단층촬영이나 뇌 자기공명영상과 같은 뇌영상 기술의 발전으로, 주의력과 관련된 뇌영역과 네트워크를 보다 정밀하게 이해할 수 있게 되었다. 이는 주의력의 신경생물학적 기초를 밝히는 데 중요한 역할을 하였다. 연구자들은 주의력에 관여하는 여러 뇌 네트워크(예: 전전두엽, 두정엽)의 기능을 알게 되었고, 이러한 연구는 정상 주의력 신경망의 이해에 더해 손상된 뇌에서 주의력 장애 기전의 연구와 치료에도 중요한 정보를 제공하였다.

최근 연구들은 심리학, 신경과학, 인지과학 등 다양한 분야의 접근법을 통합하여 주의력을 이해하려는 시도가 이루어지고 있다. 이는 주의력이 인간 인지 행동에 미치는 영향을 더 심층적으로 이해하는데 기여하고 있다.

2. 주의력의 정의

주의력은 인간의 인지 기능에서 가장 기본적인 중요한 역할을 하는 능력으로, 우리가 주변 환경의 특정 자극이나 정보를 선택적으로 얻고, 관련 없는 불필요한 자극이나 정보를 무시하는 과정이다. 즉, 필요한 정보를 신호라고 하고 불필요한 정보를 잡음이라고 했을 때 신호 대 잡음 비율을 높인다고 할 수 있다. 이는 우리가 모든 순간 처리해야 하는 방대한 양의 감각 정보 속에서 중요한 정보를 선택하고, 인지 과정의 방향성을 주고 정보 처리를 효율적으로 하기 위한 필수적 과정이다. 이 과정은 또한 각 개인이 목표로 하는 작업을 성공적으로 수행하기 위해 감각으로 들어오는 필요한 신호만을 증강시킨다는 측면에서 목표지향적 행동에 관여한다고 할 수 있다.

3. 주의력의 분류

주의력을 표현하는 용어가 다양하게 사용되고 있다. 감각의 종류, 눈의 움직임 여부, 주의력의 복합성 등에 따라 다양한 형태의 용어로 사용된다(표 11-1).

표 11-1. **주의력의 강조 요소에 따른 분류 및 용어**

강조점	용어	정의
공간적 요소	공간주의력 (Spatial attention)	공간을 구분하고 필요한 공간을 할당할 수 있는 능력. 시청각 및 체성감각을 모두 포함할 수 있음.
	시공간주의력 (Visuospatial attention)	시각으로 들어오는 자극의 공간적 할당 능력으로 시각에 의한 주의력에 국한됨.
	청공간주의력 (Auditory spatial attention)	청각으로 들어오는 자극의 공간적 할당 능력으로 청각에 의한 주의력에 국한됨.
선택과 억제	선택적 주의력 (Selective attention)	특정 자극이나 활동에 초점을 맞추고 다른 자극을 무시하는 능력을 말한다. 예를 들어, 시끄러운 환경에서 특정 사람의 대화에 집중하는 것.
감각, 사건의 수	초첨주의력 (Focused attention)	한 가지 특정한 감각 정보나 사건에 집중할 수 있는 능력.
	분리주의력 (Divided attention)	진행하고 있는 두 개 또는 여러 개의 감각 정보나 작업들에 집중할 수 있는 능력으로 여러 작업을 동시에 집중할 수 있는 능력을 말함.
시간적 요소	교차주의력 (Alternating attention)	순차적으로 진행되고 있는 두 개 이상의 감각 정보나 작업들에서 집중하는 시점에 따라 번갈아 집중하는 능력. 인지작용의 유연성의 평가로도 사용.
	지속주의력 (Sustained attention)	지속적 반복 활동에서 일관된 행동 반응을 유지할 수 있는 능력으로 각성도, 지속력 및 작업일관성을 평가하는 도구임. 단기적으로 일정한 시간 동안 정보를 저장해서 사용할 수 있는 능력이 필요하므로 작업기억의 요소를 포함함.
안구 움직임	은시주의력 (Covert attention)	눈을 움직이지 않고 고정한 상태에서 작업에 집중하는 능력.
	명시주의력 (Overt attention)	작업을 수행하는데 눈을 따라가면서 집중하는 능력.
자극의 근원	외인주의력 (Exogenous attention)	외부 즉 감각으로부터 들어오는 자극에 대한 주의를 기울이는 능력.
	내인주의력 (Endogenous attention)	내재적인 생각이나 인지 작용에 대한 주의를 기울이는 능력.

4. 인지기능과 주의력

인지기능에서 주의력은 가장 기본적인 요소 중 하나로 다양한 상태를 포함하고 있다고 할 수 있다. 넓은 의미로 보면 뇌줄기에 위치한 상향망상활성시스템(ascending reticular activating system, ARAS)에 의한 각성(consciousness) 상태의 유지나 시상(thalamus)을 통한 감각의 처리도 주변에 일어나는 일들에 대해 각성 상태에서 반응을 할 수 있게 한다는 점에서 주의력 범주에 포함될 수 있다. 대뇌피질에서는 쐐기앞부분(precuneus)은 자신과 관련된 기억을 처리하는 부분으로 병변이 있을 경우 자신과 관련된 정보를 처리가 되지 않게 되고 이는 주의력의 감소로 나타날 수 있다(그림 11-1). 주의력과 관련된 주 신경망은 대뇌피질 특히 전두엽과 측두두정엽의 신경망(그림 11-2)에 의해 주로 이루어지므로 이런 모든 부분을 포함한다면 뇌의 광범위한 영역들이 주의력에 관여를 한다고 볼 수 있다. 이러한 광범위한 뇌신경망의 해부학적 구성은 영역 간 기능적 연결의 효율을 높인다는 점과 모든 목표지향적 일들을 수행하는데 주의력이 필요하다는 점에서 대부분의 인지 도메인들에 영향을 주게 된다. 따라서 모든 인지 평가들 또한 기본적으로 주의력을 포함하고 있다고 볼 수 있다.

Ⅱ 주의력 신경망의 구성 및 조절

1. 신경망의 구성

1) 등쪽 주의력 신경망 (Dorsal attention network, DAN)

DAN은 주로 양측 상두정소엽(superior parietal lobule, SPL)과 두정내고랑(intra-parietal sulcus, IPS), 전두안구영역(frontal eye field, FEF)를 포함한다.

(1) 전두안구영역

전두안구영역은 전두엽의 중간전두이랑(middle frontal gyrus)의 바로 뒷 부분에 있는 브로드만 영역 8에 해당하는 곳으로 도약안구운동(saccadic eyemovement)과 안구의 의지적 조절에 관여한다. 이 영역은 작업기억력의 기능을 가진 등외측전전두엽(브로드만 영역 46)의 바로 뒤에 위치하여 작업기억을 통한 공간의 할당(space allocation)에 관여한다.

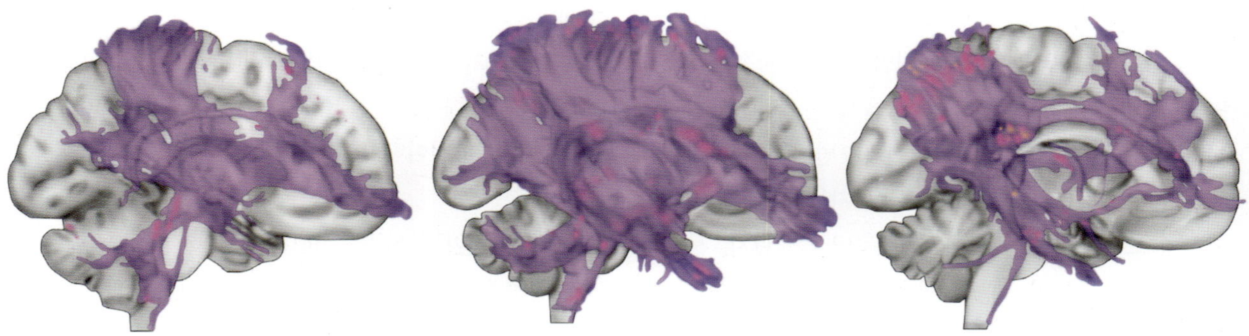

그림 11-1. **상향망상활성시스템(ascending reticular activating system, ARAS), 시상 및 쐐기앞부분 신경망.** 이들 신경망은 뇌의 광범위한 영역들과 연결되며, 넓은 의미의 주의력 신경망의 구성 요소임.

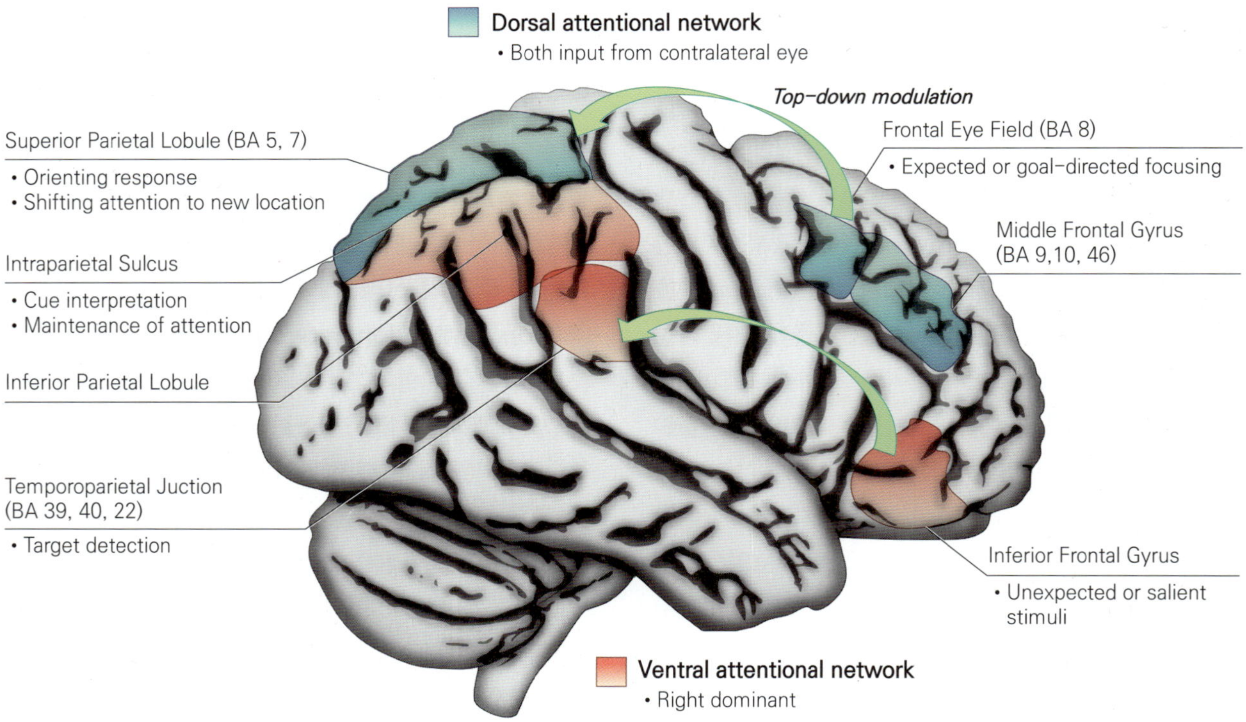

그림 11-2. **주의력 신경망의 해부학적 위치 및 기능**

(2) 두정내고랑(IPS)과 상두정소엽(SPL)

두정내고랑은 윗 부분의 상두정소엽과 아래의 하두정소엽(inferior parietal lobule, IPL)을 해부학적으로 나누어 준다. 두정내고랑은 주어진 신호를 해석하고 그 신호에 집중을 유지하는 역할에 관여하는 것으로 보고되었다. 전두안구영역과 함께 두정엽 외측의 지속적 활성은 반대측 공간에 수의적 주의력을 쏟는 역할을 한다. 상두정소엽은 브로드만 영역 5번과 7번에 해당하고 특히 내측 상두정소엽(medial SPL)은 기능적으로는 새로운 영역으로 주의집중의 다양한 측면 즉, 위치, 사물, 종류 및 분류규칙의 이동에 관여한다.

DAN은 기본적으로 이용한 하향식 주의력 작업에 의해 유발되는 일련의 분리된 해부학적 영역들의 뇌활성과 관련이 있다. 이 신경망은 수의적인 집중 시 내재적 또는 외부의 자극의 위치나 특징에 따른 정위반응(orienting response)에서 지속적인 활성을 나타낸다. 이에 더해 주의력의 재정위나 표적의 발견 시에도 일시적으로 활성화된다.

반면에 복측 주의력 신경망(ventral attention network, VAN)은 지속적 주의력의 정위반응 시 비활성화되어 있다가 주로 주의력의 재정위나 표적의 발견 시에 활성화되는데 특히 현저하거나 예상하지 못한 상황일 경우에 그 활성이 증가된다.

2) 배측 주의력 신경망(VAN)

(1) 하전두이랑(Inferior frontal gyrus)

우측 하전두이랑은 VAN에 속하는 영역으로 현재 진행되고 있는 작업에서 집중하지 않고 있던 예상치 못한 자극에 대해 반응하기 위해 주의집중을 재정위하는 과정에 관여한다. 이렇게 재정위에 의해 집중하는 공간의 재할당은 일종의 기존에 목표지향적 주의력의 과정을 끊고 다시 공간을 할당해야 하므로 회로 단절(circuit breaker)의 역할을 하고 이러한 상태에서 행동학적으로 맞는 작업을 다시 선택하는 과정을 측두두정연접(temporo-parietal junction, TPJ) 부위의 활성을 통해 이룬다.

(2) 하두정소엽(Inferior parietal lobule)

하두정소엽은 연상이랑(supramarginal gyrus; 브로드만 영역 40)과 각이랑(angular gyrus; 브로드만 영역 39)으로 구성된다. 일부 상측두이랑(superior temporal gyrus; 브로드만 영역 22)의 영역이 포함되기에 이 부분을 측두두정연접 부분으로 명시한다. 하두정소엽은 이종양식(heteromodal) 연합 영역으로 시각, 청각, 촉각 등의 여러 감각에서 들어오는 정보들이 합쳐져 인식되면서 기존의 기억과 비교하여 의미를 해석하는 영역이다. 추상적인 해석을 포함한 여러 기능들에 관여하는 것으로 알려져 있다.

특히 우측의 측두두정연접 영역은 VAN에 포함되어 방해되는 여러 신호가 들어오면 억제가 되고 현재 진행되고 있는 작업과 관련 있는 경우에서 특이 자극 또는 자주 들어오지 않는 자극에 의해 활성을 보인다.

우측 측두두정연접 등측부분은 각이랑의 배측으로 우측에 우세한 전두-두정 조절 신경망 연결의 구성성분이며, 주의력 관련된 모든 작업에서 활성화된다. 반면에 주의력을 재정위하고 목표를 탐지하는 작업은 연상이랑 즉 우측 측두두정연접 중앙 부위와 전방 부위에서 관여하며, 이는 역시 VAN과 연결성을 가진다. 반면에 후방 측두두정정엽접부는 내적 사고, 자아 반영, 과거의 기억, 미래 계획 등에 관여하며, 양측성으로 기본 모드 신경망과 연결되어 있다(그림 11-3).

3) 기본 모드 신경망(Default mode network)

기본 모드 신경망은 내측전전두엽피질(medial prefrontal cortex), 쐐기앞소엽(precuneus), 전띠이랑(anterior cingulate gyrus), 후띠이랑(posterior cingulate gyrus)을 포함한다.

이 신경망은 내적 사고, 자아 반영, 과거의 기억, 미래 계획, 자기와 관련된 생각 등에 관여하여 활성화된다. 반면에 깨어 있는 상태에서 주의력과 관련된 작업 수행 시에는 전전두엽 신경망과 상호작용하면서 활성이 감소된다.

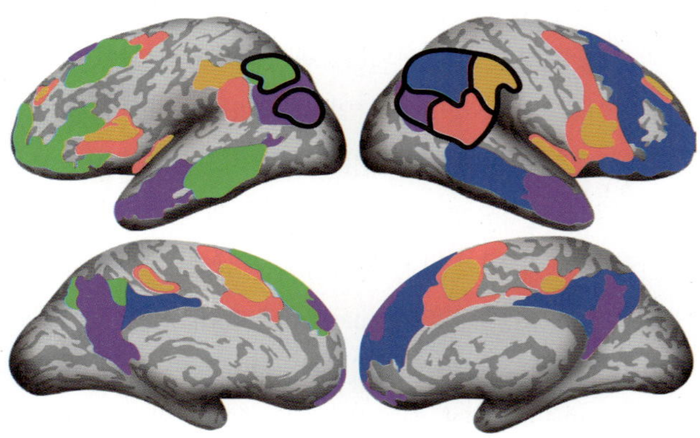

	TPJd-L	TPJd-R	TPJP	TPJc	TPJa
Theory-of-Mind (Belief vs Photo)	✓	✓	✓		
Episodic Memory Retrieval (Old vs New)		✓			
Attribution of Attention (Hard vs Easy)		✓			
Attentional Reorienting (Invalid vs Valid)		✓		✓	
Target Detection (Target vs Standard)		✓			✓

그림 11-3. **작업의 종류에 따른 측두두정연접부위 활성 양상의 차이.** TPJd-L: 좌측 측두두정연접 등측 부분(left dorsal temporo-parietal junction), TPJd-R: 우측 측두두정연접 등측부분(right dorsal temporo-parietal junction), TPJp: 후방 측두두정연접(Posterior temporoparietal junction), TPJc: 중앙 측두두정연접(Central temporo-parietal junction), TPJa: 전방 측두두정연접(Anterior temporoparietal junction) Adopted by Igelström et al., 2016

(1) 전띠피질(Anterior cingulate cortex)

전띠피질은 전두엽의 내측 부분에서 띠섬유다발의 앞쪽에 해당하는 부위로 브로드만 영역 10번에 해당하는 부위다. 이 영역은 기본모드 신경망의 앞쪽 노드로 뒷쪽 노드인 뒤띠피질(posterior cingulate cortex)과 설전부와 밀접하게 연결되어 있는데 일반적으로 작업이나 일이 주어지면 활성도가 감소하고 오히려 휴지기에 활성이 높아지는 영역이다. 전띠피질은 주로 판단과정에 중요한 역할을 하는 구조이며, 이해관계를 모니터하는 과정에서 활성화된다.

(2) 설전부(Precuneus)

설전부와 뒤띠피질은 휴지기신경망의 뒤쪽 노드를 구성하는 곳으로 자신과 관련된 기억을 저장하고 인출하는 기능을 한다. 따라서 이 영역은 기억과 관련된 해마(hippocampus)와 해부학적으로 밀접한 연결을 가지고 있으며, 알츠하이머 치매에서 가장 먼저 활성이 떨어지는 영역이기도 하다.

(3) 하두정소엽(Inferior parietal lobule)

하두정소엽은 위에서 언급한 VAN의 일부이기도 하지만 기본모드 신경망의 일부로 외부의 자극에 의해 반응하는 곳인 동시에 자신의 기억에서부터 내재적으로 반응하는 곳이기도 하다.

2. 목표 지향적 주의력의 조절

1) 주의력의 하향식 조절

(1) 인지적, 목표지향적, 내재적 정보의 조절

우리는 주변 환경으로부터 많은 감각 자극을 받고 이에 대해 반응을 한다. 단순히 감각 자극에 대해 반사적으로 반응하는 경우도 있고 어떤 목적 의식을 가지고 감각 자극에 대해 반응하기도 한다. 기본적으로 자신이 경험적 또는 학습으로 알고 있는 지식이나 자의적 의도로 수행하는 인지적 작용들에 의해 자신이 원하는 작업을 수행하게 되는데 이를 목표 지향적 행동이라 한다. 목표 지향적 행동은 목표에 맞는 작업을 수행하여 자신의 목표를 성공해야 이루어지기 때문에 이를 성취하기 위해서는 필요한 감각 신호를 잘 골라내고 그 신호에만 집중하는 과정이 필요하다. 즉, 우리 주변에서 들어오는 많은 감각 신호들에서 자신이 수행하고자 하는 목표에 맞는 신호만을 받아들이고 필요 없는 잡음은 제거하는 과정이 필요하다.

시각 영역은 후두엽의 일차시각영역에서 신호처리가 일어나는데 일차시각영역(primary visualcortex, V1)은 주로 시각으로 들어오는 기본적인 요소들을 해석하고, 이차시각영역(secondary visualcortex, V2–5)은 각각 다른 특성들 즉, V4의 경우는 색 정보를 해석하고 V5는 움직임에 대한 정보를 순차적으로 인식한다. 또한 시각정보로 들어오는 신호는 뇌의 두정엽으로 연결되는 등쪽 신경로를 따라 공간에 대한 위치 정보를 해석하는 과정이 일어나고 측두엽으로 연결되는 배쪽 신경로를 따라 물체나 특정 형태에 대한 인식을 통해 보이는 물체가 무엇인지에 대한 해석을 하게 된다. 이렇게 환경으로부터 다양한 감각을 통해 들어오는 정보들은 일차와 이차영역들을 통해 각 감각의 종류에 특이적인 인식이 일어나고 다시 이 정보들이 삼차연합영역에서 하나의 정보로 합쳐져 해석된다.

체성 감각과 청각도 대뇌피질의 뒷부분으로 입력되어 비슷한 과정으로 인식된다. 체성감각은 두정엽을 통해 입력이 된다. 두정엽에는 일차감각영역이 있어 체성 감각에 대한 일차정보처리가 이루어지고, 이러한 정보는 이차감각영역으로 전달되어 입체감과 같은 더 복잡한 감각 정보가 처리된다. 청각정보는 상측두이랑 뒤 위에 위치한 일차청각영역(primary auditory cortex, Heschle's gyrus)에서 처리가 되는데 이는 브로드만 영역 41(앞내측)과 42(뒤외측)에 해당한다. 이 영역은 가운데 저주파에 대응하는 곳이 있고 그 주변 부위로 멀어질수록 증가된 주파수에 대응되는 주파수 대응배열을 하고 있다.

이렇게 들어오는 다양한 형식의 감각 자극은 뇌에서 모두 처리하지 않고 자신의 현재 진행되고 있는 일이나

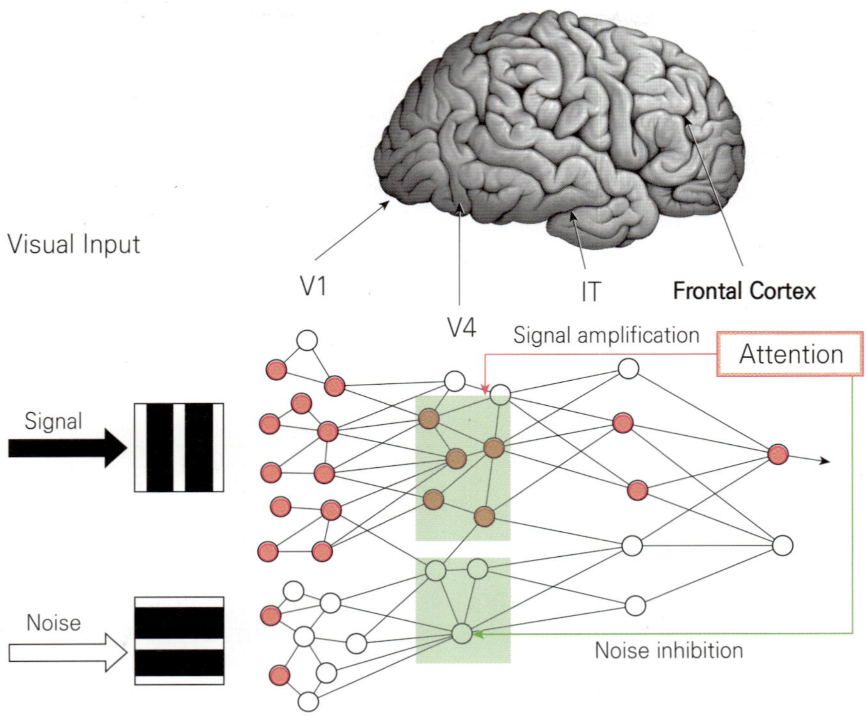

그림 11-4. **선택적 주의력의 모델**

사건들과 관련된 정보들만을 선택적으로 처리하게 된다. 즉, 이 과정은 자신의 목표지향적 일이나 사건에 관련되는 감각의 처리는 증폭하여 처리되고 그 외에 들어오는 감각은 억제를 시키는 과정이라고 할 수 있다. 즉 일차감각영역들로 많은 감각 정보가 들어오지만 그 중 일부분만 인식되어 인지작용을 거쳐 행동으로 연결된다. 이러한 과정에서 필요한 정보만 증폭하고 필요 없는 정보의 억제 선택은 전두엽에서 하향으로 전달되는 주의력의 하향적 조절(top-down modulation)에 의해 이루어진다(그림 11-4).

이러한 주의력 즉 감각의 선택적 증폭과 억제를 조절할 때 관여하는 해부학적 위치는 전두엽의 전두안구영역이다. 전두안구영역은 기능적으로 눈의 신속안구운동과 관련이 있는 영역이며 시공간적으로 물건이나 특성의 위치를 찾고 고정하는 역할을 한다는 의미에서 우리의 관심 영역에 공간을 할당하는 역할을 담당하고 있다. 즉 감각에서 들어오는 신호에서 자신의 목표지향적인 일 수행에 필요한 공간을 할당하는 역할이 결국은 우리가 원하는 신호를 찾고 그 위치의 감각을 증폭할 수 있도록 공간을 할당하는 역할과 관련이 있다고 할 수 있다. 특히 눈의 가운데 부분으로 들어오는 정보를 가장 잘 인식하고 집중할 수 있고 시야의 양측 옆에서 들어오는 신호는 이에 비해 약하게 인식된다. 눈의 가운데로 들어오는 시각 정보라고 해도 그 일이나 사건이 우리와 관련이 없을 때, 즉 집중이 필요없을 때에는 인식하지 못하는 경우도 흔하게 일어난다.

(2) 단기 기억적 요소

주의력과 단기 기억은 모두 전두두정 신경망의 활성을 보인다. 외부의 감각 정보에서 목표지향적 신호의 선택을 할 때 주의력 신경망의 활성을 보이는데 어떤 한 가지 일에 지속적으로 주의집중을 시도할 때 기본적으로 단기적으로는 그 내용에 대해 저장을 하고 계속 공간을 할당하는 과정을 필요로 한다. 이러한 과정은 단

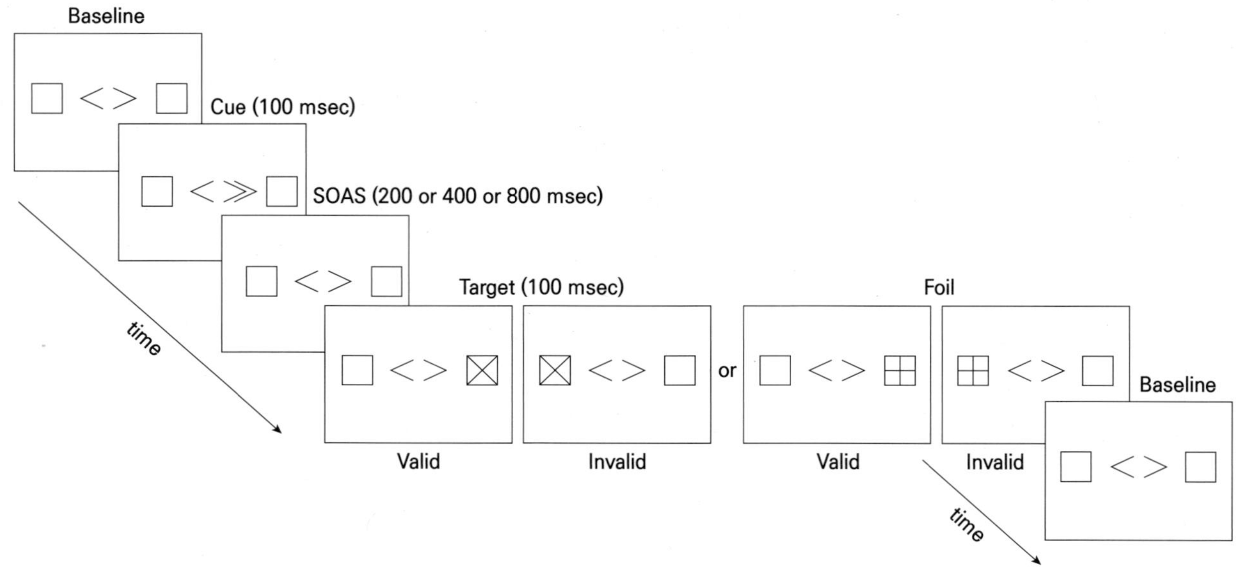

그림 11-5. **고전적 주의력 작업인 Posner paradigm.** 자극이 들어가기 전 baseline에는 가운데에 안구를 고정시키도록 하고 100 msec 뒤에 큐를 주어 방향을 예측하도록 한 후 실제 자극이 같은 방향 또는 다른 방향에 주어졌을 때 반응을 측정하여 주의력 작업을 수행함.

기기억의 저장과 관련이 있는 등외측전전두엽의 활성과 관련이 있다. 고전적 주의력 작업인 Posner paradigm을 이용한 내재적, 선택적 집중에서 실제 큐 신호가 왼쪽과 오른쪽 중 한 곳에 주어지며 이 주어진 큐와 바로 그 다음에 주어진 실제 자극이 같은 공간에서 이루어질 때 반응을 하도록 할 경우 맞게 수행한 경우 목표지향적 작업 수행을 성공한 경우가 된다(그림 11-5).

여기서 이러한 큐 신호는 단기적으로 기억되어야 하고 이 정보를 바탕으로 다시 들어오는 실제 자극과 비교하여 반응을 해야 하므로 등외측전전두엽의 단기기억에 저장된 내용을 다시 불러들이는 과정을 필요로 한다. 이러한 작업 수행은 실제로 단기기억의 작업으로 많이 실시되는 n-back 검사에서도 동일하게 적용된다. 즉 이전의 수나 글자를 기억한 후 다시 동일한 수나 글자가 나올 때 반응하도록 하는 것은 단기기억이지만 주의집중력을 필요로 하는 것이다. 인지기능 평가를 하기 위해서는 지속적인 목표지향적 작업 수행 능력 즉 현재 인지평가를 지속적으로 수행해야 하는 과정이므로 이러한 주의력의 요소는 모두 참여하게 되고 단기기억력의 요소도 필요하다고 할 수 있다.

2) 상향식 감각 과정(Bottom-up sensory processing)에 대한 집중

목적지향적 하향식 신호의 조절에 대비하여 상향식 감각 과정에 대한 집중은 감각적 대비(contrast)의 정도가 큰 영향을 준다. 우리 환경에서 주어지는 다양한 감각적 입력 중에서 우리는 새롭고 특별한 자극에 대해 더 자극적으로 느껴지므로 일반적으로 이러한 자극이 들어오는 위치로 집중이 더 잘 일어난다. 즉, 목표지향적 주의력은 나의 집중을 직접 계획하여 관심을 가지고 있는 위치로 고정시킨다고 한다면, 우리 주변의 환경에서 일어나는 감각적 대비에 의한 주의력의 이동은 감각의 방향과 동일한 상향적 신호 처리에 의해 이루어진다. 주의력 신경망은 이 두 방향의 조절에 의해 지속적으로 주변 환경에 적절한 반응을 하도록 준비되고 있다.

3. 작업 연관성에 따른 공간 재정위 (Reorientation)

1) 특이자극에 대한 공간 재정위

DAN에 의한 주의력은 예측 가능한 범위에서 공간의 재정위라고 한다면 예측 가능하지 않거나 혹은 빈도가 낮은 사건에 의한 주의력의 이동은 기존에 주의집중을 하고 있었던 목표지향적 주의력을 새로운 공간으로 이동하는 재정위 과정을 필요로 한다. 이 과정은 주로 VAN에 의해 작동된다. VAN은 DAN과 달리 우측 반구에서 우세하게 작용한다. 즉 기존에 목표지향적으로 주의집중을 하고 있었던 공간에 집중하는 과정을 끊고 다른 영역으로 재정향하기 위해 배측에 위치한 우측 하전두엽의 활성이 일어난다.

2) 작업 연관성에 따른 조절

우측 하전두엽의 활성은 배쪽 측두두정연결을 통해 우측 측두두정영역 활성화를 조절하여 새롭게 주어지는 현재의 상황에 대해 자신과의 연관성을 찾는 과정이 진행된다. 실제로 우측 측두영역의 활성도는 목표지향적 주의집중이 진행될 때는 낮게 유지되며 방해 요소가 지속적으로 나올 때는 오히려 억제가 되는 결과를 보인다. 하지만 자신과 관련성이 강할 경우에는 우측 하전두엽의 조절 하에 우측 측두두정영역의 활성이 강하게 나타난다.

Ⅲ 주의력의 손상과 관련된 증상 및 질병

시공간무시 또는 무시증후군이란 운동이나 감각 기능에 문제가 없지만 뇌 병변의 반대측 자극에 대해 인지하거나 반응하지 못하는 증상을 말한다. 일반적으로는 우측 뇌손상에 의한 좌측 무시 현상이 나타난다. 이러한 공간인식의 결핍은 병변의 해부학적 위치에 따라 시각적 영역과 관련될 경우 외부 환경에 대한 시각적 인식을 하지 못하는 경우로 나타날 수 있으며, 체성감각 영역을 포함한 경우는 자신의 신체 일부에 대해서도 인식을 못하는 양상으로 나타날 수 있다. 일반적으로는 자신에게 이러한 장애가 있다는 점을 알지 못하는 경우가 많다.

1. 무시증후군

1) 무시증후군의 요소

감각무시는 병변 반대측의 감각 정보를 무시하는 것으로 시각, 촉각, 청각 자극에 대해 적절히 반응을 하지 못한다. 부위착오(allesthesia)란 좌측에 자극을 주었음에도 불구하고 우측에 자극이 있는 것으로 오인하는 경우이고, 감각소멸(sensory extinction)은 병소의 같은 쪽, 반대 쪽에 각각 자극을 주었을 때에는 적절히 반응을 하지만 양쪽에 동시에 자극을 주었을 때에는 병소 반대쪽 자극을 무시하는 것을 말한다.

운동-의도무시는 병변 반대쪽 공간에서의 움직임이 줄어드는 경우이다. 한쪽 상하지 및 몸통의 자발적 움직임이 감소하고, 무시가 있는 방향으로 눈의 운동 역시 감소하게 된다. 감각 무시에서와 비슷하게 무시측 상하지를 움직이도록 지시를 했음에도 불구하고 정상측 상하지를 움직이거나(이상운동증; allokinesia), 양측 상하지를 동시에 움직이도록 하였으나 정상측 상하지만 움직이는 경우(운동소멸; motor extinction)가 있다. 공간무동증(spatial akinesia)는 상하지를 무시가 있는 편측 부위에서 움직이도록 할 때 움직임이 떨어지는 경우이고, 운동불인내(motor impersistence)는 무시측 상하지의 움직임을 지속적으로 유지하지 못하는 경우를 일컫는다.

공간무시(spatial neglect)는 병변의 반대쪽 공간을 무

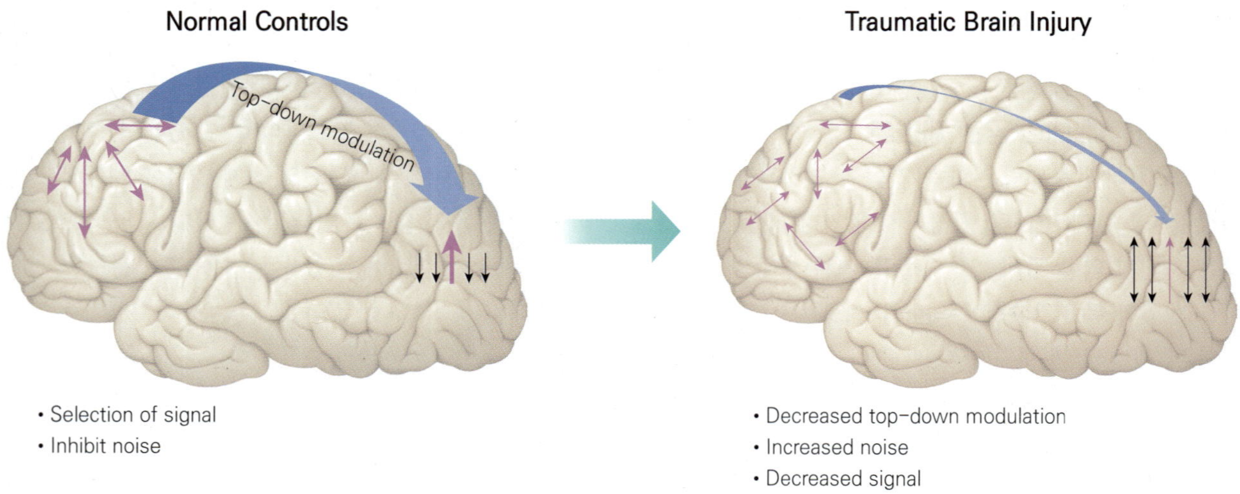

그림 11-6. **외상성뇌손상의 주의력 장애**

시하는 현상으로 지우기 검사(cancellation test) 혹은 직선이분검사(line bisection)을 통해 평가할 수 있다. 사람 얼굴이나 꽃, 시계 등을 그릴 때 무시측 부위는 생략하는 경우도 있다.

관념무시(conceptual neglect)는 자신의 신경학적 결손에 대해 인지하지 못하는 것으로 반신마비에 대한 병식이 결여되어 있는 질병인식불능증(anosognosia), 자신의 병을 인식할 수는 있지만 그에 대해 걱정하거나 신경을 쓰지 않는 질병인식결여증(anosodiaphoria) 등이 이에 속한다.

자기신체무시(personal neglect)는 자신의 신체 부위에 대한 인식이 결여되는 경우이다. 신체인식장애(asomatognosia)는 무시측 신체 부위가 자신에게 속해있지 않은 것으로 인식하는 것으로 예를 들면 자신의 왼손을 검사자의 손으로 인식하는 경우를 말한다.

이들 무시 유형이 반드시 한 환자에서 모두 나타나는 것은 아니고, 특정 환자에게서 한 가지 유형의 무시가 두드러지게 나타나거나, 동일한 환자라 하더라도 질병의 시기에 따라 두드러지는 무시의 유형이 달라지기도 한다.

2) 무시증후군의 기전

무시증후군이 발생하는 기전에 대해서는 아직 정확하게 알려진 것이 없으나 몇 가지 이론이 제시되고 있는데, 감각-주의 이론이란 뇌에서 처리할 수 있는 정보의 양에 한계가 있고 이렇게 제한된 수용력으로 인해 뇌로 들어온 정보를 분류하는 데 장애가 생긴다는 이론이다. 자극이 들어오면 목표, 수요, 욕구 등을 근거로 하여 중요도를 판정하고 중요한 자극에 대해서는 주의를 기울이지만 무관한 자극에 대해서는 주의를 제거하는 과정을 거치는데 이에 장애가 생기는 것이다. 운동-의도 이론은 무시측의 자극을 인지했더라도 무시측 상하지를 움직이는 능력이 감소한다는 이론이고, 표상 이론은 우측 반구에 저장되어 있는 좌측 공간에 대한 표상이 파괴되어 이에 대한 이미지와 기억이 결여되거나 좌측 공간무시가 발생한다는 이론이다. 무시측으로의 눈움직임이 감소하여 시각적 탐색이 안된다는 탐색 이론도 제시되지만 이는 감각-주의 이론, 운동-의도 이론, 표상 이론으로도 이미 설명이 가능하다.

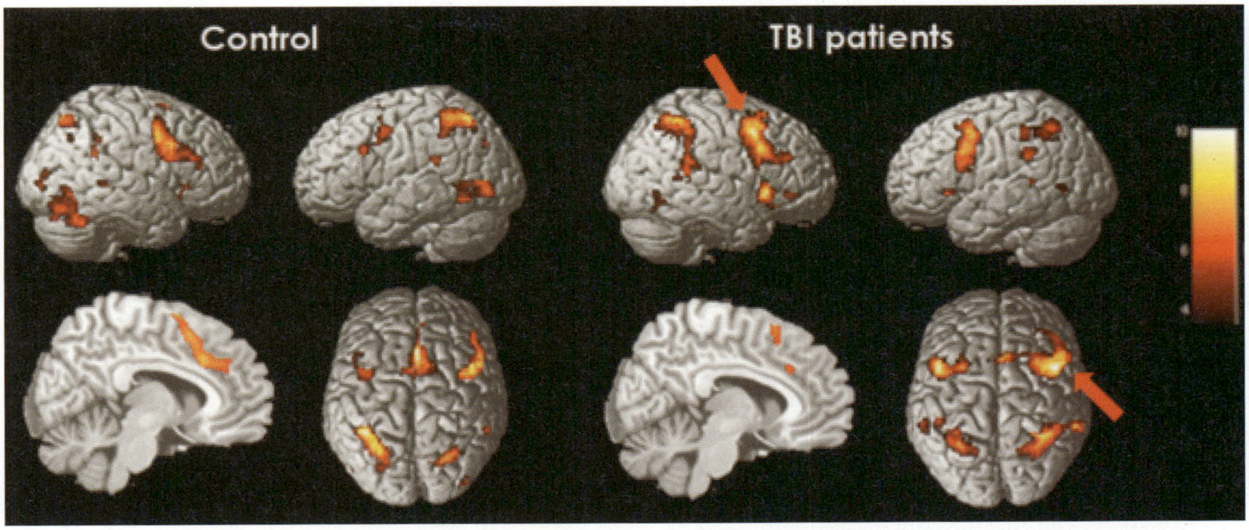

그림 11-7. **외상성뇌손상 환자의 주의력 작업에 대한 뇌활성.** 우측 중간전두회와 하전두이랑에서 주의력 작업을 수행할 경우 정상인에 비해 과활성이 일어남을 확인할 수 있다. Adopted from Kim YH et al. 2009

2. 외상성뇌손상

외부의 충격에 의해 직간접적으로 뇌의 손상을 받은 경우로 손상의 기전은 매우 다양할 수 있지만, 전두안와 뼈의 구조적 특성과 충격이 주어졌을 때 뇌가 받는 힘의 방향에 의해 주로 전두엽의 손상을 동반하는 경우가 많다. 이러한 전두엽의 손상으로 인한 주의력의 장애는 외상성뇌손상의 가장 흔한 증상이다(그림 11-6).

1) 주의력 장애의 기전

외상성뇌손상은 전두엽의 손상을 동반하는 경우가 흔하며 전두엽의 구조적 손상은 감각 자극의 선택적 입력을 조절하는 감각의 하향적 조절의 감소로 신호와 잡음을 구분하는 능력의 감소를 보일 수 있다. 이러한 환자에서는 자신에게 중요한 신호와 잡음을 구분하지 못하므로 목적에 맞는 정보의 선택이 되지 않아 주변 환경에 매우 산만하게 반응하는 양상을 보인다.

2) 정상과 외상성뇌손상 환자에서의 활성 신경망의 차이

외상성뇌손상 환자에서 주의력을 집행하는 작업을 수행할 경우 정상 성인과 비교해서 다른 주의력 신경망의 활성을 보인다. 신경망 활성에서 가장 두드러진 차이는 같은 작업을 수행하는데 있어 외상성뇌손상 환자에서 전띠피질의 활성 감소와 함께 우측 전두엽의 과활성이 중간전두이랑과 하전두이랑에서 모두 관찰되는 점이다(그림 11-7). 이는 들어오는 감각 정보에 대해 전띠피질의 활성 감소로 인한 이해관계를 모니터링하는 능력의 부족으로 현재 주어진 작업에 대해 적절하게 공간을 재할당하는 과정에 어려움이 있어 우측 전두엽의 자원을 많이 써서 이를 수행해야 하는 것으로 해석할 수 있다. 즉 효율적인 감각의 조절을 통한 적절한 목적 지향적 작업 수행 능력이 떨어지는 것을 확인할 수 있는 결과이다.

▶ 참고문헌

1. Alnæs, D. et al. Attentional load modulates large-scale functional brain connectivity beyond the core attention networks. NeuroImage 109, 260–272 (2015).
2. Barnacle, G. E., Montaldi, D., Talmi, D. & Sommer, T. The list-composition effect in memory for emotional and neutral pictures: Differential contribution of ventral and dorsal attention networks to successful encoding. Neuropsychologia 90, 125–35 (2015).
3. Benedek, M. et al. Brain mechanisms associated with internally directed attention and self-generated thought. Sci. Rep. 6, 22959 (2016).
4. Chen, A. J.-W., Abrams, G. M. & D'Esposito, M. Functional Reintegration of Prefrontal Neural Networks for Enhancing Recovery After Brain Injury. J. Head Trauma Rehabilitation 21, 107–118 (2006).
5. Chiu, Y.-C. & Yantis, S. A Domain-Independent Source of Cognitive Control for Task Sets: Shifting Spatial Attention and Switching Categorization Rules. J. Neurosci. 29, 3930–3938 (2009).
6. Corbetta, M. & Shulman, G. L. Control of goal-directed and stimulus-driven attention in the brain. Nat. Rev. Neurosci. 3, 201–215 (2002).
7. Coste, C. P. & Kleinschmidt, A. Cingulo-opercular network activity maintains alertness. NeuroImage 128, 264–272 (2016).
8. Eickhoff, S. B., Laird, A. R., Fox, P. T., Bzdok, D. & Hensel, L. Functional Segregation of the Human Dorsomedial Prefrontal Cortex. Cereb. Cortex 26, 304–321 (2016).
9. Esterman, M., Poole, V., Liu, G. & DeGutis, J. Modulating Reward Induces Differential Neurocognitive Approaches to Sustained Attention. Cereb. Cortex 27, 4022–4032 (2016).
10. Ewerdwalbesloh, J. A., Palva, S., Rösler, F. & Khader, P. H. Neural correlates of maintaining generated images in visual working memory. Hum. Brain Mapp. 37, 4349–4362 (2016).
11. Farrant, K. & Uddin, L. Q. Asymmetric development of dorsal and ventral attention networks in the human brain. Dev. Cogn. Neurosci. 12, 165–174 (2015).
12. Goltz, D. et al. Connections between Intraparietal Sulcus and a Sensorimotor Network Underpin Sustained Tactile Attention. J. Neurosci. 35, 7938–7949 (2015).
13. Han, S. W. & Marois, R. Functional Fractionation of the Stimulus-Driven Attention Network. J. Neurosci. 34, 6958–6969 (2014).
14. Heeren, A., Maurage, P. & Philippot, P. Revisiting attentional processing of non-emotional cues in social anxiety: A specific impairment for the orienting network of attention. Psychiatry Res. 228, 136–142 (2015).
15. Igelström, K. M., Webb, T. W., Kelly, Y. T. & Graziano, M. S. A. Topographical Organization of Attentional, Social, and Memory Processes in the Human Temporoparietal Cortex. eNeuro 3, ENEURO.0060-16.2016 (2016).
16. Karhson, D. S., Mock, J. R. & Golob, E. J. The Role of Right Inferior Parietal Cortex in Auditory Spatial Attention: A Repetitive Transcranial Magnetic Stimulation Study. PLoS ONE 10, e0144221 (2015).
17. Kehrer, S. et al. Timing of spatial priming within the fronto-parietal attention network: A TMS study. Neuropsychologia 74, 30–36 (2015).
18. Kelley, T. A., Serences, J. T., Giesbrecht, B. & Yantis, S. Cortical Mechanisms for Shifting and Holding Visuospatial Attention. Cereb. Cortex 18, 114–125 (2008).
19. Kim, Y.-H. et al. The Large-Scale Neural Network for Spatial Attention Displays Multifunctional Overlap But Differential Asymmetry. NeuroImage 9, 269–277 (1999).
20. Linden, M. et al. Technological aids for the rehabilitation of memory and executive functioning in children and adolescents with acquired brain injury. Cochrane Database Syst. Rev. 2016, CD011020 (2016).
21. Lückmann, H. C., Jacobs, H. I. L. & Sack, A. T. The cross-functional role of frontoparietal regions in cognition: internal attention as the overarching mechanism. Prog. Neurobiol. 116, 66–86 (2014).
22. Martella, D. et al. Phasic and tonic alerting in mild cognitive impairment: A preliminary study. Exp. Gerontol. 49, 35–39 (2014).
23. Mesulam, M.-M. Spatial attention and neglect: parietal, frontal and cingulate contributions to the mental representation and attentional targeting of salient extrapersonal events. Philos. Trans. R. Soc. Lond. Ser. B: Biol. Sci. 354, 1325–1346 (1999).
24. Nardo, D., Console, P., Reverberi, C. & Macaluso, E. Competition between Visual Events Modulates the Influence of Salience during Free-Viewing of Naturalistic Videos. Front. Hum. Neurosci. 10, 320 (2016).
25. Patel, G. H. et al. Functional evolution of new and expanded attention networks in humans. Proc. Natl. Acad. Sci. 112, 9454–9459 (2015).
26. Proust, J. Attention and Free Will in Experimental Psychology: An Unexpected Analysis of Voluntary Action by William James and Theodule Ribot. Integr. Psychol. Behav. Sci. 57, 547–568 (2023).
27. Qian, S., Zhang, Z., Li, B. & Sun, G. Functional-structural degeneration in dorsal and ventral attention systems for Alzheimer's disease, amnestic mild cognitive impairment. Brain Imaging Behav. 9, 790–800 (2015).
28. Rosenberg, M. D., Finn, E. S., Constable, R. T. & Chun, M. M. Predicting moment-to-moment attentional state. NeuroImage 114, 249–256 (2015).
29. Sali, A. W., Courtney, S. M. & Yantis, S. Spontaneous Fluctuations in the Flexible Control of Covert Attention. J. Neurosci. 36, 445–454 (2016).
30. Scolari, M., Seidl-Rathkopf, K. N. & Kastner, S. Functions of the human frontoparietal attention network: Evidence from neuroimaging. Curr. Opin. Behav. Sci. 1, 32–39 (2015).
31. Serences, J. T., Schwarzbach, J., Courtney, S. M., Golay, X. & Yantis, S. Control of Object-based Attention in Human Cortex. Cereb. Cortex

14, 1346–1357 (2004).

32. Shomstein, S. & Yantis, S. Control of Attention Shifts between Vision and Audition in Human Cortex. J. Neurosci. 24, 10702–10706 (2004).
33. Shulman, G. L. et al. Interaction of Stimulus-Driven Reorienting and Expectation in Ventral and Dorsal Frontoparietal and Basal Ganglia-Cortical Networks. J. Neurosci. 29, 4392–4407 (2009).
34. Spagna, A., Mackie, M.-A. & Fan, J. Supramodal executive control of attention. Front. Psychol. 6, 65 (2015).
35. Stewart, H. J. & Amitay, S. Modality-specificity of Selective Attention Networks. Front. Psychol. 6, 1826 (2015).
36. Thiele, A. et al. Attention Induced Gain Stabilization in Broad and Narrow-Spiking Cells in the Frontal Eye-Field of Macaque Monkeys. J. Neurosci. 36, 7601–7612 (2016).
37. Xuan, B. et al. The activation of interactive attentional networks. NeuroImage 129, 308–319 (2016).
38. Yantis, S. et al. Transient neural activity in human parietal cortex during spatial attention shifts. Nat. Neurosci. 5, 995–1002 (2002).

CHAPTER 12

주의력 평가

Evaluation of attention

유승돈

I 주의력과 작업기억의 개념

주의력(attention)은 정보 처리 측면에서 선택적으로 집중하는 행동 및 인지 과정이다. 주의 집중을 하도록 자극하는 종류(청각, 시각 등)나 신호 주는 양상(방해요인 여부)에 따라 다양한 결과가 나타나며 특히 작업기억(working memory)과 같은 행동 인지 과정과 쉽게 구분할 수 없는 경우가 많다. 그래서 1992년에 van Zomeren과 Brouwer는 "주의력을 평가하는 검사법은 없다. 다만 주의력의 구성 요소에 대하여 인간행동의 한 측면만을 평가할 수 있을 뿐이다."라고 하기도 하였다.

그림 12-1은 주의력과 작업기억 사이의 상관 관계를 도식적으로 표현하였으며 정보의 처리 양이나 속도, 복잡성에 따라 일차적인 역할이 주의력이 될 수도 있고 경우에 따라 작업기억이 주요 인지과제로 작용할 수도 있다.

주의력, 집중(concentration), 심리 추적(tracking) 등 주의력과 관련된 인지는 이론적으로는 구분을 할 수 있으나 실제 현실에서는 서로 구분하기 어렵다. 주의력은 적어도 여러 가지 다른 측면의 검사들로부터 나온 자료의 조합을 필요로 한다. 따라서 주의력을 한 가지로 분류하기 어려우며 다른 여러 분류 방법이 있지만 본 단원에서는 처리하는 정보의 양인 기간(span)을 평가하는 주의력(attentional capacity), 작업기억을 함께 사용하는 주의력(working memory/mental tracking), 집중/초점 주의력(concentration/focused attention), 복합주의력(complex attention), 분할주의력(divided attention)으로 나누어 기술하고자 한다.

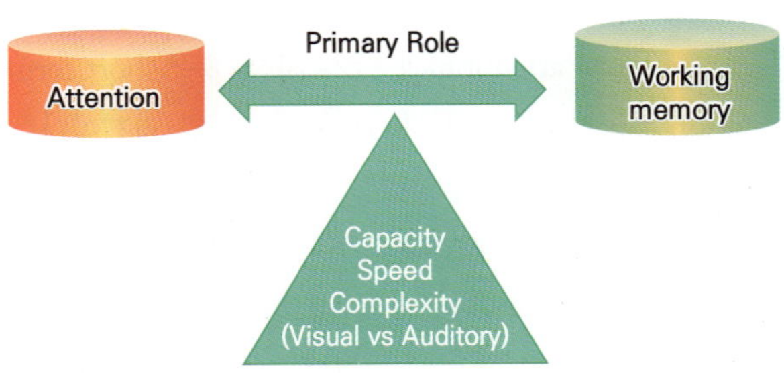

그림 12-1. 주의력 및 작업기억력의 일차적인 역할

Ⅱ 주의력 검사의 구성

1. 주의력 용량(Attentional capacity)에 따른 검사

이 분류에 속하는 주의력 검사는 제한된 용량을 가진다는 점에서 작업기억, 단기기억력과 유사한 특징이 있다. 주의 집중이 되는 동안의 속도와 단기간의 용량이 주의력의 기본 구성요소라고 할 수 있다. 즉 얼마나 많이 처리되는 가의 양적 요소와 단기간에 얼마나 빨리 처리되는가의 속도 요소로 구성되어 있다.

1) 숫자외우기(Digit span)

웩슬러(Wechsler) 지능검사의 하위 항목에 포함되어 있는 숫자외우기 검사는 숫자를 뇌에서 바로 회상하는 즉, 즉시언어회상(immediate verbal recall)의 기간(span)을 평가하는 데 가장 흔히 사용된다. 이 검사는 숫자 바로 따라외우기 검사(digit forward)와 숫자 거꾸로 따라외우기(digit backward) 검사로 구성된다. 이 두 가지는 서로 다른 뇌의 활동을 평가하는 것으로 뇌의 손상 부위에 따라 다르게 영향을 받는다. 이 검사들은 무작위로 숫자들을 제시하며 점점 숫자의 길이를 길게 하면서 크게 답하도록 한다. 따라서 이 검사법은 청각 주의력(auditory attention)과 단기 저장 용량(short term retention capacity)을 모두를 포함하는 평가 과제이다.

바로 따라외우기는 주의력을 평가하는 과제로 분류될 수 있지만 거꾸로 따라외우기는 작업기억을 이용하여 뇌에서 숫자를 떠올린 후 다시 한번 순서를 뒤집어 따라서 말해야 하기 때문에 기억력 평가하는 과제로 분류된다.

▶ 숫자 바로 따라외우기(Digit forward, Forward span)

(1) 검사 소개

이 검사는 언어적 정보를 받아들이는 능력인 청각적 단기 기억을 측정하고 주의력 용량(attentional capacity) 및 최근 작업기억을 평가하기 위해 시행한다. 학습장애 아동, 정신지체 및 치매 등의 신경학적 장애 연구 시 특히 유용하게 사용된다.

(2) 검사 구성

- 바로 따라외우기: 3자리 숫자에서 8자리 숫자까지 각각 2세트

※ 거꾸로 따라외우기(digit backward, backward span): 2자리에서 7자리 숫자까지 각각 2세트

- 연습효과나 단기기억 효과에 의한 간섭을 제거하기 위해 동일한 3자리 숫자 배열은 숫자 세트 어디에서도 한 번 이상 사용되지 않는다.
- 검사자가 임의의 정해진 순서대로 일정한 크기로

표 12-1. 숫자 바로 따라외우기 채점표 예시

숫자 바로 따라외우기			점수
항목	시행	반응	
1	3-6-5		
	4-8-5		
2	3-1-7-4		
	5-7-2-4		
3	1-8-5-2-4		
	4-7-1-5-9		
4	2-4-7-3-9-1		
	8-3-7-1-4-2		
5	5-6-3-9-2-1-8		
	8-2-1-9-3-7-4		
6	2-7-5-8-6-4-9-3		
	3-1-7-9-4-2-5-8		
시행 점수			
폭 점수			

1초 간격으로 숫자를 불러준 후, 신호를 하면 순서대로 숫자를 반복하는 검사이다.
- 같은 자릿수의 숫자를 두 번씩 검사하며, 두 번 연속하여 틀리는 경우에는 검사 종결한다.
- 바로 따라외우기의 최대 자리수로 평가한다.

(3) 검사 해석(표 12-1)

1회 성공 시 다음 단계로 진행하며, 2회 오류를 범하면 중단하고 최대 8–9자리 숫자까지 진행한다. 정상집단의 89%에서 5–8자리 정도의 숫자를 따라할 수 있다.

(4) 검사 특성

바로 따라외우기 검사의 수행은 주로 기억보다 주의력의 효율성의 영향을 받는다. 피검자의 정서 상태에 따라서도 영향을 받을 수 있으며 검사–재검사의 신뢰도는 0.66에서 0.89로 반복검사로 인한 학습효과의 영향은 무시할 만하다.

(5) 임상 소견

치매 환자에서 검사를 시행하면 최대 자리수가 현저하게 감소되는 결과를 보인다. 모든 뇌손상 환자들이 바로 따라외우기 검사에서 낮은 수행결과를 나타내지는 않는다. 즉, 외상성뇌손상 혹은 뇌수술 후 경계선 수준에 해당하는 수행을 보이더라도 수년 후 쉽게 정상범위로 회복할 수 있다. 매우 심한 뇌손상 환자는 바로 따라외우기 검사 수행이 어려워진다.

2) 코르시 블록 두드리기 검사 (Corsi block-tapping test)(그림 12-2)

코르시 블록 두드리기 검사는 숫자외우기 검사를 공간적으로 디자인해서 평가하는 주의력 검사법이다.

(1) 검사 소개

코르시 블록 두드리기 검사는 간질 환자에서 측두엽절제술 이후 학습 평가 용도로 개발되었다. 즉각적인 비언어 기억력(immediate nonverbal memory), 시각적인 형상(visual imagery), 시공간 기억력을 평가한다. 이는 학습장애 아동, 정신지체, 치매 등의 신경학적 장애 연구에 널리 활용되고 있다.

(2) 검사 구성

- 직사각형 판(23 × 28 cm)에 10개의 정육면체가 좌우로 비슷한 비율로 구성되어 있다.
- 비대칭적으로 배열되어 있다.
- 정육면체 한 쪽 면에 0–9까지의 숫자를 기록한다.
- 숫자가 적혀 있는 쪽이 검사자 쪽이며, 피검자 쪽은 숫자가 보이지 않는다.
- 검사자가 임의의 정해진 순서대로 정육면체를 짚으면, 피검자는 따라 짚는 검사이다.

(3) 검사 방법

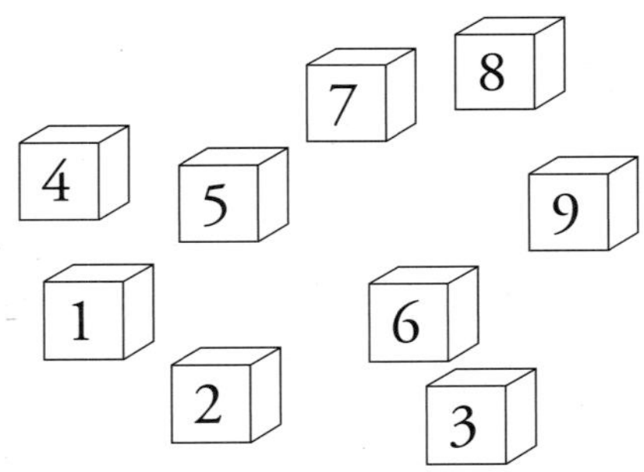

그림 12-2. **코르시 블록 두드리기 검사**

코르시 블록 두드리기 검사는 기록지와 코르시 블록 검사판을 가지고 진행한다. 바로 따라 두드리기와 거꾸로 따라 두드리기로 이루어져 있으며 7개의 항목이 있다. 각 항목마다 두드리기를 2회 시행하는데, 1회 성공 시 다음 단계로 진행되고 2회 연속으로 틀리는 경우 검사를 중단한다.

바로 따라 두드리기는 검사자가 임의의 문항 순서에 따라 정육면체를 짚는 방식으로, 두 자리수부터 시행한다. 거꾸로 따라 두드리기는 검사자가 두드린 순서와 반대가 되도록 피검자가 거꾸로 짚어야하는 검사이다. 두 자리수 연습 시행 2회 실시 후 시행한다. 이 검사 전에는 검사에 대한 충분한 설명으로 피검자가 명확히 이해한 상태에서 진행되어야 한다.

이는 시공간 학습 장애와 즉각적인 시각 주의력을 평가하는데 유용하며, 숫자외우기 검사는 일반적으로 코르시 블록 두드리기 검사보다 결과가 2 이상 높은 편이다. 나이 효과는 60세 이후까지 나타나지 않는다.

(4) 검사 해석

바로 따라 두드리기와 거꾸로 따라 두드리기 모두 시행하여 기간(span) 점수를 산정한다. 각 수준에서 정확히 맞추면 1점, 틀리면 0점이다. 각 수준에서 시행한 두 번 모두 0점을 맞으면 검사가 중지되며 중지 시점까지 받은 점수의 총합이 시행 점수이다. 기간(span) 점수란, 중지 규칙에 따라 실시하며, 정확히 맞춘 숫자열 중 가장 긴 시행의 숫자 기간을 산정한 점수이다.

(5) 임상 소견

시공간 위치들을 얼마나 효율적으로 단기간에 저장할 수 있는지 측정하는 과제로, 우측 대뇌반구손상에서 좌측에 비해 이상 소견이 더 많이 관찰된다. 전전두엽(prefrontal lobe)손상 환자들에게서 가장 저하된 반응이 관찰되며, 알츠하이머(Alzheimer's disease) 환자들은 수행 초기부터 감퇴되어 있다. 알츠하이머 치매 조기 진단을 포함한 전두엽(frontal lobe) 기능이 떨어지는 다양한 퇴행성 질환의 진단에 도움이 된다.

3) 상징외우기(Symbol span)(그림 12-3)

상징외우기는 의미 없는 디자인으로 구성된 상징(symbol)을 주고 순서대로 해당하는 상징을 찾아내는 검사법이다.

(1) 검사 소개

웩슬러 기억 검사 4판에 새롭게 추가된 검사로, 의미 없는 디자인으로 구성된 것을 통해 시각 주의력 기간(visual span)을 평가한다.

(2) 검사 방법

피험자에게 의미 없는 상징을 보여준 후 정확한 디자인을 선택하게 한다. 이후 순서를 고지하고 정확한 순서를 맞추도록 하는 과제이다.

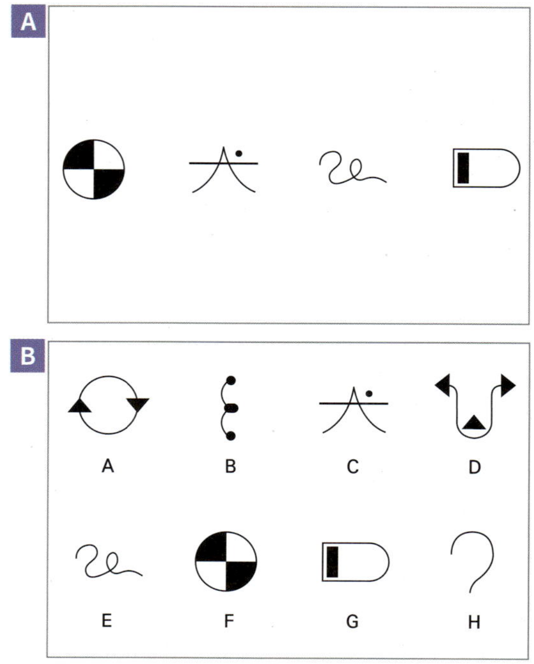

그림 12-3. **상징 외우기.** (A)의 의미 없는 상징을 보여주고 (B)에서 순서대로 맞추도록 하는 검사법.

(3) 검사 해석

정확하게 디자인을 맞추었는지 여부와 정확한 순서대로 선택했는지를 평가한다.

(4) 임상 소견

알츠하이머 치매 환자와 중등도 또는 중증 외상성뇌손상 환자에서 과제 수행 시 이상 소견이 관찰된다. 경증 인지장애 환자에서도 의미 있게 낮은 점수가 나오지만 흥미롭게도 주의결핍과행동(ADHD) 성인 환자에서는 정상 소견이 관찰된다.

4) 문장반복검사(Sentence repetition)

일상 기능과 관련된 언어를 사용하여 청각언어적 집중(auditory-verbal attention) 과제를 평가하는 검사이다.

(1) 검사 소개

대개의 주의력 검사는 환자의 일상생활 기능과 직접적인 관련이 없는 내용으로 구성되어 있다. 반면 문장반복검사는 환자의 일상생활과 직접 관련이 있는 내용으로 이루어져 있어 청각적인 자극으로 언어를 이용한 주의 집중력 검사이다.

(2) 검사 방법

검사는 쉬운 것부터 어려운 것으로 진행하며 4-5회 실패 시 중단한다. 성인은 평균적으로 영어의 경우 24-25 음절을 기억할 수 있다.

검사 사례는 다음과 같다.

- 집에 가져 가라.
- 준이는 빨리 뛴다.
- 군인들 셋이 버스로 도착했다.
- 그가 나에게 이 공들을 던졌다.
- 당신의 차는 내차와 비슷해 보인다.
- 2010년에 영희는 선생님이 아니었다.
- 김대통령은 영어로 어제 아침에 연설했다.

(3) 검사 해석

문장외우기 검사는 청각적 자극을 주어 환자의 일상 기능과 직접 관련된 내용을 평가한다. 숫자외우기(digit span)나 단어외우기(word span) 검사보다 의미 있는 문장을 사용하므로 알아듣는 내용의 수가 더 많다. 문장을 알아듣는 속도와 효율성은 친밀성(familiarity)과 관계가 있는데, 자주 사용하는 고빈도의 단어와 표현이 많은 경우 저빈도보다 더 잘 알아듣게 된다.

(4) 임상 소견

외상성뇌손상이나 다발성경화증(multiple sclerosis)과 같이 병변이 미만성(diffuse)인 경우 비정상소견이 관찰되는데, 좌측 반구 손상과 관련이 있다. 좌측 전두엽, 측두엽, 두정엽 손상에서 이상 소견이 관찰된다. 주의 집중 문제를 가진 환자의 경우 18-20 음절을 포함해서 정확하게 기억하는 것은 어렵다. 알츠하이머 치매 환자에서 문장이 복잡해지면 문장 반복이 현저히 감소된다.

2. 작업기억

우리가 특정 일을 실행하려고 할 때 과거에 했던 상황이나 장소가 떠오른다. 작업기억이란 그와 같이 어떤 계획을 실행하고자 할 때 빨리 접속해서 실행할 수 있도록 사용하는 기억력을 말한다. 앞서 작업기억과 주의력은 구분이 모호하며 처리하는 양과 속도에 따라 구분된다고 언급한 바 있다. 이번 장에서 기술하는 작업기억 검사는 과제에 따라 검사 시작 시에는 주의력 기제를 사용하지만 검사가 길어지고 처리하는 양이 많아질수록 작업기억 영역 즉 기억력 검사 범주에 해당될 수 있다. 따라서 기억력 검사에서 언급될 예정이므로 간단하게 기술하도록 한다.

1) 숫자 거꾸로 따라외우기 (Reversing serial order: digits backward)

(1) 검사 소개

숫자 거꾸로 읽기(WIS-A, WMS)는 가장 간단한 작업기억 검사법으로, 숫자를 기억한 후에 다시 뒤집어서 읽어야 하는 이중 과제이다. 예를 들어, 1-2-3을 불러주면 3-2-1이라고 대답해야 한다.

(2) 검사 해석

숫자 바로 따라외우기(digit forward)에 비해 거꾸로 따라외우기(digit backward)는 적어도 1점 이상 차이가 난다. 배외측 전전두엽(dorsolateral prefrontal) 영역과 하두정엽(inferior parietal)의 뇌영역과 관련이 있으며, 정상은 4-5개, 경계는 3개, 2개부터 이상 소견으로 진단한다. 2회 연속 틀리는 경우는 실패로 결정한다.

2) Alpha scan

환자에게 흔하게 사용하며 서로 무관한 단어를 들려주고 그 단어들을 규칙에 따라 순서대로 다시 재배열하도록 하는 검사이다. 대표적인 예로, 영어의 경우 hat, car, watch 순으로 불러주며 환자에게 알파벳 순서로 놓으라고 한다. 여기서 환자가 car, hat, watch 순으로 답하면 정답처리 한다.

한국어의 경우 자동차, 모자, 시계 나열하고 한글 자음 순서대로 배열하도록 하면 환자는 모자, 시계, 자동차로 답하면 정답이다.

3) 철자 숫자 서열검사 (Letter number sequencing, WAIS-III, IV)

환자에게 숫자와 철자를 무작위로 번갈아 가면서 제시하며 2단위에서 8단위까지 길이를 늘이면서 검사를 진행한다. 예를 들어, '7-E-3-C'를 들려주고 숫자와 철자 순서대로 재배열하여 '3-7-C-E'라고 대답하도록 한다.

알츠하이머 환자는 이 검사를 수행하기 어려우며, 외상성뇌손상 환자에서 경미한 경우는 정상과 큰 차이가 없으나 중등도의 경우에는 이상이 관찰되어 중증도에 따른 평가 결과를 알 수 있다.

4) 복합추적검사(complex tracking tests): 연속 더하기 과제(paced auditory serial addition test, PASAT)

(1) 검사 소개

매 정해진 시간(예: 2.4초)마다 숫자를 불러준다. 숫자 제시 속도는 0.4초, 1.2초, 2.4초로 다양하게 제시되며, 61개의 숫자쌍을 무작위로 제시하여 덧셈을 하도록 한다. 예를 들어, 검사자가 '3-8-5-1-7'이라고 읽어 주면 피검자는 연속된 2개의 숫자를 더하여 '11-13-6-8'의 답을 제시해야 한다. 오류 비율이 20% 이상인 경우, 주의 집중에 문제가 있다고 판정한다.

(2) 검사 특징

이 검사는 작업기억과 지속 및 분할(sustained and divided) 주의력, 그리고 수학적 계산 능력을 평평가한다. 뇌손상 환자를 평가하기 위해 개발되었으며 다발성 경화증 환자에서 많이 사용된다. 연속 더하기 과제는 정보처리량과 정보처리속도를 평가하고 지속적 주의력과 분할된(divided) 주의력을 필요로 한다.

3. 초점 주의력(Focused attention)

초점 주의력은 기억 및 학습과 같은 다른 중요한 과정에 필요로 하는 과제이다. 오늘날 주의력에 대한 검사는 신경심리학적 질환을 진단하는데 가장 민감한 검사 방법 중의 하나이며 특히 초점 주의력과 관련 있는 상쇄(cancellation) 과제는 재미있다.

1) 각성(Vigilance): 숫자각성(Digit vigilance test)

지속적인(sustained) 주의력은 일정 시간 동안 수행능력을 유지하는 주의력을 말한다. 또한 선택적(selective) 주의력은 무관한 자극은 받아들이지 않고 관련된 자극만 선택적으로 받아들이는 주의력을 말한다. 각성은 지속적이고 선택적인 주의력을 대표하는 검사이다.

(1) 검사 소개

각성은 목표 자극을 찾아내는 지속적이고 선택적인 주의력 검사이며, 단순반응시간(simple reaction time) 검사이다. 컴퓨터를 이용한 첫 검사는 Rosvold 등에서 처음으로 시도했으며 모니터에 'X' 알파벳이 나오면 매번 반응하는 방식으로 구성되었다. 좀 더 어려운 방식으로 'Y'라는 철자가 나온 뒤에 연이어 'X'가 나오면 반응하는 검사를 구성하기도 한다.

(2) 검사 해석

일련의 철자 또는 숫자로 된 자극을 지속적으로 제시하면 손을 들거나 버튼을 누르는 방식으로 진행한다.

일정시간 동안 지속되는 과제상황에서 자극탐지능력을 보는 동시에 비목표자극은 무시하고, 목표자극에만 초점을 맞추어 반응하는 검사이다. 치매 환자에서 민감도가 높으나 조기치매와 가성치매 감별에는 유용하지 않지만 전두엽 기능을 민감하게 검사할 수 있다.

▶ 숫자 각성검사(digit vigilance test)

: 20세에서 80세 280명 대상으로 표본을 표준화한다.두 페이지에 걸쳐 숫자를 제시하고 매번 6이 나올 때마다 버튼을 누른다. 평가는 총 반응시간, 비대상 자극에 대하여 충동적으로 반응하는 commission 오류, 목표 자극을 찾지 못하고 지나가는 omission 오류, 총 오류 수를 종합적으로 평가한다. Raw score는 T score로 바꾸어 제시한다.

2) 연속수행검사 (Continuous performance test)(그림 12-4)

(1) 검사 소개

연속수행검사는 일명 컴퓨터 각성 검사(computerized vigilance test)로, 짧은 자극을 주고 버튼이나 터치 스크린을 눌러 반응 시간을 체크한 후 정확성을 평가하는 검사이다. 비대상 자극에 대하여 충동적으로 반응하는 오류인 'commission'과 지속적 주의력이 유지되지 못하고 목표 자극을 생략하는 'omission' 오류를 결과로 제시한다.

(2) 검사 해석

연속수행검사는 검사 시간이 14분이나 되는 길고 단조로운 검사이므로 대표적인 지속적 주의력(sustain attention) 검사라고 볼 수 있다. 55세 이상의 환자 데이터뿐 아니라 주의력결핍과다활동장애(ADHD) 아동을 포함한 데이터가 있다. 성인 ADHD 환자의 경우 억제를 하지 못하는 commission 오류가 매우 높게 관찰된다. 그리고 측두엽 간질 환자(temporal lobe epilepsy)에서는 정보 처리 속도는 느리지만 정확성은 정상적으로 관찰된다.

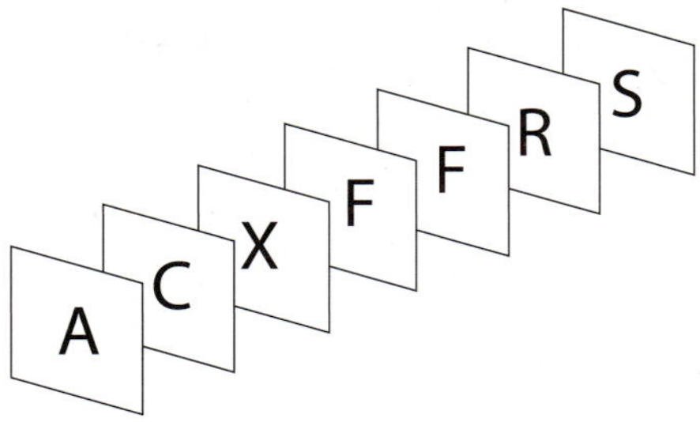

그림 12-4. **연속수행검사.** 컴퓨터 스크린에 일련의 알파벳을 제시되고 X가 나오면 반응하도록 함.

3) Ruff 2 & 7 선택 주의력 검사(Ruff 2 & 7 selective attention test, 2 & 7 cancellation test)(그림 12-5)

이론적으로 주의력이 떨어진 뇌손상 환자를 검사하는 것이지만 기억력이나 학습능력이 감소되어 있는 환자를 이 검사로 구분하기는 어렵다. 숫자 상징 짝짓기 검사(digit symbol test; 복합주의력 검사)는 검사 시간이 너무 짧아 지속 주의력을 평가하기 어렵다.

(1) 검사 소개

지속주의력과 선택주의력을 모두 평가할 수 있는 검사로, 16세에서 70세 까지의 데이터가 포함되어 있다. 지속적으로 표적자극(target stimuli)이 제시되므로 지속적 주의력(sustained attention) 검사이며 표적자극을 제외한 방해자극(distractor)은 무시해야 하므로 선택적 주의력(selective attention) 검사이다.

이는 internal consistency가 매우 높으며(automatic detection speed > 0.95, controlled search speed > 0.80), 검사-재검사 신뢰도가 높은 검사이다.

(2) 검사 방법

30개의 표적자극을 가지고 20번 시도하며 각 줄은 10개의 표적자극과 40개의 방해자극으로 구성되어 있다. Automatic 자극과 controlled 자극에 대하여 무작위로 이루어지는데, 1번 시도할 때마다 15초 동안 표적자극을 찾아서 표시하도록 한다. 검사는 5분 동안 실시되며, 정답수와 누락 오류수를 측정한다.

A 2 G O X C 7 M J 7 H Z R N G A S 2 Y W Q 2 L H B Z G J N V 7 E T 2 P R V M J
H S T Q 2 C 7 K L W C 7 X M T 7 K T R 2 A V P I W O C 2 G J 7 L S 2 B N V W
7 T Q X R 2 P H 7 F D A B M 2 W H K A S T 2 O P H W E D 2 T R N E Q X 2 P K

B 3 1 0 7 8 9 4 4 7 0 5 3 7 6 3 8 1 5 2 3 6 5 6 9 7 0 8 9 1 5 7 8 4 3 6 2 8 6
3 2 8 6 1 5 4 2 8 0 9 1 2 9 1 8 9 2 8 1 3 7 6 4 5 3 7 8 0 4 6 7 9 6 2 9 1 2
8 3 9 1 8 3 7 8 9 4 6 5 9 1 4 7 0 8 6 7 1 3 0 3 9 1 0 2 3 3 8 9 4 1 2 6 5 5

그림 12-5. **표적 숫자 2와 7을 찾아서 지우는 Ruff 2 & 7 검사.** 위는 자동적(automatic)으로 명백한 오답을 찾을 수 있는 검사 column (automatic condition)이며 아래는 숫자로 방해자극(distractor)이 제시되어 있어 정답을 찾는데 더 어려움이 많은 검사 column (controlled condition)이다.

(3) 임상 소견

숫자 외우기(digit span) 검사와 같은 주의력 평가 도구와 상관관계가 높지는 않다. 숫자 상징 검사(WAIS-R subtest)와는 매우 상관관계가 높고, 외상성뇌손상 환자에서 선택적 주의력을 보는 검사인 TEA (test of every-day attention) 방법과 밀접한 상관관계가 관찰된다. 여기서 좌우 뇌의 병변의 차이가 관찰된다.

4. 분할주의력(Divided attention): 선로잇기 검사(Trail making test, TMT)(그림 12-6)

1) 검사 소개

스캐닝(scanning), 시지각 추적(visuomotor tracking), 분할주의력(divided attention), 인지유연성(cognitive flexibility)을 쉽게 평가하는 도구로, 시각적 및 운동적 추적기능과 운동적 요소를 가진 복잡한 시각적 탐색기능을 측정한다. 선로잇기 검사 A의 시행 속도는 다른 시각적 탐색(visual search) 검사와 관련성이 높다[예: 숫자상징짝짓기(digit symbol), r=0.63]. 선로잇기 검사 B의 시행 속도는 선로잇기 검사 A와 숫자 거꾸로 외우기(digits backward) 검사 속도와 상관 관계가 높다.

2) 검사 방법

선로잇기 검사는 가능한 빨리 수행하도록 한다. A와 B의 두 개의 subtype으로 구성되어 있으며 A는 숫자를 순서대로 연결하는 검사 방법이며 B는 숫자와 알파벳을 연결하는 과제이다(그림 12-6). 두 개의 검사 수행 시간뿐 아니라 difference score (B−A)와 ratio score (B/A)를 결과치로 사용한다. Difference score (B−A)는 웩슬러지능검사-A (WIS-A)와 인지장애의 중증도 간의 상관관계가 관찰된다. Ratio score (B/A)는 집행기능(executive function)과 상관관계가 관찰된다.

3) 임상 소견

A형과 B형 모두 치매 환자의 인지기능 감소에 민감도

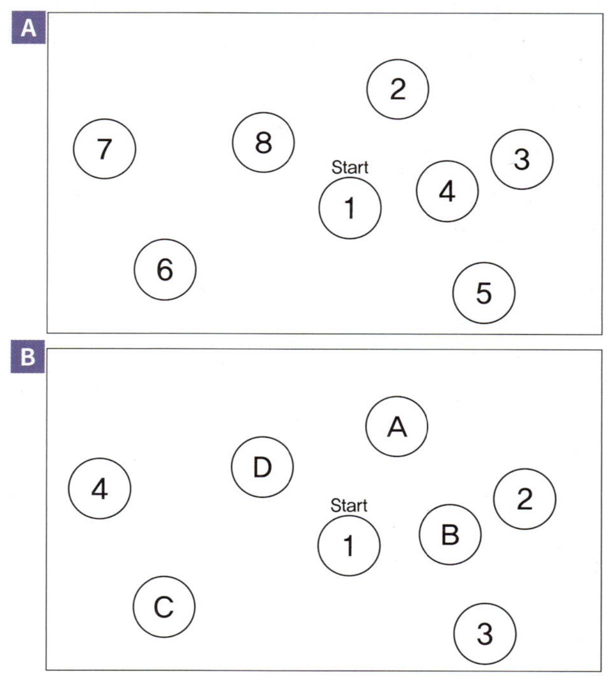

그림 12-6. **선로잇기검사.** Part A는 숫자잇기검사. Part B는 숫자와 알파벳을 순서에 따라 순차적으로 잇는 검사.

가 높으며, 경미한 뇌손상 환자들에서도 수행 속도 감소가 관찰된다. 이는 충동성(impulsivity) 오류와 보속(perseveration) 오류가 있으며 B형에서 숫자와 글자를 번갈아 답하는 것이 어려운 것은 주의력의 shifting이 안되어 발생되는 보속오류이다. 좌측 대뇌반구의 외측 전전두엽(lateral prefrontal) 대뇌피질이 B형에 수행에 중요한 역할을 담당한다.

5. 복합주의력 검사 (Complex attention tests)(그림 12-7)

상징을 이용하여 숫자로 대치하는 검사로 아래와 같은 능력을 평가할 수 있으며 주의·집중, 단기기억, 시지각 협응 등 다양한 과제가 복합적으로 필요하다. 또한 시각 탐색(visual scanning)과 시운동 추적(visuomotor tracking) 평가를 통해 복잡한 시각적 배열의 효율적 처리 여부를 알아낼 수 있다.

1) 숫자 상징 짝짓기 검사(Digit symbol-coding)

(1) 검사 소개

숫자 상징 짝짓기 검사는 가능하면 가장 빠르고 정확하게 실시해야 한다. 다른 웩슬러 지능검사와 비교하여 지적 수준, 교육 정도, 학습에 상대적으로 영향을 덜 받는 경향이 있다. 검사-재검사 신뢰도는 0.83-0.86으로 높으며 1주에서 3개월 간격으로 4회 반복 시행해도 훈련 효과는 관찰되지 않았다. 검사 허용 시간은 웩슬러지능검사 90초, 웩슬러지능검사 III, IV는 120초로 지정했으며, 점수 측정은 올바르게 작성한 기호 개수로 한다.

(2) 검사 방법

맨 윗 줄에 칸마다 숫자를 나열한 후, 숫자의 아래 칸에 의미 없는 상징(symbol)을 쌍으로 대응시킨다. 대응시킨 한 쌍을 한 줄 힌트(key)로 사용한다. 그 다음 줄에 무작위로 숫자를 나열시킨 후, 힌트를 보고 숫자에 해당되는 상징을 대응시킨다.

(3) 임상 소견

웩슬러지능 검사 중 비교적 크기가 작은 뇌병변일지라도 가장 점수가 낮게 나온다는 점에서 뇌병변에 민감하다. 병변의 위치와 상관없이 이상 소견이 나타나므로 대뇌반구 우성(laterality) 여부를 예측하는 데는 잘 사용되지 않는다.

경도인지장애(mild cognitive impairment)에서 치매 증상을 평가하는데 매우 예민하며 이상 소견을 발견하기 위해 조기에 시행하는 검사 중 하나이며, 치매 진행 속도를 잘 예측한다. 외상성뇌손상 환자에서 혼수 상태 기간과 상관 관계가 있다. 노인 환자에서 주 3회 4개월간 유산소 운동을 진행한 후, 숫자 상징 짝짓기 검사 수치가 의미 있게 증가하였다.

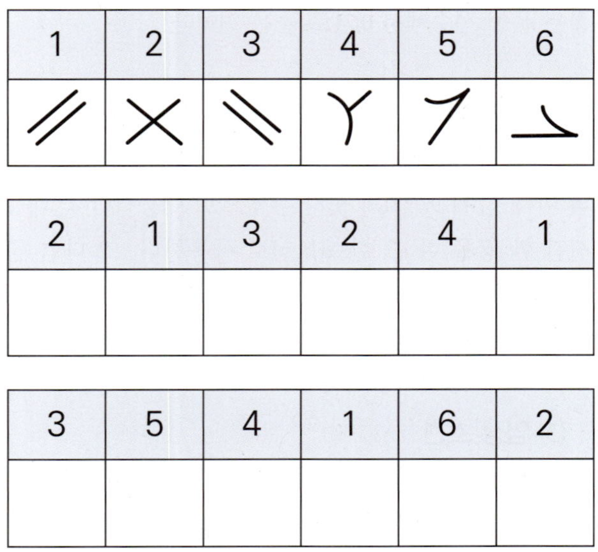

그림 12-7. 숫자 상징 짝짓기 검사

2) 상징 숫자 짝짓기 검사 (Symbol digit modalities test)(그림 12-8)

(1) 검사 개요

웩슬러 숫자 상징 짝짓기 검사와 비슷한 검사로, 비

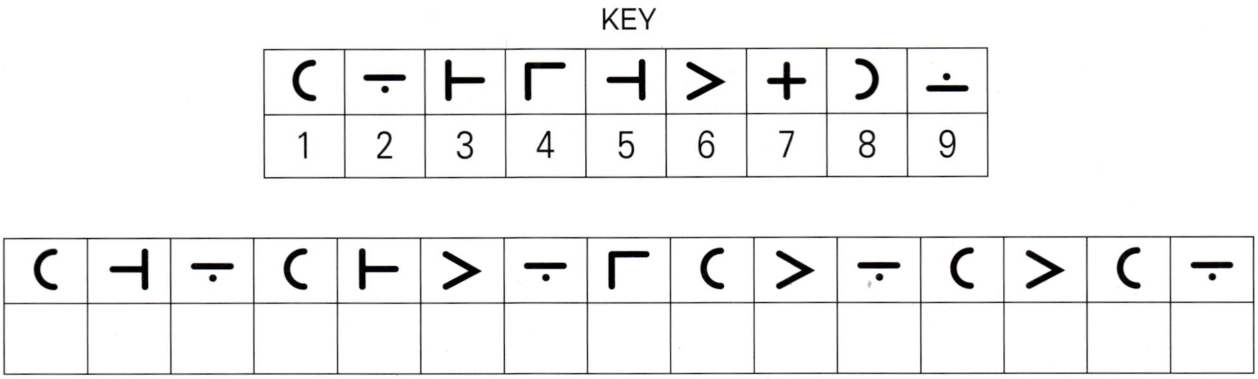

그림 12-8. **상징 숫자 짝짓기 검사**

교적 익숙한 방식인 숫자를 적는 방식이어서 숫자 상징 짝짓기 검사보다 검사를 더 쉽게 실행할 수 있다. 일차적으로 복합 스캐닝과 시각 추적(visual tracking)을 평가할 수 있는 검사인데, 여기서 검사-재검사 신뢰도는 젊은 운동 선수에서 0.74로 높은 편이다.

(2) 검사 방법

맨 윗 줄에 칸마다 의미 없는 상징을 나열한 후, 숫자의 아래 칸에 9까지의 숫자를 쌍으로 대응시킨다. 대응시킨 한 쌍을 한 줄 힌트(key)로 사용한다. 그 다음 줄에 무작위로 상징을 나열시킨 후, 힌트를 보고 상징에 해당하는 숫자를 대응시킨다.

(3) 임상 소견

이 검사를 수행하면 전두엽과 두정엽의 대뇌부위가 선택적으로 활성화된다. 다발성 경화증 환자에서 뇌위축과 상징 숫자 짝짓기 검사의 수행 속도 사이에 강한 상관관계를 보여준다. 치매와 우울증을 감별할 수 있는 검사 중의 하나로, 경도인지장애(mild cognitive impairment) 환자가 알츠하이머 치매로 진행되는 것을 예측하는 검사로도 활용할 수 있다(그림 12-8).

Ⅲ 컴퓨터 기반 주의력 검사(표 12-2)

1. Cambridge Neuropsychological Test Automated Battery (CANTAB)

1) 검사 소개

다수의 비언어적 자극으로 구성되어 있어 수검자들로부터 비언어적 반응을 요구하므로, 언어장애를 지닌 환자들에게 적용할 수 있고, 문화와 언어에 구애받지 않아 다국가 간 비교(cross-national) 연구가 활발히 이루어질 수 있다는 장점이 있다. 검사에서 사용되는 자극들이 시각적으로 흥미로운 특성이 있어 검사에 대한 수검자의 동기를 유지시키는 데 도움이 된다.

2) 검사 방법

2가지 영역인 주의력과 기억력을 측정하되, 총 3개의 소검사를 25분에 걸쳐 실시한다.

(1) Rapid visual information processing (RVP) 검사

이 검사에서는 간단한 단기기억 요소를 통해 지속적

표 12-2. **컴퓨터 기반 주의력 검사 요약**

검사명	개발 연도	평가 영역	평가 형태	평가 연령	검사 시간
Digit Span Test	1716	Simple attention	오디오 테이프, 온라인 컴퓨터 검사	4세 이상	1-3분
Reaction Time	1813	Sustained attention/ alertness	컴퓨터 기반, CANTAB	제한 없음	3분
Stroop color and word test	1935	Selective attention	종이서식 또는 컴퓨터 검사	3-75세	5분
Wisconsin Card Sorting Test	1948	Executive function, namely selective attention	종이서식 또는 컴퓨터 기반	6.5-89세	12-30분
Match to sample visual search task	1950	Visual selective attention	컴퓨터 기반, CANTAB	4세 이상	7분
The rapid visual information processing	1953	Sustained attention	컴퓨터 기반, CANTAB	4세 이상	4-7분
The continuous performance test	1956	Vigilance and sustained and visual selective attention	컴퓨터 검사	8세 이상	15-20분
Test of variables of attention	1992	Sustained attention	컴퓨터 기반	4-80세 이상	23분
The Psychomotor Vigilance Task	1997	Sustained attention and alertness	컴퓨터 기반	4세 이상	10분, 3분 2개 버전
The Conners Continuous Performance Test-2	2000	Vigilance and sustained and visual selective attention	컴퓨터 기반	4세 이상	14분
Concentration CogniFit General Cognitive Assessment	2011		온라인 플랫폼	7분 이상	15-20분

인 시각 주의력을 평가한다. 컴퓨터 스크린 중앙에 2-9까지의 숫자가 무작위로 빠르게 표시되는데, 이 중 3-5-7과 같은 홀수의 연속을 감지하고 마지막 숫자(7)가 나오게 되면 최대한 빠르게 터치패드를 눌러 반응하는 검사이다. 검사는 약 6분간 진행된다.

(2) Spatial span (SSP)의 정방향 검사

이 검사는 공간적 기억력의 주의 폭(span)을 측정하기 위한 것으로 화면에 여러 개의 흰색의 사각형이 표시된 상태에서 하나씩 색이 바뀌면 바뀐 사각형의 위치를 기억한 후, '삐-' 소리가 나면 기억한 순서대로 화면에 짚도록 한다. 자극은 2개의 주의폭으로부터 9개까지 시행하게 되며, 각 주의폭당 3회씩 시행하여 3회 모두 틀릴 경우 조기 종결된다. 정방향 시행이 종결된 이후, 순서를 거꾸로 짚어야 하는 역방향 시행을 동일하게 실시하며, 정방향과 역방향 검사 시간은 각각 약 5분씩 소요된다.

(3) Pattern recognition memory(이하 PRM) 검사

이 검사에서는 시각적 기억력을 측정하는 것으로 스크린 중앙에 시각적 패턴 자극이 연속으로 12개 나타나는데, 피험자에게 이 패턴들을 기억해보라고 한다. 자극들은 피험자들이 언어로 쉽게 표현할 수 없게 디자인되어 있으며, 모든 자극이 제시된 후 이미 보았던 패턴과 새로운 패턴을 함께 제시하면서 이전에 보았던 패턴을 선택하도록 한다. 마찬가지로 20분 후에 이전에 본 패턴과 새로운 패턴을 함께 제시하여 이전에 보았던 패턴을 선택하는 재인검사를 시행한다.

3) 임상 소견

최근까지 치매 진단뿐만 아니라 attention deficit/hyperactivity disorder, 조현병, 기분장애를 위한 평가도구로도 사용되고 있다.

2. 전산화 신경심리검사(Computerized neuropsychological test, CNT, (주) 맥스메디카) 한글 표준화 검사

1) 검사 소개

한국어로 개발된 전산화 신경심리검사로 검사자의 훈련정도나 검사환경의 차이에 따른 영향이 적으며 정확한 채점과 기록이 가능하고, 또한 검사내용과 채점자료를 안전하게 보관할 수 있는 장점이 있다. 언어 및 시공간 기억력, 주의력, 고위 인지기능 및 시각운동협응을 검사하여 대뇌반구의 특성을 비교 및 평가할 수 있다.

2) 검사 방법

검사 방법에는 언어성 기억력 평가, 시공간 기억력 평가, 주의력 기능 평가, 시각운동 협응(visuo-motor coordination), 고위 인지기능 검사가 있다. 언어성 기억력 평가에는 digit span test (forward, backward), verbal learning test가 있고, 시공간 기억력 평가에는 visual span test (forward, backward), visual learning test가 포함된다. 주의력 기능 평가는 다음 항목을 통해 살펴보도록 하겠다.

- Auditory continuous performance test (CPT), auditory controlled CPT
  : 스피커를 통해 여러 숫자를 들려주면서 3이라는 숫자가 들릴 때 버튼을 누르게 하는 auditory CPT와 3이라는 숫자가 연속해서 들릴 때 버튼을 누르게 하는 auditory controlled CPT검사로, 반응시간을 통해 채점한다.
- Visual CPT, visual controlled CPT
  : 화면을 통해 여러 숫자가 제시되며 3이라는 숫자가 보일 때 버튼을 누르게 하는 visual CPT와 연속으로 3이라는 숫자가 제시될 때 버튼을 누르게 하는 visual controlled CPT 검사의 반응시간으로 채점한다.
- Trail making test A, B (선로잇기 검사 부분 참고)
- Word-color test
  : 초록, 파랑, 노랑 및 빨강의 글자와 이에 해당하는 색깔을 24개 나열하여 가능한 빨리 읽게 하는 검사로, 검은 글자를 읽도록 하는 검사(A), 각각 색깔이 있는 네모를 제시하여 그 색을 읽도록 하는 검사(B), 글자를 구성하는 색이 글자와 일치되어 그 글자를 읽도록 하는 검사(C)와 글자를 구성하는 색이 글자와 일치되지 않아 그 색을 읽도록 하는 검사(D)로 구성되어있다. 각 검사의 반응시간으로 최종 점수를 채점한다.

3) 임상 소견

외상성뇌손상, 치매, 지주막하 출혈, 뇌졸중 등 많은 질환에서 사용되고 있다.

▶ 참고문헌

1. 김연희, 신승훈, 박세훈, 고명환. 뇌손상 환자의 인지기능 평가를 위한 전산화 신경심리검사의 유용성. 대한재활의학회지. 2001;25(2): 209–216.
2. Amici S, Ogar J, Brambati SM, Miller BL, Neuhaus J, Dronkers NL, Gorno-Tempini ML. Performance in specific language tasks correlates with regional volume changes in progressive aphasia. Cogn Behav Neurol. 2007;20:203-11.
3. Berch DB, Krikorian R, Huha EM. The Corsi block-tapping task: methodological and theoretical considerations. Brain Cogn. 1998;38:317-38.
4. Botwinick J, Storandt M, Berg L. A longitudinal, behavioral study of senile dementia of the Alzheimer type. Arch Neurol. 1986;43:1124-7.
5. Devanand DP, Pradhaban G, Liu X, Khandji A, De Santi S, Segal S, Rusinek H, Pelton GH, Honig LS, Mayeux R, Stern Y, Tabert MH, de Leon MJ. Hippocampal and entorhinal atrophy in mild cognitive impairment: prediction of Alzheimer disease. Neurology. 2007 13;68:828-36.
6. Donders J, Tulsky DS, Zhu J. Criterion validity of new WAIS-II subtest scores after traumatic brain injury. J Int Neuropsychol Soc. 2001;7:892-8.
7. Egerházi A, Berecz R, Barták E, Degrell I. Automated Neuropsychological Test Battery (CANTAB) in mild cognitive impairment and in Alzheimer's disease. Prog Neuropsychopharmacol Biol Psychiatry 2007;31:746-751.
8. Epstein JN, Johnson DE, Varia IM, Conners CK. Neuropsychological assessment of response inhibition in adults with ADHD. J Clin Exp Neuropsychol. 2001;23:362-71.
9. Fleck DE, Shear PK, Strakowski SM. A reevaluation of sustained attention performance in temporal lobe epilepsy. Arch Clin Neuropsychol. 2002;17:399-405.
10. Forn C, Belenguer A, Belloch V, Sanjuan A, Parcet MA, Avila C. Anatomical and functional differences between the Paced Auditory Serial Addition Test and the Symbol Digit Modalities Test. J Clin Exp Neuropsychol. 2011;33:42-50.
11. Goodglass H, Kaplan E, Barresi B. Boston Diagnostic Aphasia Examination (BDAE-3) San Antonio, TX: Pearson. 2000
12. Greenlief CL, Margolis RB, Erker GJ. Application of the Trail Making Test in differentiating neuropsychological impairment of elderly persons. Percept Mot Skills. 1985;61:1283-9.
13. Kaplan E, Fein D, Morris R, Delis D. WAIS-R as a Neuropsychological Instrument. San Antonio: The Psychological Corporation 1991
14. Kessels RP, van Zandvoort MJ, Postma A, Kappelle LJ, de Haan EH. The Corsi Block-Tapping Task: standardization and normative data. Appl Neuropsychol. 2000;7:252-8.
15. Leininger BE, Gramling SE, Farrell AD, Kreutzer JS, Peck EA 3rd. Neuropsychological deficits in symptomatic minor head injury patients after concussion and mild concussion. J Neurol Neurosurg Psychiatry. 1990;53:293-6.
16. Levaux MN, Potvin S, Sepehry AA, Sablier J, Mendrek A, Stip E. Computerized assessment of cognition in schizophrenia: promises and pitfalls of CANTAB. Eur Psychiatry 2007;22:104-115.
17. Lezak MD, Howieson DB, Bigler ED, Tranel D. Neuropsychological Assessment. New York: Oxford university press; 1992
18. Lezak MD. Recovery of memory and learning functions following traumatic brain injury. Cortex. 1979;15:63-72
19. McCaffrey RJ, Duff K, Solomon GS. Olfactory dysfunction discriminates probable Alzheimer's dementia from major depression: a cross-validation and extension. J Neuropsychiatry Clin Neurosci. 2000;12:29-33.
20. Nasiri E,Khalilzad1 M, Hakimzadeh1 Z, Isari1 A, Faryabi-Yousefabad S, Sadigh-Eteghad S, Naseri1 A. A comprehensive review of attention tests: can we assess what we exactly do not understand? Egypt J Neurol Psychiatry Neurosurg (2023) 59:26
21. Oosterman JM, Vogels RL, van Harten B, Gouw AA, Poggesi A, Scheltens P, Kessels RP, Scherder EJ. Assessing mental flexibility: neuroanatomical and neuropsychological correlates of the Trail Making Test in elderly people. Clin Neuropsychol. 2010;24:203-19.
22. Ruff RM, Niemann H, Allen CC, Farrow CE, Wylie T. The Ruff 2 and 7 Selective Attention Test: a neuropsychological application. Percept Mot Skills. 1992;75:1311-9.
23. Sánchez-Cubillo I, Periáñez JA, Adrover-Roig D, Rodríguez-Sánchez JM, Ríos-Lago M, Tirapu J, Barceló F. Construct validity of the Trail Making Test:role of task-switching, working memory, inhibition/interference control, and visuomotor abilities. J Int Neuropsychol Soc. 2009;15:438-50.
24. Small JA, Kemper S, Lyons K. Sentence repetition and processing resources in Alzheimer's disease. Brain Lang. 2000;75:232-58.
25. Van Zomeren AH, Brouwer WH, assessment of attention. A handbook of neuropsychological assessment. Hove, UK: Erlbaum 1992
26. Yoo SD, Kim DH, Kim GK, Bark J. Characteristics of computerized neuropsychologic test according to the location of aneurysmal subarachnoid hemorrhage.Ann Rehabil Med. 2011. 35(5): 680-686.

주의력 재활

Attentional rehabilitation

이재신, 김영욱

I 회복을 위한 치료 (Restorative therapy)

회복을 위한 치료(restorative therapy)는 뇌의 잠재력 회복 역량과 가소성을 이용하여 뇌의 손상되지 않은 영역이 손상된 영역의 기능을 대신하도록 재조직화하여 손상된 뇌 기능의 회복을 증진한다. 주의력 재활은 일상생활 활동 및 작업수행에 참여를 목표로 주의력 기능을 촉진시키는 것이다. 주의력 향상을 위한 치료적 접근 방법은 손상된 주의력에 관련된 과제로 초점이 맞춰진 모의(simulated) 또는 작업-중심 활동(occupation-based activities)에 참여하도록 한다.

주의력은 원하는 자극에 집중해야 하는 행동을 선택하고 조절할 수 있어 모든 정보 처리의 기초가 되므로 과제수행에 중요한 인지 요소 중 하나이다. 또한 시간대비 학습에 가장 큰 효과 차이는 주의력의 차이이므로 주의력 재활이 우선되어야 한다. 주의력 길이가 짧거나 주의력 결핍으로 인한 장애는 작업기억 문제와 관련이 깊으며, 작업기억에 문제가 있는 경우 특정 과제 수행에서 일관성의 제한과 비효율성으로 인해 학습 및 작업수행 기능의 저하를 보이기도 한다. 따라서 작업기억과 함께 주의력이 향상된다면 다양한 인지 자극을 받아들이고 상황에 적절하게 적응하는데 도움이 될 수 있다.

주의력 재활 과정은 주의력 손상이 활동참여에 미치는 평가결과에 따라 목표 설정과 중재 계획을 수립하고 활동 및 프로그램을 적용한다. 환자의 동기부여 및 참여를 높이기 위해서는 일상생활 속에서 작업수행에 관련된 문제 목록을 평가하고 중요도에 따른 우선순위를 결정하여 실행 가능한 목표를 설정한다. 주의력 결핍이나 장애로 발생할 수 있는 예측 가능한 문제 또는 상황에 대비한 전략적 기술 및 훈련을 계획한다. 중재 활동은 일상생활 수행에 관련된 기능 중심 또는 작업수행의 기초가 되는 손상된 수행요소를 포함하여 구성한다. 효과적으로 주의에 집중할 수 있도록 주의력에 미치는 부정적인 영향을 최소화하여 최적화된 조용한 작업 환경을 조성하여 자극을 줄인다. 작업수행은 일정한 시간에 지속적인 반복훈련을 통해서 일과로 습관을 형성한다.

과제수행에 집중할 수 있는 환경이 조성되면, 각성 수준을 명료하게 하고 주의력을 적절한 수준으로 유지하는 것이 필요하다. 주의에 집중할 수 있는 치료의 강도와 빈도, 과제의 난이도 선택이 적정 수준이어야 한다. 난이도는 일정 시간 이상 주의가 유지되도록 단순한 것에서 점차 복잡한 과제로 진행한다. 프로그램이 진행될수록 단서 및 피드백 등 치료사의 도움이나 개입을 점차 줄인다. 주변 자극들에 의해 쉽게 산만해지지 않도록 하며, 주의력이 향상될수록 외부환경의 자극은 점진적으로 확대 제공한다. 내적 주의력을 최대한 발휘할 수 있도록 다음과 같은 지지 전략이 필요하다.

- 편하지만 바른 자세를 유지한다.
- 눈맞춤을 유지한다.
- 스스로 할 수 있는 과제의 규제 방법을 알려준다.
- 전체적인 상황을 기억하면서 부분에 집중하도록 한다.
- 과제 참여 능력을 모니터링한다.
- 내적인 생각이나 외적인 자극에 의해 산만해지는지 모니터링한다.
- 산만해지기 시작하면 즉시 중단한다.
- 제한된 시간 압박을 견뎌낼 수 있는 전략 기술을 활용한다.
- 과제의 각 단계마다 스스로 인식할 수 있도록 암시를 준다.
- 반응을 보이기 전에 추가적인 정보가 필요한지 적극적으로 모든 과정을 살핀다.
- 과제에 집중하고 참여할 수 있는 시각, 청각, 촉각 자극을 준다. 한 가지 자극의 지시에 적응하면 복합자극의 지시를 시도한다.

일상생활 및 작업수행 참여를 위한 주의력 재활 과제는 손상 정도에 따라 매우 다양하고, 간단한 과제라도 여러 인지요소를 포함하기 때문에 각각의 요소 별로 기능적 참여를 고려하여 선택하여야 한다. 다음은 뇌손상으로 인한 지속, 선택, 교대, 분리 주의력 손상에 관련된 정의에 따라 기능적인 과제수행에 도움이 될 수 있는 활동중심의 프로그램 예시이다.

1. 지속 주의력(Sustained attention) 재활

지속 주의력은 일상생활에서 제공되는 정보나 감각에 일정 시간 이상 지속적으로 주의를 기울이는 능력이다. 지속 주의력 재활은 새롭고 어려운 일을 수행할 때 필요하기 때문에 명확하게 정해진 목표로 짧은 시간 안에 해결 가능한 과제를 이용한다. 각성과 깨어 있는 상태는 주의를 긴 시간 동안 지속시킨다. 각성 레벨은 과제의 복잡성과 환경조건에 따라 좌우된다. 따라서 과제 난이도 구성요소에 시계 알람 소리, 방에 비춰는 햇살, 사람들의 움직임, 소음 등이 고려되어야 한다.

활동 수준은 낮은 주의과정으로도 잘 수행할 수 있는 습득된 활동이라도 잡음이 많거나 익숙하지 않은 환경에서의 수행은 높은 주의집중 레벨을 높일 수 있기 때문에 성공 정도가 달라진다. 시각적 자극이나 청각적 자극 중 하나만을 제공하거나 시청각 자극을 동시에 제공할 수 있으며, 동일한 감각이 충돌할 때의 어려움을 고려한다. 지속 주의력은 시각적 또는 언어적 암시 주기와 같은 빈번한 외부자극에 의해 유지될 수 있다.

지속 주의력 문제는 자동적으로 수행되던 과제도 통제를 필요로 하기 때문에 짧은 시간 내에 할 수 있는 단순한 과제로 변경해야 한다. 같은 과제라 할지라도 매우 다양하기 때문에 각성 상태 점검부터 개인이 지속적으로 주의를 집중할 수 있는 최대한의 주의지속기간을 반영한다. 주의력을 유지하면서 방해하는 반응에 대한 억제와 조절이 가능해지면 시간을 늘리거나 복잡한 단계로 높여준다. 목표로 정한 전략이나 행동에 환자 스스로가 주의에 집중하는 정도를 모니터링하며 관찰결과를 기록한다.

- 배열하기(숫자, 도형, 신호등)
- 비교하기(단순/복잡 문제, 사진, 라벨, 음성)
- 기호 찾기(각종 기호, 문자, 표시 등), 항목 찾기(숨겨진 숫자, 빠진 숫자, 반복 숫자)
- 골라 내기(블록, 타일, 울타리)
- 색/라벨 구별하기(빠진 색깔, 바뀐 색깔, 패턴 고르기)

- 숫자 세면서 타월 접기, 보드에 색깔 막대 꽂기, 물건 옮겨 담기
- 대화하기, 지시 따르기, TV 시청, 영화, 강의에 일정 시간 동안 참여하기
- 바둑, 장기, 체스 놀이에 참여하기
- 숨은 그림 찾기, 띄어 쓰기, 교정하기, 패턴 인식하기
- 듣고 따라 말하기, 잘못 읽은 부분 찾기, 듣고 생각해서 대답하기

2. 선택 주의력(Selective attention) 재활

선택 주의력은 여러 외부 자극 중 필요하거나 본인이 원하는 한 가지 자극에 주의하는 능력이다. 낯선 환경 또는 여러 정보가 제공될 때 필요하기 때문에 시각과 청각 등 조합한 여러 자극을 제시하여 중요한 정보만을 선택할 수 있도록 전환 능력을 훈련한다. 예를 들면, 빨강, 파랑, 노란색의 적목들 중에서 파란색 적목만을 골라내도록 하거나, 복잡하고 시끄러운 치료실에서 여러 개의 그림 카드 중 어느 특정한 카드를 찾도록 한다. 또한 잉크의 색과 다른 색채 이름이 쓰인 글자를 보고 색을 무시하고 글자만을 읽도록 하여 관련 없는 정보를 억제하면서 주의를 집중하게 한다(그림 13-1).

주의 산만은 흔히 볼 수 있는 특징이며, 환경 속에서 경쟁하는 요소가 많을수록 두드러지므로 모든 과제 수행은 물체 사이와 공간의 주의 이동이 가능하게 조정해준다. 선택 주의력 재활은 시각적 탐색 과제를 사용하여 여러 가지 혼란 자극 속에서 목표 자극을 찾도록 요구하여 목표 자극에 반응하는 시간을 기록한다. 이때 형태나 색깔, 크기 등의 목표 자극을 좇는 선택과제에서 시각적 특징과 혼란 자극의 수를 다양하게 적용할 수 있다. 그림 13-2 A, B 목표 자극은 흰색 원을 찾는 과제이다. 이때 중요한 요인은 목표 자극과 혼란을 주는 자극 사이를 분간하는 능력에 관점을 두면 선택 주의력 구분이 어려울 때 도움이 된다.

다음은 선택적 주의력 향상을 위하여 제공할 수 있는 활동적 치료접근 방법이다.

- 양말 짝 맞추기
- 흐트러진 서랍 속에서 볼펜 찾기
- 주방에서 요리를 하면서 다른 가족의 활동 확인하기
- 음악을 틀어 놓거나 앞에서 이야기를 하면서 특정 도형 찾기, 여러 글자 가운데 '가' 찾기
- 여러 명 모인 자리에서 한 사람과 대화 또는 보드 게임하기
- 라디오를 틀어 놓고 책을 읽거나 내용을 읽고 작성하기
- 라디오에서 주의를 산만하게 하는 어떤 아이템이 있는지 기록하기(기록된 내용에 대한 질의응답으로 집중 정도 확인)

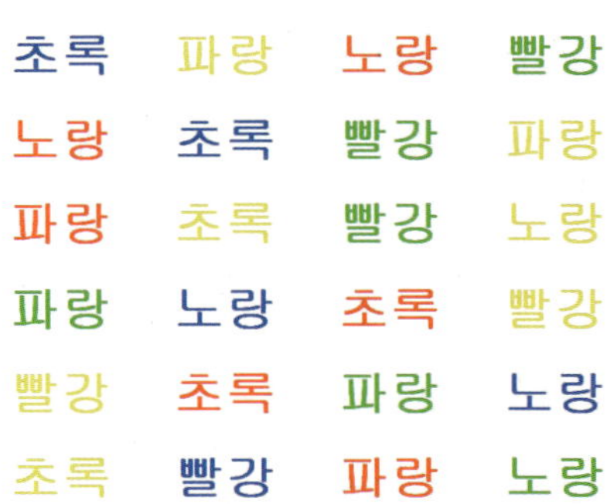

그림 13-1. 글을 읽는 것이 아니라 글자의 색깔을 읽어 보기

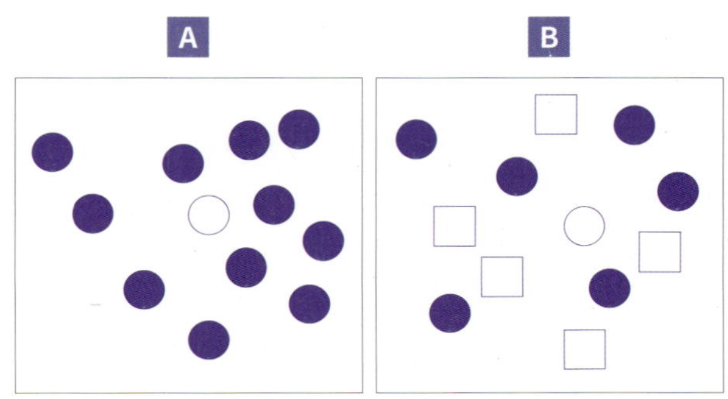

그림 13-2. 목표 자극 찾기. (A) 단순 형태(신속한 선택과정), (B) 결합 형태(느린 연속적 선택과정)

치료적 활동은 다양한 정보가 많은 곳에서 필요한 정보를 찾아내도록 색, 크기, 방향에 따라 난이도를 조정한다.

3. 교대 주의력(Alternating attention) 재활

교대 주의력은 상황에 따라 주의집중을 바꾸는 능력이다. 필요한 시간만큼 집중하다가 다른 흥미나 중요한 것이 발생하면 관련이 없는 정보를 무시하고 집중하고자 하는 정보로 바꿀 수 있어야 한다. 양쪽 자극에 교대로 집중할 수 있어 수업시간에 선생님의 이야기를 듣고, 칠판을 보고, 노트에 쓰는 것이 가능하다. 교대 주의력 재활을 위해서는 자극의 변화가 빈번하고 여러 단계를 지닌 수준으로 제공하여 더 많은 주의력을 요구하게 한다.

중재 효과를 증진시키기 위해서 자기 관리나 자기 조절에 관련된 프로그램을 포함한다. 과제에 주의하면서 자기-감독을 할 수 있으므로 비교적 간단한 기법으로 교대 주의력이 향상된다. 이는 환자가 자신의 행동을 관찰하는 과정을 통해 자신을 강화시킬 수 있다. 이처럼 활동 과정의 목표에 따라 주의집중에 도움을 줄 수 있는 다양한 활동을 수행하면서 한 가지 이상의 과제를 동시에 수행한다.

- 치료실에서 이동이나 활동하는 다른 사람들의 위치나 방향 등을 관찰하기
- 관찰한 사람들을 빠르게 한번 본 후 주의를 집중할 수 있는 물건이나 위치를 기록하기
- 각각의 사람들에게 주의를 집중했던 초점이 어떻게 변화되었는지 기록하기
- 다른 사람들의 각성 수준의 차이가 있는지를 확인하고 이야기하기
- 다양한 무게와 크기의 공을 던졌을 때 그것에 적응하는 정도를 관찰하기
- 2가지 색깔의 구슬을 번갈아 끼우기
- 숫자와 글자를 순서대로 찾아내기
- 책을 읽는 동안 라디오의 채널을 바꾸기
- 다른 사람과 이야기하는 동안 지하철 노선도 보기
- 스마트폰으로 검색을 하다가 전혀 다른 주제에 관한 토론을 마치고 다시 검색하기
- 요리를 하다가 전화통화를 하고 다시 요리 계속하기

4. 분리 주의력(Divided attention) 재활

분리 주의력은 멀티테스킹으로 알려져 있으며, 2가지 이상의 자극에 집중을 유지하면서 주의하는 능력이다. 자극을 많이 주는 환경에서는 과제 수행이 어렵다. 분리 주의력에 문제를 가진 환자는 과제를 수행하기 위해 필요한 정보를 분리하지 못하기 때문에, 읽고 들으면서 동시에 이해를 필요로 하는 과제는 더욱 힘들어한다. 또한 걷고 있는 노인환자에게 말을 걸으면 걸음을 멈추고 대화를 하는 것처럼 한 가지 이상의 일을 동시에 수행하지 못하여 한 가지 자극에만 반응한다.

분리 주의력 재활은 여러 작업들 사이에 정보를 처리하는 데 필요한 인지부하가 증가되고, 새로운 과제에 적응하는 데 시간이 필요하기 때문에 수행이 저하될 수 있다. 또한 복잡한 작업의 경우 여러 요소들이 주의력에 영향을 미칠 수 있으므로 수행의 질을 고려하는 것이 필요하다. 이처럼 분산 주의력은 여러 가지 일을 동시에 효과적으로 처리하는 데는 한계가 있다는 것을 유의하여야 한다.

- 간단한 조각 퍼즐 맞추면서 외우고 있는 시나 노래 가사를 말하기
- 책이나 신문을 읽으면서 라디오 듣기
- 어느 것이 더 쉬운지 그리고 왜 그런지 설명하게 하여 확인한다.
- 퍼즐을 맞추면서 동시에 치료사가 읽어주는 책의 내용을 이해하기
- 요리하면서 TV 뉴스 듣기
- 전화를 받으면서 수첩에 주소 적기
- 간식과 차를 동시에 준비하기

- 친구와 이야기를 나누면서 다른 사람에게 핸드폰으로 문자 보내기

주의력 활동을 방해하는 요인은 낮은 각성, 감정 상태, 동기부여 등이 움직임의 시작을 어렵게 한다. 이러한 요인과 특성을 고려한 프로그램을 적용한다. 또한 인지기능 훈련을 통하여 주의력 향상에 효과적인 연구결과를 근거로 한다. 노인 환자들이 흥미를 유발할 수 있는 요소를 포함하고, 명확하고 간략한 큰 글씨, 수준별 개인 맞춤형 프로그램, 목적 지향적(goal-directed) 과제로 개발되어야 한다.

주의력 과제 수행에 고려되어야 할 특성 및 효과에 대한 연구결과이다. 평균 연령 80.48세의 321명 대상자에서 인지선별검사(CIST)의 지남력, 기억력, 주의집중력, 시공간기능, 언어능력, 집행기능 6개 영역 중 항목난이도는 주의력 문항에서 여성보다 남성이 더 어려움을 보이는 차이를 나타냈다. 치매 노인 대상으로 일상생활 수행능력이 향상된 중재 효과에 대한 메타분석 결과는 인지기능에서 현실인식 훈련과 시간차 회상 훈련이었으며, 프로그램은 환자 개인에게 맞춤형, 인지, 신체, 원예, 노래 부르기 등으로 구성된 활동에서 유의한 차이를 보고했다. 프로그램 적용은 개별보다는 집단에서, 단순히 듣거나 보는 수동적인 활동보다 작업에 참여하는 능동적인 재활 프로그램에서 효과가 컸다. 집단의 크기는 11–19명 정도가 가장 효과적이었다. 따라서 주의력 기능 향상을 위한 프로그램을 집단으로 구성한다면, 과제 설명, 과제 수행, 과제에 대한 피드백 순으로 진행하면서 환자의 잔존능력을 활용하여 능동적인 참여기회를 제공하는 것이 효과적이다.

5. 컴퓨터를 이용한 주의력 훈련 (Computerized attention training)

컴퓨터를 이용한 인지재활치료는 소프트웨어를 이용하여 인지기능의 각 영역별로 전산화된 인지 훈련을 제공할 수 있다. 1960년대에 컴퓨터를 이용한 인지재활을 처음 시도하였으며, 1980년대 초 소프트웨어의 개발과 함께 컴퓨터 보조인지재활 프로그램(computer assisted cognitive rehabilitation, CACR)이 개발되었다. 인지영역별로 주의력, 기억력, 지각, 문제해결 및 추상적 사고 등의 훈련 프로그램으로 구성되어 있다. 국내에서는 Rehacom®, Cotras®, Comcog®, HeadApp®, EYES®, 배러코그® 등이 시판되어 사용하고 있다(그림 13-3). 인지능력의 저하가 발생할 수 있는 조현병, 양극성장애, 우울증, 경도 인지 장애, 뇌졸중, 외상성뇌손상, 파킨슨씨병 등의 환자들을 대상으로 적용할 수 있다.

여러 인지영역 중 주의력은 특정 자극이나 과제에 집중하는 능력을 일컫는다. 주의력의 저하는 적절한 인지 훈련을 통하여 호전될 수 있다. 하지만 급성기 뇌손상 환자에 대한 주의력 훈련은 자연호전을 뛰어넘는 효과가 있음이 아직 밝혀지지 않았다. 반면에, 만성기 뇌손상 환자들을 대상으로 한 연구에서는 주의력 훈련을 했을 때 긍정적인 호전 효과가 나타났다.

컴퓨터를 이용한 대표적인 주의력 훈련은 주의력과정 훈련(attention process training, APT)이다(그림 13-4). APT는 신경심리학적 이론에 따라 구조적, 위계적으로 구성한 일련의 청각 및 시각 주의력 훈련 과제들을 반복적으로 시행하여 주의력의 호전을 꾀하는 치료 도구로 Sohlberg 등이 개발하였다. APT는 주의력을 초점주의력, 선택주의력, 지속주의력, 교대주의력, 분할주의력, 5개의 단계적인 구성요소로 나누어 반복적으로 훈련하여 상위 단계로 진행하는 훈련방법이다. 기능적인 훈련을 포함하지는 않지만, 치료 효과가 일반화될 수 있도록 집에서 하는 활동, 직업과 관련된 활동, 지역사회에서 할 수 있는 활동들을 함께 포함하고 있다. 여러 연구에서 외상성뇌손상, 뇌졸중 환자에서 APT의 치료 효과를 입증하였다. 첫번째 버전은 APT-I이며, 다음으로 경미한 외상성뇌손상 환자의 치료에도 적용할 수 있도록 APT-II가 개발되었다. 가장 최신 버전인 APT-III는 환자 개개인의 훈련 프로필을 만들고 호전 정도에 맞추어 난이도를 간단하게 수정할 수 있도록 설계되어 있

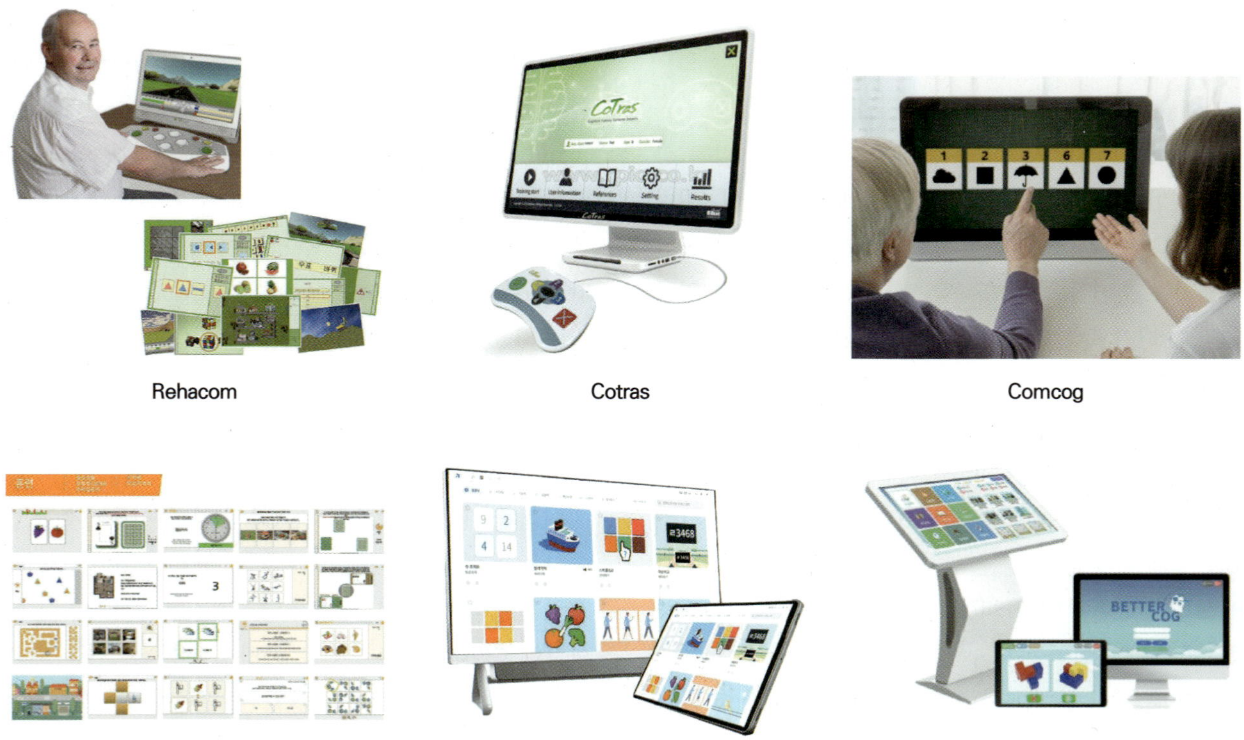

Rehacom　Cotras　Comcog

Headapp　EYES　베러코그

그림 13-3. **국내 컴퓨터 보조인지재활 프로그램**

다. 더불어, 집행능력에 대한 훈련 프로그램도 포함하고 있다. 주 3회, 40분 이상의 세션으로 훈련하는 것을 권장하며, 직접적인 주의력 훈련 외에도 전략을 훈련할 수 있도록 개발되었다. 100개 이상의 과제로 구성되어 있고, 자극의 개수나 속도 변수를 단계별로 적용하여 경증의 환자부터 중증의 환자에 이르기까지 훈련할 수 있다. 그리고 환자의 자기 조절 능력 훈련도 포함하고 있다. APT의 지침에서는 컴퓨터 기반 훈련만 하는 것이 아니라 기능적인 훈련을 함께 시행할 것을 권장한다. APT는 영어로 개발된 프로그램이며 APT-II는 프랑스어 버전도 개발되었으나, 아직 한국어 버전의 APT-I, II, III은 없다.

비디오 게임이나 가상현실 치료가 외상성뇌손상, 뇌졸중 환자의 주의력 회복을 촉진시켰다는 연구들이 최근에 보고되고 있다. 가장 최신의 메타분석 논문에서 뇌졸중 환자를 대상으로 하는 가상현실 치료가 고전적인 재활치료에 비해 실행능력, 기억력, 시공간 능력의 향상에서 우위가 있었고, 주의력 영역에서는 그렇지 않았다. 외상성뇌손상 환자의 가상현실 치료와 관련된 체계적 고찰 논문에서는 4개 중에 3개의 연구에서 유의한 효과가 있었다고 하였다. 향후에 더 높은 수준의 근거 확보를 위한 관련 연구가 더 필요하다. 앞으로 비디오 게임이나 가상현실 등 새로운 치료기술들이 지속적으로 개발될 것이다.

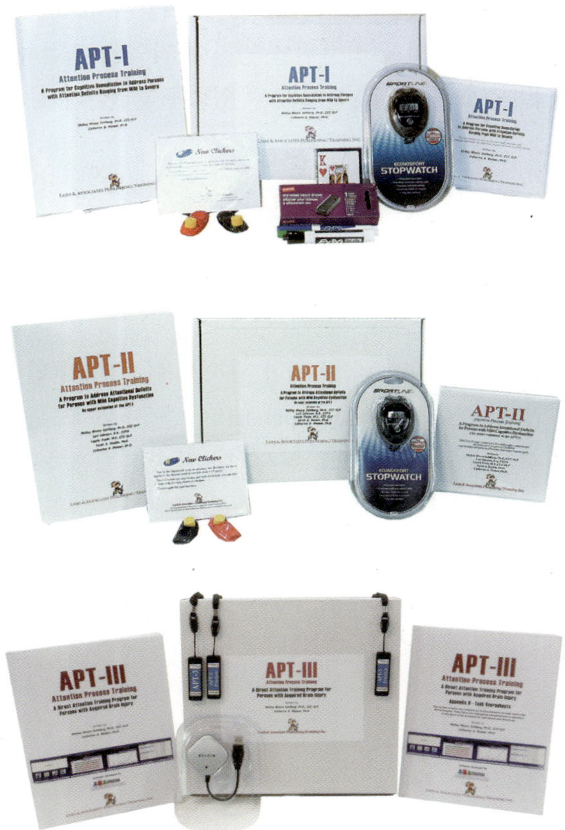

그림 13-4. Attention Process Training

Ⅱ 보상적 접근

1. 초인지 전략 훈련 (Metacognitive strategy training)

초인지 전략 훈련은 환자가 스스로 자신의 문제를 인식하고, 적절한 목표 수립과 전략을 세워 일상생활의 다양한 상황에서 적용할 수 있도록 하는 방법이다. 따라서, 주의력 장애가 있는 환자가 자신이 수행해야 할 혹은 접하게 될 일상생활의 주의력 관련 문제 상황에 대하여 직접 적용하고 해결해 나갈 수 있다. 이 훈련은 주의력 장애가 있는 환자 외에도 집행 기능, 기억력 및 학습에 문제가 있는 환자에게도 적용할 수 있다. 초인지 전략 훈련의 대표적인 방법에는 시간압박관리(time pressure management, TPM), 정보묶기(chunking), 속도 조절하기(pacing)가 있다.

1) 시간압박관리

주의력 저하 환자는 정보 처리 속도와 작업 기억의 저하와 같은 문제를 보이기 때문에, 시간적 압박이나 제한이 있는 상황에서 작업을 수행할 때 어려움을 겪는다. 따라서, 시간압박을 줄이고 작업 구조를 개선하기 위해 아래의 지침을 활용할 수 있다.

- 시간압박을 피하거나 줄이기
- 구조화하기
- 과제를 단계별로 나누어 시행하기
- 방해요인을 제거하기
- 우선순위를 미리 정하기

이와 같은 방법은 Fasotti등이 개발한 보상적 접근 방법으로, 주의력저하가 있는 뇌손상 환자들에게서 흔히 보이는 정보 처리 속도 저하에 대처하는 전략이다. 시간압박관리는 다음 네 가지 단계로 구성된다.

- 두 가지 이상의 작업을 동시에 수행해야 하는 경우에 작업 단계를 분석하여 시간압박을 예측한다.
- 실제 작업을 시작하기 전에 해야 할 일에 대한 수행 계획을 세운다.
- 시간압박을 가능한 신속하고 효과적으로 처리하기 위한 비상 계획을 세운다.
- 수행 계획과 비상 계획을 일상적으로 사용할 수 있도록 한다.

스스로 말이나 글을 통해 자기 지시를 하도록 훈련하고, 과제를 단계별로 나누어 반복하여 연습하여 점차 숙달되면 과제의 난이도를 높이거나 동일한 전략을 좀 더 다양한 상황에 적용하도록 훈련한다. 중등도 이상의 외상성뇌손상 환자에게 적용했을 때에 유의한 기능 호전이 있으며, 다른 인지 기능 호전에도 효과가 있다. 분리 주의력이 저하된 경미한 외상성뇌손상 환자에게도 시간압박관리를 적용했을 때에도 호전이 관찰되었다.

실제로 시간압박관리는 다음과 같이 적용해 볼 수 있다. 운전을 예로 들었을 때, 출발 전에 갈 경로를 미리 확인하여 운전 중에 말을 하거나 새로 결정할 일이 발생하지 않도록 충분히 준비한다. 충분한 시간을 갖고 출발하게 하여 서두르거나 지각을 걱정하지 않도록 한다. 운전 중에 라디오를 듣는 등 주의를 산만하게 하는 요인을 제거하고 동승객에게 어려운 대화를 하지 않도록 미리 요청한다. 운전 시에는 앞차와의 간격을 충분히 두고 과속하지 않도록 한다. 운전 중, 당황하게 되는 일이 발생했을 때에는 길가에 잠시 주차하고 휴식을 취하면서 앞서 세웠던 운전 계획을 점검한 후 출발하도록 한다.

2) 정보묶기

정보를 작은 덩어리로 나누어 처리함으로써 더 효과적인 학습과 기억을 돕는 방법이다. 주의력이 저하된 환자는 한꺼번에 많은 정보를 처리하는데 어려움을 겪는다. 따라서 작업이나 정보를 더 작고 관리하기 쉬운 단위로 나누면, 집중하고 다루기가 더 쉬워진다. 그리고 작은 단위로 나눈 정보를 의미 있는 그룹으로 묶어 정보를 조직화하고 기억하기 쉽게 만들어 주면 주의력 향상과 학습 효과를 증진시킬 수 있다. 더 나아가 관련 있는 정보를 함께 묶어 의미 있는 패턴이나 그림을 형성하는 방법을 훈련하게 하여 주의력 향상에 도움을 줄 수 있다.

3) 속도 조절하기

속도 조절하기는 작업을 적절한 시간으로 나누어 수행하는 능력을 강화한다. 주의력이 저하되어 있는 환자들은 긴 시간 동안 주의를 기울이는 것이 어렵기 때문에 작업을 작은 단위로 나누고 적절한 간격으로 쉬는 시간을 주어 주의력을 효과적으로 유지할 수 있도록 한다. 또한 활동의 우선순위를 정하여 작업을 조절하여 주의력을 효과적으로 분배할 수 있도록 훈련한다.

2. 외적 보상
(External compensation or strategy)

중등도 이상의 주의력 저하 환자에게는 일상생활 시에 외적보상(external compensation)을 사용하도록 한다. 환자에게 주기적으로 청각적인 신호를 제공하거나, 스스로 각성하도록 하여 수행 중인 과제에 집중을 하고 있는지 환자 스스로 모니터링 하도록 한다. 그러나 이러한 방법이 기능적 호전을 유발한다는 충분한 근거가 없어, 일반적으로 권하지 않는다.

3. 환경 수정
(Environmental modification)

산만함의 유발 요인을 제거하고, 체계적인 일정표 소지하도록 하며, 목표지향적 행동을 체계적으로 강화하는 등의 환경 수정을 주의력 저하 환자에게 적용해볼 수 있다. 과제의 처리 속도를 늦추고, 처리해야 할 정보의 양을 줄이는 것도 환경 수정 방법에 해당한다. 주어진 과제에 다시 집중할 수 있도록 도와주는 메시지나 신호, 체크리스트 같은 방법도 다양하게 사용할 수 있다. 이러한 환경 수정 전략은 환자들의 부적절한 행동을 제어하고, 주요 재활 목표에 집중하는 데 유용하게 사용할 수 있다. 특히 자기 조절과 관련된 전략을 사용하기 어려운 중증 환자에게 더 많은 도움이 된다.

Ⅲ 약물 치료

1. 약물 치료의 근거

노르에피네프린과 도파민계 신경경로가 주의력과 관련성이 높다(그림 13-5, 6). 이러한 신경경로에 작용하는 신경전달물질의 유사체 혹은 전구체 약물을 투여함으로써 관련된 중추 신경계 경로의 활성도를 변화시킬 수 있다. 표 13-1에서는 주의력에 영향을 미칠 수 있는 약물들을 작용기전과 함께 정리하였다.

표 13-1. **주의력에 영향을 미칠 수 있는 약물과 작용기전**

약물	주요 작용기전
Noradrenalin agonists	
Methylphenidate	Increased presynaptic release of noradrenaline
Dextroamphetamine	Increased release and reduced reuptake of noradrenaline
Modafinil	Alpha-1 agonist
Dopamine agonists	
Amantadine	Increased release and reduced uptake of DA, altered number of DA receptors
Levodopa – carbidopa	Increased production of DA
Bromocriptine	Postsynaptic DA receptor agonist
Acetylcholine agnoists	
Donepezile	AChE inhibitor – increased ACh levels
Rivastigmine	AChE inhibitor – increased ACh levels
CDP-choline	ACh precursor – increased ACh levels

DA: dopamine, GABA: gamma-amino butyric acid, CDP: cytidine 5-diphosphocholine, AChE: acetylcholine esterase, ACh: Acetylcholine

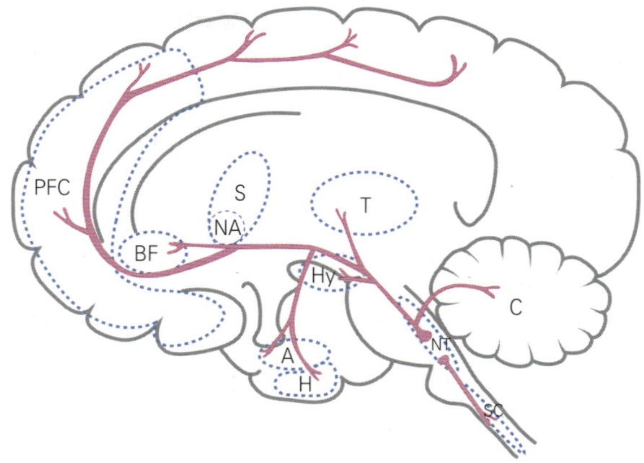

그림 13-5. **노르에피네프린계 신경경로**

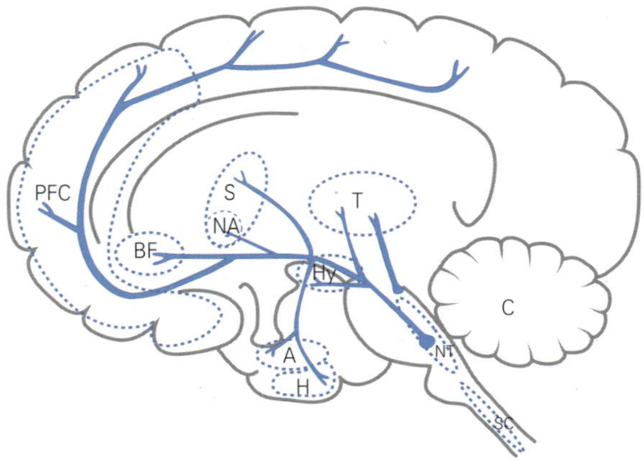

그림 13-6. **도파민계 신경경로**

2. 주의력 관련 약물

1) 노르아드레날린 작용제(Noradrenaline agonists)

(1) 메틸페니데이트(Methylphenidate)

메틸페니데이트는 도파민과 노르에피네프린의 분비를 촉진시키고 시냅스에서 농도를 증가시킨다. 따라서 그물활성계, 줄무늬체, 여러 피질-피질하회로에서 카테콜아민성 활동을 증가시켜 각성, 주의력, 정보처리 속도를 향상시킨다. 뇌손상 환자 대상으로 한 무작위 대조군 연구에서 메틸페니데니트가 주의력에 미치는 영향을 검증하였고, 정보 처리 속도, 주의집중기간, 지속적 주의력이 향상됨을 확인하였다. 아직까지 장기적인 효과에 대한 근거는 불충분하다.

(2) 덱스트로암페타민(d-Amphetamine)

덱스트로암페타민은 뇌손상, 뇌졸중, 저산소성 뇌졸중 환자들의 기능 회복을 촉진시킨다. 하지만, 주의력 향상에 대한 근거는 부족하다.

2) 도파민 작용제(Dopamine agonists)

도파민은 노르에피네프린의 전구체로서 도파민계 신경 경로의 작용을 강화하여 각성 상태를 올리고 주의력을 증가시켜 전반적인 인지 기능을 향상시킨다. 도파민 관련 약물에는 아만타딘(amantadine), 레보도파(levodopa), 브로모크립틴(bromocriptine) 등이 있다.

(1) 아만타딘

아만타딘은 시냅스 전 단계에서 도파민의 분비를 증가시키고 재흡수를 억제하며, 동시에 N-methyl-D-aspartate 수용체의 길항제로 작용한다. 외상성뇌손상환자들의 인지기능과 기능 수준을 향상시키고, 일부 각성, 집행 기능, 주의력 등의 향상에 도움을 준다는 보고가 있다. 하지만 여러 연구결과들이 일정하지 않아, 근거 수준이 낮다.

(2) 레보도파

레보도파는 카테콜아민이 생합성되는 과정에서 생겨나는 도파민 전구물질이다. 도파민과는 달리 혈관-뇌장벽을 자유롭게 통과하여 경구투여가 가능하다는 장점이 있다. 레보도파는 파킨슨병 환자를 대상으로 한 연구가 많았고, 환자들의 작업 기억, 특히 시공간 및 과제 수행능력에 개선효과가 있었다. 동물연구에서도 D1 도파민 수용체 작용제 주입이 쥐의 주의력을 향상시켰다.

(3) 브로모크립틴

브로모크립틴은 D2 수용체에 작용하는 도파민 작용제로 실행능력과 주의력에 영향을 줄 수 있다. 일부 뇌손상 환자를 대상으로 한 연구에서 분리 주의력이 유의하게 향상되었다. 하지만, 대부분 연구들의 샘플 수가 작았고, 연구들 간의 결과가 일치하지 않았다.

3) 아세틸콜린 작용제(Acetylcholine agonists)

(1) 도네페질(Donepezil)

콜린에스테라아제 억제제인 도네페질은 아급성기, 만성기의 중등도 및 중증 외상성뇌손상 환자의 주의력과 기억력 향상에 효과가 있다. 실제 임상 현장에서는 약물의 반감기가 길기 때문에 하루 1회 용량으로 5 mg을 투여하고 2~4주 후에 10 mg으로 증량할 수 있다. 하지만 용량에 따른 치료효과의 상승 여부는 명확하지 않다.

(2) 리바스티그민(Rivastigmine)

리바스티그민은 무작위 이중맹검 위약대조 시험에서 만성기 외상성뇌손상환자에게 비교적 안전하게 투여 가능하였고, 중등도 이상 기억력 장애가 있는 환자에서 기억력과 지속적 주의력을 향상시켰다. 루이소체 치매 환자들의 주의력 향상에도 도움을 줄 수 있다.

(3) CDP-choline

CDP-choline은 아세틸콜린의 전구체로서 신경보호와 복구에 관여하여 뇌손상 환자의 인지기능회복에 가능성이 있는 약물이다. 비교적 안전하고 부작용이나 타 약물과의 상호작용이 거의 없어 환자들이 안전하게 복용할 수 있다. 2005년에 발표한 코크란 리뷰에서 CDP-choline이 기억력과 행동조절에 유의한 효과가 있지만 주의력 향상에 대해서는 근거가 부족하다고 하였다.

▶ 참고문헌

1. 남상훈, 진연주, 주유미, 강수라, 배수영, 유제광 홍익표. (2023). Cognitive Impairment Screening Test (CIST)에 대한 신뢰도 및 타당도 분석. 대한작업치료학회지, 31(2), 97–109.
2. 편성범, 노기봉. 외상성뇌손상 환자의 인지재활. Brain NeuroRehabil. 2008;1:164–71.
3. Alashram AR, Annino G, Padua E, Romagnoli C, Mercuri NB. Cognitive rehabilitation post traumatic brain injury: A systematic review for emerging use of virtual reality technology. J Clin Neurosci. 2019;66:209–19.
4. Alderman N, Burgess P. A comparison of treatment methods for behaviour disorder following herpes simplex encephalitis. Neuropsychological Rehabilitation. 1994;4(1):31–48.
5. Alderman N, Ward A. Behavioural treatment of the dysexecutive syndrome: Reduction of repetitive speech using response cost and cognitive overlearning. Neuropsychological Rehabilitation. 1991;1(1):65–80.
6. Alderman N. Central executive deficit and response to operant conditioning methods. Neuropsychological Rehabilitation. 1996;6(3):161–86.
7. Arciniegas DB, Silver JM. Pharmacotherapy of posttraumatic cognitive impairments. Behavioural neurology. 2006;17(1):25–42.
8. Arenth PM, Russell KC, Ricker JH, Zafonte RD. CDP–choline as a biological supplement during neurorecovery: a focused review. Pm r. 2011;3(6 Suppl 1):S123–31.
9. Baltaduonienė D, Kubilius R, Berškienė K, Vitkus L, Petruševičienė D. Change of Cognitive Functions after Stroke with Rehabilitation Systems. Transl Neurosci. 2019;10:118–24.
10. Barker–Collo SL, Feigin VL, Lawes CM, Parag V, Senior H, Rodgers A. Reducing attention deficits after stroke using attention process training: a randomized controlled trial. Stroke. 2009;40(10):3293–8.
11. Belchior P, Marsiske M, Sisco SM, Yam A, Bavelier D, Ball K, et al. Video game training to improve selective visual attention in older adults. Computers in human behavior. 2013;29(4):1318–24.
12. Benyakorn S, Calub CA, Riley SJ, Schneider A, Iosif AM, Solomon M, et al. Computerized Cognitive Training in Children With Autism and Intellectual Disabilities: Feasibility and Satisfaction Study. JMIR Ment Health. 2018;5(2):e40.
13. Buxbaum LJ, Ferraro M, Whyte J, Gershkoff A, Coslett HB. Amantadine treatment of hemispatial neglect: a double–blind, placebo–controlled study. Am J Phys Med Rehabil. 2007;86(7):527–37.
14. Ceccato, E., Vigato, G., Bonetto, C., Bevilacqua, A., Pizziolo, P., Crociani, S., ... & Barchi, E. (2012). STAM protocol in dementia: a multicenter, single–blind, randomized, and controlled trial. American Journal of Alzheimer's Disease & Other Dementias®, 27(5), 301–310.
15. Cumming TB, Marshall RS, Lazar RM. Stroke, cognitive deficits, and rehabilitation: still an incomplete picture. International Journal of stroke. 2013;8(1):38–45.
16. D'Antonio J, Simon–Pearson L, Goldberg T, Sneed JR, Rushia S, Kerner N, et al. Cognitive training and neuroplasticity in mild cognitive impairment (COG–IT): protocol for a two–site, blinded, randomised, controlled treatment trial. BMJ Open. 2019;9(8):e028536.
17. Dupont, G., Rooij, D. V., Buitelaar, J. K., Reif, A.,& Grimm, O. (2022). Sex–related differences in adult attention–deficit hyperactivity disorder patients–An analysis of external globus pallidus functional connectivity in resting–state functional MRI. Frontiers in Psychiatry, 13. doi:10.3389/fpsyt.2022.962911
18. Dvorkin AY, Ramaiya M, Larson EB, Zollman FS, Hsu N, Pacini S, et al. A "virtually minimal" visuo–haptic training of attention in severe traumatic brain injury. Journal of neuroengineering and rehabilitation. 2013;10:1–10.
19. Fallon SJ, Plant O, Tabi YA, Manohar SG, Husain M. Effects of cholinesterase inhibition on attention and working memory in Lewy body dementias. Brain Commun. 2023;5(4):fcad207.
20. Fasotti L, Kovacs F, Eling PA, Brouwer WH. Time pressure management as a compensatory strategy training after closed head injury. Neuropsychological rehabilitation. 2000;10(1):47–65.
21. Fioravanti M, Yanagi M. Cytidinediphosphocholine (CDP–choline) for cognitive and behavioural disturbances associated with chronic cerebral disorders in the elderly. Cochrane Database Syst Rev. 2005(2):Cd000269.
22. Flanagan SR, Kane L, Rhoades D. Pharmacological modification of recovery following brain injury. Journal of Neurologic Physical Therapy. 2003;27(3):129–37.
23. Fleming JM, Lucas SE, Lightbody S. Using occupation to facilitate self–awareness in people who have acquired brain injury: a pilot study. Canadian Journal of Occupational Therapy. 2006;73(1):44–55.
24. Gamito P, Oliveira J, Pacheco J, Morais D, Saraiva T, Lacerda R, et al. Traumatic Brain Injury memory training: a Virtual Reality online solution. 2011.
25. Gillen G. Evaluation and treatment of limited for occupational performance secondary to cognitive dysfunction. In Pendleton H. M., Schultz–Krohn W. Pedretti's Occupational Therapy for physical dysfunction 8th edition. 2018. St. Louis. 645–668.
26. Grealy MA, Johnson DA, Rushton SK. Improving cognitive function after brain injury: the use of exercise and virtual reality. Archives of physical medicine and rehabilitation. 1999;80(6):661–7.
27. Grieve J. Gnanasekaran L. Neuropsychology for occupational therapists cognition in occupational performance. 3th edition. Oxford: Blackwell. 2008.
28. Hornstein A, Lennihan L, Seliger G, Lichtman S, Schroeder K. Amphetamine in recovery from brain injury. Brain Inj. 1996;10(2):145–8.

29. Kaelin DL, Cifu DX, Matthies B. Methylphenidate effect on attention deficit in the acutely brain-injured adult. Arch Phys Med Rehabil. 1996;77(1):6-9.
30. Kalbe E, Aarsland D, Folkerts AK. Cognitive Interventions in Parkinson's Disease: Where We Want to Go within 20 Years. J Parkinsons Dis. 2018;8(s1):S107-s13.
31. Kanaan, S. F., McDowd, J. M., Colgrove, Y., Burns, J. M., Gajewski, B., & Pohl, P. S. (2014). Feasibility and efficacy of intensive cognitive training in early-stage Alzheimer's disease. American Journal of Alzheimer's Disease and Other Dementias, 29(2), 150-158. doi.org/10.1177/1533317513506775
32. Kim HJ. Pharmacological Treatment of Neurobehavioral Problems in Traumatic Brain Injury. Brain & Neurorehabilitation. 2008;1(2):172-80.
33. Kirk S. A., & ChalfantJ. C, "Academic and developmental learning disabilities. New York: Denver Love Publishing. Skills. Technology Teacher", 1984.Vol. 49, No. 5, pp. 29-30.
34. Luo G, Zhang J, Song Z, Wang Y, Wang X, Qu H, Wang F, Liu C, Gao F. (2023). Effectiveness of non-pharmacological therapies on cognitive function in patients with dementia-A network meta-analysis of randomized controlled trials. Front Aging Neurosci. 2023 Mar 2;15:1131744. doi: 10.3389/fnagi.2023.1131744. PMID: 36967820; PMCID: PMC10035791
35. Markovic G, Bartfai A, Schult M-L, Elg M. Training of Attention in the Early Phase After Brain Injury. Archives of Physical Medicine and Rehabilitation. 2014;95(10):e49-e50.
36. McDowell S, Whyte J, D'Esposito M. Differential effect of a dopaminergic agonist on prefrontal function in traumatic brain injury patients. Brain. 1998;121 (Pt 6):1155-64.
37. Meythaler JM, Brunner RC, Johnson A, Novack TA. Amantadine to improve neurorecovery in traumatic brain injury-associated diffuse axonal injury: a pilot double-blind randomized trial. J Head Trauma Rehabil. 2002;17(4):300-13.
38. Molloy S, Rowan E, O'brien J, McKeith I, Wesnes K, Burn D. Effect of levodopa on cognitive function in Parkinson's disease with and without dementia and dementia with Lewy bodies. Journal of Neurology, Neurosurgery & Psychiatry. 2006;77(12):1323-8.
39. Motter JN, Pimontel MA, Rindskopf D, Devanand DP, Doraiswamy PM, Sneed JR. Computerized cognitive training and functional recovery in major depressive disorder: A meta-analysis. J Affect Disord. 2016;189:184-91.
40. Murray LL, Keeton RJ, Karcher L. Treating attention in mild aphasia: Evaluation of attention process training-II. Journal of Communication Disorders. 2006;39(1):37-61.
41. Park, H. Y., Maitra, K., Martinez, K. M. The Effect of Occupation-based Cognitive Rehabilitation for Traumatic Brain Injury: A Meta-analysis of Randomized Controlled Trials. Occupational therapy international. 2015v.22 no.2, pp.104-116.
42. Plenger PM, Dixon CE, Castillo RM, Frankowski RF, Yablon SA, Levin HS. Subacute methylphenidate treatment for moderate to moderately severe traumatic brain injury: a preliminary double-blind placebo-controlled study. Arch Phys Med Rehabil. 1996;77(6):536-40.
43. Ponsford J, Bayley M, Wiseman-Hakes C, Togher L, Velikonja D, McIntyre A, et al. INCOG recommendations for management of cognition following traumatic brain injury, part II: attention and information processing speed. The Journal of head trauma rehabilitation. 2014;29(4):321-37.
44. Pozuelos JP, Combita LM, Abundis A, Paz-Alonso PM, Conejero Á, Guerra S, et al. Metacognitive scaffolding boosts cognitive and neural benefits following executive attention training in children. Dev Sci. 2019;22(2):e12756.
45. Raz A. Anatomy of attentional networks. The Anatomical Record Part B: The New Anatomist: An Official Publication of the American Association of Anatomists. 2004;281(1):21-36.
46. Rehabilitation TFoC, Cappa S, Benke T, Clarke S, Rossi B, Stemmer B, et al. EFNS guidelines on cognitive rehabilitation: report of an EFNS task force. European Journal of Neurology. 2005;12(9):665-80.
47. Riddle DR. Brain aging: models, methods, and mechanisms. 2007.
48. Robbins TW. Chemical neuromodulation of frontal-executive functions in humans and other animals. Exp Brain Res. 2000;133(1):130-8.
49. Salvadori E, Poggesi A, Valenti R, Della Rocca E, Diciotti S, Mascalchi M, et al. The rehabilitation of attention in patients with mild cognitive impairment and brain subcortical vascular changes using the attention process training-II. The RehAtt study: rationale, design and methodology. Neurological Sciences. 2016;37:1653-62.
50. Schneider WN, Drew-Cates J, Wong TM, Dombovy ML. Cognitive and behavioural efficacy of amantadine in acute traumatic brain injury: an initial double-blind placebo-controlled study. Brain Inj. 1999;13(11):863-72.
51. Sears C. Evaluation of Attention Process Training III in persons with traumatic brain injury 2013.
52. Shah AK, Patton JL, Pacini S, Hsu N, Zollman F, Larson EB, et al., editors. Visuo-haptic environment for remediating attention in severe traumatic brain injury. 2013 International Conference on Virtual Rehabilitation (ICVR); 2013: IEEE.
53. Silver JM, Koumaras B, Chen M, Mirski D, Potkin SG, Reyes P, et al. Effects of rivastigmine on cognitive function in patients with traumatic brain injury. Neurology. 2006;67(5):748-55.
54. Sivan M, Neumann V, Kent R, Stroud A, Bhakta BB. Pharmacotherapy for treatment of attention deficits after non-progressive acquired brain injury. A systematic review. Clin Rehabil. 2010;24(2):110-21.
55. Skidmore ER, Dawson DR, Butters MA, Grattan ES, Juengst SB, Whyte EM, et al. Strategy training shows promise for addressing

disability in the first 6 months after stroke. Neurorehabilitation and neural repair. 2015;29(7):668–76.

56. Skidmore ER, Dawson DR, Whyte EM, Butters MA, Dew MA, Grattan ES, et al. Developing complex interventions: lessons learned from a pilot study examining strategy training in acute stroke rehabilitation. Clinical Rehabilitation. 2014;28(4):378–87.
57. Sohlberg MM, Mateer CA. Cognitive rehabilitation: An integrative neuropsychological approach: Guilford Press; 2001.
58. Straudi S, Severini G, Sabbagh Charabati A, Pavarelli C, Gamberini G, Scotti A, et al. The effects of video game therapy on balance and attention in chronic ambulatory traumatic brain injury: an exploratory study. BMC Neurol. 2017;17(1):86.
59. Sung CM, Jen HJ, Liu D, Kustanti CY, Chu H, Chen R, Lin HC, Chang CY, Chou KR. The effect of cognitive training on domains of attention in older adults with mild cognitive impairment and mild dementia: A meta-analysis of randomized controlled trials. J Glob Health. 2023 Jun 30;13:04078. doi:10.7189/jogh.13.04078. PMID: 37387539; PMCID: PMC10312045.
60. Thomas ML, Bismark AW, Joshi YB, Tarasenko M, Treichler EBH, Hochberger WC, et al. Targeted cognitive training improves auditory and verbal outcomes among treatment refractory schizophrenia patients mandated to residential care. Schizophr Res. 2018;202:378–84.
61. Toglia, J. P, Golisz K. M. ,Goverover Y. Cognition, perception, and occupational performance. In: Willard & Spackman's occupational therapy. 12th edition. Philadelphia: Lippincott Williams & Wilkins. 2014: 794–795
62. Vakili A, Langdon R. Cognitive rehabilitation of attention deficits in traumatic brain injury using action video games: A controlled trial. Cogent Psychology. 2016;3(1):1143732.
63. Vander Linden C, Verhelst H, Deschepper E, Vingerhoets G, Deblaere K, Caeyenberghs K. Cognitive training benefit depends on brain injury location in adolescents with traumatic brain injury: a pilot study. Eur J Phys Rehabil Med. 2019;55(5):585–94.
64. Veeh J, Kopf J, Kittel–Schneider S, Deckert J, Reif A. Cognitive remediation for bipolar patients with objective cognitive impairment: a naturalistic study. Int J Bipolar Disord. 2017;5(1):8.
65. Walters J, Sheft SE, Stellmack MA, Abele A. Improving attentiveness: Effect of cognitive training on sustained attention measures. Professional Safety. 2019;64(04):31–5.
66. Warden DL, Gordon B, McAllister TW, Silver JM, Barth JT, Bruns J, et al. Guidelines for the pharmacologic treatment of neurobehavioral sequelae of traumatic brain injury. Journal of neurotrauma. 2006;23(10):1468–501.
67. Wheaton P, Mathias JL, Vink R. Impact of pharmacological treatments on cognitive and behavioral outcome in the postacute stages of adult traumatic brain injury: a meta–analysis. J Clin Psychopharmacol. 2011;31(6):745–57.
68. Whyte J, Vaccaro M, Grieb–Neff P, Hart T, Polansky M, Coslett HB. The effects of bromocriptine on attention deficits after traumatic brain injury: a placebo–controlled pilot study. American journal of physical medicine & rehabilitation. 2008;87(2):85–99.
69. Yip BC, Man DW. Virtual reality (VR)–based community living skills training for people with acquired brain injury: A pilot study. Brain injury. 2009;23(13–14):1017–26.
70. Žagavec BS, Lešnik VM, Goljar N. Training of selective attention in work–active stroke patients. International Journal of Rehabilitation Research. 2015;38(4):370–2.
71. Zhang Q, Fu Y, Lu Y, Zhang Y, Huang Q, Yang Y, et al. Impact of Virtual Reality–Based Therapies on Cognition and Mental Health of Stroke Patients: Systematic Review and Meta–analysis. J Med Internet Res. 2021;23(11):e31007.
72. Zoltan B. Vision, perception, and cognition ; A manual for evaluation and treatment of the neurologically impaired adult. 3th edition. Denver. Slack. 1996;132–133.

특정영역 인지재활

Domain-specific cognitive rehabilitation

SECTION 03 기억

Chapter 14 기억 과정
Memory processing

Chapter 15 기억 평가
Memory evaluation

Chapter 16 기억 재활
Memory rehabilitation

PART 03

CHAPTER 14

기억 과정

Memory processing

박종범

I 서론

1. 기억의 정의

기억은 개인이 정보를 받아들이고, 저장하며 인출하는 능력을 의미한다. 학습은 새로운 정보를 획득하는 과정으로, 기억의 생성·반복에 의해 강화되는 과정에서 나타나게 되므로, 기억과 밀접한 관련이 있다.

기억의 과정은 정보를 등록하는 부호화(encoding), 저장(storage), 인출(retrieval)의 3단계로 구분되는데, 각 단계의 용어는 저자나 문헌에 따라 차이를 보이기도 한다(표 14-1).

표 14-1. 기억 과정에서 사용되는 용어

부호화	encoding, registration, acquisition, learning
저장	storage, retention
인출	retrieval, recall

부호화 단계는 기억해야 할 정보가 무엇인지를 분석하고 등록하는 단계라고 할 수 있으며, 분석의 측면에서는 입력된 자극의 종류에 따라 시각적 자극인지 혹은 청각적 자극인지 등에 따라 다른 경로를 거쳐 저장되게 된다. 또한 등록의 측면에서는 정보를 다듬고 의미 있는 것으로 만들어 놓는 과정이 원활하게 이루어져야 기억할 수 있게 된다. 저장 단계는 매우 역동적인 과정으로, 저장된 정보들은 시간에 따라 새로 들어오는 정보에 의해 수정되거나 변경되기도 하고, 지속적으로 사용하지 않을 경우 잊혀진다. 반면 지속적으로 사용된 정보들은 새롭게 변경 및 저장되는 과정이 반복되면서 저장이 강화되기도 한다. 인출 단계에는 회상(recall)과 재인(recognition)의 두 가지 방법이 있으며, 회상은 저장된 정보 가운데에서 인출해야 하는 정보를 검색하고 그 정보가 맞는지를 결정하는 과정을 통해 저장된 정보를 인출해내는 것으로, 능동적인 인지과정이 필요하다. 이에 비해 제시된 보기 중에서 기억한 정보를 선택하여 인출하게 되는 재인의 과정은 검색 과정이 생략되고 정보가 맞는지 여부만을 결정하는 과정만을 포함하므로 회상보다 재인이 간단하다.

2. 기억의 분류

기억은 그 기준에 따라 다양한 분류가 가능하며, 기억을 저장할 수 있는 시간 및 기억의 내용에 따른 분류가 가능하다.

1) 감각기억(Sensory memory)

기억과정은 감각의 입력으로 시작되며, 개인의 정보처리과정의 첫 단계인 감각기억 과정에서는 짧은 시간 동안 방대한 양의 정보를 처리할 수 있다. 감각기억은 다양한 감각기관을 통해 들어온 정보가 각인되어 정보의 흔적을 남기게 된 것을 말하며 입력된 감각형태 그대로 머물게 되는 기억으로서 수 초 이내의 매우 단기적인 기억이다. 입력된 정보가 시각적인지, 청각적인지, 촉각적인지, 후각 또는 고유수용감각인지 등에 따라 자극 종류에 특이적으로 처리되며, 추가적인 분석을 위해 전달되거나 퇴행된다.

2) 단기기억(Short-term memory)

단기기억은 감각기억에서 받은 제한된 양의 정보를 제한된 시간 동안 유지하고 있는 기억으로, 수 초에서 수분 정도 저장되는 기억이다. 정보의 양의 측면에서, 단기기억의 저장용량은 보통 7±2개로, 일반인들은 약 5–9개 정도를 단기적으로 기억할 수 있다. 여기서 저장용량을 측정하는 단위는 정보의 덩어리(chunk)로 불리며, 단순히 숫자 혹은 글자의 개별적인 개수와는 구분되는 개념이다.

단기기억이 저장 시간에 따른 기억 분류 방법에 따라 구분된 것이라면, 단기기억이 처리하는 정보의 흐름이나 기능에 따라서는 작업기억(working memory)으로 분류될 수 있다. Parente 등은 작업기억에 대하여 정보가 들어오는 수동적인 저장 창고가 아니라 단기기억에서 리허설을 거쳐 온 정보를 능동적으로 조작하는 능력이라고 설명하였으며, Baddeley는 정보를 성공적으로 저장하고 인출하기 위한 체계의 개념으로 작업기억의 모형을 제시하였다. 작업기억은 제한된 능력 안에서 정보를 저장하거나 조작할 수 있는 기억 체계로, 4가지 구성 요소로 이루어지는데, 시각과 공간적인 정보를 가지는 시공간 잡기장(visuospatial sketchpad), 장기기억에서 가져온 다양한 일화 기억 정보를 저장하고 조작하는 일화적 완충소(episodic buffer), 언어적인 정보를 기억하기 위해 반복하거나 저장하는 음성학적 고리(phonological loop) 및 이들 세 구성요소를 조정하면서 입력된 정보를 조작하고 실행하는 중앙집행부(central executive)가 그것이다(그림 14-1).

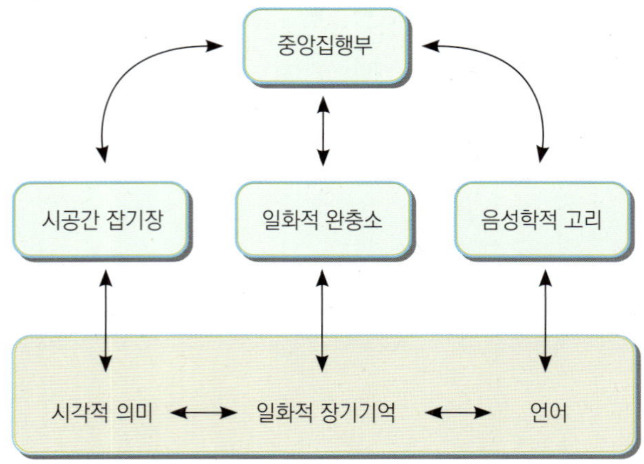

그림 14-1. **Baddeley의 수정된 작업기억 모형**

3) 장기기억(Long-term memory)

장기기억은 수 분에서 영구적으로 저장된 기억을 뜻한다. 장기기억은 제한이 없는 공간에 정보를 상대적으로 영구히 저장하는 것으로, 서술기억(declarative memory) 혹은 외현기억(explicit memory)과 기술, 습관, 조건 등의 간단한 형태로 표현되는 비서술기억(non-declarative memory) 또는 암묵기억(implicit memory)으로 분류되어 여러 가지 요소와 체계로 구성되어 있다(그림 14-2).

서술기억은 무엇을 배웠는지 아는 것, 사실과 일상의 사건을 기억하는 것을 토대로 지식을 언어적으로 복구하는 것으로서 일화기억(episodic memory)과 의미기억(semantic memory)으로 다시 구분될 수 있다. 일화기억

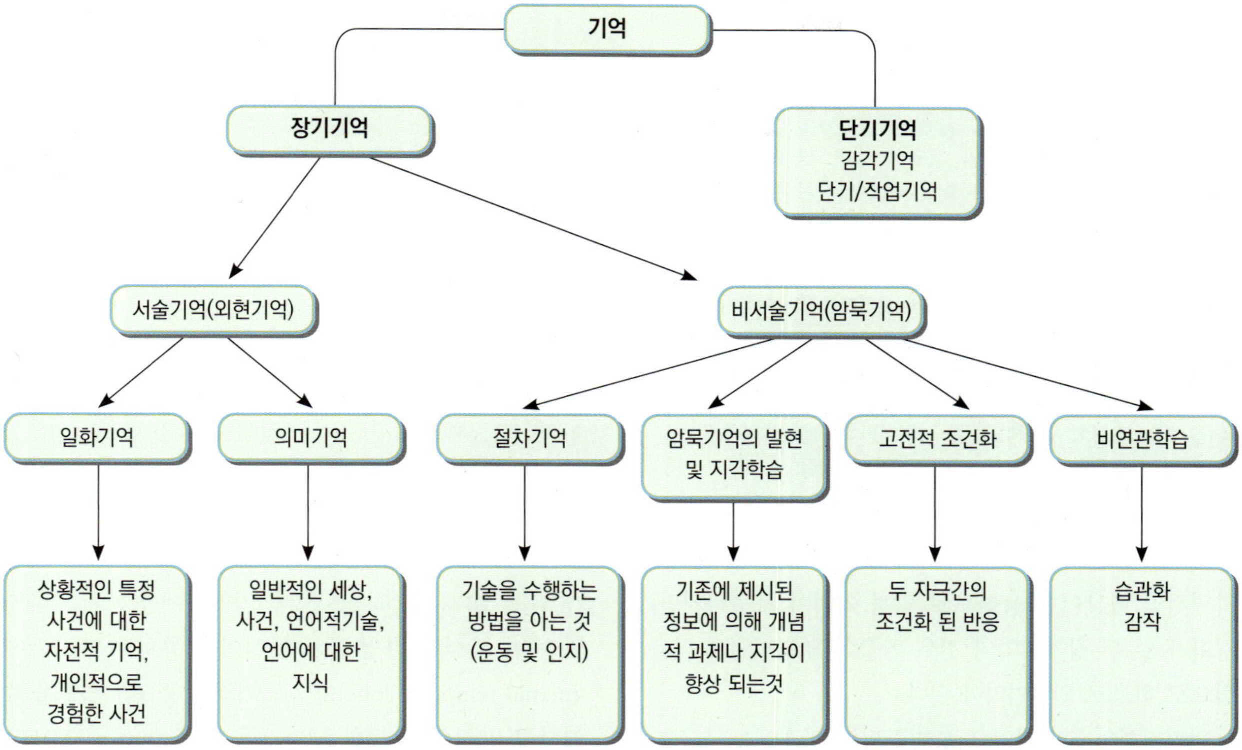

그림 14-2. **기억의 여러 요소와 체계(Modified from Squire LR)**

은 이전에 경험한 사건이 과거에 발생되었다는 사실에 대한 인식 또는 이해와 함께 그러한 사건에 대한 지식으로 구성되며, 이를 통해 개인은 정신적으로 정확한 시간에 과거를 돌아볼 수 있다. 의미기억은 세상, 사건, 언어에 대한 일반적인 사실이나 지식에 해당한다. 일화기억과 의미기억은 그 경계가 모호하고 서로 밀접한 관계를 가지고 있어 일화기억의 정보들이 의미기억으로 변환되기도 한다. 비서술기억은 특화된 수행체계 안에서 발생하며, 절차기억(procedural memory), 발현(priming), 고전적 조건화(classical conditioning) 및 비연관학습(non-associative learning)의 개념을 포함한다. 비서술기억은 종종 절차기억으로 호환되어 사용되기도 하는데, 절차기억은 기술 습득(운동, 지각, 인지기술)의 발달 과정에서 획득된 정보를 나타낸다. 이는 언어적으로 수행 방법을 상세히 설명할 수는 없는 기억이며, 습득도 어렵지만 일정 수준에 도달하면 쉽게 잊히지 않는 특성이 있다. 발현은 앞서 정보가 드러났을 때 개념적인 과제나 지각이 향상되는 것을 뜻하며, 이를 통해 반응시간을 줄이고 정확한 반응의 가능성을 높이게 된다. 아무 정보 없이 특정 물체의 이름을 말하기보다, 앞서 보여준 물체의 이름을 말하는 것이 수월한 경우가 해당한다.

한편 서술기억과 비서술기억은 인출 방식에 따라 각각 외현기억(explicit memory)과 암묵기억(implicit memory)으로 구분되기도 한다. 외현기억은 의도적인 노력 없이는 회상이 불가능한 것으로, 사실이나 일화와 관련된 기억이며, 암묵기억은 의도적인 회상과 무관하게 자연적으로 떠오르는 기억으로, 이러한 지식을 가지고 있다는 것은 특정 과제를 보다 빠르게 혹은 잘 수행하는 것을 통해 간접적으로 유추된다. 기억 과정을 통해 완전히 경화(consolidation)된 장기기억은 안정적으로 보존되어 있으며 인출과정에서 의도적인 노력 없이

표 14-2. 시간 영역과 공간 영역에서의 기억 메커니즘

A. 기억 저장에서 서로 다른 시기에 관여하는 세포 메커니즘

수 초에서 수 분	수 분에서 수 시간	수 시간에서 수 년
신경세포의 지속적인 전기 활동, 세포 내 칼슘 및 다른 이온의 변화, 이차전령물질 시스템의 변화	단백질 인산화 및 기타 공유변화, 즉각적인 초기 유전자의 발현	유전자 전사 및 번역의 추가적인 변화로 인한 단백질과 신경세포의 구조적 변화

B. 외현기억 저장에서 서로 다른 시기에 관여하는 해부학적 구조

1초 미만 (주의 또는 등록)	수 초에서 수 분 (작업 기억)	수 분에서 수 년 (경화)	수 년
뇌간-간뇌 활성화 시스템, 전두-두정연합 네트워크, 특정 단일양식 및 이종양식 피질	전두연합 피질, 특정 단일양식 및 이종양식 피질	내측두엽 구조, 내측 간뇌 구조, 특정 단일양식 및 이종양식 피질	특정 단일양식 및 이종양식 피질

자연적인 회상이 가능하므로 암묵 기억이 가능하지만, 경화가 덜 된 장기기억의 경우 인출에 의도적인 노력을 필요로 하므로 외현기억이 된다.

단기기억이 장기기억으로 변환되는 과정에는 최소한 두 가지 유형의 기전이 관련되어 있는 것으로 보이는데(표 14-2), 첫째 다양한 세포 메커니즘이 정보를 여러 시간 척도에 따라 신경계에 저장하는 것이 그것이며, 둘째 뇌의 다양한 해부학적 영역들이 서로 다른 시기에 따라 기억을 저장하는 데 중요하다.

Ⅱ 기억과 관련된 신경망의 구성 및 조절

기억에 관한 연구를 통해 최근 밝혀진 몇 가지 주요한 진전이 있었다. 첫째, 인간의 기억이 다원화 체계(multiple system)로 구성된다는 것으로, 각각의 기억체계가 서로 다른 신경해부학적 구조에 의해 매개된다는 것을 뜻하며, 질환에 따라 한 가지 기억체계만 손상되고 다른 기억체계는 유지되는 해리(dissociation) 현상의 존재는 세분화된 기억체계의 존재에 대한 임상적 근거가 되고 있다(그림 14-3). 둘째, 기억장애를 보이는 환자의 병변 분석과 다양한 동물실험을 통하여 내측두엽(medial temporal lobe)이 서술기억에 중요한 역할을 수행함이 밝혀졌다. 또한 뇌자기공명영상(brain MRI)과 양전자방출단층촬영술(PET)을 비롯한 다양한 영상기법의 발전으로 뇌손상의 원인이 된 해부학적 병변에 대한 정보뿐만 아니라, 정상인의 기억 재생과정이나 정보 습득과정 동안의 신경해부학적 변화에 대한 정보도 밝혀지고 있다. 이러한 연구를 통해 내측두엽, 간뇌(diencephalon), 전뇌기저부(basal forebrain), 신선조체(neostriatum), 신피질(neocortex), 그리고 소뇌(cerebellum) 등이 인간의 기억체계에 관여하는 신경해부학적인 구조로 밝혀져 있다(그림 14-4).

1. 내측두엽(Medial temporal lobe)

1) 기억장애 환자 연구(Human case study) 및 동물모델(Experimental animal models) 연구

1950년대에 난치성 뇌전증(간질)의 치료를 위해 양측 전측두엽절제술(anterior temporal lobectomies)을 받은 환자(H.M.)에서 극심한 전향성기억장애(anterograde amnesia), 즉 수술 이후 자신이 경험했던 어떤 일에 대

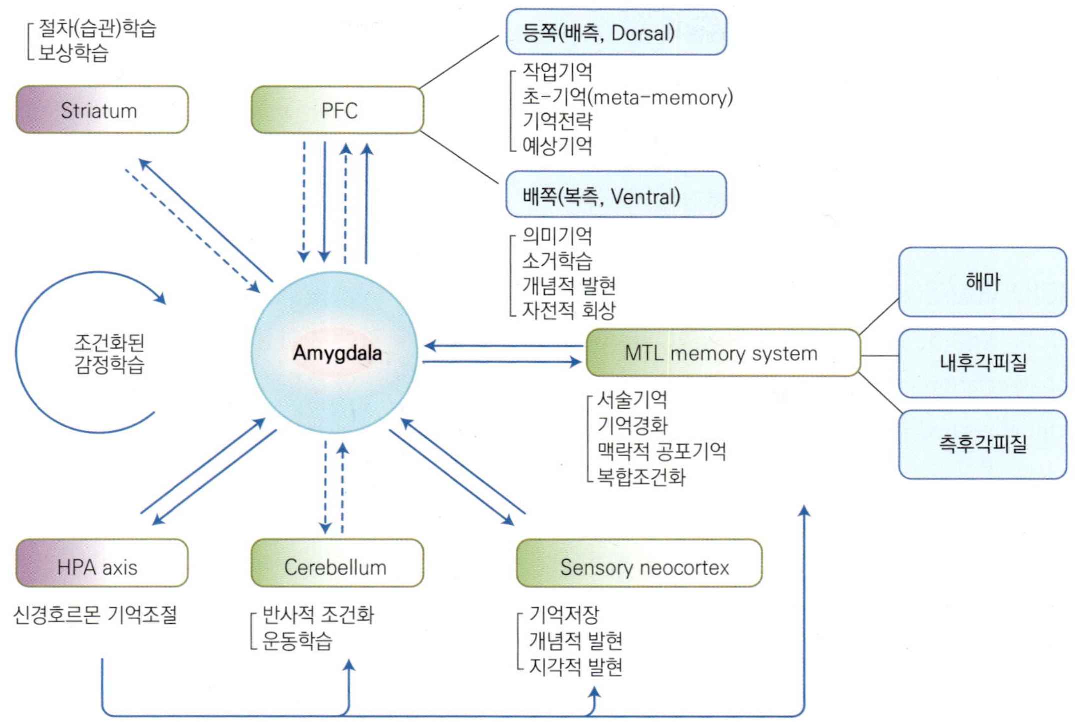

그림 14-3. 기억의 다원화 체계

다른 종류의 기억들은 다른 뇌 영역들을 사용한다. 내측두엽체계(medial temporal lobe system, MTL)는 서술기억과 외현기억을 학습하고 회상하며 기억의 경화과정에 참여한다. 전전두피질(prefrontal cortex, PFC)은 작업기억, 초인지적 기억판단, 의미기억, 개념적발현(conceptual priming)에서 기능한다. 지각적발현(perceptual priming)은 감각피질이 관여하고 운동학습과 일부 고전적조건화에는 소뇌를 필요로 한다.
(*약어: HPA axis: Hypothalamic-Pituitary-Adrenal axis, 시상하부-뇌하수체-부신 축)

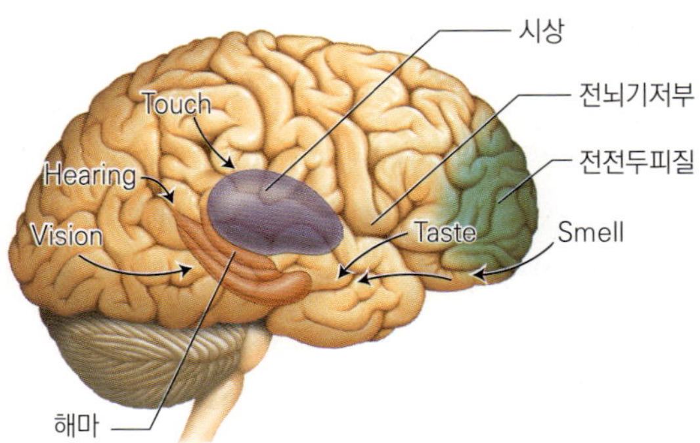

그림 14-4. 서술기억에 중요한 뇌 영역

해서도 새로운 서술기억 형성이 불가능하였던 현상이 보고되면서 내측두엽이 기억 기능에 중요함이 알려졌다. 그중에서도 기억에 가장 중심적인 구조는 해마체(hippocampal formation)이며, 해마체는 해마(hippocampus), 치이랑(dentate gyrus), 해마이행부(subiculum)로 구성된다. 환자를 통한 증례 연구와 환자 H.M.과 동일한 수술을 시행한 동물 모델을 통한 기억기능의 연구를 통해 내측두엽, 특히 해마와 편도(amygdala)의 손상이 기억장애를 유발하는 결과가 나왔고, 해마주위의 구조도 기억기능에 중요한 역할을 수행한다는 것이 밝혀지게 되었다.

한편, 1980년대 초부터 기억장애 연구에 영장류 모델이 도입되어 기억에 중요한 해부학적 구조에 대해 체계적인 연구가 행해졌는데, 이를 통해 첫째, 기억은 뇌의 고유한 기능이며 다른 인지기능과 해리가 가능하다는 점과, 둘째, 내측두엽 손상 시 서술기억은 손상되지만 기술습득이나 습관의 형성과 같은 비서술기억은 영향을 받지 않는다는 사실이 입증되었다. 또한 언어성 정보에 대한 기억은 좌측 해마 및 그와 연결된 구조에 편재화되어 있는 반면에, 시각 정보나 공간에 대한 기억과 같은 비언어성 정보에 대한 기억은 우측 해마 및 그와 연결된 구조에 편재화되어 있음이 알려졌다.

2) 해마내재회로(Internal hippocampal circuits)

전두엽, 두정엽, 그리고 측두엽의 연합 피질(multimodal association cortex)로 들어온 정보가 측후각피질(perirhinal cortex)과 해마옆이랑피질(parahippocampal cortex)로 전달되며 이 정보의 2/3가 다시 내후각피질(entorhinal cortex)로 전달되어 결국 해마에 도달한다. 이후 해마내재회로가 순차적으로 연결되므로 일부 신경원의 손상으로도 해마 전체가 제거된 경우와 유사한 서술기억 장애가 나타날 수 있다. 또한 해마 주변의 대뇌피질에 병변이 있는 경우 해마에 국한된 병변의 경우보다 기억장애가 더 심하다는 보고들은 해마주변의 대뇌피질이 단순히 해마로 정보를 전달하는 경로일 뿐만 아니라 기억기능에 직접 참여한다는 것을 시사한다. 해마와 편도 간의 상호작용도 살펴볼 필요가 있는데, 편도는 해마에 도착하는 정보의 정서가(emotional valence)를 평가하며, 해마는 편도가 그 정보에 부여하는 정서적 중요성에 따라 기억에 등록시킬 필요성을 결정한다.

내측두엽 기억체계는 피질에 널리 퍼져 저장된 기억 가운데 새로운 정보와 관련 있는 부분을 활성화시키거나, 과거기억이나 경험을 회상하여(associative recall) 이를 새로운 정보와 연관 지어 인지하도록 하는데 중요한 역할을 한다. 일상적으로 사용되는 정보가 일정 시간이 지나 일단 경화(consolidation)가 일어나면 내측두엽 기억체계는 더 이상 필요하지 않게 된다. 즉 내측두엽은 정보의 영구적인 저장창고가 아니라 정보가 저장되기 위해 경유하는 경로역할을 하며, 내측두엽 손상 시 영구기억이 저장된 곳까지 도달하는 경로가 차단되어 기억장애가 일어나는 것으로 알려져 있다.

2. 간뇌(사이뇌; Diencephalon)

증례 연구나 동물실험을 통해 유두체(mammillary body), 배내측시상핵(mediodorsal thalamic nucleus), 유두-시상로(mammillo-thalamic tract), 속수질판(internal medullary lamina)과 같은 간뇌의 구조들이 기억기능을 수행한다고 알려져 있다. 일반적으로 간뇌 병변에 의한 기억장애는 시상핵 자체보다 섬유속으로 구성되는 연결경로 상의 병변이 시상핵과 기억기능에 참여하는 뇌의 다른 구조와의 연결을 단절(disconnection)시킴으로써 초래된다는 의견이 우세하다. 간뇌성 기억장애 또한 좌측 간뇌 병변은 언어성 정보에 대한 기억장애를, 우측 간뇌 병변은 비언어성 정보에 대한 기억장애를 초래한다.

3. 전뇌기저부(Basal forebrain)

전뇌기저부에서 내측중격핵(medial septal nucleus), 브로카대각대(diagonal band of Broca), 마이너트기저핵(nucleus basalis of Meynert)이 기억기능에 관여하는데, 전뇌기저부의 손상은 주로 전교통동맥동맥류(anterior communicating artery aneurysm) 파열이나 동맥류 수술 후에 볼 수 있다. 이들 전뇌기저부가 기억기능에 관여하는 기전으로 전뇌기저부에 무명질(substantia innominata)을 포함한 많은 핵이 위치하여 대뇌 피질로 투사되는 콜린성 신경지배(cholinergic innervation)의 근원지로서 기억기능에 참여함이 알츠하이머 치매 연구를 통해 알려졌다. 또한 뇌간(brainstem)에서 대뇌피질로 전달되는 많은 비특이적 신경전달물질의 축삭이 전뇌기저부를 통과한다. 동물실험을 통하여 마이너트기저핵은 기억기능보다는 주의집중 기능에 더 중요하며, 내측중격핵과 브로카대각대가 해마복합체와의 해부학적 연결을 통해 기억기능에 더 중요한 것으로 알려져 있다.

4. 신선조체(Neostriatum)

기술의 습득이나 습관의 형성과 같은 비서술기억은 서술기억에 대한 기억상실증 환자에서 손상되지 않는 것으로 알려져 있는데, 신선조체가 그러한 절차기억의 기능을 수행한다. 병리학적으로 신선조체를 포함한 기저핵 이상을 보이는 헌팅톤병(Huntington disease)이나 파킨슨병(Parkinson disease)은 비서술기억이 손상되고 서술기억은 정상인 해리현상이 나타나는데, 운동 프로그램을 형성하는 능력이 손상되어 나타나는 것으로 알려져 있으며, 도파민(dopamine)에 의한 전두엽-미상핵 회로(fronto-caudate circuits)에 의해 형성된다고 제시되고 있다.

5. 소뇌(Cerebellum)

소뇌는 비서술기억 가운데 조건화 형성과 관련하여 근골격계의 운동 기능에 중요한 역할을 한다. 이는 일종의 보호반사(protective reflex)인 순목 반응(eye blink)을 통해 알려지게 되었는데, 토끼에서 눈깜박임을 일으키는 공기를 분사한 후 연달아 소리자극을 주는 행위를 반복하면 공기분사 없이 소리자극만으로도 눈깜박임이 일어나는 조건화가 형성된다. 조건화가 형성된 눈과 같은 쪽 소뇌에 병변이 생기면 조건화가 소실되고 그 눈에 조건 자극과 비조건 자극을 반복하여도 조건화는 형성되지 않음이 확인되었다. 비조건 자극(공기분사)은 오름섬유(climbing fiber)를 통하여, 조건자극(소리)은 이끼섬유(mossy fiber)를 통해 소뇌피질의 푸르키네세포(Purkinje cell)를 거쳐 간핵(interposed nucleus)으로 투사된 후 눈깜박임에 관여하는 운동신경원으로 전해져 순목 반응이 일어난다. 따라서 이들 경로가 단순 운동뿐만 아니라 비서술기억에 속하는 조건화 형성에도 중요한 역할을 한다.

6. 대뇌피질(Cerebral cortex)

대뇌피질의 다수는 신피질(neocortex)에 해당하며, 대뇌 연합피질(association cortex), 일차청각피질(primary auditory cortex), 전전두피질(prefrontal cortex, PFC)은 단기기억 기능을 수행하는데 중요한 역할을 한다. 동물실험 및 정상인을 대상으로 한 연구를 통해 알 수 있는 사실은 다음과 같다. 첫째, 전전두피질과 두정엽이 작업기억에 중요하며, 둘째, 전전두피질과 측두엽이 의미기억에 중요하고, 셋째, 전전두피질, 두정엽, 그리고 내측두엽이 일화기억에 참여하고, 넷째, 기술습득 시에는 운동피질, 전전두피질, 두정엽, 그리고 소뇌가 활성화된다.

장기 서술기억에 참여하는 신경망은 정보의 수용과 분석을 위해 일차감각을 담당하는 대뇌피질에 도달한 정보가 단기기억에서 장기기억으로 저장되기 위해 내측두엽에 전달되며 내측두엽에서 다시 내측시상(medial thalamus)으로 투사되고 내측두엽과 내측시상을 통해 복내측전전두피질(ventromedial prefrontal cortex)까지 도달하게 된다. 즉 장기기억의 부호화를 위해 내측두엽, 내측시상, 복내측전전두피질이 참여한다. 정상적인 기억은 정보를 반복적으로 사용함에 따라 관련 정보 사이의 결속력에 변화가 계속되면서 형성 및 저장된다. 경화(consolidation)는 장기기억으로 점차 안정화되어 소실(decay)이나 파괴(disruption)에 내성이 생기는 것으로 정의되는데, 신경연접(시냅스; synapse)의 구조적 변화와 관련된다(그림 14-5). 일단 기억의 경화가 이루어지면 외부의 뇌손상이나 시간의 경과에도 불구하고 정보의 소실이 쉽게 일어나지 않는다. 정보와 관련된 여러 부위의 대뇌 피질과 내측두엽이 동시에 활성화되면서 기억의 경화가 이루어지게 되는데, 초기에는 대뇌피질과 정보와의 관련성이 미약하지만 시간 경과와 함께 정보재생이 반복되면 내측두엽과 함께 피질의 활성화가 반복되어 관련된 대뇌피질 사이의 결속력이 강화되며, 경화가 이루어지면 정보는 대뇌피질에 안정된 장기기억으로 저장되고 장기기억은 내측두엽이나 시상과 관계없이 정

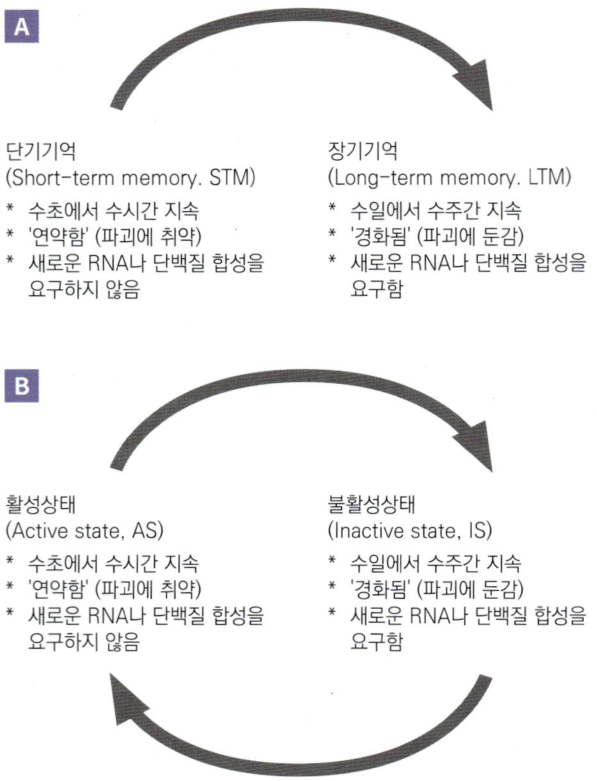

그림 14-5. **기억의 처리과정에 대한 두 가지 모델**
(A) 전통적인 경화 가설, (B) Lewis에 의해 제시된 기억 모델, 새로운 기억과 재활성화된 기억 모두는 불활성상태에 들어가기 위해 단백질합성 의존적인 기제를 필요로 한다.

보의 재생이 가능하게 된다. 즉, 대뇌피질은 일차적으로 들어온 정보의 단기수용 및 분석을 담당하며 기억의 경화가 이루어진 후에는 장기기억의 저장소 역할을 한다.

한편, 이처럼 학습과 기억의 기본이 되는 시냅스의 변화, 즉 가소성(plasticity)에서 중요한 개념 중 하나가 장기강화(long term potentiation, LTP)인데, 이는 Bliss 등이 토끼의 해마를 대상으로 한 연구를 통해 보고한 이후, 학습과 기억에 관한 중요한 신경생리적 모형으로 자리잡았다. 장기강화는 입력 자극에 비하여 시냅스 후 반응(postsynaptic response)이 장기간에 걸쳐 강화되는 현상을 뜻하며, 시냅스의 연결이 증강되는 것을 반영하는 것으로 여겨진다. 장기강화에 핵심적인 신경전달물질은 글루타메이트(glutamate)이며, 이는 뇌에서 가장 많이 사용되는 흥분성 신경전달물질로, NMDA (N-methyl-D-aspartate)의 작용제(agonist)이다. NMDA 수용기가 활성화되어 칼슘이온이 세포 내로 유입되는 것이 장기강화에서 핵심적으로 중요하며, 이러한 장기강화는 인간의 해마 및 신피질에서도 일어난다는 것이 확인되어, 기억의 등록뿐만 아니라, 보다 장기적인 저장에도 관여하는 물질적 변화의 신경생리적 근거로 제시되고 있다.

▶ 참고문헌

1. Baars BJ, Gage NM. Cognition, Brain and Consciousness. 2nd ed. Oxford: Elsevier; 2010.
2. Bachevalier J, Mishkin M. Visual recognition impairment follows ventromedial but not dorsolateral lesions in monkeys. Behav Brain Res 1986;20:249-61.
3. Baddeley A. The episodic buffer: a new component of working memory? Trend Cog Sci 2000;4:417-23.
4. Baddeley A. Working memory: looking back and looking forward. Nat Rev Neurosci 2003;4:829-39.
5. Baddeley AD, Hitch GJ. Working memory. In: Bower GA ed. Recent advances in learning and motivation. New York, NY. Academic Press; Vol 8, pp.47-90.
6. Bliss TV, Lomo T. Long-lasting potentiation of synaptic transmission in the dentate area of the anaesthetized rab¬bit following stimulation of the performant path. J Physiol 1973;232:331-56.
7. Blumenfeld H. Neuroanatomy Through Clinical Cases. 3rd ed. Sunderland, MA: Sinauer Associate, Inc.; 2021.
8. Burnham WH. Retroactive amnesia: Illustrative cases and a tentative explanation. Am J Psychol 1903;14:382-96.
9. Cabeza R. Nyberg L. Neural basis of learning and memory: functional neuroimaging evidence. Curr Op Neurol 2000; 13: 415-21.
10. Coyle JT, Price DL, Delong MR. Alzheimers disease: a disorder of cortical cholinergic innervation. Science 1983;219:1184-90.
11. Craik F, Kester JD. Divided attention and memory: impairment of processing or consolidation? Ann Arbor, MI: Psychology Press; 2000.
12. Devinsky O, D'Esposito M. Memory and memory disorders. In Neurology of Cognitive and Behavioral Disorders. New York, NY: Oxford University Press; 2004.
13. Filley CM. Memory disorders. In: Neurobehavioral Anatomy, 3rd edition. Boulder, CO: the University Press of Colorado; 2011.
14. Fuster JM. Network memory. Ann Rev Psychol. 1998;49:451-9 .
15. Gillen G. Cognitive and Perceptual Rehabilitation. St. Louis, MO: Mosby Inc; 2009.

16. Giuffrida C, Neistadt M. Overview of learning theory. In: Crepeau E, Cohn ES, Schell BAB, eds. Willard and Spackman's Occupational Therapy. Philadelphia, PA: Lippincott, Williams and Wilkins; 2003.
17. Green RA, Kopelman MD. Neural organization of memory and memory impairments. In: Trimble MR, Cummings JL eds. Contemporary behavioral neurology. Boston, MA: Butterworth-Heinemann; 1996:139-52.
18. Hamann SB, Squire LR. Intact perceptual memory in the absence of conscious memory. Behav Neurosci 1997;111:850-1.
19. Heindel WC, Butters N, Salmon DP. Impaired learning of motor skill in patients with Huntington's disease. Behav Neurosci 1988;102:141-7.
20. Helmstaedter C, Pohl C, Hufnagel A, Elger CE. Visual learning deficits in non-resected patients with right temporal lobe epilepsy. Cortex 1991;27:547-55.
21. Kandel ER. In Search of Memory. New York, NY: W.W. Norton; 2006.
22. Kandel ER., Schwartz JH., Jessell TM. Learning and memory, In Kandel ER., Schwartz JH., Jessell TM eds. Essentials of neural science and behavior. Norwalk: Appleton & Lange; 1995, pp.651-66.
23. LaBar KS, Cabeza R. Cognitive neuroscience of emotional memory. Nat Rev Neurosci 2006 Jan;7:54-64.
24. Lee AY. Neuroanatomy of Memory. Korean J Clin Neurophysiol 2000; 2: 153-60.
25. McCormick DA, Thompson RF. Cerebellum: Essential involvement in the classically conditioned eyelid response. Science 1984;223:296-9.
26. Mesulam MM, Mufson EJ, Levey AI, Wainer BH. Cho¬linergic innervation of cortex by the basal forebrain: Cytochemistry and cortical connections of the septal area, diagonal band nuclei, nucleus basalis(substantia innominata), and hypothalamus in the rhesus monkey. J Comp Neurol 1983;214:170-97.
27. Mesulam MM. Large-scale neurocognitive networks and distributed processing for attention, language, and memory. Ann Neurol 1990;28:597-613.
28. Milner B. Interhemispheric differences in the localization of psychological process in man. Br Med Bull 1971;27:272-277.
29. Nader K. Memory traces unbound. Trends Neurosci. 2003 Feb;26:65-72.
30. Nyberg L, Mcintosh AR, Houle S, Nilsson LG, Tulving E. Activation of medial temporal structures during episodic memory retrieval. Nature 1996;380:715-7.
31. Owen AW, Sahakian BJ, Hodges JR. Dopamine dependent frontostriatal planning deficits in early Parkinson's disease. Neuropsychology 1995;9:1-9.
32. Parente R, Anderson J. Retraining Memory: Techniques and Applications. Houston, Tex: CSY Publishing, 1991.
33. Reed SK. Cognition: Theories and Applications, 9th edit. Belmont, CA: Wadsworth; 2013.
34. Saint-Cyr JA, Taylor AE, Lang AE. Procedural learning and neostriatal dysfunction in man. Brain 1988;111:941-59.
35. Scoville WB, Milner B. Loss of recent memory after bilateral hippocampal lesions. J Neurol Neurosurg Psychiatry 1957;20:11-21.
36. Shapiro ML, Olton DS. Hippocampal function and interference. In: Schacter D, Tulving E eds. Memory Systems. Cambridge, MA: MIT Press; 1994:87-117.
37. Squire LR, Zola-Morgan S. The medial temporal lobe memory system. Science 1991;253:1380-6.
38. Squire LR. Memory and brain. New York, NY: Oxford University Press; 1987:175-201.
39. Tulving E. Episodic and semantic memory. In: Tulving E, Donaldson W, eds. Organization of memory. New York, NY: Academic Press; 1972.
40. Tulving E. How many memory systems are there? Am. Psychol 1985;40: 385-398.
41. Wang J, Aigner T, Mishkin M. Effects of neostriatal lesions on visual habit formation of rhesus monkeys. Soc. Neurosci Abstr. 1990;16:617.
42. Zoltan B. Vision, Perception, and Cognition. Thorofare, NJ: Slack Inc.; 2007.

CHAPTER 15

SECTION 03 기억

기억 평가

Memory evaluation

임성훈, 유연지

기억은 정보를 저장하고 유지하고 인출하는 기능을 의미한다. 기억은 학습의 기본 요소이며, 이로 인해 인지의 주요한 구성 요소이자 치료 목표가 된다. 이러한 기억은 부호화(encoding), 저장(storage), 그리고 인출(retrieval)이라는 3가지의 요소로 구성된다. 또한 저장하는 지식의 종류에 따라 명시적 기억과 암묵적 기억(explicit and implicit memory), 또는 의미 기억과 일화 기억(semantic and episodic memory) 등으로 구분하며, 저장 시간에 따라 단기 및 장기 기억(short-term and long-term memory)으로 구분하게 된다. 기억의 평가는 손상 부위의 편측성(laterality)에 대한 정보를 얻기 위해 언어적 기억, 시각적 기억을 모두 평가하고, 동일한 자극에 대해 즉각 회상(immediate recall), 지연회상(delayed recall), 및 재인(recognition) 능력을 모두 평가하는 방식이 많이 사용된다.

I 언어적 기억

1. 숫자주의력 검사(Digit span test)

가장 많이 사용되는 평가로서, 숫자주의력 검사는 숫자를 순서대로 따라 외우거나 거꾸로 따라 외우게 하여 즉각 기억과 작업 기억(working memory)의 용량을 검사하는 방법이다. 점차적으로 길어지는 9개 이하의 숫자를 제시된 순서대로, 혹은 거꾸로 따라 외우게 하여 성공하는 가장 긴 숫자를 대상으로 언어적 기억의 범위를 정한다. 숫자 대신 글자를 사용하기도 한다. 숫자 바로 따라 외우기(digit forward) 검사와 숫자 거꾸로 따라 외우기(digit backward) 검사로 구성되어, 무작위로 숫자들을 제시하며 점점 숫자의 길이를 길게 제시하여 답하도록 한다.

2. 단어 목록 학습 검사 (Word list learning test)

여러 개의 단어들로 구성된 단어 목록을 제시하고 그 회상 능력을 평가하는 검사들이다. 캘리포니아 언어 학습 검사(California Verbal Learning Test), 레이 청각 언어 학습 검사(Rey-Auditory Verbal Learning Test; RAVLT), 웩슬러 기억 검사(Wechsler Memory Scale; WMS)의 Verbal Paired Associates 검사가 이에 해당한다. 또한 Hopkins Verbal Learning Test의 한국어판으로 서울 언어 학습 검사(Seoul Verbal Learning Test; SVLT)가 개발되어 임상에서 널리 사용되고 있다. 서울 언어 학습 검사는 12개의 단어를 들려준 후, 즉각 회상, 지연 회상, 그리고 재인 능력에 대한 검사를 통해 언어적인 기억을 검사하는 방법이다(그림 15-1).

목록	1차 시행	2차 시행	3차 시행	
진달래				
도마				
무궁화				
만년필				
접시				
싸인펜				
개나리				
종이				
국자				
백합				
솥				
지우개				
정반응	/ 12	/ 12	/ 12	/ 36

그림 15-1. 서울 언어 기억 검사

3. 이야기 회상 검사 (Story recall test)

이야기 회상 검사는 일상적인 상황과 유사한 배경을 제공하며 이야기에 대한 기억을 측정한다. 이 검사는 즉각 회상, 지연 회상, 그리고 재인 능력에 대하여 검사하는 방법이다. 이야기 기억은 단어 기억보다 회상해야 할 정보가 많으나 일상적인 상황과 유사한 배경을 제공한다는 면에서 친숙감을 불러일으키는 장점이 있다. 대표적인 검사법으로 웩슬러 기억 검사의 Logical Memory 검사가 있다.

Ⅱ 시각적 기억

시각적 기억 검사는 일반적으로 시각적인 모양과 위치에 대한 기억을 평가하게 되는데, 평가할 때 방법론적인 제한점을 반드시 고려하여야 한다. 즉, 시각적 기억 검사에서는 시각적 기억 외에도 시공간 지각 능력, 구성 능력 등의 문제에 의해서 왜곡될 수 있다는 단점이 있다.

1. 코르시 블록 두드리기 검사 (Corsi block-tapping test)

코르시 블록 두드리기 검사는 앞서 나온 숫자주의력 검사에 대응하는 검사로, 9~10개의 사각형 모양의 블록이 부착되어 있는 직사각형의 판을 제시하여 검사자가 사각형을 특정 순서에 따라 짚은 후, 같은 순서 혹은 역순으로 따라하도록 하는 즉각 기억 검사이다. 직사각판에 블록들을 좌우로 비슷한 비율로 비대칭적으로 배열하고, 정육면체 한 쪽 면에 0에서 9까지의 숫자를 기록하여 피검사자 쪽에서 숫자가 안 보이도록 한 후, 검

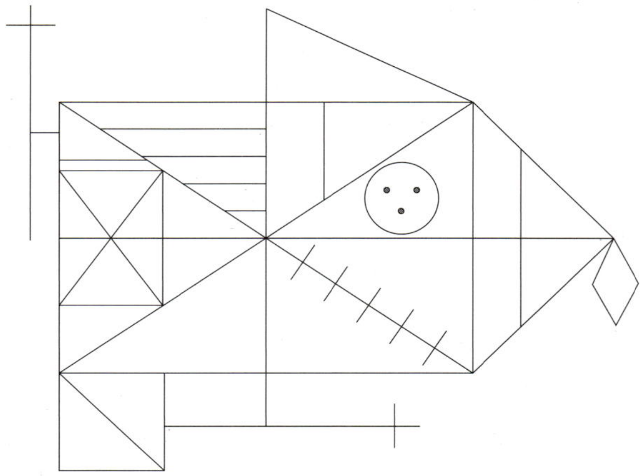

그림 15-2. 레이 복합 그림
레이 복합 그림 검사에서는 그림을 보여주고, 복사, 짧은 시간 후 회상, 20-30분 후에 지연 회상을 검사한다.

사자가 임의의 정해진 순서대로 정육면체를 짚으면 피검자가 따라 짚는 방법으로 시각적 기억을 검사하는 방법이다.

2. 레이 복합 그림 검사 (Rey-Osterrieth complex figure test)

레이 도형(그림 15-2)을 제시하고 복잡한 선 따라 그리기, 즉각 회상, 지연 회상, 재인 능력을 평가하여 시각적 기억을 평가하는 검사법이다. 18개의 특정 디자인 요소의 정확한 재현 및 배치를 통해 평가하게 된다.

3. 그 외 시각적 기억 평가

웩슬러 기억 검사의 Visual Reproduction 검사와 벤톤 시각 기억 검사(Benton visual retention test)는 정해진 시간 동안 기하학적 그림들을 학습한 후 기억을 통해 그림을 그리는 검사법이다.

Ⅲ 기억 평가 총집

1. 웩슬러 기억 검사 (Wechsler memory scale, WMS)

웩슬러 기억 검사는 심리학 분야에서 가장 널리 사용하는 기억력 평가 도구로, 1945년에 처음으로 도입하였고 2009년에 4판으로 개정되었다. 평가 항목으로 간이 인지 상태 검사(brief cognitive status exam), 논리 기억(logical memory), 단어 연합(verbal paired association), 디자인(design), 시각 재생(visual reproduction), 공간 합산(spatial addition), 기호폭(symbol span) 검사로 구성되어 있다.

소검사의 내용을 보면, 간이 인지 상태 검사는 지남력, 시계 그리기, 우연 회상, 언어 유창성 등을 평가하며, 논리 기억은 단장기 이야기 기억력을, 단어 연합은 10 혹은 14쌍의 단어에 대한 단장기 언어 기억을, 디자인은 익숙하지 않은 시각자극에 대한 공간 기억을, 시각 재생은 일련의 5개의 디자인에 대한 비언어적 시각자극에 대한 단장기 기억을, 공간 합산은 시각 합산 과제를 통하여 시공간 작업 기억을, 기호폭은 일련의 추상적 기호들에 대한 기억을 통하여 시각 작업 기억을 평가하는 것이다.

2. 리버미드 행동 기억 평가 (Rivermead behavioral memory test, RBMT)

리버미드 행동 기억 평가는 1985년에 발표되어 2008년에 3판으로 개정되었다. 일상 생활의 기억 과제를 평가하는 방식으로 이름, 숨긴 물건 회상, 얼굴과 그림 재인지, 약속 및 경로 기억 등 9개 항목으로 구성되어 있으며, 즉시 기억과 장기 기억을 평가하는 검사법이다.

Ⅳ 결론

기억은 정보를 받아들이고, 부호화하고, 저장하여 인출하는 일련의 과정이며, 이러한 기억은 정보가 전달되는 감각 기관에 따라, 그리고 저장되는 기간에 따라 각각 여러 형태로 처리되고 저장하게 된다. 기억력은 여러 단계의 인지 기능이 통합되어 형성되는 것이며, 따라서 단순히 기억력 뿐만 아니라 주의력, 정보 처리 속도, 언어 능력, 시공간 구성 능력 등 여러가지 다른 인지 기능이 수반되어야 하고, 이에 따라 문제가 발생한 뇌의 영역들이 다를 수 있다. 그러므로 기억에 대한 평가는 환자의 임상 양상, 손상된 뇌의 기질적인 병변, 환자에게 문제가 되는 정보의 성질과 기억의 시간 등을 고려하여 선택하여야 한다.

▶ 참고문헌

1. 강연욱. 기억의 신경심리학적 평가. Dementia and Neurocognitive Disorders. 2004; 3: 82-6.
2. Baddeley A. Working memory: theories, models, and controversies. Annu Rev Psychol 2012; 63: 1-29.
3. Berch DB, Krikorian R, Huha EM. The Corsi block-tapping task: methodological and theoretical considerations. Brain Cogn. 1998; 38: 317-38.
4. Fong KNK, Lee KKL, Tsang ZPY, Wan JYH, Zhang YY, Lau AFC. The clinical utility, reliability and validity of the Rivermead Behavioural Memory Test-Third Edition (RBMT-3) in Hong Kong older adults with or without cognitive impairments. Neuropsychol Rehabil. 2017; 4: 1-16.
5. Gehring RE, Toglia MP, Kimble GA. Recognition memory for words and pictures at short and long retention intervals. Mem Cognit 1976; 4: 256-260.
6. Kang YW, Na DL. Seoul verbal learning test (SVLT). Seoul: Human Brain Research & Consulting Co. 2003.
7. Kaufer DI. Neurobehavioral assessment. Continuum (Minneap Minn) 2015; 21: 597-612.
8. Kent, P.L. The Wechsler Memory Scale: A guide for clinicians and researchers. Routledge. 2020.
9. Loring DW, Lee GP, Meador KJ. Revising the Rey-Osterrieth: rating right hemisphere recall. Arch Clin Neuropsychol 1988; 3: 239-247.
10. Messinis L, Lyros E, Georgiou V, Papathanasopoulos P. Benton Visual Retention Test performance in normal adults and acute stroke patients: demographic considerations, discriminant validity, and test-retest reliability. Clin Neuropsychol. 2009; 23: 962-77.
11. Rasmusson DX, Bylsma FW, Brandt J. Stability of performance on the Hopkins Verbal Learning Test. Arch Clin Neuropsychol 1995; 10: 21-26.

CHAPTER 16 SECTION 03 기억

기억 재활

Memory rehabilitation

오민균, 양영애

Ⅰ 서론

기억력 장애는 뇌졸중 및 뇌손상 환자에서 가장 흔한 인지 저하 증상 중 하나이다. 이는 자발적 회복을 통해 기억 능력에 일부 개선이 일어날 수 있지만, 손상 후 몇 년 동안 기억력 장애 증상이 지속될 수 있다. 인지 재활은 기억력 장애의 영향을 줄이기 위한 하나의 치료 옵션으로 하나 이상의 인지 영역에서 기능을 향상시키기 위해 다양한 기술이 사용되며 이러한 기술은 기능을 복원하고 일상 생활에 관련된 구체적인 정보를 제공하여 일상 기능을 향상시키기 위한 도구로 사용된다. 기억력을 향상시키기 위한 인지 재활은 일반적으로 네 가지 주요 접근법으로 나눌 수 있다. 첫 번째는 기억 능력을 다시 훈련시키는 접근법을 포함하는 복원적 접근법(restorative approach), 두 번째는 일상 생활에서 특정한 필요에 관련된 정보를 습득하는 것을 강조하는 특정 지식 습득 접근법(specific knowledge acquisition approach), 세 번째는 다양한 상황에서 내부 및 외부의 기억 보조 도구를 활용하는 방법을 포함하는 보상적 접근법(compensatory approach), 최근에는 감정적 및 사회적 측면을 인지 장애와 함께 다루는 통합적 접근법(holistic approach)이 등장하여 보상 도구와 치료 구성 요소를 효과적으로 결합하여 사용된다. 기억 재활을 시작할 때는 기억 장애의 중등도, 환자의 일상 생활에서의 요구 사항, 환자의 현재 기억 능력 및 자아인식 수준, 정서적 장애, 기억 재활의 목표(대상 기억의 유형, 자극 및 전략의 호환성) 및 일반화 및 장기적 효과의 가능성과 같은 여러 요소가 설정되어야 한다.

Ⅱ 복원적 접근법

복원적 접근법은 기억력을 병전 상태와 유사한 수준으로 향상시키는 것을 목표로 뇌 가소성이 복원적 접근법의 기초를 이루고 있으며, 손상된 뇌 조직 주변의 잔존 신경 네트워크를 활성화하여 기능적 결과를 일부 개선하고 추가적인 손실을 방지할 수 있다고 알려져 있다. 손상된 신경 세포를 대체하거나 재생시키는 것은 불가능하지만, 생존한 신경 세포가 축삭과 수상돌기 세포의 발아 및 시냅스 생성을 통해 새로운 연결을 형성할 수 있다고 여겨진다. 이로 인해 새로운 자극이 제시되면 연결성 패턴이 변화될 수 있는 가소성 의존성 신경 네트워크의 변화로 이어져야 한다. 복원적 접근 방식에 속하는 전략은 과거에는 주로 반복적인 훈련 및 연습이 중심이었으며, 이는 뇌가 손상을 입은 경우 운동을 통해 강화될 수 있는 '정신적 근육(mental muscle)'이라는 개념에서 비롯되었다. 최근에는 반복적인 훈련 및 연습의 효과가 제한적이라는 이유로 인지 기능 향상을 위해 설계된 소프트웨어, 뇌 훈련 프로그램 및 가상현실 프로그램을 포함하는 컴퓨터를 이용한 인지 재활(computer–assisted cognitive rehabilitation, CACR)로의 전환이 이루어졌다. 반복적인 연습과 훈련 과제는 주로 단어나 목록 학습(word or list learning) 또는 단락 회상 과제(paragraph recall tasks)와 함께 수행되었으며, 단순 반복 연습과 격려가 기억 문제에 대한 효과적인 치료로 제안되었다. 이 조건은 대조군으로 사용되었음에도 불구하고 대상자들은 쌍 연관 기억 작업(paired–associate memory task)에서 상당한 개선을 보였다. 그러나 단순히 격려하는 것만으로도 결과의 향상이 가능할 수 있으며, 영향을 미칠 수 있다는 점이 지적되었고 더욱이 시각적 상상력을 활용한 기억 기술은 격려를 포함한 단순 반복보다 우수한 결과를 보였다. 다양한 연구에서 반복 연습의 비슷한 결과가 나타나면서 이러한 연습은 일반적인 훈련 효과를 고려하기 위한 대조군으로 사용되었다.

반복적인 연습의 제한된 효과에 비해 컴퓨터를 이용한 인지 재활의 전략은 개인의 필요에 맞게 프로그래밍할 수 있고, 훈련 강도를 적응적으로 조절할 수 있으며, 즉각적인 피드백을 제공하며, 그리고 현실 세계 상황과 상호 작용을 모방하는 자극을 통합하여 일반화를 보다 용이하게 하는 특징이 있다. 훈련의 적응강도와 피드백을 통해 신경 가소성 프로세스가 변경되어 경험을 기반으로 시냅스가 변화 또는 생성되며 뉴런 네트워크 수준에서 이러한 변화가 지속될 것으로 예상된다. 이러한 표적 재활은 일상 생활에서 기능적인 수준의 변화를 초래할 수 있는 신경 가소성 적응으로 해석될 수 있다. 후천적 뇌손상 환자를 대상으로 비컴퓨터화된 접근 방식에 비해 RehaCom®(그림 16-1) 및 CogMed®(그림 16-2) 와

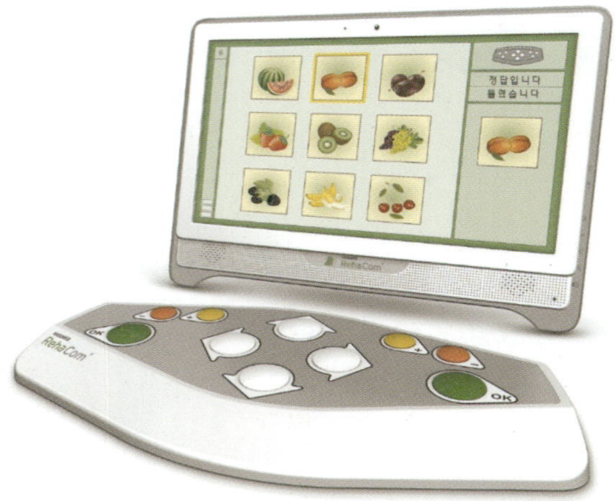

그림 16-1. **RehaCom®**: 독일 Hazomed사 전산화 인지재활 프로그램

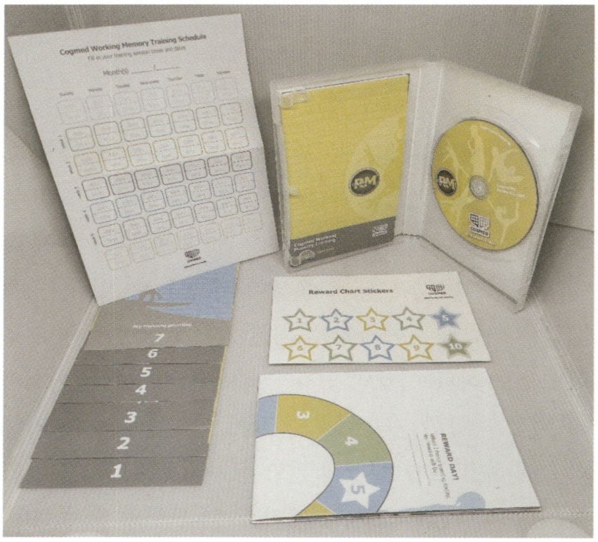

그림 16-2. **CogMed®**: Karolinska Institute의 신경 과학자인 Torkel Klingberg의 연구실에서 만든 인지 훈련 소프트웨어 프로그램

같은 특별한 컴퓨터를 이용한 인지 재활 소프트웨어를 사용할 때 인지 기능평가에서 개선이 확인된 여러 연구들이 있으며 개선 효과를 통해 자기 인식을 향상시키기 위한 즉각적인 피드백의 통합, 주의력을 향상시키기 위한 개선된 자극 품질 및 제시, 그리고 동적으로 개별 요구를 적응시키는 것에 의한 동기 부여로 설명하고 있다. 일상생활 활동에 미치는 영향, 샘플 크기의 제한, 제한적이거나 없는 후속조사, 생태학적으로 관련된 작업을 반영하지 않을 수 있는 결과 측정 등의 문제로 인해 이러한 유형의 컴퓨터를 이용한 인지 재활의 효과를 고려할 때 어느 정도의 주의가 필요하며, 인지 재활 프로그램 내의 기능과 관련한 기억 재활 대상 그룹을 고려하는 것이 중요할 수 있다. 컴퓨터를 이용한 인지 재활의 다른 전략 중 하나는 가상현실 프로그램인데 가상 환경을 생성하여 해당 환경 내에서 자극과 상호 작용할 수 있는 환경이 제공된다. 최근 여러 연구에서 가상 현실이 인지 재활에서 유용한 방향으로 제시되며, 뇌손상 환자들의 작업 관련 결과를 개선하는 데에 효과가 있음이 확인되었다. 그러나 현실 생활에서의 작업으로의 일반화, 훈련 기간 및 가상현실의 기저 메커니즘에 대한 추가 연구가 필요하다.

기억 재활에서 컴퓨터를 이용한 인지 재활 전략은 대상자에게 즉각적이고 동적인 피드백, 점진적인 학습 및 개별적인 요구 사항에 대한 맞춤형이 가능하다는 것 등 여러 장점이 있다. 즉각적이고 동적인 피드백을 통해 현재 기능 수준에 대한 자기 인식의 향상과 치료를 계속하기 위한 동기부여가 가능하며, 점진적인 학습과 개별 요구 사항에 대한 적응은 좌절감이나 지루함을 방지하여 프로그램의 지속성을 향상시킬 수 있다. 또한, 일부 프로그램은 가정에서 진행할 수 있으며 비교적 저렴한 옵션으로 제공되어, 이는 이동성이 제한된 개인에게 접근성을 향상시킬 수 있다. 특히 가상현실 프로그램을 이용한 컴퓨터를 이용한 인지 재활의 또 다른 이점은 현실적인 상황을 모방할 수 있도록 프로그래밍할 수 있는 작업의 생태학적 타당성이 향상되며, 이는 전통적인 종이와 연필 방법을 사용하여 얻기 어려운 것이다.

컴퓨터를 이용한 인지 재활 전략의 이러한 이점들은 유망하지만 순응도에 대한 장벽은 지속적인 사용을 방해할 수 있는 피로 위험, 기술 사용을 어렵게 만드는 편마비, 좌절 및 부정적인 자가평가를 초래하는 부정적 피드백, 결핍에 대한 인식 부족 및 컴퓨터 사용 능력 수준 등이 있다. 또한, 일상생활 활동 또는 유사한 작업으로의 이전 효과에 대한 근거는 제한적이다. 최근의 보고에서는 대상자의 다양한 원인, 작은 샘플 크기, 손상 이후 시간 및 연령대가 연구에서 다양하게 나타나면서 인지 기능 향상의 효과에 대한 논란의 여지가 있지만 작업 기억에 대한 어느 정도의 효과는 있는 것으로 보이며 이러한 치료 접근법을 이용할 수 있는 환자와 치료 기간을 결정하고 지속적인 효과를 도출하기 위한 연구가 더 필요하다.

Ⅲ 특정 지식 습득 접근법

단순 반복 및 연습(drill and practice)의 성공적인 결과가 제한적이라는 결과에 기반하여, 기존 방법에 대한 대안으로 특정 지식 습득 접근법이 제안되었다. 이 접근 방법은 도메인별 특정 지식의 습득으로 일상 생활과 관련된 지식을 특정 도메인에서 가르치는 것을 의미하며, 일반적인 기억 기능의 개선은 기대하지 않고 수행된다. 이 접근 방법의 전략에는 사라지는 단서 방법(vanishing cues method), 오차배제학습(errorless learning), 그리고 시간차 회상(spaced retrieval)이 있으며 이러한 전략들은 보존된 내재적 기억 능력(의식적 처리가 필요하지 않는 능력)을 활용하여 적절한 훈련을 통해 특정 지식이나 기술을 습득하는 것으로, 기억 장애 환자들을 위해 확실히 손상된 명시적 기억 능력(의식적 처리가 필요한 능력) 대신에 활용된다.

1. 사라지는 단서 방법 (Vanishing cues method)

사라지는 단서 방법은 올바른 응답을 만들기 위해 필요한 만큼의 단서 정보를 제공한 다음 여러 학습 시도 동안 점진적으로 제거되는 방법이다. 예를 들어, 언어 기억 과제에서는 첫 번째 시도에서 완전한 단어가 제시되며 대상자가 각 후속 시도에서 올바른 응답을 제공할 때마다 단어의 문자가 오른쪽에서 왼쪽으로 서서히 제거된다. 잘못된 응답은 대상자가 단어를 생성할 수 있을 때까지 문자를 추가하거나 완전한 단어를 제시하면서 수정된다. 사라지는 단서 방법은 각 추측 후에 응답에 관계없이 완전한 단어가 표시되는 표준 예상 방법보다 더 좋은 기억을 가져올 것으로 제안되었다. 이 제안은 사라지는 단서 방법이 프라이밍과 유사한 특성을 가지고 있으며, 기억 장애가 있는 환자들에게 유지되는 내재적 기억 과정을 효율적으로 활용할 것으로 가정한 것에 기반한다.

2. 오류 없는 학습(Errorless learning)

이 방법은 학습 중 오류를 최소화하는 것을 목표로 하는 전략으로 학습 중 추측과 부정확한 응답을 줄임으로써 학습된 정보의 기억이 향상될 것이라는 가정에 기반을 두고 있다. 오차 배제 학습 패러다임에는 대상자에게 단어 줄기가 제공되어 단어를 추측하는 오류 발생 조건(errorful condition)과 단어 줄기 다음에 즉시 올바른 단어를 제공하는 오차 배제 조건(errorless condition)이 포함된다. 오류 발생 조건은 추측을 통해 질문에 부정확한 응답을 유도할 것으로 제안되며, 반면 오류 없는 조건은 이 가능성을 제거하여 올바른 정보에 대한 기억 흔적만 강화하여 기억을 향상시킬 것으로 제안되었다. 따라서, 이 방법은 명시적인 기억 프로세스에 의존하는 오류를 수정하는 데 어려움을 겪는 기억 장애 환자에게 도움이 될 수 있다.

3. 시간차 회상(Spaced retrieval)

이 전략에서는 분산된 연습이 집중된 연습에 비해 정보의 기억을 더 잘 유발한다는 근거를 기반으로 기억해야 할 정보는 증가하는 간격으로 제시되고 평가된다. 오류가 발생하면 즉시 수정되며 정보가 회상되지 못하는 경우 제공되어 학습 중에 발생하는 오류를 줄인다 또한, 오류가 발생할 때 회상 간격은 이전 간격으로 감소한 후 점진적으로 다시 증가한다. 여러 연구들에서 회상 연습은 후천적 뇌손상 환자에서 단어 및 이름 회상에서 간격 재연구와 집중된 연습과 비교하여 더 큰 이점을 가지고 있다는 것이 입증되었다. 비록 후천적 뇌손상 환자들과 함께 시행되었지만, 간격 회상 훈련은 인지 기능이 저하된 고령자 혹은 치매 환자 대상 그룹에 더 효과적이었다. 간격 회상은 실험적 연구에서 환자에게 성공적인 효과를 보여주었지만, 연구에 사용된 자극의 생태학적 타당성이 낮다는 비판을 받았으며, 이 기술 일환으로 오류 없는 학습의 역할은 아직 명확하지 않다.

Ⅳ 보상적 접근

보상적 접근은 기억 기능의 향상을 기대하지 않고 일상 생활에서의 기억 문제의 영향을 완화하고 일상 기능을 향상시키는 전략과 도구를 사용하는 접근방법이다. 이는 자발적 회복이나 기억 훈련을 통한 회복이 더 이상 불가능할 때 보상적 접근이 기억 재활의 중심이 될 수 있다. 보상적 접근은 신경 모듈의 구조적 재조직의 결과로 기억력이 개선될 수 있다고 여겨진다. 구체적으로 보상적 전략 사용을 훈련하는 것은 손상된 회로의 활동 부족을 보상하기 위해 손상되지 않은 회로를 동원하는 신경 회로의 재조직으로 이어질 수 있다. 보상적 접근 전략은 내부 및 외부 기억 보조 수단으로 나눌 수 있다.

1. 내부 보조 수단(Internal aids)

내부 보조 수단은 상상력이나 연상을 통해 나중에 정보 검색을 개선하기 위한 정신적 조작을 의미하며 내부 보조 수단의 종류에는 청킹(chunking), 울림(rhyming), 약어(acronyms), 시각화(visualization), 첫 글자 기억법(first letter mnemonics) 및 연결(chaining)과 같은 기억법들이 있다. 구체적인 전략으로는 위치 기법(the method of loci), 말뚝 기법(the peg method), 얼굴-이름 기억 법(the face-name mnemonic technique), 이야기 기법(the story method) 등이 있다. 내부 기억 보조 수단 중에서 이미지 구성 요소를 갖는 기억법 전략(the mnemonic strategies with imagery components)이 가장 흔히 평가되며 가장 유망한 결과를 보이고 있다. 내부 기억 보조 수단은 단독으로 사용되는 대신 흔히 기억 재활이나 훈련의 일부로 사용된다.

기억 보조 수단의 일상 생활 기능 향상 성공기준으로 제안된 것은 개인이 초기 학습 이후 명시적인 지침 없이도 해당 전략을 유지해야 하며, 이 전략이 다른 작업에 일반화가 가능해야 한다는 것이다. 내부 기억 보조 기법은 정보 처리 측면에서 보다 깊은 수준을 요구하고, 서로 다른 정보들 간의 통합을 촉진하며, 내부 검색 단서를 포함하기 때문에 효과적이라고 제안되었다. 실험적 연구에서 내부 기억 보조 수단 사용의 효과에 대한 일부 근거는 있지만, 일상 생활에서 기능에 영향을 미치는 학습되지 않은 작업으로의 일반화에 대한 근거는 제한적이다. 중요한 점은 내부 보조 수단을 이용한 전략은 정보 조작을 필요로 하기 때문에 경도에서 중등도의 기억 장애가 있는 환자에게만 유용할 수 있으며, 또한 내부 보조 수단은 학습된 전략을 적절한 상황에서 계속 적용하기 위해 기억력 결함에 대한 자기인식뿐만 아니라 자기모니터링과 자가조절이 요구되며 장기적 효과를 검토하는 것이 또한 필요하다.

2. 외부 보조 수단(External aids)

외부 보조 수단은 환경 조작이나 정보를 나중에 액세스할 수 있는 장치나 수단 또는 환경 조작을 통해 기억 요구를 줄이는 것이다. 여기서 환경적 조작은 집안의 문이나 물건에 라벨을 붙이거나, 방향을 나타내는 화살표를 사용하고, 물건 사용과 관련된 특정 위치에 물건을 전략적으로 배치하는 것 등이 있으며 기억 보조 수단에는 노트북, 달력, 개인용 디지털 어시스턴트 및 쇼핑 목록이나 약물 복용 알림용으로 사용할 수 있는 핸드폰 등이 있다. 외부 보조 수단은 내부 보조 수단을

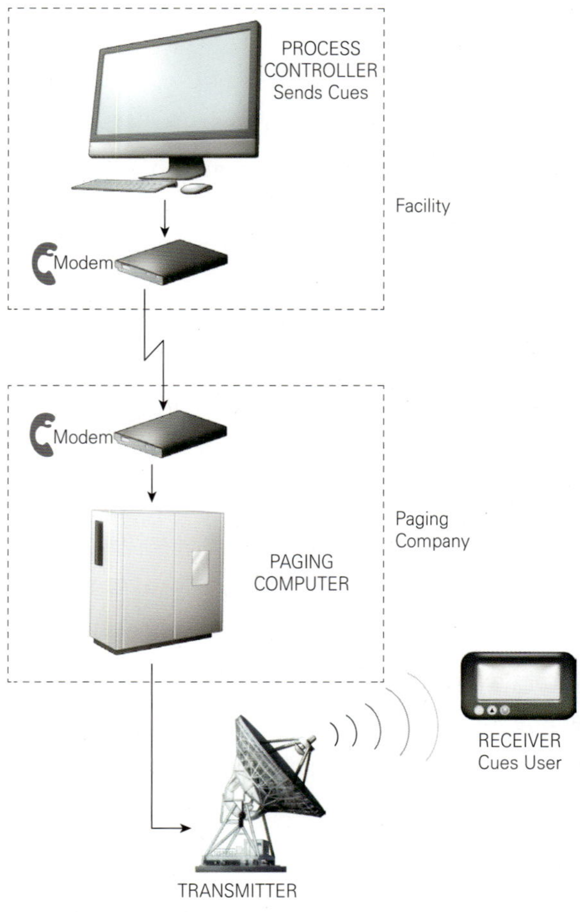

그림 16-3. **NeuroPage network diagram.** (Hersh NA, Treadgold LG. Neuropage: The rehabilitation of memory dysfunction by prosthetic memory and cueing. NeuroRehabilitation. 1994;4:187-197.)

배우거나 사용하는 데 어려움을 겪는 대상자들에게 도움이 될 수 있다. 기술의 발전으로 NeuroPage(그림 16-3), 디지털 보조도구 및 스마트 하우스 옵션과 같은 시스템을 외부 보조 수단으로 사용할 수 있게 되었다. 이후 연구자들은 더 많은 일반화 및 장기 효과를 갖는 디지털 보조 수단을 연구해 노트북과 캘린더와 같은 이전의 외부 보조 수단보다 더 기능적이며 휴대 가능한 보조 기술의 진화와 이점을 보여주었다. 그러나 외부 기억 보조 도구는 환자에게 권장되거나 재활 프로그램의 일부로 사용되지만 이러한 기기 사용 및 적용을 위해 많은 훈련이 필요하며, 외부 기억 보조 수단의 사용을 적용할 때 이를 고려해야 한다.

Ⅴ 통합적 접근법

통합적 접근법은 후천적 뇌손상 환자의 인지문제뿐만 아니라 감정적, 사회적 및 기능적 문제들을 다룬다. 이 접근법의 주요 요소는 치료적 환경 또는 커뮤니티 확립, 교육을 통한 기능적 능력에 대한 결함과 그에 따른 영향에 대한 파악, 일반적으로 보완적 보조 도구를 사용하여 인지 결핍 대응, 정신 요법을 통해 감정 및 사회적 영향 대응, 그리고 가족 구성원을 재활 과정에 참여시키는 것이다. 이 접근법은 다양한 차원의 인지와 다른 시스템과의 상호 작용을 다루어야 하며, 이러한 요소들은 상호 작용하고 영향을 미치기 때문에 함께 다뤄져야 한다는 개념을 기반으로 한다. 궁극적인 목표는 뇌손상환자의 지속적인 한계를 관리하면서 커뮤니티 통합, 사회 참여 및 생산성을 통한 만족스러운 삶을 확립할 수 있게 하는 것이다. 인지 기능 개선에 관한 근거는 더 복합적이지만, 통합적 접근 방식은 일상 기능향상뿐만 아니라 지역사회 참여, 생산성, 자기 효능감 및 삶의 만족도에 이점이 있을 수 있다. 그러나 몇 가지 제한점으로는 프로그램의 특정 측면의 기여를 확인하기가 어려워 프로그램을 형성하기 위한 최적의 전략 조합을 찾는 것이 어려움, 상당한 시간 및 자원 투입이 필요하여 비용을 고려해야 하고, 참여자(환자 및 가족 구성원) 모두가 모델 내에서 적합하게 맞추기 위해 동기부여를 할 필요가 있다. 종합하면, 전체적인 접근 방식이 후천적 뇌손상 환자의 삶을 개선할 수 있는 근거가 있으며, 비용, 제공 및 동기부여와 관련하여 몇 가지 필수적인 고려 사항을 갖춘 미래에 더 자주 적용될 것으로 기대된다.

Ⅵ 주요 질환별 기억 재활 치료

1. 알츠하이머병

1) 치료 목표

인지기능 저하의 진행을 늦추고 삶의 질을 향상시키는 것을 목표로 한다.

2) 치료 방법

(1) 인지 훈련

기억 및 기타 인지 기능을 자극하기 위한 구조화된 훈련이다. 인지 예비력을 향상시키기 위해 고안된 게임과 운동을 활용한 컴퓨터 기반 기억 재활이 여기에 속한다.

(2) 회상 요법

과거의 사건, 감정, 생각의 회상을 활용하여 기억을 자극한다. 의사소통 능력을 유지하는데 도움을 주고 정서적인 편안함을 제공한다.

(3) 환경 수정

생활 공간을 치매친화적으로 조정하여 혼란과 불안을 줄인다. 환자가 일상 생활을 탐색하는 데 도움이 되는 라벨, 시각 자료 및 작업 단순화를 사용한다.

(4) 다감각 자극

긍정적인 기억과 감정을 불러일으키기 위해 오감을 모두 자극한다. 음악, 미술, 아로마테라피 등의 활동이 여기에 속한다.

(5) 행동 관리 기법

치매의 행동 및 심리적 증상을 관리하기 위한 전략을 말한다. 그중 가족 교육과 지원은 매우 중요하다.

3) 치료 효과

(1) 인지장애의 개선

알츠하이머병 환자의 기억 재활은 인지장애의 개선으로 이어질 수 있다. 개선 정도는 개인마다 다르겠지만 특정 인지 영역을 강화하는 데 중점을 둔다면, 해당 영역에서의 강화를 보인다. 예를 들어, 간격을 두고 반복하거나 기억력 게임과 같은 기억력 훈련을 하면 기억력 회복 및 유지 능력이 향상될 수 있다. 또한, 인지 행동 전략은 알츠하이머병 환자가 일상 생활에서 기억력 결핍을 보다 효과적으로 관리하는 데 도움이 될 수 있다.

(2) 알츠하이머병의 진행 지연

알츠하이머병은 진행성 인지 저하가 특징이다. 기억 재활은 치료법을 제공하지는 않지만 질병의 진행에 큰 영향을 미칠 수 있다. 일정하게 맞춘 기억 재활 프로그램을 통해 진행 속도를 늦출 수 있다. 이는 기억 재활을 받는 경우 그렇지 못한 경우보다 인지 기능 저하가 더 느리게 나타날 수 있다는 것을 의미한다. 이러한 질병 진행 지연은 환자와 보호자 모두에서 삶의 질을 향상시킬 수 있다.

(3) 삶의 질 향상

인지 개선 및 질병 진행 속도 저하 외에도 기억 재활은 알츠하이머병 환자의 삶의 질 향상에 기여한다. 이는 의미 있는 활동에 계속 참여하고, 독립성을 유지하며, 사회적 상호 작용을 촉진할 수 있도록 해준다.

(4) 정서적 웰빙

기억력 재활은 정서적 웰빙에 긍정적인 영향을 미친다. 알츠하이머병 환자는 인지 능력 향상을 경험하면서 기억력 장애로 인한 좌절감, 불안감, 우울감을 덜 느낄 수 있다. 이러한 정서적 안정은 환자뿐 아니라 가족 모두에게 더욱 즐겁고 만족스러운 삶을 제공할 수 있다.

(5) 보호자 지원

기억력 재활 프로그램에는 보호자에게 알츠하이머병을 앓고 있는 환자를 지원하기 위해 효과적인 전략에 대한 교육이 포함된다. 이를 통해 보호자의 간병 스트레스가 줄어들 수 있으며 부양 부담감이 감소될 수 있다.

4) 한계점

알츠하이머병의 진행으로 인해 치료 효과가 제한될 수 있다.

2. 뇌졸중

1) 치료 목표

뇌졸중 환자의 기억 재활의 주요 목표는 뇌졸중으로 인해 손상된 인지 기능, 특히 기억력을 개선하고, 뇌졸중 환자의 전반적인 삶의 질을 향상시키는 것이다. 뇌졸중 후 흔히 영향을 받는 주의력, 집행 기능, 언어 및 지각 기능 등 다양한 인지 영역에서의 손상을 해결하는 것을 목표로 한다.

2) 치료 방법

(1) 인지 재활 치료

뇌졸중으로 인한 인지 결함을 개선하는 데 중점을 둔다. 주의력, 기억력, 문제 해결 및 집행 기능에 대한 연습이 이에 포함될 수 있다.

(2) 컴퓨터 기반 인지 훈련

특정 인지 기술을 개선하기 위해 설계된 소프트웨어 프로그램을 활용한다. 프로그램은 개인의 수준에 맞게 조정 가능하다.

(3) 작업치료

일상생활활동을 개선하는 것을 목표로 하며, 이를 통해 인지 기능을 훈련할 수 있다.

(4) 가상현실 및 기술적 보조장치

가상현실과 같은 새로운 기술은 인지 기능의 흥미롭고 상호작용이 원활한 재활을 위해 사용되는 추세이다.

3) 치료 효과

(1) 개별적 효과

뇌졸중 환자 대상의 기억 재활의 효과는 각 개인마다 매우 다르다. 뇌졸중의 중증도, 영향을 받은 뇌의 특정 영역, 개인의 전반적인 건강 등 다양한 요인에 따라 달라진다. 예를 들어, 가벼운 뇌졸중을 앓은 환자나 기억 재활과 관련된 자원이 많은 경우에는 재활효과가 긍정적으로 나타날 가능성이 높다. 반대로, 심각한 뇌졸중이나 심각한 동반질환이 있는 경우 인지 개선을 달성하는 데 더 많은 어려움을 겪을 수 있다.

(2) 인지장애의 개선

기억 재활이 뇌졸중 생존자의 인지 기능에 미치는 긍정적인 영향은 익히 입증되었다. 중재는 기억력, 주의력, 실행 기능을 포함한 다양한 인지 영역의 개선을 목표로 한다. 인지 훈련과 같은 기억 훈련은 기억 회상 및 유지 능력을 향상시킬 수 있다. 주의력 강화는 개인이 주의력을 회복하는 데 도움이 된다.

(3) 삶의 질 향상

뇌졸중 환자를 위한 기억 재활의 가장 중요한 결과 중 하나는 전반적인 삶의 질이 향상된다는 것이다. 인지 기능을 강화하여 기억 재활은 개인이 일상 생활 활동에 더 잘 참여할 수 있도록 하며, 독립성을 유지하는 데 중요한 역할을 한다. 독립성 증가는 뇌졸중 환자가 일상생활을 보다 효과적으로 관리하고 의미 있는 활동에 참여할 수 있게 만들기 때문에 삶의 질을 높이는 데 기여한다.

(4) 정서적 웰빙

기억 재활은 정서적 웰빙에 긍정적인 영향을 미친다. 뇌졸중 환자는 기억력 결핍과 인지 장애로 인한 좌절감, 불안, 우울증을 경험한다. 재활을 통해 인지 기능이 향상되면 이러한 정서적 부담이 완화되어 보다 안정되고 만족스러운 상태로 회복할 수 있다.

(5) 보호자의 부담 감소

기억 재활 프로그램에는 뇌졸중 환자의 재활을 지원하는 방법에 대해 보호자에게 교육하는 경우가 많다. 이는 환자에게 이익이 될 뿐만 아니라 보호자가 효과적인 지원과 지원을 제공할 수 있게 하고, 보호자의 부양부담도 경감시킨다.

(6) 장기적 이점

기억 재활을 통해 달성된 인지 향상은 지속적인 효과를 가진다. 성공적인 재활을 받은 뇌졸중 환자는 기억 훈련과 전략에 대한 일관된 방식을 유지할 수 있으며, 이를 통해 뇌졸중 후 몇 년이 지나도 향상된 인지 기능을 유지할 수 있게 된다.

4) 한계점

뇌졸중 환자마다 인지 장애의 증상과 회복 정도가 크게 다르며, 결과를 예측하기 어렵다.

3. 외상성뇌손상

1) 치료 목표

외상성뇌손상 환자의 기억 재활의 주요 목표는 인지

기능과 전반적인 삶의 질을 향상시키는 것이다. 특히, 일상 생활 활동을 수행하는 능력에 심각한 영향을 미칠 수 있는 손상된 기억 기능을 회복하도록 돕는 것이 주요한 목표이다.

2) 치료 방법

외상성뇌손상 환자의 기억 재활 방법에는 일반적으로 다각적인 접근 방식을 시행한다. 기억 전략, 간격 반복, 인지 행동 기법 등 기억력을 향상시키기 위해 고안된 인지 훈련이 그 방법이다. 작업치료는 개인에게 일상생활에 적응하기 위한 기억 보조 도구와 전략을 가르치는 데 중요한 역할을 한다. 또한 스마트폰 앱이나 알림 장치와 같은 보조 기술을 재활에 이용할 수 있다.

3) 치료 효과

(1) 기억 유지 개선

외상성뇌손상 환자의 기억 재활은 기억 유지의 개선으로 이어진다. 이를 위해 특정 기능 저하에 맞춰 다양한 기억력 훈련과 전략이 사용된다. 기억 회상 및 유지 능력이 향상됨에 따라 환자는 일상생활수행에 필수적인 중요한 정보, 사건 및 지침을 더 잘 기억할 수 있게 된다.

(2) 일상생활기능 향상

기억 재활의 가장 중요한 결과는 일상생활 기능향상이다. 향상된 기억력은 개인이 일상생활활동(ADL)을 독립적으로 수행하는 능력을 증진시킨다. 일상생활 기술을 회복하여 환자는 전반적인 삶의 질을 향상시키는 데 중요한 독립성과 자존감을 회복할 수 있다.

(3) 자신감 증가

기억력 문제는 자신감과 자존감을 저하시킨다. 기억 재활 프로그램은 자신의 인지 능력에 대한 신뢰를 회복하도록 돕는다. 기억력과 일상생활 기능이 눈에 띄게 향상되는 것을 보면 자신감이 회복된다. 이렇게 향상된 자기 확신은 사회적 상호 작용, 취미 및 여가 활동 참여 등 삶의 다른 측면에 긍정적인 파급 효과를 미친다.

(4) 우울증 및 불안 감소

환자는 기억력 저하로 인해 우울증 및 불안을 비롯한 정서적 어려움을 자주 경험한다. 기억 재활은 이러한 정서적 부담을 완화하는 데 도움이 될 수 있다. 자신의 기억에 대한 통제력을 회복하는 정도에 따라 좌절감과 절망감이 줄어드는 경우가 많다. 이는 더 나은 정신건강과 전반적인 웰빙에 기여한다.

(5) 향상된 삶의 질

기억 재활은 환자의 삶의 질을 향상시키는 데 중추적인 역할을 한다. 이는 기억력 결핍을 해결할 뿐만 아니라 일상생활 기능, 자신감 및 정서적 웰빙에 광범위하고 긍정적인 영향을 미친다. 이런 효과들은 좀 더 만족스럽고 독립적인 삶에 기여한다.

4) 한계점

외상성뇌손상 환자의 뇌손상의 정도와 증상은 환자마다 다르기 때문에 모든 환자가 동일한 중재에 동일하게 반응하는 것이 아니다.

4. 파킨슨병

1) 치료 목표

파킨슨병 환자의 기억 재활의 주요 목표는 인지 장애를 완화하고 인지 기능을 향상시키며 전반적인 삶의 질을 향상시키는 것이다. 특히, 질병의 진행으로 인해 영향을 받을 수 있는 기억 기능을 유지하거나 회복하도록 돕는 것이 목표이다.

2) 치료 방법

파킨슨병 환자를 위한 기억 재활 방법에는 일반적으로 통합적 접근법을 시행한다. 기억 전략, 기억 게임, 정신적 이미지 기술과 같이 기억 회상을 향상시키기 위해 고안된 인지 훈련 등을 시행한다. 또한 규칙적인 신체 운동과 균형 잡힌 식단을 포함한 생활 방식 수정은 인지 기능에 긍정적인 영향을 미칠 수 있다.

3) 치료 효과

파킨슨병에서 기억 재활의 효과는 상당할 수 있다. 환자는 기억 회상 및 인지 기능의 개선을 경험하면서 일상 기능이 향상된다. 이를 통해 독립성 및 전반적인 삶의 질이 향상될 수 있다. 또한, 기억 문제를 해결하면 파킨슨병의 인지 저하와 일반적으로 관련이 있는 좌절감과 불안감을 줄일 수 있다.

4) 한계점

파킨슨병 환자의 인지장애 증상은 환자마다 크게 다를 수 있으므로 기억 중재의 효과는 개인마다 다를 수 있으며, 여러 노력에도 불구하고 인지 저하가 계속될 수 있다.

5. 기타 장애에 대한 기억재활

1) 치료 목표

다양한 장애에 대한 기억 재활의 목표는 기억력 결핍으로 영향을 받는 개인의 인지 기능과 삶의 질을 향상시키는 것이다. 구체적인 목표는 문제의 장애에 따라 다를 수 있지만 일반적으로 기억 회상·유지 및 전반적인 인지 능력을 향상시키는 것을 목표로 한다.

2) 치료 방법

다양한 장애에 대한 기억 재활에 사용되는 방법은 매우 다양할 수 있다. 기억 훈련, 퍼즐 풀기 같은 인지 자극이 일반적으로 사용된다. 일상생활 기술이 기억 기능과 밀접하게 연관되어 있어 작업 치료도 기억 재활에서 중요한 역할을 할 수 있다.

3) 치료 효과

다양한 장애에 대한 기억 재활의 효과는 상당하다. 환자는 기억 회상의 개선을 경험하여 일상 기능이 향상된다. 이를 통해 독립성을 높이고 보호자의 부담이 줄어들며 전반적인 삶의 질이 향상될 수 있다. 더욱이, 기억력 결핍을 해결하면 일반적으로 기억력 손상과 관련된 좌절감, 우울증, 불안감을 줄이는 데 도움이 될 수 있다.

4) 한계점

모든 개인이 기억 재활에 동일하게 반응하는 것은 아니다. 기억 재활의 효과는 기억 장애의 심각도, 기억 장애의 근본 원인, 인지 기능의 개인차에 따라 달라질 수 있다.

Ⅶ 기억 재활 치료의 효과

기억 재활 치료에서 어떤 종류의 재활 접근 방식이 더 효과적인지에 대한 결정적인 근거는 거의 없으며 환자의 다양한 특성과 자원의 가용성에 따라 적절한 접근 방식이 달라질 수 있다. 그러나 많은 기억 재활 프로그램에서 복원적 전략이 선호되며 내부와 외부 기억 보조 도구의 조합을 포함하고 있다. 인지 재활에 대한 체계적 문헌고찰에서 경미한 정도에서 중간 정도의 기억 장애가 있는 환자를 위한 기억 재활 훈련으로 내부 및 외부 보상적 전략의 병용 사용을 권장하고 있고 심한 기억 장애가 있는 환자를 위해 오차배제학습(errorless learning) 및 전자 기술과 같은 외부 보조수단이 권고되었다. 뇌손상 후 인지 재활에 대한 여러 연구들에 따르면, 외부 기억 보조 도구를 사용이 일상 기능을 향상시키는 데 강력한 근거가 있지만 기억력 장애의 근본적인 부분은 향상시키지 못하며 외부 기억 보조 도구의 장기적 사용 가능성에 대해서는 제한적이라 보고하였다. 또한 경미한 손상을 가진 외상성뇌손상 환자에게 내부 기억 보조 도구가 유익하다는 충분한 근거가 있지만 지속적인 효과에 대한 근거는 불충분하다. 뇌졸중 환자를 대상으로 인지 재활에 대한 체계적 문헌 고찰에서 기억 재활 치료 그룹이 대조군과 비교하여 주관적 평가에서 더 나은 기억력 향상 결과가 보고되었다. 이러한 결과는 장기간 지속되지 않으며, 기억 재활이 연구들 간에 객관적인 기억력 검사, 기능 능력 또는 삶의 질에 대한 일관된 효과가 없다는 것을 보여준다. 이러한 연구에서 대상자들은 기억과 사용할 수 있는 기술에 대해 더 많이 학습함에 따라 기억력이 향상되었다고 여겨지는 것으로 보인다. 따라서 외부 기억 보조 장치와 지식 습득 전략이 중등도에서 심한 기억 장애가 있는 환자에게 도움이 될 수 있는 반면, 내부 기억 보조 장치는 경도의 기억 장애가 있는 환자에게 더 적합하고 또한 통합적 접근 방법이 참여의 증가 및 정서적 안정감, 그리고 삶의 질을 증진시킬 수 있는 근거가 있으며 향후 기억재활 치료의 효과, 장기적인 영향, 상호작용을 더 면밀히 연구해야 한다고 제안되었다.

Ⅷ 기억 재활의 현재 접근 방식의 제한점과 향후 고려사항

현재의 기억 재활 접근법에는 여러 가지 일반적인 제한점이 있다 훈련 및 연습과 같은 초기 회복 전략은 상대적으로 효과적이지 않은 반면, 컴퓨터를 이용한 인지 재활은 현재 단계에서 일반화 효과가 제한적이다, 특정 지식 습득 전략은 여러 번의 학습 시행을 필요로 하기 때문에 시간과 자원이 많이 소요되며, 이러한 전략에서 사용된 자극의 생태학적 타당성은 상대적으로 낮다. 내부 보상 보조 도구는 선택된 자극을 사용하여 통제된 환경에서 가르치는 경우가 많으며, 새로운 자극이 있는 다양한 상황에 적용하기 어려워 일상 기능에는 거의 변화가 없을 수 있다. 외부 기억 보조 도구는 환자가 자신의 결함을 인식하고 도구를 사용하도록 기억해야 하는데, 이 자체가 기억 과제이며, 집중적인 훈련이 필요할 수 있다. 마지막으로, 통합적 접근법은 후천성 뇌손상의 여러 결과를 다루기 위해 시도하지만, 최적의 전략 조합이 명확하지 않으며 프로그램의 기간으로 인해 상당한 시간과 자원을 필요로 할 수 있다.

기억 재활 프로그램의 구조는 다양하며, 치료 방법, 치료 빈도, 또는 치료 기간에 대한 공통된 의견이 없으며, 치료 기간은 몇 주에서 몇 달까지, 각 세션은 30분에서 2시간까지 다양하다. 일부 프로그램은 개별 세션을 제공하는 반면, 다른 프로그램은 그룹 재활을 포함하여 서로 다른 치료 효과를 가져올 수 있다. 인지 재활 연구 전반에 걸쳐 외상성뇌손상, 뇌졸중 및 다발성 경화증을 포함한 다양한 원인이 혼합되어 있는 경우가 많아 특정 집단에 대한 재활의 효과를 판단하기 어렵다. 마찬가지로 기억 손상의 정도는 보고되지 않았거나 다양한 측정 방법으로 평가되어, 다양한 정도 수준에서의 전략의 효과를 평가하기 어렵다. 또한, 일부 연구에서 주관적인 기억력이나 인지 기능 저하가 포함 기준으로 사용되어 기억력 저하를 인식하고 도움을 찾으려는 개인에 편향될 수 있다. 마지막으로, 정서적 장애 및 일상 기능에 대한 영향과 함께 기억력 저하에 대한 자기 인식은 연구에서 잘 다루어지지 않으며, 자기 인식에 대한 선별 검사를 사용하는 연구는 거의 없고 정의가 불분명한 검사를 포함하는 연구도 있다. 따라서 원인, 평가 방법, 기억 장애 중등도의 분류 및 다양한 패러다임의 변동성으로 인해 연구 간에 재활 프로그램이나 전략의 효과를 비교하기 어렵다. 현재까지 기억 재활은 기능의 복원, 특정 지식의 습득 및 기억 장애에 대한 보상을 통해 접근되었다. 이러한 접근법은 어느 정도의 효능을 보여주었지만, 기억 장애가 있는 개인들의 요구에 부합하는 기억 재활 프로그램을 개발하기 위해 개별적으로 그리고 병합하여 더 깊이 검토되어야 하며 추가적인 연구가 필요하다.

▶ 참고문헌

1. 양영애. 두뇌커뮤니케이션. 서울: 동주출판사; 2019.
2. Afsar M, Choudhari N, Shukla D, Rajeswaran J. The The Road Less Traveled: Integrating Neurotherapy with Holistic Neuropsychological Rehabilitation After Severe Head Injury. NeuroRegulation. 2021;8:57–57.
3. Al Banna M, Redha NA, Abdulla F, Nair B, Donnellan C. Metacognitive function poststroke: a review of definition and assessment. Journal of Neurology, Neurosurgery & Psychiatry. 2015.
4. Barman A, Chatterjee A, Bhide R. Cognitive impairment and rehabilitation strategies after traumatic brain injury. Indian journal of psychological medicine. 2016;38:172–181.
5. Berg IJ, Koning–Haanstra M, Deelman BG. Long–term effects of memory rehabilitation: A controlled study. Neuropsychological rehabilitation. 1991;1:97–111.
6. Berlucchi G. Brain plasticity and cognitive neurorehabilitation. Neuropsychological rehabilitation. 2011;21:560–578.
7. Boman I–L, Bartfai A, Borell L, Tham K, Hemmingsson H. Support in everyday activities with a home–based electronic memory aid for persons with memory impairments. Disability and Rehabilitation: Assistive Technology. 2010;5:339–350.
8. Chouliara N, Lincoln NB. Qualitative exploration of the benefits of group–based memory rehabilitation for people with neurological disabilities: implications for rehabilitation delivery and evaluation. BMJ open. 2016;6.
9. Cicerone KD, Dahlberg C, Kalmar K, Langenbahn DM, Malec JF, Bergquist TF, Felicetti T, Giacino JT, Harley JP, Harrington DE. Evidence–based cognitive rehabilitation: recommendations for clinical practice. Archives of physical medicine and rehabilitation. 2000;81:1596–1615.
10. Cicerone KD, Goldin Y, Ganci K, Rosenbaum A, Wethe JV, Langenbahn DM, Malec JF, Bergquist TF, Kingsley K, Nagele D. Evidence–based cognitive rehabilitation: systematic review of the literature from 2009 through 2014. Archives of physical medicine and rehabilitation. 2019;100:1515–1533.
11. Cicerone KD, Mott T, Azulay J, Sharlow–Galella MA, Ellmo WJ, Paradise S, Friel JC. A randomized controlled trial of holistic neuropsychologic rehabilitation after traumatic brain injury. Archives of physical medicine and rehabilitation. 2008;89:2239–2249.
12. Clare L, Jones RS. Errorless learning in the rehabilitation of memory impairment: a critical review. Neuropsychology review. 2008;18:1–23.
13. das Nair R, Cogger H, Worthington E, Lincoln NB. Cognitive rehabilitation for memory deficits after stroke. Cochrane database of systematic reviews. 2016.
14. das Nair R, Lincoln NB. Evaluation of rehabilitation of memory in neurological disabilities (ReMiND): a randomized controlled trial. Clinical Rehabilitation. 2012;26:894–903.
15. Doornhein K, De Haan EH. Cognitive training for memory deficits in stroke patients. Neuropsychological rehabilitation. 1998;8:393–400.
16. El Haj M, Kessels RP, Allain P. Source memory rehabilitation: A review toward recommendations for setting up a strategy training aimed at the "what, where, and when" of episodic retrieval. Applied Neuropsychology: Adult. 2016;23:53–60.
17. Elliott M, Parente F. Efficacy of memory rehabilitation therapy: A meta–analysis of TBI and stroke cognitive rehabilitation literature. Brain Injury. 2014;28:1610–1616.
18. Evans FA, Wong D, Stolwyk RJ. Retrieval practice enhances memory for names in survivors of stroke. Neuropsychology. 2020;34:874.
19. Fernandez E, Bergado Rosado JA, Rodriguez Perez D, Salazar Santana S, Torres Aguilar M, Bringas ML. Effectiveness of a computer–based training program of attention and memory in patients with acquired brain damage. Behavioral sciences. 2017;8:4.
20. Fernandez Lopez R, Antoli A. Computer–based cognitive interventions in acquired brain injury: A systematic review and meta–analysis of randomized controlled trials. PloS one. 2020;15:e0235510.
21. Fish JE, Manly T, Kopelman MD, Morris RG. Errorless learning of prospective memory tasks: An experimental investigation in people with memory disorders. Neuropsychological Rehabilitation. 2015;25:159–188.
22. Glisky EL, Schacter DL. Acquisition of domain–specific knowledge in patients with organic memory disorders. Journal of Learning Disabilities. 1988;21:333–339.
23. Gopi Y, Wilding E, Madan CR. Memory rehabilitation: restorative, specific knowledge acquisition, compensatory, and holistic approaches. Cognitive Processing. 2022;23:537–557.
24. Haskins EC. Cognitive rehabilitation manual: Translating evidence–based recommendations into practice. (No Title). 2012.
25. Haslam C, Hodder KI, Yates PJ. Errorless learning and spaced retrieval: how do these methods fare in healthy and clinical populations? Journal of Clinical and Experimental Neuropsychology. 2011;33:432–447.
26. Hersh NA, Treadgold LG. Neuropage: The rehabilitation of memory dysfunction by prosthetic memory and cueing. NeuroRehabilitation. 1994;4:187–197.
27. Intons–Peterson MJ, Fournier J. External and internal memory aids: When and how often do we use them? Journal of Experimental Psychology: General. 1986;115:267.
28. Jamieson M, Cullen B, McGee–Lennon M, Brewster S, Evans J. Technological memory aid use by people with acquired brain injury. Neuropsychological Rehabilitation. 2017;27:919–936.
29. Kapur N, Glisky EL, Wilson BA. External memory aids and com-

puters in memory rehabilitation. The essential handbook of memory disorders for clinicians. 2004:301–321.

30. Kapur N, Glisky EL, Wilson BA. Technological memory aids for people with memory deficits. Neuropsychological rehabilitation. 2004;14:41–60.

31. Kessels RP, Haan EH. Implicit learning in memory rehabilitation: A meta-analysis on errorless learning and vanishing cues methods. Journal of clinical and experimental neuropsychology. 2003;25:805–814.

32. Lannin N, Carr B, Allaous J, Mackenzie B, Falcon A, Tate R. A randomized controlled trial of the effectiveness of handheld computers for improving everyday memory functioning in patients with memory impairments after acquired brain injury. Clinical rehabilitation. 2014;28:470–481.

33. Lawson DW, Stolwyk RJ, Ponsford JL, McKenzie DP, Downing MG, Wong D. Telehealth delivery of memory rehabilitation following stroke. Journal of the International Neuropsychological Society. 2020;26:58–71.

34. Leśniak MM, Mazurkiewicz P, Iwański S, Szutkowska-Hoser J, Seniów J. Effects of group versus individual therapy for patients with memory disorder after an acquired brain injury: A randomized, controlled study. Journal of clinical and experimental neuropsychology. 2018;40:853–864.

35. Maggio MG, Latella D, Maresca G, Sciarrone F, Manuli A, Naro A, De Luca R, Calabrò RS. Virtual reality and cognitive rehabilitation in people with stroke: an overview. Journal of Neuroscience Nursing. 2019;51:101–105.

36. Miller LA, Radford K. Testing the effectiveness of group-based memory rehabilitation in chronic stroke patients. Neuropsychological Rehabilitation. 2014;24:721–737.

37. O'Brien MC, das Nair R, Lincoln NB. A comparison of the content of memory rehabilitation groups for patients with neurological disabilities. Neuropsychological rehabilitation. 2013;23:321–332.

38. O'Neil-Pirozzi TM, Kennedy MR, Sohlberg MM. Evidence-based practice for the use of internal strategies as a memory compensation technique after brain injury: A systematic review. Journal of Head Trauma Rehabilitation. 2016;31:E1–E11.

39. Perna R, Perkey H. Internal memory rehabilitation strategies in the context of post-acute brain injury: A pilot study. Int J Neurorehabilitation. 2016;3:199.

40. Pino O. Memory impairments and rehabilitation: evidence-based effects of approaches and training programs. The Open Rehabilitation Journal. 2015;8.

41. Piras F, Borella E, Incoccia C, Carlesimo G. Evidence-based practice recommendations for memory rehabilitation. European Journal of Physical and Rehabilitation Medicine. 2011;47:149–175.

42. Prigatano GP. Challenges and opportunities facing holistic approaches to neuropsychological rehabilitation. NeuroRehabilitation. 2013;32:751–759.

43. Ptak R, Linden MVd, Schnider A. Cognitive rehabilitation of episodic memory disorders: from theory to practice. Frontiers in human neuroscience. 2010;4:57.

44. Raskin SA, Smith MP, Mills G, Pedro C, Zamroziewicz M. Prospective memory intervention using visual imagery in individuals with brain injury. Neuropsychological Rehabilitation. 2019;29:289–304.

45. Ressner P, Krulová P, Beránková D, Nilius P, Bártová P, Zapletalová J, Srovnalová Zakopčanová H, Novobilský R, Martinková J, Školoudík D. Effect of a combined approach to cognitive rehabilitation in post-stroke patients. Česká a slovenská neurologie a neurochirurgie. 2018;81.

46. Riley GA, Venn P. A comparison of automatic and intentional instructions when using the method of vanishing cues in acquired brain injury. Neuropsychological Rehabilitation. 2015;25:53–81.

47. Sarajuuri J, Vink M, Tokola K. Relationship between late objective and subjective outcomes of holistic neurorehabilitation in patients with traumatic brain injury. Brain injury. 2018;32:1749–1757.

48. Slenders JP, Verberne DP, Visser-Meily JM, Van den Berg-Vos RM, Kwa VI, van Heugten CM. Early cognitive and emotional outcome after stroke is independent of discharge destination. Journal of Neurology. 2020;267:3354–3361.

49. Sohlberg MM. External aids for management of memory impairment. Rehabilitation for traumatic brain injury. 2005:47–70.

50. Sumowski JF, Coyne J, Cohen A, DeLuca J. Retrieval practice improves memory in survivors of severe traumatic brain injury. Archives of Physical Medicine and Rehabilitation. 2014;95:397–400.

51. Svoboda E, Richards B, Leach L, Mertens V. PDA and smartphone use by individuals with moderate-to-severe memory impairment: Application of a theory-driven training programme. Neuropsychological rehabilitation. 2012;22:408–427.

52. Svoboda E, Richards B, Yao C, Leach L. Long-term maintenance of smartphone and PDA use in individuals with moderate to severe memory impairment. Neuropsychological rehabilitation. 2015;25:353–373.

53. Urech A, Krieger T, Frischknecht E, Stalder-Lüthy F, grosse Holtforth M, Müri RM, Znoj H, Hofer H. An integrative neuro-psychotherapy treatment to foster the adjustment in acquired brain injury patients—A randomized controlled study. Journal of clinical medicine. 2020;9:1684.

54. Vasquez BP, Lloyd-Kuzik A, Moscovitch M. Mobile app learning in memory intervention for acquired brain injury: Neuropsychological associations of training duration. Neuropsychological Rehabilitation. 2022;32:1048–1074.

55. Velikonja D, Ponsford J, Janzen S, Harnett A, Patsakos E, Kennedy M, Togher L, Teasell R, McIntyre A, Welch-West P. INCOG 2.0

guidelines for cognitive rehabilitation following traumatic brain injury, part V: memory. The Journal of Head Trauma Rehabilitation. 2023;38:83–102.

56. Wilson BA, Evans JJ, Emslie H, Malinek V. Evaluation of NeuroPage: a new memory aid. Journal of Neurology, Neurosurgery & Psychiatry. 1997;63:113–115.
57. Wilson BA. Management and remediation of memory problems in brain-injured adults. The essential handbook of memory disorders for clinicians. 2004:199–226.
58. Withiel TD, Sharp VL, Wong D, Ponsford JL, Warren N, Stolwyk RJ. Understanding the experience of compensatory and restorative memory rehabilitation: A qualitative study of stroke survivors. Neuropsychological rehabilitation. 2018.
59. Yip BC, Man DW. Virtual reality-based prospective memory training program for people with acquired brain injury. NeuroRehabilitation. 2013;32:103–115.
60. Zucchella C, Capone A, Codella V, Vecchione C, Buccino G, Sandrini G, Pierelli F, Bartolo M. Assessing and restoring cognitive functions early after stroke. Functional Neurology. 2014;29:255.

특정영역 인지재활

Domain-specific cognitive rehabilitation

SECTION 04 시공간 지각

Chapter 17 시공간 지각 과정
Visuospatial processing and perception

Chapter 18 시공간 지각 평가
Visuospatial perception evaluation

Chapter 19 시공간 지각 재활
Visuospatial perception rehabilitation

PART 03

CHAPTER

17 시공간 지각 과정

Visuospatial processing and perception

박주현, 김태우

우리가 일상생활에서 흔히 접하는 카메라, 녹음기부터, 연기감지기, 산도(pH) 측정기처럼 전문영역에서 사용되는 장비에 이르기까지, 인간의 감각(感覺; sensation)을 대신해주는 기계는 이미 오래 전에 발명되어 널리 사용되고 있으며, 의료 분야에서도 인공와우(cochlear implant), 인공망막(retinal implant)의 이식을 통해 손상된 감각을 대치·회복하는 노력도 지속되고 있다.

하지만, 인간의 지각(知覺; perception)을 대신하는 것은 아직까지 쉽지 않은 분야였는데, 바둑의 알파고(AlphaGo)나 구글의 무인자동차, 이미지 검색 및 생성 등 다양한 분야에서 시공간적 정보를 받아들여 추가적으로 가공·처리하는 인공지능이 괄목할만한 발전을 이루고 있어, 조만간 인간의 지각도 기술로 대신하게 되는 시대가 올 수도 있을 것같은 막연한 두려움을 갖게 된다.

이 장에서는 시공간적 정보처리 과정 및 지각에 대한 개념과 이와 관련된 신경해부학적 구조와 생리를 설명하고자 한다.

I 시각경로

각막을 거쳐 눈으로 들어온 빛이 망막을 자극하여 만들어진 전기적 신호는 다음의 구심성 시각경로를 통해 뇌로 전해져 우리가 인식하게 된다.

눈의 망막(retina) – 시신경(optic nerve) – 시각교차(optic chiasm) – 시각로(optic tracts) – 시상(thalamus)의 외측무릎핵(Lateral Geniculate Nucleus, LGN) – 시각로부챗살(optic radiation) – 줄무늬피질(striate cortex, 일차시각피질, primary visual cortex, V1)

우리 눈으로 들어온 대부분의 시각정보는 위와 같이 시상의 외측무릎핵을 거쳐 줄무늬피질로 전달되지만, 일부 시각정보는 외측무릎핵을 통하지 않고, 중뇌의 상구(superior colliculus) 및 시상의 베개핵(pulvinar nucleus)으로 전달되어 안구운동 및 시각적 주의력(visual attention)의 조절에 기여하기도 한다. 또한 중뇌의 상구는 시각뿐 아니라, 청각, 촉각 등의 감각을 함께

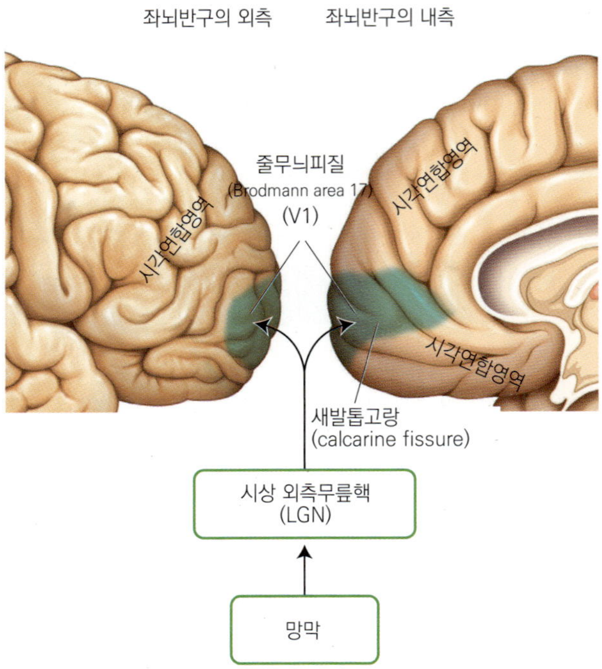

그림 17-1. **주된 구심성 시각경로 및 후두엽의 줄무늬피질**

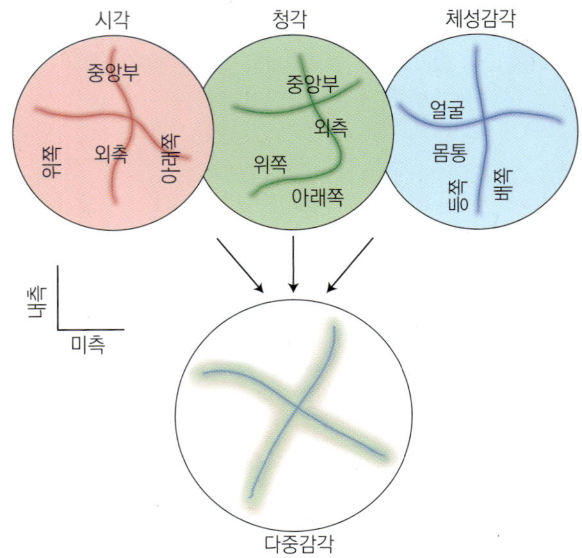

그림 17-3. **시각, 청각, 촉각 등의 다중감각은 중뇌의 상구를 비롯하여 후두정엽 및 후상측두엽 등대뇌 여러 부분에서 상호작용하며, 시간적·공간적으로 연관된 다중감각은 우리 뇌의 자극처리과정에서 단일감각에 비해 보다 중요하게 인식된다.**

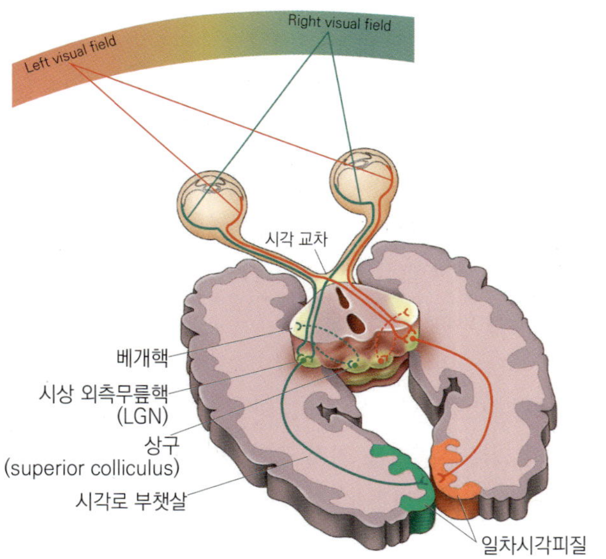

그림 17-2. **외측무릎핵을 경유하는 시각경로와 상구를 경유하는 시각경로**

통합하여 처리하는 다중감각통합 기관으로서의 역할도 한다(그림 17-1, 2, 3).

우리의 뇌로 전해진 시각 정보는 있는 그대로 활용되기보다는, 다른 감각들과 함께 처리되거나, 색깔, 모양, 공간적 정보들이 서로 통합되고, 우리가 기존에 알고 있던 지식들과 결합되기도 하는 등 추가적인 처리과정을 거쳐, 비로소 우리에게 인식된다. 우리는 이것을 '지각'이라고 하는데, 다시 말해 우리 뇌에서 지각하는 대상은 현실 속에서 실제로 존재하는 것과는 다른 우리 뇌에서 처리과정을 거친 결과물이라는 것이다.

간단한 예로, 다음의 그림들을 보자(그림 17-4).

이와 같이 광학적 구조물인 눈을 거쳐 구심성 시각경로를 통해 우리의 뇌로 들어온 시각정보는 뇌의 추가적인 정보처리 과정을 통해 비로소 우리에게 지각된다. 이

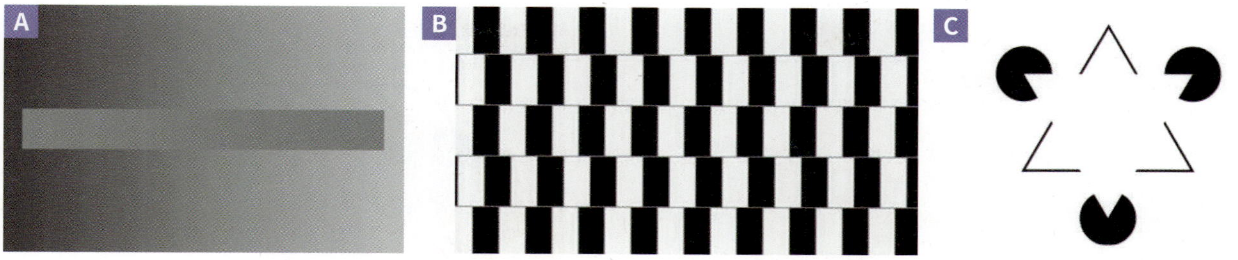

그림 17-4. (A) 안쪽의 사각형은 실제로는 한가지 색이지만, 우리는 옅은 색에서 점점 진한 회색으로 진해진다고 지각하며, (B) 안의 가로 선들은 모두 직선이지만, 우리는 삐뚤빼뚤 그려진 것으로 지각한다. 또한 (C) 속에는 실제 삼각형은 그려져 있지 않지만, 우리는 2개의 삼각형이 겹쳐 있는 것으로 지각한다.

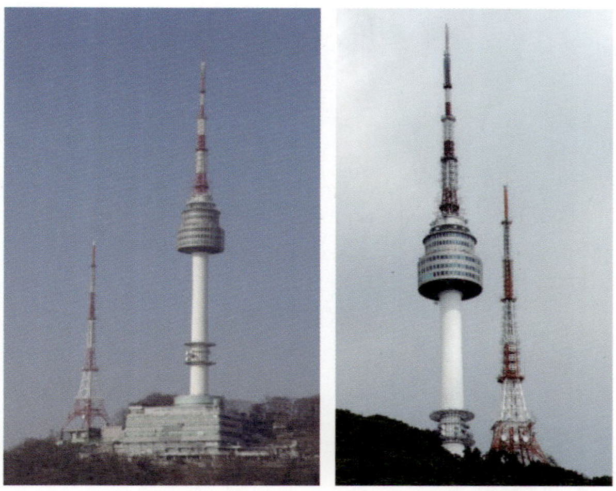

그림 17-5. 서로 다른 날씨에 서로 다른 위치에서 바라본 서울타워

러한 추가적인 정보처리 과정은 우리에게 앞의 예들처럼 '시각적 착각'을 불러 일으키기도 한다. 아래의 예와 같이 서로 다른 위치와 거리에서 바라본 서울타워가 비록 크기, 색깔, 송신탑과의 위치도 서로 정확히 일치하지 않지만(즉, 감각적으로는 서로 다른 시각적 대상이지만), 우리의 뇌는 시각적 자극에 대한 정보처리과정을 거쳐 중심 대상의 특징을 확인·분류하여 단번에 동일한 대상이 서로 다른 방향과 위치에서 찍힌 사진인 것을 지각할 수 있게끔 해준다(그림 17-5).

Ⅱ 시지각

지각(perception)은 외부의 자극이 감각기관을 통해 뇌로 전달·해석되어 행동에 영향을 가져오는 일련의 과정을 의미하며, 감각은 이러한 지각처리과정의 전반부를 담당한다고 할 수 있다. 감각과 지각은 연속적인 인지과정의 하나로, 명확히 구별되기는 어렵지만, fMRI를 활용한 연구들에 따르면, 일차시각피질(V1)이 감각경로의 종착역이자 지각과정의 시작점으로 기능한다는 증거들을 찾을 수 있으며, V1에 표현된 시각정보를 바탕으로 시각연합영역(visual association area, extrastriate cortex) 및 두정엽과 측두엽 등의 피질과 시상과 중뇌 등의 피질외 영역에서 시각정보의 추가적인 가공 및 처리가 진행되어 비로소 지각과정이 마무리된다고 할 수 있다.

이러한 시지각 처리과정은 해부학적/기능적 구분을 통해 주로 배측경로(occipito-parietal pathway, dorsal stream)와 복측경로(occipito-temporal pathway, ventral stream)로 구분하여 설명할 수 있다(그림 17-6).

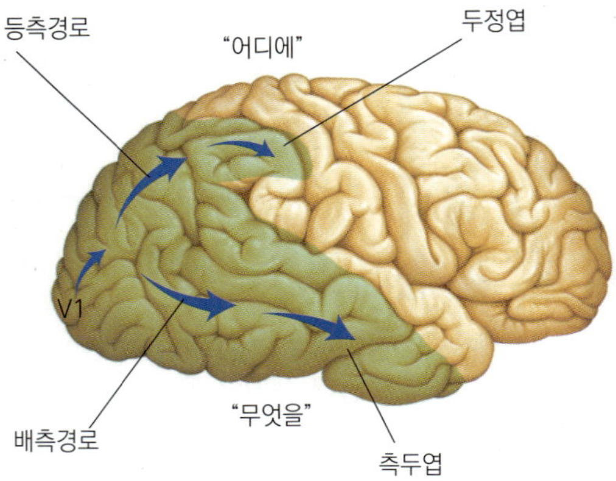

그림 17-6. **배측경로와 복측경로**

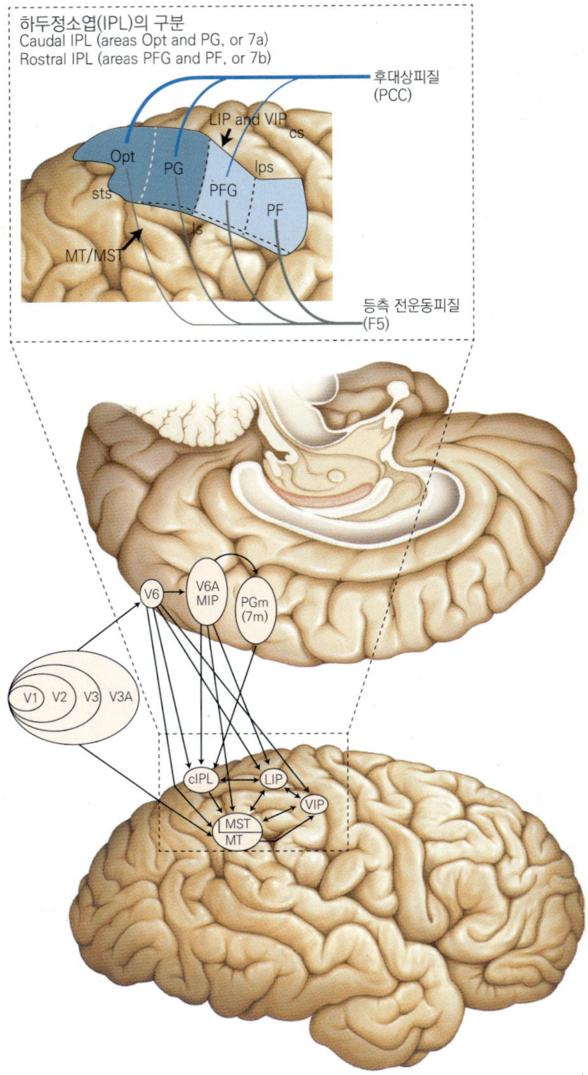

그림 17-7. **후두-두정 경로**

1. 배측경로

배측경로는 'Where/How pathway'로, 대상의 공간적 위치 및 움직임, 시각적 탐색과 관련된 공간적 정보처리 등을 주로 담당한다. 배측경로의 시작인 후두-두정 경로를 살펴보면,

1) 후두-두정 경로(그림 17-7)

(1) 주로 중심부 시야를 담당하는 V1의 대부분의 영역은 V2, V3, V4의 시각연합영역을 거쳐 V5/MT (middle temporal area)와 연결되며,

(2) V1의 일부 영역(특히 변연부 시야를 담당하는 부분)과 V2, V3의 일부는 V6를 통해 각각 내측과 외측으로 진행하여, 시각과 촉각을 함께 담당하는 영역들인 V6A, MIP (medial intraparietal area)와 VIP (ventral intraparietal area)로 전달되는 내측경로와, LIP (lateral intraparietal area), V5/MT, MST (medial superior temporal area)로 전달되는 외측경로로 이루어진다.

배측경로의 후두정엽 신경원들은 시각, 촉각, 청각, 평형감각 등의 다중감각을 통합하여 처리할 뿐 아니라, 망막에 대응하여 전달된 시각정보(retinotopic information)에 자기중심적인 정보를 통합하여, 나의 몸을 중심으로 시공간적 정보를 해석하는 역할을 하므로, IPL (inferior parietal lobule)의 손상 시 이러한 정보들이 통합되지 못하여 자기중심적 무시(egocentric hemi-spatial neglect)가 나타날 수 있으며, 단순히 시각 외에도 청각, 촉각 등 다양한 감각자극에 대한 무시가 함께 나타날 수 있다. 반면, MTL (medial temporal lobe) 등의 복측피질영역 손상은 대상과 관련한 객체중심적 무시(allocentric neglect)와 연관되어 있다.

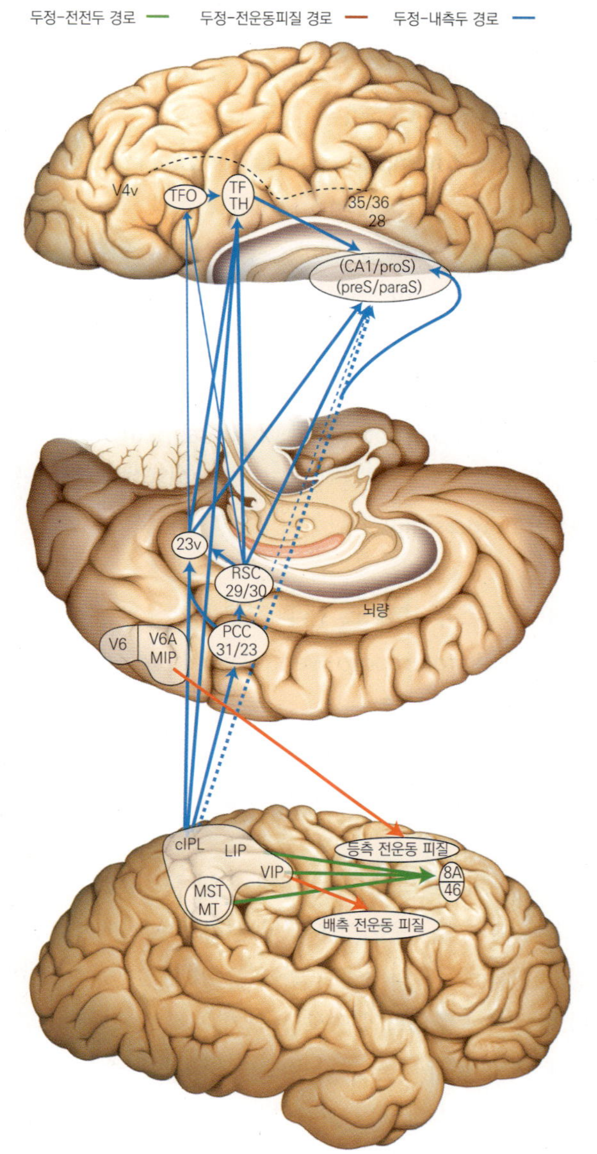

그림 17-8. **두정-전전두 경로(parieto-prefrontal pathway), 두정-전운동피질 경로(parieto-premotor pathway), 두정-내측두 경로(parieto-medial temporal pathway)**

배측 경로는 위에서 설명한 후두-두정경로를 거쳐 해부학적/기능적으로 두정-전전두 경로(parieto-prefrontal pathway), 두정-전운동피질 경로(parieto-premotor pathway), 두정-내측두 경로(parieto-medial temporal pathway)로 이어져, 후두-두정경로에서 해석된 시공간적 정보를 바탕으로, 시공간적 작업기억, 시각에 의해 유도된 운동기능, 시공간적 탐색 기능을 각각 담당한다(그림 17-8). 따라서 앞서의 공통경로인 후두-두정경로의 이상으로 인해 단순한 시공간적 자극에 대한 무시현상뿐 아니라, 이러한 자극에 대한 작업기억, 운동기능, 탐색기능도 모두 손상될 수 있다.

2) 두정-전전두 경로

LIP, VIP, MT, MST로부터 시작되어 Brodmann area (BA) 8A(안구운동의 내재적 조절)와 BA 46(시공간적 작업기억)으로 연결되며, 시공간적 작업기억 및 처리를 위한 내재적 조절기능 및 내재적 안구운동을 담당한다.

3) 두정-전운동피질 경로

V6A & MIP로부터 배측 전운동 피질(F2 & F7)로 연결하고, VIP로부터 복측 전운동 피질(F4 & F5)로 연결한다. 두정-전전두경로와 함께 공간과 신체위치에 대한 시공간적 정보를 처리해 신체 주위(peri-personal)에 대한 안구운동, 뻗기, 쥐기 등의 시각으로부터 유도된 운동기능을 담당한다.

4) 두정-내측두 경로

cIPL (caudal inferior parietal lobule)과 MTL (medial temporal lobe) 및 해마(hippocampus)를 직접 연결하며, PCC (posterior cingulate cortex) and RSC (retrosplenial cortex)를 거쳐 간접적으로 연결한다. 멀리 떨어져 있는 공간에 대한 탐색기능을 담당한다.

2. 복측경로

다음으로, 복측경로는 'What pathway'로 시각적 자극의 확인, 즉 대상 인식과 관련된 시각정보를 전달한다. 복측경로의 시작인 후두-측두 경로는 줄무니피질(V1)로부터 시각연합영역(V2, V3, V4)를 거쳐 하부 측두엽(inferior temporal lobe, TEO-posterior temporal,

TE-anterior temporal, TG-temporal pole)으로 이어지며, 이는 단방향의 단순한 흐름이 아니라, 후두-측두망(occipito-temporal network)으로 불리울 정도로 여러 방향의 연결이 그물처럼 이루어져 있는 것이 특징이다. 일차적으로 시각피질로 들어온 대상과 배경에 대한 시각정보는 후두-측두망을 거치면서 점, 선, 색깔, 얼굴 등 시각적 특징이 구분되고 범주화 되어 우리는 비로소 대상 그 자체(object quality)를 지각하게 된다.

이러한 후두-측두경로를 통해 지각된 대상의 시각적 정보는 이후 최소 6가지의 서로 다른 경로를 통해 다양한 피질하 영역 및 피질로 전달되며, 시각적 대상에 대한 정보를 바탕으로 한 다양한 인지활동을 가능케 한다.

1) 피질-피질하 경로(단방향)

(1) 후두측두-신선조체 경로 (Occipitotemporo-neostriatal pathway)

미상핵(caudate nucleus)과 피각(putamen)으로 연결되며, 시각적 습관을 형성(visually-dependent habit formation)하고, 기술 습득(procedural skill learning)을 할 수 있다.

(2) 후두측두-편도 경로 (Occipitotemporo-amygdaloid pathway)

감정이나 두려움과 연관된 시각적 자극의 처리와 관련되어 있다.

(3) 후두측두-복측선조 경로 (Occipitotemporo-ventral striatal pathway)

측좌핵(Nucleus accumbens)으로 연결되며, 시각적 자극에 대한 가중치 배정(가치측정 및 배정)과 관련되어 있다(processing of stimulus valence).

2) 피질-피질 경로(양방향): 대상에 대한 장단기 시각적 기억과 관련

(1) 후두측두-내측측두 경로 (Occipitotemporo-medial temporal pathways)

후각주위피질(perirhinal cortex) 및 후각내피질(entorhinal cortex)로, 해마 연결대상과 관련된 시각적 장기 기억과 관련이 있다.

(2) 후두측두-안와전두 경로 (Occipitotemporo-orbitofrontal pathways)

안와전두피질로 연결되며, 시각적 자극에 대한 보상(reward processing)과 관련이 있다.

(3) 후두측두-복외측 전두 경로 (Occipitotemporo-ventrolateral prefrontal pathways)

복외측 전두엽의 BA 45A/B, BA 46v, BA 12l/r로 연결되며, 대상과 관련된 시각적 작업기억과 관련이 있다.

시각적 자극은 눈이라는 광학체를 통해 우리 뇌로 전달되어 빠르게는 중뇌의 상구나 시상의 베개핵에서부터 청각, 촉각 등의 다양한 감각과 통합되기도 하고, 우리 뇌의 내재적 주의력의 영향을 받기 시작하며, 시각로를 통해 외측 무릎핵을 거친 주요시각정보는 줄무늬피질(V1)을 통하여 다양한 시각연합영역과 후두-두정엽이 중심이 되는 배측경로와 후두-측두엽이 중심이 되는 복측경로를 흐르면서, 외부로부터 들어온 빛 자극 그 자체가 아닌, 우리 뇌에서 새로이 창조된 대상으로서 비로소 지각하게 되고, 이러한 정보가 배측경로 및 복측경로와 연결된 다양한 피질 및 피질하 구조물로 전달되어 시공각적 지각과 관련한 다양한 인지활동의 기반이 된다.

또한, 언어 기능과 마찬가지로 시공간 지각 과정에서 양측 대뇌 반구의 비대칭적인 기능을 이해하여야 한다. 즉 비우성 반구(주로 우측 후두정 피질(posterior parietal cortex))가 좌측과 우측 모두의 시공간 지각을 담당하는 반면, 우성 반구(주로 좌측 후두정 피질 부위)는 우측 시공간 지각을 담당하므로, 각 대뇌 반구의 손상 시 언어만큼이나 시공간 지각 능력에 있어서도 특징적인 차이를 보이게 되며, 주로 비우성 반구의 손상 시 시공간 지각과 관련한 이상 증상이 특징적으로 나타나는 경우가 흔하다.

이러한 시공간적 처리과정과 관련하여 앞서 설명한 주요한 신경해부학적 구조물을 기억하고, 그경로를 이해하는 것은 임상에서 흔히 접하게 되는 실인증 및 무시증후군의 다양한 증상을 우리가 보다 잘 이해하고, 적합한 재활방법을 강구하는데 도움이 될 것이다.

▶ 참고문헌

1. Haynes JD, Rees G. Predicting the orientation of invisible stimuli from activity in human primary visual cortex. Nat Neurosci 2005; 8: 686-91.
2. Jiang Y, Zhou K, He S. Human visual cortex responds to invisible chromatic flicker. Nat Neurosci 2007; 10: 657-62.
3. Kravitz DJ, Saleem KS, Baker CI, Mishkin M. A new neural framework for visuospatial processing. Nat Rev Neurosci 2011; 12: 217-30.
4. Kravitz DJ, Saleem KS, Baker CI, Ungerleider LG, Mishkin M. The ventral visual pathway: an expanded neural framework for the processing of object quality. Trends Cogn Sci 2013; 17: 26-49.
5. Stoerig P, Cowey A. Blindsight in man and monkey. Brain 1997; 120 (Pt 3): 535-59.
6. Ungerleider LG, Mishkin M. Two cortical visual systems. In: Dngle D, Goodale MA, Mansfield RW, eds. Analysis of visual behavior, Cambridge, Mass.: MIT Press, 1982; 549-86.

CHAPTER

SECTION 04 시공간 지각

18 시공간 지각 평가

Visuospatial perception evaluation

고성화

Ⅰ 서론

시공간 지각 평가는 주로 우측 뇌손상에서 편측 무시(neglect)에 대한 평가들이 대부분이다. 편측 무시를 포함한 시공간 지각에 대한 평가는 가장 보편적으로 자신을 기준으로 공간을 구분하여 신체 공간(personal space), 신체 주변 공간(peripersonal space), 신체 외 공간(extrapersonal space)으로 분류하여 구분할 수 있다. 이를 각각 평가할 수도 있고, 각 공간에 대한 평가를 종합한 포괄적 검사로 평가할 수도 있다.

Ⅱ 신체 무시 평가

1. The Fluff test

The Fluff test는 신체 무시(personal neglect)를 평가하는 가장 간단한 평가이다. 대상자의 신체에 지름 2

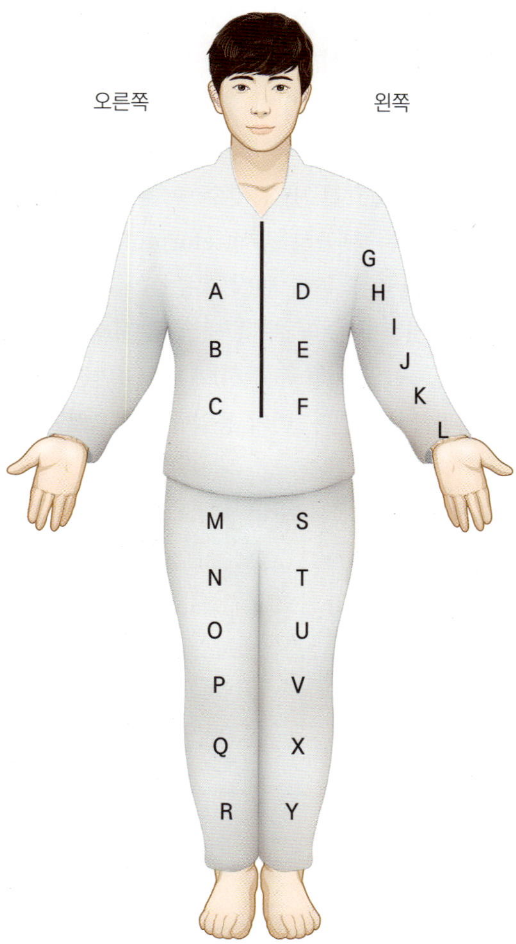

그림 18-1. The Fluff test

cm의 하얀 원을 24군데 목표점에 부착하여 눈을 가린 상태에서 이를 모두 제거하도록 지시한다. 24개의 원은 각각 좌측 몸통에 3개, 우측 몸통에 3개, 좌측 다리에 6개, 우측 다리에 6개, 나머지 6개는 좌측 팔에 부착한다(그림 18-1). 검사를 수행하는 우측 팔에는 부착하지 않고, 시간 제한은 없다. 좌측 팔, 다리, 몸통에 부착된 15개의 목표물 중 13개 미만으로 제거한 경우 좌측 무시로 판정할 수 있다.

2. 빗 및 면도기 검사(Comb and razor test)

대상자에게 빗질을 시켜, 신체 무시를 확인하는 검사이다. 대상자에게 빗을 주고 오른손으로 자신의 머리를 30초 동안 빗도록 지시하여, 각각 우측과 좌측을 빗질 횟수와 구분하기 모호한 빗질 횟수를 측정한다. 원공식(original formula)은 (% 좌측 = ([좌측 빗질 횟수] / [좌측 빗질 횟수+ 모호한 빗질 횟수 + 우측 빗질 횟수]) 이지만, 최근에는 재구성 공식(reformulated fomula) (% 편향 = ([좌측 1 우측 빗질 횟수] / [좌측 빗질 횟수+ 모호한 빗질 횟수 + 우측 빗질 횟수])을 이용하여 점수를 매겨, −1(완전 좌측 무시)에서 +1(완전 우측 무시)까지를 평가하게 된다. 이와 동일한 방법으로 빗 대신 남자는 면도기, 여자는 컴팩트를 이용하여 면도나 화장을 시켜 동일한 기준으로 신체 무시를 평가할 수 있다.

Ⅲ 신체 주변 공간 무시 (Peripersonal neglect) 평가

1. 선나누기 검사(Line bisection test)

공간무시에서 가장 많이 사용되는 방법으로 1980년 Schenkenberg 등에 의해 제시되었다. 가로 28 cm, 세로 21.5 cm 규격의 검사 용지에는 20개의 선들이 규칙에 의해 배열되어 있다(그림 18-2). 제일 위와 제일 아래의 150 mm 선 2개는 검사용지 정가운데에 위치하고 검사자가 시범을 보여주기 위한 선이다. 나머지 18개의 선은 100 mm, 120 mm, 140 mm, 160 mm, 180 mm, 200 mm 선들이 좌측, 중앙, 우측에 6개씩 배열되어 있다. 검사용지를 대상자의 중앙에 위치시키고, 각 선의 중앙 지점을 표시하도록 지시한다. 그중 처음과 마지막 선을 제외한 18개의 선에서 환자가 선의 중심이라고 생각한 부위와 실제 선의 중앙점과의 길이 차를 해당 선의 길이의

그림 18-2. 선나누기 검사

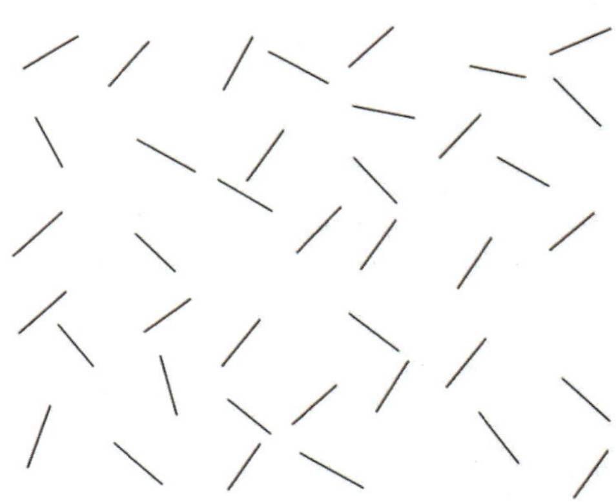

그림 18-3. 알버트 검사

반으로 나누어 합산하여 편향 퍼센트 점수(percent deviation, PD)로 평가한다.

2. 알버트 검사(Albert's test)

알버트 검사는 선지우기 검사(line cancellation test)의 일종이다. 가로 26 cm, 세로 20 cm 용지에 2.5 cm 길이의 선 6개가 좌측 2열, 중앙 2열, 우측 2열씩, 정중앙에는 4개의 선이 배열되어 있어 총 40개의 선들이 있다(그림 18-3). 평가자는 대상자의 중앙에 검사 용지를 놓고 정중앙에 있는 선 4개에 시범을 보여 검사 방법을 설명한다. 검사 시간의 제한은 없고, 대상자가 모든 선을 표시했다고 하면 검사가 종료된다. 왼쪽에 2열, 가운데에 2열, 오른쪽에 2열에서 각각 무시한 선의 개수를 측정할 수도 있고, 정중앙을 기준으로 좌측 또는 우측의 18개 선의 개수의 편향 퍼센트 점수(percent deviation, PD)로 평가할 수도 있다.

3. 별 지우기 검사(Star cancellation test)

13개 단어, 10개 글자, 56개 작은 별, 52개 큰 별이 섞여 그려진 종이에서 작은 별을 모두 찾아서 지우도록 하는 검사이다(그림 18-4). 선나누기 또는 선지우기 검사에 비해 난이도가 높다. 검사자는 평가지에서 2개의 작은 별을 찾아주고, 대상자로 하여금 나머지 54개의 작은 별을 찾게 하여 그 수로 평가한다. 65세 이상을 기준으로 54개의 작은 별 중 제거한 별의 개수가 44개 이하를 기준으로 판정하기도 하고, 좌측에서 지운 별의 개수를 전체 지운 별의 개수로 나누어 편향 퍼센트 점수로 판정하기도 한다.

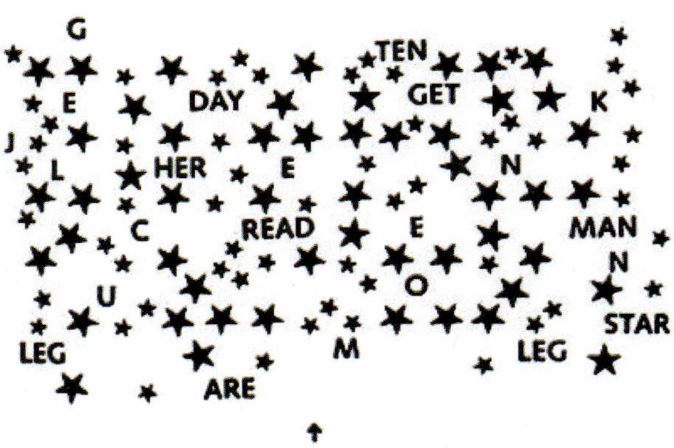

그림 18-4. **별 지우기 검사**

4. 시계 그리기 검사 (Clock drawing test, CDT)

백지 위에 원형의 아날로그 시계를 그려보도록 하는 그리기 검사의 일종이다. 이때에 원 안에 숫자 1부터 12까지를 12시간의 위치에 맞게 그려 넣도록 한다. 그림을 그리는 방법은 구두 지시로 시계를 그리도록 하는 방법과 아날로그 시계를 보여주고 따라 그리도록 하는 방법이 있다(그림 18-5). 이때, 구두 지시로 빈 종이에 시계를 그리도록 하는 방법은 언어, 기억, 집행기능을 동시에

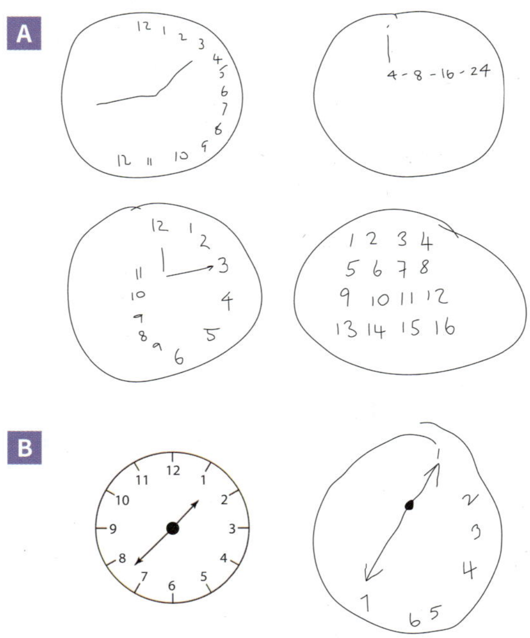

그림 18-5. **시계 그리기 검사.** (A) 구두 지시로 시계 그리기, (B) 시계 따라 그리기

평가하는 반면에 시계를 따라 그리도록 하는 방법은 언어, 기억 기능은 덜 사용하지만 시공간 지각 능력이 더 필요하다.

5. 그림 모방 검사(Figure copying test)

주로 꽃이나 집 등 이미 그려진 그림을 보고 모방하여 따라 그리도록 한다(그림 18-6). 변형된 Ogden 그림 모방 검사는 나무, 담장, 집, 굴뚝 등을 좌측에서 우측으로 따라 그리게 하여 0점에서 4점까지 5단계로 평가할 수 있다(그림 18-7). 빠진 항목이 없을 경우에는 0점, 좌측의 적어도 한 가지 항목을 빠뜨린 경우에는 4점으로 간주한다. 모양 그리기 검사는 대상자의 그림의 양상을 보고 관찰자 중심 무시와 사물 중심 무시를 구분할 수 있다.

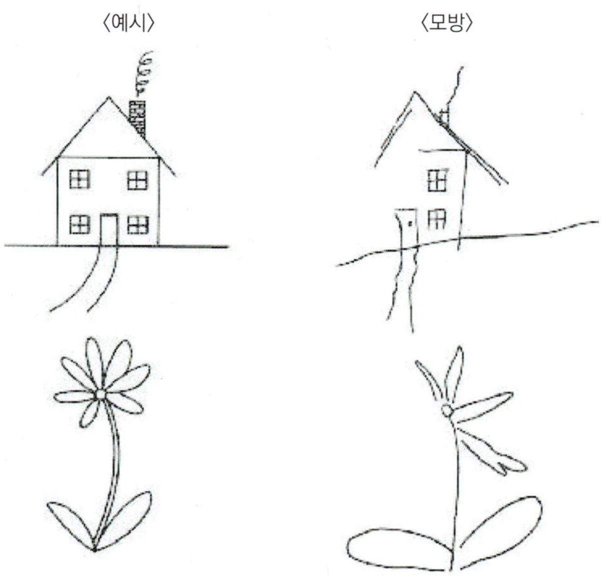

그림 18-6. **편측 무시 환자에서 시계 그리기 검사, 모양 그리기 검사**

6. 시지각 인지능력검사 (Motor-free visual perception test, MVPT)

MVPT는 널리 사용되는 표준화된 시지각 검사로, 앞서 소개한 평가도구와 비교하여 공간 무시보다는 광범위한 시지각평가이다. 다른 일반적인 시지각 평가와 달리 운동 능력과 무관하게 시지각을 평가할 수 있으며, 원래는 어린이를 대상으로 사용하기 위해 개발되었지만 성인에게도 광범위하게 사용되고 있다. MVPT-3은 65개의 세부항목으로 구성되어 있었으나 MVPT-4는 45개의 항목으로 간소화되었으며, 시각 구별(visual discrimination), 공간 관계(spatial relationship), 시각 기억(visual memory), 그림-배경 구별(figure-ground discrimination), 시각 폐쇄(visual closure)의 5개의 아이템으로 구성되어 있다. 4-80세까지를 대상으로 평가가

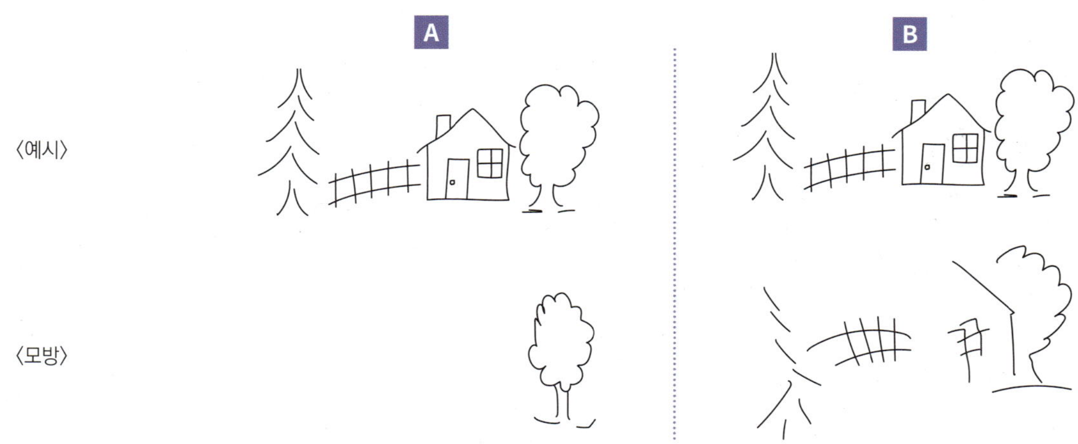

그림 18-7. **변형된 Ogden 그림 모방 검사.** (A) 관찰자 중심 무시, (B) 사물 중심 무시

가능하고 검사를 시행하는 데에는 20–30분이 소요된다. 원점수는 표준화 도표를 이용하여 표준 점수와 백분위수 순위로 변환하여 사용한다.

Ⅳ 시공간 지각 포괄 검사

1. Behavioral inattention test (BIT)

시각적 편측 무시와 행동적 편측 무시를 평가하는 15개의 항목으로 구성된 시공간 지각 종합 평가도구로 신체 주변 공간과 신체 외 공간에 대한 무시를 함께 평가할 수 있다. 검사는 통상적 검사(conventional subtest, BIT–C)와 행동 검사(behavioral subtype, BIT–B)로 나눌 수 있으며 BIT–C에는 6개의 통상적인 지필 검사(선 교차 검사, 글자 지우기 검사, 별 지우기 검사, 그림과 모양 그리기 검사, 선 나누기 검사, 구상적 그림 그리기 검사)가 포함되어 있고, BIT–B에는 9개의 행동 검사(그림 보기, 전화 걸기, 메뉴 읽기, 기사 읽기, 시간 확인 및 조정, 동전 분류, 주소 및 문장 복사, 지도 찾기, 카드 분류)가 포함되어 있다. BIT–C는 총146점, BIT–C는 총81점, 총점은 총227점이며, 각각 129점, 67점, 196점을 판정기준(cut–off score)으로 한다.

2. Catherine Bergego scale (CBS)

편측 무시의 행동 평가 도구로, 10개의 항목으로 이루어져 있으며, 신체 무시, 신체 주변 공간 무시, 신체 외 공간 무시에 대한 평가가 모두 포함되어 있다. 검사자는 일상생활에서 나타나는 편측 무시의 증상들을 직접 관찰 또는 환자 및 보호자로부터 문답하여 평가한다. 각 항목마다 4점 척도를 이용하여 무시 증상이 전혀 없는 경우는 0점, 경도 1점, 중등도 2점, 중증 3점으로 채점하며, 총점은 30점에 해당한다. 총점을 기준으로 0점은 전혀 행동 무시 증상이 없음, 1–10점은 경도, 11–20점은 중등도, 21–30점은 중증의 행동 무시로 중증도를 구분한다. CBS는 한국형 CBS (K–CBS)로 번안되어 있고, 신뢰도와 타당도가 확인되어 있으므로, 국내에서는 한국형CBS를 사용할 수 있다(표 18–1).

표 18–1. **한국형 Catherine Bergego scale (K–CBS)**

항목	0	1	2	3
1. 세수, 양치질, 화장 혹은 면도를 할 때 얼굴의 왼쪽 부위를 잊는다.	□	□	□	□
2. 왼쪽 소매 혹은 왼쪽 슬리퍼를 똑바로 하는데 어려움을 겪는다.	□	□	□	□
3. 식탁이나 접시의 왼쪽에 놓여 있는 음식 먹는 것을 잊는다.	□	□	□	□
4. 식사 후에 입의 왼쪽 부위 닦는 것을 잊는다.	□	□	□	□
5. 왼쪽을 향해 보는 것에 어려움을 겪는다.	□	□	□	□
6. 자신의 왼쪽 신체부위를 잊는다. (예를 들어, 휠체어에서 왼쪽 팔을 팔걸이에 올려놓거나, 왼쪽 발을 발 받침대에 올려놓는 것을 잊는다. 또는 필요시에 왼쪽 팔 사용하는 것을 잊는다.)	□	□	□	□
7. 왼쪽에서 들려오는 소리 혹은 왼쪽에서 다가오는 사람들에게 주의를 기울이는 것에 어려움이 있다.	□	□	□	□
8. (걷거나 휠체어를 타는 동안에) 왼쪽에 있는 사람들 혹은 문이나 가구와 같은 사물들에 부딪힌다.	□	□	□	□
9. 익숙한 장소나 병원에서 이동할 때 왼쪽에 있는 길을 찾는데 어려움을 겪는다.	□	□	□	□
10. 방이나 욕실에서 왼쪽에 놓여있는 개인소지품들을 찾는데 어려움을 겪는다.	□	□	□	□
총 점	(/ 30 점)			

표 18-2. **한국형 Kessler Foundation Neglect Assessment Process (Korean KF-NAP)**

	항목	0 무시없음	1 경한무시	2 중등도 무시	3 심한 무시	평가불가(사유 제시)
1	시선방향					
2	사지인식					
3	청각 주의					
4	개인 소지품					
5	옷 입기					
6	몸 단장하기					
7	길 찾기					
8	충돌/부딪힘					
9	식사					
10	식사 후 청결					
무시 측(해당 사항에 표시): 좌측 공간 무시; 우측 공간 무시						
평가한 항목들 점수의 합: ______________ 평가한 항목 수:____________________ X 10 = 최종 점수 ______________						
무시 정도(해당 사항에 표시): 없음(0); 경함(1-10); 중등도(11-20); 심함(21-30)						

3. Kessler Foundation neglect assessment process (KF-NAP)

Kessler Foundation에서 CBS의 제한점을 수정 및 보완하여 개발한 편측 무시 평가이다. 대상자가 일상생활 동안 자발적으로 자신의 눈 또는 머리를 움직여 공간을 탐색하고 수행하는 것을 검사자가 직접 관찰하여 좌우 공간에 대한 인식과 비대칭적 행동 양상을 평가한다. 항목은 총 10개로 시선방향, 사지 인식, 청각 주의, 개인 소지품, 옷 입기, 몸 단장하기, 길 찾기, 충돌/부딪힘, 식사, 식사 후 청결로 구성되어 있다. 각 항목은 0점에서 3점으로 평가하는데, 0점은 무시가 없는 상태이며, 3점은 무시가 심한 상태이다(표 18-2). 이는 KF-NAP™ 매뉴얼을 기준으로 채점한다. KF-NAP도 한국형 KF-NAP (Korean KF-NAP)로 번안되어 높은 신뢰도, 타당도가 확인되어 있다.

▶ 참고문헌

1. 이복은, 최혜숙, 한수정. 뇌졸중 환자의 편측무시 평가를 위한 한국형 캐서린 버지고 척도 (K-CBS) 의 신뢰도와 타당도 연구. 대한작업치료학회지. 2015;23(2):45-56.
2. Albert ML. A simple test of visual neglect. Neurology. 1973;23(6):658.
3. Alvarez TL, Kim EH, Vicci VR, Dhar SK, Biswal BB, Barrett A. Concurrent vision dysfunctions in convergence insufficiency with traumatic brain injury. Optometry and Vision science. 2012;89(12):1740-51.
4. Annes G, Katz N, Cermak SA. Comparison of younger and older healthy American adults on the Loewenstein Occupational Therapy Cognitive Assessment. Occupational Therapy International. 1996;3(3):157-73.
5. Azouvi P, Olivier S, De Montety G, Samuel C, Louis-Dreyfus A, Tesio L. Behavioral assessment of unilateral neglect: study of the psychometric properties of the Catherine Bergego Scale. Archives of physical medicine and rehabilitation. 2003;84(1):51-7.
6. Bergego C, Azouvi P, Samuel C, Marchal F, Louis-Dreyfus A, Jokic C, et al., editors. Validation d'une échelle d'évaluation fonctionnelle de l'héminégligence dans la vie quotidienne: l'échelle CB. Annales de réadaptation et de médecine physique; 1995: Elsevier.
7. Beschin N, Robertson IH. Personal versus extrapersonal neglect:

a group study of their dissociation using a reliable clinical test. Cortex. 1997;33(2):379–84.

8. Chen P, Chen CC, Hreha K, Goedert KM, Barrett A. Kessler Foundation Neglect Assessment Process uniquely measures spatial neglect during activities of daily living. Archives of physical medicine and rehabilitation. 2015;96(5):869–76. e1.
9. Chen P, Hreha K, Fortis P, Goedert KM, Barrett AM. Functional assessment of spatial neglect: a review of the Catherine Bergego scale and an introduction of the Kessler foundation neglect assessment process. Topics in stroke rehabilitation. 2012;19(5):423–35.
10. Cocchini G, Beschin N, Jehkonen M. The Fluff Test: A simple task to assess body representation neglect. Neuropsychological Rehabilitation. 2001;11(1):17–31.
11. Colarusso RP, Hammill DD. Motor–free Visual Perception Test 4: MVPT–4: ATP assessments a division of Academic therapy publications.; 2015.
12. Colarusso RP, Hammill DD. Motor–free visual perception test: Academic Therapy Pub.; 1972.
13. Colby CL. Action–oriented spatial reference frames in cortex. Neuron. 1998;20(1):15–24.
14. Della Sala S, Logie RH, Beschin N, Denis M. Preserved visuo–spatial transformations in representational neglect. Neuropsychologia. 2004;42(10):1358–64.
15. Freedman M. Clock drawing: A neuropsychological analysis: Oxford University Press, USA; 1994.
16. Halligan PW, Cockburn J, Wilson BA. The behavioural assessment of visual neglect. Neuropsychological rehabilitation. 1991;1(1):5–32.
17. Kim B–R, Jeong EH, Oh–Park M, Lee K, Kim H, Yoo SD, et al. Reliability and validity of the Korean Kessler Foundation Neglect Assessment Process. Brain & Neurorehabilitation. 2017;10(2):0.
18. KM H. Neglect and related disorders. Clinical Neurophysiology. 1985.
19. Marsh NV, Kersel DA. Screening tests for visual neglect following stroke. Neuropsychological Rehabilitation. 1993;3(3):245–57.
20. McIntosh RD, Brodie EE, Beschin N, Robertson IH. Improving the clinical diagnosis of personal neglect: a reformulated comb and razor test. Cortex. 2000;36(2):289–92.
21. Menon A, Korner–Bitensky N. Evaluating unilateral spatial neglect post stroke: working your way through the maze of assessment choices. Topics in stroke rehabilitation. 2004;11(3):41–66.
22. Ogden JA. Anterior–posterior interhemispheric differences in the loci of lesions producing visual hemineglect. Brain and cognition. 1985;4(1):59–75.
23. Ortigue S, Megevand P, Perren F, Landis T, Blanke O. Double dissociation between representational personal and extrapersonal neglect. Neurology. 2006;66(9):1414–7.
24. Pavlovskaya M, Groswasser Z, Keren O, Mordvinov E, Hochstein S. Hemispheric visual atentional imbalance in patients with traumatic brain injury. Brain and cognition. 2007;64(1):21–9.
25. Pia L, Corazzini LL, Folegatti A, Gindri P, Cauda F. Mental number line disruption in a right–neglect patient after a left–hemisphere stroke. Brain and Cognition. 2009;69(1):81–8.
26. Rizzolatti G, Fogassi L, Gallese V. Parietal cortex: from sight to action. Current opinion in neurobiology. 1997;7(4):562–7.
27. Rizzolatti G, Scandolara C, Matelli M, Gentilucci M. Afferent properties of periarcuate neurons in macaque monkeys. II. Visual responses. Behavioural brain research. 1981;2(2):147–63.
28. Schenkenberg T, Bradford D, Ajax E. Line bisection and unilateral visual neglect in patients with neurologic impairment. Neurology. 1980;30(5):509.
29. Shah PP, Spaldo N, Barrett A, Chen P. Assessment and functional impact of allocentric neglect: a reminder from a case study. The Clinical Neuropsychologist. 2013;27(5):840–63.
30. Wilson B, Cockburn J, Halligan P. Development of a behavioral test of visuospatial neglect. Archives of physical medicine and rehabilitation. 1987;68(2):98–102.

CHAPTER 19

시공간 지각 재활

Visuospatial perception rehabilitation

전민호, 김보련, 이소영, 권재성

시공간 지각 재활(visuospatial perception rehabilitation)에서 가장 큰 영역을 담당하는 것은 편측 무시(hemispatial neglect)에 대한 재활이다. 편측 무시는 흔히 일상생활동작에 대한 의존도를 높이고, 기능 회복에 부정적인 영향을 주므로 이에 대한 적극적인 치료가 필요하다.

편측 무시의 재활은 그 목적에 따라 기능을 개선시키는 방법(restitution), 보상할 수 있는 방법(compensation), 대체할 수 있는 방법(substitution)으로 분류할 수 있다. 기능을 개선시키는 방법은 환측에 대한 환자의 인지(awareness)를 높이는 것을 목적으로 훈련을 시행하는 방식으로, 접근하는 방식에 따라 하향식(top-down) 접근법과 상향식(bottom-up) 접근법으로 나눌 수 있다. 시각적 탐색 훈련(visual scanning training)으로 대표되는 하향식 접근법은 환자 스스로 환측의 자극을 적극적으로 탐색할 수 있도록 유도하는 방식이며, 상향식 접근법은 시운동 자극(optokinetic stimulation)과 같이 특정한 자극을 환자에게 가하여 환측에 대한 환자의 반응을 높일 수 있도록 유도하는 방식이다. 편마비 환자에게는 흔히 질병실인증(anosognosia)이 동반되므로 하향식 접근법을 적용하는데 어려움이 있을 수 있으며, 하향식 접근법과 상향식 접근법을 함께 시행하는 것이 한 가지 접근법만 적용하는 것보다 치료 효과가 높은 것으로 알려져 있다. 이외에도 기능을 개선시키고 보상할 수 있는 효과를 함께 가지고 있는 비침습적 뇌자극술(noninvasive brain stimulation, NIBS)과 기능을 대체할 수 있는 프리즘 적용(prism adaptation) 등의 방법도 있다. 본 장에서는 편측 무시에 대한 재활에 있어 중재적 접근 방식과 의학적 접근 방식으로 나누어 설명하고자 한다.

I 시공간 지각 재활의 중재적 접근

본 영역에서는 손상된 기능에 대한 회복 및 보상을 위한 다양한 중재를 근거기반(evidence-based intervention)으로 기술하였다.

1. 자각 훈련(Awareness training)

시공간 무시 증상에 대한 환자의 자각은 증상의 호전

에 매우 중요한 요소이다. 자신의 증상과 환경 및 과제의 특성에 대하여 자각할 수 있다면 환자는 다양한 활동에서 시공간 무시를 극복할 수 있을 것이다. 이를 위해 치료사는 환자와 지속적인 대화를 시도하고 격려해야 한다. Tham과 동료들은 기능적 수행 도중 편측 무시로 인한 문제들을 자각하는 것에 대한 중요성을 언급하였다. 이들은 중재 전략에서 환자의 동기가 중요하므로 환자에게 의미 있는 활동을 선택하고 과제 수행에 대한 전반적인 내용(예: 예상되는 어려움, 새로운 환경에 대한 계획 등)은 대화를 통해 지속적인 피드백을 제공하였다. 과제의 수행 수준을 높이기 위해 보상 기술에 대해 설명하고 학습한 후 다시 그 과제를 수행하여 보상전략을 획득하게 하였다. 또한 동영상을 촬영하여 직접적인 피드백을 제공하기도 하였다. 그 결과 4명의 시공간 무시 환자들 중 3명의 무시증상이 감소하였고 2명은 지속적인 집중 수준이 향상되었다.

2. 시각적 탐색 훈련

시각적 탐색훈련은 시공간 무시 현상에 대한 전형적이고 고전적인 중재 접근이다. 1970년대만 하더라도 시공간 무시 현상을 탐색 장애라고 이해했기 때문에 전략적인 탐색 훈련에 중재의 초점을 두었다. 시각적 탐색 훈련은 외부의 안내에 따라 환자가 의도적으로 자신의 눈동자를 무시가 있는 쪽으로 움직여 응시하도록(gaze) 훈련하는 것이다. 이때 환자가 가지고 있는 언어적 개념을 활용하여 숫자나 문자를 추적하여 간단한 탐색훈련을 실시할 수 있다.

초기 연구를 보면, Weingerg 등은 일주일에 4회 1일 1시간씩 총 20시간을 읽기, 쓰기, 계산하기와 같은 활동을 하며 시각적 탐색 훈련을 실시하였다. 이때 시각적 탐색의 범위를 정하기 위하여 빨간 선 등과 같은 기준표시(anchor)를 시각적 암시(cue)로 활용하였다. 그 결과 중재군의 탐색 검사 및 읽기 과제에서 유의미한 향상을 관찰할 수 있었다. Wiart 등은 시각적 탐색 훈련과 몸통 돌리기(trunk rotation) 전략을 동시에 사용하여 중재하였다. 이때 시각적 탐색을 위해 몸통을 돌릴 때 포인터가 목표하는 지점을 비추도록 하여 활동을 강화하였는데, 그 결과 표준화된 탐색 검사 및 FIM 점수에서 통계학적으로 유의미한 향상을 보였다. 또한 시각적 탐색 훈련은 여러 가지 활동들과 접목되어 실시되었는데, Pizzamiglio 등은 13명의 편측 무시 환자에게 컴퓨터 기반의 탐색과제, 읽기과제, 문장 및 신문 베껴 쓰기, 다양한 매트릭스 선 그리기, 단순 그림이나 사진 그리기 등의 활동을 하는 동안 탐색 훈련을 실시하였다. 이와 같은 활동을 통해 표준화된 편측 무시 검사 결과의 유의미한 향상이 관찰되었고 실제 상황에서 활동 완수 수준이 향상되는 것을 관찰할 수 있었다. 이와 같이 시각적 탐색 훈련은 전반적으로 시공간 무시로 인한 탐색의 제한을 극복하는 임상적 효과가 있었다. 시각적 탐색 훈련은 단일 탐색 훈련에서 점진적으로 다양한 활동(몸통 및 머리 돌리기, 읽기, 쓰기, 그리기 등)과 보조 도구(포인터, 기준표기 등)와 결합되는 중재 방식으로 변화되었으며 이것은 일상 생활에서 시각적 탐색 전략을 유지할 수 있는 효과의 일반화에 긍정적인 영향을 미쳤다. 이와 같이 실험적 환경보다는 환자에게 친숙하고 실제적인 환경에서 일상 생활의 기능적인 활동을 할 때 시각적 탐색 훈련을 병행하는 것이 기능의 일반화에 더욱 효과적일 것이다.

3. 사지 움직임 활성화(Limb activation)

사지 움직임 활성화는 뇌손상으로 인한 마비측 사지를 의도적으로 움직이는 자극이 손상측 뇌반구를 활성화시키고 이러한 기능이 무시현상을 감소시킬 것이라는 가정 하에 중재로 적용되었다. 사지 움직임 활성화는 마비측 또는 무시측 사지를 찾는 과정부터 시작하여 적극적으로 무시측 사지를 사용하는 개념을 포함한다. 이러한 측면에서 사지 움직임 활성화는 신체적·공간적 암시 전략(spatio-motor cueing)을 포함한다고 볼 수 있다.

사지 움직임 활성화 중재는 시공간 무시 환자 개인의 신체무시(personal neglect)에서부터 주변무시(extra-personal neglect)까지 감소시키는 효과가 있다고 보고되었다. Robetson과 그의 동료들은 사례연구에서 왼쪽 사지 움직임 활성화 중재의 효과성을 연구하였다. 그들의 연구는 과제 전 자신의 왼쪽 사지를 찾는 활동(anchoring)과 사지 움직임 활성화를 병행하였고 사지의 움직임을 유지해야 할 때는 벨소리나 부저 소리를 이용하여 움직임 활성화를 지속시켰다. 그 결과 시공간 무시 검사와 읽기 활동, 전화 걸기 활동에서 기능의 향상이 관찰되었다. Wilson 등은 그들의 사례연구에서 무시측 사지를 움직이는 동안 두드리는(tapping) 활동을 5분동안 병행하였고 스스로 큰소리로 말하게 하여 지속적으로 집중할 수 있도록 훈련하였다. 사지 움직임 활성화와 지속적 집중 전략을 결합하여 적용한 결과 일상생활활동의 의미 있는 향상을 관찰할 수 있었다. 반면에 Fong 등의 최근 연구에서는 40명의 아급성기 시공간 무시 환자들에게 손목시계진동을 통한 감각 암시(sensory cueing)를 병행한 사지 움직임 활성화 중재와 전통적인 중재를 비교한 결과 대조군과의 통계학적으로 유의미한 효과의 차이를 관찰할 수 없었다. 그러나 지속적이고 체계적인 자극 제공의 측면에서는 임상적인 유용성이 있음을 제언하였다.

사지를 활성화시키는 또 다른 중재로는 강제유도운동치료(constraint-induced movement therapy, CIMT)를 들 수 있다. 강제유도운동치료는 일정기간 동안 5-6시간 정도를 비마비측 상지를 못 쓰도록 억제하고 마비측 상지 만을 사용하도록 중재환경을 만드는 것이다. 이와 같은 중재는 상지의 활성화에 효과가 있을 뿐만 아니라 마비 측 기능의 향상에도 효과가 있었다. 그러나 환자가 이와 같은 억압상황을 견딜 수 있는 지구력이 있어야 하고 마비 측 상지의 기능 수준에 따라 적용 여부가 결정되기 때문에 여러가지 측면에서 적용의 한계가 있었다.

4. 지속적 집중 훈련 (Sustained attention training)

시공간 무시는 무주의(inattention)로 명명할 만큼 집중력의 손상으로 보는 견해가 많다. 실제 임상에서도 시공간 무시 환자들이 무시 측을 집중할 수 있도록 치료사가 소리를 크게 지르거나 책상을 두드리고 강한 시각적 자극을 제공하는 등 무시 측에 대한 집중을 유도하려는 시도들을 흔하게 볼 수 있다. 이러한 시도는 외적 자극으로 무시 측의 각성을 유지하도록 하는 것인데 특히 손상된 공간 집중 영역에 대한 각성도를 높이려는 시도이다. Robertson과 그의 동료들은 시공간 무시의 감소를 위해서 환자의 지속적 집중 시스템이 활성화되어야 한다고 언급하였다. 이들은 지속적 주의력의 활성화를 위해 순서적인 단계를 제시하였다. 먼저 환자는 과제를 수행하고 치료사는 환자의 시공간적 오류들을 지적하고 말해준다. 두 번째 단계에서 치료사는 환자에게 방금 전에 했던 과제를 다시 해보라고 하는데 이때 무시나 오류가 나타나면 바로 책상을 치거나 오류가 없더라도 환자가 예측하지 못하는 순간에 20-40초 주기로 책상을 크게 치며 "집중하세요!"라고 큰 소리로 외친다. 마지막 단계는 환자가 스스로 집중할 수 있도록 훈련한다. 이러한 지속적 집중 훈련을 통해 8명의 편측 무시 환자들은 소거 검사에서 의미 있는 향상을 보였다.

환자가 스스로 각성을 유지하고 집중하도록 유도할 때는 처음에 큰 소리로 말하게 하고 점점 중얼거리는 소리로 음성을 줄여 나간 후 마지막에는 생각 속에서 속으로 스스로에게 말할 수 있도록 유도하는 것이 효과적이었다. 그리고 이러한 지속적 주의력 훈련은 복잡한 과제가 시작되기 전에 선행되는 것이 효과적이다.

5. 시운동성 자극(Optokinetic stimulation)

시운동성 자극은 환자가 일정한 활동을 주시하는 동안 그 활동의 배경에 있는 임의의 점이나 특정 모양의 도형들이 일정한 속도로 오른쪽에서 왼쪽으로 움직이도록 하여 느린 속도의 안구진탕(nystagmus)을 왼쪽 방향으로 유도하는 중재이다. Pizzamiglio와 동료들은 환자가 선나누기 활동을 하는 동안 배경의 임의의 점들을 왼쪽으로 움직이게 하였다. 그 결과 느린 속도의 안구진탕이 왼쪽 방향으로 발생하는 것을 발견하였고 오른쪽으로 편향되어 있던 선나누기 오류도 감소하는 양상을 관찰하였다. 그러나 배경의 움직임 자극을 멈추었을 때 바로 사라지는 단기간의 효과만 관찰하였다. 시운동성 자극은 그 강도와 효과를 장기간 지속시키기 위하여 시각적 탐색 훈련과 병행하여 제공되기도 하였다. 그러나 병행 자극을 제공하는 것의 강화된 효과성은 검증되지 못하였다. Kerkhoff 등의 최근 연구에서는 3명의 시공간 무시 환자에게 눈추적 운동(pursuit eye movement)을 병행한 시운동성 자극이 시각적 무시와 청각적 무시에 미치는 영향을 연구하였다. 그 결과 눈추적 운동을 병행한 시운동성 자극 중재는 시각적 무시 감소에서만 효과가 관찰되었다.

6. 목근육 진동(Neck muscle vibration)

목근육 진동의 적용 이전에 진동이 어떠한 원리로 시공간 무시를 감소시킬 수 있는지 알아보는 것이 필요하다. 목의 왼쪽 근육에 제공되는 진동 자극은 마치 왼쪽 근육이 늘어났다는 착각(illusory lengthening)을 일으키게 된다. 이러한 진동 자극이 지속적으로 제공되면 환자는 머리가 오른쪽으로 돌아가 있는 것처럼 느끼고 몸통은 왼쪽으로 돌아가 있는 것처럼 느끼게 된다. 이때 환자는 돌아간 머리에 몸통을 맞추려 하거나 돌아간 몸통에 머리를 맞추려고 하게 되는데 이러한 현상이 왼쪽 시공간 무시 증상을 감소시키게 되는 것이다. Schindler 등은 20명의 시공간 무시 환자들을 10명씩 나누어 시각탐색 훈련 중 목근육 진동을 적용하는 집단과 적용하지 않는 집단으로 나누어 교차실험(cross-over design)을 진행하였다. 일주일에 5회씩 총 3주간 15회기 중재를 진행하였다. 그 결과 목근육 진동을 병행한 시각탐색 훈련 집단에서 똑바로 보기와 소거 검사, 읽기 검사의 결과에 대한 의미 있는 향상을 보였다.

7. 열-전정 자극 (Caloric-vestibular stimulation)

열 자극은 주로 찬물과 따뜻한 물을 통해 양쪽 귀에 제공한다. 찬물은 무시가 있는 쪽, 주로 왼쪽 귀에 제공하고 따뜻한 물은 무시가 없는 쪽에 제공한다. 이러한 자극은 귀 속의 전정 시스템의 수평고리관(horizontal canal)을 자극하여 반사적인 눈 떨림 등과 같은 전정감각으로 인한 안구진탕을 감소시킨다. 이와 같은 기전은 환자가 시각적 탐색을 하는 동안 감각무시(sensory neglect)를 감소시켜 전반적인 탐색기능을 향상시킨다. 이러한 열-전정 자극은 정상인들에게는 어지러움증이나 구토 같은 부작용을 일으킬 수 있지만 시공간 무시 환자에서는 관찰되지 않았다.

8. 몸통 회전(Trunk rotation)

목근육 진동이 움직임의 착각을 일으키는 기전이라면 몸통 회전은 실제적인 머리와 몸통의 동작을 통하여 시공간 무시를 감소시키는 중재 방법이다. 왼쪽 공간의 탐색 기회를 높이기 위한 중재 활동으로는 어깨 끈을 이용하여 몸통을 15도 정도 회전시킨 상태를 유지하여 왼쪽 자극의 무시 정도를 20–30% 정도 감소시켰고, 서 있는 장치(standing device)에 몸통 코르셋(corset)을 활용하여 회전시킨 상태에서 다양한 시각탐색 훈련을 실시하여 무시 검사 및 일상생활 기능 수준의 의미 있는 향상을 관찰하기도 하였다. Fong 등은 자발적인 몸통회전만 적용한 집단과 몸통회전과 부분 시각 폐쇄(half-field eye-patching)를 병행한 집단을 비교하였는데 시공간 무시 검사와 일상생활기능 검사에 대한 두 집단의 유의미한 차이는 관찰하지 못하였다.

9. 부분 시각 폐쇄(Partial visual occlusion)

부분 시각 폐쇄를 위해 가장 많이 사용되는 방법은 안경을 활용한 부분 눈가리개(eye patching)이다. 눈의 시야를 가릴 때는 뇌의 손상 측 시야(무시 측 반대쪽 시야)를 가리는 것이다. 예를 들어 오른쪽 뇌손상으로 인한 왼쪽 편측 무시 증상을 보인다면 부분 눈가리개는 오른쪽 부분의 시야를 가리도록 눈가리개를 설계하면 된다. 초기 연구에서 Butter와 Kirsch는 13명의 편측 무시 환자의 오른쪽 눈을 가리는 시각 폐쇄 중재를 사용하였다. 그 결과 13명 중 11명이 편측 무시 검사에서 유의미한 향상을 보였다. Beis와 동료들은 부분 시각 폐쇄의 방법을 달리하여 비교하였다. 안경을 조작하여 한 집단은 양쪽 눈의 오른쪽 반 시야를 가렸고 한 집단은 오른쪽 눈 전체를 가렸으며 나머지 한 집단은 대조군으로 선정하였다. 중재 결과 양쪽 눈의 오른쪽 반 시야를 가린 집단과 대조군 사이에 시공간 무시 검사와 일상생활기능 수준 검사에서 유의미한 결과의 차이를 보였다. 그러나 오른쪽 눈을 가린 집단과 대조군 사이에는 유의미한 차이를 발견할 수 없었다. 연구자들은 부분 시각 폐쇄를 적용할 때 양쪽 눈의 무시 측 반대쪽의 반 시야(오른쪽 반 시야)를 가리는 것이 더욱 효과적일 것이라고 제언하였다(그림 19-1).

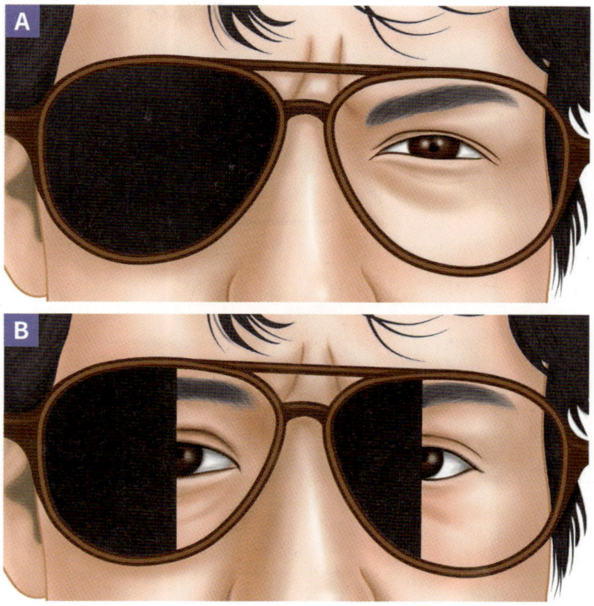

그림 19-1. **부분 시각 폐쇄.** (A) 오른쪽 눈 시야 폐쇄, (B) 양쪽 눈 시야 폐쇄

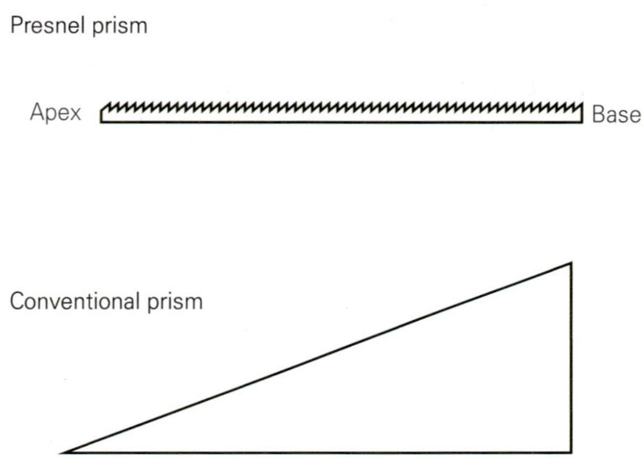

그림 19-2. **프레넬 프리즘과 일반적 프리즘**

10. 프리즘 적용

프리즘은 시공간 무시 환자의 시야를 물리적으로 이동시키기 위하여 사용하는 도구이다. 가장 보편적으로 사용하는 프리즘은 플라스틱 압착 방식(plastic press-on type)의 프레넬 프리즘(Fresnel prisms)이다(그림 19-2). Rossi와 그의 동료들은 39명의 편측 무시 또는 반맹증 환자를 치료하기 위하여 15-디옵터 플라스틱 압착 프레넬 프리즘(15-diopter plastic press-on Fresnel prisms)을 사용하였다. 프레넬 프리즘은 하루 종일 착용하도록 하였고 4주동안 적용하였다. 그 결과 프리즘을 착용하지 않은 집단에 비하여 착용한 집단의 시지각 검사, MVPT (motor-free visual perception test), 선나누기 검사, 소거 검사에서 유의미한 향상을 보였다. 그러나 일상생활기능 수준에서는 유의미한 차이를 보이

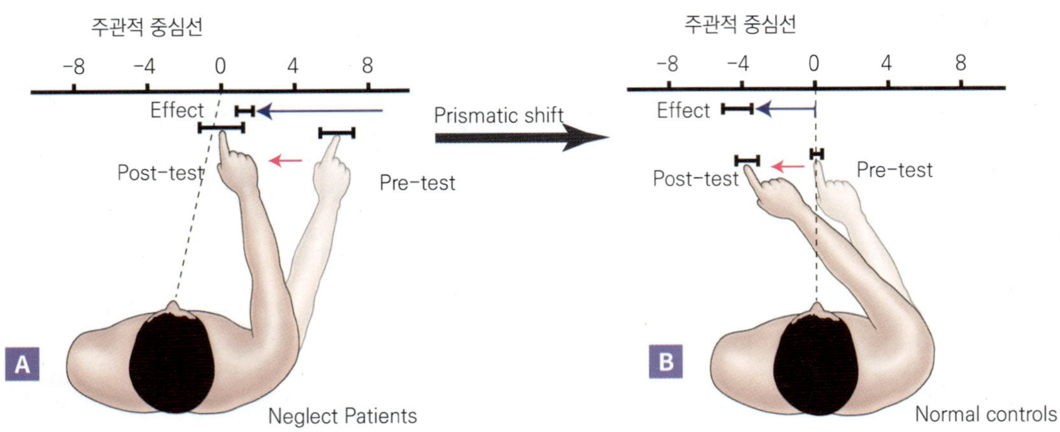

그림 19-3. **프리즘 적응 활동.** (A) 편측 무시 환자와 정상인의 적응 활동비교, (B) 프리즘 착용 후 그림 그리기 결과

지 않았다.

프리즘 적응의 과정은 프리즘을 착용한 후 시야가 이동된 상태에서 시-운동 반응이 적응(visuo-motor adaptation)하는 과정이다(그림 19-3). Rossetti와 연구자들은 시공간 무시 환자들에게 프리즘을 착용한 상태에서 손가락으로 포인팅을 하는 활동을 시도하도록 하였다. 그리고 환자 주관적으로 중심선이 어떻게 옮겨지고 있는지 보고하도록 하였다. 대부분의 대상자들이 자신의 몸의 중심선이 왼쪽으로 옮겨졌다고 보고하였고 선 나누기 검사, 소거 검사, 따라 그리기 검사에서 의미 있는 향상을 보였다. 그러나 이러한 기능의 향상은 프리즘을 제거한지 2시간 정도 후에 사라지는 것을 관찰하였다. 최근 연구에서도 Mizuno 등은 38명의 편측 무시 환자를 대상으로 프리즘 집단 20명, 대조군 18명으로 나누어 연구를 진행하였다. 12도 프레넬 프리즘 렌즈를 사용하여 지적하기, 궤적 그리기 등의 시-운동 적응 활동을 실시하였는데, 그 결과 행동무시검사(BIT)와 FIM에서 유의미한 향상의 차이를 보였다. Gossmann과 그의 동료들은 프리즘 적응 훈련이 자기-중심 무시(ego-centered neglect) 증상에는 효과적이지만 대상-중심 무시(allocentric neglect) 증상에는 효과적이지 않다고 보고하였다.

이와 같은 시공간 무시 치료를 위한 중재적 접근의 효과성을 알아보기 위하여, Kwon은 2008년부터 10년 동안 연구된 무작위 대조군 임상시험(RCT)에 대한 체계적 문헌연구와 메타분석을 실시하였다. 그 결과 연구의 질적 수준이 높은(PEDro scale 7점 이상) 논문 8편이 선정되었다. 시공간 무시 치료를 위해 적용된 중재적 접근으로는 부분 시각 폐쇄와 전산화 인지재활 훈련을 병행한 중재와 손목 진동 자극을 병행한 사지 움직임 활성화 중재, 프리즘을 적용한 중재가 포함되어 있었다. 새로운 중재로는 시운동 되먹임 훈련(visuomotor feed-back training)이 시도되었다. 대부분의 전통적인 중재적 접근은 여러 자극을 병합하여 제공하는 경우가 많았고 효과크기는 작은효과크기였고 시운동 되먹임 훈련은 큰효과크기를 나타내었다. 또한 Kwon은 시공간 무시를 위한 중재들이 장기적인 효과보다는 단기적인 효과가 있음을 보고하였다.

Ⅱ 시공간 지각 재활의 의학적 접근

본 영역에서는 시공간 지각 재활에 대한 의학적 근거에 기반한 주요 치료법들 중에서 기능 개선 및 보상 효과를 목적으로 시행되는 비침습적 뇌자극술(NIBS)과 주로 기능 개선 효과를 목적으로 시행되는 약물 치료(pharmacologic treatment), 가상현실(virtual reality, VR), 거울 치료(mirror therapy)와 심상 요법(mental imagery), 로봇 재활(robotics training) 등에 대해서 기술하였다.

1. 비침습적 뇌자극

비침습적 뇌자극은 자기적 또는 전기적 자극을 사용하여 뇌신경계의 신호 전달을 변화시키고 뉴런과 뉴런 네트워크의 활성도를 조절함으로써 특정 뇌부위의 기능적 변화를 유도하는 치료법이다. NIBS는 비침습적이고 통증이 없으며, 부작용이 비교적 적고 시행하기가 용이하다는 장점이 있다. 또한, 여러 연구들에서 뇌졸중 후 시공간 지각 장애뿐 아니라 운동 기능, 언어 기능 및 연하 기능 장애 등 다양한 임상 증상의 회복에 관해 긍정적 효과를 보고하고 있다. 시공간 지각 재활의 적용에 있어 NIBS은 두 대뇌반구간 상호억제모델(interactive inhibition model)과 뇌가소성에 이론적 기반을 두고 있다. 정상적인 시공간 주의력의 정위능력(orienting)은 두 대뇌반구의 경쟁적 상호억제기전으로 대뇌 활성도의 균형이 이루어지면서 유지된다. 하지만, 뇌졸중으로 인해 대뇌반구의 편측 병변이 발생하면 환측 대뇌반구의 활성도가 감소하고 건측 대뇌반구의 활성도가 증가하면서 불균형으로 인해 시공간 주의력의 정위능력이 편향되는 것이다. NIBS는 이러한 가설에 기반하여 건측 대뇌반구의 흥분성을 감소시키고 환측 대뇌반구의 흥분성을 증대시켜 시지각 기능의 개선과 보상의 치료적 효과를 함께 기대할 수 있다.

NIBS는 크게 경두개 자기자극(transcranial magnetic stimulation, TMS)과 경두개직류전기자극(transcranial direct current stimulation, tDCS)으로 나눌 수 있는데, 대뇌 활성도를 조절함에 있어 TMS와 tDCS의 접근방식이 다르다. TMS는 빈도 선택을 통해 대뇌 피질의 활성도를 조절할 수 있으며, 고빈도(high frequency, 5 Hz 이상) 자극은 자극부위 대뇌 피질의 활성도를 증가시키고, 저빈도(low frequency, 1 Hz 이하) 자극은 활성도를 감소시킨다. 반복경두개자기자극(repetitive TMS, rTMS)과 데타 돌발파 자극(theta-burst stimulation, TBS)이 TMS의 가장 흔한 두 가지 모드의 치료 방법이다. tDCS는 전극 부착부위의 위치에 따라 대뇌 활성도를 조절할 수 있으며, 양극 전류(anode)는 자극부위 대뇌피질 뉴런의 탈분극(depolarization)을 유도함으로써 활성도를 증가시키고 음극 전류(cathode)는 뉴런의 과분극(hyperpolarization)을 유도함으로써 활성도를 감소시킨다. 편측 무시가 있는 환자들은 주로 활성도가 저하되어 있는 환측 대뇌피질에 고빈도 TMS 자극 또는 양극 tDCS 자극을 주어 활성도를 증가시키거나, 과활성된 건측 대뇌피질에 저빈도 TMS 자극 또는 음극 tDCS 자극을 주어 활성도를 감소시켜 두 대뇌반구간 활성도의 불균형을 개선시켜 편측 무시의 회복을 유도하게 된다.

1) 경두개 자기자극(Transcranial magnetic stimulation, TMS) (그림 19-4)

현재까지 많은 연구들에서 뇌졸중 후 편측 무시 환자들을 대상으로 TMS의 긍정적인 치료 효과와 안정성을 보고하였다. 그중 rTMS를 적용한 연구들에서 보고한 자극 프로토콜의 내용을 살펴보면, 자극 부위는 주로 두정엽 부위, 특히 뒤쪽 두정엽 부위(posterior parietal cortex, PPC)가 많았으며 그 외에 운동 피질(motor cortex)나 후외측 전전두엽(dorsolateral prefrontal cortex, DLPFC) 부위를 자극한 연구도 있었다. 자극 빈도는 고빈도인 경우 5-10 Hz, 저빈도인 경우 0.5-1 Hz, 자극 시간은 10-20분, 세션은 주로 10-20세션을 시행한 연구가 많았다. TBS는 주로 30-50 Hz의 돌발파(burst)가 5 Hz 간격의 데타 리듬(theta rhythm)으로 지속적(continuous), 또는 간헐적(intermittent)인 자극이 전달되는 rTMS의 패턴화된 형태이다. 건측 대뇌반구의 특정 피질에 TBS를 자극하면 대뇌 활성도가 감소되는

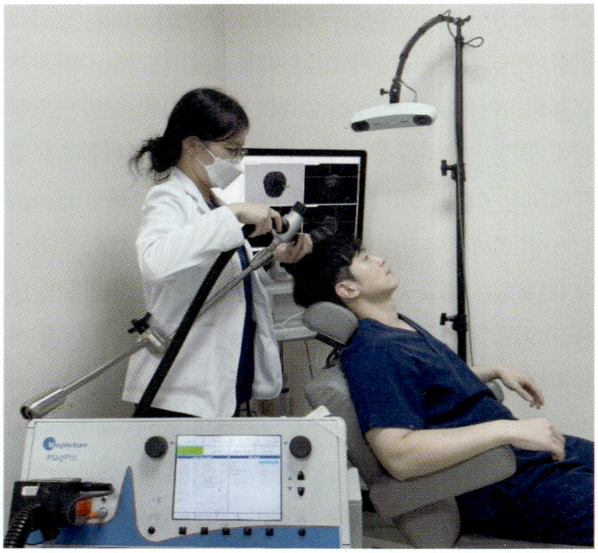

그림 19-4. **경두개 자기자극**

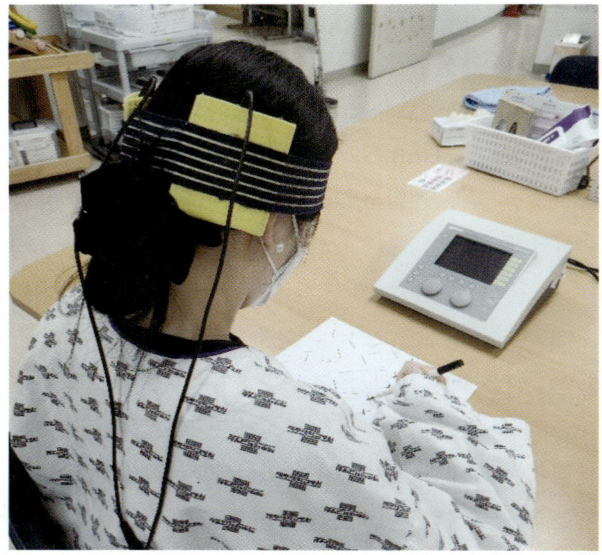

그림 19-5. **경두개 직류전기자극**

억제성 효과가 있다. 고식적인 rTMS에 비해 더 낮은 자극 강도와 짧은 자극 시간을 적용할 수 있고 자극 효과가 오래 지속된다는 장점이 있어, 최근 관련된 임상 연구가 활발히 이루어지고 있다. 편측 무시에 대한 TMS의 임상 효과를 보고한 주요 메타분석과 체계적 고찰 논문들의 내용을 종합해 보면, 다양한 TMS 프로토콜 중에서 건측 대뇌반구의 뒤쪽 두정엽 부위에 저빈도 억제성 rTMS를 적용한 프로토콜 연구가 현재까지 가장 많이 보고된 반면, 임상 증상의 개선 효과는 저빈도 억제성 rTMS보다는 지속적 TBS (continuous TBS, cTBS) 방법이 더 효과적임을 보고하였다. 또한, TMS 치료와 함께 다양한 형태의 중재적 접근 방법을 병합하여 시행한 경우 더 치료 효과가 좋음을 언급하였다.

2) 경두개 직류전기자극(transcranial direct current stimulation, tDCS) (그림 19-5)

tDCS 연구도 TMS 연구와 마찬가지로 뇌졸중 후 편측 무시 환자들을 대상으로 임상적 효과와 안정성을 보고한 연구들이 많이 발표되었다. tDCS를 적용한 연구들에서 보고한 자극 프로토콜의 내용을 살펴보면, 자극부위는 TMS 연구와 마찬가지로 뒤쪽 두정엽 부위가 가장 많았으며 자극강도는 1–2 mA, 자극시간은 20분, 세션은 주로 10–20세션을 시행한 연구가 많았다. 또한, tDCS를 적용하면서 인지 재활을 포함한 다양한 재활 치료를 함께 시행하여 임상 증상의 개선을 보고한 연구들이 많았다. 편측 무시에 대한 tDCS의 임상 효과를 보고한 주요 메타분석과 체계적 고찰 논문들의 내용을 종합해 보면, 환측 뒤쪽 두정엽 부위에 양극 전류 tDCS를 시행한 방법과 양측 뒤쪽 두정엽 부위에 양극 전류와 음극 전류를 함께 적용한 양측(bilateral) tDCS 방법이 음극 전류 tDCS를 시행한 방법에 비해 임상 증상의 개선에 더 효과적임을 보고하였다.

요약하자면, 편측 무시 증상의 회복에 대한 비침습적 뇌자극술의 긍정적인 효과는 여러 임상 연구들에서 관찰되었으며 비침습적 뇌자극술과 고식적인 재활 치료를 병합하여 시행하는 것이 고식적인 재활 치료만 시행하는 것보다 더 효과적임을 제시하였다. 하지만, 결과의 해석에 있어 고려해야 할 몇 가지 중요한 제한점이 있다. 첫째, 대규모 이중맹검 무작위 대조군 연구가 충분하지 못한 점, 둘째, 적은 수의 환자들을 대상으로 단기적 효과 유무만을 본 점, 셋째, 편측 무시를 평가하는 도구가 선나누기 검사, 글자 또는 별지우기 검사 등 주로 지필 평가로 시행된 점, 넷째, 대부분 아급성기 및 만성기 뇌졸중 환자들만을 대상으로 한 점 등이다. 따라서 비침습적 뇌자극술의 활발한 임상 적용을 위해서는 향후 더 많은 편측 무시 환자들을 대상으로 시지각 기능과 연관된 일상생활동작이나 기능적 수행능력을 포함한 다양한 임상 평가와 자극 프로토콜을 적용한 장기적인 대규모 비교 및 검증 연구가 필요할 것으로 판단된다.

2. 약물 치료

편측 무시는 시공간 주의력에 관한 뉴런 네트워크 활성도의 불균형에 의해 발생하는 것으로 알려져 있다. 따라서 편측 무시에 관한 약물 치료의 작용 기전과 치료 효과를 이해하기 위해서는 시공간 주의력에 관한 뉴런 네트워크와 이를 조절하는 신경전달물질에 대한 이해가 선행되어야 한다. 시공간 주의력을 담당하는 네트워크는 각성(alerting), 정위(orienting), 집행(executive) 네트워크로 크게 나눌 수 있으며, 각성 네트워크에 영향을 미치는 신경전달물질은 노르아드레날린(noradrenaline), 정위 네트워크에 영향을 미치는 신경전달물질은 아세틸콜린(acetylcholine), 실행 네트워크에 영향을 미치는 신경전달물질은 도파민(dopamine)이다.

편측 무시의 약물 치료에 관한 몇몇 연구들은 이러한 세 가지 신경전달물질의 수용체에 작용하여 치료적 농도를 높임으로써 임상 증상의 호전을 개선시키는 목적으로 이루어졌는데 이러한 약물들의 치료적 효과에 대해서는 대체로 근거 수준이 미약한 편이다. 특히, 연구들 중에서 무작위 대조군 연구의 기준을 충족한 연구는 없었다. 현재까지 보고된 연구들 중에서는 도파민 수용체에 작용하는 약물들에 관한 연구가 가장 많았으며, 약물로는 로티고틴(rotigotine), 브로모크립틴(bromocriptine), 아포모르핀(apomorphine), 카비도파(carbidopa), 아만타딘(amandatine)이 있다. 그 외에도 아세틸콜린 수용체에 작용하는 약물인 니코틴(nicotine), 리바스티그민(rivastigmine), 노르아드레날린 수용체에 작용하는 약물인 구안파신(guanfacine)에 대한 연구가 보고된 바 있다. 편측 무시의 약물 치료에 관한 체계적 고찰연구의 결과를 살펴보면, 편측 무시를 유의미하게 호전시키기 위한 치료적 약물은 현재까지는 제한적이며 다만, 세 가지 기전의 약물 중에서는 콜린성 제제가 증상 호전에 가장 유망할 수 있음을 제안하였다.

3. 가상현실(그림 19-6)

가상현실(virtual reality, VR)은 컴퓨터를 기반으로 하여 현실과 유사한 환경을 통해 실제와 같은 경험을 제공하는 기술로, 뇌신경 재활 분야 등에서 신체적, 인지적 회복을 촉진하는데 효과적으로 활용되고 있다. 가상 현실은 사용자의 머리나 팔다리, 신체 부위의 다양한 움직임을 통제하고 제어하여 다양한 조건에서 일상생활이나 상황을 모방하고 재현할 수 있으며, 실시간 상호작용이 가능한 환경에서 안전하게 움직임을 경험할 기회를 제공한다. 특히 시공간 지각 장애 환자들에게 다양한 감각 자극을 제공하고 움직임을 유도하여 감각 통합과 공간지각 인지능력을 향상시키고, 뇌의 신경 가소성과 재구성화를 유도하여 움직임과 기능 회복을 촉진시킨다. 또한, 흥미로운 환경을 제공하여 재활 치료에 대한 동기와 참여도를 높이고, 주의력을 향상시키며, 개인화된 평가와 치료를 제공할 수 있다.

현재까지 여러 연구들에서 뇌졸중 후 편측 무시 환자들을 대상으로 가상현실의 효과를 보고하였다. 그 중 대표적인 무작위 대조군 연구에서는 1회 30분, 주 5회, 3주 동안의 가상현실을 통한 상지 운동을 한 실험군에서 기존의 시각적 탐색훈련을 시행한 대조군에 비해 별지우기 검사와 캐서린 버지고 척도(Catherine Bergego scale, CBS)가 유의하게 호전되었음을 확인할 수 있었다. 또 다른 무작위 대조군 연구에서는 1회 45분, 주 3회, 4주 동안의 가상현실을 통해 길을 건너는 훈련을 시행하여 일상생활에서의 기능의 호전을 보고자 하였는데, 가상현실 실험군과 시각적 탐색 치료를 시행한 대조군 모두에서 시지각 평가도구인 Mesulam 기호 지우기 검사와 일상생활 수행 정도에서 임상적인 호전을 보였으며, 특히, 가상현실 실험군이 대조군에 비해 좌측을 주시하는 횟수가 유의하게 증가하고, 사고 발생 건수가 감소하게 됨을 확인하였다.

기술의 발전으로 최근에는 다양한 형태의 몰입형 가상 현실(immersive VR)이 개발되어 사용자와 가상 환경과의 상호작용을 높여주고 현실감과 몰입도를 높여주는 역할을 한다. 몰입형 가상현실의 경우에도 뇌신경재활 분야에서 많이 사용되고 있는데, 뇌졸중 후 편측무시에 대한 몰입형 가상현실의 임상 효과를 보고한 체계적 고찰 논문에 따르면, 몰입형 가상현실을 이용한 재활 치료는 다양한 자극을 사용하여 주의력을 높이고 시지각적 능력을 조절하고 향상시켰으며, 기존의 재활 치료에 비해 치료 순응도와 관심도가 증가하였다고 기술하고 있다. 뇌졸중 발병 6개월 이내 편측 무시가 있는 환자들을 대상으로 한 무작위 대조군 연구에서, 1회 30분, 주 3회, 4주 동안 10가지 종류의 몰입형 가상 현실을 이용한 상지 운동을 시행하였을 때, 대조군에 비해 선나누기 검사와 시지각 인지능력 검사도구인 motor-free visual perception test (MVPT), 머리 움직임 각도와 속도에서 유의하게 호전되었음을 확인하였다. 몇몇 연구에서는 몰입형 가상현실을 이용한 재활 치료 시행 후, 현기증, 메스꺼움, 눈의 통증, 방향감각 상실 등의 경미한 증상을 보고한 바 있으나, 심각한 부작용은 보고된 바가 없으며, 안전한 치료로 고려되고 있다.

이와 같이 많은 연구에서 뇌졸중 후 편측 무시에 대한 가상현실의 임상 효과와 안전성을 확인할 수 있다. 가상현실을 이용한 재활 치료는 시공간 지각 장애 환자의 치료에 다양하고 안전하게 적용이 가능한 방법으로, 그 잠재성과 가능성을 보여주었다. 그러나 대부분의 연구에서 연구 대상자의 수가 부족하고, 무작위 대조군 연구와 같은 질 높은 연구방법을 사용한 경우가 충분하지 않았다. 또한 연구마다 가상현실의 치료방법이나 기간, 빈도 및 평가도구 등 프로토콜이 매우 다양하므로 결과의 해석에 제한이 따른다. 또한, 고식적인 재활 치료와 비교하여 우월성이나 가상현실에서의 호전이 실제 상황으로 전이되는지에 대한 증거는 아직 충분하지 않아 추가적인 연구가 필요할 것으로 판단된다.

4. 거울 치료와 심상 요법(그림 19-7)

거울 치료는 손의 움직임을 거울을 통해 시각적으로 관찰하여 움직임을 유도하는 치료 방법으로, 시각적 피드백을 통해 뇌의 운동회로를 활성화시키고 상상된 운동을 가시적으로 제공하여 운동 회복을 촉진시킨다. 뇌

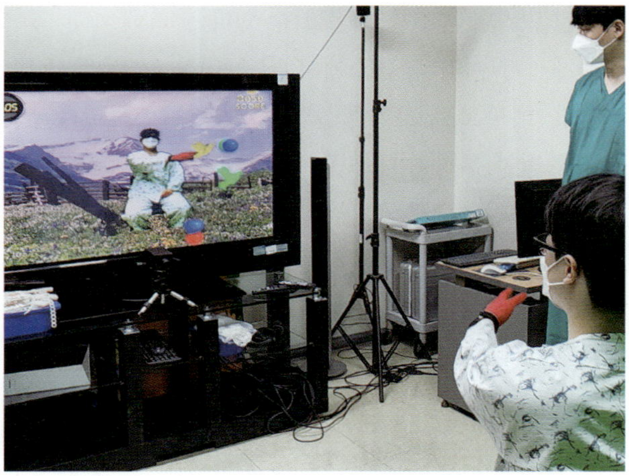

그림 19-6. 가상현실

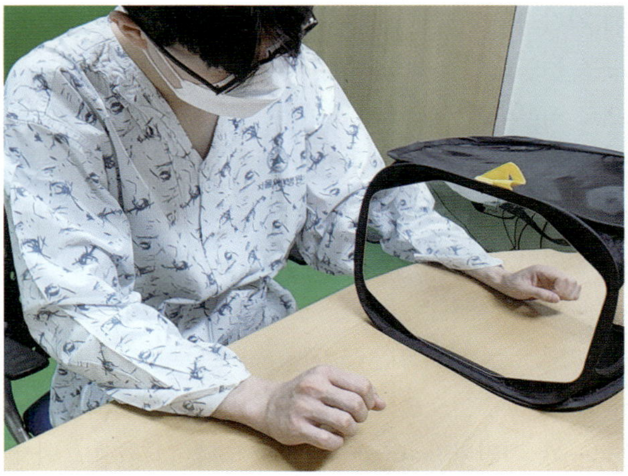

그림 19-7. 거울 치료

졸중 후 편측 무시 환자를 대상으로 한 무작위 대조군 연구에 따르면, 1회 1–2시간, 주 5일, 4주 동안 거울 치료를 받은 실험군이 대조군에 비해 별지우기검사, 선나누기검사, 그림확인과제, 기능적 독립수행평가(functional independence measure)로 측정한 일상생활수행 점수에서 유의한 호전이 확인되었고, 이 효과는 6개월까지 지속되었다. 체계적 고찰 논문과 메타분석에서도 거울 치료를 받은 실험군에서 대조군에 비해 편측 무시 증상과 일상생활 수행정도가 유의하게 개선되었다.

심상 요법은 실제로 움직이지 않고도 행동을 상상하고 정신적으로 시각화하는 재활 치료 기법으로, 지각 능력을 높이고 해당 부분에 대한 움직임을 상상함으로써 뇌의 신경회로의 재조직화를 유도한다. 뇌졸중 발병 6개월이 경과된 만성기 뇌졸중 환자 중 편측 무시가 있는 환자를 대상으로 한 무작위 대조군 연구에서 1회 10분, 주 5회, 4주 동안 왼쪽 손으로 야구공을 집거나 물건을 옮기는 움직임을 반복적으로 상상하는 심상 요법을 시행한 실험군에서 대조군에 비해 선나누기 검사의 호전 정도가 유의하게 높은 것을 확인하였다.

이와 같이 거울 치료와 심상 요법이 시공간 지각 장애 환자에게 긍정적인 효과를 보여주고 있음을 알 수 있다. 다만, 아직 관련 연구가 충분하지 않고 결과들이 다양하여, 이에 대한 더 많은 대규모 연구가 필요하다.

5. 로봇 치료(그림 19-8)

로봇 기술의 급격한 발전으로 재활 분야에서의 활용성이 커지면서, 로봇 치료가 뇌졸중 환자들의 근력과 운동 기능 향상을 위해 널리 사용되고 있다. 로봇 치료는 환자의 동작을 감지하고 움직임을 촉진하여 정확하고 기능적인 동작을 반복적으로 수행하게 하여 운동 기능 회복을 도와준다. 뇌졸중 환자에서의 편측 무시에 대한 로봇 치료의 임상 효과를 검토한 체계적 고찰과 메타분석 논문을 살펴보면, 외골격 로봇이나 말단장치 로봇을 통하여 어깨, 팔꿈치, 손목, 손의 움직임을 유도한 로봇 재활 치료를 단독으로 혹은 다른 치료에 추가하여 시행하였을 때, 대조군에 비해 선나누기 검사에서 유의한 호전을 보임을 알 수 있었다. 그러나 다른 시공간 지각 평가 도구와 일상생활동작 수행능력에는 유의한 긍정적 효과를 보이지 않았다. 로봇 치료의 시공간 지각 능력에 미치는 영향은 로봇에 의한 수동적이고 능

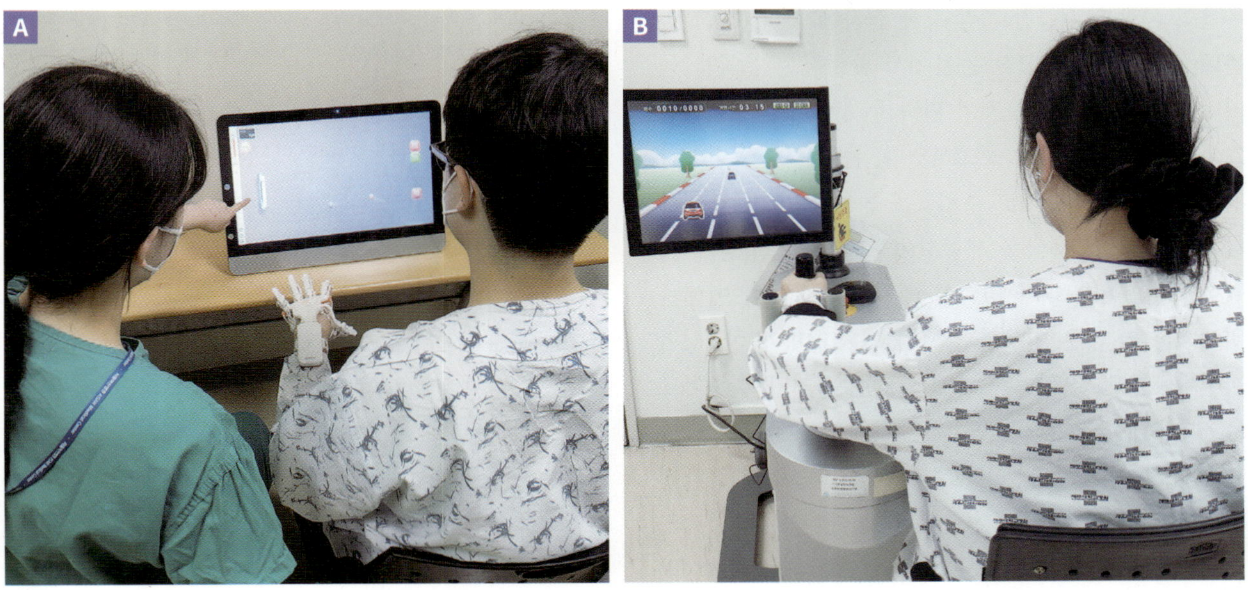

그림 19-8. **로봇 치료**

동적인 움직임이 뇌의 운동 회로를 활성화시키고 로봇 치료 중 제공되는 지속적인 시각적·청각적 피드백이 무시 공간에 대한 주의력을 향상시키기 때문으로 보인다. 하지만 로봇 치료에 대한 연구들의 표본 크기가 작고, 일관된 치료 프로토콜이 없으며, 평가 도구도 제한적이라는 한계가 있어, 추후 대규모 장기 추적 연구가 필요하다.

6. 기타 치료

이외에도 뇌 활동을 조절하여 시공간 지각 능력을 향상시키기 위해 다양한 치료법이 연구되고 있다. 경피적 신경전기자극(transcutaneous electrical nerve stimulation, TENS), 기능적 전기자극(functional electrical stimulation, FES), 갈바닉 전정 자극(galvanic vestibular stimulation, GVS) 등의 효과에 관한 연구가 보고되고 있지만, 이에 대한 근거는 아직 부족하다. 최근 코크란 리뷰에서는 전기 자극이 편측 무시의 즉각적인 호전에 도움이 될 수 있다는 가능성이 제시되었지만, 장기적인 효과나 일상생활동작 수행능력의 기능적 호전 측면에서는 뚜렷한 증거가 나타나지 않았다.

음악 치료도 시공간 지각 장애 환자에게 적용되고 있는데, 최근 체계적 고찰 논문에서 좋아하는 음악을 듣거나 악기를 연주하는 것이 편측 무시에 대한 긍정적인 효과를 보이고 있음을 보고하였다. 음악은 긍정적인 감정과 즐거움을 유도하고 주의력을 높여주며, 리듬, 멜로디 등의 다감각 자극을 제공하여 지각 능력 향상에 기여할 수 있다. 그러나 명확한 메커니즘에 대한 이해를 위해서는 더 많은 연구와 검토가 필요하며, 또한, 장기간 추적 연구 및 기능적 호전에 대한 증거가 부족하므로, 이에 대한 추가적인 연구가 필요하다.

이렇듯, 여러 메타분석과 체계적 고찰연구의 결과에서 관찰되는 바와 같이 편측 무시에 대한 재활 치료의 효과를 보고한 많은 연구들이 적은 수의 환자와 이질적인 방법론, 상충되는 결과 등으로 인해 근거 수준이 높지 않음을 알 수 있다. 아직까지 편측 무시에 대한 정형화되고 표준화된 치료 방법이 정립되어 있지 않다는 것은 그만큼 편측 무시에 대한 치료가 쉽지 않음을 시사한다. 편측 무시는 뇌졸중의 다른 임상 증상들에 비해 병인, 기전 및 아형이 다양하기 때문에 재활 치료를 시행함에 있어 정확한 진단, 아형의 분류 및 평가가 이루어지는 것이 필수적이다. 또한, 편측 무시의 복합적인 발생 기전과 임상 양상을 고려한다면, 한 가지 치료 방법에 의존하는 것보다는 환자가 가진 편측 무시의 결함 정도과 질병실인증, 주의력 결함 등과 같은 편측 무시와 관련된 인지적 문제들을 통합적으로 고려하여 근거 중심 기반의 재활 치료를 복합적으로 적용하는 것이 매우 중요하다.

▶ 참고문헌

1. Azouvi, P., Jacquin-Courtois, S., & Luauté, J. Rehabilitation of unilateral neglect: Evidence-based medicine. Ann Phys Rehabil Med 2017;60(3):191-197.
2. Bazan R, Fonseca BHdS, Miranda JMdA, Nunes HRdC, Bazan SGZ, Luvizutto GJ. Effect of robot-assisted training on unilateral spatial neglect after stroke: systematic review and meta-analysis of randomized controlled trials. Neurorehabil Neural Repair 2022;36(8):545-56.
3. Beis JM, Andre JM, Baumgarten A, et al. Eye patching in unilateral spatial neglect: Efficacy of two methods. Arch Phys Med Rehabil 1999;80(1):71-76.
4. Butter CM, Kirsch N. Combined and separate effects of eye patching and visual stimulation on unilateral neglect following stroke. Arch Phys Med Rehabil 1992;73(12);1133-39.
5. Carter, A. R., & Barrett, A. M. Recent Advances in Treatment of Spatial Neglect: Networks and Neuropsychology. Expert Rev Neurother 2023;23(7):587-601
6. Choi H-S, Shin W-S, Bang D-H. Application of digital practice to improve head movement, visual perception and activities of daily living for subacute stroke patients with unilateral spatial neglect: Preliminary results of a single-blinded, randomized controlled trial. Medicine 2021;100(6).
7. Cicerone KD, Dahlberg C, Malec JF, et al. Evidence-based cognitive rehabilitation: Updated review of the literature from 1998

through 2002. Arch Phys Med Rehabil 2005;86(8);1681–92.

8. da Silva, T. R., de Carvalho Nunes, H. R., Martins, L. G., da Costa, R. D. M., de Souza, J. T., Winckler, F. C., ... & Luvizutto, G. J. Non-invasive Brain Stimulation Can Reduce Unilateral Spatial Neglect after Stroke: ELETRON Trial. Ann Neurol 2022;92(3):400–410.
9. Dalmaijer, E. S., Li, K. M., Gorgoraptis, N., Leff, A. P., Cohen, D. L., Parton, A. D., ... & Malhotra, P. A. Randomised, double-blind, placebo-controlled crossover study of single-dose guanfacine in unilateral neglect following stroke. Journal of Neurology, Neurosurg Psychiatry 2018;89(6):593–598.
10. Durfee AZ, Hillis AE. Unilateral spatial neglect recovery post-stroke. Stroke 2023;54(1):10–9.
11. Fong KNK, Chan MKL, NG PPK, et al. The effect of voluntary trunk rotation and half-field eye-patching for patients with unilateral neglect in stroke: A randomized controlled trial. Clinical Rehabilitation 2007;21;729–41.
12. Fong KNK, Yang NYH, Chan MKL, et al. Combined effects of sensory cueing and limb activation on unilateral neglect in subacute left hemiplegic storke patients: A randomized controlled pilot study. Clinical Rehabilitation 2013;27(7);628–37.
13. Gammeri, R., Iacono, C., Ricci, R., & Salatino, A. Unilateral spatial neglect after stroke: current insights. Neuropsychiatr Dis Treat 2020;16:131–152.
14. Gandhi DB, Sterba A, Khatter H, Pandian JD. Mirror therapy in stroke rehabilitation: current perspectives. Ther Clin Risk Manag 2020:75–85.
15. González-Rodriguez, B., Serradell-Ribé, N., Viejo-Sobera, R., Romero-Muñoz, J. P., & Marron, E. M. Transcranial direct current stimulation in neglect rehabilitation after stroke: a systematic review. J Neurol 2022;269(12):6310–6329.
16. Gossmann A, Kastrup A, Kerkhoff G, Lopez-Herrero C, & Hildebrandt H. Prism adaptation improve ego-centered but not allocentric neglect in early rehabilitation patients. Neurorehabilitation and Neural Repair 2013;27(6);534–41.
17. Houben, M., Chettouf, S., Van der Werf, Y. D., & Stins, J. Theta-burst transcranial magnetic stimulation for the treatment of unilateral neglect in stroke patients: A systematic review and best evidence synthesis. Restor Neurol Neurosci 2021;39(6):447–465.
18. Kalra L, Perez I, Gupta S, et al. The influence of visual neglect on stroke rehabilitation. Stroke 1997;28(7);1386–91.
19. Karnath HO, Christ K, Hartje, W. Decrease of contralateral neglect by neck muscle vibration and spatial orientation of trunk midline. Brain 1993;116;383–96.
20. Karner S, Stenner H, Spate M, Behrens J, Krakow K. Effects of a robot intervention on visuospatial hemineglect in postacute stroke patients: a randomized controlled trial. Clin Rehabil 2019;33(12):1940–8.
21. Katz N, Ring H, Naveh Y, Kizony R, Feintuch U, Weiss P. Interactive virtual environment training for safe street crossing of right hemisphere stroke patients with unilateral spatial neglect. Disabil Rehabil 2005;27(20):1235–44.
22. Kerkhoff G, Schenk T. Rehabilitation of neglect: An update. Neuropsychologia 2012;50;1072–79.
23. Kim YM, Chun MH, Yun GJ, Song YJ, Young HE. The effect of virtual reality training on unilateral spatial neglect in stroke patients. Ann Rehabil Med. 2011;35(3):309–15.
24. Kwon JS. Therapeutic intervention for visuo-spatial neglect after stroke: A meta-analysis of randomized controlled trials. Osong Public Health Res Perspect 2018;9(2);59–65.
25. Lauaute J, Halligan P, Rode G, Rossetti Y, & Boisson D. Visuo-spatial neglect: A systematic review of current interventions and their effectiveness. Neuroscience and Biobehavioral Reviews 2006;30;961–82.
26. Li, L., & Huang, H. Noninvasive neuromodulation for unilateral neglect after stroke: a systematic review and network meta-analysis. Neurol Sci 2022;43(10):5861–5874.
27. Lisa LP, Jughters A, Kerckhofs E. The effectiveness of different treatment modalities for the rehabilitation of unilateral neglect in stroke patients: A systematic review. NeuroRehabil 2013;33:611–620.
28. Long J, Zhang Y, Liu X, Gao Q, Pan M. Music-based interventions for unilateral spatial neglect: a systematic review. Neuropsychol Rehabil 2023;33(9):1462–87.
29. Longley V, Hazelton C, Heal C, Pollock A, Woodward-Nutt K, Mitchell C, et al. Non-pharmacological interventions for spatial neglect or inattention following stroke and other non-progressive brain injury. Cochrane Database Syst Rev 2021(7).
30. Martino Cinnera A, Bisirri A, Chioccia I, Leone E, Ciancarelli I, Iosa M, et al. Exploring the potential of immersive virtual reality in the treatment of unilateral spatial neglect due to stroke: A comprehensive systematic review. Brain Sci 2022;12(11):1589.
31. Misuno K, Tsuji T, Takebayashi T, Fujiwara T, Hase K, & Liu M. Prism adaptation therapy enhances rehabilitation of stroke patients with unilateral spatial neglect: A randomized, controlled trial. Neurorehabilitation and Neural Repair 2011;25(8);711–20.
32. Nyffeler, T., Vanbellingen, T., Kaufmann, B. C., Pflugshaupt, T., Bauer, D., Frey, J., ... & Cazzoli, D. Theta burst stimulation in neglect after stroke: functional outcome and response variability origins. Brain 2019;142(4):992–1008.
33. Ogourtsova T, Souza Silva W, Archambault PS, Lamontagne A. Virtual reality treatment and assessments for post-stroke unilateral spatial neglect: a systematic literature review. Neuropsychol Rehabil 2017;27(3):409–54.
34. Pandian JD, Arora R, Kaur P, Sharma D, Vishwambaran DK, Arima H. Mirror therapy in unilateral neglect after stroke (MUST trial): a randomized controlled trial. Neurol 2014;83(11):1012–7.
35. Park J-H, Lee J-H. The effects of mental practice on unilateral

neglect in patients with chronic stroke: a randomized controlled trial. J Phys Ther Sci 2015;27(12):3803–5.

36. Pisella L, Rode G, Farne A, Tilikete C, & Rossetti Y. Prism adaptation in the rehabilitation of patients with visuo-spatial cognitive disorders. Current Opinion in Neurology 2006;19;1–9.
37. Pizzamiglio L, Antonucci G, Judica A, et al. Cognitive rehabilitation of the hemineglect disorder in chronic patients with unilateral right brain damage. J Clin Exp Neuropsychol 1992;14(6);455–72.
38. Pizzamiglio L, Fasotti L, Jehkonen M, Antonucci G, Magnotti L, Boelen D, & Asa S. The use of optokinetic stimulation in rehabilitation of the hemineglect disorder. Cortex 2004;40;441–50.
39. Pizzamiglio L. Frasca R, Guariglia C, Incoccia C, & Antonucci G. Effect of optokinetic stimulation in patients with visual neglect. Cortex 1990;26;535–40.
40. Robertson IH, North NT, & Geggie C. Spatiomotor cueing in unilateral left neglect: Three case studies of its therapeutic effects. J Neurol Neurosurg Psychiatry 1992;55(9);799–805.
41. Robertson IH, Tegner R, Tham K, et al. Sustained attention training for unilateral neglect: Theoretical and rehabilitation implications. J Clin Exp Neuropsychol 1995;17;416–30.
42. Rode G, Perenin MT, Honore J, & Boisson D. Improvement of the motor deficit of neglect patients through vestibular stimulation: Evidence for a motor neglect component. Cortex 1998;34;253–61.
43. Rode G, Tiliket c, Charlopain P, & Boisson D. Postural asymmetry reduction by vestibular caloric stimulation in left hemiparetic patients. Scandinavian Journal of Rehabilitation Medicine 1998;30;9–14.
44. Rossetti Y, Rode G, Pisella L et al. Prism adaptation to a rightward optical deviation rehabilitates left hemispatial neglect. Nature 1998;395(6698);166–69.
45. Rossi PW, Kheyfets S, Reding MJ. Fresnel prisms improve visual perception in stroke patients with homonymous hemianopia or unilateral visual neglect. Neurology 1990;40(10);1597–99.
46. Salazar, A. P. S., Vaz, P. G., Marchese, R. R., Stein, C., Pinto, C., & Pagnussat, A. S. Noninvasive brain stimulation improves hemispatial neglect after stroke: a systematic review and meta-analysis. Arch Phys Med Rehabil 2018;99(2):355–366.
47. Schindler I, Kerkhoff G, Karnath HO, Keller I, & Goldenberg G. Neck muscle vibration induces lasting recovery in spatial neglect. Jounal of Neurology, Neurosurgery, and Psychiatrt 2002;73;412–19.
48. Taub E, Uswatte G, Pidikiti R. Constraint-induced movement therapy: A new family of thechniques with broad application to physical rehabilitation–a clinical review. J Rehabil Res Dev 1999;36;237–51.
49. Tavaszi, I., Nagy, A. S., Szabo, G., & Fazekas, G. Neglect syndrome in post-stroke conditions: Assessment and treatment (scoping review). Int J Rehabil Res 2021;44(1):3–14.
50. Tham, K, Ginsburg E, Fisher A, et al. Training to improve awareness of disabilities in clients with unilateral neglect. Am J Occup Ther 2001;55(1);46–54.
51. Umeonwuka, C., Roos, R., & Ntsiea, V. Current trends in the treatment of patients with post-stroke unilateral spatial neglect: A scoping review. Disabil Rehabil 2022;44(11):2158–2185.
52. van der Kemp, J., Dorresteijn, M., Ten Brink, A. F., Nijboer, T. C., & Visser-Meily, J. M. Pharmacological treatment of visuospatial neglect: a systematic review. J Stroke Cerebrovasc Dis 2017;26(4):686–700.
53. Van Kessel M, Geurts AC, Brouwer WH, Fasotti L. Visual scanning training for neglect after stroke with and without a computerized lane tracking dual task. Front Hum Neurosci 2013;7:358.
54. Veldema, J., Bösl, K., Neumann, G., Verheyden, G., & Nowak, D. A. Noninvasive brain stimulation in rehabilitation of hemispatial neglect after stroke. CNS spectrums 2020;25(1):38–49.
55. Weinberg J, Diller L, Gordon WA, et al. Visual scanning training effect on reading-related tasks in acquired right brain damage. Arch Phys Med Rehabil 1977;76(10);479–86.
56. Welfringer A, Leifert-Fiebach G, Babinsky R, Brandt T. Visuomotor imagery as a new tool in the rehabilitation of neglect: a randomised controlled study of feasibility and efficacy. Disabil Rehabil 2011;33(21–22):2033–43.
57. Wiart L, Come AB, Debelleix X, et al. Unilateral neglect symdrome rehabilitation by trunk rotation and scanning trainining. Arch Phys Med Rehabil 1997;78(4);424–29.
58. Wilson FC, Manly T, Coyle D, et al. The effect of contralesional limb activation training and sustained attention training for self-care programmes in unilateral spatial neglect. Restor Neurol Neurosci 2000;16(1);1–4.
59. Wilson FC, Manly T. Sustained attention training and errorless learning facilitates self-care functioning in chronic ipsilesional neglect following severe traumatic brain injury. Neuropsychol Rehabil 2003;13(5);537–48.
60. Zebhauser, P. T., Vernet, M., Unterburger, E., & Brem, A. K. Visuospatial neglect–a theory-informed overview of current and emerging strategies and a systematic review on the therapeutic use of non-invasive brain stimulation. Neuropsychol Rev 2019;29:397–420.
61. Zhang Y, Xing Y, Li C, Hua Y, Hu J, Wang Y, et al. Mirror therapy for unilateral neglect after stroke: A systematic review. Eur J Neurol 2022;29(1):358–71.

특정영역 인지재활

Domain-specific cognitive rehabilitation

SECTION 05 집행기능

Chapter 20 집행기능
Executive function

Chapter 21 집행기능 평가
Evaluation of executive function

Chapter 22 집행기능 장애의 재활
Rehabilitation of executive dysfunction

PART 03

CHAPTER 20 집행기능

Executive function

김현정

I 집행기능이란?

집행기능은 한 개인이 변화하는 세상에 잘 적응하고 목표를 향해 효과적으로 나아가기 위해 다양한 인지과정을 융통성 있게 제어하고 조절하는 능력으로, 사람이 사회적인 존재로서 기능할 수 있도록 하는 고위 중추기능이다. 따라서 집행기능은 일원적인 개념이 아닌, 복잡한 인지 프로세스를 일컫는다.

뇌의 여러 영역 중 집행기능을 언급할 때 가장 중요하게 다루어지는 부위는 전두엽이다. 전두엽 부위의 손상이 있는 환자들에서는 손상된 위치에 따른 독특하고 특징적인 인지나 행동의 장애가 나타나기에, 전두엽 및 이와 연관된 구조들과 관련된 연구들이 역사적으로 활발하게 이루어져왔다. 전두엽은 뇌의 다른 피질이나 피질하 구조들과 다양하게 연결되어 있어, 이와 연결된 어느 한 구조만 손상되어도 전두엽 손상 시 나타나는 임상양상과 유사한 경우가 많다. 그러므로 '집행기능장애(executive dysfunction, dysexecutive syndrome)'와 '전두엽 기능장애(frontal lobe dysfunction)'라는 용어는 혼용되고 있으나 집행기능과 전두엽 기능을 동의어로 표현하는 것은 적절하지 않다. 즉, 집행기능장애는 전두엽에만 국한된 것이 아닌 전두엽 및 이와 연결된 구조에 손상이나 병변이 있을 때 나타난다. 그래서 대뇌의 미만성 병변이 있는 경우에도 집행기능장애가 관찰될 수 있다.

II 집행기능과 관련된 대뇌 영역

전두엽은 뇌의 약 1/3을 차지하는 넓은 영역이다. 이 중 중심고랑(central sulcus) 바로 앞에 위치한 일차 및 이차 운동영역(primary and secondary motor area)을 제외한 부위를 전전두피질(prefrontal cortex)이라 하며 이는 전체 전두엽의 절반을 차지한다. 전전두피질은 크게 4개의 주요 영역(외측 전전두피질: lateral prefrontal cortex, 내측 전전두피질: medial prefrontal cortex, 전두극: frontal pole, 복내측 전전두피질: ventromedial prefrontal cortex)으로 나뉘어진다(그림 20-1).

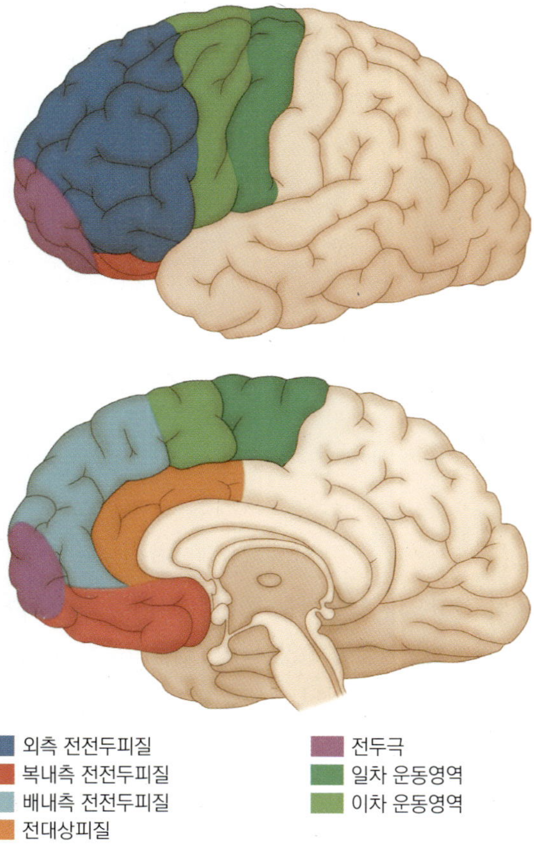

그림 20-1. **전두엽의 영역**

전두엽과 피질하 구조를 연결하는 전두엽-피질하 회로(frontal-subcortical circuits)는 모두 5개가 있는데 이 중 운동기능과 관련된 두 회로를 제외한 나머지 세 회로는 각각 전전두피질의 배외측(dorsolateral) 피질, 외측 안와전두(lateral orbiotofrontal) 피질, 전대상(anterior cingulate) 피질에서 시작한다. 모든 회로들은 전두엽 각 피질에서 줄무늬체(striatum)를 거쳐 창백핵(globus pallidus), 흑색질(substantia nigra), 그리고 시상(thalamus)으로 연결되어 다시 각각의 전전두피질로 되돌아가며 회로들은 해부학적으로 서로 분리되어 있다(그림 20-2).

해당 전전두피질이 주관하는 특징적인 인지 및 행동 기능들이 다르기 때문에, 각 회로들이 손상을 받게 되면 각 전전두피질 영역에 따른 각 회로 특유의 행동 증후군이 나타나게 된다. 그러나 창백핵과 시상에 발생한 병변은 회로에 따라 구별된 임상양상으로 나타나는 것이 아니라, 각 회로의 손상에 따른 임상적 특징들이 혼합되어 나타난다.

Ⅲ 전전두피질의 기능적 분류

전전두피질에서 담당하는 기능은 주로 고위 인지와 주의력, 행동조절, 그리고 사회적 기능이다. 전전두피질의 기능적 분류는 해부학적 위치에 따라 나눈다.

1. 외측 전전두피질 (Lateral prefrontal cortex, LPFC)

LPFC는 고위 인지기능을 수행하는 영역으로, 자동적으로 수행되는 하위 인지기능에 대한 통제와 지휘, 감독을 담당하며 계획, 조직화, 모니터링, 활성화, 전환, 억제, 유창성, 추리, 문제해결, 추상적 사고와 같은 지적 활동에 관여한다. 몇몇 문헌에서는 LPFC에서 담당하는 지적인 기능을 협의적 개념으로의 인지적 집행기능(executive cognitive functions)으로 표현하기도 한다.

집행기능의 중요한 역할 중 하나는 개인으로 하여금 목표지향적으로 행동하게 한다는 것이다. 목표는 개인의 행동에 영향을 미친다. 목표를 달성하기 위해서는 무관한 정보는 무시하고 필요한 정보에 집중하여 과제를 수행해야 하는데, 이 과정에서 중간 중간에 달성해야 하는 하위 목표(subgoal)들을 유연하게 처리하고 필요에 따라 전환하면서 과제를 수행할 수 있어야 한다.

목표지향적 행동을 수행하기 위해 필요한 대표적인 인지적 체계는 작업기억(working memory)이다. 작업기억은 단기기억(short-term memory)의 한 유형으로 주

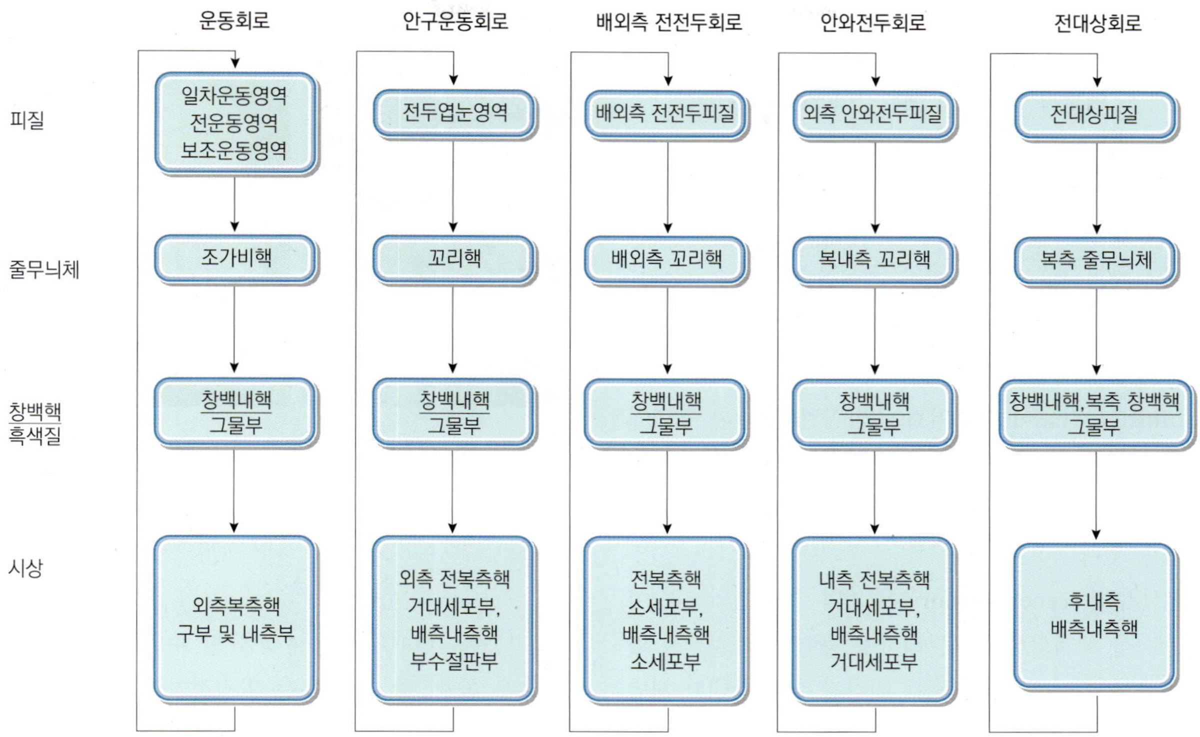

그림 20-2. **전두엽-피질하 회로**

어진 과제와 관련된 정보를 일시적으로 조작하거나 가공, 유지하는 능력이다. 우리는 일상생활에서 매 순간 무수히 많이 작업기억을 활용하는데 작업기억을 활용하는 대표적인 예시로는 암산을 하거나, 114 전화번호 안내 서비스에서 들은 전화번호를 기억하여 전화를 걸거나, 대화 중 상대방이 말한 긴 문장을 기억하여 의미를 해석하며 대화를 이어가는 것 등이 있다. 이처럼 작업기억은 필요한 정보를 파악하고 기억하도록 하여 계획을 수행하거나 의사결정을 내리는 데 도움을 준다. 작업기억에 문제가 있는 경우 건망증을 호소하거나, 책을 읽는데 집중하기 어렵기에 같은 부분을 계속 읽는 모습을 보일 수 있으며, 더 심하면 한 가지 일에 집중하지 못하고 주변 환경에서 오는 자극에 계속 정신이 팔려 산만한 행동을 보일 수 있다.

작업기억을 설명하는 모형은 다양하다. 이중 대표적인 모형은 Baddeley 등의 다중성분모형(multicomponent model)이다. Baddeley 등은 작업기억을 복잡한 인지과정을 수행하기 위해 필요한 정보를 일시적으로 저장하거나 가공하는 제한된 기억체계로 설명한다. 즉, 작업기억이 인지와 행동 사이를 연결하는 접점이라는 것이다. 이들의 모형은 40년 넘는 연구를 통해 발전해왔다. 다중성분모형의 하위 체계는 시각적이고 공간적인 정보를 유지하는 시공간 잡기장(visuospatial sketchpad), 언어적 정보를 유지하는 음운루프(phonologic loop), 장기기억에서 끄집어낸 정보를 실체화(instantiation)하여 조작하거나 작업기억과 상호작용하는 일화적 완충기(episodic buffer)로 구성되며, 중앙집행부(central executive)가 하위 체계를 조정하고 제어한다.

기능적 MRI (functional MRI, fMRI)와 PET 등 기능적 뇌 영상을 통해 언어적 작업기억 과제는 좌측 대뇌반구에서 활성화되며, 공간적 과제는 우측 대뇌반구에서 활성화되는 것이 밝혀졌다. 또한 작업기억으로 정보를 인출하거나 유지하는 경우에는 주로 복외측(ventrolateral) 전전두피질이 활성화되며, 정보를 활발하게 조작하거나 갱신하는 과제에서는 주로 배외측(dorsolateral) 전전두피질이 활성화되는 것이 보고되었다.

목표지향적 행동을 수행하는 데 있어 작업기억 외에 중요한 것으로 세트 전환(set shifting)이 있다. 이는 변화하는 환경이나 요구에 따라 주의력과 행동을 유연하게 조정하는 능력으로, 주어진 목표를 유지하는 작업기억과 상황에 적합하지 않은 하위목표를 무시하는 억제(inhibition)기능이 갖추어져야 발휘된다. 전환 능력에 문제가 있는 경우 융통성이 없으며 동시에 여러 가지 일을 수행하지 못하며, 생각이나 행동에서 보속성이 관찰될 수 있다.

최신기억(recency memory)은 기억 속 사건의 시간이나 순서를 체계화하거나 분리하는 능력이다. 일관성 있게 목표를 수행하기 위해서는 시간적 순서에 대한 개념이 있어야 한다. 그러나 LPFC가 손상되어 최신 정보를 판별하는 기능에 장애가 발생하면 시간적 순서에 따라 행동을 조직하지 못하게 된다. 예를 들어 요리를 만든다고 할 때, 요리에 필요한 재료들에 대해 알고 있어도 적절한 순서에 따라 취사를 하지 못한다.

이외에도 LPFC가 손상되면 단어나 디자인 유창성이 결여되거나, 회상(recall) 장애, 학습 장애, 문제해결능력 장애, 운동프로그래밍의 장애 등 다양한 임상소견들이 나타날 수 있다.

2. 안와 전두피질(Orbitofrontal cortex, OFC)

OFC는 변연계와 변연계주위 영역에서 정보를 받으며 학습과 기억, 그리고 사회 및 정서적 기능에 관여한다. OFC는 가치에 대한 학습을 하거나 자극이나 보상의 변화가 있을 때 행동을 수정하는 것과 연관이 있다.

OFC의 중요한 기능은 자기제어와 통제 기능이다. OFC에서는 정서적 반응과 상벌 개념을 통한 판단, 보상적 프로세스가 작용하여 자기 제어가 이루어진다. 통제 기능은 특히 지적인 분석을 할 수 없는 상황이거나 새로운 환경, 즉 경험 또는 환경적인 단서가 충분하지 않은 상황에서 사회적으로 가장 적절한 반응이나 행동을 결정하고 수행해야 할 때 필요하다. 이와 같이 의사결정에 영향을 주는 OFC가 손상을 입으면 통제 기능의 장애로 인해 탈억제(disinhibition), 충동성(impulsivity), 인격 변화, 사회적 판단의 결여, 공감 능력의 감퇴, 통찰력의 결여, 도덕성의 문제 등이 나타날 수 있다.

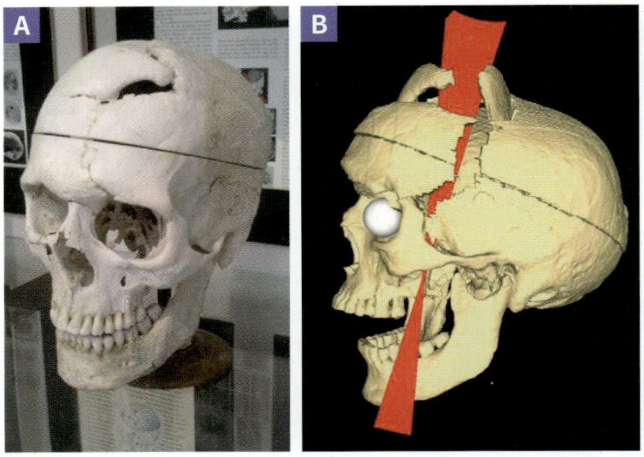

그림 20-3. (A) 미국 하바드 의대 Warren Anatomical Museum에 전시된 Gage의 두개골, (B) 두개골의 손상부위를 바탕으로 Gage의 사고를 시뮬레이션 한 모습

OFC는 역사적으로 Phineas Gage라는 인물을 통해 뇌신경과학 분야에서 주목받게 된 영역이다. 기록에 따르면 1848년 어느 날 미국의 한 철도 건설현장의 감독자로 일하던 Gage는 작업과정에서의 실수로 일어난 폭발로 인해 쇠막대기가 얼굴 왼쪽 뺨을 지나 두개골을 관통하는 사고를 당한다(그림 20-3). 다행히 그의 생명에는 지장이 없었고, 의사인 John M. Harlow에게 치료를 받은 뒤 수개월 후 신체적으로는 회복되었으나 그의 성격과 행동에는 큰 변화가 일어났다. 사고 전 Gage는 선량한 시민, 모범적인 직장인으로 알려졌었으나 사고 이후 참을성이 없어지고 제멋대로 행동하며, 예의가 없고, 우유부단하며, 규율을 지키지 못하는 등 사회적으로 부적절한 행동양상을 보였다. Gage 사후에 부검이 이루어지지 않아 병변 위치에 대한 논쟁이 있었지

만, 그의 두개골을 기반으로 병변을 재구성한 연구들에 따르면 그는 좌측 전두엽에만 손상을 입은 것으로 추측되고 있다.

뇌의 극소부위 손상 후, 도덕성과 관련된 문제증상은 주로 OFC 손상 환자들에게서 많이 보고된다. 특히, 두부 외상을 입은 베트남전 참전 용사들 중 OFC를 포함한 복내측 전전두피질(ventromedial prefrontal cortex, vmPFC)에만 손상을 입은 환자들이 다른 부위에 손상을 입은 환자나 대조군에 비해 유의하게 심한 공격성과 폭력성을 보이는 것으로 보고되었다.

OFC에만 병변이 있는 환자들의 경우, IQ 등 일반적인 지적 능력은 대체로 정상범위에 속한다. 그러나 아이오와 도박과제(Iowa gambling task)를 통해 암묵적 의사결정 능력을 검사해보면, 이들은 주로 상금과 벌금에 따른 합리적인 선택을 하지 않고 위험 부담이 있는 모험적인 선택을 하는 경향을 보인다. 또한, 궁극적 이득을 위해 즉각적인 이익을 지연시키지 못하는 것을 볼 수 있다.

더 놀라운 사실은 이들이 도덕적 지식이나 사회적 규범을 잘 알고 있다는 것이다. 그러나 실생활에서 사람들과의 상호작용 중에 이를 적절하게 적용하지 못하며, 자신에 대한 통찰력이 부족하여 자신의 행동이 부적절하다는 것을 인식하지 못한다. 이들은 사회적 관계가 적절하지 못한 상황에 느끼는 감정적인 반응이 부족하여 자신의 잘못된 행동을 깨닫고 고치려는 반성을 하지 못하는 경향이 있다. 또한, OFC에 손상이 있는 경우, 갈등이 심한 윤리적 딜레마 상황에서 공리적인 판단을 하는 경향이 있다.

3. 내측 전전두피질 (Medial prefrontal cortex, mPFC)

mPFC은 기능적으로 입쪽(rostral) mPFC의 후방부위(posterior region)와 전방부위(anterior region), 그리고 안와부위(orbital region)의 세 영역으로 나뉘어진다 (그림 20-4).

입쪽 후방부위에서는 주로 행동을 모니터링을 하여 특정 상황에서 최적의 결과를 얻기 위해 취해야 할 행동을 결정한다. 그래서 이 영역은 기능적인 행동을 개시하고 유지하기 위한 활성화(energization)를 조절한다. 전후 맥락과 상황 속에서 동기가 유발될 만한 인센티브

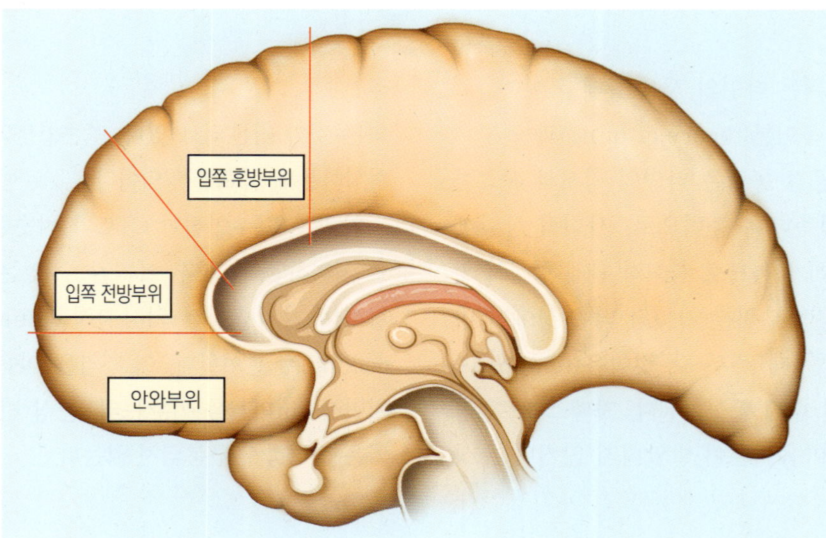

그림 20-4. **내측 전전두피질의 기능적 분류**

가 주어지면 전보조운동영역(pre-supplementary motor area)과 배측 전대상피질(dorsal anterior cingulate cortex, dACC)이 LPFC와 상호작용하여 의사결정적 인지제어에 관여한다. 따라서 mPFC에 병변이 생기면 목표지향적인 행동의 결여, 동작이나 언어표현의 감소와 같은 소견이 특징적으로 나타나며, 중증도에 따라 무감동(apathy), 의지상실증(abulia), 무운동함구증(akinetic mutism)을 보이게 된다.

입쪽 전방부위는 자아나 타인에 대한 인식에 관여하는 영역으로 개인으로 하여금 사회적 상호작용을 가능하게 하는 기전이 된다. 개성과 같이 자신의 성격적 특성에 대한 인식은 과거에 일어난 사건들을 기억하는 신경체계와는 다른 체계를 통해 이루어지며, 여러 경험에서 추출된 정보들을 기반으로 형성된다. 따라서 자전적 기억(autobiographical memory)이 손상된 기억상실이 심한 환자에서도 자신의 성격이나 성향과 같은 자기자신에 대한 인식은 유지된다. mPFC는 기본 모드 신경망(default mode network)의 한 부분으로 휴지(resting) 상태에서 촬영한 fMRI에서 활성화되어 나타난다. 즉 아무것도 하지 않는 휴지기에도 뇌는 자신을 성찰하거나 주변 상황에 대비한다는 것을 예상할 수 있다. 따라서 자기 참조 과정(self-referential process)은 뇌 기능의 기저상태 모드(baseline mode)로서 일어나는 것으로 간주된다.

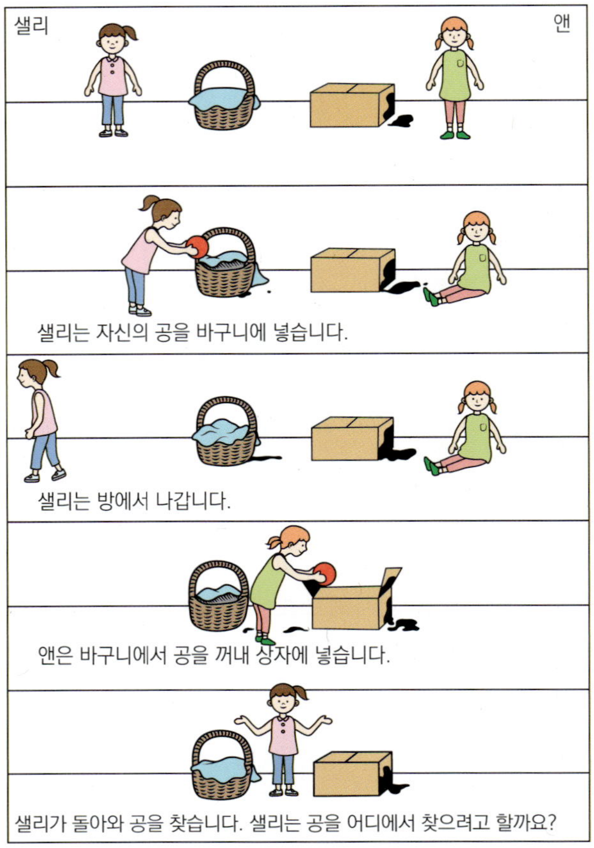
샐리
앤
샐리는 자신의 공을 바구니에 넣습니다.
샐리는 방에서 나갑니다.
앤은 바구니에서 공을 꺼내 상자에 넣습니다.
샐리가 돌아와 공을 찾습니다. 샐리는 공을 어디에서 찾으려고 할까요?

그림 20-5. **마음이론 과제 예시.** 이 과제는 평가받는 자가 샐리와 앤의 생각이 다를 수 있다는 것을 인식하고, 사람들마다 관점이 다를 수 있다는 것을 이해해야 정답을 맞힐 수 있다. 마음이론은 약 4~5세경에 발달한다고 보고된다.

또한 입쪽 전방부위는 타인의 정신 상태를 이해하고 추론하는 능력인 마음이론(theory of mind)과 관련된 곳이다(그림 20-5). 공감 능력은 타인의 정서와 사고를 파악하고 행동을 예측하는 능력으로, 사회적 상황에 적절한 대처를 가능하게 하므로 사회적 관계 형성의 필수 요소이다. 입쪽 전방부위는 기능적 뇌 영상에서 마음이론과제를 수행할 때 측두-두정이음(temporo-parietal junction)과 함께 활성화된다. 자폐스펙트럼장애의 원인기전으로 마음이론이 발달하지 않거나 손상되는 것이 거론되고 있다. 즉 이 영역은 사회적 관계를 형성하는데 중요한 영역이다.

안와부위는 인접한 OFC와 비슷하게 상벌의 개념으로 처리하는데, 향후 야기될 수 있는 결과 값을 모니터링하며 가치중심적 의사결정(value-based decision making)에 관여한다. 이 영역은 OFC의 내측과 일부 겹치면서 vmPFC를 이루는데, 손상 시 임상적으로 두 영역은 명백하게 구분되지 않는다.

4. 전두극 부위
(Frontal pole area, rostral prefrontal cortex, rostral PFC)

Rostral PFC는 브로드만 영역 10으로 뇌의 가장 앞 부분에 위치한다. 이 영역은 사람의 뇌 중 가장 늦게 발달하는 영역이다. 해당 영역은 기능적 뇌 영상검사상 과제의 난이도와 상관없이 대부분의 인지과제를 수행할 때 활성화된다. 이 부위에만 국한된 손상이 있는 환자는 지식이나 기본적인 언어 처리 및 읽고 쓰기, 시지각 능력과 같이 학습되어 일상화가 된 인지능력, 즉 일반 지능에서는 뚜렷한 문제가 나타나지 않을 수 있다. 그러나 전략적인 문제해결이 요구되는 과제에서는 장애가 나타나는 것을 관찰할 수 있다. 이로 인해 rostral PFC는 전두엽의 정교한 기능을 완성하는 영역으로 간주된다. 이와 더불어 rostral PFC는 앞서 소개한 고위 집행 인지능력과 정서, 그리고 욕구에 대한 정보를 통합하여 메타인지(metacognitive function)에 관여하는 것으로 추정된다.

Rostral PFC에 대한 기능평가로는 주로 멀티태스킹(multitasking) 과제나 미래기억(prospective memory) 과제가 사용된다. 미래기억은 미래의 어느 시점에 수행할 의도나 행동을 기억하고 적절한 시점에 수행하는 능력으로, 약을 복용하는 시간을 잊지 않고 지키거나, 늦지 않게 약속장소로 가거나, '퇴근길에 슈퍼에 들러 우유를 사야지'라고 생각한 후 실제 퇴근길에 슈퍼 앞을 지나갈 때 우유를 사는 것을 기억해내는 등 일상생활에서 중요한 기억의 형태이다. 미래기억은 작업기억과 달리 의도하는 행동을 수행하기까지 계속 의식적으로 의도하는 바를 생각하는 것은 아니다. 그러나 어떤 상황이나 시점에 적절하게 의도가 생각나야지만 행동을 완수할 수 있다. 그러므로 미래기억은 일상생활에서 동시에 여러 가지 일, 즉 멀티태스킹을 수행하는데 중요한 정신기제이다.

Rostal PFC에 병변이 생길 경우, 무엇을 먹을지, 어떤 옷을 입을지와 같은 일상에서의 조직적인 행동을 수행하기 어려워지며, 멀티태스킹 능력이 저하되고, 사물을 유추하는 능력이 제한되는 것을 확인할 수 있다. 뿐만 아니라, 인지적 맥락 간 전환 능력이 저하되며, 시간을 추정하거나 창의적인 생각을 하는 데 어려움을 겪을 수 있다.

Burgess 등은 브로드만 영역 10의 역할을 관문가설(gateway hypothesis)로 설명한다. 즉, 브로드만 영역 10의 내–외측은 주의 방식(attending modes)에 있어 역할이 달라서 보고, 듣는 것과 같은 외부 환경에 주의를 기울이거나(stimulus–oriented attending), 자신의 마음속에 드는 생각에 주의를 기울이는 것(stimulus–independent attending)을 조정한다고 한다. 그러므로 앞으로 수행해야 할 과제를 계속 의도적으로 생각하지 않더라도 특정한 상황을 마주치면(예: 퇴근길에 슈퍼 앞을 지나간다) 관문의 조절을 통해 목표하는 바를 수행할 수 있다는 것이다.

Ⅳ 집행기능장애의 원인

대체로 다양한 신경계질환이나 대뇌 손상, 정신과적 질환들은 집행기능에 영향을 줄 수 있다(표 20–1). 집행기능은 인지의 고위 중추이므로 피로나 통증, 대사성 질환이 있을 때에도 영향을 받는다. 후천적 대뇌병변의 흔한 원인들로는 외상성뇌손상, 뇌졸중, 뇌종양, 퇴행성 뇌 질환 등이 있으며, 인구 고령화로 치매 환자 수가 증가하면서 집행기능장애를 동반한 환자 수는 늘어날 것으로 예상된다. 집행기능장애의 임상양상은 각 질환이나 대뇌 손상의 성질과 위치에 따라 특징지어지는 인지 및 행동문제로 나타난다. 집행기능장애는 환자 자신과 가족의 삶의 질을 저해하는 원인이므로 조기진단과 효과적인 치료전략을 세우는 노력이 필요하다.

표 20-1. 집행기능장애가 유발될 수 있는 대표적 원인들

신경계 문제	
외상성뇌손상	수두증
혈관성 인지장애	대사성 백질이영양증
치매	다발계통 위축
종양	파킨슨 질환
뇌전증	다발성 경화증
내과적 문제	
중추신경계에 영향을 주는 약물복용	수면장애
전해질 이상	갑상선기능저하증 / 갑상선기능항진증
저혈당 / 고혈당	비타민B12결핍 / 티아민 결핍
저산소성 폐질환	울혈성 심부전증
만성신부전	말기 간질환
중금속 중독	약물남용
정신과적 질환	
우울증	불안증
강박증	조현병
양극성 장애	

V

전전두피질의 계층적 구성 (Hierarchical organization of the pre-frontal cortex)

전전두피질 내에서 지적 프로세스와 제어는 계층적으로 조직화되어 있으며 이로 인해 대뇌는 효율적이고 유연하게 정보를 처리할 수 있다.

여러 연구를 통해 전전두피질 앞쪽에서 더 복잡하고 높은 차원의 정보가 처리되는 것이 밝혀졌다(그림 20-6). 이에 반해 Nee와 D'Esposito는 외측 전전두피질의 계층적 표상의 중심은 앞쪽이 아닌 중간부위(mid LPFC)로 이곳에서 추상적인 정보와 구체적인 정보를 통합하여 행동을 제어하는 것으로 발표하였다. 그러므로 앞으로도 대뇌의 효율적인 정보처리 능력 체계를 이해하기 위한 다양한 연구가 필요하다.

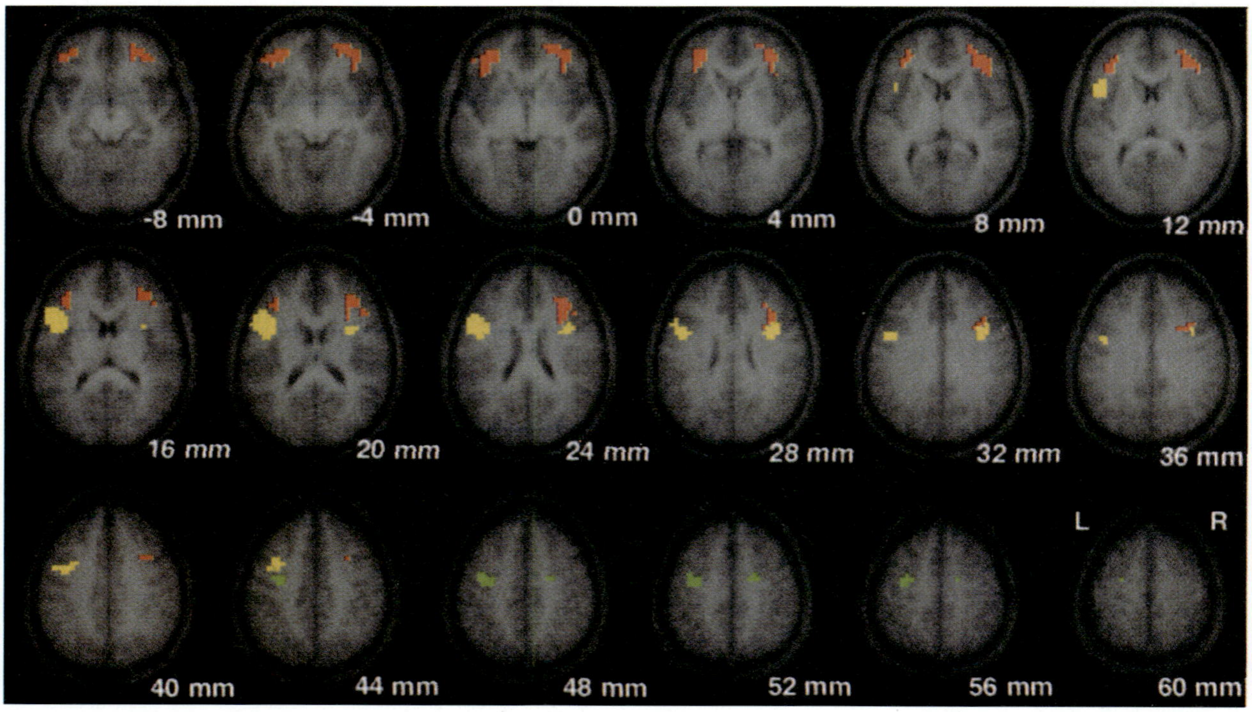

그림 20-6. **fMRI를 이용한 연구를 통해 전전두피질은 과제가 복잡할수록 앞쪽에서 활성화되는 계층적 구조임이 밝혀졌다.** 단순한 자극에 대한 반응은 전운동피질(초록색 표시)에서 활성화된다. 반면에 상징적인 의미를 해석하거나 상황별 제어, 고차원적인 목표에 대해 반응해야 하는 복잡한 과제일수록 전전두피질 앞쪽이 활성화된다. Koechlin 등(2003)의 연구에서는 맥락적 제어(contextual control)가 필요한 과제를 수행할 때 외측 전전두피질의 뒤쪽(노란색 표시)이 활성화되고, 과제규칙의 상황별 변화에 대처하기 위한 일화적 제어(episodic control)시에는 외측 전전두피질의 앞쪽(붉은색 표시)이 활성화되었다.

▶ 참고문헌

1. 박지원, 권용현, 김현정. 미래기억 기능을 측정하기 위한 패러다임의 고안. 한국전문물리치료학회지 2005;12:67–73.
2. 조희란, 김문수. 위험성 도박집단의 비합리적 의사결정:: Iowa Gambling Task를 중심으로. 한국심리학회지 2018;23:365–378.
3. Alexander GE, DeLong MR, Strick PL. Parallel organization of functionally segregated circuits linking basal ganglia and cortex. Annu Rev Neurosci 1986;9:357–81.
4. Alvarez JA, Emory E. Executive function and the frontal lobes: a meta-analytic review. Neuropsychol Rev 2006;16:17–42.
5. Amodio DM, Frith CD. Meeting of minds: the medial frontal cortex and social cognition. Nat Rev Neurosci 2006;7:268–77.
6. Baddeley, A., Hitch, G., & Allen, R. (2021). A multicomponent model of working memory. In R. H. Logie, V. Camos, & N. Cowan (Eds.), Working memory: State of the science (pp. 10–43). Oxford University Press.
7. Benoit RG, Gilbert SJ, Frith CD, Burgess PW. Rostral prefrontal cortex and the focus of attention in prospective memory. Cereb Cortex 2012;22:1876–86.
8. Burgess PW, Dumontheil I, Gilbert SJ. The gateway hypothesis of rostral prefrontal cortex (area 10) function. Trends Cogn Sci 2007;11:290–8.
9. Burgess PW, Gilbert SJ, Dumontheil I. Function and localization within rostral prefrontal cortex (area 10). Philos Trans R Soc Lond B Biol Sci 2007;362:887–99.
10. Burgess PW, Gonen-Yaacovi G, Volle E. Functional neuroimaging studies of prospective memory: what have we learnt so far? Neuropsychologia 2011;49:2246–57.
11. Burgess PW. Stuss DT. Fifty years of prefrontal cortex research: impact on assessment. J Int Neuropsychol Soc. 2017 Oct;23(9–10):755–767
12. Burgess PW. Wu HC. Rostral prefrontal cortex(broadmann area 10). Metacognition in the brain In: Stuss DTK, R. T., ed. Principles of frontal lobe function. Oxford: Oxford university press; 2013.
13. Cummings JL. Frontal-subcortical circuits and human behavior. Arch Neurol 1993;50:873–80.
14. Dreher JC, Koechlin E, Tierney M, Grafman J. Damage to the fronto-polar cortex is associated with impaired multitasking. PLoS One 2008;3:e3227.
15. Elliott R. Executive functions and their disorders. Br Med Bull 2003;65:49–59.
16. Fletcher PC, Henson RNA. Frontal lobes and human memory: insights from functional neuroimaging. Brain 124, 849–881.
17. Funayama M, Mimura M. Orbitofrontal cortex and morality Brain Nerve 2012;64:1121–9.
18. Gazzaniga MS, Ivry RB, Mangun GR. Cognitive neuroscience: The biology of the mind. 4th ed. New York: W.W. Norton & Company, Inc.; 2013
19. Grafman J, Schwab K, Warden D, Pridgen A, Brown HR, Salazar AM. Frontal lobe injuries, violence, and aggression: a report of the Vietnam Head Injury Study. Neurology 1996;46:1231–8.
20. Jones DT, Graff-Radford J. Executive dysfunction and the prefrontal cortex. Continuum (Minneap Minn) 2021;27:1586–1601.
21. Koechlin E, Ody C, Kouneiher F. The architecture of cognitive control in the human prefrontal cortex. Science 2003;302:1181–5.
22. Koechlin E. Motivation, control, and human prefrontal executive function. In: Stuss DTK, R.T., ed. Principles of frontal lobe function. Oxford: Oxford university press; 2013:279–91.
23. Levine B, Turner GR, Stuss DT. Rehabilitation of frontal lobe functions. In: Stuss DT, Winocur G, Robertson IH, eds. Cognitive neurorehabilitation: evidence and application. Second edition ed. Cambridge: Cambridge University Press; 2008:464–86.
24. Nee DE, D'Esposito M. The hierarchical organization of the lateral prefrontal cortex. Elife. 2016 21;5:e12112.
25. O'Doherty JP. Functional contributions of the ventromedial prefrontal cortex in value-based decision making. In: Stuss DTK, R. T., ed. Principles of frontal lobe function. Oxford: Oxford university press; 2013.
26. Rabinovici GD, Stephens ML, Possin KL. Executive dysfunction. Continuum (Minneap Minn) 2015;21:646–59.
27. Ratiu P, Talos IF, Haker S, Lieberman D, Everett P. The tale of Phineas Gage, digitally remastered. J Neurotrauma 2004;21:637–43.
28. Ratiu P, Talos IF. Images in clinical medicine. The tale of Phineas Gage, digitally remastered. N Engl J Med 2004;351:e21.
29. Ribas MZ, Paticcié GF, Noleto FM, et al. Impact of dysexecutive syndrome in quality of life in Alzheimer disease: What we know now and where we are headed. Ageing Res Rev. 2023 Apr:86:101866. doi: 10.1016/j.arr.2023.101866.
30. Robert H. Logie, Valérie Camos, and Nelson Cowan, The State of the Science of Working Memory In: Working Memory. Edited by: Robert H. Logie, Valérie Camos, and Nelson Cowan, Oxford University Press (2021).
31. Roca M, Torralva T, Gleichgerrcht E, et al. The role of Area 10 (BA10) in human multitasking and in social cognition: a lesion study. Neuropsychologia 2011;49:3525–31.
32. Rushworth MF, Behrens TE, Rudebeck PH, Walton ME. Contrasting roles for cingulate and orbitofrontal cortex in decisions and social behaviour. Trends Cogn Sci 2007;11:168–76.
33. Schurz M, Radua J, Aichhorn M, Richlan F, Perner J. Fractionating theory of mind: a meta-analysis of functional brain imaging studies. Neurosci Biobehav Rev 2014;42:9–34.
34. Smith EE, Jonides J, Koeppe RA. Dissociating verbal and spatial working memory using PET. Cereb Cortex 1996;6:11–20.
35. Stuss DT. Functions of the frontal lobes: relation to executive functions. J Int Neuropsychol Soc 2011;17:759–65.
36. Stuss DTA, M. P.; Floden, D.; Binns, M. A.; Levine, B.; McIntosh, A. R.; Rajah, N.; Hevenor, S. J. Fractionation and localization of dis-

tinct frontal lobe processes: evidence from focal lesions in humans. In: Stuss DTK, R. T., ed. Principles of frontal lobe function. Oxford: Oxford university press; 2002:392–407.

37. Van Horn JD, Irimia A, Torgerson CM, Chambers MC, Kikinis R, Toga AW. Mapping connectivity damage in the case of Phineas Gage. PLoS One 2012;7:e37454.
38. Volle E, Gonen–Yaacovi G, Costello Ade L, Gilbert SJ, Burgess PW. The role of rostral prefrontal cortex in prospective memory: a voxel–based lesion study. Neuropsychologia 2011;49:2185–98.
39. Wager TD, Smith EE. Neuroimaging studies of working memory: a meta–analysis. Cogn Affect Behav Neurosci 2003;3:255–74.
40. Zald DH, Andreotti C. Neuropsychological assessment of the orbital and ventromedial prefrontal cortex. Neuropsychologia 2010;48:3377–91.

CHAPTER 21

집행기능 평가

Evaluation of executive function

한수정, 양서연

I 서론

집행기능은 새로운 목표지향적인 행동과 행위수행을 위한 상위 인지기능으로, 우리로 하여금 사회 생활을 가능하게 하는 기능이다. 집행 기능은 계획하고, 조직하고, 결정을 내리고, 문제를 해결하고, 관심과 집중을 유지할 수 있도록 하는 높은 수준의 인지 과정이다. 즉, 이는 일상적인 일을 자동적으로 수행하는 것과 비교하면 새로운 상황에서 익숙하지 않은 일을 실행할 때 새롭게 주의를 기울여 행동을 시작하고 마치는 능력, 필요에 따라 행동을 모니터하고 바꾸는 능력, 새로운 상황에서 미래 행동을 계획하는 능력, 결과를 예측하고 변화하는 상황에 적응하는 능력, 개념을 형성하고 추상적인 생각을 할 수 있는 능력 등을 포함한다. 예를 들면, 직장을 가기 위해 집을 나서는 습관적인 일과나 익숙한 길의 운전과 같이 자동적으로 수행되는 자동처리과정은 억제하고, 새로운 상황에 따라 계획하며 대처하고 평가하는 기능인 것이다.

실행기능이 유지되고 있는 한 지능이 다소 손상되어도 어느 정도 독립적이고 건설적인 생활을 할 수 있지만, 실행기능이 손상되면 지능검사에서 비교적 높은 점수를 받는다 해도 자기자신을 만족스럽게 돌보지 못하고 작업을 독립적으로 할 수 없으며 정상적인 사회관계도 유지할 수 없다. 따라서 집행기능의 평가는 어느 하나의 검사로만 측정될 수 없으며 여러 검사들의 결과를 종합하여 판단해야 하고 그 평가 역시 수행의 양적, 질적 측면을 모두 고려해야 한다.

집행기능의 평가는 행동의 어느 단계에서 수행이 어려운지 평가하기 위해 각 개인에 맞추어 기능적 평가를 새로 만들 필요가 있으며 비일상적이고 그 사람의 라이프 스타일과 관련 있는 다 단계 과제를 선택하여 가족과 친구의 정보를 포함하여 평가할 수 있다. Ylvisacker & Szekeres (1989)에 의해 구성된 체크리스트 접근법에서는 목표설정, 계획하기, 체계화하기, 스스로 시작하기, 스스로 방향 정하기, 자동 수정/자기 모니터링, 융통성 있는 문제해결능력, 자기억제의 각 단계에서 질문을 하고 수행을 기록한다.

Dubois가 2000년도에 발표한 침상에서 할 수 있는 전두엽 평가 총집(frontal assessment battery at bedside)는 전두엽 기능을 6개의 세부영역에서 평가하며, 한국판 전두엽 평가 총집의 근간이 된다.

집행기능의 평가는 뇌손상 이후 재활치료를 방향을

설정하고 전략을 수립하는데 있어 필요하며 인지재활치료의 효과를 평가하는데 있어 중요하다. 본 장에서는 영역별로 집행기능을 평가할 수 있는 검사도구들을 먼저 소개하고, 이를 종합적으로 평가할 수 있는 전두엽 평가 총집 검사를 소개하고자 한다.

Ⅱ 집행기능 검사

1. 영역별 검사

1) 스트룹 검사(Stroop test)

스트룹 효과(Stroop effect)는 색깔을 나타내는 단어를 인지하는 과정에서 그 단어의 의미와 글자의 색상이 일치하지 않는 조건에서 색상을 말하라고 하였을 때 과제에 대한 반응 시간이 느려지는 현상을 말한다. 예를 들어 파랑이라는 단어가 빨강 잉크로 프린트되어 있는 경우, 이 단어의 잉크색을 가능한 빨리 말하라고 하면, 단어의 의미와 잉크 색상이 일치되어 있을 때보다 반응속도가 느려진다. 단어를 읽는 것은 보통 익숙하여 자동적 처리과정으로 읽히기 때문에 의식적으로 이를 억제하고 색 구별에 주의하여 말해야하기 때문에 처리시간이 더 걸리게 된다.

이 효과는 1929년 처음 독일에서 보고되었고, 1935년 이를 영어로 최초 보고한 John Ridley Stroop의 이름을 따 이 검사를 스트룹 검사(Stroop test)라고 명명하였다. 스트룹 효과의 검증을 위해서는 스트룹 검사지가 이용되며, 컴퓨터 프로그램을 이용한 검사방법도 개발되어 사용하고 있다. 테스트 방법은 단어 이름하기(word naming), 색깔 이름하기(color naming), 간섭 검사(interference test)를 다양한 방법으로 시행할 수 있는데, 시행 수, 단어 수, 색깔 수, 배열 방법 등을 다양하게 배치하여 시행할 수 있다. 시간제한은 없고, 측정 변수는 반응 시간, 정반응 수, 오반응 수, 간섭점수(interference score) 등으로 평가할 수 있다. 간섭점수(interference score)는 각 검사지 별 걸리는 반응시간의 차를 의미한다. 이 테스트는 정보 처리 속도, 인지적 유연성, 실행 기능뿐만 아니라 중요한 자극에 대해서만 반응을 하고 관련이 없는 정보는 거를 수 있는 능력인 선택적 주의력(selective attention), 즉 간섭 반응을 해결할 수 있는 능력을 평가하는 방법이다.

2) 위스콘신 카드 분류 검사 (Wisconsin card sorting test)

위스콘신 카드 분류 검사(Milner, 1963)는 추상화(abstraction)와 개념형성(concept formation)을 평가하는 검사형태로서, 그때 그때 달라지는 규칙에 따라 카드를 분류할 수 있는 능력을 보는 것으로 일종의 변환적 주의력(shift attention)을 평가하는 것이다. 방법은 각각 4가지 모양, 색, 수의 조합으로 구성된 128장의 반응카드와 4장의 자극카드를 이용해서 피검자가 4장의 자극카드를 제시하고 피검자가 모양, 색, 수의 3가지 분류 조건 중 맞는 한 가지 기준을 스스로 발견하여 맞추어 나가는 검사도구이다. 간소화 버전에서는 64개의 카드를 사용하기도 한다. 검사자는 피검자에게 분류기준을 알려주지 않고, 단 피검자가 카드를 매치할 때마다 '맞다, 틀리다'의 여부만 말해준다. 피검자가 한가지 규칙에 대해 6-10번 정도 카드매치를 성공적으로 수행하면 검사자는 말없이 분류기준을 바꾸어 피검자가 다시 규칙에 대한 가설을 세우고 유연하게 맞추어 가는지 본다. 이와 같은 과정을 통하여 인지적 유연성을 평가하게 된다. 1990년대 들어서서 개발된 컴퓨터 버전은 자동으로 점수가 매겨져서 평가에 있어 편리한 장점이 있다. 카드 소진 시까지 검사하며, 시간제한은 없으나, 측정변수는 정반응수, 오반응수, 보속반응수이다. 보속반응비율이 전두엽 기능 부전을 시사하는 가장 민감한 변수로 간주된다. 수행에 요구되는 인지요인은 검사자가 긍정적인 피드백(reward)을 해주면 피검자는 옳은 분류규칙을 저장하기 위해 작업기억과정(working memory process)이 필요하게 된다. 반면, 검사자가 부정적인 피드백을 해주면 피검자는 틀린 규칙에서 벗어나려는 변환적 집중 과정이 필요하고, 옳은 규칙을 다시 정하기 위한 가설을 만드는 과정이 필요하게 된다. 다시 말해서, 부정적인 피드백이 주어지는 경우 재빨리 현재의 규칙을 바꾸는 능력, 이전에 사용했던 규칙을 기억하고 이를 문제해결에 적용하는 능력, 선택한 규칙을 사용하는 것에 따른 결과를 추론하고, 부적절한 규칙을 기각하는 능력(개념 형성 능력) 등이 필요하게 된다. 이 검사를 통하여 집행기능, 인지적 유연성, 문제 해결력을 포함한 전두엽 기능을 평가하기 위하여 시행되며 집행기능 이상이 있는 경우에는 이전 규칙을 계속 적용하는 보속증, 개념 형성을 못하거나 가설에 대한 피드백을 못하게 된다.

3) 선로잇기 검사 B (Trail making Type B test)

선로잇기 검사는 시각적 주의력(visual attention)과 작업 전환(task switching)을 평가하는 검사방법으로 1944년부터 사용되어 왔다.

선로잇기 검사 B는 숫자와 문자를 교대로 집중하여 번갈아 이어가는 검사로, 시각적 스캔능력, 민첩성, 유연성 등을 평가할 수 있다. 피검자가 숫자와 문자를 순서대로 이어가도록 하며(예: 1–가–2–나–3–다) 가능한 할 수 있는 한 빠른 시간 안에 하도록 한다. 시간제한은 없으며, 측정 변수는 반응 시간과 오반응수이다.

4) 숫자주의력 검사(Digit span test)

숫자주의력 검사는 즉각적인 숫자 회상 능력의 폭을 측정하여 주의력과 작업 기억을 평가하는 검사이다(그림 21-1). 숫자 바로 외우기(digits forward)와 숫자 거꾸로 외우기(digits backward)로 구성되어 있다. 숫자 바로 외우기에서는 검사자가 순서대로 숫자를 불러주면 피검자는 이를 듣고 숫자를 들은 순서대로 바로 외우도록 하는 검사이며 그 다음 단계에서 시행하는 숫자 거꾸로 외우기 검사에서는 피검자가 숫자를 거꾸로 따라 외우도록 한다. 이를 통하여 피검자의 주의력이나 주의력 범위, 연속적 능력 등을 평가할 수 있다.

Forward digit span task		Backward digit span task	
(1)	5 8 2	(1)	2 4
	6 9 4		5 8
(2)	6 4 3 9	(2)	6 2 9
	7 2 8 6		4 1 5
(3)	4 2 7 3 1	(3)	3 2 7 9
	7 5 8 3 6		4 9 6 8
(4)	6 1 9 4 7 3	(4)	1 5 2 8 6
	3 9 2 4 8 7		6 1 8 4 3
(5)	5 9 1 7 4 2 8	(5)	5 3 9 4 1 8
	4 1 7 9 3 8 6		7 2 4 8 5 6
(6)	5 8 1 9 2 6 4 7	(6)	8 1 2 9 3 6 5
	3 8 2 9 5 1 7 4		4 7 3 9 1 2 8
(7)	2 7 5 8 6 2 5 8 4	(7)	9 4 3 7 6 2 5 8
	7 1 3 9 4 2 5 6 8		7 2 8 1 9 6 5 3

그림 21-1. **숫자주의력 검사**

5) 언어 유창성 검사 (Category verbal fluency test)

언어 유창성 검사는 피검자가 주어진 시간, 보통 60초내에 주어진 카테고리의 단어들을 최대한 많이 말하도록 하는 검사이다. 즉, 피검자로 하여금 제시된 특정 조건에 해당하는 단어를 제한된 시간 내에 가능한 많이 말하도록 하는 검사이다. 이는 ㅅ, ㅇ 등 특정 음운으로 시작하는 단어를 말하는 글자(음소) 유창성 검사와, 동물, 과일과 같이 같은 범주에 속하는 단어를 말하는 범주 유창성 검사로 나눌 수 있다. 고유명사 혹은 어미만 변화시킨 단어는 안된다. 이중 특정 운음으로 시작하는 단어를 말하도록 하는 글자 유창성 검사인 통제 단어 연상 검사(controlled oral word association test)는 가장 많이 사용되는 검사 종류이다. 시간 제한은 1분이고, 측정 변수는 1분당 정반응 수, 단어 내용, 반복횟수(repetition), 보속반응(perseveration), 규칙위반(rule breaking) 등의 오류수 등으로 평가한다.

6) 도안 유창성 검사(Design fluency test)

도안 유창성 검사(design fluency test)는 1970년대, Dr. Jonesgotman이 우측 전두엽 기능을 평가하기 위한 한 방법으로 만든 비언어적 유창성 검사이다. 도안 유창성 검사는 피검자에게 그림을 그리도록 지시하는데, 낙서하듯이 그려도 안되고, 이름 지을 수 있는 도형, 예를 들어 삼각형, 사각형과 같이 자동적으로 그릴 수 있는 도안도 안된다. 5분 동안 빈 종이에 가능한 한 최대한의 많은 각각 다른 그림을 그리도록 한다. 시간 제한은 5분이고 측정변수는 정반응수와 이름 지을 수 있는 익숙한 도형수, 보속적 도형 등 규칙을 어긴 도형의 수이다.

7) 런던탑 검사(Tower of london)

1982년 Shallice에 의해 개발된 검사로 전두엽 손상을 받은 환자의 문제해결능력을 볼 수 있는 검사방법이다. 간략하게 말해서, 피검자는 좌측의 상태에서 구슬을 움직여 우측의 목표한 위치로 옮기도록 지시받는데, 이때, 움직이는 횟수가 적을수록 좋은 평가점수를 얻게 되고, 걸리는 시간과 완성도도 평가하게 된다. 측정 변수는 움직이는 횟수, 걸리는 시간, 완성도, 오반응수 등이다. 수행에 필요한 인지요인은 계획능력, 작업기억, 반응 억제, 시공간적 기억능력 등이다.

2. 운동 조절 검사(Motor regulation)

1) 대조 프로그램(Contrasting program)

이 검사에서는 검사자가 손가락을 2개 올리면 피검자는 1개, 검사자가 1개를 올리면 피검자는 2개를 올리도록 한다. 전두엽 기능장애가 심하면 1–2, 2–1처럼 반대로 하지 못하고 검사자의 손가락을 그대로 따라한다(1–1, 2–2). 이를 반향동작(echopraxia)이라고 한다. 검사자의 손가락 1에 피검자가 2개를 내려면 검사자의 손가락을 따라하고자 하는 충동을 억제하고 대신 2개의 손가락을 내야 한다. 즉 반응억제(response inhibition)를 해야 한다. 이를 하지 못하는 것을 반응억제장애(defective response inhibition)라고 한다.

2) 삼각형-사각형 번갈아 그리기 (Alternative square & triangle)

이 검사에서는 사각형과 삼각형을 번갈아 그리게 한다. 전두엽 기능장애가 심하면 사각형과 삼각형을 번갈아 그리지 못하고 사각형만 그리거나, 삼각형만 그리는 보속증(perseveration)을 보일 수 있다.

3) Luria 루프 그리기(Luria loop)

이 검사를 시행할 때는 먼저 "제가 '시작' 하면 똑같은 모양을 그리십시오. 그리고 여러 개를 그리십시오." 라고 한다. 30초 정도 제한 시간을 두기도 한다. 만약 루프(loop)가 4개 이상이면 "이 그림과 똑같이 그려 보십시오."라고 재차 지침을 주는 것이 좋다. 그래도 4개 이상의 루프를 그리거나 제한 시간을 두고 그만하라고 해도 계속하는 경우는 보속증으로 본다.

4) 고-노고 테스트(Go-no-go test)

이 검사에서는 검사자가 한 손가락을 올리면 피검자는 두 손가락을 올리게 하고(1–2) 검사자가 두 손가락을 올리면 아무 손가락도 올리지 않도록 지침을 준다(2–0). 1–2, 2–1이라는 하나의 인지 세트(cognitive set)를 형성시킨 후 1–2, 2–0라는 다른 인지 세트로 전환했을 때 전환이 되지 않는 것, 즉 검사자의 손가락 2개에 손가락을 1개 또는 그 이상 올릴 때, 이를 세트 전환(set shifting) 장애라고 하며, 이는 전두엽 손상 후에 나타난다.

5) 시계 그리기(Clock drawing)

시계 그리기는 시계 윤곽, 숫자, 그리고 시계 바늘을 그리는 검사로 1900년대 초반부터 실행 기능을 평가하기 위해 도입되었다. 이는 장소의 제약을 받지 않고 연필과 종이의 간단한 준비물로만 손쉽게 검사가 가능하다는 장점이 있다(그림 21-2). 시계를 그리는 위해서는 시

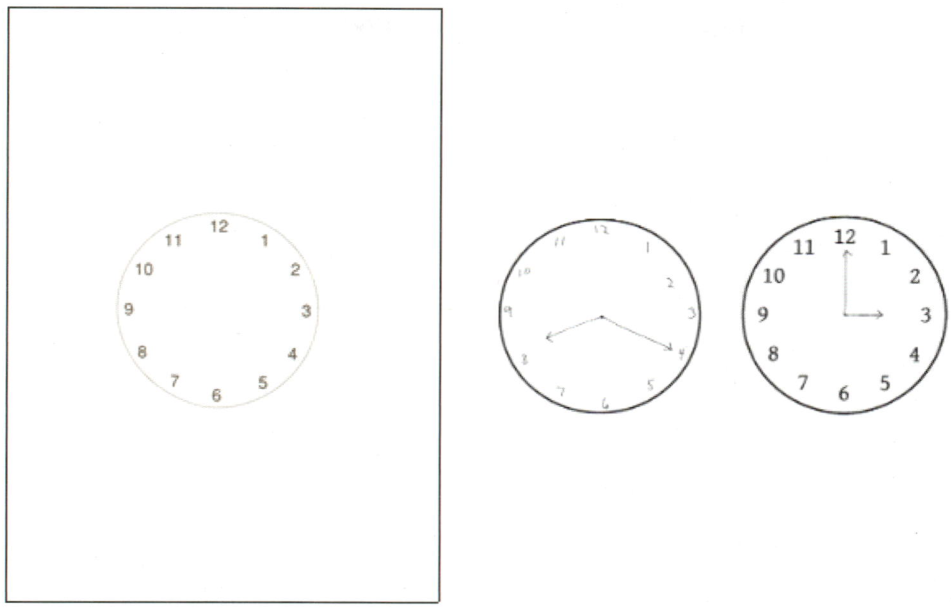

그림 21-2. **시계 그리기**

계 윤곽뿐만 아니라 숫자를 순서대로 쓰고 숫자와 시계 윤곽과의 관계를 고려하여 숫자들을 해당 공간에 배치시키는 작업이 동시에 일어나야 하기 때문에 구성 능력, 기억, 개념화 및 추상화를 포함한 고등 인지능력을 평가할 수 있다. 검사자는 피검자에게 빈 종이를 주고 시계 그림을 그리도록 하며, 원 안에 숫자가 채워지면 특정 시간의 바늘을 그리도록 한다.

6) 주먹-손날-손바닥(First-edge-palm)

이 검사를 시행할 때는 먼저 "먼저 제가 하는 것을 잘 보십시오."라고 한 다음 주먹을 쥐고, 그 다음에 주먹을 편 다음, 손바닥을 바닥에 놓도록 시범을 보인다. 만약 환자가 하지 못한다면 다시 한번 시범을 보여준 후, 그래도 못하면 동작과 함께 주먹, 손날, 손바닥이라는 말을 붙여준다. 전두엽 기능장애가 있는 환자들은 각각의 동작 즉 주먹, 손날, 손바닥은 잘 하지만 한 동작을 다른 동작으로 전환하는데 장애를 보인다. 이를 운동 세트 전환(motor set shifting) 장애라고 하며, 인지 세트 전환(cognitive set shifting) 장애의 낮은 단계라고 볼 수 있다. 수행에 필요한 인지요인은 유연성, 사고 및 행동의 전환 등이다.

3. 전두엽 평가 총집 (Frontal assessment battery, FAB)

Duboi는 2000년도에 침상에서 할 수 있는 전두엽 평가 총집(frontal assessment battery at bedside)을 발표하였다. 전두엽 기능을 평가하려면 여러 영역의 신경심리검사가 필요하게 되고 시간도 많이 소요되는데, 이러한 집행기능을 침상에서 간단하게, 특별한 도구가 필요 없이 평가할 수 있도록 계발된 것이 이 도구이다. 이 검사는 전두엽 기능을 평가할 수 있는 6개의 세부영역으로 구성되어 있다. 우리나라에서는 2009년에 Chung 등이 Dr. Bruno Dubois에게 전두엽 평가 총집(FAB)의 한국어판 표준화에 대한 동의를 구하여 원본에 충실하게 번역하였고, 역번역 자료에 대한 검증도 받은 K-FAB이 있다. 이후 2010년 Kim 등이 우리나라 상황에 맞춰서 수정 번역한 FAB-K가 발표되었으며, 여기서는 우리나라 연령별 정상 데이터를 소개한 바 있다. 2020년 Kim 등은 전두엽 평가 총집 검사는 뇌졸중 환자에서 전두엽 병변을 다른 뇌병변 위치와 감별하는데 사용할 수 있다고 권장하였고 MMSE 점수가 높은 환자에서 전두엽 기능장애를 감지하고 뇌졸중 환자의 치료 전략을 결정하는데 사용할 수 있다고 하였다.

전두엽 평가 총집은 다음과 같은 6개의 세부영역을 평가하며 각 항목당 0–3점 점수를 매긴다. 총 18점 중 점수가 높을수록 전두엽 기능이 더 좋다는 것을 의미한다. 전두엽 평가 총집은 전두엽 증후군과 다른 신경계 질환을 구분하거나 파킨슨병, 알츠하이머병, 진행성 핵상마비, 피질기저퇴화(corticobasal degeneration), 전측두엽 퇴행 외 다양한 종류의 치매와 같은 퇴행성 신경계질환의 진행을 모니터링 하기 위해 사용된다. 이 검사는 10분 정도 소요되어 비교적 간단하게 시행할 수 있으며 특별한 장비가 필요하지 않기 때문에 임상에서 널리 사용된다.

1) 개념화(Conceptualization)

전두엽 기능 장애의 경우에 추상적 추론에 있어 문제가 있게 되는데, 이를 평가할 수 있는 방법 중 유사성 검사가 침상에서 간단히 평가하고 점수 매기는데 용이하다.

피검자는 사과, 바나나에서처럼 같은 카테고리의 두 대상을 개념적으로 연결하도록 지시받는다. 전두엽 기능 장애가 있는 환자는 '과일'이라는 연결점을 찾지 못하고, '둘 다 노랗다', '하나는 둥글고 다른 하나는 길다' 등 대상의 추상화보다는 구체적인 측면에만 집착하거나 대상의 유사성을 찾지 못한다.

2) 유연성(Mental flexibility)

전두엽 기능 장애 환자의 경우 일상적인 일이 아닌 새로운 일에 있어서 스스로 인지 전략을 확립하는 것에 문제가 있다. 유연성은 언어 유창성 검사를 통하여 평가하게 되고 이는 점수화 하기 쉽다는 장점이 있다.

전두엽 기능 장애가 있으면, 좌측 병변이 우측 병변에 비해 언어 생산이 더 적지만, 두 병변 모두 언어 유창성이 감소되어 나타난다. 피검자는 1분내에 주어진 음절로 시작하는 단어를 최대한 많이 회상하도록 한다.

3) 운동 계획능력(Motor programming)

전두엽 기능 장애 환자의 경우, 공간적 조직화, 유지능력, 연속적 행동의 실행이 필요한 업무를 잘 수행하지 못하게 된다.

운동 계획능력을 평가하기 위해서 Luria의 3단계 검사, 즉 fist-edge-palm를 시행한다. 전두엽 기능 장애가 덜 심한 경우에는 옳은 순서대로 수행하지 못하는 경향을 볼 수 있고, 심한 장애의 경우에는 이 운동 시리즈를 배울 수 없는 양상을 보인다.

- "먼저 제가 하는 것을 잘 보십시오."라고 한 다음 주먹을 쥐고, 그 다음에 주먹을 편 다음, 손바닥을 바닥에 놓도록 시범을 보인다.
- 만약 환자가 하지 못한다면 다시 한번 시범을 보여주고, 그래도 못하면 동작과 함께 주먹, 손날, 손바닥이라는 말을 붙여준다.
- 전두엽 기능장애가 있는 환자들은 각각의 동작 즉 주먹, 손날, 손바닥은 잘 하지만 한 동작을 다른 동작으로 전환(shift)하는 데 장애를 보인다. 이를 운동세트 전환(motor set shifting)의 장애라고 한다.

4) 간섭 민감성(Sensitivity to interference)

이는 스트룹 검사(Stroop test), 즉 색깔을 나타내는 단어를 제시하고 이 단어를 읽는 것이 아니라 이 단어가 프린트된 잉크색을 말하게끔 할 때, 자연적으로 단어를 읽으려 하는 경향을 억제하면서 단어의 잉크색, 특히 단어의 의미와 상충된 잉크색을 말할 때 평가할 수 있으며 간섭을 억제할 수 있는 능력을 보게 된다.

이는 상충되는 지시, 즉, 검사자의 변화하는 신호에

반대적인 반응을 하도록 하여 평가할 수 있는데 예를 들면, 검사자가 두 번 두드릴 때 한 번 두드리거나, 검사자가 손가락을 2개 올리면 피검자는 1개, 검사자가 1개를 올리면 피검자는 2개를 올리도록 하는 경우에서도 관찰할 수 있다. 피검자는 보이는 것에 따르는 것을 억누르며 지시대로 수행할 수 있어야 한다.

전두엽 기능 장애 환자의 경우 보통 지시에 따르지 못하고 검사자를 흉내내는 반향동작(echopraxia)를 수행하는 경향을 보인다. 즉, 반응억제(response inhibition)를 하지 못하는 반응억제장애(defective response inhibition)를 보인다.

5) 억제 조절(Inhibitory control)

전두엽 기능 장애 환자의 경우, 반응을 하지 않는(withholding response) 것은 어려운 지시일 수 있다. 이러한 충동조절의 어려움은 go–no–go 검사 등으로 평가할 수 있는데, 피검자는 이전에 주어졌던 같은 자극에 대한 반응을 억제하지 못하는 양상을 보인다.

검사자가 한 손가락을 올리면 피검자는 역시 두 손가락을 올리게 하고(1–2) 검사자가 두 손가락을 올리면 아무 손가락도 올리지 않도록 지침을 준다(2–0). 1–2, 2–1이라는 하나의 인지세트(cognitive set)를 형성시킨 후, 1–2, 2–0라는 다른 인지세트(cognitive set)로 전환했을 때 검사자의 손가락 2개에 피검자가 손가락을 올리지 않는 반응억제가 전두엽 손상 후에 잘 되지 않는다.

6) 환경적 주도성(Environmental autonomy)

전두엽 기능 장애 환자의 경우는 환경적 단서(environmental cue)에 과도하게 의존적이다. 예를 들면, 손을 잡지 말라고 분명히 들었는데도 검사자의 손을 보거나 감각을 느끼는 등의 감각자극이 들어올 경우, 환자는 상대방의 손을 잡는 반응이 유도된다(prehension behavior). 이는 환경에 집착하는 경향이 강해져 행동의 억제가 부족되어 나타난다.

4. 집행기능 수행검사 (Executive function performance test, EFPT)

실행 기능 수행검사는 실행 기능을 평가하기 위해 고안된 신경심리학적 평가 도구로 실행 기능 결함의 정도와 개인의 독립적 기능 능력을 보다 면밀하게 평가하기 위해 사용된다. 이는 요리, 전화 사용, 약 복용, 청구서 지불 등 4가지 일상 업무에 대한 개인의 성과를 기반으로 하며, 문화적 차이와 적합성을 고려하여 2017년 Lee 등이 한글 번역판 실행기능 수행검사(Executive Function Performance Test for Koreans, EFPT–K)를 개발하여 발표하였다. 이 검사는 죽 만들기, 식사를 전화로 주문하기, 약 먹기, 송금하기 등 4가지로 구성되어 있으며 이를 수행 시 개시(initation), 조직화(organization), 순서화(sequencing), 판단력(judgement), 안정성(safety), 그리고 완성도(completion)을 평가한다. 시험자는 0점에서 6점까지 점수를 매기고 총 100점 중 점수가 높을수록 더 많은 큐잉(cueing)이 필요하여 실행 기능의 결함을 나타낸다.

이는 실행 기능을 보다 상세히 평가하고 필요한 도움 유형을 파악하는데 유용한 도구로 사용되고 있으나, 임상현장에서의 활용 가능성에 대해 더 많은 교육과 연구가 필요하다.

▶ 참고문헌

1. 뇌 손상 환자의 이해를 위한 신경심리평가. 3rd edition, Muriel Deutsch Lezak, 신경심리연구회 역, 고려의학, 1998
2. 작업치료사를 위한 신경심리학, 작업수행에서의 인지, 3rd edition, June Grieve, Linda Gnanasekaran, 윤영선 역, 군자출판사, 2009
3. 작업치료사를 위한 인지재활. 권재성 외. 퍼시픽북스, 2008
4. Ahn HJ, Chin J, Park A, Lee BH, Suh MK, Seo SW, Na DL. Seoul Neuropsychological Screening Battery–Dementia Version (SNSB–D): A Useful Tool for Assessing and Monitoring Cognitive Impairments in Dementia Patients. J Korean Med Sci. 2010 Jul;25(7):1071–1076. https://doi.org/10.3346/jkms.2010.25.7.1071

5. Assessing Executive Dysfunction in Neurodegenerative Disorders: A Critical Review of Brief Neuropsychological Tools. Front Aging Neurosci. 2017 Nov 9;9:369. doi: 10.3389/fnagi.2017.00369. PMID: 29170636; PMCID: PMC5684643
6. Chung YJ et al., The Reliability and Validity of the Korean Version of the Frontal Assessment Battery(K-FAB), J Korean Academy of Addiction Psychiatry. 2009
7. Dubois B et al., The FAB. A frontal assessment battery at bedside, Neurology, 2000
8. Faria CA, Alves HVD, Charchat-Fichman H. The most frequently used tests for assessing executive functions in aging. Dement Neuropsychol. 2015 Apr-Jun;9(2):149-155. doi: 10.1590/1980-57642015DN92000009. PMID: 29213956; PMCID: PMC5619353.
9. Gómez-de-Regil L. Assessment of Executive Function in Patients with Traumatic Brain Injury with the Wisconsin Card-Sorting Test. Brain Sci. 2020 Oct 1;10(10):699. doi: 10.3390/brainsci10100699. PMID: 33019772; PMCID: PMC7600451.
10. Han M, Kim DY, Leigh JH, Kim MW. Value of the Frontal Assessment Battery Tool for Assessing the Frontal Lobe Function in Stroke Patients. Ann Rehabil Med. 2020 Aug;44(4):261-272. doi: 10.5535/arm.19111. Epub 2020 Jul 28. PMID: 32721991; PMCID: PMC7463112.
11. Kim H, Lee YN, Jo EM, Lee EY. Reliability and Validity of Culturally Adapted Executive Function Performance Test for Koreans with Stroke. J Stroke Cerebrovasc Dis. 2017 May;26(5):1033-1040. doi: 10.1016/j.jstrokecerebrovasdis.2016.12.013. Epub 2017 Jan 17. PMID: 28110889.
12. Kim TH et al, Korean Version of Frontal Assessment Battery: Psychometric Properties and Normative Data, Dement Geriatr Cogn Disord. 2010
13. LaBelle DR, Lee BG, Miller JB. Dissociation of Executive and Attentional Elements of the Digit Span Task in a Population of Older Adults: A Latent Class Analysis. Assessment. 2019 Oct;26(7):1386-1398. doi: 10.1177/1073191117714556. Epub 2017 Jun 16. PMID: 28621146.
14. Mendez MF, Cherrier M, Perryman KM, Pachana N, Miller BL, Cummings JL. Frontotemporal dementia versus Alzheimer's disease: differential cognitive features. Neurology. 1996
15. Miles S, Howlett CA, Berryman C, Nedeljkovic M, Moseley GL, Phillipou A. Considerations for using the Wisconsin Card Sorting Test to assess cognitive flexibility. Behav Res Methods. 2021 Oct;53(5):2083-2091. doi: 10.3758/s13428-021-01551-3. Epub 2021 Mar 22. PMID: 33754321.
16. Milner B, Effects of different brain lesions on card sorting. Arch Neurol. 1963
17. Pachana NA, Boone KB, Miller BL, Cummings JL, Berman N. Comparison of neuropsychological functioning in Alzheimer's disease and frontotemporal dementia. J Int Neuropsychol Soc. 1996
18. Poulin V, Korner-Bitensky N, Dawson DR, et al. Efficacy of executive function interventions after stroke: a systematic review. Top Stroke Rehabil 2012;19:158-171.
19. Shallice. Specific impairments of planning, , Philosophical transactions of the Royal Society of London, B, 1982
20. Slachevsky A et al., Frontal Assessment Battery and Differential Diagnosis of Frontotemporal Dementia and Alzheimer Disease, Arch Neurol. 2004
21. Stroop, John Ridley. Studies of interference in serial verbal reactions. Journal of experimental Psychology, 1935
22. Ylvisaker M, Szekeres SF., Metacognitive and executive impairments in head-injured children and adults, Topics in language disorder. 1989

CHAPTER 22

집행기능 장애의 재활

Rehabilitation of executive dysfunction

복수경, 김은영

I 서론

인지재활(cognitive rehabilitation)은 뇌손상으로 인한 환자의 인지행동 장애에 대한 이해와 평가를 기반으로 하는 치료적 활동이다. 이는 체계적인 치료법으로 환자의 기능증진을 중점에 둔다. 집행 기능의 훈련도 인지재활의 한 구성 요소이며, 집행기능 장애 환자에게는 여러 가지 중재 방법이 사용되고 있다. 집행 기능을 중재하는 치료적 접근은 크게 둘로 나뉠 수 있다. 하나는 저하된 인지 기능의 회복이나 향상을 목표로 하는 교정적 접근이고 다른 하나는 잔존하는 능력을 활용하여 수행기능을 향상시키는 보상적 접근이다. 이러한 인지재활은 일반적인 재활치료보다 인지기능의 향상이 더 많다고 보고되었다.

II 교정적 접근법

1. 교정적 접근법(Remedial approach)

1) 작업기억 훈련(Working memory training)

일상에서 작업기억이 필요한 상황의 한 예로, 카페에서 친구의 커피와 내 커피를 주문해야 할 때, 우리는 머리 속에 친구의 커피 종류와 나의 커피 종류를 기억한 상태에서 두 가지를 함께 주문하고 두 커피의 가격을 머리 속에 유지하며 총 금액을 계산한다. 커피 주문이라는 과제를 완수하는 동안 커피의 가격이라는 정보를 유지하며 계산하는 정신적 조작 과정에서 작업기억은 작동하고 있다. 이처럼 과제 수행 시 필요한 작업기억은 집행 기능을 구성하는 요소이며, 작업기억 향상 훈련은 집행 기능 중재 중 한 방법이다. 작업기억 훈련 과제를 포함한 인지재활 소프트웨어가 있다. 외국에서 개발된 프로그램으로는 CogMed (http://www.cogmed.com/), Jungle Memory (https://junglememory.com/), Cognifit (http://www.cognifit.com/), VIRTRAEL (http://www.

everyware.es/webs/virtrael/#home), 레하컴(Rehacom)이 있으며, 국내에서 개발된 프로그램으로는 코트라스(CoTras)가 있다. 비장애 아동과 성인을 대상으로 진행된 작업기억 훈련 프로그램은 단기적으로 작업기억 향상 효과가 있었으나, 장기적인 효과나 다른 인지 기능 영역으로의 일반화에 대한 증거는 부족하다. 반면, 노인을 대상으로 진행된 작업기억 훈련 프로그램은 억제와 같은 집행기능을 향상시키고, 그 효과가 8개월이 지난 시점에서도 지속되었다고 보고되었다. 국내에서 개발된 코트라스를 사용하여 외상성뇌손상 환자들의 인지치료를 실시한 연구는 프로그램 적용 후 집행 기능이 향상되었다고 보고하였다. 컴퓨터 기반 치료가 2차원 화면에서 현실을 모사한 3차원 가상현실 훈련 프로그램으로 확장되고 있다. 최근 외상성뇌손상 환자를 대상으로 직업 환경 가상현실 훈련 프로그램을 적용한 연구가 집행기능 향상 결과를 보고하였다.

2) 주의력 훈련(Attention process training)

주의력 손상은 대부분의 경우 집행 기능 장애를 동반한다. 주의력은 집행 기능을 지지하는 인지적 요소이기 때문에 주의력 증진은 집행 기능 향상으로 연결된다. 주의력 훈련 프로그램은 청각이나 시각적 활동을 포함하며, 지속적, 선택적, 교대적, 분리적 주의력과 같이 여러 가지 주의력을 회복시킬 수 있도록 고안되었다. 과제들은 주의 조절과 작업기억을 사용하도록 하는데, 그 예로, 구두로 제시된 문장의 단어들을 알파벳 순으로 나열하기와 같은 과제가 있다. 외상성뇌손상 환자를 대상으로 주의력 훈련의 효과를 평가한 연구에 따르면 주의력 훈련을 받은 환자군은 다른 교육적 프로그램(뇌손상에 따른 인지 장애, 자기 옹호 및 이완 훈련 등)을 받은 군에 비하여 집행 주의력의 향상을 나타냈다.

3) 이중과제 훈련

인지 과제와 운동 과제를 동시에 수행하는 이중과제 훈련은 집행 기능을 향상시킨다. 이중과제 훈련의 예시로는 걷는 동안 단어 반복, 숫자를 세 개씩 더하거나 빼기, 간단한 질문에 '네/아니오'로 대답하기, 쇼핑목록 나열하기, 말하기, 노래 부르기 등이 있다. 닌텐도 위와 같은 비디오 운동게임(exergame)은 신체를 움직이면서 인지처리를 요구하는 이중과제로, 운동게임 역시 집행기능 중재에 적용될 수 있다.

Ⅲ 보상적 접근

집행 기능을 증진시키기 위한 교정적 접근은 중요하지만, 완전한 인지 회복을 기대하기 어려운 환자에게 적용 시 그 효과는 제한이 있다. 또한 환자가 실제로 생활을 하게 될 환경에서 집행 기능의 장애를 최소화하고 작업 수행능력을 향상시키는 것이 재활치료의 궁극적인 목표라는 점에서 볼 때 경하거나 중등도의 장애가 있는 환자에서는 자기 모니터링 훈련과 같은 메타인지적 전략 훈련(metacogntive strategy training)이나 목표 관리 훈련을 포함한 과제 기반 문제해결 전략(problem-solving strategies)이 유용한 치료 방법이다.

1. 내적 인지적 전략 (Internal cognitive strategies)

1) 메타인지적 전략 훈련 (Metacognitive strategy training)

(1) 자기모니터링 훈련(self-monitoring training)

환자가 자신의 기능수행 능력을 제대로 아는 것은 치료의 출발점이다. 환자가 자신의 수행능력에 대한 인식과 통찰력이 있는 경우, 그리고 여기에 치료에 대한 의욕을 가지고 있는 상황이면 치료 과정은 매끄럽게 진행된다. 반면, 환자가 자신의 문제나 기능수행 수준에 대해 정확하게 인식하지 못한다면 치료에 대한 필요성을 느끼지 못할 수 있고, 치료의 이정표인 목표 설정부터 어려움이 있을 것이다. 자기 인식(self-awareness)은 자신의 강점과 단점을 알고 자신이 과제를 수행할 때 어느 정도 수준으로 수행할 수 있는지를 파악하는 능력으로, 이는 문제를 발견하고 앞으로 행하는 과제의 수행 정도를 예측할 수 있게 해준다. 예를 들어, 두 항목 이상 기억하지 못하지만 자신의 기억력을 과신하는 환자가 여행 준비를 위해 가방을 꾸린다고 한다면, 중요한 물건들을 빠뜨릴 가능성이 크다. 자신의 문제점과 수행능력에 대한 정확한 인식은 과제를 완수하기 위한 행동을 계획하는데 정확한 잣대를 제공한다.

집행기능이 손상된 환자는 자기 인식의 어려움과 함께 문제 행동이 있을 수 있다. 그러나 이러한 경우 환자는 자신의 문제 행동에 대하여 인식하지 못할 가능성이 크다. 문제 행동에 대한 인식을 증가시켜 해당 행동을 감소시키는 중재 방법으로 Alderman 등(1995)이 제안한 자기모니터링 훈련이 있다. 자기모니터링 훈련은 다섯 단계로 진행된다. 첫 번째 단계에서 치료사는 중재가 필요한 환자의 문제 행동을 파악한다. 예를 들어, 다른 사람과 대화 도중 같은 이야기를 반복하는 문제 행동이 있는 환자의 경우 얼마만큼의 빈도로 이 행동이 나타나는지를 센다. 두 번째 단계에서 환자가 자신의 문제행동을 모니터링하도록 한다. 예를 들어, 환자에게 대화하면서 어느 정도의 빈도로 같은 이야기를 반복하는지를 스스로 세도록 요청한다. 이때 숫자를 세는 카운터기와 같은 장비를 사용하면 유용하다. 세 번째 단계에서, 자기모니터링의 정확성을 확보하기 위하여 환자가 표적 행동에 대한 기록을 누락했을 때 치료사가 알려준다. 네 번째 단계에서 환자가 표적 행동 기록을 누락했을 때 치료사는 단서 도움을 제공하지 않지만, 환자가 센 표적 행동 빈도와 치료사가 기록한 빈도 간 차이가 크지 않으면 보상을 제공한다. 그리고 자기모니터링의 정확도를 향상시키기 위해 보상을 받을 수 있는 기록 차이를 줄여 나간다. 다섯 번째 단계는 실제적 행동을 조절하는 단계로, 환자가 정해진 시간 내에 부적절한 표적 행동을 하지 않았을 때 치료사는 보상을 제공한다. 예를 들어, 10분 안에 같은 이야기를 반복하지 않으면 보상을 제공한다.

메타인지적 훈련의 궁극적 목적은 환자로 하여금 자신의 사고능력이나 환경의 변화 또는 바로 마주한 상황에 스스로 대처할 수 있는 능력에 대해 인식하고 자신의 문제 행동을 제어할 수 있도록 하는 것이다. 앞서 소개한 내용과 같이 자기모니터링에 대한 지속적인 교육과 훈련을 통해 외적 전략을 내면화하여 환자가 자신의 문제 행동에 대해 대처할 수 있도록 한다.

환자의 인지 손상 정도가 심각하여 자신의 수행 문제를 인식하지 못하고 보상적 전략을 사용하는 것이 어려운 경우는 치료사는 오류배제 학습을 사용하여 직접적으로 기술 훈련을 하는 것을 고려할 수 있다.

(2) 자기 지시 훈련(self-instruction training)

아동은 생각을 혼잣말과 같은 언어로 표현하여 사고를 촉진하고, 연령이 증가함에 따라 인지 능력이 확장되면서 사고 과정을 내면화할 수 있게 된다. 이처럼 스스로에게 말하는 것으로 인지적 부담을 덜고 과제를 보다 수월하게 수행할 수 있도록 하는 방법인 자기 지시 훈련을 집행 기능 손상 환자에게도 적용할 수 있다. 훈련 과정에서 처음에는 환자들이 과제 계획에 대해서, 그리고 과제를 수행하는 동안의 행동에 대해서 명시적인 말로 스스로에게 크게 이야기하도록 하고, 점차적으로 속삭이듯 작게 이야기하고, 마지막으로는 마음 속으로 생각하도록 한다.

2) 문제해결 전략(Problem-solving strategies)

(1) 목표 관리 훈련(goal management training®, GMT)

집행 기능은 '목표'를 달성하기 위한 일련의 인지 처리 과정으로 볼 수 있다. GMT는 집행 기능 장애 환자가 지속적으로 목표를 인식하고 목표를 향해서 단계를 조직화할 수 있도록 고안된 치료 방법이다. '목표 무시(goal neglect)'는 집행 기능 장애의 주요 문제 중 하나이다. 독자들도 '목표 무시'를 경험한 순간이 있을 것이다. 예를 들어, 컴퓨터로 리포트 작성하면서 필요한 내용을

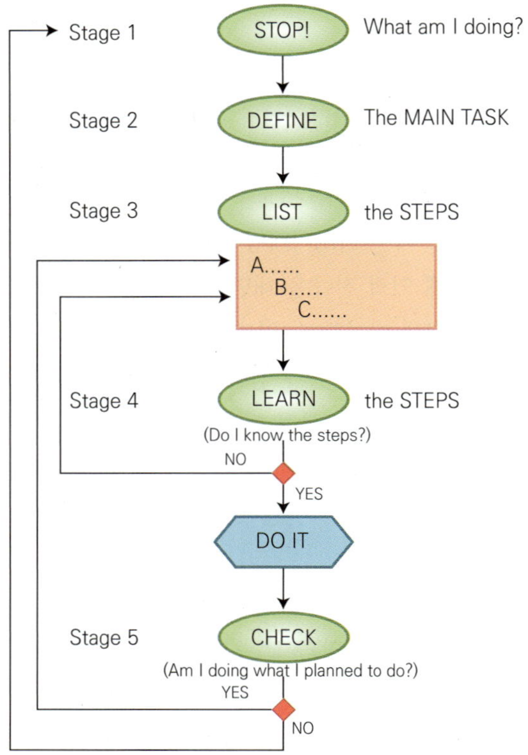

그림 22-1. Goal Management Training®의 단계

검색하던 중, 웹툰 업데이트 배너를 클릭하여 웹툰을 보느라 리포트는 잊고 있는 상황이 바로 '목표 무시' 상태인 것이다. 리포트 작성 완료라는 목표를 성취하기 위해서는 리포트 관련 내용 검색을 유지하면서 관련되지 않은 웹툰을 향하는 행동은 억제시키는 것이 필요하다.

Robertson (1996)은 목표 무시 문제에 대해 접근하고자 GMT를 개발하였다. GMT는 다섯 가지 단계로 나뉘어진다(그림 22-1). 첫 번째 단계는 멈추고 무엇을 하고 있는지 생각하는 'Stop' 단계이다. 환자 스스로 현재 상태를 평가하고 관련된 목표에 집중하도록 하는 방법을 훈련한다. 훈련 과정에서 치료사가 환자와 함께 멈출 수 있도록 하는 구호를 정한다. 예를 들어 "잠깐!"이라는 구호를 정하고 이 구호가 상기되면 환자는 자신이 지금 무엇을 하고 있는지를 파악하고, 하려던 과제와 관련 없는 활동을 하고 있다면 자신의 주의를 과제를 향해서 돌리도록 훈련한다. 두 번째 단계는 주 과제를 정의(define)하는 단계이다. 치료사는 환자에게 목표 설정과 더불어 어떤 것부터 먼저 해야 하는지에 대한 개념을 설명한다. 세 번째 단계는 주 과제에서 이루고자 하는 목표를 하위 목표로 나누는 단계이다. 훈련 시 환자가 자신의 삶에서 수행하고자 하는 과제의 목표와 하위목표를 적어보도록 하고(list), 치료사가 제시한 다른 과제에서도 하위 목표를 나누는 것을 연습하도록 한다. 네 번째 단계는 하위 목표들을 학습(learn)하는 단계로, 환자가 하위 목표를 알고 있는지를 확인한다. 훈련 과제에 대해서 환자가 하위목표를 나누어 실행하고 스스로 평가하고 치료사에게 피드백을 받으면서 하위 목표 수행을 연습한다. 다섯 번째 단계에서는 점검(check)하는 단계로 계획한대로 실행하였는지를 확인한다. 즉, 주 과제의 목표가 잘 이루어졌는지를 알아보는 단계이다.

GMT의 자료(매뉴얼 및 워크북)는 캐나다 Baycrest 병원의 Goal Management Training® 웹사이트(http://goalmanagementtraining.weebly.com)에서 판매하고 있다.

(2) 작업수행기반 인지중재법(Cognitive orientation to daily occupational performance, CO-OP)

Cognitive Orientation to daily Occupational Performance (CO-OP)는 메타인지적 전략을 이용하여 문제해결 능력을 훈련하는 것으로 환자 자신이 습득하기를 원하는 일상생활 활동에 대한 기술을 습득하게 하고 이를 일반화하도록 하는 중재 방법이다(그림22-2). CO-OP은 처음에 발달성 협응장애아동의 일상활동 수행을 향상시키기 위해 개발되었으며, 그 적용 범위를 성인 뇌손상 환자로 확대되었다. CO-OP는 클라이언트 중심 접근으로, 클라이언트가 목표 활동을 선택한다. 치료사는 클라이언트의 수행을 관찰하는 과정을 통해 활동 단계를 세분화하고 문제를 확인하는 '역동적 수행분석'을 실시한다. 이 분석에서 치료사는 클라이언트 능력, 과제 요구, 환경 간의 관계를 분석한다. 클라이언트의 현재 수행 수준과 목표하는 수행 수준 간의 차이를 다루기 위해서는 인지적 전략이 적용된다. 인지적 전략

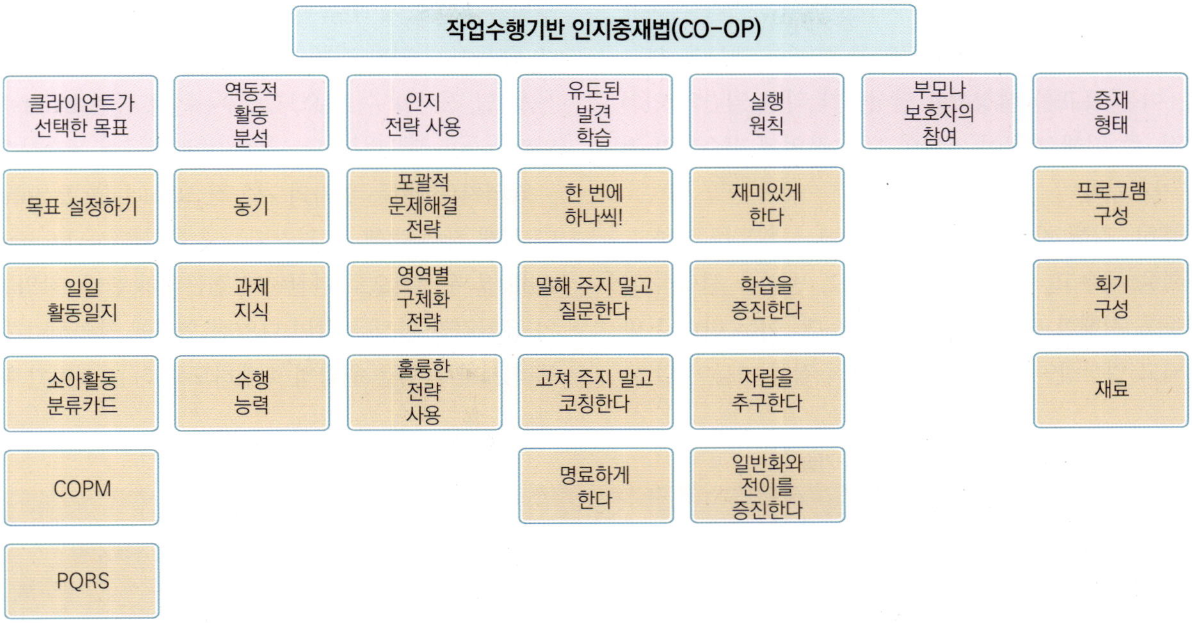
작업수행기반 인지중재법(CO-OP)
클라이언트가 선택한 목표
목표 설정하기
일일 활동일지
소아활동 분류카드
COPM
PQRS
역동적 활동 분석
동기
과제 지식
수행 능력
인지 전략 사용
포괄적 문제해결 전략
영역별 구체화 전략
훌륭한 전략 사용
유도된 발견 학습
한 번에 하나씩!
말해 주지 말고 질문한다
고쳐 주지 말고 코칭한다
명료하게 한다
실행 원칙
재미있게 한다
학습을 증진한다
자립을 추구한다
일반화와 전이를 증진한다
부모나 보호자의 참여
중재 형태
프로그램 구성
회기 구성
재료

그림 22-2. **작업수행기반 인지중재법**

에는 포괄적 문제해결 전략과 영역별 구체화 전략이 있다. CO-OP의 포괄적 문제해결전략은 네 단계로, 목표를 설정하는 GOAL, 계획을 세우는 PLAN, 실행을 하는 DO, 실행에 대해서 점검을 하는 CHECK가 있다. CO-OP는 문제해결 전략을 환자에게 알려주는데, 처음에는 치료사가 제시하고, 그 다음에 환자가 자신의 언어를 사용하여 자기 대화(self-dialogue)식으로 제시하여, 마지막에는 스스로 전략을 세우고 실행하도록 유도한다. 영역별 구체화 전략은 자기에게 질문하기(self-questioning), 심상화(imagery), 과제 단순화(task simplication) 등이 있다. 외상성뇌손상 후 집행 기능 장애를 갖는 환자들을 대상으로 CO-OP를 적용한 연구에서 치료 전과 비교하여 치료 후에 환자가 목표한 작업활동의 수행도와 만족도에서 유의한 향상을 보였다.

2. 외적 전략(External strategies)

앞으로 해야 할 일을 기억하지 못하는 미래기억(prospective memory) 문제가 있거나 과제를 시작하는데(initiation) 문제가 있는 집행 기능 장애 환자의 경우 해당 시간에 알람과 같은 외적 단서를 제공하여 환자가 행동을 수행하도록 도울 수 있다. 또한, 외적 단서를 임의의 시간에 제공하여 환자가 자신의 상태를 파악하여 점검하도록 알릴 수 있다. 목표지향성이 결여된 환자의 경우 과제 도중 다른 요소에 영향을 받아 목표와 관련 없는 행동을 하기 쉬운데, 'STOP'을 의미하는 외적 단서를 제공하므로 지금 하고 있는 활동을 멈추도록 하고, 하고자 한 목표가 무엇인지를 생각하게 해줄 수 있다.

3. 집행 기능 장애 요소에 대한 임상적 적용 (Clinical application to components of executive dysfunctions)

독자가 현재 이 책을 읽는 행동의 목표는 무엇인가? 이 책을 읽고 내용을 이해하겠다는 목표, 시험을 잘 보겠다는 혹은 환자에게 좋은 치료를 제공하겠다는 목표가 존재할 것이다. 인간은 목표를 향해서 행동을 하는데, 이는 목표를 설정하고 달성하기 위한 일련의 인지 과정, 즉 집행 기능이 인간의 모든 작업에 필수적인 점을 가리킨다.

특히, 집행 기능은 새로운 상황에서 목표를 정하고, 계획을 세우고, 과정을 구조화하고, 방법을 선택하고, 행동을 시행할 때 더 많이 강조되는데, 이는 반대로 반복되고 일상적인 상황에서는 비교적 집행 기능이 덜 요구됨을 의미한다. 반복된 과제에서 자동적인 행동 반응을 습득하게 되면 집행 기능 장애가 있는 환자도 어려움을 덜 경험할 수 있으므로, 치료 시 습관(habits) 및 일과(routine)를 형성하는 것에 대한 접근이 필요하다.

작업치료에서는 환자의 기능적 요소(client factors)보다 실제 작업 수행 시 관찰되는 수행기술(performance skills)을 우선적으로 관찰하고 접근해야 한다. 작업치료의 궁극적인 목적은 삶의 다양한 영역에 참여시키기 위해 환자가 작업을 원활히 수행하도록 하는 것이기 때문

표 22-1. 작업치료 실행체계 4판의 처리 기술

처리기술	정의	예시	
		효과적 수행	비효과적 수행
수행 유지(Sustaining performance)		학교 숙제를 위해 문장 쓰기	
페이스 유지하기 (Paces)	전체 과제 수행에 걸쳐서 일정하고 효과적인 수행 속도 또는 템포를 유지함	문장을 쓸 때 일정하고 균등한 템포를 유지함	문장을 서두르게 쓰며, 이로 인해 형태가 잘못된 글자나 철자 오류가 발생함
주의집중하기 (Attends)	과제 수행으로부터 시선을 돌리지 않으며 현재 과제 진행을 계속 유지함	숙제에 시선을 유지하고 멈추지 않고 문장을 계속 씀	문장을 쓰는 중에 다른 사람을 보고 작성을 멈춤
유념하기 (Heeds)	처음에 다른 사람(예: 선생님)이 지정하거나 동의한 과제를 수행하고 완료함	요구된 문장 수를 작성하여 숙제를 완료함	요구된 문장 수보다 적은 문장을 쓰며 숙제를 완수하지 못함
지식 적용(Applying knowledge)		처방된 약물 복용	
선택하기 (Chooses)	과제에 필요한 적절한 종류와 개수의 물건을 선택함. 그중에는 본인이 선택하거나 사용하도록 지시받은(예: 선생님에 의해) 과제 물건도 포함됨	정해진 시간에 정량의 약복용을 위해 적절한 약병을 선택함	정해진 시간에 정량의 약을 복용해야 하는데, 잘못된 약병을 선택함
사용하기 (Uses)	과제 물건을 의도된 용도대로 (예: 연필깎이로 연필을 깎지만 크레용은 깎지 않음) 청결하게 사용함	액체 약을 복용하기 위해 약 스푼을 사용함	1 티스푼 용량의 약에는 적절하지 않은 테이블스푼을 사용함
다루기 (Handles)	과제 물건을 적절하게 지지하거나 고정하여 손상, 미끄러짐, 이동 또는 떨어짐을 방지함	약병을 지지하여 병이 기울거나 떨어지지 않도록 함	약병이 기울어지게 놔두어 약이 흐르게 함
질문하기 (Inquires)	(1) 질문을 통해 필요한 구두 또는 서면 정보를 찾음 (2) 과제 및 환경에 대해 충분히 설명을 들었고, 답을 최근에 인지하고 있을 때는 정보를 요청하지 않음	약을 복용하기 전에 약병의 복용법을 읽음	약병에 적힌 복용 용량을 읽은 상태에서 돌봄 제공자에 용량을 물음
시간 조직화(Organizing timing)		ATM를 사용하여 현금 인출하기	
시작하기 (Initiates)	주저 없이 다음 과제 동작이나 과제 단계를 시작하거나 개시함	ATM 사용의 각 단계를 주저 없이 시작함	ATM에 비밀번호를 입력하기 전에 멈춤

처리기술	정의	예시	
		효과적 수행	비효과적 수행
계속하기 (Continues)	단일 동작이나 단일 단계를 중단 없이 수행하여, 한번 시작된 동작이나 과제 단계가 멈춤이나 지연 없이 진행되어 동작이나 단계가 완료될 때까지 수행을 지속함	ATM 사용 각 단계를 지연 없이 완료함	비밀번호 입력을 시작하고 나서 비밀번호 앞자리만 입력하고 멈추었다가 나머지 비밀번호를 입력함
순서지키기 (Sequences)	효과적이거나 논리적인 순서로 단계를 수행하며 무작위 순서로 하거나 부적절한 단계의 반복이 없음	ATM 사용의 각 단계를 논리적인 순서로 완료함	ATM 기기에 카드를 넣기 전에 비밀번호를 입력하려고 함
종결하기 (Terminates)	단일 동작이나 단일 단계를 부적절한 지속이나 조기 종료 없이 완료함	ATM 사용 각 단계를 적절한 시간에 완료함	4자리 비밀번호 입력을 완료한 후에도 숫자 입력을 계속하는 등 부적절하게 동작을 지속함
공간 및 사물 조직화하기(Organizing space and objects)		**회사에서 사무 업무**	
찾기/위치 알아내기 (Searches/locates)	논리적인 방식으로 과제 물건을 찾음	선반과 서랍에서 필요한 사무용품을 쉽게 찾음	필요한 사무용품을 찾기 위해 선반을 다시 찾음
모으기 (Gathers)	과제와 관련된 물건을 동일한 작업 공간에 모음. 그리고 쏟아지고, 떨어지고, 잘못 위치한 과제 물건을 다시 모음.	지정된 작업 공간에 필요한 사무용품을 모음	필요한 종이와 펜을 서로 다른 작업 공간에 두고 나중에 동일한 작업 공간으로 이동시킴
조직화하기 (Organizes)	단일 작업 공간 또는 여러 적절한 작업 공간 간에 과제 물건을 논리적으로 배치하거나 공간적으로 위치시켜서 작업 공간이 너무 넓게 퍼져 있지도 너무 혼잡하지도 않음	작업 공간 내에서 필요한 사무용품을 모두 손에 닿을 수 있는 위치에 논리적으로 배치함	책을 종이 위에 놓아 혼잡한 작업 공간을 만듦
되돌려놓기 (Restores)	과제 물건을 적절한 위치에 정리하고 사용한 작업 공간을 원래 상태로 복원함	사무용품을 원래 수납 위치로 돌려놓음	펜과 여분의 종이를 원래 있던 곳이 아닌 수납장에 놓음
찾아가기 (Navigates)	과제 환경을 이동하거나 과제 물건과 상호작용할 때 장애물에 부딪히지 않고 신체나 휠체어를 이동함	사무실 공간을 효율적으로 이동하며 사무 가구나 기계에 부딪히지 않음	펜 홀더에서 펜을 꺼내려 할 때 손을 책상 모서리에 부딪힘
수행 조정하기(Adapting performance)		**가족 식사를 위해 샐러드 준비**	
알아차리기/반응하기 (Notices/responds)	(1) 과제 관련 비언어적 단서(예: 열, 움직임), (2) 과제 물건들 간의 공간 배치 및 정렬, (3) 과제 수행 중에 열린 문이나 서랍에 대해서 적절하게 반응함	당근이 도마에서 굴러가는 것을 알아차리고 바닥으로 떨어지기 전에 잡음	굴러가는 당근을 알아차리는 데 지연이 있어 당근이 도마에서 바닥으로 떨어짐
조정하기 (Adjusts)	진행되는 과제 수행 중에 문제를 효과적으로 극복하기 위해 (1) 새로운 작업 공간으로 이동하거나, (2) 현재 작업 공간에서 작업 물건을 이동시키거나, (3) 조절용 밸브, 다이얼, 스위치, 수도꼭지 등을 조정함	야채를 씻을 때 수도꼭지에서 물 흐름을 쉽게 조절함	야채를 씻은 후에 수도꼭지를 잠그는 데 지연이 있음
맞추기 (Accommodates)	다른 모든 운동 및 처리 기술의 비효과적인 수행을 예방하고 적절하거나 필요한 경우에만 도움을 요청함	샐러드 준비 중에 문제가 발생하지 않도록 예방함	당근이 도마에서 굴러서 바닥으로 떨어지는 등의 문제를 방지하지 못함
이익되기 (Benefits)	다른 모든 운동 및 처리 기술의 비효과적인 수행이 계속되거나 지속되지 않도록 예방함	샐러드 준비 중에 문제가 계속되거나 재발하지 않도록 예방함	당근을 바닥에서 주워 도마에 다시 올려놓았는데, 당근이 다시 도마에서 바닥으로 떨어짐

에 치료사는 환자의 작업 수행능력을 기반으로 평가와 치료의 방향을 잡아야 한다. 미국 작업치료 협회에서 발간한 작업치료실행체계 4판(Occupational therapy practice framework: Domain and process, OTPF; AOTA, 2020)에서 작업 수행 기술, 특히 처리 기술(process skills) 항목을 보면 집행 기능과 관련이 높은 점을 발견할 수 있다. 표 22-1는 OTPF의 처리 기술을 제시한다. 처리 기술은 관찰 가능한 일련의 동작이기 때문에, 표 22-1에서 설명하는 비효과적 기술의 예시는 집행 기능의 어려움이 일상활동에서 어떻게 나타날 수 있는지를 보여준다.

이 중 몇 가지를 살펴보겠다. 작업 수행 기술의 'Heeds'는 처음에 계획했던 목표를 잘 이루는지에 대한 항목이다. 예를 들어 전화를 건 목적이 거래처와 미팅 가능한 날짜를 알아보고 약속시간을 잡는 경우, 안부를 묻다가 통화가 종료되었으면 목표를 이루지 못한 것이다. 'Initiates'는 행동을 머뭇거리지 않고 적절한 시점에 시작하는 지에 대한 항목이다. 아침에 옷을 입으려고 하는데 옷이 구겨져 있는 경우 다림질의 필요성을 느끼고 옷을 다리려고 생각하지만 실제적으로 행동을 개시하는데 어려움이 있는 경우가 있을 수 있다. 이처럼 작업 수행 기술에서 우리는 집행 기능과 연결되는 부분들을 쉽게 찾을 수 있다. 작업 수행 기술을 측정하는 표준화된 검사인 Assessment of Motor and Process Skills (AMPS)와 집행 기능을 평가하는 Multiple Errand Test (MET) 간의 정적인 상관관계는 작업 수행 기술과 집행기능의 연관성을 뒷받침한다.

작업치료는 클라이언트가 삶에 참여할 수 있도록 작업을 치료적으로 사용한다. 작업은 작업치료의 목표이자 수단이다. 작업치료사는 작업을 구성하는 다양한 요소를 분석하며, 클라이언트의 작업 수행을 관찰하여 집행 기능의 어려움을 추론하고, 집행 기능을 포함하는 작업을 활용하여 클라이언트의 기능을 증진시킨다. 작업치료사는 클라이언트, 클라이언트가 중요하게 생각하는 작업, 그리고 맥락 간의 관계에 대한 지식을 사용하여 작업-기반 중재 계획을 수립한다. 집행 기능 중재에 있어서도 클라이언트의 집행 기능 수준뿐만 아니라 작업, 맥락을 함께 고려한다. 클라이언트의 집행 기능을 향상시키는 교정적 접근법, 과제에서 집행 기능에 대한 요구 정도를 줄이는 과제 조정 접근법 등 여러 방법 중에 적절한 접근법이 임상추론에 의해 결정된다.

Ⅳ 약물치료

약물치료는 인지치료에서 인지재활에 보조적인 방법으로 사용되고 있다. 많은 약물들이 인지기능의 향상을 위해 사용되고 있지만, 아직 탁월한 효과를 기대하기는 어려운 실정이다. 신경전달물질 중에서 도파민계통이 작업기억에 관여하고, 아세틸콜린이 기억에 주로 관여한다. 도파민 시스템은 Nigrostriatal system, Mesolimbic system, Mesocortical system의 세가지 경로가 있고, 이중에서 mesocortical system이 작업기억에 중요한 역할을 하는데, ventral tegmental area에서 전두엽의 운동피질, 전운동피질, 전전두엽피질로 도파민을 전달시켜서 집행기능에 작용을 하게 한다.

1. NMDA(N-Methyl-D-Aspartate) 수용체 길항제

Amantadine과 memantine은 NMDA 수용체에 비경쟁적인 길항작용으로 도파민 분비를 증가시키고, 시냅스전 부위에서 도파민 재흡수를 감소시키며, 도파민 수용체의 자극과 시냅스후 부위에서 수용체 민감도를 증가시켜서 도파민 신경전달을 향상시킨다. 외상성뇌손상 후 수일 내에 amantadine의 사용으로 각성상태를 호전시킬 수 있고, 아급성기에서는 주의력, 시공간력, 집행능력 및 전반적인 인지기능에 관여하여 기능 회복을 향상시킨다. 용량은 하루에 25-200 mg을 2회 복용하며 하루에 총 400 mg을 초과하지 않게 한다. Giacino 등은 의식장애가 있는 중증 외상성뇌손상 환자에게 amantadine을 4주간 투여하였을 때 대조군보다 치료기간에 기능적 회복이 더 많이 향상되었다고 보고하였다.

2. 도파민 항진제 (Dopaminergic augmentation)

Bromocriptine은 dopamine type 2 (D2)의 수용체에 직접 작용하는데, 적은 용량에서는 시냅스전부위에 작용하여 도파민 분비를 감소시키지만, 중간이상의 용량에서는 시냅스 후부위에 작용하여 도파민 작용을 증가시킨다. 주로 집행기능의 향상과 동기가 부족하거나 무감동증(apathetic) 환자에게 효과적이며, 작업기억과 집중력의 향상은 없는 듯하다. 주로 사용되는 용량은 2.5–7.5 mg으로 하루에 2번 복용한다.

Methylphenidate는 도파민과 노르에피네프린의 분비를 증대시켜서, 각성과 주의력, 사고의 속도 및 인지기능을 향상시키고, 주간의 기면 상태와 뇌졸중 후의 우울증의 개선에도 사용되고 있다.

3. 콜린 항진제(Cholinergic augmentation)

Donepezil, rivastigmine, galantamine 은 시냅스에서 acetylcholinesterase을 억제하여 아세틸콜린의 작용을 증가시키는 약물로, 주로 기억력과 주의력을 향상시키지만, 집행기능에도 도움이 된다고 보고되고 있다.

Farrimond 등은 알츠하이머병 환자에게 memantine과 cholinesterase inhibitor를 동시에 투여하였을 때, 처음 6개월 동안은 인지기능과 전반적인 행동에서 약간의 효과가 있었으나 일상생활동작의 기능의 호전은 없었고, 또한 1년이 지났을 때는 단독투여보다 큰 이점이 없었다고 보고하고 있다.

V 기타 치료

비침습적 뇌자극치료에는 반복적 경두개 자기장 자극(repetitive transcranial magnetic stimulation, rTMS)과 경두개 직류 자극(transcranial direct current stimulation)이 있다. 이 치료들은 주파수와 전극의 방향에 따라 흥분성 효과(excitatoty effect)와 억제 효과(inhibitory effect)를 나타낸다. 그동안 연구에서 흥분성 효과를 보이는 high frequency rTMS 와 anodal tDCS를 집행기능을 주로 담당하고 있는 전전두엽의 배외측(dorsolateral prefrontal cortex)에 자극을 하여 작업기억 혹은 다른 인지기능의 향상에 관여하는지 조사하였다. 아직 결과들이 충분한 근거를 만족시키지 못하지만, 인지기능에 영향을 미치는 것으로 발표되고 있고, 향후에 연구가 지속되어 집행기능이상 환자에게 도움이 되었으면 한다.

또한, 은행잎(ginko biloba), Lecithin 등의 보조식품과 음악치료, 아로마 치료, 마사지 등이 인지기능의 향상에 도움이 된다고 알려져 있다.

▶ 참고문헌

1. 한승협 , 조은주 , 노동희 , 감경윤. 한국형 전산화 인지재활 프로그램(CoTras)이 외상성뇌손상 환자의 전두엽-집행기능에 미치는 영향. 한국산학기술학회논문지 2015;16(5):3344-52.
2. Alderman N., Fry RK, Youngson HA. Improvement of self- monitoring skills, reduction of behaviour disturbance and the dysexecutive syndrome: Neuropsychol Rehabil. 1995; 5: 193–222.
3. American Occupational Therapy Association. Occupational therapy practice framework: Domain and process (4th ed.). Am J Occup Ther. 2020;74(Suppl.2): 7412410010p1–7412410010p87.
4. Blair C, Zelazo PD, Greenberg MT. The measurement of executive function in early childhood. Dev Neuropsychol. 2005;28(2):561-71.
5. Borella E, Carretti B, Riboldi F, De Beni R. Working memory training in older adults: evidence of transfer and maintenance effects. Psy-

chol Aging. 2010;25(4):767-78.

6. Burgess PW, Alderman N, Forbes C, Costello A, Coates LM, Dawson DR, Anderson ND, Gilbert SJ, Dumontheil I, Channon S. The case for the development and use of "ecologically valid" measures of executive function in experimental and clinical neuropsychology. J Int Neuropsychol Soc. 2006;12(2):194-209.
7. Cicerone KD, Goldin Y, Ganci K, Rosenbaum A, Wethe JV, Langenbahn DM, Malec JF, Bergquist TF, Kingsley K, Nagele D, Trexler L, Fraas M, Bogdanova Y, Harley JP. Evidence-based cognitive rehabilitation: systematic review of the literature from 2009 through 2014. Arch Phys Med Rehabil. 2019;100(8):1515-1533.
8. Cicerone KD, Langenbahn DM, Braden C, Malec JF, Kalmar K, Fraas M, Felicetti T, Laatsch L, Harley JP, Bergquist T, Azulay J, Cantor J, Ashman T. Evidence-based cognitive rehabilitation: updated review of the literature from 2003 through 2008. Arch Phys Med Rehabil. 2011;92(4):519-30.
9. Cicerone KD, Wood JC. Planning disorder after closed head injury: a case study. Arch Phys Med Rehabil. 1987;68(2):111-5.
10. Corrigan P, Storzbach, D, The ecological validity of cognitive rehabilitation for schizophrenia. Journal of Cognitive Rehabilitation. 1993;11:14–21.
11. Cristofori I, Cohen-Zimerman S, Grafman J. Executive functions. Handb Clin Neurol. 2019;163:197-219.
12. Dawson DR, Binns MA, Hunt A, Lemsky C, Polatajko HJ. Occupation-based strategy training for adults with traumatic brain injury: a pilot study. Arch Phys Med Rehabil. 2013;94:1959-63.
13. Dawson DR, Gaya A, Hunt A, Levine B, Lemsky C, Polatajko HJ. Using the cognitive orientation to occupational performance (CO-OP) with adults with executive dysfunction following traumatic brain injury. Can J Occup Ther. 2009;76(2):115-27.
14. Dawson DR., Anderson N., Burgess PW, Levine B, Rewilak D, Cooper EK., Farrow S., Koscik KM, Krpan K.M, Lo A, Peer M., Stuss DT. The ecological validity of the Multiple Errands Test—Hospital Version: Preliminary findings. International Neuropsychological Society, St. Louis, USA; 2005.
15. Farrimond LE, Roberts E, McShane R. Memantine and cholinesterase inhibitor combination therapy for Alzheimer's disease: a systematic review. BMJ Open. 2012;2(3):e000917.
16. Fish J, Evans JJ, Nimmo M, Martin E, Kersel D, Bateman A, Wilson BA, Manly T. Rehabilitation of executive dysfunction following brain injury: "content-free" cueing improves everyday prospective memory performance. Neuropsychologia. 2007;45(6):1318-30.
17. Fisher AG. Occupational Therapy Intervention Process Model: A model for planning and implementing top–down, client-centered, and occupation-based interventions. Ft. Collins, CO: Three Star Press; 2009
18. Fregni F, Boggio PS, Nitsche M, Bermpohl F, Antal A, Feredoes E, Marcolin MA, Rigonatti SP, Silva MT, Paulus W, Pascual-Leone A. Anodal transcranial direct current stimulation of prefrontal cortex enhances working memory. Exp Brain Res. 2005;166(1):23-30.
19. Giacino JT, Whyte J, Bagiella E, Kalmar K, Childs N, Khademi A, Eifert B, Long D, Katz DI, Cho S, Yablon SA, Luther M, Hammond FM, Nordenbo A, Novak P, Mercer W, Maurer-Karattup P, Sherer M. Placebo-controlled trial of amantadine for severe traumatic brain injury. N Engl J Med. 2012;366(9):819-26.
20. Guse B, Falkai P, Wobrock T. Cognitive effects of high-frequency repetitive transcranial magnetic stimulation: a systematic review. J Neural Transm. 2010;117(1):105-22.
21. Haskins EC. Cognitive rehabilitation manual: translating evidence based recommendations into practice. Reston: ACRM Publishing; 2012.
22. Jeffay E, Ponsford J, Harnett A, Janzen S, Patsakos E, Douglas J, Kennedy M, Kua A, Teasell R, Welch-West P, Bayley M, Green R. INCOG 2.0 guidelines for cognitive rehabilitation following traumatic brain injury, part III: executive functions. J Head Trauma Rehabil. 2023;38(1):52-64.
23. Jiang J, Guo W, Wang B. Effects of exergaming on executive function of older adults: a systematic review and meta-analysis. PeerJ. 2022;10:e13194.
24. Levine B, Robertson IH, Clare L, Carter G, Hong J, Wilson BA, Duncan J, Stuss DT. Rehabilitation of executive functioning: an experimental-clinical validation of goal management training. J Int Neuropsychol Soc. 2000;6(3):299-312.
25. López-Luengo B, Vázquez C. Effects of Attention Process Training on cognitive functioning of schizophrenic patients. Psychiatry Res. 2003;119(1-2):41-53.
26. Man DW, Poon WS, Lam C. The effectiveness of artificial intelligent 3-D virtual reality vocational problem-solving training in enhancing employment opportunities for people with traumatic brain injury. Brain Inj. 2013;27(9):1016-25.
27. Mateer CM., Mapou RL. Understanding, evaluating and managing attention disorders after traumatic brain injury. J Head Trauma Rehabil. 1996;11(2): 1-16.
28. Melby-Lervåg M, Hulme C. Is working memory training effective? A meta-analytic review. Dev Psychol. 2013;49(2):270-91.
29. Polatajko H, Mandich A. Enabling occupation in children: The cognitive orientation to daily occupational performance (CO-OP) approach. Ottawa, ON: CAOT Publications; 2004.
30. Poulin V, Korner-Bitensky N, Dawson DR, Bherer L. Efficacy of executive function interventions after stroke: a systematic review. Top Stroke Rehabil. 2012;19(2):158-71.
31. Robertson IH. Goal Management Training: A clinical manual. Cambridge, U.K.: PsyConsult; 1996.
32. Sohlberg MM, McLaughlin KA, Pavese A, Heidrich A, Posner MI. Evaluation of attention process training and brain injury education in persons with acquired brain injury. J Clin Exp Neuropsychol. 2000;22:656-676.
33. Wortzel HS, Arciniegas DB. Treatment of post-traumatic cognitive impairments. Curr Treat Options Neurol. 2012;14(5):493-508.
34. Zhu X, Yin S, Lang M, He R, Li J. The more the better? A meta-analysis on effects of combined cognitive and physical intervention on cognition in healthy older adults. Ageing Res Rev. 2016;31:67-79.

특정영역 인지재활

Domain-specific cognitive rehabilitation

SECTION 06 기분, 동기

Chapter 23 기분 관련 신경망
Mood related network

Chapter 24 기분/동기의 평가
Evaluation of mood & motivation

Chapter 25 기분/동기 장애 재활
Rehabilitation in mood & motivational disorder

PART 03

CHAPTER 23

SECTION 06 기분, 동기

기분 관련 신경망

Mood related network

박이진, 김민욱

I 서론

1. 감정의 정의와 기능

감정은 행동에 영향을 미치는 신체적, 심리적 변화에 초점을 맞춘 의미를 갖는 반면 기분(mood)은 넓은 범위의 감정 상태를 말한다. 또한 감정 상태를 표현하는 말로는 기분, 정동(affect) 등이 있는데, 기분이 사람의 마음 속에 나타나는 주관적인 감정 상태라고 한다면, 정동은 객관적으로 관찰 가능하면서 일정 기간 동안 지속되는 감정 상태를 의미한다.

감정은 생존을 위하여 진화하였고, 감정은 일련의 내적인 변화를 거쳐 오랜 진화의 역사에서 인간에게 유익한 외적 행동으로 나타난다. 특히 감정은 특정 상황에 집중하고, 가치를 부여하고 경험, 행동, 생리적 반응들이 결합되는 일련의 단계로 발생한다. 감정은 촉발 사건에 대해 뇌와 신체의 일련의 변화를 조정하고 적응하고 강화하는 것을 돕는다. 감정의 기능은 다음과 같이 알려져 있다. 첫째, 감정은 주의력의 깊이와 초점을 조절하는 감각 제어 기능(sensory gating function)을 담당한다. 둘째, 감정은 내적 상태를 관찰할 수 있는 표상들로 나타내는 표현 기능(expressive function)을 한다. 마지막으로 감정은 복잡한 표상들을 목적을 달성하기 위한 구체적인 행동 경향으로 집약시키는 지식 통합 기능(knowledge integration function)을 한다.

2. 감정에 관한 이론들

감정 상태는 뇌를 광범위하게 활성화시키는데 뇌의 뚜렷한 감정 처리 센터가 존재하거나 네트워크를 통해 처리된다고 한다. 감정 처리 센터가 존재한다는 이론은 뚜렷한 감정(예: 분노)들은 명백하고, 진화 과정에서 보존된 해부학적 뇌 기관(예: 편도체)에 의해 나타난다는 것이다. 감정 처리가 네트워크에 의해 이루어진다는 이론은 단일 해부학적 구조가 개인의 감정 범주를 특정 짓지 않고, 감정의 차원적인 입장(긍정적인 가치와 부정적인 가치, 높은 각성과 낮은 각성)을 제안한다. 네트워크에 기초하여 처리된다는 이론은 심리적, 신경 수준의 결합에 초점을 맞추고 다른 이론들은 일차적으로 신경 수준에 초점을 맞춘다.

또 다른 이론적인 면에서 감정은 보편적이기도 하고

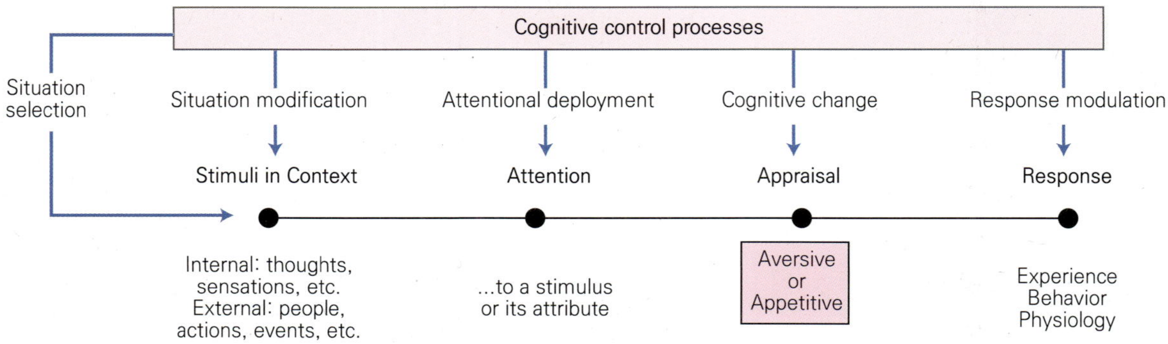

그림 23-1. **감정 발생과 조절 전략**

동시에 개별적으로 만들어진다는 것이다. 감정의 보편성에 대한 이론은 감정은 보편적인 것으로 종이 다른 포유동물들에서 공통적인 행동 경향성이 있다는 것을 지지하는 낮은 수준의 생물학적 시스템으로부터 기원하고 이러한 '핵심' 또는 '기본' 감정들의 특수성과 적응적인 면을 강조한다. 이러한 감정들은 분노, 혐오, 두려움, 행복감, 슬픔과 같이 개별적으로 범주화할 수 있다. 반면, 감정은 개별적으로 만들어지며, 내장 기관의 욕동들과 개념적으로 얻어진 전후 맥락이 상호작용하여 감정이 일어난다는 것이다. 이러한 관점은 폭넓은 인간의 감정적인 경험을 인정한다. 두 이론은 혼재되어 있다. 감정 표현이 다양한 문화에서 유사하게 구분되기도 하지만, 관련된 행동 경향이 서로 겹치거나 사회적 맥락으로부터 이해해야만 구별되기도 한다.

Ⅱ 감정 발생과 감정 조절

1. 감정 발생

1) 감정 발생의 기전

(1) 감정 발생 과정

감정은 감정 반응을 일으키는 과정과 신경계 측면에서 모두 여러 단계를 거쳐 발생한다. 그림 23-1은 감정 반응이 발생하는데 관여하는 네 단계를 단순화한 모형이다.

첫 단계에서 내적인 생각, 느낌, 감각 또는 얼굴 표정이나 행동, 사건 등 외적인 실마리와 같은 한 가지 자극이 현재 상황적인 맥락에서 감지된다. 두번째 단계에서는 자극에 주의를 기울인다. 주의의 초점이 무엇이건 간에 연속적인 감정 발생 단계들이 일어나고 자극이 무시할 만하거나 주의가 가지 않는 자극은 이 단계에서 중단되거나 정도가 감소된 연속적인 과정을 밟게 된다. 세번째 단계는 개인의 목적, 원하는 것, 필요에 합당한 지 자극의 의미를 평가한다. 마지막 단계는 이런 평가를 경험, 감정 표현 행동, 자동적 생리 반응으로 바꾸는 단계이다.

(2) 감정 발생에 관여하는 신경계

많은 뇌 피질, 피질하 기관이 감정 발생의 평가와 반응 단계에서 중요한 역할을 하는 것으로 알려져 있다(그림 23-2).

① 편도체(Amygdala)

편도체는 두려움과 관련된 뇌 부위이며, 두려움 회로에서 가장 중요한 중추이다. 인간에 대한 연구에서 소음 폭발과 짝 지워져 들려진 중성적인 소리에 편도체 활성이 증가되었다. 편도체 손상이 있거나 위축이 있는 사람은 '두려운 학습(fear learning)' 동안 피부 전도 반

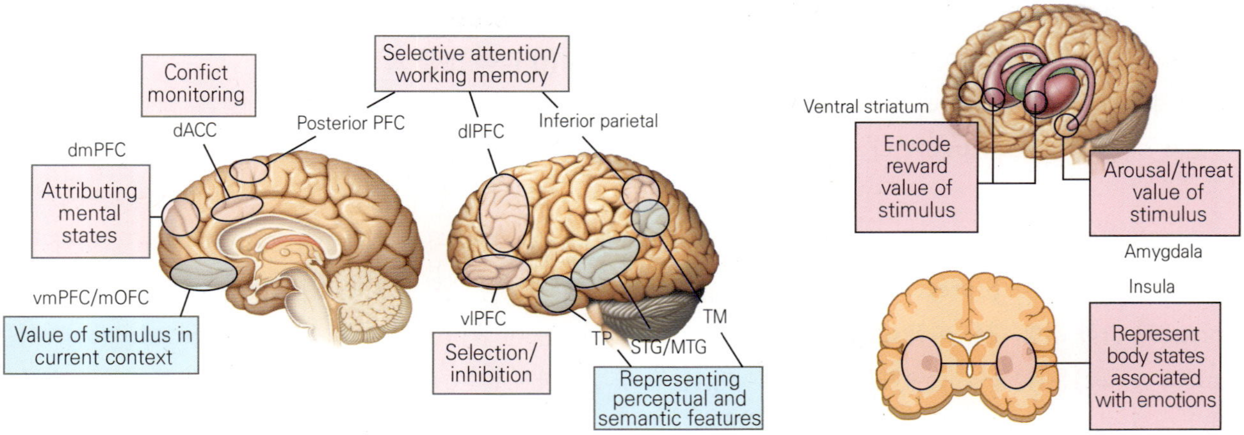

그림 23-2. 감정 발생과 조절에 관여하는 신경계.
dACC: dorsal anterior cingulate cortex, dlPFC: dorsolateral prefrontal cortex, dmPFC: dorsomedial prefrontal cortex, mOFC: medial orbitofrontal cortex, STG/MTG: superior temporal gyrus/middle temporal gyrus, TP: temporal pole, TPJ: temporoparietal junction, vlPFC: ventrolateral prefrontal cortex, vmPFC: ventromedial prefrontal cortex

응이 손상되고 목소리, 외양, 놀라서 커진 눈에서 두려움을 감지하는 것이 어려웠다. 양측 편도체 손상이 있는 사람은 뱀, 거미에 가까이 접촉했을 때 또는 놀랄 때 두려움을 경험하지 못하였다. 또한 편도체는 보상이나 처벌에서부터 감정의 얼굴 표정에 이르기까지 현재 또는 지속적인 기분적 목표에 합당한 자극을 감지하고 해석하는 데 관여한다.

② 복측 선조체(Ventral striatum)

웃는 얼굴과 같은 사회적인 신호부터 행동, 구체적인 물건에 이르기까지 결과로서 보상이나 강화가 나타나는 것을 예측하는 학습에 관여한다.

③ 복측 전전두엽 피질
(Ventromedial prefrontal cortex, vmPFC)

이전 자극에 대한 정보를 제공하는 내측 측두엽 시스템(medial temporal lobe system)과 현재의 행동 목적에 대한 정보를 제공하는 뇌간(brainstem)과 전전두엽 조절 센터(prefrontal control centers)로부터 정보들이 입력되는 배내측 전전두엽 피질은 편도체와 배측 선조체에 의해 만들어진 특정 자극의 기분적인 가치를 통합한다.

④ 섬(Insula)

전방 섬(anterior insula)은 혐오감에 관여하는 뇌 부위이고 혐오감은 원초적인 음식 거부 반사나 질병 위협에 대한 신체적인 혐오로부터 진화되었다. 전방 섬과 기저핵(basal ganglia)이 손상된 사람은 얼굴과 음성 캐리커쳐에서 혐오감을 감지하는 것을 어려워하였다. 그들은 신체 배설물과 섬에 손상이 없는 사람들에게 전형적으로 혐오감을 일으키는 동물들이 등장하는 각본에 대한 반응에서 혐오감을 덜 경험하였다. 섬과 기저핵에 영향을 주는 신경퇴행 질환(헌팅턴 병과 파킨슨 병)이 있는 사람들은 나쁜 냄새에 대한 혐오감을 경험하는 것이 줄어들어 있었고 다른 사람의 얼굴에서 혐오감을 감지하는 것이 어려웠다. 전방 섬에 전기자극을 받은 사람들은 혐오감과 동시에 내장 감각을 보고하였다.

⑤ 안와전두엽 피질(Orbitofrontal cortex)

안와전두엽 피질은 분노와 관련된다. 그러나 안와전두엽 피질은 큰 구조로 다른 많은 심리 현상들과 관련이 된다. 뇌파 연구에서 좌측 전전두엽의 활성은 모욕에 대한 반응으로 분노 경험과 관련되고 분노를 경험하는 인격 성향과 관련이 있다. 복내측 전전두엽이 손상된 사람은 신경학적으로 정상인 사람보다 쉽게 좌절하고 언어적 공격을 더 많이 한다. 정신병증과 반사회적 장애는 공격성이 증가되어 있는데 내측 안와전두엽 피질에 구조적, 기능적 변화와 일치하였다.

⑥ 전방 대상 피질(Anterior cingulate cortex)

슬전 전방 대상 피질(pregenual anterior cingulate cortex)과 슬하 전방 대상 피질(subgenual anterior cingulate cortex)은 슬픔에 관여하는 뇌 부위이다. 슬전 전방 대상 피질과 슬하 전방 대상 피질은 고전적인 조건화, 통증, 기분 행동 동안 관찰되는 내장 운동 반응을 하는 것으로 생각된다. 인간에 대한 연구에서 슬전 전방 대상 피질에 손상이 있을 때 과민하고 슬픈 사건에 울음이 증가되었다. 만약 슬전 전방 대상 피질이 슬픔을 느끼는 것과 관련된다면 이 구조의 이상은 슬픈 사건에 우는 경향을 줄여야만 한다. 그러므로 이런 결과는 슬전 전방 대상 피질은 슬픈 상황을 조절하는 것으로 추정할 수 있다. 또한 슬전 전방 대상 피질은 고통을 느끼는 감정 때문에 통증에 관여한다고 생각되고 있다. 반면 슬하 전방 대상 피질은 우울증에서 역할을 하기 때문에 슬픔과 연관된다. 임상적인 우울증에서 슬하 전방 대상 피질의 구조적, 기능적 변화가 있다. 그러나 임상적인 우울증은 슬픔의 경험 이상의 많은 증상들이 나타난다. 슬하 전방 대상 피질을 전기적으로 자극하면 무감동과 쾌감 상실이 줄어들고, 수면 장애를 정상화시키고, 운동 장애를 감소시켜 치료 저항성 우울증을 호전시킨다.

2. 감정 조절

일반적으로 감정적인 충동(특히 불안) 조절의 중요성은 초기 심리 이론에서 강조되었다. 즉 프로이트로 거슬러 올라가 정신역동적 이론의 중심에 불안 조절을 두었다.

1) 감정 조절 기전

(1) 감정 조절 과정

감정 조절은 지속적이거나 새로운 감정 반응의 수정을 수반한다. 감정 조절 전략이 어떻게 일어나는 지를 이해하기 위해서 다섯 가지 종류의 전략으로 나누어 이해하는 것이 유용하다. 그림 23-1에서 처음 두 전략은 감정 발생의 순환 고리에서 입력된 자극의 성질을 변화시키는 데 관여한다. 상황 선택(situation selection)에서는 원하지 않는 감정을 일으키는 자극을 멀리하고 바라던 감정을 불러일으키는 자극에 집중한다. 상황 변경(situation modification)은 원하지 않는 감정을 일으키는 자극을 발견할 때 자신에게 미치는 영향을 변화시키기 위하여 상황에 대한 어떤 것을 변화시킨다. 주의력 배치(attentional deployment)는 어떤 자극이 감정 발생 과정으로 들어오거나 배제되는 것을 조절한다. 인지적인 변화(cognitive change)는 자극의 의미를 평가하는 방법을 변화시키는 것이다. 마지막으로 반응 조정(response modulation)은 감정 표현 행동 시스템을 목표로 한다.

(2) 감정 조절에 관여하는 신경계

감정을 재평가하고 재평가를 적용하는 데에는 세 종류의 신경계가 일차적으로 관여한다(그림 23-2). 첫 번째로 등외측 전전두엽 피질(dorsolateral prefrontal cortex), 후방 전전두엽 피질(posterior prefrontal cortex)과 일반적으로 선택적 주의력과 작업기억에 관여하는 하방 두정엽(inferior parietal region)이 재평가에 합당한 자극에 직접 주의를 기울이고 재평가의 목적뿐 아니라 자신이 재평가한 내용을 마음 속에 간직하고 있는 데 관여하는 것으로 알려져 있다. 두 번째로 수행 감시를 하는 전방 대상 피질의 등측 영역(dorsal regions)이 현재 재평가가 의도하는 방향으로 감정 반응을 변화시키고 있는지를 따라가는 데 관여하는 것으로 알려져 있다. 세 번째로 목표에 적합한(적절하게 목표를 억제하는) 반응과 의미 기억(semantic memory)의 정보를 선택하는 데 관여하는 배외측 전전두엽 피질(ventrolateral prefrontal cortex)은 해당 자극에 대한 초기의 우세한 평가에 유리하게 의도적으로 새로운 자극에 적합한 재평가를 선택할 수 있다. 마지막으로 자신의 재평가가 자신 또는 타인의 감정 상태에 집중하고 감정 상태를 해석하거나 재해석하는 데 관여하는 정도에 따라 등내측 전전두엽(dorsomedial prefrontal regions)이 활성화된다고 알려져 있다.

Ⅲ 신경전달물질

1. 노르에피네프린(Norepinephrine)

1) 생성과 대사

노르에피네프린은 카테콜아민계 신경전달물질로서 dopamine−β−hydoxylase (DBH)에 의해 도파민으로부터 만들어진다. 노르에피네프린은 자율신경계에 존재하며, 대부분 부신 수질에서 만들어진다. 노르에피네프린은 페닐에탄올아민−N−메틸전이효소(phenyethanolamine−N −methyl transferase, PNMT)에 의해 에피네프린(epinephreine)으로 전환된다. 노르에피네프린은 세포내에서는 monoamine oxidase inhibitor (MAO)에 의해, 세포 외에서는 catechol−O−methyl transferase (COMT)에 의해 대사되며, 주로 3−methoxy−hydroxy−phenyl glycol (MHPG)로, 일부는 vanylmandelic acid (VMA)로 대사된다(그림 23−3).

2) 노르에피네프린 신경경로

뇌교 후상측에 위치한 청반(locus ceruleus)은 가장 큰 노르에피네프린 신경세포핵이다. 하행경로는 연수에서 시작되어 척수로 내려가고, 청반에서 시작되는 상행경로는 대뇌피질, 시상, 시상하부 및 소뇌를 포함한 뇌 전체로 투사된다(그림 23−4).

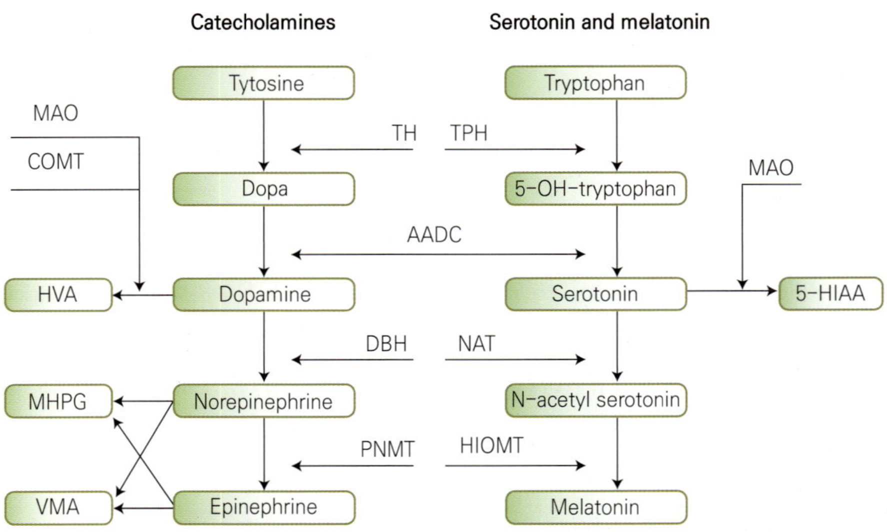

그림 23−3. **카테콜아민(노르에피네프린, 에피네프린, 도파민)과 세로토닌의 생성과 대사.** 5−HT: 5−hydroxytryptamine, TH: tyrosine hydroxylase, AADC: aromatic amino acid decarboxylase, DBH: dopamine−β−hydoxylase, PNMT: phenylethanolamine−N−methyltransferase, TPH: trypophan hydroxylase, NAT: N−acethyl−tranferase, HIOMT: hydroxy−indole−O−methyltransferase, MAO: monoamine oxidase inhibitor, COMT: catechol−O−methyl transferase, 5−HIAA: 5−hydroxy−indole acetic acid, HVA: homovanilic acid, MHPG: 3−methoxy−4−hydroxy phenylglycol, VMA: vanylmandelic acid.

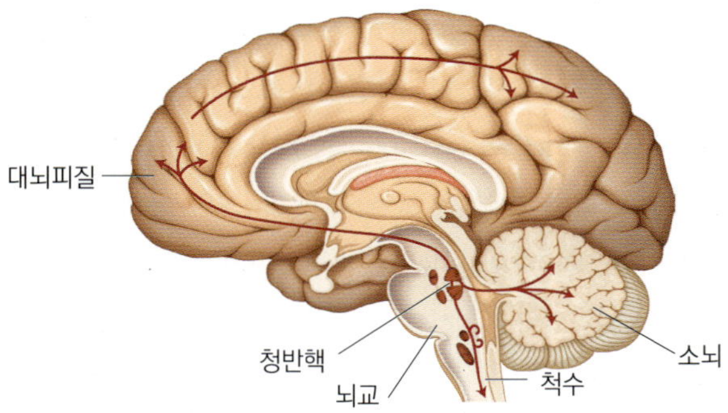

그림 23-4. **노르에피네프린 신경경로**

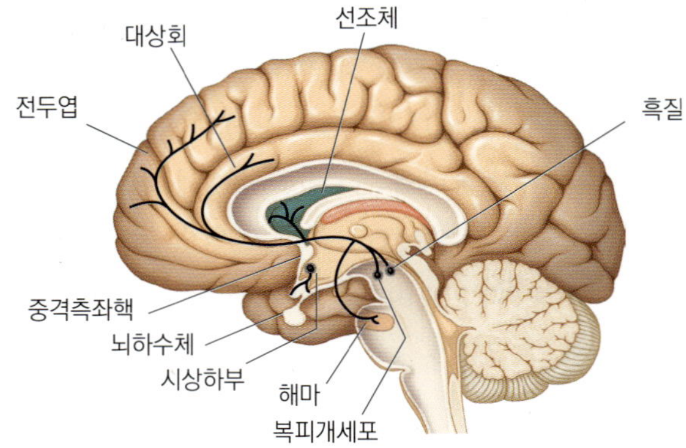

그림 23-5. **도파민 신경경로**

3) 노르에피네프린 신경전달계의 기능

노르에피네프린은 각성(alertness), 공포 반응, 스트레스 반응에 관련된다. 또한 노르에피네프린은 특히 감정과 밀접하게 관련되어 있어 노르에피네프린의 장애가 우울장애나 양극성장애와 같은 기분장애의 원인으로 생각되고 있다. 예를 들어 카테콜아민 가설은 우울장애에서 노르에피네프린이나 도파민의 기능이 저하되어 있고, 조증 상태에서 노르에피네프린의 기능이 항진되어 있다는 것이다.

2. 도파민(Dopamine)

1) 생성과 대사

도파민은 카테콜아민(catecholamine)계 신경전달물질로 타이로신(tyrosine)으로부터 만들어진다. 도파민의 합성 속도를 조절하는 속도제한효소인 tyrosine hydroxylase (TH)에 의해 타이로신이 DOPA가 된다. DOPA는 aromatic amino acid decarboxylase (AADC)에 의해 도파민으로 합성된다. 이후 DBH에 의해 도파민이 노르에피네프린으로 전환된다. 도파민은 MAO, COMT에 의해 dihydroxyphenylacetic acid (DOPAC)와 homovanilic acid (HVA)로 대사된다(그림 23-3).

2) 도파민 신경경로

대표적인 도파민 신경세포핵은 중뇌에 있는 흑질(substantia nigra)과 복피개세포(ventral tegmental area, VTA)로 가장 크다. 그 외에 작은 핵들이 간뇌와 후각계, 망막 등에 있다. 세 개의 주된 도파민 신경경로가 있다. 첫 번째 신경경로는 중뇌의 흑질(substantia nigra)에서부터 시작하여 미상핵(caudate)과 피각(putamen)에 이르는 흑질선조체 경로(nigrostriatal pathway)이고, 두 번째 신경경로로는 중뇌의 VTA에서 시작하여 전전두엽과 대상회(cingulate gyrus)에 이르는 중뇌-피질 경로(mesocortical pathway)와 VTA에서 시작하여 후결절(olfactory bulb), 중격측좌핵(nucleus accumbens), 중격(septum), 편도체(amygdala) 등의 변연계에 의르는 중뇌-변연계 경로(mesolimbic pathway)가 있다. 세 번째 신경경로로는 시상하부의 궁상핵(arcuate nucleus)과 뇌실주의회백질(periventricular gray matter)에서부터 시작하여 중앙돌기(infundibulum)와 뇌하수체 전엽에 이르는 융기-깔대기 경로(tuberoinfundibular pathway)가 있다(그림 23-5).

3) 도파민 신경전달계의 기능

도파민은 보상(reward), 의욕(will), 주의력(attention), 공격성, 학습 등과 관련되어 있다. 도파민 신경경로 중에 뇌-피질 경로는 인지기능, 중뇌-변연계 경로는 감정, 흑질선조체 경로는 불수의적 운동기능과 관련이 된다. 도파민은 조현병, 우울장애, 양극성장애의 조증, 알코올, 아편, 담배 등과 같은 약물중독에 중요하게 연관되어 있는 것으로 알려져 있다.

3. 세로토닌(Serotonin)

1) 생성과 대사

세로토닌(serotonin: 5-hydroxytryptamine, 5-HT)은 트립토판(tryptophan)으로부터 만들어진다. 트립토판은 속도제한효소인 trypophan hydroxylase (TPH)에 의해 5-hydroxytryptophan (5-HTP)이 되고, 5-HTP는 aromatic amino acid decarboxylase (AADC)에 의해 세로토닌이 된다. 세로토닌은 주로 MAO에 의해 대사되어 5-hydroxy-indole acetic acid (5-HIAA)가 된다. 세로토닌은 송과선에서 N-acetyl-transferase (NAT)에 의해 N-acetyl-serotonin이 되고, N-acetyl-serotonin은 hydroxyl-indole-O-methyltransferase (HIOMT)에 의해 멜라토닌이 된다(그림 23-3).

2) 세로토닌 신경경로

세로토닌 신경세포핵은 연수, 뇌교와 중뇌 중심부에 널리 분포하며, 8개의 신경세포핵들이 봉선핵 군(raphe nuclei complex)을 이루고 있다. 세로토닌 상행경로는 기저신경절, 측두 변연계, 뇌하수체, 뇌간, 소뇌, 신피질(neocortex)을 포함한 중추신경계 전체로 넓게 투사되며, 하행경로는 연수에서 시작되어 척수로 내려간다(그림 23-6).

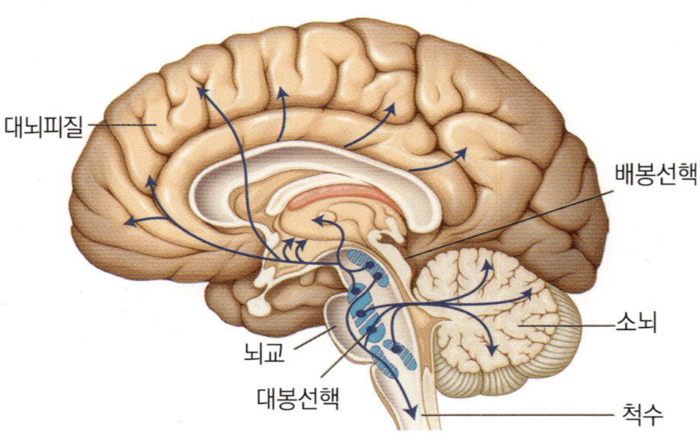

그림 23-6. **세로토닌 신경경로**

3) 세로토닌 신경전달계의 기능

세로토닌은 우울, 불안 뿐만 아니라 수면, 식사, 통증, 체온 조절, 심혈관계 반응, 충동 등과 같은 인간의 기본적인 생리 현상과 관련되어 있다. 또한 세로토닌 기능의 저하는 공격성, 충동성, 자살과 관련되어 있는 것으로 알려져 있으며, 세로토닌은 우울장애, 조현병, 강박장애, 불안장애, 식사장애, 수면장애, 성장애, 충동조절장애 등 여러 가지 정신질환의 원인과 관련되어 있다. 특히 우울장애의 일차 치료 약물로 세로토닌 재흡수 차단제를 사용하고 있어 우울장에서 세로토닌은 중요한 역할을 한다고 볼 수 있다.

4. GABA (γ-aminobutyric acid)

1) 생성과 대사

GABA는 글루탐산 탈탄산효소(glutamic acid decarboxylase, GAD)에 의해 글루탐산(glutamic acid)으로부터 만들어지고, 시냅스로 분비된 GABA는 신경세포나 인접한 교세포(glial cell)로 흡수된다. GABA는 GABA transaminase에 의해 succinic semialdehyde로 대사된다.

2) GABA 신경경로

GABA는 중추신경계에만 존재하며, 뇌-혈관 장벽을 통과하지 못한다. GABA 신경경로는 국지성 회로(local circuit)와 긴 신경경로(long tract)로 이루어져 있다. 대뇌 피질과 변연계 내에는 대부분 국지성 회로가 있고, 미상핵과 피각에 있는 GABA 신경세포로부터 담창구와 흑질로 이어지는 긴 신경경로가 있다. 또한 소뇌에도 GABA의 긴 신경경로가 있다.

3) GABA 신경전달계의 기능

GABA는 아미노산 신경전달물질이다. GABA와 글루타메이트(glutamate)는 서로 상호보완적 기능을 하는데, GABA는 억제성 신경전달물질이고, 글루타메이트는 흥분성 신경전달물질이다. GABA는 $GABA_A$ 수용체를 통해 세포내 염소 이온의 유입을 촉진시켜 세포를 과분극 상태에 이르게 하고, $GABA_B$ 수용체는 주로 시냅스 전 세포에서 칼슘 이온 통로는 닫고 칼륨 이온 통로를 열어, 다른 신경전달물질들의 분비를 조절한다. GABA는 항불안 작용과 관계가 있다.

표 23-1. **신경펩타이드들**

뇌하수체 펩타이드	ACTH, lipotropin, TSH, GH, prolactin, oxytosin, vasopressin
시상하부 펩타이드	CRF, TRH, LHRH, somatostatin
위장관 펩타이드	cholecystokinin, gastrin, substance P, VIP
순환형 펩타이드	angiotensin, calcitonin, glucagon
아편양 펩타이드	dynorphin, endorphine, enkephalins
기타 펩타이드	bradykinin, neuropeptide Y, neurotensin, bombesin

ACTH: adrenocorticotropic hormone, TSH: thyroid stimulating hormone, GH: growth hormone, CRF: corticotropin-releasing factor, TRH: thyrotropin-releasing hormone, LHRH: leteinizing hormone releasing hormone, VIP: vasoactive intestinal peptide leutenizing

5. 아세틸콜린(Acetylcholine)

1) 생성과 대사

아세틸콜린은 콜린아세틸전환효소(choline acetyltransferase)에 의해 acetyl-CoA와 콜린(choline)으로부터 만들어지고, 아세틸콜린에스터분해효소(acetylcholinesterase)에 의해 콜린과 아세테이트로 대사된다.

2) 아세틸콜린 신경경로

아세틸콜린 신경세포핵들은 주로 전뇌의 기저부에 위치하고 있다. 가장 큰 신경세포핵은 담창구의 전방 내측에 있는 마이너트(Meynert) 핵이며, 대뇌 피질로 주로 투사된다. 후뇌에 외피개세포(lateral tegmental area)에 작은 신경세포핵들이 있다(그림 23-7).

3) 아세틸콜린 신경전달계의 기능

아세틸콜린은 뇌, 자율신경계, 근육계에 존재하며, 수용체에 따라 흥분성 또는 억제성으로 작용한다. 아세틸콜린 수용체에는 이온성 수용체(ionotropic receptor)인 니코틴 수용체(nicotinic receptor)와 대사성 수용체(metabotropic receptor)인 무스카린 수용체(muscarinic receptor)가 있다. 니코틴 수용체는 두 개의 α 소단위와 β, γ, δ를 포함하여 다섯 개의 소단위로 구성되며, 그 가운데가 이온 통로이다. α 소단위는 α1-α7이 알려져 있고, β 소단위는 β1-β4가 알려져 있다. 무스카린 수용체는 M1-M5가 알려져 있다. 항콜린제를 복용하는 환자는 학습이나 기억 장애가 나타나며, 항콜린제 과다복용은 혼동, 지남력장애, 환각, 기억장애 등의 증상을 보이는 콜린성 위기(cholinergic crisis)를 일으킨다. 무스카린은 침분비, 땀분비, 축동, 복통, 설사, 어지럼 등을 일으킨다. 니코틴은 소량으로 신경세포를 활성화시키지만 대량으로 중추신경계를 진정시킨다.

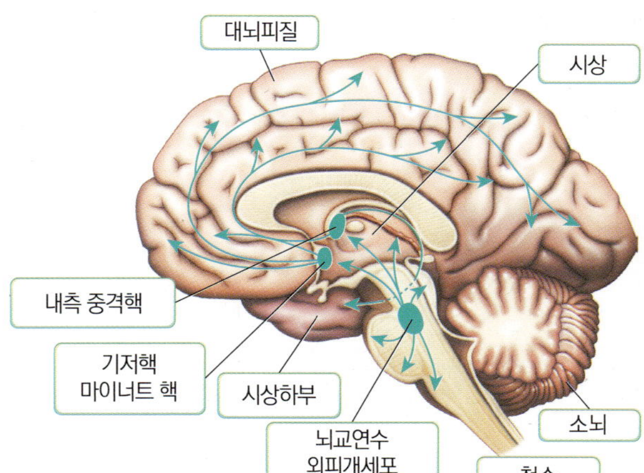

그림 23-7. **아세틸콜린 신경경로**

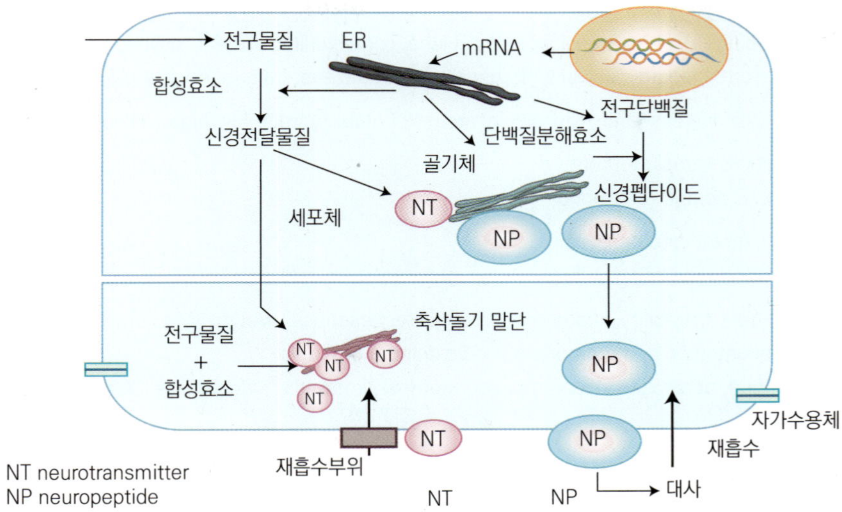

그림 23-8. **신경펩타이드의 생성과 대사**

6. 신경펩타이드(Neuropeptide)

1) 종류

신경펩타이드란 신경계에서 발견되는 모든 펩타이드를 말하며, 현재까지 약 백여 종이 알려져 있다. 3개의 아미노산으로 구성된 thyrotropin−releasing hormone (TRH)으로부터 200여 개의 아미노산으로 구성된 갑상샘자극호르몬(thyroid stimulating hormone, TSH), 황체형성호르몬(luteinizing hormone, LH), 항체자극호르몬(follicular stimulating hormone, FSH), 성장호르몬(growth hormone, GH), 프로락틴(prolactin)까지 그 크기가 다양하다. 신경펩타이드들이 분포하는 조직에 따른 분류는 다음과 같다(표 23−1).

2) 생성과 대사

신경펩타이드는 핵의 유전자로부터 전구 단백질이 만들어지고 이 전구 단백질이 분해효소에 의해 잘려져 신경펩타이드가 만들어진다. 신경펩타이드들은 분해효소에 의해 더 잘려지면서 비활성화된다(그림 23−8).

3) 신경펩타이드의 기능

신경펩타이드들은 신경세포 말단에서 여러 가지 신경전달물질과 공존하며, 신경전달물질의 분비를 조절하기도 하고, 독자적인 수용체를 가지고 고유의 기능을 하기도 한다. 즉, 신경조절물질(neuromodulator)로 또는 신경전달물질(neurotranmitter)로 작용한다.

Ⅳ 감정과 내분비계

1. 신경계와 내분비계의 상호작용

뇌하수체는 시상하부의 영향 하에 내분비계 전체를 조절하는 역할을 한다. 시상하부의 신경세포는 부신피질자극호르몬 분비호르몬(corticotropin−releasing hormone, CRH), TRH, 성선자극호르몬 분비호르몬(gonadotropin−releasing hormone, GnRH), 소마토스

표 23-2. **주요 호르몬의 정신적 기능**

cortisol	• 기능 항진 Cushing 증후군: depression, suicidal idea, cognitive impairment, psychosis • 기능 저하 Adison 병: apathy, social withdrawal, impaired sleep, fatigue, decreased concentration
testosterone	• 주입시: euphoria, increased energy, sexual arousal, irritability, mood swings, violent feeling, anger, hostility
estrogen	• spatial cognition, verbal memory • premenstrual & postpartum mood
prolactin	• reproduction, infant care behavior • 과잉시: depression, decreased libido, stress intolerance, anxiety, irritability
thyroid hormone	• 기능항진: fatigue, irritability, insomnia, anxiety, restlessness, weight loss, emotional liability, impaired concentration and memory, episodic delirum or mania • 기능저하: fatigue, decreased libido, impaired memory, irritability, suicidal idea, dementia-like state
growth hormone	• cognitive function
melatonin	• immune function, mood, reproductive performance
substance P	• hyperalgesia or analgesia, memory-promoting and reinforcing effects

타틴분비 억제인자(somatostatin- releasing inhibiting factor, SRIF), 옥시토신(oxytocin) 등을 분비해서 뇌하수체의 기능을 직접적으로 조절한다. 뇌하수체는 여러 가지 호르몬은 분비하는데 대표적으로 부신피질자극호르몬(adrenocorticotropic hormon, ACTH), TSH, LH, FSH, GH, 프로락틴이 있다. 성장호르몬, 프로락틴과 같은 호르몬은 표적 세포에 직접 작용하지만, 뇌하수체에서 분비되는 대부분의 호르몬들은 부신, 갑상샘, 성선 등에서 호르몬 분비를 촉진시킨다. 한편 시상하부 신경세포의 기능은 말초 혈액으로 분비된 호르몬에 의해 거꾸로 조절을 받는다. 즉, 중추 신경계는 말단의 내분비계를 조절하고, 상위의 조절기관은 거꾸로 하위의 호르몬에 의해서 조절을 받는 되먹임 고리(feedback loop)을 형성한다. 이러한 조절 기전에 의해 개체는 항상성(homeostasis)을 유지하고, 성장, 발달, 스트레스에 대한 반응, 생식 등 개체의 생존에 필수적인 기능을 할 수 있다.

2. 호르몬의 기능

호르몬은 여러 가지 신경전달물질의 분비를 조절한다. 또한 코티졸, 에스트로젠, 갑상샘호르몬과 같은 스테로이드계 호르몬은 뇌 신경세포 안으로 직접 들어가 유전자 전사를 조절하기도 한다. 신경정신계에 대한 호르몬의 영향은 매우 복잡하여 간단하게 표현하기 힘들지만 특정 호르몬이 과잉되거나 부족할 경우에 나타나는 내분비계 질환에서 동반되는 정신증상을 통해 호르몬의 정신적 기능을 추정해 볼 수 있다(표 23-2).

3. 기분장애에서의 내분비계 이상

주요우울장애와 시상하부-뇌하수체-부신 축의 기능항진과의 연관성에 대한 대한 연구가 가장 많이 진행되고 있다. 연구 결과들로 혈중 코티졸(cortisol)의 증가, 덱사메타손(dexamethasone)에 의한 코티졸 분비 억제의 소실, 기저 ACTH 수준의 증가, 뇌하수체 및 부신피질의 비대, CRH 투여에 의한 ACTH 반응의 둔화, 시상하부의 뇌실결핵에서 CRH 포함 신경세포 수의 증가와 CRH mRNA의 증가 등이 있다. 그러나 이런 소견들은 우울장애에서만 특이적으로 나타나는 것이 아니라 다른 여러 가지 정신질환들에서도 나타난다는 것이다. 내분비계의 이상을 단독으로 정신장애의 원인으로 보기는 어려운데, 우울장애의 병태생리와 연관되어 있는 노르에피네프린, 도파민, 세로토닌과 같은 신경전달물질들이 시상하부에 직접적으로 작용하여 내분비계 조절에 영향을 미칠 수 있기 때문이다.

Ⅴ 감정과 면역계

1. 신경계와 면역계의 상호작용

골수, 흉선, 비장, 림프절과 같은 면역 기관에서 교감신경섬유, vasoactive intestinal polypeptide (VIP), 콜레시스토키닌과 같은 펩타이드들이 발견되면서 면역계가 중추신경계의 영향을 받고 있음이 밝혀지기 시작하였다. 예를 들어 시상하부나 변연계가 손상되면 면역기능의 이상이 나타나며, 신체적, 정신적 스트레스가 면역기능에 영향을 주어 건강을 유지하거나 질병이 발생하는 데 영향을 미칠 수 있다. 중추신경계는 신경내분비계와 자율신경계를 통하여 면역계를 조절한다. 특히 시상하부–뇌하수체–부신피질 축이 중요한 역할을 하며, 대표적인 호로몬인 코티졸이 면역기능을 조절한다. 교감신경계의 에피네프린은 림프구의 막수용체에 영향을 미치는 것으로 알려져 있다. 반대로 면역계도 중추신경계에 영향을 주며, 면역계와 신경계는 유기적으로 상호작용을 하고 있다.

2. 기분장애와 면역계

면역기능과 우울장애 간에 연관성은 현재까지 많은 연구가 진행되고 있다. 주요우울장애 환자에서 혈중 IL-1, IL-6 농도가 증가되어 있으며, CRP과 같은 급성기 반응 단백질(acute-phase protein)이 증가되어 있다고 알려져 있다. 흥미롭게도 여러 종류의 사이토카인을 주입하면 우울증상을 유발할 수 있다고 보고되고 있으므로 우울증의 결과로서 면역계의 이상이 나타난 것이 아닐 수도 있음을 추측할 수 있다.

Ⅵ 감정의 유전학

감정 또는 대상, 상태, 상황에 감정가(affective valence)를 부여하는 것은 대부분의 인간 행동 영역에서 대단히 중요하다. 인간의 모든 행동과 결정은 감정적 맥락에서 일어나고 인지 기능은 감정 상태에 의해 영향을 받는다. 신경생물학적으로 감정은 신경 회로의 반응과 연결되어 개인이 환경과 내적 상태에서 대상과 상황에 감정의 강도와 감정가를 부여한다. 감정성(emotionality)은 감정의 변화를 말하는 데 상황의 맥락과 인생사에 따라 개인간에 다양하고 또한 개인 내에서도 다양하다. 감정을 촉발하고 감정적 표현을 조절하는 자극을 처리하는 데 동원되는 시스템의 다양성이 감정성의 차이를 나타낸다. 결정적으로 감정성은 기분장애와 불안장애를 포함한 다양한 정신과적 질환의 한 요소이다. 기분, 기질, 성격에서 유전적인 개인차는 변화하는 환경에 대한 반응 뿐 아니라 다른 복잡한 행동들을 형성한다. 이런 차이는 유전적으로 영향이 있는 정신과적 질환에 대한 취약가능성을 예측하는 데 또한 중요하다. 감정성은 유전의 영향이 중간 정도이다(40–60%). 그러나 또한 유전자 × 환경 상호작용에 일치하는 양상으로 스트레스 노출에 강하게 영향을 받는다.

1. COMT

COMT (catechol-O-methyl transferase)는 도파민, 노르에피네프린과 다른 카테콜아민을 대사한다. 이 효소는 도파민 전달체가 충분하지 않은 전전두엽 피질에서 중요한 역할을 한다. Val158Met는 효소 안정성을 변화시키는 흔한 기능적 다형성(functional polymorphism)이고, 전전두엽 피질에서 도파민 수치가 낮은 것을 예측할 수 있다. Val158 대립유전자를 가진 사람은 작업 기억과 수행 인지 검사에서 수행을 잘 하지 못하였고, 반면 Met158 대립유전자를 가진 사람은 인지 수행을 더 잘 하였지만 불안과 감정성의 정도가 더 높았다. 정리하면 근심에 굴하지 않는 사람 "warrior" (Val158)과 걱정이 많은 사람 "worrier" (Met158)로 정리할 수 있겠다. Met158은 통증 역치를 낮추고 아편유사 반응을 감소시켜 통증에 대한 감정적 반응을 증가시킨다. 감정적인 도전에 편도체 기능적 자기공명영상 반응(fMRI response)은 Met158 보유자가 보다 더 강하고 그 영향은 세로토닌 전달체 촉진체 다형성(serotonin transporterpromotor polymorphism) 중 낮은 표현 대립유전자가 있는 경우 반응이 배가된다. COMT Met/Met 보유자는 감정 반응을 일으키고 조절하는 데 작용하는 편도체, 안와전두엽, 복외측 전전두엽 피질과 해마와 같은 뇌 회로에서 증가된 반응성과 더 강한 연결성을 나타낸다. 스트레스에 대한 부적응은 기분장애와 불안장애를 포함한 많은 정신과 질환의 발생에 매우 중요하다. 외상후스트레스장애는 Met158 대립유전자 보유자에서 더 흔하다. 높은 수준의 스트레스에 노출되면 Val158 대립유전자의 레질리언스 효과(resiliency effect)를 압도한다. 감정에 대한 유전자의 영향은 이전의 환경적인 스트레스 노출에 의해 강하게 영향을 받는다. 최근 연구 결과 평생 스트레스 노출에 의해 COMT Val158 대립유전자가 후성유전적으로 조절된다는 것이 알려져 있다. 스트레스가 크면 Val158 대립유전자에 의해 생성된 CpG 디뉴클레오티드에 메틸화가 감소된 것과 관련되고 COMT의 발현과 그와 관련된 특성을 변화시킨다는 것이다.

2. 5-HTTLPR

세로토닌 전달체 유전자는 시냅스 틈새로부터 세로토닌 재흡수에 관련되며, 우울과 불안에 대한 약물치료의 주요 목표가 된다. 흔한 다형성은 SLC6A4 유전자의 상류(upstream)에 위치한다. 14-반복 대립유전자 (S)는 16-반복 대립유전자 (L)와 비교하여 전사 효과가 감소되어 있다. 낮은 전사 대립유전자 (S) 보유자가 수동적으로 불안을 일으키는 감정 자극을 본 후에 편도체의 활성이 증가되었다. 낮은 표현 대립유전자는 편도체와 복내측 전전두엽 피질과 슬전 대상피질 간의 기능적인 결합을 변화시켜 내측 전전두엽 피질에 의한 두려움 소거를 손상시킨다. 낮은 전사 대립유전자 보유자는 높은 발현 대립유전자를 두 복제를 가진 사람들과 비교해서 스트레스 생활 사건 이후에 우울하고 자살의 위험성이 더 높았다. 5-HTT 감소 기능 유전형이 감정에 미치는 영향에 대한 기전은 조건화된 두려움 반응의 습득 증가, 청각 놀람 증가, 혐오 자극에 대한 시상하부-뇌하수체-부신축 활성 증가가 있다.

3. 단가아민산화효소 A (Monoamine oxidase A, MAOA)

MAOA 유전자 내에 위치한 다형성은 MAOA 코딩 서열의 1.2kb 상류에 위치하며 2개, 3개, 3.5개, 4개 또는 5개의 복제(copy)로 이루어져 있다. 이런 variable number tandem repeats (VNTR)는 기능적이다. 반복 서열이 3.5개나 4개 복제인 이형(높은 발현 이형)은 3개나 5개 복제인 이형(낮은 발현 이형)보다 더 효율적으로 전사된다. MAOA 유전자 다형성은 X 염색체-연계 다형성으로 남자에서는 한 개의 복제만 존재한다. MAOA 변형은 사회적 행동 특히 공격성과 관련되어 있고 감정과 감정 조절에 관여하는 뇌회로를 조정한다.

4. 뉴로펩타이드 Y(Neuropeptide Y, NPY)

NPY는 항불안 뉴로펩타이드로 스트레스에 의해 분비가 촉진된다. NPY는 스트레스 반응과 외상후스트레스장애의 취약성에 영향을 미친다. 분자학적 수준에서 NPY RNA와 뉴로펩타이드 발현은 뉴로펩타이드 촉진체 부위의 변화에 의해 조절된다. 낮은 발현 하플로타입(haplotype)을 가진 사람은 위협과 관련된 자극(얼굴 표정)이 있을 때 편도체에 혈액역동 반응이 증가하고, 통증 스트레스 동안 내인성 아편유사제 분비를 낮추고 불안 성향이 더 컸다. 또한 정상인과 낮은 발현 뉴로펩타이드 유전형을 가진 우울한 환자에서 화난 표정에 편도체 활성이 더 컸다.

5. FKBP5

글루코코티코이드 수용체 기능은 거대 분자 복합체에 의해 조절된다. 이 복합체는 열충격단백질90/열충격단백질70(hsp90/hsp70) 샤프론(chaperone)과 많은 co-chaperones을 포함하는 데 여기에 열충격단백질90의 co-chaperone인 FKBP5가 있다. FKBP5가 글루코코티코이드 수용체 복합체에 붙을 때 수용체의 코티졸에 대한 친화력이 낮아진다. FKBP5의 발현 증가는 세포 글루코코티코이드 저항성으로 나타나게 된다. 정확한 기능적 위치가 알려져 있지 않지만 FKBP5 유전자의 기능적인 변화는 항우울제의 반응, 우울 삽화의 재발, 양극성장애 환자에서 자살 시도, 스트레스로 유발된 코티졸 분비의 불완전 정상화와 관련된다. 또한 발현이 높은 FKBP5 대립유전자와 아동기 외상간의 상호작용은 외상후스트레스장애의 위험성을 증가시키고 이런 대립유전자들은 글루코코티코이드 민감성 증가와 관련되어 있다. 비슷한 관련성은 우울한 환자에서도 관찰된다. 따라서 FKBP5의 유전적 변형은 코티졸 분비에 대한 아동기 외상의 영향을 조절하고 비정상 단백질 발현은 목표기관에 글루코코티코이드 수용체 반응성의 변화와 시상하부-뇌하수체-부신축 반응성이 장기간 지속되는 변화를 일으킨다.

6. 뇌하수체 아데닐레이트 시클라제 활성 폴리펩타이드(Pituitary adenylate cyclase-activating polypeptide, PACAP)

스트레스 반응을 조절하는 유전자들 가운데 PACAP와 선택적인 뇌하수체 아데닐레이트 시클라제1 수용체가 외상후스트레스장애에서 비정상적인 스트레스 반응에 역할을 하는 것으로 알려졌다.

Ⅶ 감정과 인지

좌측 전전두엽 피질은 인지와 감정이 상호작용하는 뇌영역이다. 좌측 전전두엽 피질(특히 배외측전전두엽 피질)은 인지 영역으로 생각되고 있지만 인지와 감정이 통합되는 영역이라는 가정이 강하게 대두되고 있다. 안와 전두엽, 배내측 전전두엽, 전방 대상 피질과 같은 다른 전전두엽이 감정 기능에 강하게 관여할 것으로 생각된다.

Ⅷ 증상론

정동(affect)이 사고의 내용과 일치하는 지 여부와 정동 표현의 폭이 풍부한지, 제한적인지에 따라 정동에 대해 다음과 같이 기술할 수 있다.

1. 정동의 부적합성

감정이 처해 있는 상황이나 생각, 또는 말과 일치할 때 정동의 적합성(appropriateness), 또는 (사고와) 일치된 정동(congruent affect)이라고 하며, 어떤 상황이나 사고 내용과 일치하지 않는 감정 상태를 부적합성(inappropriateness), 또는 일치되지 않는 정동(incongruent affect)이라고 한다.

2. 둔화된 정동과 무감동

개인이 느끼는 감정의 폭이 외부로 풍부하게 표현되지 못할 때 제한된 정동(restricted affect), 더 심한 경우를 둔화된 정동(blunted affect)라고 하며, 극히 제한된 기분만이 표현되는 상태를 무감동(apathy)이라고 한다. 즐거움과 기쁨의 감정이 전혀 표현되지 않는 상태를 무쾌감증(anhedonia)이라고 하며 우울증 환자에서 관찰된다.

3. 우울한 기분

기분은 불쾌감(dysphoric mood), 정상적인 기분(normal mood), 유쾌한 기분(pleasant mood)으로 나눌 수 있다. 불쾌한 기분 중 슬픔(sadness)의 정도가 심하고 오래 지속될 경우 우울(depression)이라고 하는데, 보통의 경우 사고나 행동에 영향을 주어 죄책감(guilty feeling)과 사회적 철회(social withdrawal)를 동반하기도 한다.

4. 유쾌한 기분

유쾌한 기분은 다행감, 의기양양, 황홀감 등의 다양한 형태로 나타날 수 있다. 약간 들뜨고 기분 좋은 상태를 다행감이라고 하고 경조증에서 관찰되는 기분이다. 다행감에 항진된 행동이 동반되었을 때 의기양양이라고 하는데 이러한 경우에 합리적인 사고와 판단력의 어려움으로 쉽게 흥분하거나 주변 사람들과 충돌을 일으키고 독선적인 행동을 할 수도 있다. 최고조의 유쾌한 기분은 황홀감이라고 하는 데 모든 일이 잘 될 것 같은 무한한 자신감을 느끼는 상태이며, 종교적인 체험과 같은 무아지경의 상태를 말한다. 양극성장애의 조증이나 조현병, 해리 현상, 물질 중독 상태에서 나타날 수 있다.

5. 불안

불안이란 외부적인 위협이 실제하느냐에 상관없이 주관적으로 느끼는 두려움의 상태이다. 보통의 경우 신체적인 현상을 동반하는 데 심계항진(palpitation), 발한(sweating), 창백함(pallor), 호흡곤란(dyspnea), 긴장(tension), 떨림(tremor) 등이 나타나며, 조바심과 안절부절 못하는 행동이 관찰될 경우 초조(agitation)라고 한다. 여러 가지 신체증상과 초조가 동반되며, 곧 죽을 것 같은 느낌이 들 정도의 극심한 불안과 공포를 느끼는 상태를 공황(panic)이라고 한다.

6. 양가감정

양가감정이란 어떤 대상이나 상황에 대하여 정반대의 감정, 태도, 욕구를 동시에 갖게 되는 것을 말한다.

Ⅸ 감정 장애

1. 기분장애의 분류

기분장애의 경계나 기분장애에 속하는 장애들의 병태생리나 증상, 경과 및 예후가 아직 명확하지 않기 때문에 모두가 받아들일 수 있는 분류체계는 아직 없다고 할 수 있다. 실제로 DSM (diagnositic and statistical manual of mental disorders)나 ICD (international classification of diseases) 모두 판이 개정될 때마다 변화된 개념을 반영하여 분류체계를 조금씩 변형시켜 왔으며, 현재에도 DSM-5와 ICD-10은 다소 상이한 분류체계를 사용하고 있다(표 23-3).

기분장애의 분류는 우울 및 조증삽화의 조합에 근거한다고 할 수 있다. 일생 동안 조증, 경조증, 혹은 혼재성 삽화는 나타나지 않고 주요우울삽화만 나타나는 경우를 주요우울장애라고 한다. 이보다 경미한 우울증상이 지속되는 경우 지속성 우울장애(기분저하증, dysthymia)라고 한다. 일생 한번이라도 조증삽화를 경험하게 되면 우울삽화의 유무와 관계없이 제1형 양극성장애로 분류하며, 주요우울삽화와 경조증을 나타내는 경우에는 제II형 양극성장애로 분류한다. 경조증과 경미한 우울증상이 반복적으로 나타나는 경우를 순환성장애(cyclothymic disorder)라고 한다. 파탄적 기분조절부전장애는 만성적이고 심하며 지속적인 과민함(irritability)이 핵심 증상인 질환이다. 월경전불쾌감장애는 불안정한 기분, 과민성, 불쾌감, 불안 증상이 반복적으로 월경주기 전에 시작되고, 월경 시작 또는 직후에 사라지는 질환이다.

표 23-3. DSM-5와 ICD-10의 기분장애 분류

DSM-5	• 양극성 및 관련 장애 Bipolar and related disorders • 제I형 양극성장애 Bipolar I disorder • 제II형 양극성장애 Biploar II disorder • 순환성장애 Cyclothymic disorder • 우울장애 Depressive disorders • 파괴적 기분조절부전장애 Disruptive mood dysregulation disorder • 주요우울장애 Major depressive disorder • 지속성 우울장애(기분저하증) Persistent depressive disorder (Dysthymia) • 월경전불쾌감장애 Premenstrual dysphoric disorder
ICD-10	• 기분(정동)장애 Mood (Affective) disorders • 조증삽화 Manic episode • 양극성정동장애 Bipolar affective disorder • 우울증삽화 Depressive episode • 반복성 우울장애 Recurrent depressive disorder • 지속적 기분(정동)장애 Persistent mood (affective) disorder • 기분순환장애 Cyclothymia • 기분부전장애 Dysthymia

표 23-4. DSM-5의 불안장애와 외상 및 스트레스 관련 장애 분류

- 불안장애 Anxiety disoders
- 분리불안장애 Separation anxiety disprder
- 선택적 함구증 Selective mutism
- 특정 공포증 Specific phobia
- 사회불안장애(사회공포증)
  Social anxiety disorder (Social phobia)
- 공황장애 Panic disorder
- 광장공포증 Agoraphobia
- 범불안장애 Generalized anxiety disorder
- 물질/약물치료로 유발된 불안장애
  Substance/medication-induced anxiety disorder
- 외상 및 스트레스 관련 장애
  Trauma- and stressor-related disorders
- 반응성 애착장애 Reactive attachment disorder
- 탈억제성 사회적 유대감 장애
  Disinhibited social engagement disorder
- 외상후 스트레스장애 Posttraumatic stress disorder
- 급성 스트레스장애 Acute stress disorder
- 적응장애 Adjustment disorder

2. 불안장애의 분류

현재 불안장애에는 여러 가지 독립적인 세부 질환들이 포함된다(표 23-4). 1980년에 DSM-III가 나오면서부터 비로소 공황장애와 범불안장애가 독립적인 질환으로 구분되기 시작했다. 이때부터 외상후 스트레스장애가 처음으로 새로운 불안장애의 하나로서 등재되었고, 또 다른 불안장애의 일종인 급성 스트레스장애는 DSM-IV가 나오면서 첨가되었다. 그러나 DSM-5가 나오면서 불안장애와 외상 및 스트레스 관련 장애가 따로 분류되었다. 이외에도 중독성 물질이나 치료적 약물 때문에 생기는 불안장애가 있다.

▶ 참고문헌

1. 대한신경정신의학회 편저. 신경정신의학. 제 3판. 아이엠이즈컴퍼니; 2017.
2. Adolphs R. Emotion. Curr Biol. 2010;20:549–552.
3. Armbruster D, Moser DA, Strobel A, Hensch T, Kirschbaum C, Lesch KP, Brocke B. Serotonin transporter gene variation and stressful life events impact processing of fear and anxiety. Int J Neuropsychopharmacol. 2009;12:393–401.
4. Binder EB. The role of FKBP5, a co-chaperone of the glucocorticoid receptor in the pathogenesis and therapy of affective and anxiety disorders. Psychoneuroendocrinology. 2009;34S:S186–S195.
5. Calder AJ, Keane J, Young AW, Lawrence AD, Mason S, Barker RA. The relation between anger and different forms of disgust. Implications for emotion recognition impairments in Huntington's disease. Neuropsychologia. 2010;48:2719–2729.
6. Croy I, Olgun S, Joraschky P. Basic emotions elicited by odors and pictures. Emotion. 2011;11:1331–1335.
7. Damsa C, Kosel M, Moussally J. Current status of brain imaging in anxiety disorders. Curr Opin Psychiatry. 2009;22:96–110.
8. Ekman P, Cordaro D. What is meant by calling emotions basic. Emot Rev. 2011;3:364–370.
9. Gross JJ, Barrett LF. Emotion generation and emotion regulation: one or two depends on your point of view. Emot Rev. 2011;3:8–16.
10. Hutcherson CA, Gross JJ. The moral emotions: a social-functionalist account of anger, disgust, and contempt. J Pers Soc Psychol. 2011;100:719–737.
11. Kolassa IT, Kolassa S, Ertl V, Papassotiropoulos A, De Quervain DJ. The risk of posttraumatic stress disorder after trauma depends on traumatic load and the catechol-o-methyltransferase Val(158)Met polymorphism. Biol Psychiatry. 2010;67:304–308.
12. LeDoux J. Rethinking the emotional brain. Neuron. 2012;73:653–676.
13. Lench HC, Flores SA, Bench SW. Discrete emotions predict changes in cognition, judgment, experience, behavior, and physiology: a meta-analysis of experimental emotion elicitations. Psychol Bull. 2011;137:834–855.
14. Levenson RW. Basic emotion questions. Emot Rev. 2011;3:379–386.
15. Lonsdorf TB, Weike AI, Nikamo P, Schalling M, Hamm AO, Ohman A. Genetic gating of human fear learning and extinction: possible implications for gene-environment interaction in anxiety disorder. Psychol Sci. 2009; 20:198–206.
16. Mickey BJ, Zhou Z, Heitzeg MM, Heinz E, Hodgkinson CA, Hsu DT, Langenecker SA, Love TM, Peciña M, Shafir T, Stohler CS, Goldman D, Zubieta JK. Emotion Processing, Major Depression, and Functional Genetic Variation of Neuropeptide Y. Arch Gen Psychiatry. 2011;68:158–166.
17. Mitchell JP. Inferences about mental states. Philos Trans R Soc Lond B Biol Sci. 2009;364:1309–1316.
18. Mueller A, Brocke B, Fries E, Lesch KP, Kirschbaum C. The role of the serotonin transporter polymorphism for the endocrine stress response in newborns. Psychoneuroendocrinology. 2010;35:289–296.
19. Perkins AM, Inchley-Mort SL, Pickering AD, Corr PJ, Burgess AP. A facial expression for anxiety. J Pers Soc Psychol. 2012;102:910–924.
20. Ressler KJ, Mercer KB, Bradley B, Jovanovic T, Mahan A, Kerley K, Norrholm SD, Kilaru V, Smith AK, Myers AJ, Ramirez M, Engel A, Hammack SE, Toufexis D, Braas KM, Binder EB, May V. Post-traumatic stress disorder is associated with PACAP and the PAC1 receptor. Nature. 2011;470:492–497.
21. Roy A, Gorodetsky E, Yuan Q, Goldman D, Enoch MA. Interaction of FKBP5, a Stress-Related Gene, with Childhood Trauma Increases the Risk for Attempting Suicide. Neuropsychopharmacology. 2010;35:1674–1683.
22. Sauter DA, Eisner F, Ekman P, Scott SK. Cross-cultural recognition of basic emotions through nonverbal emotional vocalization. Pro Natl Acad Sci USA. 2010;107:2408–2412.
23. Tsuchiya N, Moradi F, Felsen C, Yamazaki M, Adolphs R. Intact rapid detection of fearful faces in the absence of the amygdala.

Nature Neuroscience. 2009;12:1224–1225.

24. Ursini G, Bollati V, Fazio L, Porcelli A, Iacovelli L, Catalani A, Sinibaldi L, Gelao B, Romano R, Rampino A, Taurisano P, Mancini M, Di Giorgio A, Popolizio T, Baccarelli A, De Blasi A, Blasi G, Bertolino A. Stress–related methylation of the catechol–O–methyltransferase Val 158 allele predicts human prefrontal cognition and activity. J Neurosci. 2011;31:6692–6698.
25. Vytal K, Hamann S. Neuroimaging support for discrete neural correlates of basic emotions: a voxel based meta–analysis. J Cogn Neurosci. 2010;22:2864–2885.
26. Way B, Taylor S. The serotonin transporter promoter polymorphism (5–HTTLPR) is associated with cortisol response to psychosocial stress. Biol Psychiatry. 2010;67:487–492.

CHAPTER 24

기분/동기의 평가

Evaluation of mood & motivation

이숙정, 이경우

Ⅰ 서론

기분 및 동기문제는 뇌신경 재활 치료 과정에서 흔히 만나게 되는 문제로, 기능 회복에 상당한 지장을 초래한다. 따라서 이러한 문제점들을 조기에 진단하여 적절하게 치료하는 것이 중요하다. 본 장에서는 기분/동기 문제 중 뇌손상 후 재활 과정에서 흔히 나타나는 주요우울증(major depressive disorder), 뇌졸중 후 우울증(post-stroke depression), 무감동(apathy)의 진단과 평가에 대해 정리하였다.

Ⅱ 우울장애

일반적으로 우울증의 진단은 환자와 보호자와의 정신과적 면담을 통해서 파악된 증상과 병력, 그리고 정신과 의사가 시행하는 정신상태검사 결과를 종합적으로 고려해서 이루어진다. 우울증은 다양한 관점으로 진단될 수 있으며, 특히 정신역동적인 측면이나 인지적인 측면에 의한 우울증의 진단 및 평가가 가능하다.

정신장애진단통계편람 제5판(Diagnostic and Statistical Manual of Mental Disorders, Fifth Edition, DSM-5)에서는 기분장애(mood disorder)를 우울장애(depressive disorder) 범주와 양극성장애 범주로 분리하였다. 우울장애의 범주에는 주요우울장애(major depressive disorder), 지속성 우울장애(persistent depressive disorder), 월경전불쾌장애(premenstrual dysphoric disorder), 파괴기분조절장애(disruptive mood dysregulation disorder) 및 기타 우울장애가 포함된다.

1. 주요우울장애의 진단기준(DSM-5)

주요우울장애의 진단기준은 우울장애 범주의 질환을 진단하는데 기준이 되며, 우울증을 평가하는 도구들은 이 진단기준의 항목들을 반영하여 만들어진다. DSM-5에서는 주요우울장애 진단기준에서 애도배제(bereavement exclusion)가 삭제되었다(표 24-1).

표 24-1. DSM-5 주요우울장애

A. 다음 9가지 증상 중 5개 이상의 증상이 거의 매일 2주 이상 나타나야 한다. 5개의 증상에는 1.항의 우울한 기분이나 2.항의 흥미나 즐거움의 소실 중 하나를 반드시 포함되어야 한다.
1. 우울한 기분이 하루의 대부분, 그리고 거의 매일 지속된다. 주관적일 수도 있고, 타인에 의해 관찰될 수도 있다. 2. 흥미나 즐거움이 하루의 대부분, 그리고 거의 매일, 거의 모든 활동에서 뚜렷하게 저하되어 있다. 주관적일 수도 있고 타인에 의해 관찰될 수도 있다. 3. 식이요법을 하지 않는 중에 의미 있는 체중감소 혹은 증가(한달에 5%를 초과하는 체중의 변화)가 있다. 혹은 거의 매일 식욕이 감소 또는 증가되어 있다. 4. 거의 매일 불면 또는 과다 수면이 있다. 5. 거의 매일 정신운동초조(psychomotor agitation)나 정신운동지연(psychomotor retardation)이 나타난다. 이것은 주관적 느낌만 있어서는 안 되고, 타인에 의해 관찰 가능하여야 한다. 6. 거의 매일 피로 또는 에너지 상실이 나타난다. 7. 거의 매일 무가치감이나 과도하고 부적절한 죄책감을 느낀다. 죄책감은 망상에 의한 것일 수 있다. 질병에 대한 죄책감이나 자책감은 포함하지 않는다. 8. 거의 매일 사고력이나 주의력의 감소, 혹은 우유부단을 보인다. 주관적일 수도 있고 타인에 의해 관찰될 수도 있다. 9. 죽음에 대해 반복적으로 생각하거나(단순한 죽음에 대한 공포가 아님), 구체적인 계획이 없이 반복적으로 자살에 대해 생각하거나, 자살을 시도하거나, 자살 계획을 세운다.
B. 증상이 임상적으로 심각한 고통을 일으키거나 사회적, 직업적 또는 다른 중요한 기능 영역에서 장애를 일으킨다.
C. 증상이 물질(substance)이나 의학적 상태에 의한 것이 아니어야 한다.
D. 증상이 조현병 스펙트럼의 장애(조현정동장애, 조현병, 조현형 장애, 망상장애)나 기타 정신병으로 더 잘 설명되어서는 안된다.
E. 조증이나 경조증 삽화의 병력이 없어야 한다.

2. 선별 도구

뇌손상 환자들을 대상으로 하는 연구에는 뇌경색 후 우울증에 대한 평가 및 치료 효과 판별에 다양한 선별 검사도구가 사용된다. 이러한 선별도구들은 측정자들의 훈련이 어렵지 않고, 적용이 용이하며, 우울증상의 유무와 심한 정도를 측정할 수 있다. 검사도구들은 크게 자가보고 질문지(self-report inventories)와 구조화된 면담과 임상가 평가척도(structured interview and clinician-rating Scales)로 나눌 수 있다.

1) 자가 보고 질문지

환자가 질문지의 구체적인 질문에 대답한 것을 평가하는 방법으로 간단하며, 수시로 사용할 수 있다. 환자가 솔직하게 응답하지 않고 진실을 부인하는 경우에는 사실을 정확하게 탐지하기 어려운 단점이 있다.

(1) 역학연구센터 우울척도(Center for epidemiological studies depression scale, CES-D)

미국 NIH에서 일반인들의 주요우울장애를 선별하기 위한 목적으로 개발되어 역학 연구, 사회과학 연구 및 임상 심리학 분야에서 널리 사용된다. 국내에서는 1991년 신승철 등이 번안하여 표준화 하였다. 총 20개 문항으로 구성되어 있으며, 일주일 동안 일상생활에서 경험한 우울증상의 빈도에 따라 각 문항당 0-3점이 배정되어 총점은 0-60점이다. 높을수록 우울하다고 해석되며 분할점(cut-off score)은 16점이다.

(2) 병원 불안-우울 척도 (Hospital anxiety and depression scale, HADS)

불안과 우울증상을 평가하는 데 사용되는 자가평가 도구이다. 일반적으로 병원에서 사용되며, 주로 신체 질환과 관련된 불안과 우울을 평가하는 데에 사용된다. HADS는 DSM-5에서 정의된 특정 질환 범주를 진단하기 위한 도구는 아니지만, 이러한 증상이 다양한 정신 질환과 관련이 있는 경우가 많다. 이는 14개의 문항에 대해 각 0-3점으로 응답하도록 구성되어 있고 분할점은 8점이다.

(3) Beck depression inventory (BDI)

자기 보고를 통해 우울증의 심각도를 평가하기 위해 개발된 도구로 주요우울장애의 진단 기준에 근거하여 우울증을 측정하는 문항 21개로 구성되어 있다. 1961년 Beck 등에 의해 최초로 소개되었고, 1996년 BDI-II로 개정되었다. 한국어판 BDI-II는 2008년 성형모 등에 의해 번역되어 신뢰도와 타당도가 확인되었다.

BDI-II에서는 DSM-IV의 주요 우울증 기준에 맞추어 문항이 보완되었으며, BDI의 문제점이던 수면과 식욕에 관한 문항이 증가와 감소 모두를 평가할 수 있게 바뀌었다. 각 문항은 우울증의 증상을 심각도에 따라 0-3으로 나타내며 총점은 0-63점이다. 13점 미만은 정상, 14-19점은 경미한 우울, 20-28점은 중등도 우울, 29-63점은 심각한 우울이며 절단점은 22점으로 알려져 있으나 절단점을 18점으로 하자는 국내의 연구도 있다.

(4) Geriatric depression scale (GDS)

노인우울증을 간단하고 신속하게 측정하기 위해 1982년 Yesavage 등이 개발하였으며 한국어 판으로는 정인과의 K-GDS (1997년)와 우종인의 GDS-K-R (2008년)이 있다. 신체적 증상, 인지기능의 저하, 기분 변화 등 노인 우울증의 특징을 반영하였고, 노인들이 이해하기 쉽게 "예" 또는 "아니오"로 답할 수 있도록 설계되었다. 총점은 0-30점까지이며, K-GDS의 경우 14-18점을 경도 우울증, 19-21점을 중도 우울증, 22점 이상을 심한 우울증으로 분류한다.

2) 구조화된 면담과 임상가 평가 척도 (Structured interview and clinician-rating scales)

진단 목적에 부합되는 구체적인 질문들로 구성된 임상적 면담을 통해 임상가에 의해 완성된다. 신뢰도가 높고 환자의 증상을 주기적으로 개관하여 증상에 대한 정보를 얻는데 용이하며, 환자가 자기보고에서 불완전하게 작성하거나 일관되지 않게 반응한 것에 대해 더 조사하여 정보를 얻을 수 있다. 이는 환자가 자기보고를 할 수 없을 때도 유용하다.

(1) Hamilton depression rating scale (HDRS)

임상가의 질문과 관찰을 통하여 우울증의 심각도를 평가하고 치료의 효과를 모니터링하는 데 주로 사용되는 평가 도구로 관찰자 평가 척도의 표준으로 간주된다. 최초 버전은 1960년에 Max Hamilton에 의해 17개의 문항으로 발표되었으며 이후 21, 24, 29개 문항으로 확장되기도 하였으나 현재의 17문항 수정본이 가장 널리 사용된다. 국내에서는 2005년 이중서 등이 번역하여 표준화하였다.

우울한 기분 등 9개 항목이 0-4점, 초기 불면증 등 8개 항목이 0-2점으로 구성되어 있고, 전체 문항 점수를 합산하여 0점에서 52점의 점수 분포를 보인다. 7점 이하는 우울하지 않음, 7-17점은 경미한 우울증, 18-24점은 중등도 우울증, 25점 이상은 심한 우울증으로 해석된다. 치료 이후 HDRS 점수가 50% 이상 감소했을 때 치료 효과가 있다고 본다.

(2) Montgomery–Asberg depression rating scale (MADRS)

주로 항우울제의 치료효과를 알아보기 위해 개발된 도구로 증상의 변화를 HRDS보다 민감하게 반영한다. 슬픔, 수면, 내적 긴장 등 10개의 문항으로 구성되어 있고, 임상면담을 통해 각 문항에 대해 반응을 측정하는 것으로 0-60점의 분포를 보인다. 0-6점은 정상, 7-19점은 경미한 우울증, 20-34점은 중등도 우울증, 34점 이상은 심한 우울증으로 해석된다.

3. 감별진단

주요우울장애는 우울 기분을 가진 적응장애, 알코올 남용, 약물남용, 신경성 식욕부진, 불안장애, 거식증, 분열정동장애, 조현병, 조현형장애, 신체화장애, 수면장애 등과 감별해야 한다. 그리고 합병증 없는 애도와도 감별해야 한다.

우울장애를 평가할 때는 우울증을 일으키는 신체질환이나 약물의 사용에 대한 평가가 함께 이루어져야 한다. 우울증을 일으킬 수 있는 의학적 상태에는 신경계, 심혈관계, 내분비계 장애 등이 있다(표 24-2).

표 24-2. 우울증을 일으키는 신체질환과 약물들

- 신경계: 뇌혈관질환, 뇌종양, 파킨슨병, 다발성 경화증
- 심혈관계: 심근경색
- 췌장질환
- 갑상선: 기능저하증
- 부갑상선: 기능항진증
- 류마티스관절염
- 감염증
- 영양장애
- 향정신성 약물
- 스테로이드제제
- 고혈압 치료제
- 기타: L-dopa, digitalis, bromide, cyclosporine, disulfiram, isoniazid, yohimbine

Ⅲ 뇌졸중 후 우울증

뇌졸중 후 우울증(post-stroke depression, PSD)은 뇌졸중 발생 후 발생하는 우울증을 뜻한다. 뇌졸중 환자에서 가장 흔히 나타나는 기분이나 기분장애로 기능적 장애를 증가시켜 일상생활동작 및 인지기능에 심각한 장애를 초래하고 재활치료 성과에도 나쁜 영향을 준다. 뇌졸중뿐 아니라 외상성뇌손상 후에도 우울증이 흔하게 나타난다.

보통 수개월 내에 발병하지만 발생 시기는 다양할 수 있다. 뇌졸중 발생 후 첫 5년 이내에 약 39-52%가 발생하는 것으로 알려져 있는데, 발생률은 모집된 환자, 검사 방법 등에 따라 달라진다. 사회생활을 하는 그룹에서는 유병률이 낮고, 입원 환자에서 유병률이 높은 것으로 알려져 있다.

뇌졸중 후 우울증이 뇌졸중 환자의 회복에 많은 영향을 미침에도 불구하고 환자들의 신체적 증상과 인지 및 언어기능의 손상, 질병인지불능, 감정 표현의 어려움과 같은 행동학적 증상들로 인해 이를 인지하고 평가, 진단하는 과정이 쉽지 않으며, 뇌졸중에 의한 신체적 증상이 우울증으로 과잉진단이 되기도 하거나 혹은 간과되는 경우도 있다. 진단과 치료가 잘 행해지지 않는 원인으로는 뇌졸중 환자들의 임상치료에서 규칙적으로 우울증 검사를 하는 빈도가 매우 낮고 의식이 저하되어 있거나, 인지기능 저하, 실어증, 청력장애가 있는 환자에는 검사도구를 적용하기 어려운 점 등이 있다.

1. 진단

1) DSM-5

뇌졸중 후 우울증은 DSM-5에서 '다른 의학적 상태에 의한 우울증(depressive disorder due to another medical condition)'으로 분류된다. 주요우울장애의 진단기준에 부합하면서 이것이 뇌졸중에 의한 직접적인 병태생리적 결과로 생기며, 이러한 사실이 병력, 신체검진 또는 검사결과로 증명되어야 한다.

2) ICD-11

'6A71.0 뇌졸중 후 우울증(post-stroke depression)'으로 분류되며, '6A71 뇌졸중 후 정신 및 행동장애(mental and behavioral disorders due to stroke)'의 하위에 속한다. 뇌졸중 후에 발생하는 우울증상, 우울증상이 신체적, 정신적 기능에 미치는 영향 등을 고려하여 진단한다.

2. 선별도구

뇌졸중 환자를 위한 특화된 검사 방법인 Post Stroke Depression Rating Scale (PS-DRS)과 Brief Assessment Schedule Depression Cards (BASDEC) 등이 있으며 이들은 뇌졸중 환자에서 비교적 민감도와 특이도가 좋은 타당한 도구들이다. PS-DRS는 10개 항목의 관찰 평가 방법으로 환자의 인지에 영향을 받지 않는다. BASDEC은 뇌졸중 환자에서 매우 정확한 선별검사 방법으로 위양성률이 낮은 평가 도구이다.

실어증 환자에서 우울증 진단에 예민하고 특이도가 높은 Stroke Aphasia Depression Questionnaire (SADQ-10)와 Aphasic Depression Rating Scale (ADRS) 등도 개발되어 있는데 훈련된 전문가에 의해 검사를 시행하여야 하는 단점이 있다.

Ⅳ 무감동

무감동(apathy)이란 감정적인 둔함, 멀어짐, 무관심으로 인해 방관자처럼 느끼는 것으로 쾌락이나 불쾌에 대한 감수성이 감소된 상태이다. 어원학적으로 볼 때 apathy는 영어의 passion에 해당하는 그리스어 'pathos'에서 유래되어 lack of passion(열정의 결여)의 의미를 내포하고 있다. 관례적으로 무감동은 관심 혹은 감정의 결여, 에너지의 소실 정도로 간주되지만 보다 엄밀하게는 감정적인 측면뿐 아니라 행동이나 인지적인 측면을 통해 드러나는 목표지향적 행동에 대한 동기의 결여(lack of motivation)로 정의될 수 있다.

동기의 결여에는 무감동 외에도 의지상실증(abulia), 무운동함구증(akinetic mutism)이 있다. 의지상실증과 무운동함구증은 무감동의 하위 범주로 간주되지만 세 용어를 증상의 심한 정도에 따라 구분해서 사용하기도 하는데, 무감동이 가장 경하고 무운동함구증이 가장 심한 단계라 할 수 있다. 무운동함구증은 전혀 말을 하지 않고 스스로 움직이지도 않는 행동장애로 자발성(spontaneity)이나 주도성(initiative) 상실의 가장 극단적 형태이다. 의지상실증은 무운동함구증의 경한 형태로 주위에 관심이 없어 보이고 만사를 귀찮아 하는 경향이 있으며 말을 걸지 않으면 스스로 말을 하지 않거나 말을 걸더라도 짤막하게 말을 하지 않는 모습을 보인다.

1. 평가

무감동을 평가하기 위해 가장 많이 사용되고 있는 도구로는 Marin 등이 1991년 개발한 18문항 무감동 평가척도(apathy evaluation scale, AES)가 있다. AES는 특히 신경퇴행성 질환 환자를 대상으로 개발되었으며 무감동을 우울증, 불안, 정신질환의 첫 증상 등과 감별할 수 있고, 무감동의 심각도를 평가함으로써 약물 치료의 효과를 측정하는 척도로 유용하다. Apathy Scale은 1994년 Starkstein 등이 AES를 수정하여 14문항으로 만든 것이다.

Apathy inventory는 1999년 Marin 등이 무감동의 다양한 측면을 평가하기 개발되었는데, 환자, 가족 구성원, 의료진을 대상으로 한 세가지 버전으로 구성되어 있어 각각의 관점에서 무감동을 평가하는데 사용된다. 이러한 평가 도구들은 모두 파킨슨병, 알츠하이머병 환자들에게 입증된 평가 도구들이다.

Lille Apathy Rating Scale은 33개 문항으로 구성되어 있으며 무감동을 우울증과 감별하기 위해 개발되었고 파킨슨병 환자들에게 처음 사용되었다. Frontal Systems Behavior Scale은 전두엽 뇌손상 환자들의 행동 이상을 측정하기 위해 2003년 Stout 등에 의해 개발되었다. 무감동과 관련된 14가지 항목, 탈억제(disinhibition)와 관련된 15가지 항목, 실행기능장애와 관련된 17항목 등 총 46개의 문항으로 이루어져 있다.

2. 감별진단

무감동은 뇌졸중뿐 아니라 전두엽 손상, 암페타민 또는 코카인 금단, 알쯔하이머병, 파킨슨병, 진행성 핵상마비, 헌틴텅병, 조현병, 항정신병약물 부작용, 갑상선 기능 항진증 등 다양한 원인에 의해 나타나는 주요 신경정신과적 증상이므로 무감동 증상을 보일 경우 동반된 증상을 평가하여 이들 질환을 감별하여야 한다. 이들 질환이 없을 경우 심리적 요인, 환경적 요인을 잘 평가하여야 한다.

부록

한국형 노인 우울척도(Korean Geriatric Depression Screening Scale, KGDS)

대한노인정신의학회지 1권 1호 61-72p

문항	문항 내용	응답방향
1	쓸데없는 생각들이 자꾸 떠올라 괴롭다.	
2	아무 것도 할 수 없을 것처럼 무기력하게 느낀다.	
3	안절부절하고 초조할 때가 자주 있다.	
4	밖에 나가기보다는 주로 집에 있으려 한다	
5	앞날에 대해 걱정할 때가 많다.	
6	지금 내가 살아있다는 것이 기쁘다.	
7	인생은 즐거운 것이다.	
8	아침에 기분 좋게 일어난다.	
9	전처럼 정신이 맑다.	
10	건강에 대해서 걱정하는 일이 별로 없다.	
11	내 판단력은 여전히 좋다.	
12	내 나이의 다른 사람들 못지않게 건강하다.	
13	사람들과 잘 어울린다.	
14	정말 자신이 없다.	
15	즐겁고 행복하다.	
16	내 기억력은 괜찮은 것 같다.	
17	미쳐버리지나 않을까 걱정된다.	
18	별일없이 얼굴이 화끈거리고 진땀이 날 때가 있다.	
19	농담을 들어도 재미가 없다.	
20	전에 좋아하던 일들을 여전히 즐긴다.	
21	기분이 좋은 편이다	
22	앞날에 대해 희망적으로 느낀다.	
23	사람들이 나를 싫어한다고 느낀다.	
24	나의 잘못에 대하여 항상 나 자신을 탓한다.	
25	전보다 화가 나고 짜증이 날 때가 많다.	
26	전보다 내 모습(용모)이 추해졌다고 생각한다.	
27	어떤 일을 시작하려면 전보다 힘이 많이 든다.	
28	무슨 일을 하든지 곧 피곤해진다.	
29	요즈음 몸무게가 많이 줄었다.	
30	이성에 대해 여전히 관심이 있다.	

(답변: 예, 아니오)

▶ 참고문헌

1. 김경남, 김철호, 김광일, 유현정, 박시영, 박연환, 한국어판 간호 섬망 선별 도구 개발 및 검증. Korean Acad Nurs. 2012; 42: 414–423.
2. 김나영, 김용욱, 뇌졸중 후 섬망의 진단과 치료. Brain & NeuroRehabilitation 2015; 8: 59–64.
3. 민성길 외, 최신정신의학. 7th ed. 일조각;2023
4. 성형모, 김정범, 박영남, 배대석, 이선희, 안현의, 한국어판 백 우울 설문지 2판의 신뢰도 및 타당도 연구. 생물치료정신의학 2008: 4: 201–212.
5. 손민균. 뇌졸중 후 우울증. Brain & NeuroRehabilitation 2015; 8: 65–72.
6. 안용민, 이규영, 이중서, 강민희, 김도훈, 김정란, 신정호, 신현균, 연병길, 이종훈, 정상근, 조인희, 표경식, 한선호, 김용식. 한글판 Montgomery–Asberg 우울증 평가 척도의 표준화 연구. 신경정신의학. 2005; 44: 466–476.
7. 오세만, 민경준, 박두병. 병원 불안–우울 척도에 관한 표준화 연구 –정상, 불안, 우울 집단간의 비교– J Korean Neuropsychiatr Assoc 1999; 38: 289–296.
8. 육성필, 김중술. 한국판 Beck Anxiety Inventory 의 임상적 연구: 환자군과 비환자군의 비교. Korean Journal of Clinical Psychology. 1997; 16: 1185–197.
9. 이영민. 한국판 무감동 평가 척도의 신뢰도와 타당도 연구 및 조현병 환자에의 적용. 2013.
10. 이중서, 배승오, 안용민, 박두병, 노경선, 신현균, 우행원, 이홍식, 한상익, 김용식. 한국판 Hamilton 우울증 평가 척도의 신뢰도, 타당도 연구. J Korean Neuropsychiatr Assoc 2005; 44: 456–465.
11. 임선영, 이은정, 정성원, 김희철, 전태연, 이민수, 김재민, 조현주, 김정범. 한국판 벡 우울 척도 2판의 타당화 연구. Anxiety and Mood 2011;7(1): 48–53.
12. 정인과, 곽동일, 조숙행, 이현수. 한국형 노인우울검사 (Korean Form of Geriatric Depression Scale; KGDS) 표준화 연구. 노인정신의학 1997; 1: 61–72.
13. 조맹제, 김계희. 주요우울증환자 예비평가에서 the Center for Epidemiologic Studies Depression Scale (CES–D)의 진단적 타당성 연구. J Korean Neuropsychiatr Assoc 1993; 32: 381–399.
14. 한태륜, 방문석, 정성근. 재활의학. 6th ed. 군자출판사; 2019
15. Albert, P.R., Is poststroke depression the same as major depression? J Psychiatry Neurosci 2018. 43(2): 76–78.
16. Ana Luiza Zaninotto, Jessica Elias Vicentini, Felipe Fregni, Priscila Aparecida, Rodrigues, Cibele Botelho, Mara Cristina Souza deLucia, and Wellingson Silva Paiva. Updates and current perspectives of psychiatric assessments after traumatic brain injury: A systematic review. Frontiers in Psychiatry 2016; 7: 1–14.
17. Bennett HE, Thomas SA, Austen R, Morris AM, Lincoln NB. Validation of screening measures for assessing mood in stroke patients. Br J Clin Psychol 2006; 45: 367–76.
18. Cheng D, Qu Z, Huang J, Xiao Y, Luo H, Wang J. Motivational interviewing for improving recovery after stroke (Review) Cochrane Database of Systematic Reviews. 2015; 6
19. Corrigan JD: Development of a scale for assessment of agitation following traumatic brain injury. J Clin Exp Neuropsychol 1989; 11: 261–277.
20. Cristina Cusin, Hyaiyu Yang, Albert Yeung, and Maurizio Fava. Rating Scalse for Depression. Handbook of Clinical Rating Scales and Assessment in Psychiatry and Mental Health, Current Clinical Psychiatry, Humana Press. LLC. 2009
21. Gainotti G, Azzoni A, Razzano C, Lanxillotta M, Marra C, Gasparini F. The Post–stroke Depression Rating Scale: a test specifically devised to investigate affective disorders of stroke patients. J Clin Exp Neuropsychol. 1997; 19: 340–56.
22. Hama S, Yamashita H, Yamawaki S, Kurisu K, Post–stroke depression and apathy: interactions between functional recovery, lesion location, and emotional response. Psychogeriatrics. 2011: 11: 68–76.
23. Healey AK, Kneebon, II, Carroll M, Anderson SJ. A preliminary investigation of the reliability and validity of the Brief Assessment Schedule Depression Cards and the Beck Depression Inventory–Fast Screen to scrren for depression in older stroke survivors. Int J Geriatr Psychiatrty. 2008; 23: 531–6.
24. Inouye SK, van Dyck CH, Alessi CA, BalkinS, Siegal AP, Horwitz RI. Clarifying confusion: the confusion assessment method. A new method for detection of delirium. Ann Intern Med. 1990; 113: 941–948.
25. Jan Willem van Dalen, Eric P. Moll van Charante, Paul J, Nederkoorn, Willem A. vcan Gool, Edo Richard. Post stroke apathy, Stroke. 2013; 44: 851–860.
26. Langhome P, Stott D, Robertson L, MacDonald J, Jones L, McAlpine C, Dick F, Taylor G. Murray G, Medical complications after stroke a multicenter study, Stroke. 2000; 31: 1223–1229.
27. Lara Caeiro, Jose M, Ferro, Joao Costa. Apathy Secondary to Stroke: A systematic Review and meta–analysis. Cerebrovascular Disease 2013; 35: 23–39.
28. Lim KO, Kim SY, Lee YH, Lee SW, Kim JL. A validation study for the Korean version of Delirium Rating Scale–Revised–98) K–DRS–98) J Korean Neuropsychiatr Assoc 2006; 45: 518–526.
29. Mandzia, Leanne K Casaubon, Gustavo Saposnik, Yael Perez, Demetrios J Sahlas, and Nathan Herrmann. Post–stroke depression, obstructive sleep apnea, and cognitive impairment: Rationale for, and barriers to, routine screening. Int J of Stroke 2016; 11: 509–518.
30. Mcmanus J, Pathansali R, Stewart R, Macdonald A, Jackson S. Delirium post–stroke. Age Aging 2007; 36: 613–618.
31. Miller, D.S., et al., Diagnostic criteria for apathy in neurocognitive disorders. Alzheimers Dement 2021. 17(12): p. 1892–1904.
32. Parker, G.F., DSM–5 and psychotic and mood disorders. J Am Acad Psychiatry Law 2014. 42(2): 182–90.
33. Richard H Swarz, Mark Bayley, Krista L Lanctot, Brian J Murray, Megan L Cayley, Karen Lien, Michelle N Sicard, Kevin E Thorpe, Dar Dowlatshahi, Jennifer L

34. Robert G. Robinson, Ricardo E. Jorge. Post-stroke depression: A review. Am J Psychiatry 2016; 173: 221–231.
35. Robinson RG, Spalletta G, Poststroke Depression: A review. Can J Psychiatry. 2010; 55: 341–349
36. Sandeep Grover, Natasha Kate, Assessment scales for delirium: A review. World Journal of Psychiatry. 2012; 22: 58–70.
37. Thomas N.Chase. Apathy in Neuropsychiatric Disease: Diagnosis, Pathophysiology, and Treatment. NEurotox Res 2011; 19: 266–278.
38. Trazepacz PT, Mittal D, Torres R, Kanary K, Norton J, Jimerson N. Validation of the Delirium Rating Scale–Revised–98: comparison with the delirium rating scale and the cognitive test for delirium. J Neuropsychiatry Clin Neurosci 2001: 13: 229–242.
39. Yoshida, T., et al., Development and validation of new evaluation scale for measuring stroke patients' motivation for rehabilitation in rehabilitation wards. PLoS One 2022. 17(3): e0265214.

CHAPTER 25 기분/동기 장애 재활

Rehabilitation in mood & motivational disorder

김대현

재활과정에 있는 환자들은 기분(mood) 또는 동기(motivation)와 관련된 문제를 동반하는 경우가 흔히 있다. 기분과 동기문제의 원인은 다양할 수 있으며 그러한 문제가 나타나는 양상 또한 환자군마다 상이하다. 이 장에서는 다음과 같은 내용에 대해 알아보고자 한다. 첫째, 환자들이 경험하는 기분과 동기문제를 이해하고 문제의 원인과 문제가 표현되는 방식을 알아보고자 한다. 둘째, 환자의 기분과 동기문제를 완화시키고 해결하기 위해 개입할 수 있는 효과적인 치료방법을 알아보고자 한다.

I 기분과 동기 문제

1. 뇌졸중

다른 만성 질환과 달리 뇌졸중은 예상치 못한 가운데 발생하며 갑작스러운 기능 저하를 초래한다. 환자가 경험하는 정신적 충격의 정도도 상당히 큰 편이다. 발병 전 성공적으로 가정과 사회에서 적응해왔던 환자는 선천적인 장애인보다 발병 이후 장애를 수용하는데 더 많은 어려움을 겪게 된다. 실제로도 뇌졸중 환자들이 자신의 변화된 상태를 받아들이기까지는 상당한 시간이 소요되며 각각의 상이한 심리적 단계를 거치는 듯하다. Kübler–Ross는 스위스계 미국인 정신의학자고 말년에 여러 번의 뇌졸중으로 인해 고생을 하다 사망하였다. 이러한 경험을 바탕으로 Kübler–Ross는 사람들이 인생에서 죽음으로 인한 소중한 사람의 상실, 질병, 사고와 같은 외상적 사건을 경험한 뒤 심리적으로 적응하기까지 다섯 단계(① 충격, ② 부인, ③ 분노, ④ 우울, ⑤ 수용 및 통합)를 거친다고 설명하였다(그림 25–1).

Kübler–Ross가 제시한 심리적 과정에 따르면 환자들은 뇌졸중 이후 먼저 의식을 회복하여 서서히 자신의 변화된 상태에 대해 인지하기 시작하면서 상당히 불안하고 두려워하며 충격에 빠진다(1 단계: 충격). 갑자기 몸이 움직이지 않고 말이 나오지 않으며 스스로 대소변 처리를 할 수 없는 것들에 대해 당혹감을 느끼며, 현재 자신의 상태에 대한 충분한 정보가 없는 상태에서 심한 불안 상태, 공포가 엄습하는 느낌을 받는다.

초기의 충격 상태가 지나고 나면 환자들은 변화된 자신의 상태를 받아들이려 하는 것보다는 현재의 상황을 부정하고 건강했던 과거에 대해 집중하는 경향을 나타

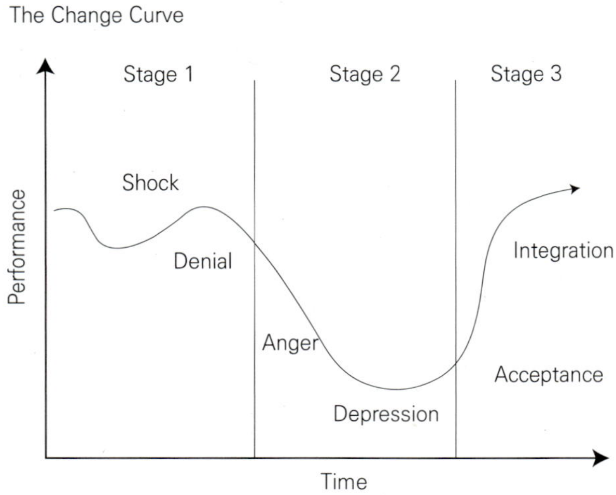

그림 25-1. **인생에서 죽음으로 인한 소중한 사람의 상실, 질병, 사고와 같은 외상적 사건을 경험한 뒤 심리적으로 적응하기까지 다섯 단계**

낸다(2 단계: 부인). '왜 나한테 이런 일이 일어났지? 그럴 리가 없어', '왜 내가 생각을 바꾸고 치료를 받아야 하지?' 라고 생각하며 변화된 신체상태에 굳이 적응해야 할 필요성을 느끼지 못한다. 이때는 의료진이 현재 상태, 치료경과 및 예후에 대해 설명하여도 환자가 유심히 듣지 않으려 할 수 있다. 환자는 스스로 변화된 상태에 대해 주변 사람들과 의사소통하기를 거부하는 경향을 보일 수도 있다.

사람들은 무엇인가 부정적인 일이 닥쳤을 때 그 원인을 찾으려는 습성이 있다. 세 번째 단계에서 환자들은 자신이 왜 이렇게 됐을까 생각하기 시작하면서 주변을 탓하고 자신을 책망하기 시작한다(3단계: 분노). 그 화는 '남편이 속을 썩여서 내가 이렇게 됐어'와 같이 타인 또는 자신을 둘러싼 고통스러운 환경과 같은 외부를 향한 것일 수 있다. 혹은 '건강관리를 잘 했어야 하는데', '내가 친정에 잘 못해서 벌을 받아 이렇게 된 거야'와 같이 자기자신을 향한 것이 될 수도 있다.

환자들은 분노의 상태를 거쳐 점점 우울하고 침체된 기분 상태에 빠지게 된다(4단계: 우울). 이 시기에는 사람들로부터 고립되어 혼자 있으려고 하며 자신의 문제나 사소한 일들에 대해 혼자 골똘히 생각에 잠겨 있는 경우가 많다. 가까운 지인이 찾아와도 만남을 거부하거나 찾고 자신의 장애를 받아들이기까지는 6-24개월이라는 시간이 소요된다고 한다. 환자들마다 적응에 소요되는 시간이 상이하다고 알려져 있지만, 환자들이 거치는 심리적 단계와 평균적으로 소요되는 시간에 대해 알려주는 것은 환자를 안정시키고 의사소통하는데 도움이 된다.

2. 외상성뇌손상

교통사고, 낙상, 산업재해와 같은 여러 가지 사고로 인해 뇌손상과 신체손상을 입은 환자들도 다양한 심리적 어려움을 나타낸다. 사고로 발생한 장애를 받아들이는 과정도 앞에서 제시한 Kübler-Ross의 다섯 단계와 크게 다르지 않다. 뇌졸중 환자와의 차이점은 사고의 원인이 자신에게 있지 않고 가해자가 있는 경우 상대에 대한 피해의식, 원망감, 분노감, 억울함을 느끼는 등 외부를 향한 부정적인 감정을 경험할 소지가 높다는 것이다. 사고와 관련된 경험이나 기억으로 인해 급성 스트레스, 불안 및 각성 반응이 더 빈번하게 나타난다. 예를 들어, 교통사고를 당했던 환자가 밤이 되어도 각성 수준이 낮아지지 않아 잠들기가 어렵고, 잠이 들더라도 깊이 잠들지 못할 수 있다. 사고와 관련된 악몽을 반복적으로 꾸는 경우가 자주 있다. 낙상 환자의 경우 조그만 자극에도 실제로 어디서 떨어지는 것 같은 느낌을 생생하게 경험하기도 하는데, 조그만 소리나 흔들림에도 쉽게 놀라는 것과 같은 반응이 그러한 예이다. 정신질환의 진단 및 통계편람(diagnostic and statistical manual of mental disorders 5th edition, DSM-5)의 외상 후 스트레스장애(post-traumatic stress disorder) 진단기준에는 사고와 관련된 환자들의 급성 불안 반응의 전형적인 양상이 잘 기술되어 있다.

뇌손상으로 인한 성격 변화도 자주 나타나는 문제다. 특히 전두엽 손상이 있는 환자들에게 자주 나타나는 성격적 변화로는 쉽게 화를 내고 부정적인 감정, 부적절한 행동에 대한 억제 능력이 줄어들어 공격적인 모습을 보일 수 있다. 혹은 그 반대로 외부 환경에 대한 관심이 줄어들고 감정 표현 자체가 줄어들며 적극성, 자발성이 감소되는 모습을 보이는 경우도 있다. 병식이 있는 경우, 환자 스스로 예전에 비해 화를 참기가 어려우며, 자신도 모르게 공격적인 행동을 하는 경우가 있다고 보고하기도 한다.

3. 척수손상

척수손상은 다른 질환에 비해 한창 사회 활동을 해야 할 청·장년층의 척수손상 발생 비율이 높기 때문에 척수 손상환자의 재활에서 심리·사회적 요인에 대한 많은 관심과 주의가 필요하다.

척수손상으로 인해 발생하는 장애는 기본적인 운동과 감각의 장애뿐 아니라 배뇨 및 배변의 문제, 성 기능의 문제가 동반되며 여러 가지 합병증으로 인해 미래에 대한 불안감을 지속적으로 지니기도 한다. 앞서 다룬 뇌손상 환자의 경우와 마찬가지로 사고의 원인이 되는 대상에 대한 분노감을 나타내기도 하며 사고 이후의 급성 불안 증상인 외상 후 스트레스와 관련된 증상을 보이기도 한다. 무엇보다 신체적 기능 상실에 대한 우울감이 가장 두드러진다. 뇌손상이 동반되지 않은 척수손상환자의 경우, 인지기능이 대체로 잘 유지되고 있다. 환자들은 영구적인 신체적 기능 상실과 의존적인 생활을 영위해야 하는 미래에 대한 예측으로 손상 이후 초반에 느끼는 우울감, 좌절감이 더욱 뚜렷한 경향이 있다. 가족에게 부담이 된다는 자책감, 사회활동 및 대인관계 제한으로 경험하는 심리적 고립감, 사고 이후의 신체상 및 자아상의 부정적인 변화는 척수손상 이후 세심하게 다루어져야 할 문제다. 사고 직후나 초반에는 변화된 자신의 상태를 받아들이지 못하고 부정하며, 상실된 기능으로 인한 우울감, 미래에 대한 좌절감과 막막함을 느끼는 것이 당연하다. 환자가 상실된 기능에 대해 충분히 애도하고 적응에 필요한 시간을 주는 것도 필요하다. 그러나 우울한 기간이 꽤 오래 지속된다는 것은 여전히 자신의 변화된 상태에 대한 심리적 적응이 이루어지지 못하고 있다는 증거이므로 적응이 수월해질 수 있도록 치료사들은 보다 적극적으로 도와주어야 한다.

척수손상 환자의 심리적 적응에 가장 중요한 요인은 '가족'과 같은 가까운 지지체계이다. 신체적 기능 상실 이후 환자들은 자신의 무능력으로 인해 자존감에 상당한 타격을 입으며 자기 가치감이 손상된다. 가족들의 적극적인 지지가 있다면, 비록 신체적인 제한이 있더라도 의미 있고 깊이 있는 관계 내에서 자신이 여전히 소중한 사람이며 가치 있는 존재라는 인식을 가질 수 있게 된다. 재활치료를 통해 환자들이 잃어버린 기능보다는 잔존 기능에 주목할 수 있도록 도와야 하며, 잔존 기능을 통해 미래에 활용 가능한 부분을 함께 탐색할 수 있다. 변화된 환경에 맞추어 자신의 신체상과 자아상을 재조정할 수 있도록 도와주며 미래에 대한 희망과 기대를 버리지 않도록 정서적 지지를 제공할 필요가 있다.

4. 알츠하이머병

알츠하이머 치매 환자의 경우 우울증, 불안과 높은 관련성이 있는 것으로 알려져 있다. 특히 우울증은 알츠하이머 치매 발병의 위험인자로도 알려져 있다. 환자들이 자신의 인지적 문제를 인식하기 시작하면서 우울감이 시작되기도 하며, 치매가 발병하기 전 우울감이 선행하는 경우도 드물지 않게 보고되고 있다. 종단 연구를 통해 환자들을 추적해보면, 평소 우울증을 경험해왔던 환자들에서 알츠하이머병의 발병률이 더욱 높다는 사실이 밝혀졌다. 치매 환자에서 우울증이 얼마나 흔하게 나타나는지 살펴보면, 가벼운 우울증까지 모두 포함한다고 할 때 알츠하이머병 환자의 40-60%가 우울증을 겪는 것으로 보고된다. 요약하자면, 알츠하이머병의 위험 인자로서 혹은 발병 이후 시작되는 증상의 일환으로 우울증과 알츠하이머 병은 서로 중요한 관련성이 있다고 볼 수 있다.

치매의 초기에는 환자가 자신의 기억력 저하를 비롯한 인지기능의 감퇴를 인식하기 시작하면서 우울감을 느끼기 쉽고 자신의 상태나 경과에 대해 걱정하고 불안해하는 경향이 있다. 인지 평가 시 상당히 긴장하며 자신의 수행에 대해 걱정하는 모습을 보이는데 기억력 저하를 제외한 다른 인지 기능은 상대적으로 잘 보존되어 있는 경우가 많고, 기억력 평가 시 환자 스스로 자신의 낮은 수행에 대해 인식하며 "어제 잠을 충분히 못 자서 그래요", "내가 안 그랬는데 왜 이러지"와 같이 여러 가지 설명들을 늘어놓기도 한다. 주변 사람들에게 자신의 인지적 문제를 드러내지 않으려 숨기는 경우도 흔하다. 중 기 단계로 접어들면, 기억력 저하가 더욱 현저해지며 기억력을 비롯한 다른 인지기능에도 저하를 나타내며 일상생활 기능에 문제가 생기기 시작한다. 일상생활에서의 좌절로 인해 우울감이 더욱 심해지기도 하고, 자신의 인지적 문제에 대해 막연한 걱정이나 불안 수준을 넘어 두려움을 느끼고 안절부절 못하는 등 정서적으로 심한 동요를 나타낸다. 자신의 문제에 대해 수치심을 느끼며 평가 자체를 거부하기도 하고 분노하거나 폭력적인 성향을 나타내기도 한다. 중기에서 말기로 접어들수록 성격 변화 및 감정 기복이 심해지며 망상, 환청, 강박적 증상을 나타내기도 한다. 말기 단계에서는 대부분의 일상생활 장면에서 주변 사람들의 도움을 필요로 하게 되며 감정 표현 자체가 줄어들어 우울한 모습보다는 무관심(apathy)하고 외부 자극 자체에 반응이 적은 모습을 나타낸다. 환자의 보호자에 의해 이러한 무관심하고 비자발적인 모습들이 우울증으로 오인되기도 한다.

5. 제한적인 여명을 가진 환자

죽음이라는 것은 인간이라면 누구나 피해갈 수 없는 숙명이라는 점을 고려할 때, 여명이 얼마 남지 않은 환자에게 정서적 돌봄을 제공하는 경험은 치료사에게도 매우 큰 가치가 있다. 같은 여명이라도 환자 스스로 자신이 살아온 삶을 어떻게 생각하는가는 환자의 주관적 삶에 중요한 내적 가치를 부여하며 남은 삶을 대하는 태도에도 영향을 미친다. 치료사로서 암 전이 환자나 고령 환자, 기타 불치병을 지닌 환자와 같이 여명이 한정되어 있는 환자를 접하게 되는 경우가 종종 있을 수 있다. 여명이 얼마 남지 않았더라도 재활치료를 통해 남은 시간 동안의 삶의 질을 높일 수 있다고 판단된다면 재활치료를 시작하게 된다. 여생이 한정되어 있음에도 재활치료에 동의하고 협조하는 환자의 경우, 남은 삶에 대한 중요성을 높이 평가하고 삶에 대한 애착을 지닌 사람인 경우가 많다. 그만큼 치료사도 환자를 대할 때 신중하고 존중하는 태도를 보이며 치료를 할 때 환자의 안녕감과 삶의 질을 섬세하게 고려해야 한다.

그렇다면, 여명이 얼마 남지 않은 사람들의 일반적인 심리상태는 어떨까? 물론 죽음에 대해 미리 준비하고 긍정적인 태도를 지니며 초연하게 받아들이는 사람들도 있지만, 일반적으로 죽음이라는 것은 불안을 야기하며 회피해야 할 주제로 인식되어 온 것이 사실이다. 이에 죽음불안(death anxiety)에 대한 연구가 활발히 이루어져 왔는데, 죽음불안이란 죽음이라는 사건과 죽어가는 과정에 대해 인간이 보이는 공포, 혐오감, 파멸감, 거부, 부정 등의 부정적 감정을 유발하는 심리적 과정으로 정의된다. 환자들은 여명이 얼마 남지 않음을 인식하면서 죽음에 대해 생각하는 시간이 많아지고 자신이 살아온 삶에 대해 회고하기 시작한다. 우울감에 빠져 인생의 허무함, 무상함에 대해 늘어놓기도 하며 이미 오랜 병환으로 지쳐 냉소적이고 체념적인 태도를 보이기도 한다. 고통스럽게 죽어갈까 두려워하기도 하며 인간으로서 존엄성을 지키지 못하고 죽을 것에 대해 염려하기도 한다. 혹은 죽음 이후의 불확실성, 죽은 뒤에 더 이상 자신이 존재하지 않는 사실에 대한 공포를 느끼기도 한다.

치료사는 환자가 죽음에 대한 태도와 가치관을 정립하고 죽음에 대해 준비할 수 있도록 도와주어야 한다. 생의 말기에 느끼는 허무함, 후회, 외로움에 대해 표현할 수 있는 기회를 주어야 하며 이러한 부정적인 감정에 대해서도 충분히 공감해 주어야 한다. 이와 동시에 죽음이 환자가 살아온 삶을 무가치하게 만들지는 않으며 자신이 살아온 삶에 대해 전체적으로 평가절하하지 않도록 균형 잡힌 시각을 제공해야 한다. 환자들이 우울감에 빠지게 되면 우울한 기분 상태에서 인출되기 쉬운 과거의 부정적인 사건들만 회고하는 경향이 있는데, 환자의 인지 기능이 어느 정도 온전하다면 회상요법(reminiscence therapy)을 활용해 볼 수도 있다. 회상요법 은 치료자의 구체적인 지시에 따라 유년기, 청년기, 장년기 별로 살아온 삶의 사건들에 대해 능동적이고 구체적으로 회상해보는 과정으로, 치료사는 이러한 이야기를 회고해낼 수 있도록 단서를 제공하며 공감적으로 경청하여 환자가 감정표현을 할 수 있도록 격려하고 환자 스스로 삶의 긍정적인 면도 조망하며 지나온 삶에 의미를 부여할 수 있게 도와주는 과정이다. 즉, 삶의 부정적인 측면과 긍정적인 측면을 균형 있게 바라보며 이를 통합해 나가는 과정에서 자신의 삶에 대한 좀 더 깊은 의미와 가치를 찾아 나가는 것이다. 환자에게 충분한 시간이 있 다면 죽음 프로그램과 같은 죽음 교육에 참석해 보도록 권유해 볼 수도 있으며 가족의 정서적 지지를 유도하는 것도 도움이 된다. 종교가 있거나 내세에 대한 믿음이 있는 경우 죽음불안을 경감시킨다는 연구가 많은데, 환자가 기존에 친숙하게 느꼈던 종교가 있다면 종교적인 영역에서 도움을 얻을 수도 있을 것이다.

마지막으로, 치료사 또한 죽음 준비 프로그램과 같은 죽음에 대한 사전 교육을 받거나 평소 죽음에 대해 깊이 생각해 보는 시간을 가지면서 죽음에 대한 가치관과 태도가 명확하게 확립되어 있어야 한다. 연구에 따르면, 치료진의 죽음 불안이 높을 경우 직무 스트레스가 증가하며 환자와의 접촉, 보호자와의 의사소통을 회피하는 경향이 있다고 한다. 치료사가 죽음에 대한 충분한 고민과 사전 준비 없이 여명이 얼마 남지 않은 환자를 상담하는 경우, 환자의 감정에 동화되고 죽음의 불안에 압도되기 쉽다.

Ⅱ 심리치료

재활치료 중인 환자의 심리치료에서는 손상(impairment)과 장애(disability)의 관계에 대한 이해가 필요하다. 뇌졸중, 외상성뇌손상 및 척수손상 이후 동일한 수준의 신체기관의 손상이 발생했다 하더라도 동일한 수준의 기능장애로 연계되는 것은 아니다. 더 높은 레벨의 신체적 손상을 입은 환자가 상대적으로 낮은 수준의 신체적 손상을 입은 환자에 비해 기능적으로 더욱 적응적이며 독립적인 생활을 영위하기도 한다. 또한, 우울, 불안과 같은 심리적 고통도 환자의 손상 수준과 직접 대응되지 않는다. 재활을 통해 환자가 신체적 손상을 수용하고 적응하는 과정에는 환자의 의학적 상태뿐만 아니라 병전 환자의 성격, 삶에 대한 태도, 치료에 대한 동기, 보호자 및 의료진과의 관계 등 수많은 요인들이 복합적으로 상호작용하여 영향을 미친다. 손상된 신체부위의 회복에만 초점을 맞추어 재활을 진행한다면 잘 보존되고 있는 신체기능들을 활용하지 못하는 상황을 경험하거나, 적절히 치료되지 못한 심리적 어려움으로 고통스러워하거나 치료적 동기가 저하되는 것을 느낄 수도 있다. 이는 환자에 대한 통합적 접근으로서 심리적 요인들을 다루어야 하는 이유이다.

심리치료란 삶의 다양한 영역에서 심리적 고통과 부적응을 경험하고 있는 환자의 문제를 이해하고 변화시키기 위한 심리학적 개입을 말한다. 재활과정에서는 환자의 의학적 상태뿐만 아니라 병전 환자의 성격, 치료에 대한 동기, 보호자 및 의료진과의 관계 등 수많은 요인들이 치료의 질과 결과에 복합적인 영향을 미친다. 그러므로 재활과정에는 각 영역에 속한 환자의 신체적 기능의 회복과 함께 심리적 상태를 고려하고, 치료를 저해하는 심리·사회적 요인이 발견되면 적극적으로 개입하는 것이 중요하다.

가벼운 수준의 우울감과 불안감은 적절한 정서적 지지나 지속적인 관심과 같은 낮은 강도의 개입으로 호전되기도 한다. 환자가 나타내는 우울이나 불안증상들이 낮은 강도의 개입으로 호전되지 않는 경우에는 심리 치료를 받는 것이 필요하다. 인지행동치료는 일반적으로 우울한 사람들에게 효과적이라고 잘 알려져 있다. 인지행동치료적 접근은 뇌졸중의 부정적인 결과들에 대해 파국적으로 받아들이는 환자와 보호자들에게도 도움이 될 것이다. 행동치료 또한 우울증의 치료에 유용한 것으로 알려져 있다. 행동치료에서 기분은 행동과 연관되어 있는데 긍정적인 경험을 증가시키면 환자들의 부정적 기분도 향상될 것이라고 본다. 앞으로 지지치료, 행동치료, 인지치료 및 그룹치료와 같은 다양한 심리적 치료 방법과 치료에서 사용하는 유용한 치료적 기법들에 대해서 알아볼 것이다. 이러한 기법들은 우울, 불안 그리고 동기저하와 같이 장기적으로 재활치료를 지연시키고 치료의 효과를 경감시킬 수 있는 기분과 관련한 문제들을 해결하는데 도움이 될 것이다.

1. 지지적 상담

우울과 불안에 대한 낮은 강도의 중재 중 한 가지는 지지적 상담이다. 장애 이후 혼란에 빠지고 정서적 불안정을 보이는 경우 환자에게 우선적으로 지지와 격려, 위안과 공감 등을 통해 심리적 안정을 되찾게 하는 지지적 상담이 필요하다. 치료사가 환자가 경험하는 주관적인 상황을 민감하게 이해하고 비판 없이 있는 그대로 수용할 때 환자는 자신만의 심리적 어려움을 털어놓을 수 있게 된다. 많은 환자들은 자신이 경험하는 심리적 문제들을 누구도 이해해 주지 못할 것이라고 생각한다. 환자를 돕기 위해서는 환자가 주관적으로 경험하는 내적 감정을 표현할 수 있도록 충분한 정서적 안정감과 신뢰를 제공하고 그들이 말하는 내적 감정을 정확히 이해하는 것이 필요하다. 특히, 환자에게 일어난 일(예: 뇌졸중, 두부외상, 척수손상 등)에 대해 이야기하는 것은 환자와 가족 모두가 외상 이후 정서적인 처리를 하고, 인생을 바꾸는 경험에 적응하는 것을 돕는데 중요하다.

1) 공감과 경청

상담의 가장 중요한 요소는 공감적인 접근 방식을 사용하고, 상담을 받는 환자의 말을 적극적으로 경청하고 어떤 말을 했는지 요약해주며, 환자가 이해하는 것을 체크하며 그가 들은 것을 알 수 있도록 반영하는 것을 포함한다. 이는 비단 심리치료적 상담에만 국한된 것이 아니다. 환자와 의사, 보호자와 의사, 또는 환자와 재활치료사(작업치료사, 물리치료사, 언어치료사, 사회복지사 등) 사이에 일어나는 짧거나 긴 모든 상담에 해당되는 요소이다. 이러한 상담에서 가장 중요한 것은 경청일 것이다. 환자들은 그들이 정서적으로 화가 난 상황에서도 누군가 자신의 이야기를 들어주기를 원한다. 진정한 공감은 환자에 대한 적극적인 경청에서 시작되는 것이다. 아래 표에는 경청과 관련된 중요한 요인들이 기술되어 있다(표 25-1).

2) 대화기법

환자와의 상담에서 무엇보다 중요한 것은 상담하는 사람의 경청이다. 환자들은 자신을 진정으로 이해해주는 사람이 없다고 자주 말한다. 이런 이유로 치료사가 환자의 말을 잘 경청해주면 환자는 자신이 이해 받는다고 느끼며, 자각의 확장을 통해 스스로 문제를 해결하기도 한다. 적극적 경청은 환자에게 온전히 집중하여 환자의 음성언어와 신체언어를 이해하는 것을 의미한다. 특히, 재활의 과정에서 이러한 적극적 경청은 중요하다.

2. 행동치료/행동수정

행동이란 인간이 행하고 말하는 것이다. 행동수정은 인간의 행동을 분석하고 수정하는 심리학의 한 분야이다. 학습이론과 밀접한 관련이 있으며 반복된 학습과 이를 실생활에 적용하는 훈련을 중요시하는 재활치료에서 가장 널리 이용되는 심리기법이다. 행동수정은 운동치료와 같은 재활 프로그램에의 순응, 손상이나 외상

표 25-1. **경청과 관련된 중요 요인들**

언어적/비언어적 경청. 상담에서는 환자의 말에 경청하는 것이 가장 중요한 기술이다. 쉽지 않지만 언어적 비언어적 방법을 모두 이용하여 환자의 말을 적극적으로 경청하는 것은 환자와의 대화를 도울 것이다.
이해하는 것에 대한 확인. 환자의 말을 듣고 이해한 바를 환자도 알 수 있도록 하라. 만약 상담하는 사람이 환자가 말하려고 하는 바를 이해하지 못한다면, 이를 환자에게 표현하고 무엇이 문제인지에 대한 설명이 더 필요하다고 제안하는 것이 중요하다. 이해하지 못했음에도 환자의 말을 이해하는 척 하는 것은 아무런 도움이 되지 않는다.
집중. 환자가 상담자에게 무엇을 말하려고 하는지에 집중하라. 환자가 말하는 것뿐만 아니라 어떻게 행동하고 있는가에 초점을 맞추어라.
심리적 괴로움에 대한 인정. 만약 환자가 심리적으로 괴로워하거나 울고 있다면, 환자의 이러한 괴로움을 막거나 피해서는 안된다는 것을 알아야 한다. 물론, 환자들은 안심 받기를 원하지만 그들이 경험하는 심리적 괴로움 또한 인정받고 적절한 것이라는 것을 알고 싶어 한다.
개방적인 신체적 태도. 환자와 상담을 할 때는 적절하게 눈맞춤을 하고, 개방적인 자세를 유지하려고 하여 환자의 문제에 관심이 있으며 대화를 하려고 한다는 것을 느끼게 하라.

으로 상실한 기술을 대체할 수 있는 새로운 기술의 교습, 문제 행동 감소, 만성통증 관리지원, 기억력 향상 등 재활에도 사용되고 있다.

두려움 및 불안 문제를 해소하기 위한 몇 가지 행동치료적 방법들을 알아보고 적용하는 것은 환자의 심리적인 안정을 돕는데 도움이 될 수 있다. 이러한 방법들에는 이완훈련, 체계적 탈감법, 실제 상황 탈감법 등이 있다.

1) 점진적 근육이완 (Progressive muscle relaxation, PMR)

이완훈련은 두려움과 불안 문제를 구성하는 자율적 각성의 경험을 감소시키는 방법이다. 신체의 각 부위 별로 긴장상태와 이완상태를 번갈아 가며 반복함으로써 근긴장도 이완을 유도하는 것이다. 점진적 근육 이완법(progressive muscle relaxation, PMR)은 1930년대에 Jacobson에 의해 최초로 개발되었는데 이 기법은 만성통증 환자들의 불안을 크게 감소시켜 주기 때문에 효과적인 치료법으로 주목을 받았다. 그 이유는 불안은 통증을 증가시키기 때문에 불안이 감소되면 통증도 감소된다는 견해 때문이다. 점진적 근육 이완훈련의 효과는 통증을 매개하는 신체적 과정에 직접 영향을 미쳐 경직된 근육을 풀어주고 혈액의 흐름을 촉진시켜 통증을 감소시킨다. 이 훈련의 효과를 더욱 높이기 위해서는 먼저 신체의 각성수준이 낮은 상태가 될 수 있도록 한다. 이를 위해서는 호흡을 잘 통제해야만 한다. 신체의 주요 근육들을 체계적으로 긴장하고 이완시키며, 근육의 긴장과 이완은 근육들을 처음의 상태보다 이완시켜 준다.

방법은 각 근육들을 긴장시키는 방법을 먼저 학습한 후 이완절차를 시작하게 된다. 환자는 편안한 의자에 앉아 신체적으로 안락한 상태를 유지한다. 머리를 지탱해 주는 편안한 의자가 있으면 더욱 좋으며, 발은 바닥에 붙이는 게 좋다. 바닥에 누운 상태로 시도할 수도 있다. 이완훈련은 조용한 방이나 환자의 주의를 산만하게 만들지 않는 장소에서 진행되어야 한다. 다음으로 환자는 눈을 감고 각 근육군들을 긴장하고 이완시킨다. 환자는 손과 팔부터 시작하여 5초 동안 근육을 강하게 긴장시킨 후 빠르게 이완시킨다. 환자들은 5-10초 동안 각 근육군에서의 긴장수준을 낮추는데 초점을 둔 후, 다음 근육군(다른쪽 손과 팔)으로 이동한다. 이러한 방식으로 모든 근육군들이 긴장·이완될 때까지 반복하며 모든 근육군을 이완했으면 심호흡을 계속한다. 근육이 긴장된 이후 이완되는 것은 환자를 기분 좋게 만들어 준다. 절차가 끝나면 근육들이 이완연습을 시작할 때보다 긴장감이 감소되고 더 이완하게 된다. 표 25-2와 같은 순서로 근육의 긴장과 이완을 반복해서 연습하면 된다.

표 25-2. **점진적 근육이완의 근육군**

손, 팔
머리, 얼굴
가슴, 등, 어깨
배, 엉덩이
다리, 발

2) 횡격막 호흡(Diaphragmatic breathing)

또 다른 이완연습 중 하나인 횡격막 호흡은 심호흡(deep breathing) 또는 이완호흡(relaxed breathing)이라고 부르기도 한다. 이 호흡에서는 숨을 들이쉴 때마다 횡격막 근육을 사용하여 산소를 최대한 깊이 폐 속으로 들이 마신다. 불안이나 자율적 각성은 대부분 얕고 빠른 호흡을 수반하는데, 횡격막 호흡은 그러한 호흡을 더욱 이완된 패턴으로 바꾸어 불안을 감소시킨다.

불안을 감소시키기 위한 횡격막 호흡연습을 하기 위해서는 눈을 감고, 서거나 혹은 편안한 자세로 누워서 폐 속이 공기로 가득 찰 때까지 3-5초 동안 천천히 숨을 내쉰다. 숨을 내쉴 때 횡격막 근육이 복부를 팽창시킨다. 그러고 나서 3-5초 동안은 천천히 숨을 들이마신다. 숨을 들이마실 때 횡격막 근육은 복부를 들어가게 한다. 숨을 들이쉬고 내쉬면서 호흡할 때 수반되는 감각에 초점을 맞추게 된다. 이러한 감각들에 주의를 기울이면 자연스럽게 주의가 전환되어 불안을 야기하는 생각들을 덜 하게 된다. 연습기간 동안뿐만 아니라 실제 불안을 야기하는 상황에서도 심호흡을 통하여 높아진 각성 수준을 감소시킬 수 있다.

3) 주의집중 연습(Attention-focusing exercise)

주의집중 연습은 불안을 야기하는 자극에서 중성적이거나 유쾌한 자극으로 주의를 옮겨 이완을 하는 방법이다. 명상(meditation), 유도심상(guided imagery), 최면(hypnosis)은 모두 주의집중과 주의의 전환을 통해 이완하는 방법이다. 명상에서는 시각적인 자극이 나 청각적인 자극 또는 운동 감각적 자극에 주의를 기울 인다. 예를 들어, 한 대상을 뚫어지게 바라보거나 낱말의 소리와 같은 반복적인 주문에 주의를 집중하거나 자신의 호흡운동에 집중한다. 명상연습 중에 대상, 주문 혹은 호흡에 주의를 집중할 수 있게 되면 불안을 야기하는 자극에 주의를 두지 않을 수 있다.

유도심상이나 시각화(visualization) 연습에서는 마음을 편안하게 해줄 수 있는 시각적 이미지, 기분 좋은 장면 또는 이미지를 보거나 상상한다. 각 개인은 편안하게 느낄 수 있는 시각적 이미지에 대해 이야기를 나눈 뒤 눈을 감고 이를 좀 더 자세히 상상할 수 있도록 치료사가 도와준다. 또는 장면이나 이미지를 묘사하는 녹음테이프나 심리치료사의 말에 주의를 기울인다. 환자는 편안하게 앉거나 누운 자세로 눈을 감고 그 장면을 상상하게 된다. "초원에 누워있는 모습을 상상해 보세요. 귀에서는 풀벌레 소리가 들리고 꽃 향기가 코 끝에 맴돕니다. 하늘에는 뭉게구름이 두둥실 떠다니고..."와 같이 이미지를 만드는 풍경, 소리, 냄새를 묘사한다. 묘사할 수 있는 장면들이 자세할수록 장면을 완전하게 상상할 수 있을 것이고 불안을 야기하는 사고나 이미지를 없애기 쉬울 것이다.

4) 체계적 둔감법(Systematic desensitization)

체계적 둔감법은 Joseph Wolpe에 의해 개발된 절차로 두려움을 야기하는 자극을 상상하는 것을 이완에 이용한 것이다. Wolpe는 환자가 불안을 일으키는 장면을 점진적으로 묘사하는 것을 상상하면서 이완하는 것을 학습하여 두려움 반응을 감소시킬 수 있다고 했다. 중요한 것은 두려움을 유발하는 자극을 상상하면서도 이완 반응을 유지하는 것이다. 이 과정에서 이완반응이 두려움 반응발생을 억압하거나 금지한다.

체계적 둔감법 절차의 사용에 중요한 세 단계는 다음과 같다.

- 환자는 앞서 기술된 절차들 중 하나를 이용하는 이완 기술을 학습한다.
- 치료사와 환자는 두려움을 유발하는 자극의 위계를 만든다.
- 치료사가 위계에 따라 장면을 묘사하는 동안 환

자는 이완기술을 연습한다.

환자가 위계에 따라서 모든 장면을 상상하는 동안 이완반응을 유지할 수 있으면 체계적 둔감법을 마치게 된다. 그러면 환자는 실제 삶에서 두려움을 야기하는 자극과 직면하더라도 두려움 반응(불안과 회피반응)을 스스로 통제할 수 있게 된다.

(1) 위계 만들기

환자가 이완절차를 학습하게 되면 치료사와 환자는 두려움을 유발하는 자극을 위계화한다. 환자는 두려움 평가척도를 사용하여 두려움 자극과 관련된 다양한 상황에서의 두려움 정도를 확인한다. 두려움 평가척도를 주관적 불쾌단위(subjective units of discomfort scale, SUDS)라고 한다. 0–100까지의 점수가 있는데, 0은 두려움이나 불안이 전혀 없음을, 100은 두려움이나 불안이 최대임을 나타낸다. 예를 들어, 집으로 퇴원하는 것을 불안해하는 환자가 퇴원 후 집에서 일상적인 활동을 하는 것을 100으로 평가하여 자신이 상상할 수 있는 최대의 두려움으로 보고할 수 있다. 병원에서 50 m 정도 떨어져 있을 때의 두려움은 50, 병원 출입문을 나서는 것은 30, 그리고 병실 침대에 앉아 있는 것, 즉 두려움이 하나도 없는 상태는 0으로 평가할 수 있을 것이다. 위계는 점진적으로 두려움을 야기하는 10–20가지의 다른 상황을 환자가 확인하여 완성한다. 두려움을 유발하는 상황은 두려움 수준의 전 범위에서 일어날 수

표 25-3. 불안위계표 예시

병원을 떠날 때의 두려움
0. 병실 침대에 누워 휴식을 취하고 있는 것
10. 혼자서 엘리베이터를 타고 병원 1층으로 가는 것
20. 병원 로비에서 출입구로 가는 것
30. 출입구를 통과하여 밖으로 나가는 것
40. 병원 건물 밖으로 나가서 병원에서 멀어지는 것
50. 병원에서 50m 정도 떨어진 도로
60. 상점에 들려서 물건을 고르는 것
70. 상점에서 필요한 물건을 구매하여 계산하는 것
80. 구매한 물건을 들고 상점을 나와 집을 찾아 가는 것
90. 집으로 들어가서 구매한 물건을 필요한 장소에 옮겨 놓는 것
100. 혼자서 집안의 필요한 일들을 수행 하는 것

있으므로 상황의 위계점수는 낮거나 보통이거나 높을 수 있다. 표 25-3은 체계적 둔감법에 사용되는 위계의 예시를 보여 준다.

(2) 위계를 통한 진전

치료사와 함께 이완기술을 진행하고 위계를 구성한 후, 환자는 체계적 둔감법과 위계를 통한 진전을 시작하게 된다. 치료회기를 시작할 때, 환자는 이완연습을 한다. 환자가 이완상태가 되었음을 치료사에게 알리면 치료사는 불안을 거의 만들지 않는 위계에서의 첫 장면을 묘사한다. 환자는 이완을 지속하면서 그러한 장면을 상상한다. 환자가 이완을 유지하면서 그 장면을 상상하는 것을 성공하면 위계의 다음 단계로 넘어간다. 환자는 다시 한 번 이완 반응을 유지하면서 장면을 상상한다. 환자가 확실히 이완반응을 유지하면서 그 장면을 상상할 수 있도록 하기 위해 치료사는 한 장면을 몇 번 반복해야 한다. 그리고 나서 치료사는 이전 장면보다 불안을 조금 더 야기하는 위계의 다음 장면을 묘사하고, 환자는 이완을 유지하면서 그 장면을 상상한다. 이 과정은 환자가 위계에 있는 모든 장면에서 이완을 유지할 수 있을 때까지 여러 번의 치료회기 동안 계속된다.

5) 행동계약(Behavioral contract)

행동계약은 한쪽이나 양쪽에서 구체화한 표적행동을 이행할 것을 서면으로 동의하는 것이다. 재활치료 중 한 가지 예는 의사 또는 재활치료사가 환자와의 관계에서 행동에 대한 어떤 계약을 체결하여 긍정적 행동과 부정적 행동의 결과로 어떤 보상이나 처벌을 받을 것인지 사전에 동의하여 시행하는 것이다. 이러한 행동계약에서 목표가 되는 표적행동을 명확하게 정의하고, 표적행동을 어떻게 측정할지에 대한 구체적인 진술이 포함되어야 한다. 또한 행동이 수정되어야 할 시기와 강화와 처벌에 대한 동의 등도 포함되어야 한다(표 25-4).

6) 기술기반 접근법

새롭게 개발된 기술을 활용하여 환자들이 치료 과정

표 25-4. 행동계약서

행동계약서
날짜 : 부터 까지
돌아오는 주말까지 다음 일에 동의한다.
매일 아침 사용한 세면도구는 내가 정리하겠다.
매일 저녁 15분 이상 산책을 하겠다.
치료사가 내주는 숙제를 하겠다.
부인에게 간병을 해주어 고맙다고 이야기 하겠다.
토요일까지 이 일을 하면 일요일 점심때 외출하여 부인과 함께 외식을 할 수 있다.
서명 : ____________________ (환자),
____________________ (치료사)

에 더 적극적으로 참여하도록 유도하는 방법이다. 이 접근법은 가상현실(VR), 모바일 앱, 웨어러블 기기를 포함한 최신 기술을 활용할 수 있다. 최신기술을 통한 피드백은 환자가 치료에 대한 동기를 부여하는 데 긍정적인 영향을 미친다. 특히 가상현실 기술을 활용한 재활치료는 환자의 동기 부여 및 치료 참여도를 높이는데 효과적이라는 결과들이 보고되었다. 기술을 이용한 피드백은 환자가 치료과정을 더 잘 이해하고 재활치료에 더 적극적으로 참여하는데 도움이 된다.

3. 인지치료

인지치료는 Aron T. Beck에 의해 우울증의 치료법으로 개발된 구조화되어 있고, 단기적이며, 현재 지향적인 정신치료이다. 인지치료는 사람들이 인지, 기분, 동기 및 행동적 반응의 조합을 통해 생활사건에 반응한다는 성격이론에 기초하며, 이러한 반응은 개인의 과거 학습에 기반을 두고 있다. 인지치료의 기본적 목표는 환자가 보다 효과적으로 기능하고 당면한 현재 문제를 해결하도록, 역기능적인 사고와 행동을 수정하는 것이다. 우울증 치료를 목적으로 개발된 인지치료는 우울증을 비롯하여 불안, 분노, 자신감 상실 및 성격적 문제 등과 같은 다양한 심리적 문제에도 적용할 수 있는 효과적인 중재방법으로 확장되었다. 또한 원래는 개인치료를 위한 것이었지만, 커플, 가족, 집단치료에도 사용되고 있으며, 약물 치료와 병행하여 사용될 수 있으며 입원과 외래환자를 위해서도 적용이 가능하다.

인지치료가 가장 효과적인 환자는 적절한 현실검증력을 가지고 있으며 보통 수준의 주의력과 기억력을 가진 사람이다. 장애를 가진 환자들의 경우 신체적인 상실로 인해 일반인들에 비해 심리적인 어려움이 더욱 깊을 수 있지만, 인지치료는 재활치료 중에 있는 환자의 우울 증상을 다루는데도 효과적일 수 있을 것이다.

1) 부적응적 사고의 수정 (Changing maladaptive thoughts)

부적응적 사고들은 정확하고 논리적이며 심지어는 굉장히 현실적인 것처럼 보인다. 그러나 이러한 생각에 집착하면 부정적 기분, 행동, 생산적 사고의 저해, 행동 기능상의 장애 등이 초래된다. 이러한 가정들은 부적응적이며 비생산적이고 환자들에게 도움이 되지 않는다. 인지치료적 기법들을 통해 환자들은 일상생활에서 의식하지 못했던 다양한 부적응적 사고를 확인하고 수정할 수 있다. 부적응적 사고는 자동적으로 일어나는 다양한 부정적 자동적 사고와 관련이 있으며 환자가 적응하는데 역기능적으로 작용한다. 다양한 인지치료 기법이 환자의 부적응적 사고나 비효과적 인지 도식을 발견하여 변화시키는데 사용된다. 여기서는 환자의 부적절한 사고 패턴을 돕는데 자주 사용되는 기법들을 살펴보고자 한다.

(1) 탈파국화(De-catastrophizing)

"만약 ~하면, 어떤 일이 일어날까? (what-if)"란 기법이다. 환자는 일어나지 않을 것 같은 어떤 결과를 상상하며 매우 두려워할 수 있다. 이러한 두려움을 what-if의 기법을 이용하여 다루면 두려운 결과에 대해 준비하는 데 도움을 주어 두려움을 경감시키고 결과가 현실이 되었을 때 수용하는데 도움을 준다.

(2) 재귀인기법(Reattribute)

환자로 하여금 사건에 대한 다른 대안적인 원인을 고려해보도록 함으로써 자동적 부정적 사고를 검증하게 하는 방법이다. 환자는 상황이나 사건에서 자신의 책임이 없는 경우에도 그 사건의 책임을 자신에게 귀인시켜 "내 책임이야"라고 생각하여 스스로를 비난하거나 죄책감을 가지거나 우울감을 느낄 수 있다. 재귀인 방법을 통해 환자가 고통스러워하는 상황에서 발생된 모든 요인들에 대한 검증을 하도록 하여 현실검증과 적절한 책임 할당을 할 수 있도록 촉진시킨다.

(3) 흑백논리(All–or–nothing thinking) 도전하기

환자는 가끔 어떤 일들을 완전한 실패 아니면 대단한 성공과 같은 극단적으로 구분하는 흑백논리로서 기술한다. 예를 들어, 자신이 완벽하게 걷지 못하면 자신의 인생은 끝이라고 생각하는 환자를 생각해볼 수 있다. 이러한 경우 이분법적 범주화를 연속선상의 측정으로 변화시킨다. 이렇게 하면 걷기는 어느 정도의 다양성에서 보일 수 있다. 환자는 연속선상에서 자신의 위치를 확인하는 것을 통해 흑백논리나 이분법적 사고와 같은 인지적 왜곡에서 비롯된 파국적 해석에서 벗어나고 심리적 고통도 경감될 수 있을 것이다.

2) 인지 예행연습: 심상의 활용

인지영역은 사고와 심상으로 구성되어 있으며, 일부 환자들에게는 사고보다 심상이 더 접근하기 쉽고, 환자 스스로 보고하기에도 용이하다. 특히, 환자가 불안을 주요증상으로 나타내고 있다면 심상을 활용한 접근이 도움이 될 것이다. 심상을 활용하여 즐겁게 행동한 장면을 떠올려 불쾌한 자극과 감정으로부터 일시적으로 멀어질 수 있다. 또는 심상을 통해 현실적 혹은 이상적인 행동이나 상황을 수행하는 것을 마음 속으로 영상화할 수 있으며, 이는 연습을 통해 학습이 가능하다. 심상을 통한 인지 예행연습은 재활치료과정에도 유용하게 적용될 수 있다.

치료사는 심상을 활용하여 재활치료의 시연, 치료과정의 자극, 문제에 대한 대처 전략들을 연습하는 것을 도울 수 있다. 모든 심상을 활용한 인지 예행연습에서는 환자의 심상시각화를 촉진시키기 위하여 환자와 치료자의 라포형성과 더불어 긴장이완법을 전제조건으로 한다. 앞서 행동치료에서 살펴보았던 이완훈련을 활용하여 환자가 최대한으로 이완된 상태에서 시작하여 선명하고 구체적인 이미지로 심상을 재구성한다. 환자가 주변의 방해를 받지 않을 수 있는 독립되고 조용한 공간에서 상상에 도움이 되는 모든 감각들을 활용하도록 한다. 환자가 재활치료 중인 경우에는 두려움 없이 재활치료에 임하는 모습, 스스로 통증을 인내하고 조절하는 모습, (편마비 환자의 경우) 마비된 팔과 다리를 치료받는 모습, 퇴원 후 일상생활을 수행하는 모습 등을 심상기법을 활용하여 상상해볼 수 있다. 표 25-5는 심상기법을 활용하여 환자의 불안을 감소시키는 대화내용을 담고 있다.

인지치료에서는 자동적 부정적 사고와 부적응적인 가정을 수정하기 위해 행동적 기법을 사용한다. 모든 인지치료 기법들이 그러하듯 행동기법도 환자의 사고, 행동, 기분에 영향을 주고자 하는 것이다. 특히, 부적응적 신념을 확인하고 이를 합리적이고 적응적인 방식으로 수정하고 새로운 학습을 증진시키기 위한 목적으로 사용한다. 환자는 행동기법을 통해 자신의 부적응적 자동적 사고에 기반한 결과를 예상하고 치료시간에 합의했던 행동을 수행하며, 이전에 행동해왔던 방식과 다르게 행동하였을 때의 결과를 새로운 관점에서 평가를 한다. 행동기법을 인지치료의 관점에서 사용하는 것은 환자의 인지변화에 초점을 두고 이를 변화시키기 위한 목적으로 사용되는 것이기 때문에 각 행동실험을 마쳤을 때마다 다 환자의 지각, 생각 그리고 결론에 대해서 나누는 것이 매우 중요하다.

(1) 과제

과제는 인지치료에서 필수적인 것이다. 치료사는 환자가 치료실에서 학습한 인지적 원리를 치료실 밖에서도 적용하여 인지적, 행동적 변화가 일어날 수 있는 기

표 25-5. **치료장면에서 심상의 적용**

치료사:	운동치료 시간에 마비된 팔과 다리를 치료를 받는 것이 매우 괴로울 거라고 예상하는군요.
환자:	예
치료사:	치료시간에 환자분이 스스로 대처하는 모습을 이미지로 떠올려 보면 어떨까요? 불안이 높아지는 기분이 처음으로 든 것은 언제입니까?
환자:	운동치료실을 가기 위해 병실에서 준비를 할 때요.
치료사:	그때 마음에 떠오른 것은 어떤 것입니까?
환자:	내가 다리를 제대로 못 움직여서 결국은 넘어지고 마는 장면이 떠올라요.
치료사:	언제 그렇게 될 것 같다는 생각이 들었지요?
환자:	운동치료 중에요.
치료사:	좋아요. 그 상황에서 무엇을 해 볼 수 있을까요?
환자:	호흡을 가다듬고, 지난주 치료시간에 연습 했었던 것을 떠올려 볼 거에요.
치료사:	좋습니다. 그런 다음에는요?
환자:	마음이 조금 편해졌어요.
치료사:	좋습니다. 그렇게 하는 당신의 모습이 보이나요?
환자:	예.
치료사:	그리고는요?
환자:	처음보다는 불안한 마음이 조금 나아졌지만 아직 불안해요.
치료사:	지금 어떤 생각이 마음에 떠오르나요?
환자:	어제 운동치료시간에 연습한대로 하지 못하면 어떡하지? 이대로 영영 걷지 못하게 되면 어떻게 하지?
치료사:	치료에 들어가기 전에, 이전에 만든 대처 카드(불안할 때에는 치료사에게 "잡아주세요"라고 먼저 말하기)를 읽는 모습을 상상할 수 있겠습니까? 그것을 주머니에서 꺼내서 읽고, 심호흡을 하는 모습을 상상할 수 있습니까?
환자:	예. 약간 도움이 돼요.
치료사:	자, 이제는 시간을 뛰어넘어 상상을 해 보겠습니다. 운동치료를 모두 마치고 병실로 돌아왔습니다. 지금은 기분이 어떠한가요?
환자:	좀 나아졌어요. 걷는 것이 조금 불안했지만 무사히 마쳤다는 기분이 들어요.

회가 연장되기를 바란다. 적절한 과제를 제공하고 과제를 수행한 경험에 대해 치료시간에 나누는 것은 환자가 자기관찰(자신의 생각, 행동, 기분 등), 자기점검, 자신의 생각이나 믿음을 검증하고 수정하며 시간을 효율적으로 사용하는 기회를 제공한다. 자동적 비합리적 사고를 수정하는 방법들을 연습하여 치료의 효과를 높여준다.

과제는 각 환자에게 알맞도록 조정되고 상호협의에 의해 정하며 치료의 목표에 따라 설정한다. 환자에게 과제를 제안하기 전에, 환자의 개인적인 특성, 독해능력, 과제를 수행하려는 동기, 인지능력과 현실적인 제약(입원 상황, 신체적 기능의 제한 등)에 대한 고려가 필요하다. 전형적으로 사용하는 과제들에는 행동활성화, 자동적 비합리적 사고의 감찰, 독서요법, 치료시간에 대한 검토, 다음 치료시간에 대한 준비 등이 있다.

(2) 행동실험

환자의 생각이나 가정의 타당성을 검증하기 위한 방법으로, 단독으로 사용하거나 소크라테스식 문답법과 함께 사용할 수 있다. 이러한 행동 실험은 치료실에서 이루어질 수도 있고 치료실 밖에서 이루어질 수도 있다. 환자가 자신의 말이나 행동에 대한 결과를 부정적으로 예상을 하는 경우 한 주 동안, 또는 다음 치료 전까지 예상되는 지점을 검증해보도록 한다. 환자와 상의하여 언제, 어떻게, 어디서 예상을 검증할 것인지를 결정한다. 만약 환자의 부정적 예상이 현실로 일어난 경우에는 어떻게 반응할 것인지에 대해서도 질문을 통해 환자를 미리 준비시킬 수 있다.

다음은 의료진에게 질문을 하면 자신을 귀찮아 하며, 도와주지 않을 것이라는 가정을 가진 경우 행동 실험을 통해 검증해본 예이다.

- 검증해야 할 생각: 간호사가 나의 질문에 대답해 주지 않는다고 해서 나를 귀찮아 하는 것은 아니다. 굉장히 바쁘기 때문에, 나의 질문을 잊어버렸을 수도 있다. 또는 나의 질문을 들어주는 것이 매우 어려운 다른 상황이 있을 수도 있다.

행동실험 이후에는 '이 실험들로부터 무엇을 배웠는가?'에 대해 대화를 나누는 것이 중요하다(표 25-6).

(3) 활동 계획

활동 계획은 하루의 활동 동안 숙달 정도와 기쁨에

표 25-6. **행동실험 예시**

실험	예측	생길 수 있는 문제	문제를 해결하기 위한 전략	실험의 결과	검증하는 생각을 결과가 지지하는 정도
병동에서 간호사와 같이 있을 때 혈압을 측정해줄 수 있는지 물어보았다.	내가 질문을 하고 요구했을 때 간호사가 혈압을 측정해줄 것이다.	간호사가 지금은 바쁘니 조금 있다가 측정해주겠다고 할 수 있다.	만약 간호사가 잊어버린 것 같다면 다시 물어볼 수 있다.	혈압을 알고 싶다고 말하자 간호사는 나의 혈압을 측정해 주었다.	100%

대한 경험을 0–10점으로 환산하여 우울한 것이 일상이 된 환자에게 감정의 변화를 확인할 수 있게 한다. 더 이상 성취하거나 즐길 수 있는 것이 없다고 생각하는 환자들로 하여금 새로운 성취나 즐거움을 경험할 수 있도록 하며, 활동을 하는 것 자체만으로도 환자의 주의전환에 도움이 되어 우울감을 경감시키기도 한다. 만약, 환자가 자신의 성취 혹은 즐거움의 정도를 평가하는 데 어려움을 느낀다면 치료시간에 척도를 완성하거나, 척도를 '적다, 중간이다, 많다'로 바꾸어 작성해볼 수 있다 (표 25-7).

3) 감정 조절 치료

감정 조절 치료(ERT)는 불안과 우울증을 포함한 기분 장애를 가진 환자들을 대상으로 한 심리치료 접근법이다. 이 치료는 환자가 자신의 감정을 인식하고, 수용하며, 효과적으로 관리할 수 있도록 돕는 기법이다. 감정조절치료는 부정적인 자기 인식과 감정을 경험하는 방식에 초점을 맞추며, 이를 통해 환자가 감정을 더 건강하게 표현하고 처리할 수 있도록 한다. 치료 과정에서는 인지행동 기법을 결합하여 환자의 감정 조절 능력을 향상시키고, 장기적으로는 환자의 삶의 질을 개선하는 것을 목표로 한다.

4. 집단상담

집단상담(group counselling)은 두 명 이상의 환자들로 이루어진 모임에서 상호작용과 새로운 관계를 경험하고 이를 통해 자신을 되돌아보고 궁극적으로 보다 나은 정신건강의 증진과 개인의 발달을 위해 이용되는 상

표 25-7. **활동계획표 예시**

	1일	2일	3일
오전 9~10	작업치료 성취=2, 즐거움=3		
10~11	밖에서 산책 함 성취=1, 즐거움=2		
11~12	수중재활치료 성취=5, 즐거움=4		
오후 12~1	점심 식사 성취=1, 즐거움=2		
1~3	레크레이션 활동: 요리 성취=6, 즐거움=7		

담의 한 형태이다. 집단상담은 특히, 인간관계 훈련을 위한 상담에서 자주 활용되며, 재활치료에서는 심리사회적 문제의 예방과 적응, 교육, 훈련 및 정보제공을 위해 사용될 수 있다. 집단치료는 독특한 치료적 장점을 가지고 있다. Irvin D. Yalom은 최신 집단정신치료의 이론과 실제에서 집단 치료가 가지는 독특한 치료적 요인을 11가지로 나누어 설명한 바 있다. 희망을 심어주기, 보편성, 정보전달, 이타주의, 초기가족의 교정적 재현, 사회화 기술의 발달, 모방행동, 대인관계 학습, 집단 응집력, 정화, 실존적 요인 들이 포함된다.

집단상담의 치료적 요인들을 재활치료에서 집단상담에 적용하자면 환자들은 집단을 통해 자기들만이 유독 비참하지 않다는 경험을 하게 된다. 집단에서는 더이상 자신들이 혼자가 아니며 그들이 느끼는 감정과 유사한 감정을 타인들도 느끼고 있다는 것을 깨닫게 되며 상당한 위안을 얻기도 한다.

환자들은 다른 환자들의 회복을 가까이에서 지켜보면서 그들 또한 좀 더 나아질 것이며 치료가 큰 도움이 될 것이라는 기대를 가지게 된다. 이러한 희망은 환자들이 재활치료에서 경험하는 심리사회적 문제들을 치료하는데 있어 매우 중요한 일이다.

집단상담에서 치료사나 다른 환자들이 제공하는 충고, 제안 또는 치료자의 정신건강에 대한 교육 등이 일어난다. 환자들은 자신과 비슷한 환자들로부터 더욱 잘 배운다. 특히, 집단을 통해 자신들의 치료에 유용한 정보를 얻고 용기를 내어 새로운 시도를 해보기도 한다는 의미에서 집단은 재활치료적 유용성이 크다고 할 수 있다. 환자들은 재활치료를 받으면 오랜 시간 자기 스스로를 가족인 주변 사람들에게 부담을 주는 사람으로 생각하여 의기소침해져 있는 경우가 많다. 집단에서 환자들은 주는 행동을 통해 자신도 남들에게 도움이 될 수 있는 존재라는 것을 경험하고 생기를 되찾고 자아존중감을 회복한다.

마지막으로 집단은 환자들이 장애를 가지게 된 이후 사회적 상호작용을 연습할 수 있는 가장 안전한 장소일 수 있다. 많은 환자들이 병전 사회적 관계를 다시 시작하는데 부담을 느낀다. 집단상담을 통해 환자들은 새로이 사회적 관계를 맺는 연습을 시도하고 피드백을 통해 이를 더욱 적응적인 형태로 변화시킬 수 있으며 나아가 퇴원준비를 위한 연습을 시도해볼 수도 있다.

집단의 구성은 보통 성인집단의 경우 집단지도자 1명에 그룹원 8–12명이 이상적이다. 그룹원이 그 이상이 되면 그룹원 간의 상호작용을 위한 충분한 기회가 제공되지 않을 수 있다. 회기와 빈도는 보통 일주일에 1–2회, 성인의 경우 1회에 1.5–2시간 정도가 적합하다. 재활치료의 상황을 고려하였을 때, 입원환자의 경우 이미 환자들이 많은 재활치료를 받고 있기 때문에 1주일에 2회 45분–1시간으로 자주 만나는 것이 효율적이다. 집단상담의 주제로는 상실에 대한 감정 표현하기, 무능력에 대한 분노, 슬픔과 불안감 표현하기, 삶의 의미 찾기, 삶의 질 향상, 장애로 발생할 수 있는 상황 훈련하기, 사회적 상호작용 훈련 등이 포함될 수 있다.

5. 가족상담

재활치료는 단순히 의학적인 개입에 국한된 것이 아니다. 질환 이후에 발생하는 장애는 환자 개인과 가족, 개인이 속한 사회에 영향을 미친다. 특히, 장애로 인한 심리적 충격과 어려움은 환자만 경험하는 것이 아니다. 가족들도 심리적 어려움과 부담감, 경제적인 손실 등을 경험하면서 전반적인 삶의 질이 저하되기도 한다. 실제로 척수손상 환자의 이혼율은 일반인에 비해 높다. 그러므로 재활치료의 시작과 끝은 환자와 환자가 속한 가족 모두를 포함하여 이루어져야 한다. 재활치료 초기에 가족이 경험하는 혼란과 위기, 심리적 어려움에 대한 세밀한 평가가 이루어져야 하며 지지체계를 구축해주는 것은 장기간의 재활치료 기간 동안 버팀목이 될 수 있다.

가족들도 환자 이상으로 충분히 어려운 시간을 보내고 있다는 것을 이해할 필요가 있다. 그들은 환자에 대한 죄책감을 가지며 간병을 하기도 한다. 이에 대해 의료진이 이해하고 있으며 언제든지 가족들의 생각이나 느낌을 표현할 수 있도록 기회를 주어, 의료진을 믿고 언제든지 도움을 받을 수 있도록 느끼게 해주어야 할 것이다.

재활치료 과정 중에는 환자와 가족, 또는 가족과 의료진의 의견이 일치하지 않는 경우가 발생할 수 있다. 이러한 경우 환자와 가족, 의료진이 모두 함께 참여하는 가족상담을 진행하는 것이 도움이 될 수 있다. 가족상담에서 가장 중요한 것은 경청이다. 서로의 의견을 적극적으로 경청하고 최종적으로 모두가 원하는 치료적 향상을 위해 의견을 조율해 나가는 방향으로 조정을 해야 한다. 간혹 가족의 간병을 당연한 것으로 여기며 요구만 하는 환자나, 환자에게 지나치게 무관심하고 회피하는 가족, 지나치게 과잉 보호적인 가족들로 인해 재활치료의 진행에 어려움이 발생하는 경우가 있다. 이런 경우 가능하다면 환자와 주요 가족구성원이 함께 참석한 상담을 통하여 서로의 이야기를 들어보는 것이 도움이 될 수 있다. 평소에는 하지 못했던 이야기를 하는 것만으로도 상대를 더욱 이해할 수 있으며, 효과적으로 의사소통하는 방식을 상담에서 배움으로써 심리적 부담을 주는 관계에서 탈피할 수 있을 것이다. 추가적으로 환자의 상태에 따른 적절한 간호와 도움이 되는 행동들에 대한 교육, 위생교육 등을 실시하는 것도 필요하다.

6. 다학제 협력

기분 및 동기장애 재활에서 다학제 협력은 환자의 다양한 문제를 효과적으로 해결할 수 있다. 예를 들어, 우울증이나 불안장애를 가진 환자의 경우 심리치료를 통한 정서적 지원을 제공하고 작업치료를 통해 일상 활동에 참여할 수 있도록 동기를 부여하고, 물리치료를 통해 신체활동을 증진시켜 증상을 개선할 수 있다. 다른 재활의학 분야와 마찬가지로 다학제 협력을 통한 통합적 접근은 환자의 신체적, 정신적 건강을 모두 향상시키는 데 도움이 된다.

Ⅲ 직업복귀 또는 취업

인간은 기본적으로 사회적인 소속감을 가지며, 자아를 실현하고자 하는 욕구를 가지고 있다. 직업은 이러한 인간의 욕구를 충족시켜주는 한 방법이 될 수 있다. 단순히 경제적인 부분을 해소해주기도 하지만 한 인간으로서 사회에 소속되어 있다는 안정감을 제공해주며, 나아가 자신감과 자아존중감을 높여준다. 환자들은 그들의 직업에 대한 흥미나 관심을 잃지 않으며 이전 직장으로 복귀를 희망하는 경우가 많다. 환자가 이전의 직업으로의 복귀, 또는 새로운 직업을 가지기를 원한다면, 의사, 물리치료사, 작업치료사, 언어치료사, 심리학자, 사회복지사를 포함한 전문가 집단의 평가 결과를 토대로 직업 복귀의 가능성 여부와 시기, 직업복귀를 위해 우선시되어야 할 치료적 방향 등을 상담할 수 있다. 이전 직장으로 복귀할 수 있는 신체적 능력에 대한 정확한 평가와 조언이 도움이 될 것이다. 필요한 경우 사업장에 방문하여 고용주와 상담을 하는 것도 심리학자와 사회복지사의 중요한 역할이다. 척수손상 환자의 경우 신경학적 부위에 따라 다양한 직종에 참여가 가능하기 때문에 적절한 직업상담은 향후 환자들이 사회의 일원으로 돌아가는데 큰 영향을 미칠 수 있다. 직업생활에 영향을 미칠 수 있는 의학적 상태에 대한 이해와 이를 예방하는 교육을 통해 직업복귀를 준비하는 것도 재활의 중요한 부분이 될 것이며, 환자가 새로운 삶의 목표를 세우는 계기가 될 수 있다.

Ⅳ 치료적 보호 요인

뇌졸중 이후 회복과 재활에 영향을 미치는 중요한 요 인들에 대해 생각할 때 손상과 장애의 관계를 이해하는 것이 중요하다. 손상은 신체적 또는 해부학적 구조 또는 기능의 어떠한 손실 또는 이상을 말하며, 장애는 정상적인 사람으로 간주되는 방식이나 범위 내에서 활동을 수행하는 능력의 제한이나 부족을 의미한다. 전자는 기관(organ)의 장애를 의미하며, 후자는 개인의 장애인 수준을 의미한다. 이러한 방식으로 생각하면, 손상과 장애가 직접적인 관련이 있는 것은 아니며, 동일한 사건에도 사뇌졸중 이후 회복과 재활에 영향을 미치는 중요한 요인들에 대해 생각할 때 손상과 장애의 관계를 이해하는 것이 중요하다. 손상은 신체적 또는 해부학적 구조 또는 기능의 어떠한 손실 또는 이상을 말하며, 장애는 정상적인 사람으로 간주되는 방식이나 범위내에서 활동을 수행하는 능력의 제한이나 부족을 의미한다. 전자는 기관(organ)의 장애를 의미하며, 후자는 개인의 장애인 수준을 사람들은 굉장히 다르게 반응할 수 있다는 것을 이해하는 것이 중요하다. 이러한 예는 우울증의 사례들에서 살펴볼 수 있다. 우울증의 심각도는 신체적 손상과 직접적인 연관성을 가지고 있는 것은 아니다. 뇌졸중 이후 굉장히 적은 신체적 손상이 일어난 환자가 뇌졸중 이후 꽤 심각한 정도의 신체적 손상이 일어난 환자보다 더욱 우울해할 수 있다.

자기 효능감, 내적 통제감, 낙관성과 같은 감각이 높은 것은 환자 스스로 자신의 행동과 삶의 방향에 영향을 줄 수 있다고 믿게 한다. 이러한 요소들은 재활치료에서 긍정적인 치료적 요인으로 작용한다. 그러나 이러한 감각들은 재활치료가 길어지면서 점점 줄어들기도 한다. 매일 매일의 치료적 도전 앞에 환자들은 스스로의 통제감과 효능감을 지켜나가는데 실패하기도 한다. 이러한 실패는 부적응적인 행동, 무력감, 동기상실 등으로 나타나며 재활치료에 부정적인 영향을 미치게 된다. 그러므로 환자가 가지고 있는 치료적 요인과 잠재된 위험 가능성에 대한 적절한 평가를 하고 이에 대한 세심한 관리를 하는 것이 필요하다(표 25-8).

우리는 이번 장을 통해 재활치료에서 환자들이 경험하게 되는 심리적 문제를 살피고 개입하는 다양한 심리학적 치료 방법들도 알아보았다. 환자들이 매일 재활치료를 통해 신체기능을 향상시키고 도움이 되는 방법을 학습하듯이 의사, 간호사, 치료사 및 사회복지사와 같은 환자의 재활치료에 중요한 역할을 담당하는 의료진도 환자의 심리적 문제를 살피고 개입하는 방법을 숙지하고 있는 것은 중요하다. 재활치료는 환자의 치료에 개입된 전 스텝들이 유기적인 관계를 맺고 환자를 포괄적으로 평가하고 접근하여야 보다 효과적인 치료의 결과를 낳을 수 있기 때문이다. 특히, 행동치료에서 소개된 기술들은 재활치료에서 유용하게 사용될 수 있다. 환자들이 질환 발생 이후 긴 시간을 병원에서 치료를 받으면서도 기능이 향상되지 않거나, 병원에서만 생활을 하려고 하는 이면에는 일상으로 돌아가기를 두려워하

표 25-8. 재활치료에 영향을 미치는 보호 요인과 위험요인

환경		사회/개인		심리/신체	
보호요인	위험요인	보호요인	위험요인	보호요인	위험요인
지역사회에 참여함	사회적 참여가 없음	안정적인 가족 지지	가족 지지의 부재	강한 자기-효능감	높은 불안
건강한 주변 환경	건강하지 못한 환경	적절한 보살핌, 애착	낮은 사회적 지지체계	자기통제감	무력감
안정된 주거상태	불안정한 주거상태	고용된 상태	실업상태	건강한 신체	고령
경제적 여유	경제적 어려움	사회적으로 활발함	활동 회피	문제해결 능력보유	낮은 통찰력
높은 교육수준	낮은 교육수준	긍정적인 애착관계 형성	미혼	충분한 사회적 기술	낮은 대화기술
높은 사회적 응집력	스트레스 받는 환경	친구의 지지	빈번한 입원	안정된 기분 상태	우울한 기분
레크리에이션 참여		사회적 지지체계를 가짐	사회적 지지체계의 부재	충분한 대처전략	인지적 결함

(Paul Kennedy, 2012)

는 마음과 불안, 가족과의 갈등, 현실에 대한 부인과 같은 심리·사회적 요인이 내포되어 있을 수 있다. 이러한 요인들을 세심하게 평가하고 환자의 정서적인 문제해결과 심리적 적응을 돕는 일, 나아가 일상으로 돌아갈 수 있도록 의지를 고취시키는 데는 의료진의 역할이 크다. 의료진들은 그들의 환자에게 가장 적합한 치료를 제공하고자 하는 열망을 가지고 있을 것이다. 환자의 기분적인 문제에 대한 이해와 심리치료에 대해 알아보는 것을 통해 더욱 적합한 치료적 개입을 하는 능력을 가질 수 있다.

▶ 참고문헌

1. 고현윤. 재활의학과 의사를 위한 척수의학 매뉴얼. 군자출판사. 2016.
2. 공진용. 치료사를 위한 재활의학. 범문에듀케이션. 2012.
3. 김성희. 장애발생시기와 귀인양식이 장애수용과 우울반응. 장애인고용. 2000;12, 64–88.
4. 김지혜, 임기영. 인지치료의 실제. 중앙문화사. 1999.
5. 나운환. 재활상담과 사례관리. 집문당. 2008.
6. 박선애, 허준수. 노인의 죽음불안 영향요인에 관한 연구. 정신보건과 사회사업. 2012;3:59–88.
7. 박장성. 재활심리학 개론. 에듀팩토리. 2014.
8. 박정아, 이현영, 이미숙, 박재현. 재활심리학. 범문에듀케이션. 2016.
9. 박창일, 문재호. 재활의학. 한미의학. 2012.
10. 안병환, 윤치연, 이영순, 이효신, 천성문. 행동수정. 시그마프레스; 2004:426–442.
11. 우영화, 김경희, 김기숙. 간호사의 죽음불안과 임종간호스트레스 및 임종간호수행. 한국호스피스. 완화의료학회지 2013; 16:33–41.
12. 임송자, 송선희. 죽음에 대한 태도가 죽음불안에 미치는 영향. 한국콘텐츠학회논문지. 2012;5:243–255.
13. 최영희, 이정흠. 인지치료. 이론과 실제. 하나의학사; 2007:209–262.
14. 최해림 역. 최신 집단정신치료의 이론과 실제. 하나의학사. 2008.
15. 황옥남, 김인숙, 이명숙, 임선옥, 정추자, 홍은영. 인간과 재활. 현문사. 2006.
16. Amanda J, Eric AY, Jennifer KY, Norah CF, Robert LF. Predictors and moderators of agreement between clinical and research diagnoses for children and adolescents. Journal of Consulting and Clinical Psychology 2014; 82: 1151–1162.
17. American Psychiatric Association. Diagnostic and statistical manual of mental disorders (5th edition). Washington. DC. 2013.
18. Bakke, B. L., Kvale, S., Burns, T., McCarten, J. R., Wilson, L., Maddox, M., & Cleary, J. Multicomponent intervention for agitated behavior in a person with Alzheimer's disease. Journal of Applied Behavior Analysis. 1994;27, 175–176.
19. Bringham, T. A. Managing everyday problems. New York: Guilford. 1989.
20. Butler R, Lewis ML. Life–review therapy: Putting memories to work in individual and group psychotherapy. Geriatrics 1974; 29:165–173.
21. Butler R. The life review: An interpretation of reminiscence in the aged. Journal of Psychiatry 1963; 26:65–75.
22. Davidson, R. J., & Schwart, G. E. Psychology of relaxation and related states: A multiprocess theory. In D. Mostofsky (Ed). Behavior modification and control of physiologic activity. New Jersey: Prentice–Hall. 1976.
23. Davis, M., Eshelman, E. R., & McKay, M. The relaxation and stress reduction workbook. Oakland, CA: New Harbinger Publications. 1988.
24. Davis, P., & Chittum, R. A group oriented contingency to increase leisure activities in adults with traumatic brain injury. Journal of Applied Behavior Analysis. 1994;27, 279–289.
25. Disabato BAW. Art therapy reminiscence: A three–dimensional life review totem with an elder adult female. Master Abstracts International 1995; 33(5):1412–1422.
26. Division of Neuropsychology & Division of Clinical Psychology. Briefing Paper: Psychological services for stroke survivors and their families. British Psychology Society. 2008.
27. Fry PS. Structured and unstructured reminiscence training and depression among the elderly. Clinical Gelontologist 1983; 1:15–23.
28. Hackett et al. Frequency of depression after stroke: A systemic review of observational studies. Stroke 2005; 36:1330–1340.
29. https://www.nice.org.uk/media/default/sharedlearning/531_strokepsychologicalsupportfinal.pdf Psychological care after stroke: Improving stroke services for people with cognitive and mood disorder.
30. Jacobson, E. Progressive relaxation. Chicago: University of Chicago Press. 1938.
31. Katz IR. Diagnosis and treatment of depression in patients with Alzheimer's disease and other dementias. J Clin Psychiatry 1998; 59:38–44.
32. Levy, R. L. Compliance and clinical practice. In J. A. Blumenthal & D. C. McKee (Eds), Applications in behavioral medicine and health psychology: A clinicaian's source book. 1987; 567–587.
33. Mark B. S., David C. A, Lesley E. S., Janice F. B., Lucinda L. B., Catherine C., Annette L. F. Longitudinal association of dementia and depression. The American Journal of Geriatric Psychiatry 2015;23:897–905.
34. O'Neill, G. W., & Gardner, R. Behavioral principles in medical rehabilitation: A practical guide. Springfield, IL: Charles C. Thomas. 1983.

35. Paul Kennedy. Coping effectively with spinal cord injuries. New York: Oxford University Press; 2009.
36. Paul Kennedy. The oxford handbook of rehabilitation psychology. New York: Oxford University Press; 2012.
37. Poppen, R. Behavioral relaxation training and assessment. New York: Pergamon. 1988.
38. Robert G. F., Mitchell R., Bruce C., Handbook of rehabilitation psychology. London: American psychological association; 2010.
39. Templer D. I. The construction and validation of a death anxiety scale. Journal of General Psychology 1970; 16:164–177.
40. Tyrer P. Anxiety. British Journal of Hospital Medicine 1982; 27:109–116.

특정영역 인지재활

Domain-specific cognitive rehabilitation

SECTION 07 실행증

Chapter 26 실행증 관련 신경망
Apraxia related network

Chapter 27 실행증의 평가
Evaluation of apraxia

Chapter 28 실행증의 재활
Apraxia rehabilitation

PART 03

CHAPTER

26 실행증 관련 신경망

Apraxia related network

온석훈

I 실행기능 및 실행증

도구나 손을 이용하여 숙련된 동작을 수행하기 위해서는 이에 대한 계획을 구상(conception)하고 산출(production)하는 과정이 필요하며 이를 실행기능(praxis)이라고 한다(그림 26-1). 도구 및 손을 이용한 동작을 위한 '계획 구상' 과정에서는 도구에 대한 이해, 동작에 대한 이해, 도구 사용법 및 순서에 대한 이해가 필요하다. 도구 및 손 사용에 대한 계획이 구상되었으면 다음은 '계획 산출' 과정인데, 도구 및 손을 이용하는데 필요한 운동 기능, 주위 환경에 대한 도구와 손의 위치 지각 기능 등이 정상이어야 한다. 실행기능이 정상이라면 다음의 세 단계 과제를 오류 없이 수행할 수 있어야 한다. 첫 번째, 익숙한 도구의 사용(예: 머리빗으로 머리를 빗거나 칫솔을 사용하여 양치질하는 것), 두 번째, 새로운 도구이지만 간단히 응용하여 사용(예: 물건을 들기 위해 한번도 사용해 보지 않은 도구를 선택하는 것), 세 번째, 의미기억을 바탕으로, 필요한 도구가 없는 경우에 그 도구와 비슷한 기능을 가진 도구를 선택하여 과제를 수행(예: 머리빗이나 감자 깎는 칼이 없는 경우 대신 솔을 사용해 머리를 빗거나, 과일 깎는 칼을 사용해 감자를 깎는 것), 이 세 단계의 과제를 잘 수행할 수 있다면 실행기능이 정상이라고 할 수 있다.

실행증(apraxia)은 어떠한 과제를 수행하기 위해 필요한 계획을 구상하고 산출하는 실행기능진행 과정 중 어느 한 단계에서 문제가 발생하여 이전에 익숙한 작업이나 학습된 행위를 수행할 수 없는 광범위한 스펙트럼을 포괄한다. 그러나, 실행증의 진단은 주로 배제 기준에 의존한다. 계획 구상 단계에 영향을 미칠 수 있는 인지장애, 언어장애가 있다면 실행증의 진단을 보류해야 한다. 예를 들어 지능 장애, 도구에 대한 이해가 없는 사람, 실어증, 비협조적인 사람이라면 실행증이 아닌 다른

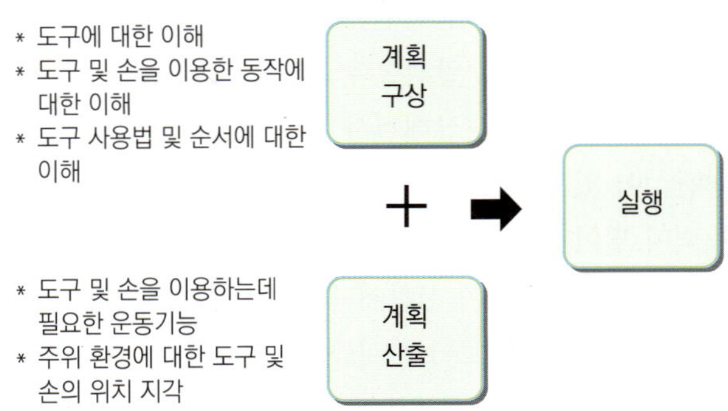

그림 26-1. 실행 기능을 위한 계획 구상 및 산출

진단을 받아야 한다. 그리고, 계획 산출 단계에 영향을 미칠 수 있는 운동 기능, 감각 기능에 이상이 있다면 역시 실행증의 진단을 보류해야 한다. 이와 같이 실행증의 진단이 주로 배제 기준에 의존하고, 실행증의 정의와 평가 방법이 다양하기 때문에 실행증의 진단에 차이가 발생한다.

실행증의 흔한 증상으로는 첫 번째, 익숙한 도구를 사용하는데도 오류가 발생한다. 가위를 벌리지 않은 채로 종이를 자르려고 하거나, 국을 먹는데 젓가락을 사용하는 등 평소에 익숙하게 사용하던 도구를 사용하는데도 오류가 나타난다. 두 번째, 환자의 주의력에 따라 과제를 완료하는데 차이가 발생하는데, 이를 voluntary–autonomic dissociation이라고 한다. 과제를 완료하기 위해 주의를 기울여야 하는 경우(attentive, voluntary task)는 실패하는 경우가 많지만, 주의를 많이 기울일 필요가 없이 자동적으로 하는 경우(inattentive, autonomic task)는 성공률이 높다. 흔한 예로 무의식중에 손으로 얼굴을 만지거나 입 속에 손가락을 넣는 동작은 가능하나, 머리빗, 칫솔, 면도기 같은 익숙한 도구를 가지고 그 도구에 알맞은 행동을 하는데 어려움을 느낀다. 세 번째, 무언극(pantomime), 즉 말없이 행동이나 그림만으로 상황을 이해하는 것을 어려워하고, 어떠한 동작을 따라하는 과제(imitation)에서 그 동작이 의미 있는 동작인지 아닌지에 따라 성공 여부에 차이가 발생한다. 이러한 특징적인 증상들은 실행증 환자를 진단하는데 중요한 단서가 된다.

실행증과 인지 기능과의 관계는 많은 연구를 통해 서로 관련성이 있다고 알려졌다. Stamenova 등은 실행증의 정도와 간이정신상태검사 점수 및 치매평가척도는 상관성이 있고, 실행증이 심할수록 일상생활동작 수행 능력이 떨어지는 것으로 보고하였다. 실행증의 예후는 일반적으로 양호하여 시간이 지나면서 개선되지만 모방과 도구 사용에서 보이는 시공간적인 오류는 영구적으로 지속될 수 있다. 실행증의 예후는 뇌 병소와 연관성이 있어 전방부 병소에서는 양호한 회복을 보이며, 병변의 크기, 초기 중증 정도, 실어증 종류와는 연관성이 적다고 알려졌다.

Ⅱ 실행증의 분류

1. 여섯 가지 흔한 실행증

Liepmann은 실행증을 관념 실행증(ideational apraxia), 관념운동 실행증(ideomotor apraxia), 사지운동 실행증(limb–kinetic apraxia)으로 구분하였다. 현재, 실행증은 환자가 보이는 증상과 뇌의 병소를 모두 고려하여 관념 실행증, 개념 실행증(conceptual apraxia), 관념운동 실행증, 사지운동 실행증, 구성 실행증(constructional apraxia), 발달 실행증(developmental dyspraxia) 등의 6가지 형태로 흔히 분류한다(표 26–1).

1) 관념 실행증(Ideational apraxia)

관념 실행증은 실행기능 진행 과정 중 계획 구상 과정에 문제가 있어 전체 행위를 구성하는 각 단계의 조직화에 오류가 나타나는 경우이다(그림 26–2). 초기의 관념 실행증은 다양한 도구를 사용한 복잡한 행위를 순서대로 이행하지 못하는 것으로 보았다(예: 커피를 만드는 행위를 순서를 뒤바꾸어 함). 그러나, 계획 구상 단계의 문제로 인한 오류가 반드시 복잡한 과정에서 발생할 필요가 없다는 문제가 제기 되었다. 복잡한 과정을 요구하는 과제는 집중과 기억에 의해 영향을 받기 때문에 이러한 영향을 배제하기 위해 단순한 과제를 이용하여 오류를 발견하는 방향으로 관념 실행증을 보는 관점이 변하고 있다.

2) 개념 실행증(Conceptual apraxia)

관념 실행증을 보는 관점의 변화를 바탕으로 한 개념 실행증은 관념 실행증과 달리 단일 행위 자체를 수행하는데 제한이 있는 것으로 동작을 수행하는데 필요

표 26-1. **실행증의 흔한 유형**

실행증의 종류	특징
관념 실행증(ideational apraxia)	실행기능 진행 과정 중 계획 구상 과정에 문제가 있어 전체 행위를 구성하는 각 단계의 조직화에 오류가 발생함
개념 실행증(conceptual apraxia)	동작을 수행하는데 필요한 도구와 관련된 지식에 오류가 있어 단일 행위 자체를 수행하는데 제한이 있음
관념운동 실행증(ideomotor apraxia)	실행기능 진행 과정 중 계획 산출 과정에 문제가 있어 어떤 행위를 수행하는데 시간적, 공간적 오류가 발생함
사지운동 실행증(limb-kinetic apraxia)	정밀한 동작을 수행하는데 있어서 정확성이 결여되고 부드럽게 수행하지 못하며, 수행속도가 저하되어 있음
구성 실행증(constructional apraxia)	공간을 조직화하는데 문제가 있어 구조물의 부분과 전체의 관계를 적절히 인식하는데 오류가 발생함
발달 실행증(developmental dyspraxia)	발달 과정 중에 있는 아이가 행동을 계획하는데 필요한 감각통합의 문제로 과제를 수행하는데 어려움을 보임

한 도구와 관련된 지식에 오류가 있다. 따라서, 관념 실행증은 커피 타기, 라면 끓이기 같은 여러 도구를 순차적으로 사용하는 과제를 이용하여 진단하고, 개념 실행증은 안경쓰기, 머리 빗기, 면도 하기 등 한 가지 도구를 사용하는 과제를 이용하여 진단한다.

3) 관념운동 실행증(Ideomotor apraxia)

관념운동 실행증은 실행기능 진행 과정 중 계획 구상 단계에는 문제가 없으나 계획 산출 과정에 문제가 있어 과제 수행에 오류가 나타난다(그림 26-2). 이는 행위를 실행하는 감각운동 조절 기능의 문제로 발생하는 것으로 어떤 행위를 수행하는데 시간적, 공간적 오류를 보인다. 관념운동 실행증은 관념 실행증과는 달리 적절한 도구를 선택하고, 도구의 기능이나 목적은 알고 있으나 이를 적절히 수행하지 못한다.

4) 사지운동 실행증(Limb-kinetic apraxia)

사지운동 실행증은 실행기능 진행 과정 중 계획 구상 단계에는 문제가 없으나 계획 산출 단계에서 근육의 움직임에 문제를 보인다. 사지운동 실행증 환자는 뇌병변 반대측의 손가락을 이용한 정밀한 동작을 수행하는데 있어서 정확성이 결여되고 부드럽게 수행하지 못하며, 수행속도가 저하되어 있다. 발생 기전과 증상이 관념운동 실행증과 비슷한데, 사지운동 실행증은 관념운동 실행증 환자처럼 동작에 시간, 공간적 오류가 반복되지 않고, 단지 과제를 수행하는데 필요한 근육의 움직임에 문제를 보인다. 손가락을 이용한 무언극, 동작모방, 도구사용 등에 공통적인 제한을 보인다. 전운동 피질을 포함한 운동신경망의 손상으로 인해 유발되는 증상으로 위약으로 의한 운동 기능 저하와는 다르게 느리고 뻣뻣한 움직임이 유발된다. 마비와 일반적 의미의 실행증의 중간단계의 개념으로 이해되고 있다. 따라서, 사지운동 실행증은 다소 광범위한 운동 기능 이상을 포함

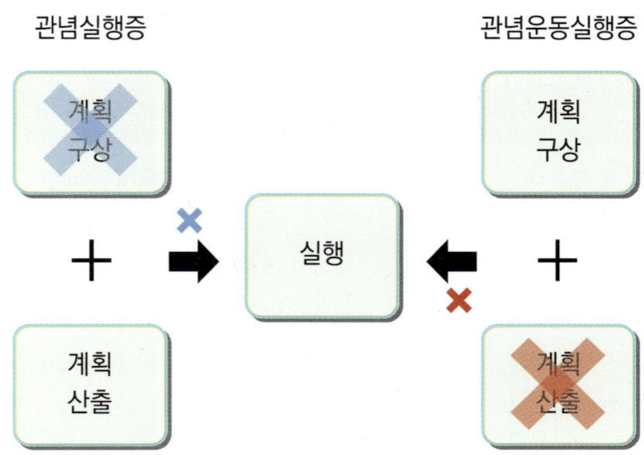

그림 26-2. **관념 실행증 및 관념운동 실행증의 발생 기전**

할 수 있으며, 사지운동 실행증을 진단하기 위해서는 증상과 뇌병변의 위치를 모두 고려하여 다른 실행증과 감별해야 한다.

5) 구성 실행증(Constructional apraxia)

구성 실행증은 공간을 조직화하는데 문제가 있어 구조물의 부분과 전체의 관계를 적절히 인식하는데 오류가 발생한다. 구성 실행증 환자는 도형이나 사물을 똑같이 그리거나, 지시된 모양으로 블록을 쌓거나 하는 과제를 수행하는데 어려움을 보인다.

6) 발달 실행증(Developmental dyspraxia)

발달 실행증을 갖는 아동은 어떤 동작이나 과제를 구성하고 수행하는 데 어려움을 보인다. 어떤 행동을 계획하는데 필요한 감각통합에 문제가 있다. 발달 실행증은 발달 과정 중 새로운 과제와 운동 동작을 학습하는데 문제가 있는 것이고, 성인의 실행증은 뇌병변으로 인해 이미 숙련된 과제나 운동 동작을 수행하지 못하는 것에 차이가 있다. 이는 여자 아이보다는 남자 아이에서 흔하게 나타난다. 음식물에 알러지가 있는 아이들이 많고, 운동 기능과 언어 기능의 발달이 지연되고, 신발끈을 묶거나 퍼즐을 맞추는 데 동연령대 아이들보다 어려움을 보이고, 정서적인 문제를 동반하기도 한다.

2. 실행증의 다양한 분류

실행증을 평가하는 최선의 방법에 대한 합의가 거의 없기 때문에 환자는 선택된 평가 방법 또는 이론에 따라 다른 실행증으로 분류될 수 있다. 평가 방법에 따른 실행증(modality-specific apraxia), 평가 과제에 따른 실행증(task-specific apraxia), 증상이 나타나는 신체 부위에 따른 실행증(effector-specific apraxia), 뇌 병소에 따른 실행증(lesion-specific apraxia)으로 분류할 수 있다(표 26-2). 이와 같은 여러 분류 체계는 다양한 증상을 포함하는 장점이 있으나, 분류 방법에 따라 같은 증상이 서로 다른 실행증으로 분류될 수 있다는 점을 알아야 한다.

1) 평가 방법에 따른 실행증 (Modality-specific apraxia)

이 분류에 의하면 무언극 실인증(pantomime agnosia), 전도성 실행증(conduction apraxia), 시각-모방 실행증(visuo-imitative apraxia), 시각 실행증(optical apraxia), 촉각 실행증(tactile apraxia) 등이 포함된다. 무언극 실인증은 동작을 따라하거나 구두 지시에 따른 무언극 동작을 수행할 수는 있지만, 무언극의 의미를 이해하지 못하는 것을 말한다. 즉 그 동작이 무엇을 의미하는지는 모르지만 따라할 수는 있다. 전도성 실행증은 동작을 수행하는 데 모방하기보다는 구두지시에 더

표 26-2. 실행증의 다양한 분류법

평가 방법에 따른 실행증 (modality specific apraxia)	평가 과제에 따른 실행증 (task specific apraxia)	증상이 나타나는 신체 부위에 따른 실행증 (effector-specific apraxia)	뇌 병소에 따른 실행증 (lesion-specific apraxia)
무언극 실인증 (pantomime agnosia)	보행 실행증(gait apraxia)	안면 실행증(facial apraxia)	뇌량 실행증 (callosal apraxia)
전도성 실행증 (conduction apraxia)	안구운동 실행증(gaze apraxia)	구강 실행증(oral apraxia)	동조행위 실행증 (sympathetic apraxia)
시각-모방 실행증 (visuo-imitative apraxia)	말 실행증(verbal apraxia)	눈꺼풀 실행증(lid apraxia)	교차 실행증 (crossed apraxia)
시각 실행증(optical apraxia)	착의 실행증(dressing apraxia)	사지 실행증(limb apraxia)	
촉각 실행증(tactile apraxia)			

잘 수행하는 것을 말한다. 이는 동작을 수행하는 데 언어적인 개념화보다는 비언어적인 행위의 실행과정 연결통로만의 문제로 발생하는 것으로 생각된다. 시각-모방 실행증은 전도성 실행증의 극단적인 경우로 구두 지시에는 정상적인 수행이 가능하지만 동작 모방, 특히 무의미한 동작 모방에 결여를 보이는 것을 말한다. 촉각 실행증은 어떤 물체를 사용한 목적 있는 행동을 하는데 제한을 보이며 자동행동 즉 경례, 손인사 같은 동작은 지시에 따르거나 동작 모방을 적절히 수행할 수 있다.

2) 평가 과제에 따른 실행증(Task-specific apraxia)

이 분류에 의하면 보행 실행증(gait apraxia), 안구운동 실행증(gaze apraxia), 말 실행증(verbal apraxia), 착의 실행증(dressing apraxia) 등이 포함된다. 보행 실행증은 보행 시 필요한 하지에 국한된 움직임이 결여되는 경우를 말하고, 말 실행증은 특정한 개념형성, 부호화 및 언어화에는 이상이 없으나 말 운동을 계획하는데 제한이 있는 경우를 말한다. 이전 단계에 문제가 있으면 실어증(aphasia)으로 나타나며 말 운동 계획 및 프로그래밍까지도 가능하지만 실제 집행단계에 문제가 있으면 조음장애 양상으로 나타난다. 착의 실행증은 옷 입기를 수행하지 못하는 경우를 말하는데 일반적인 실행, 언어능력, 시각인지기능은 정상적이지만 옷 입기를 수행하지 못한다. 옷 입기는 실제 신체 동작의 변화에 민감하고, 양손조작이 필요하며 복잡한 공간적 문제를 갖는 과제이기 때문에 이 증상은 실행에 필요한 시공간기능상의 문제를 시사한다.

3) 증상이 나타나는 신체 부위에 따른 실행증 (Effector-specific apraxia)

이 분류에 의하면 안면 실행증(facial apraxia), 구강 실행증(oral apraxia), 눈꺼풀 실행증(lid apraxia), 안 실행증(ocular apraxia), 사지 실행증(limb apraxia) 등이 포함된다. 구강 실행증은 언어적인 부분을 제외하고 구강운동의 능동적인 조절을 수행하지 못하는 경우를 말하며, 바람 불기, 웃기, 빨대를 빠는 행동 등을 잘 수행하지 못한다. 사지 실행증은 사지에 나타나는 실행증 패턴으로 관념운동 실행증 및 사지운동 실행증 등으로 나타날 수 있다.

4) 뇌 병소에 따른 실행증(Lesion-specific apraxia)

이 분류에 의하면 뇌량 실행증(callosal apraxia), 동조행위 실행증(sympathetic apraxia), 교차 실행증(crossed apraxia) 등이 포함된다. 뇌량 실행증은 앞쪽 뇌량의 병변으로 인하여 구두 명령에 좌측 상지의 동작을 못하는 수행을 못하는 실행증을 보이며, 동조행위 실행증은 주로 좌반구의 손상으로 인하여 우측 편마비와 더불어 좌측 상지에도 실행증이 나타나는 경우를 말한다. 교차 실행증은 우반구의 손상 후 우측 상지에 실행증이 나타나는 경우를 말한다.

Ⅲ 실행기능 신경망

실행기능 신경망은 1908년 Liepmann에 의해 처음 발표되었다. Liepmann은 좌반구 뇌졸중 환자가 옷의 단추를 끼거나 담배를 피우는 것을 어려워하는 것을 발견했고, 운동 기능이 많이 회복된 후에도 이와 같이 간단한 일상생활 중 자주 반복하게 되는 동작을 수행하는데 여전히 오류가 있음을 발견했다. 그러나, 이 환자는 숟가락을 사용하여 식사하거나 명령에 따라 간단한 동작을 취하거나 펜을 흔드는 등의 자발적인 움직임에는 어려움이 없었다. Liepmann은 이런 현상이 좌반구 혹은 뇌량(corpus callosum)에 병변이 있는 환자에서 주로 나타나는 것을 발견하여, 도구를 사용하기 위해 필요한 운동 계획(motor planning)이 주로 좌반구에서 일어난다고 제안하였다. 구체적으로 계획 구상 과정은 대뇌 피질 전반적인 영역에서 생성된 후 계획 산출 과정을 위해 감각운동 영역으로 전해져서 반대쪽 손의 운동에 관여하는데, 왼쪽 감각운동 영역으로 전해진 정보는 뇌량을 거쳐 다시 왼쪽 손의 운동에도 관여하기 때문에 실행증은 오른쪽보다 좌반구 손상 환자에서 흔하게 나타나는 것이라고 제안하였다. 따라서, 그림과 같이 1번 영역에 병소가 위치할 경우 오른쪽 손 마비 및 왼쪽 손 실행증이 발생하고, 2번 영역에 병소가 위치할 경우 양쪽 손 실행증이 발생할 가능성이 있다(그림 26-3A). 1920년 Liepmann은 두정엽, 측두엽, 후두엽이 만나는 부분에서 형성되는 시각적 정보가 계획 구상 과정에 중요한 역할을 하고, 두정엽 및 전두엽으로 전해져서 감각운동 영역을 지나 계획 산출 과정이 일어난다고 제안하였다. 따라서, 뇌 병소가 두정엽, 측두엽, 후두엽이 만나는 부분에 위치하면 관념 실행증(ideational apraxia), 두정엽에 위치하면 관념운동 실행증(ideomotor apraxia), 감각운동 영역에 위치하면 사지운동 실행증(limb-kinetic apraxia)이 발생할 가능성이 있다(그림 26-3B). 1975년 Geschwind는 계획 구상 과정에서 베르니케 영역에서 전전두엽으로 연결되는 언어 신경망의 중요성을 강조하여 실행기능 신경망과 언어 신경망이 상호 유사함을 제시하였다.

양전자방출단층촬영(PET) 및 기능적자기공명영상(fMRI) 등의 뇌신경영상 연구는 실행기능과 언어기능이 좌반구 측두엽 및 후두엽에서 받아들여지는 청각 및 시각 정보를 기초로 하여 두정엽 및 전두엽으로 전해지는 동안 일정한 동작을 수행하거나 말을 하는데 필요한 정보로 전환되는 유사한 신경망을 가지고 있음을 보여주며, 어떤 단계의 실행기능에 초점을 두는지에 따라 다양한 결과가 도출된다. 의미기억을 검색하는 데는 왼쪽 측두엽이 관여되고, 도구 사용에 대한 기억을 검색하는 데는 왼쪽 전운동피질(premotor cortex)도 관여하였다. 또한 두정엽은 시공간 정보를 통합하는 데 관련되어 있으며, 예를 들어 다른 크기의 두 물체가 서로 충돌할 수 있는지를 추정하거나 특정 물체를 여러 방법으로 사용할 때 어떤 움직임을 사용할지 선택하는 등의 작업에 관여하였다(예: 칼을 이용하여 찌르거나 빵을 자를 때 서로 다른 움직임을 계획). 특별한 목적이나 의미가 없는 움직임을 계획하는데 두정엽과 전운동피질에서 좌반구 측면화가 더 뚜렷하게 나타났다.

특정 실행증의 뇌병소에 대한 연구에 의하면 관념운동 실행증은 좌측 전운동피질, 보충운동 피질(supplementary motor cortex), 하부 두정엽(inferior parietal lobe), 그리고 뇌량에 뇌병변이 위치한 경우, 관념실행증은 좌측 전운동피질, 전전두엽, 측두엽 및 두정엽에 뇌병변이 위치한 경우, 사지운동 실행증은 반대측 전운동피질에 뇌병변이 위치한 경우 발생하는 것으로 보인다.

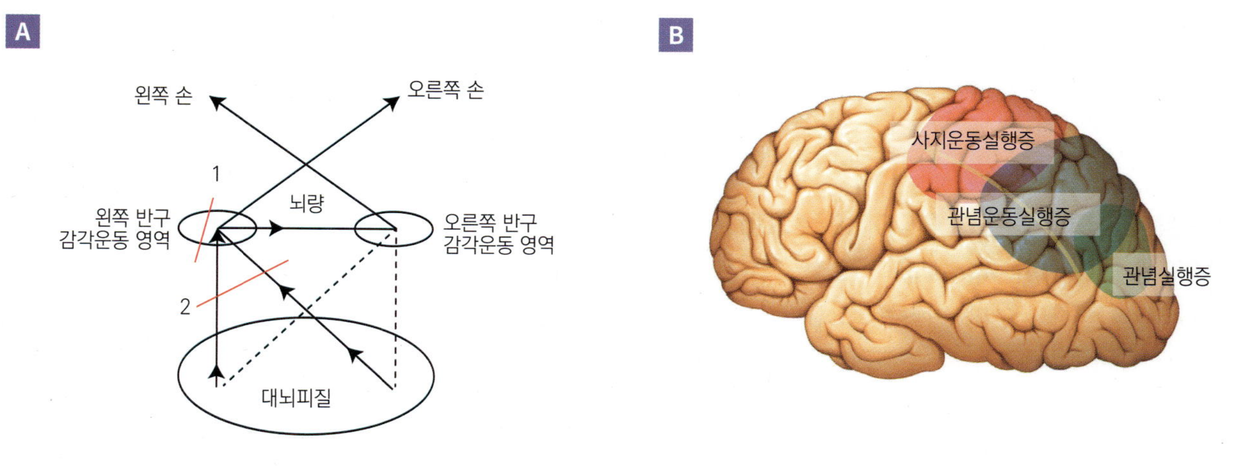

그림 26-3. **실행증의 기전.** (A) 계획 구상 단계에서 왼쪽 반구의 기능을 설명한 Liepmann 학설, (B) 계획 구상 단계에서 시각적 정보의 후두엽, 두정엽, 전두엽의 흐름을 설명한 Liepmann 학설

▶ 참고문헌

1. Assmus A, Marshall JC, Ritzl A, Noth J, Zilles K, Fink GR. Left inferior parietal cortex integrates time and space during collision judgments. Neuroimage. 2003;20 Suppl 1:S82–8.
2. Beauchamp MS, Lee KE, Haxby JV, Martin A. Parallel visual motion processing streams for manipulable objects and human movements. Neuron. 2002;34(1):149–59.
3. Bieńkiewicz Marta M, Marie–Luise B, Hughes Charmayne M. The tool in the brain: apraxia in ADL. Behavioral and neurological correlates of apraxia in daily living. Frontiers in psychology. 2014;5:353.
4. Binkofski F, Kunesch E, Classen J, Seitz RJ, Freund HJ. Tactile apraxia: unimodal apractic disorder of tactile object exploration associated with parietal lobe lesions. Brain : a journal of neurology. 2001;124(Pt 1):132–44.
5. Bohlhalter S, Hattori N, Wheaton L, Fridman E, Shamim EA, Garraux G, et al. Gesture subtype–dependent left lateralization of praxis planning: an event–related fMRI study. Cereb Cortex. 2009;19(6):1256–62.
6. Canessa N, Borgo F, Cappa SF, Perani D, Falini A, Buccino G, et al. The different neural correlates of action and functional knowledge in semantic memory: an FMRI study. Cereb Cortex. 2008;18(4):740–51.
7. Cermak S. Developmental dyspraxia. Advances in psychology. 1985;23:225–48.
8. Chao LL, Haxby JV, Martin A. Attribute–based neural substrates in temporal cortex for perceiving and knowing about objects. Nat Neurosci. 1999;2(10):913–9.
9. Choi SH, Na DL, Kang E, Lee KM, Lee SW, Na DG. Functional magnetic resonance imaging during pantomiming tool–use gestures. Exp Brain Res. 2001;139(3):311–7.
10. Ebisch SJ, Babiloni C, Del Gratta C, Ferretti A, Perrucci MG, Caulo M, et al. Human neural systems for conceptual knowledge of proper object use: a functional magnetic resonance imaging study. Cereb Cortex. 2007;17(11):2744–51.
11. Freund HJ, Hummelsheim H. Lesions of premotor cortex in man. Brain : a journal of neurology. 1985;108(Pt 3):697–733.
12. Frey SH. What puts the how in where? Tool use and the divided visual streams hypothesis. Cortex. 2007;43(3):368–75.
13. Fridman EA, Immisch I, Hanakawa T, Bohlhalter S, Waldvogel D, Kansaku K, et al. The role of the dorsal stream for gesture production. Neuroimage. 2006;29(2):417–28.
14. Goldenberg G, Spatt J. The neural basis of tool use. Brain: a journal of neurology. 2009;132(Pt 6):1645–55.
15. Laeng B. Constructional apraxia after left or right unilateral stroke. Neuropsychologia. 2006;44(9):1595–606.
16. Ochipa C, Gonzalez Rothi LJ. Limb apraxia. Seminars in neurology. 2000;20(4):471–8.
17. Ochipa C, Rothi LJ, Heilman KM. Conduction apraxia. Journal of neurology, neurosurgery, and psychiatry. 1994;57(10):1241–4.
18. Ogawa K, Imai F. Hand–independent representation of tool–use pantomimes in the left anterior intraparietal cortex. Exp Brain Res. 2016;234(12):3677–87.
19. Park JE. Apraxia: Review and Update. J Clin Neurol. 2017;13(4):317–24.
20. Park JH. Assessment and Treatment of Apraxia. Brain Neurorehabil DE – 2016–06–24 KUID – 0176BN/20092164. 2009;2(1):64–70.
21. Pearce JM. Hugo Karl Liepmann and apraxia. Clin Med (Lond). 2009;9(5):466–70.
22. Petreska B, Adriani M, Blanke O, Billard AG. Apraxia: a review. Prog Brain Res. 2007;164:61–83.
23. Poeck K. Ideational apraxia. Journal of neurology. 1983;230(1):1–5.
24. Stamenova V, Roy EA, Black SE. A model–based approach to limb apraxia in Alzheimer's disease. Journal of neuropsychology. 2014;8(2):246–68.
25. Watson CE, Buxbaum LJ. A distributed network critical for selecting among tool–directed actions. Cortex. 2015;65:65–82.
26. Whiteside SP, Dyson L, Cowell PE, Varley RA. The Relationship Between Apraxia of Speech and Oral Apraxia: Association or Dissociation? Archives of clinical neuropsychology : the official journal of the National Academy of Neuropsychologists. 2015;30(7):670–82.

CHAPTER 27

SECTION 07 실행증

실행증의 평가

Evaluation of apraxia

박시운

Ⅰ 서론

실행증은 운동감각 기능의 소실이 없으면서 의도적이고 숙련된 동작의 수행을 할 수 없는 인지 운동 장애로 정의된다. 실행증의 진단은 동작 수행에 영향을 주는 다른 원인들을 배제하는 방식에 의존해 왔고, 다양한 연구자들에 의해 과제, 신체의 작용 부위, 뇌 병소 부위 등에 따른 다양한 아형들이 명명되어 사용되고 있으며, 그 유형에 따라 신체상(body schema), 시공간 지각능력, 작업 기억력, 실행기능 등의 손상에 의한 것으로 설명되는 증상들도 있어, 실행증의 개념 자체가 모호한 경향이 있다. 본 장에서는 재활의료의 현장에서 주로 치료의 대상이 되는 사지 운동 실행증과 관련된 평가에 중점을 두었다.

행동은 크게 표상적 행동(representational gesture)과 비표상적 행동(nonrepresentational gesture)으로 나누는데, 표상적 행동은 도구 등의 대상을 다루는 타동행동(transitive gesture)과, 대상을 사용하지 않고 추상적이거나 상징적인 행동 등의 자동행동(intransitive gesture)으로 분류할 수 있다. 비표상적(무의미) 행동은 손과 사지의 정적인 자세 취하기와 자세들을 연속하여 움직이기 등이 있으며, 언어적인 처리과정과 별개로 일어나는 행동이 수행 가능한지 이해하는데 중요하다. 실행증은 특정 상황과 행동에서만 나타나는 경우가 흔하기 때문에, 대부분의 임상적 평가는 환자에게 위에 분류한 다양한 행동을 시키고 관찰하며 검사한다.

Ⅱ 실행증 평가의 구성 요소

행동(praxis)의 인지적 과정은 시각적 또는 청각적 정보가 수신되었을 때 어의기억(semantic memory) 시스템에서 그 정보를 해석하고 실행에 옮기게 되는 일련의 프로세스다. 비표상적 행동은 어의기억 시스템을 거치지 않고 행동으로 표현된다. 실행증 평가를 위한 항목들은 행동의 인지적 과정을 포괄적으로 포함하여야 하는데, 그 구성 요소들을 대략적으로 나누어 보면 다음과 같다.

① 행동 입력(praxis input): 표상적 행동을 보고 이해하기(타동/자동)

② 행동 출력(praxis output): 표상적 행동을 지시에 따라 이행하기(타동/자동)

③ 모방(imitation): 표상적/비표상적 행동을 따라하기

④ 어의기억(semantic memory): 도구 및 대체 도구 선택하기

표 27-1. Test of upper-limb apraxia (TULIA) 검사항목과 채점방법

TULIA items	
Imitation, non-symbolic	**Pantomime, non-symbolic**
1. Put index finger on top of nose	25. Place your hand flat on your head
2. Bring thumb extended on forehead, other fingers point upwards*	26. Put your hand on your right (or left) shoulder
3. Bring back of the hand under chin, shoulder 90 abducted	27. Take your left (or right) ear between thumb and index finger
4. Place the hand flat on top of the head	28. Put your extended thumb on your forehead, other fingers point upwards
5. Lift only the hand from the table (forearm stays on the table)	29. Extend your arm sideward up to shoulder height
6. Spread little finger outwards	30. Bend your elbow and look at the palm of your hand
7. Extend the arm sideward up to shoulder height	31. Lift only your hand from the table
8. Lift middle finger	32. Lift your index finger from the table
Imitation, intransitive	**Pantomime, intransitive**
9. Make a catholic cross sign	33. Salute like a soldier
10. Show as if someone is crazy	34. Throw me a kiss
11. Wipe dust from shoulder*	35. Show as if someone is crazy*
12. Salute like a soldier	36. Scratch your head
13. Hitch for a car	37. Point to a bird in the sky
14. Make a stop sign	38. Wave goodbye
15. Clasp fingers	39. Make a stop sign
16. Point to a bird in the sky	40. Make a threatening sign*
Imitation, transitive	**Pantomime, transitive**
17. Drink from a glass*	41. Brush your teeth*
18. Comb hair	42. Comb your hair*
19. Pick up telephone	43. Eat soup
20. Smoke a cigarette*	44. Smoke a cigarette
21. Use a hammer*	45. Use a screwdriver*
22. Use a key	46. Use a key
23. Use scissors*	47. Use a stamp to post-mark
24. Use a stamp to post-mark*	48. Cut bread that is put on the table

TULIA scoring method
5: Normal movement or identical to the demonstrated movement.
4: Goal of the movement is achieved, but errors occur not affecting trajectory (normal movement plane relative to goal object [tool or own body], normal joint coordination and movement shape).
3: Goal of the movement is achieved, errors subtly affecting trajectory occur, but are corrected.
2: Goal of the movement is achieved, errors subtly affecting trajectory occur, but are not corrected.
1: Goal of the movement is not achieved, errors grossly affecting trajectory occur or semantic content is incorrect.
0: No movement, unrecognizable movement.

*Apraxia screen of TULIA (AST)에 포함된 항목임.

Ⅲ 실행증 평가 도구

실행증 평가 도구들은 대체로 이상과 같은 구성 요소 중 일부를 포함하고 있다. 임상에서 흔히 사용되는 인지평가 도구들 중 LOTCA (Lowenstein occupational therapy cognitive assessment)에는 실행증 평가 항목이 포함되어 있는데, 실행증 평가의 구성 요소를 포괄하지는 못하고 비표상적 행동의 모방과 타동행동의 이행을 평가하는 내용을 담고 있다.

실행증의 평가를 위하여 여러 가지 표준화된 검사도구들이 개발되었는데, 대표적인 것들로는 Mayo clinic test battery, Florida apraxia battery–extended revised Sydney (FABERS), Test of upper–limb apraxia (TULIA) 등이 있다.

실행증의 평가는 손상(impairment)의 진단을 위한 표준화된 검사와 실행증이 일상생활에 미치는 영향을 보고자 하는 재활의학적인 관점의 행동 관찰과 평가로 크게 나눌 수 있다.

1. 진단을 위한 평가

1) Test of upper-limb apraxia (TULIA)

TULIA는 무의미행동, 자동행동, 타동행동 등 세 종류의 행동을 모방검사와 구두명령 검사 각각을 평가하는 총 48개 항목으로 구성되어 있다(표 27-1). 항목은 근위부·원위부 동작, 단순·반복 동작 등의 운동학적인 특징과 임상적인 경험에 기반하여 선정되었다. 각 항목의 점수는 0–5점 사이의 6점 척도로 되어있고 따라서 총합은 0–240점의 범위에 있다. 일반인과 뇌손상 환자들을 대상으로 한 표준화 연구를 통해 타당도와 신뢰도가 입증되었으며, 진단 기준점은 194점이고 130점 미만을 중등도, 65점 미만을 중증 실행증으로 분류한다. 검사에 드는 시간은 20분 정도이다. 한글 번역과 표준화는 이루어지지 않았다.

2) Apraxia Screen of TULIA (AST)

TULIA의 48개 항목에서 12개의 항목을 추려서 침상에서 스크리닝할 수 있는 Apraxia screen of TULIA (AST)가 개발되었다. 무의미항목 1항목, 자동행동 3항목, 타동행동 8항목을 7개의 구두명령 검사와 5개의 모방검사로 평가하게 되어 있다(표 27-1). TULIA의 6점 척도를 정반응/오반응의 2점 척도로 단순화하였다. 진단 기준점은 9점이며, 5점 미만일 때 중증 실행증으로 분류한다. 언어이해력에 문제가 있어 구두명령 검사 항목의 3개 이상에서 비정형적인 움직임을 보이는 경우 모방검사만을 이용하여 5점 미만이면 실행증으로 진단한다.

AST는 한글판 번역과 표준화 연구가 이루어졌다. 뇌졸중 환자를 대상으로 한 연구에서 검사자간 및 검사자내 신뢰도가 검증되었고, LOTCA의 praxis 항목 및 FIM (functional independence measure) 검사와의 유의한 상관관계가 확인되었다. 영문판과 동일한 항목들로 구성되었으며(표 27-2) 진단 기준도 영문판과 동일하다.

3) Florida apraxia battery - extended and revised sydney (FABERS)

FABERS는 실행증의 인지 모델에 입각해 개발된 가장 포괄적인 실행증 평가 도구이다. 하지만 검사 시간이 2시간 이상 소요되어 임상적으로 사용하기에는 적합하지 않으며, 실행증과 관련된 연구 목적으로 사용될 수 있다. FABERS에 포함된 평가 항목들을 분류하면 표 27-3과 같다.

4) 한국판 사지실행증 및 구강실행증 검사도구 (Korean limb and oral apraxia test)

국내에서 개발된 실행증 평가 도구로 한국판 사지실행증 및 구강실행증 검사도구가 있다. 무의미행동, 자동행동, 타동행동, 구강행동 등을 각각 구두명령과 모방으로 평가하고, 실물도구의 사용도 포함하는 총 72개

표 27-2. **한국어판 상지 실행증 선별 검사(Korean Version of Apraxia Screen of TULIA)**

모방과제
1. 엄지손가락을 이마에 대고 나머지 네 손가락은 위를 향하게 두세요
2. 어깨에 먼지를 털 듯 쓸어보세요.
3. 컵으로 물 마시기
4. 전화 받기
5. 망치질하기
6. 가위질하기
7. 열쇠 사용하기
구두명령
8. 손을 흔들어 인사해 보세요
9. 조용히 하세요(쉿) 표시해 보세요
10. 칫솔질을 해보세요
11. 머리를 빗질해보세요
12. 드라이버를 사용해보세요

표 27-3. **Florida apraxia battery - extended and revised Sydney (FABERS) 평가 내용**

- Pantomime recognition & discrimination
    - Pantomime-to-photograph match test
    - Pantomime discrimination test
- Semantic memory
    - Tool selection test / Alternate tool selection test
    - Word-to-picture matching task
    - Picture naming task
    - Visual semantic association task (animal triplet test)
- Pantomime expression
    - Pantomime to photo (object/picture recognition route)
    - Pantomime to command (auditory processing route)
    - Pantomime imitation (indirect/lexical route)

항목으로 구성되었다(표 27-4). 각 항목당 4점 척도(0-3점: incorrect 0, partially adequate 1, adequate 2, and correct 3)의 평가체계로 되어 있으며, 특징적으로 간단한 구어이해력 검사를 포함하여 실행증 평가에 영향을 줄 수 있는 언어이해력을 평가하도록 되어 있다. 건강한 성인 324명을 대상으로 표준화 작업이 이루어졌고, 사지실행증 56개 항목(최고점 168점) 및 구강실행증 16개 항목(최고점 48점)에서 건강한 성인 점수의 2 표준편차 미만을 기준으로 각각 154점과 42점의 진단기준점이 제시되었다. 80명의 뇌졸중 환자를 대상으로 내적 일관성, 검사자간 및 검사자내 신뢰도가 검증되었고, 한국판 웨스턴 실어증 검사(Korean version of the Western Aphasia Battery)의 동작 평가 항목과의 상관관계가 확인되었다. 청각적 구어 이해력 검사는 5개의 질문으로 이루어져 있으며, 3점 이상이면 검사 가능한 것으로 간주된다.

5) Dementia apraxia test (DATE)

실행증과 관련된 연구는 대체로 좌측 대뇌반구를 침범하는 뇌졸중 환자들을 대상으로 진행되어 왔으나, 근래에는 치매 환자들을 대상으로 하는 연구들도 많이 보고되고 있다. Dementia apraxia test (DATE)는 알츠하이머 치매(Alzheimer's dementia)와 행동변이형 전두측두엽치매(behavioral variant frontotemporal dementia)를 감별하기 위해 개발된 도구이다. 상지의 무의미 행동 모방, 구강부의 무의미 행동 및 자동 행동 모방, 상지의 자동 및 타동 행동 구두 명령, 구강부의 자동 행동 구두 명령 등 12개 도메인에서 20개의 평가 항목으로 구성되어 있다. 알츠하이머 치매에서는 사지실행증이 정상 대조군 및 행동변이형 전두측두엽치매에 비해 유의하게 저하된 소견을 보이는 반면, 행동변이형 전두측두엽치매에서는 구강실행증이 정상 대조군 및 알츠하이머 치매에 비해 유의하게 저하된 소견을 보인다. 최근 연구에서 이 도구는 조기 치매를 진단하는데도 유용한 것으로 보고되었다.

2. 재활을 위한 평가

재활의 측면에서는 실행증 여부를 진단하는 것보다 실행증으로 인한 장애를 평가하고 치료에 적용하는 것

표 27-4. **한국판 사지실행증 및 구강실행증 검사도구**

청각적 구어 이해력 검사	
① 이 방에 불이 켜져 있나요? ② 낙엽이 가을에 떨어지나요? ③ 자동차가 비행기보다 빠른가요? ④ 멈추라는 신호등의 색깔은 초록색인가요? ⑤ 고양이가 쥐한테 잡아 먹히나요?	
구두 명령	**모방**
사지실행증 검사	
무의미 행동 평가	
① 두 번째 손가락을 코에 대세요. ② 엄지 손가락을 턱에 대세요. ③ 두 번째 손가락으로 눈썹을 훑어보세요. ④ 주먹을 쥐었다 펴보세요. ⑤ 손을 반대편 어깨에 올리세요. ⑥ 손을 머리 위에 놓으세요. ⑦ 팔을 위로 들어올렸다가 내리세요. ⑧ 손으로 무릎을 치세요.	① 엄지와 검지로 왼쪽 귀 잡기 ② 손가락을 쫙 피기 ③ 검지손가락으로 눈썹 훑기 ④ 주먹 쥐었다 펴기 ⑤ 팔을 구부렸다 펴기 ⑥ 손으로 머리 쓸어 넘기기 ⑦ 손바닥을 한쪽 뺨에 댄 후 반대편 뺨에 대기 ⑧ 주먹으로 이마치기
자동 행동 평가	
① 손을 흔들어 인사해 보세요. ② '최고' 표시로 엄지손가락 들어 올리세요. ③ '조용히 하라'(쉿) 표시해 보세요. ④ 손짓해서 오라는 흉내를 내보세요. ⑤ 거수 경례를 해보세요. ⑥ 악수하는 흉내를 내보세요. ⑦ 국기에 대한 경례를 해보세요. ⑧ 이마에 땀을 닦아보세요.	① 하늘에 날아가는 새를 가리키는 시늉하기 ② 새끼 손가락으로 약속하는 시늉 ③ 가위바위보 중에서 가위 내기 ④ 손짓해서 부르기 ⑤ 반대쪽 어깨 위에 먼지 털기 ⑥ 손으로 멈추라는 신호 보내기 ⑦ 국기에 대해 경례하기 ⑧ 이마에 땀 닦기
타동 행동 평가	
① 칼로 김밥 써는 흉내를 내보세요. ② 열쇠로 문 여는 흉내를 내보세요. ③ 가위질하는 흉내를 내보세요. ④ 연필로 글씨 쓰는 시늉을 해보세요 ⑤ 빗자루질하는 흉내를 내보세요. ⑥ 톱질하는 시늉을 해보세요. ⑦ 칫솔질하는 시늉을 해보세요. ⑧ 머리를 빗질하는 흉내를 내보세요.	① 망치질하기 ② 걸레질하기 ③ 연필로 글씨쓰기 ④ 공 던지기 ⑤ 숟가락질하기 ⑥ 칫솔질하기 ⑦ 빗질하기 ⑧ 컵으로 물마시기
실물 제시 행동 평가	
① 열쇠 ② 연필 ③ 병따개 ④ 이쑤시개 ⑤ 칫솔 ⑥ 빗 ⑦ 컵 ⑧ 모자	

구강 실행증 검사	
① 뽀뽀하는 흉내를 내보세요. ② (양)볼을 풍선처럼 부풀려 보세요. ③ 윗니로 아랫입술을 깨물어보세요. ④ 껌 씹는 흉내를 내보세요. ⑤ 볼을 혀로 밀어보세요. ⑥ 혀를 내밀어 보세요. ⑦ 촛불 끄는 시늉을 해보세요. ⑧ 빨대로 음료수 빠는 흉내를 내보세요.	① 이를 보이며 미소짓기 ② 입술을 동그랗게 해서 앞으로 내밀기 ③ '쯧쯧쯧'하고 혀 차기 ④ 입술에 묻은 우유 핥아 먹기 ⑤ 볼을 혀로 밀기 ⑥ 혀를 내밀기 ⑦ 촛불 끄는 시늉하기 ⑧ 빨대로 음료수 빠는 흉내내기

이 더 유용하다고 할 수 있다. 구조화된 검사로 실행증을 진단하더라도 그 검사 결과가 개인에게 중요한 과제의 수행과 반드시 연관이 있지는 않을 수도 있으며, 치료사는 작업을 분석하고 과제 수행을 평가하고 환경을 적응시켜 환자가 수행해야 하는 작업에 참여하도록 돕는 것이 중요하다. 임상에서 흔히 사용되는 LOTCA (Lowenstein occupational therapy cognitive assessment)에는 앞서 언급한 바와 같이 실행증 평가 항목이 포함되어 있어 실행증 환자의 작업치료를 위한 평가도구로 사용할 수 있다. van Heugten 등은 실행증으로 인한 장애를 일상생활동작수행을 관찰하여 평가하는 방법을 제안하였는데, 세면, 옷 입기, 음식준비 등의 일상생활동작을 독립성(independence) 및 행동의 개시(initiation), 실행(execution), 관리(control)의 측면에서 평가하고, 이를 기반으로 재활 치료를 계획할 수 있다고 하였다. 그 외에 재활 분야에서 사용되는 평가도구들 중 실행증 평가에 활용할 수 있는 도구들은 다음과 같다.

표 27-5. Assessment of motor and process skills (AMPS)에서 평가하는 기술 항목들

Motor skills	Process skills
Body position	**Sustaining Performance**
Stabilizes	Paces
Aligns	Attends
Positions	Heeds
Obtaining & holding objects	**Applying Knowledge**
Reaches	Chooses
Bends	Uses
Grips	Handles
Manipulates	Inquires
Coordinates	**Temporal Organization**
Moving self & objects	Initiates
Moves	Continues
Lifts	Sequences
Walks	Terminates
Transports	**Organizing space & objects**
Calibrates	Searches/Locates
Flows	Gathers
Sustaining performance	Organizes
Endures	Restores
Paces	Navigates
	Adapting Performance
	Notices/Responds
	Adjusts
	Accommodates
	Benefits

1) The ADL-focused occupation-based neurobehavioral evaluation (A-ONE)

신경학적 손상을 입은 환자들의 일상생활동작 평가도구인 A-one은 신경행동학적인 관점에서 일상생활동작 수행에 필요한 도움의 정도를 판단하고 수행 제한의 원인을 찾는 임상적 추론을 가능하게 하여 재활치료를 위한 근거를 마련할 수 있게 한다. A-one은 일상생활동작 수행에 주안점을 두고 기능적 독립성을 평가하기 위한 항목 22개와 일상생활동작에 미치는 손상의 유형과 중증도에 초점을 둔 신경행동학적 평가를 위한 항목 77개로 구성되어 있다.

2) Assessment of motor and process skills (AMPS)

Assessment of motor and process skills (AMPS)는 일상적인 환경에서 일상생활동작과 관련된 작업의 수행을 관찰하여 평가하는 도구로, 과제를 수행하는 사람과 작업 및 환경 간의 상호 작용을 평가하도록 설계되었다. 표준화된 85개의 일상생활동작 가운데 적어도 2개 이상의 과제를 결정하여 환자의 수행을 16개의 운동기술과 20개의 처리기술의 항목들로 평가한다(표 27-5).

Ⅳ 결론

실행증의 검사도구는 근래에 국내에서 번역 또는 개발된 도구들이 소개되어 임상에서의 사용이 용이하게 되었다. 실행증의 진단을 위한 도구로는 국내에서 개발된 한국판 사지실행증 및 구강실행증 검사도구(Korean limb and oral apraxia test)를 사용할 수 있고, 선별검사를 위해서는 한국어판 상지 실행증 선별 검사(Korean Version of apraxia screen of TULIA)를 사용할 수 있다. 실행증의 연구를 위한 포괄적 평가에는 FABERS가 유용할 것으로 생각된다. 재활을 위한 평가도구로는 작업치료 분야에서 이미 국내에 소개되어 있는 AMPS의 사용을 추천한다.

▶ 참고문헌

1. Árnadóttir G. The brain and behavior: assessing cortical dysfunction through activities of daily living (ADL). Mosby Incorporated; 1990.
2. Baumard J & Le Gall D. The challenge of apraxia: Toward an operational definition? Cortex 2021;141:66–80.
3. Dovern A, Fink GR, Weiss PH. Diagnosis and treatment of upper limb apraxia. J Neurol 2012;259:1269–1283.
4. Fisher A. Assessment of motor and process skills. Three Star Press. 2006.
5. Gillen G. Cognitive and perceptual rehabilitation. Mosby. 2009
6. Johnen, A., Frommeyer, J., Modes, F., Wiendl, H., Duning, T., & Lohmann, H. Dementia Apraxia Test (DATE): A Brief Tool to Differentiate Behavioral Variant Frontotemporal Dementia from Alzheimer's Dementia Based on Apraxia Profiles. Journal of Alzheimer's disease : JAD 2016;49(3):593–605.
7. Katz N, Livni L, Erez AB, Averbuch S. Dynamic Loewenstein occupational therapy cognitive assessment for adults. Wayne, NJ: Maddak Inc.; 2011.
8. Kim SJ, Yang YN, Lee JW, Lee JY, Jeong E, Kim BR, Lee J. Reliability and Validity of Korean Version of Apraxia Screen of TULIA (K–AST). Ann Rehabil Med. 2016;40(5):769–778.
9. Landry J, Spaulding S. Assessment and Intervention with Clients with Apraxia: Contributions from the Literature. Canadian Journal of Occupational Therapy. 1999;66(1):52–61.
10. Power E, Code C, Croot K, Sheard C, Gonzalez Rothi LJ. Florida Apraxia Battery–Extended and Revised Sydney (FABERS): Design, description, and a healthy control sample. Journal of clinical and experimental neuropsychology 2010;32(1):1–18.
11. Pyun SB, Hwang YM, Jo SY, Ha JW. Reliability and Validity of the Comprehensive Limb and Oral Apraxia Test: Standardization and Clinical Application in Korean Patients With Stroke. Ann Rehabil Med. 2019;43(5):544–554.
12. Rothi L, Heilman K. Apraxia: the neuropsychology of action. Psychology Press, 1997
13. van Heugten CM, Dekker J, Deelman BG, van Dijk AJ, Stehmann–Saris FC, Kinebanian A. Measuring disabilities in stroke patients with apraxia: A validation study of an observational method. Neuropsychological rehabilitation 2000;10(4):401–14.
14. Vanbellingen T, Kersten B, Van de Winckel A, Bellion M, Baronti F, Müri R et al. A new bedside test of gestures in stroke: the apraxia screen of TULIA (AST). Journal of Neurology, Neurosurgery & Psychiatry 2010:jnnp. 2010.213371.
15. Vanbellingen T, Kersten B, Van Hemelrijk B, Van de Winckel A, Bertschi M, Müri R et al. Comprehensive assessment of gesture production: a new test of upper limb apraxia (TULIA). European Journal of Neurology 2010;17(1):59–66.
16. Yliranta, A., Nuorva, J., Karjalainen, V. L., Ahmasalo, R., & Jehkonen, M. The dementia apraxia test can detect early–onset Alzheimer's disease. Neuropsychology 2023;37(1):44–51.

28 실행증의 재활

Apraxia rehabilitation

신희석, 박지혁

Ⅰ 서론

실행증은 단일 질환이 아니며 뇌졸중 후 발생한 실행증은 운동 학습(motor learning)이나 보상 전략(compensatory strategy) 같은 재활치료에 저해가 되어 일상생활동작 수행이나 운동기능 회복에도 부정적인 영향을 미쳐 실행증을 동반하지 않은 환자에 비해 보행이나 일상생활동작 수행에 의존적이게 되며 실행증이 심할수록 그 의존도 역시 증가한다. 그러나 실행증이 뇌졸중 환자의 장애 등 장기적인 예후에 끼치는 영향의 중요성에도 불구하고 현재까지 소수의 단일 증례연구들과 탐색적 집단연구들만 시행되었고 무작위 대조군 연구는 매우 드물어 효과적인 치료나 표준화된 치료에 대한 근거는 아직 부족한 실정이다. 또한 실행증의 표준화된 진단과정이나 아형에 대한 일반적인 분류 역시 아직 제시된 바가 없다.

실행증 치료를 하기 전에 환자의 기능저하가 실행증에 의한 것인지 아니면 운동능력이나 다른 인지기능저하에 의한 것인지를 먼저 정확히 구분해야 한다. 또한 실행증 증상 개선이나 기능 개선도 중요하지만, 가능한 위험한 도구 사용을 제한하도록 해야 하며, 주변환경을 실행증 환자에게 적합하도록 변경하는 것도 중요하다. 또한 치료는 환자나 보호자가 필요로 하는 동작을 위주로 치료를 시행하는 것이 좋다.

현재까지 실행증 환자의 표준화된 치료방법이 정립되어 있지 않지만 Rothi는 치료접근방식을 저하된 기능을 회복시키는 것을 목표로 하는 회복적 접근(restorative or restitutive treatment)와 남아있는 기능을 효율적으로 사용해서 일상생활동작에 악영향을 미치는 기능장애를 최소화하는 전략을 목표로 하는 보상적 접근(compensatory or substitutive treatment)의 두 가지 접근방식으로 분류하였다.

Ⅱ 회복적 접근

회복적 접근의 목표는 저하된 기능을 정상기능으로 회복하는 것을 목표로 한다. 회복적 접근를 이용하여 실행증 환자를 치료할 때에는 분명하고 간결한 지시를 제공하는 것이 좋고 신체적 유도, 그림이나 사진과 같은 시각적 자료, 치료사가 직접 동작을 보여주는 모델링, 단계적인 언어 지시와 같은 방법으로 피드백을 제공하며 기능적 동작 연습을 할 때에는 정확한 훈련이 필요하며 가능하면 환자의 평소 생활 환경과 유사한 상황에서 훈련하는 것이 좋다. 회복적 접근 방법에는 아래와 같은 여러 가지 방법이 사용된다.

1. 동작 훈련(Gesture training)

Smania등은 13명의 실행증 환자들을 대상으로 물건 사용과 동작훈련을 물건 다루기, 사용하는 물건의 그림 보여주기 그리고 실제 사용하는 무언극을 시행하는 3단계의 동작 훈련(gesture training)을 시행하고 비교한 결과 실제 대상과 동작에서 향상된 결과를 나타내었고, 33명의 환자를 대상으로 시행한 후속 연구에서도 동작뿐만 아니라 일상생활동작 질문척도(ADL questionnaire)에서도 향상을 보고하였다.

2. 정확한 시행(Errorless completion)

물건이나 동작들이 가용상태 또는 행위 기억에 접근 가능하도록 주요 특성의 주의력 지시에 관여하는 직접 접근법(direct approach)으로 Goldenberg and Hagmann은 15명의 중증 실행증 환자를 대상으로 면도, 옷 입기와 식사 같은 특정활동을 정확한 시행(errorless completion)과 훈련을 동반하는 매일 직접훈련 접근법(direct training approach)을 2~5주 동안 시행한 결과 두 증례에서는 효과가 없었고 나머지 증례에서는 훈련된 수행들에 있어 치명적인 오류들(errors)의 감소를 나타내었다.

3. 탐색적 접근법(Exploratory approach)

Goldenberg 등은 구조로부터 기능을 이끌어내는 능력을 회복시키는데 초점을 둔 탐색적 접근법(exploratory approach)을 직접 접근법과 비교하였는데 탐색적 접근법은 사물이 기능적으로 의미 있는 모양에 주의를 기울이도록 지시하고 사물을 느끼고 꺼내도록 해서 결정적인 항목을 강조하게 하는 것으로 6명의 실행증 환자에게 4가지 다른 일상생활동작에 적용한 결과 탐색적 접근법 훈련의 이점은 없었고 과제훈련의 성과 향상은 나타났지만 다른 활동들로는 전해지지 않은 직접 접근법의 효과만 보였다. 이는 치료가 환자의 일상 환경과 밀접하게 맞춰져야 하고 그렇지 않은 치료는 환자의 통상적 생활에 비특이적으로 치료효용성을 가지고 있지는 않다는 것을 의미한다.

4. 6단계 과제 계층 방법 (Task hierarchy method)

Code and Gaunt는 만성실어증, 관념운동 실행증, 그리고 관념 실행증(ideational apraxia) 환자들을 대상으로 치료사 모델 또는 사진 유도에 반응하게 하고 여러 조합의 목표 단어들과 동작이나 신호를 만들어내게 하는 6단계 과제 계층 방법(task hierarchy method)을 시행한 결과 치료기간 동안 훈련된 몸짓들의 습득과 훈련되지 않은 몸짓들의 향상을 보고하였고, Cubelli등은 실행증을 동반한 실어증 환자에게 특징적 동작의 주의력에 초점을 맞추는 중재를 통해 훈련한 결과 근원적인 실행증 향상에는 효과가 없었다고 보고하였다.

5. 감각적 접근(Sensory approach)

감각접근방식은 실행증이 기능적으로 적절한 감각정보의 통합이나 수행과정의 상실 때문이라는 개념에 기반을 둔 치료접근방식으로 단일 증례의 뇌손상 후 실행증 환자에서 감각자극 프로토콜을 시행한 결과 운동기능의 향상되었다는 보고가 있고 관념운동 실행증(ideomotor apraxia) 환자에서 도구, 물체, 시각적 모형과 되먹임(feedback)을 이용한 복합 신호(multiple cues) 치료법을 2주간 하루에 한 시간씩 적용한 결과 몸짓 장애(gesture impairment) 향상에 긍정적인 효과를 보고한 예도 있다. 하지만 다른 단일 증례연구에서는 특정한 감각자극 프로토콜을 관념운동 실행증 환자에 적용한 결과 운동기능에 효과는 근거가 없다는 보고도 있어 실행증 치료에 감각접근방식에 대한 근거는 아직 부족하다.

회복치료 방법 중 제스처 훈련(gesture training), 오차배제학습(errorless learning), 직접 훈련(direct training), 탐색 훈련(explorative training) 등에 대해서는 〈실행증 재활치료의 실제〉에 자세히 기술하였다.

Ⅲ 보상적 접근

보상적 접근 방법은 실행증 자체를 개선하기 위한 치료가 아니라 실행증으로 인해 저하된 기능을 개선하기 위한 치료 방법으로 실행증 자체 호전이 크게 기대되지 않는 심한 환자에게 더 유용하게 사용될 수 있으며 실행증 이외의 다른 인지장애가 있더라도 효과적인 방법으로 알려져 있다. 보상적 접근은 환자가 이전에 사용하던 방법과 다른 방법을 이용하여 일상생활을 수행하도록 한다.

보상적 접근은 내적보상방법과 외적보상방법 두 가지 방법으로 구분된다. 내적보상방법은 동작 수행과정에서 각 단계별로 말로 순서를 알려주거나 시각적 자극을 이용하는 것과 같이 손상된 인지기능 이외에 다른 기능을 이용하여 치료하는 경우를 말한다. 외적보상방법은 환자 자신의 기능이 아닌 다른 방법을 이용하는 것으로 보조도구 등을 이용하는 경우에 해당한다.

1. 전략훈련(Strategy training)

보상적 접근의 한 가지 형태로 Cantagallo 등에 의해 전략 훈련(strategy training)이 제안되었는데 외적인 보상방법 보다는 내적인 보상방법에 의존하며 특정한 과제의 훈련보다는 일반적인 기술들(skills)의 증진에 초점을 맞춘다.

Heugte 등은 33명의 환자를 대상으로 12주간 주 3–5회 30분간의 전략훈련(strategy training) 시행으로 일상생활동작의 향상을 보고하였다. 치료 방법은 각 일상생활수행동작을 동작시작(initiation), 동작실행(execution), 조절(control) 및 수정(correction)의 3단계의 행동모델로 구분하고 각 단계에서 환자 스스로 수행하지 못하는 경우 치료사가 개입하여 단계 수행을 완료하도록 한다. 동작시작 단계에서는 말로 행동을 유도하거나, 도구에 대해 질문을 하거나, 동작으로 물건을 가리키거나, 동작이 그려진 그림을 보여주거나 아니면 글을 써서 동작을 유도하는 등의 도움을 준다. 동작실행 단계에서는 각 동작의 단계를 말로 설명하거나, 동작으로 보여주거나, 팔이나 손을 적절한 위치에 가는 등의 도움을 준다. 조절 및 수정 단계에서는 동작 수행이 정확하게 이루어지지 않은 경우에 말로 결과를 설명하거나 부적절한 자세를 교정해주거나 동작수행을 동영상 촬영 후 보여주는 등의 도움을 준다.

Geusgens 등은 일상생활동작의 특정 과제를 대상으로 한 전략훈련의 효과가 다른 과제에서도 치료 효과가 있는지를 알아보기 위해 29명의 뇌졸중 환자들을 대상으로 치료가 필요한 6가지 일상생활동작을 정하고 그중 4가지 동작에 대해서는 전략 훈련을 시행하고 다른 2가지 동작은 치료를 하지 않는 방법으로 8주간 전략훈련을 시행한 결과 치료한 과제뿐 아니라 치료받지 않은 과제에서도 향상을 나타내었다고 보고하여 전략훈련을 통해 습득한 기술이 훈련되지 않은 동작에도 적용될 수 있다고 하였으며, 또한 병원에서 수행한 전략훈련 치료효과는 가정에서도 지속적으로 유효한 효과를 나타낸다고 보고하여 전략훈련이 실행증 치료에서 효과적이라고 하였다.

2. 보조기술(Assistive technology)

최근 뇌손상에 의한 인지기능 저하 환자들을 위한 여러 가지 보조기술들이 개발되었으나 아직 실행증 환자에게 특화된 보조기술은 부족한 실정이다. 이러한 인지기능 저하 환자를 위한 보조기구로는 1997년에 개발된 Planning and Execution Assistant and Trainer (PEAT)이나 이후 개발된 General User Interface for Disorders of Execution (GUIDE) system과 같은 micro-prompting systems들이 있으나 복합적인 실행증에는 적합하지 않다.

실시간으로 반응하고 오류들을 예측할 수 있는 능동적인 장치들로 사물에 센서를 삽입하거나 움직임을 추적하여, 치료사 없이 개체가 사용되는 방법에 대한 정보를 획득하는 수단으로 사용할 수 있는 장치로서 The COACH system은 손 씻기 등 일상적인 활동을 수행하

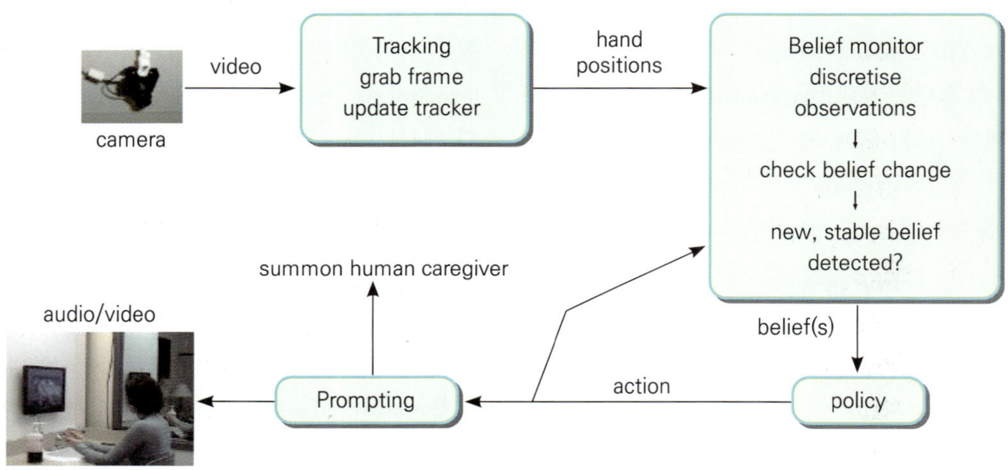

그림 28-1. COACH 요소 흐름의 다이어그램

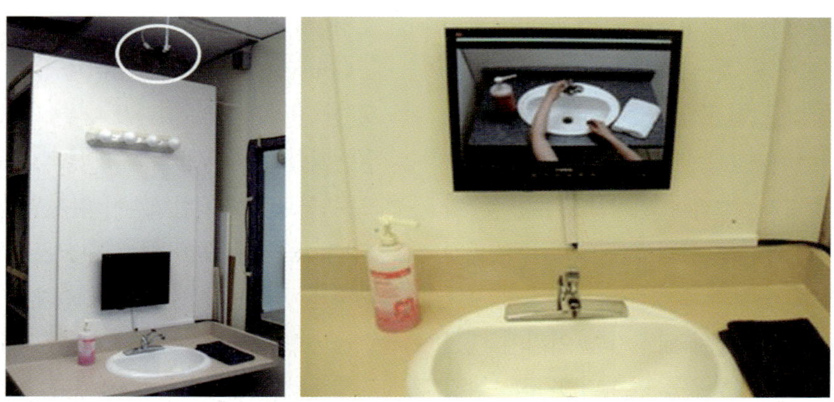

그림 28-2. COACH 시스템 예시

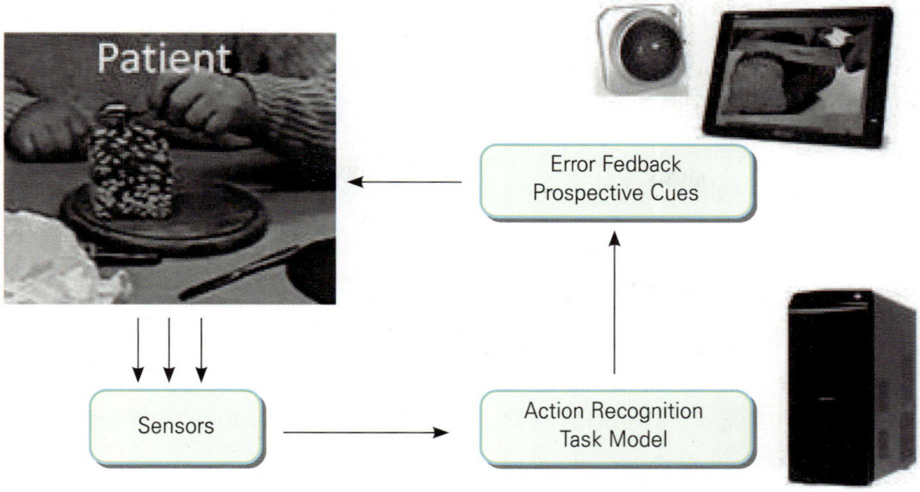

그림 28-3. **뇌졸중 환자의 일상생활동작 재활치료를 위한 CogWatch 시스템**

기 위해 환자를 격려·자극하여 보호자의 부담을 줄일 수 있도록 설계되었다(그림 28-1, 2). 이는 카메라를 통해 환경의 정보에 관한 정보를 도출하고, 오디오 및 비디오 신호를 제공한다. 또 다른 시스템인 CogWatch는 에러가 없는 피드백을 제공하도록 설계되어 훈련 도구 또는 보상적도구로 사용할 수 있다(그림 28-3).

Ⅳ

기타 치료 방법

1. 비침습적 뇌자극

최근 뇌질환 재활 영역에서 비침습적 뇌자극이 많이 사용되고 있으며, 실행증 치료를 위해서도 여러 치료가 시도되고 있다. 두개자극은 rTMS (repetitive transcranial magnetic simulation)과 tDCS (transcranial direct current stimulation)의 두 가지 방법이 주로 사용된다.

1) rTMS를 이용한 치료

Park은 6명의 파킨슨병에 의한 사지운동 실행증 환자를 대상으로 10Hz rTMS를 20분간 좌측 대뇌 M1 영역에 적용하여 즉각적인 증상 개선 효과를 보고하였고 이러한 효과는 24시간 지속되었다고 보고하였으며, Jang은 1명의 만성 뇌출혈 환자에게 1달간 rTMS를 시행하여 사지운동실행증 증상이 호전되었다고 보고하였다.

최근 Nahas등은 40명의 대뇌소혈관질환 환자를 대상으로 한 대조군 연구에서 10Hz rTMS를 Cz에 6일간 매일 자극하여 보행실행증과 인지기능이 개선되었다고 보고하였으나 개선 효과가 인지기능 개선과 동반되어 실제 실행증 자체의 개선 효과인지는 확실하지 않다.

Vanbellingen등은 짧은 시간에 더 많은 자극을 주는 theta-burst stimulation (TBS)을 이용하여 정상인에서 치료 후 몸동작 점수(gesture)의 증가가 관찰된다고 보고하여 향후 실행증 환자에서 TBS를 이용한 치료가 도움이 될 수 있을 것이라고 했다.

2) tDCS를 이용한 치료

Bianchi 등은 14명의 피질기저핵증후군(corticobasal

syndrome) 환자의 좌측 두정엽에 tDCS을 7분간 치료한 직후 실행증 평가를 시행하여 증상이 개선되었다고 보고하였으며, Bolognini 등은 6명의 좌측대뇌손상 환자에게 tDCS를 시행한 결과 숙련된 동작을 수행하는데 소요되는 시간이 줄었다고 보고하였다.

2. 가상현실 치료(Virtual reality therapy)

가상현실은 시뮬레이션 된 환경과 사용자와의 상호작용을 보여주는 정보 통신 기술의 한 형태이다. 가상현실 치료는 최근 뇌졸중 환자를 위한 훈련 영역 중 상지의 기능 회복에 효과가 있는 것으로 보고되고 있다. 이에 최근 가상현실을 통한 실행증 치료가 진행되고 있다. 하지만, 가상현실의 경우, 가상현실에 포함되어 있는 다양한 콘텐츠에 따라 효과는 서로 다를 수 있다. 이에 본 장에서는 가상현실을 활용한 실행증 치료에 대해 하나를 간단히 소개하고자 한다.

Park 등 연구에서 소개하는 가상현실 치료는 관념운동실행증에 해당하는 것으로 본 연구에 해당하는 가상현실 컨텐츠는 해저 가상환경을 시뮬레이션하고 움직이는 물고기를 잡기 위해 움직임을 파악할 수 있는 컨텐츠이다. 해당 가상현실 치료에서는 잡을 물고기의 수를 지시하는 시각적, 서술적 청각 신호로 시작되고, 물고기의 크기, 속도, 낚을 수 있는 물고기 수에 따라 난이도가 구성되어 있다. 일반적으로 각 작업당 소요 시간은 3-5분 정도 소요되며, 작업 완료 시 성공 점수를 표시하여 피드백을 제공한다.

최근 들어서는 앞서 소개한 치료법들 이외에도 ICT 융합을 통한 다양한 실행증 치료가 개발되고 있다. 그럼에도 불구하고, 실행증에 관한 직접적인 치료들은 아직까지 개발이 미미하다.

V 실행증 재활치료의 실제

실행증은 신경학적 기전과 그에 따른 분류가 복잡하지만, 아직까지 비약물학적 접근에 대한 연구는 부족한 편이다. 현재까지 나와있는 대표적인 비약물학적 치료 접근은 제스처 훈련(gesture training), 오차배제학습(errorless learning), 직접 훈련(direct training), 탐색 훈련(explorative training), 전략훈련(strategy training) 등이 있다.

1. 제스처 훈련

제스처 훈련은 Smania에 의해 2000년에 뇌졸중으로 인한 우측 편마비 환자를 대상으로 실행증 치료를 위해 개발된 것이다. 제스처 훈련은 타동사적 제스처와 자동사적 제스처로 구분되며, 세 가지 훈련회기로 이루어진다.

제스처 훈련의 세 가지 훈련회기 중 타동사적 제스처 훈련과 자동사-상징적 제스처 훈련은 세 가지 하부 단계로 구분된다.

1) 훈련회기 1: 타동사적 제스처 훈련(Transitive gesture training)

첫 번째 훈련회기인 타동사적 제스처 훈련은 첫 번째 단계에서 치료사가 숟가락과 같은 일반적인 도구를 사용하는 것을 보여달라고 환자에게 요구한다. 두 번째 단계는 도구를 사용하는 그림을 보여주고 환자에게 그것을 행동으로 흉내 내보라고 한다. 예를 들면, 숟가락 사용하는 그림을 보여주고 숟가락 사용을 흉내 내도록 하는 것이다. 세 번째 단계는 도구 그림을 환자에게 보여주고 그 도구를 사용하는 것을 흉내 내도록 한다. 예를 들어, 환자에게 숟가락 그림을 보여주고 숟가락 사용하는 것을 흉내 내도록 한다. 이 훈련은 20개의 아이템이

정해져 있고, 이 중 17개를 성공하면 다음 단계로 넘어가게 된다.

2) 훈련회기 2: 자동사적 제스처 훈련: 자동사-상징적 제스처 훈련(Intransitive-symbolic gesture training)

두 번째 훈련회기인 자동사–상징적 제스처 훈련의 3가지 하부단계는 다음과 같다. 첫 번째 단계에서 환자에게 2개의 그림을 보여주게 된다. 한 그림은 배경이 있고(예: 햄버거를 먹는 남자의 그림), 다른 그림은 상징적 행동이 있는 그림이다(예: 먹는 행동). 이렇게 두 개의 그림을 환자에게 보여준 후에 그림에 있던 상징적 행동을 흉내 내보라고 한다. 두 번째 단계에서는 배경 그림만 보여주고 첫 단계에서 보여줬던 상징적 행동을 흉내를 내보라고 한다. 세 번째 단계에서는 처음 보여준 배경그림과 비슷하지만 다른 배경 그림을 보여주고(예: 통조림을 포크로 먹는 남자그림) 정확한 상징적 행동을 해보라고 한다. 첫 번째 훈련 회기인 자동사적 제스처 훈련과 같이 20개의 아이템이 정해져 있고 17개를 성공하면 다음 단계로 넘어가게 된다.

3) 훈련회기 3: 자동사적 제스처 훈련: 자동사-비상징적 제스처 훈련(Intransitive-Non-non-symbolic gesture training)

세 번째 훈련회기는 자동사–비상징적 훈련으로 치료사가 12개의 의미 없는 제스처를 시범을 보이고 따라하게 한다. 6개는 손가락 같은 먼 쪽 관절을 사용하는 행동이고 나머지 6개는 팔굽관절과 같이 가까운 쪽 관절을 사용한다. 환자가 잘 따라하지 못할 경우 언어적 단서를 제공하거나 신체적 도움을 줄 수도 있다. 3가지 훈련 회기는 각각 50분 정도로 실시하고 주 3회 정도 실시하게 된다.

2. 오차배제학습

오차배제학습(errorless learning)은 1998년에 Goldenberg에 의해 뇌졸중으로 인한 우측 편마비 환자의 실행증 치료를 위해 개발된 치료방법으로, 기억력훈련에 사용되는 기법으로 널리 알려져 있다. 세 가지 일상생활활동(먹기, 옷 입기, 단장하기)을 하면서 치료사가 그 활동을 오류 없이 마칠 수 있게 도와주는 것이다. 환자가 스스로 주어진 일상생활활동을 끝까지 마칠 수 있을 때까지 치료사가 모든 중요한 단계들을 도와주게 된다. 처음에는 치료사가 환자의 손을 잡아서 안내를 해주고, 환자의 자발적 활동이 나오면 치료사는 도움의 정도를 점차 줄여 나간다. 치료 초기에는 치료사가 환자 옆에 앉아서 환자가 하는 동작을 같이 한다. 환자가 좀 더 익숙해지면, 치료사는 환자 바로 앞 정면에서 시범을 보인다.

오차배제학습과 함께 감각적 탐색을 부가적으로 하기도 하는데, 활동에 필요한 도구들의 의미와 특성을 잘 이해시키기 위해 시행된다. 탐색은 치료사가 환자에게 활동과 관련된 도구(예: 칫솔) 칫솔을 손으로 만져보거나 상세하게 그림을 그려보게 한다.

오차배제학습을 이용한 훈련은 직접훈련(direct training)이라고도 한다. 연구들에 따르면 직접 훈련을 실시한 일상생활활동들은 나아졌지만, 다른 활동들로 그 효과가 전이되지는 않는 것으로 나타났다.

3. 직접 훈련과 탐색 훈련

직접 훈련과 탐색 훈련은 실행증 치료를 위해 Goldenberg 등의(1998) 연구에 의해 제안되었다. 직접 훈련은 작업치료사의 도움을 받아 오류를 최소화하기 위해 환자가 다양한 일상생활활동을 실행하는 훈련이다. 탐색 훈련은 주어진 물체를 탐색하여 구조의 기능을 탐색하는 것으로 직접적인 활동은 수행하지 않는 훈련 기법이다. 두 가지의 상세한 훈련 방법은 아래와 같다.

1) 직접 훈련(Direct training)

직접 훈련은 환자의 오류를 최소화하면서 전체활동을 수행해야 한다. 모든 중요한 단계에서 작업치료사의 지원이 제공되며, 환자의 능력이 향상되면 지원이 감소한다. 여기서 말하는 지원은 환자가 활동을 수행할 때 오류가 발생할 경우, 작업치료사는 환자의 손을 잡고 어려운 행동을 통해 환자를 유도할 수 있다. 또한, 작업치료사는 환자 옆에 앉아 환자와 동시에 활동을 수행하거나 필요한 동작을 시연해주고 환자가 따라할 수 있도록 유도한다. 해당 활동에는 기본적인 일상생활활동에서 선택할 수 있으며, 예를 들어, 먹기, 옷 입기, 몸단장 등을 선택할 수 있다.

직접 훈련의 예로, 먹기 활동을 수행한다면, 첫 번째로, 작업치료사는 환자 옆에 앉아 먹기 활동을 동시 또는 시연을 한다. 두 번째로는 환자에게 먹기 활동을 요청한다. 세 번째로는 환자의 기능에 따라 직접적인 오류 수정이나, 언어적 단서를 제공할 수 있다. 마지막으로 환자가 수행하는 활동은 처음부터 끝까지 수행되어야 하며, 수행하는 과정 중에 오류를 계속적으로 수정하면서 오류를 줄여야 한다. 직접 훈련의 경우, 하나의 활동을 반복하거나, 주기적으로 활동을 변경하면서 여러 활동의 경험을 시켜주는 것이 중요하다.

2) 탐색 훈련(Explorative training)

탐색 훈련의 두 가지 접근 방식은 물체의 구조에서 기능을 추론하는 능력을 회복하고 작업에 내제된 기계적 문제를 해결하는 것을 목표로 한다. 활동에 관련된 물체를 탐색하지만 활동 자체는 수행하지 않는 접근법이다. 작업치료사는 환자에게 물체에 대한 기능적으로 중요한 세부 사항에 환자의 주의를 집중시키려고 노력해야 한다. 물체의 기능적 중요성에 대한 설명은 구두로 제공될 수 있으며, 몸짓과 포인팅을 추가할 수 있다. 환자들은 중요한 세부 사항에 특히 중점을 두고 물체를 느낄 수 있게 만지게 하거나, 물체에 대해 그릴 수 있도록 장려해야 한다. 또한, 해당 물체와 동일한 기능을 갖거나 동일하지 않은 기능을 가진 물체와 비교하는 탐색을 제공할 수 있다. 예를 들어, 빵을 자르는 데 사용되는 톱니 모양의 나이프와 모양은 비슷하지만 기능이 다른 톱과의 비교를 할 수 있으며, 일반 식자재를 자르는데 사용하는 일반 칼과 비교할 수 있다. 이를 통해, 기능과 모양에 대해 환자에게 강조할 수 있다. 하지만, 앞서 설명했듯이 환자는 해당 물체를 직접 사용하는 연습은 제공되지 않는 것이 탐색 훈련의 특징이다.

탐색 훈련의 예로, 칫솔을 활용한 탐색 훈련을 제공할 경우, 첫 번째로, 환자에게 칫솔을 실제 제공한다. 두 번째로, 환자에게 칫솔을 만져보게 하여 칫솔에 대한 물체를 감각적으로 느낄 수 있게 한다. 세 번째로, 칫솔을 직접 그림으로 그릴 수 있게 안내한다. 네 번째로, 칫솔과 비슷한 화장실 청소용 솔, 세척 솔과 같은 사진을 보여주어 차이점을 강조한다. 이 과정에서 여러 칫솔의 종류를 보여주고 공통점을 강조하여 같은 칫솔임을 강조할 수도 있다. 이러한 전반적인 과정을 통해 물체를 직접 사용해서 연습을 하지는 않지만 물체의 기능을 탐색함으로써 환자에게 물체의 사용법을 학습시킬 수 있다.

4. 전략훈련

전략훈련(strategy training)은 실행증을 신경학적으로 치료하는 것보다는 남아있는 기능을 이용하는 보상적 치료방법이다. Van Heugten가 1998년에 개발한 전략훈련은 내적 전력과 외적 전략을 활용하여 환자들이 스스로 전략을 통해 실행증을 극복하도록 한다. 내적 전략이란 환자 스스로 하는 것을 말하며, 예를 들면 혼잣말로 수행 순서를 말하는 것이다. 따라서 내적 전략은 손상되지 않고 남아있는 환자의 인지 기능을 활용하게 된다. 외적 전략은 수행 순서나 방법을 적은 메모나 그림을 사용하는 것을 말한다. 또한, 외적 전략 중에는 치료사의 단서가 전략으로 사용될 수 있다.

이러한 전략 훈련은 3단계의 연속적인 회기로 이루어져 있다: ① 시작, ② 수행, ③ 조정. 치료사는 치료 단계 전반에 걸쳐 단서와 전략을 제공한다.

1) 시작단계

환자는 본인이 할 활동과 적절한 도구를 고른다. 환자가 어려움을 느끼면 치료사가 환자의 기능에 적절한 활동과 도구를 선택할 수 있도록 도움을 준다. 처음에는 언어적 단서를 제공하고, 그럼에도 환자가 시작하지 못하면 적절한 도구를 환자의 손에 쥐어 주도록 한다.

2) 수행단계

실제 활동을 수행하는 단계로 치료사는 환자의 어려움을 최소화하기 위하여 언어적 단서와 신체적 도움을 제공한다.

3) 조정단계

치료사는 환자의 수행을 살펴보고 필요하다면 언어적 시각적(예: 거울 사용) 단서나 피드백을 제공하여 수행오류를 바로잡아준다.

Ⅵ 결론

실행증 치료는 일상생활동작을 포함한 기능훈련을 중심으로 각 동작을 구조화하고 각 단계별 동작을 오류 없이 정확히 수행하도록 하는 것이 중요하다. 그러나 실행증 치료에 대한 연구는 비교적 초기 단계로 현재까지의 실행증 치료에 대한 연구는 대부분 소수의 무작위 대조군 연구(randomized clinical trial)와 증례연구에 불과하며 각 연구마다 대상환자도 다양하고, 실행증 분류도 다양하며, 치료방법에 대한 기술도 명확하지 않은 경우가 많아 지금까지의 치료 방법을 일반화하기 어려운 실정이다. 따라서 향후 다수의 환자를 대상으로 하는 무작위대조군연구가 필요하며, 또한 최근 시도되고 있는 비침습적뇌자극이나 가상현실을 이용한 치료 등의 연구도 필요하다.

▶ 참고문헌

1. Bianchi M, Coosseddu M, Cotelli M, Manenti R, Brambila M, Rizzetti MC, Padovani A, Borroni B. Left parietal cortex transcranial direct current stimulation enhances gesture processing in corticobasal syndrome. Eur J Neurol. 2015; 22(9): 1317–1322.
2. Bolognini N, Convento S, Bamco E, Mattioli F, Tesio L, Vallar G. Improving ideomotor limb apraxia by electrical stimulation of th eleft posterior parietal cortex. Brain. 2015; 138:428–439.
3. Buxbaum LJ, Haal KY, Hallett M, Wheaton L, Heilman KM, Rodriguez A, Rothi LJG. Treatment of Limb Apraxia : moving forward to improved action. Am J Phys Med Rehabil 2008;87:149–161.
4. Cantagallo A, Maini M, Rumiati RI. The cognitive rehabilitation of limb apraxia in patients with stroke. Neuropsychol Rehabil. 2012;22:473–488.
5. Code C, Gaunt C. Treating severe speech and limb apraxia in a case of aphasia. Br J Disord Commun. 1986;21:11–20.
6. Donkervoort M, Dekker J, Stehmann–Saris FC, Deelman BG. Efficacy of strategy training in left hemisphere stroke patients with apraxia: A randomised clinical trial. Neuropsychological rehabilitation. 2001;11:549–566.
7. Dovern Q, Fink GR, Weiss PH. Diagnosis and treatment of upper limb apraxia. Journal of neurology. 2012:259:1269–1283.
8. Geusgens CA, van Heugten CM, Cooijmans JP, Jolles J, van den Heuvel WJ. Transfer effects of a cognitive strategy training for stroke patients with apraxia. J Clin Exp Neuropsychol. 2007;29:831–841.
9. Goldenberg G, Daumüller M, Hagmann S. Assessment and therapy of complex activities of daily living in apraxia. Neuropsychological rehabilitation. 2001;11:147–169.
10. Goldenberg G, Hagmann S (1998) Tool use and mechanical problem solving in apraxia. Neuropsychologia 36:581–589.
11. Hermsdörfer J, Bienkiewicz M, Cogollor JM, Russel M, Jean–Baptiste E, Parekh M, et al. Cogwatch–automated assistance and rehabilitation of stroke–induced action disorders in the home environment. International Conference on Engineering Psychology and Cognitive Ergonomics. 2013:343–350.

12. Laver KE, Lange B, George S, et al.. Virtual reality for stroke rehabilitation. Cochrane Database Syst Rev 2017;11:Cd008349
13. Lindsten-McQueen K, Weiner NW, Wang HY, Josman N, Connor LT. Systematic review of apraxia treatments to improve occupational performance outcomes. OTJR (Thorofare N J). 2014;34:183-192.
14. Mihailidis A, Boger JN, Craig T, Hoey J. The coach prompting system to assist older adults with dementia through handwashing: An efficacy study. BMC geriatrics. 2008;8:28
15. Nahas NE, Sami S, Aref H, Hamid E, Reda R, Hazzou A, Bokl AE. High Frequency Suprathreshold rTMS to Cz Can Improve Gait Apraxia and Reduce Imflammatory Markers in Patients with Incidental Cerebral Small Vessl Disease. 2022. Available from; https://ssrn.com/abstract=4148100
16. Park JE. Repetitive Transcranial Magnetic Stimulation for Limb-Kinetic Apraxia in Parkinson's Disease. J Clin Neurol 2018; 14(1) : 110-111.
17. Park WK, Kim JW, Kim MY, Efficacy of virtual reality therapy in ideomotor apraxia rehabilitation: A case report. Medicine, 2021:100:28.
18. Pastore-Wapp M, Nyffeler T, Nef T, Bohlhalter S, Vanbellingen T. Non-invasive brain stimulation in limb praxis and apraxia: A scoping review in healthy subjects and patient with stroke. Cortex. 2021;138:152-164.
19. Ruwaili A, Rida F, Hussan A, Uzair M, Abualait T, Kaleem I, Bashir S. The Effectiveness of Transcranial Stimulation in Treating Apraxia. CNS Neurol Disorder Drug Target. 2023 Oct. Online ahead of print
20. Smania N, Aglioti SM, Girardi F, Tinazzi M, Fiaschi A, Cosentino A, et al. Rehabilitation of limb apraxia improves daily life activities in patients with stroke. Neurology. 2006;67:2050-2052.
21. Smania N, Girardi F, Domenicali C, Lora E, Aglioti S. The rehabilitation of limb apraxia: A study in left-brain-damaged patients. Arch Phys Med Rehabil. 2000;81:379-388.
22. van Heugten CM, Dekker J, Deelman B, Van Dijk A, Stehmann-Saris J. Outcome of strategy training in stroke patients with apraxia: A phase ii study. Clinical Rehabilitation. 1998;12:294-303.
23. Vanbellingen T and Bohlhalter S. Apraxia in neurorehabilitation : Classification, assessment and treatment. NeuroRehab 2011;28:91-98.
24. Vanbellingen T, Passtore-Wapp M, Kubel S, Nyffeler T, Schupfer AC, Kiefer C, Zizlsperger L, Lutz K, Luft AR, Walther S, Bohlhalter. Interhemispheric facilitation of gesturing : A combined theta burst stimulation and diffusion tensor imaging study. Brain Stim. 2020;13(2):457-463.
25. West C, Bowen A, Hesketh A, Vail A. Interventions for motor apraxia following stroke. Cochrane Database Syst Rev. 2008:CD004132

특정영역 인지재활

Domain-specific cognitive rehabilitation

SECTION 08 의사결정

Chapter 29 의사결정 및 갈등
Decision making and conflict monitoring

Chapter 30 의사결정 평가
Evaluation and assessment in decision making

Chapter 31 의사결정 재활
Rehabilitation of decision making

PART 03

CHAPTER 29

SECTION 08 의사결정

의사결정 및 갈등

Decision making and conflict monitoring

김덕용, 김대현

I 서론

의사결정은 높은 수준의 인지기술(cognitive skills) 중 하나로 정상인 및 환자의 일상생활에 영향을 미치는 중요한 요소이다. 대략적으로 1970년대부터 주로 심리학자, 정신과의사에 의해 연구된 부분이지만, 현재는 재활의학에서도 임상적으로 중요한 분야가 되었다. 의사결정이란 현재 상황을 고려하여 여러 대안들(alternatives) 중에서 최선을 선택하는 것을 일컫는다. 좁은 의미에서는 개인이 오늘 저녁 무엇을 먹을지 선택하는 것부터, 크게는 나라의 경제적, 정치적 방향을 제시하는 행정적인 의사결정까지 모두 포함하는 개념이라고 할 수 있다. 여기에서는 개인의 의사결정에 대한 부분만 다룰 예정이다.

의사결정의 과정은 다양하며 개인별로 차이가 있다. 결정이 필요한 문제가 무엇인지에 따라서 어떤 문제는 결정한다는 생각조차 없이 반사적으로 이루어지는 반면에, 며칠을 고민하고 주변 사람들과 상의한 뒤에 결정하게 되는 경우도 있다. 또한 같은 문제라고 하더라도 어떤 사람은 바로 의사결정을 하는 반면, 다른 사람은 오랜 시간이 걸려도 결정하지 못하는 경우도 있다.

의사결정 이론은 크게 두 가지로, 규범적(normative) 결정이론과 기술적(descriptive) 결정이론으로 나눌 수 있다. 규범적 결정이론(normative decision theroies)은 사람들이 최적의 선택을 식별하여 결정을 내리는 과정을 설명하는 이론이다. 하지만 규범적 결정이론은 종종 사람들이 실제로 결정하는 것을 예측하는데 실패한다. 예를 들어 비싼 등록금을 내고 수업을 듣지 않는 행동, 발생할 확률이 낮은 위험에 비싼 보험금을 지불하면서 운전 중 문자를 보내는 위험성이 높은 행동을 선택하는 것 등은 규범적 결정이론으로 설명하기 어렵다. 반면, 기술적 결정이론(descriptive decision theories)는 사람들이 실제로 어떻게 행동을 결정하는지를 설명하는 이론이다. 기술적 결정이론은 사람들이 때때로 최적이 아닌 선택을 하는 이유에 대한 통찰력을 제공한다.

의사결정에 관해 다양한 실험과 연구가 이루어지면서 일련의 과정에 대해 일반적으로 적용되는 여러 설명 모델을 만들었다. 다음 장에서는 그중 대표적인 모델에 대해 알아보도록 하겠다.

Ⅱ 의사결정 모델

우리는 의식하지 못해도 일상생활에서 다양한 의사결정을 한다. 신호등이 빨간색일 때는 서는 것, 나가서 노는 대신에 숙제를 하는 것, 몸에 나쁜 초콜릿 대신 사과를 먹는 것 등은 모두 의사결정을 하는 것이다. 의사결정은 여러 다른 방법을 통해 이루어지며, 크게 목표지향적(goal–oriented)인 것과 습관적(habitual)인 것으로 나눌수 있다. 목표지향적 결정은 기대되는 보상에 대한 평가과정에 기반하여 결정한다. 반면 습관적 결정은 더이상 보상에 대한 평가과정 없이 결정이 이루어진다. 목표지향적 결정은 행동–결과 결정(action–outcome decision), 모델기반 결정(model–based)과 비슷한 과정으로, 기대되는 결과를 평가하는 것이 핵심이다. 습관적 결정은 자극–반응 결정(stimulus–response decision), 모델 없는 결정(model–free)과 비슷한 과정으로, 결과가 같은 행동을 반복하면서 습관이 형성되는 것을 의미한다.

모델기반 의사결정 과정에 대한 대표적인 모델은 2008년 Antonio Rangel 등에 의해 소개되었다. Rangel 등은 의사결정 과정에 대해 표현(representation), 가치평가(valuation), 행동선택(action selection), 결과평가(outcome evaluation) 그리고 학습(learning)의 5가지 단계로 나누어 설명하였다(그림 29–1). 표현은 선택이 필요한 현재 상황에서 여러 대안을 마련하는 과정으로, 내적 상태(internal status, 예를 들면 배고픔의 정도)과 외적 상태(external status, 예를 들면 위협의 정도)를 파악하고 가능한 행동들(potential actions – 예를 들면 먹을 것을 찾는 것)을 찾는 것을 말한다. 평가는 첫 번째 단계에서 파악한 행동들 하나하나의 이익과 결과를 예측하여 가치를 평가하는 것으로 올바른 의사결정을 위한 핵심과정이라 할 수 있다. 행동선택은 평가를 통해 비교한 여러 행동 중 한가지를 선택하는 과정으로 좁은 의미의 의사결정은 이 과정을 이야기한다. 결과평가는 행동선택의 결과를 평가하는 과정이며 학습은 결과평가를 통한 일련의 과정에서 얻은 것을 추후의 다른 의사결정을 위해 기억하는 것이다.

2011년 Padoa–Schioppa는 결정을 내리기 전 각 선택의 가치(value)를 계산하고 비교하는 'Good–based model'을 소개하였다. Good–based model의 결정은 가치를 극대화하는 선택을 하는 것으로, 가능한 높은 보상(reward)이나 이익을 얻는 선택을 한다. 이 과정에서

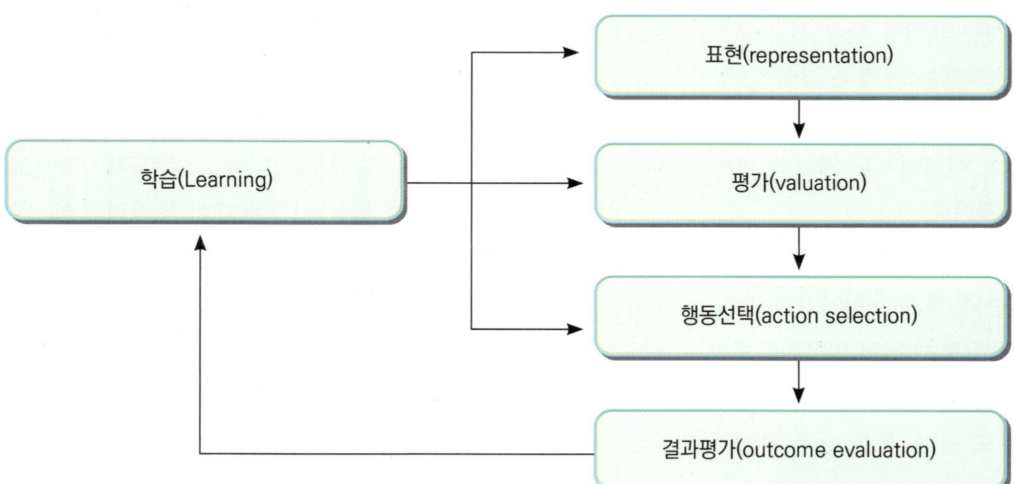

그림 29–1. **의사결정 과정**

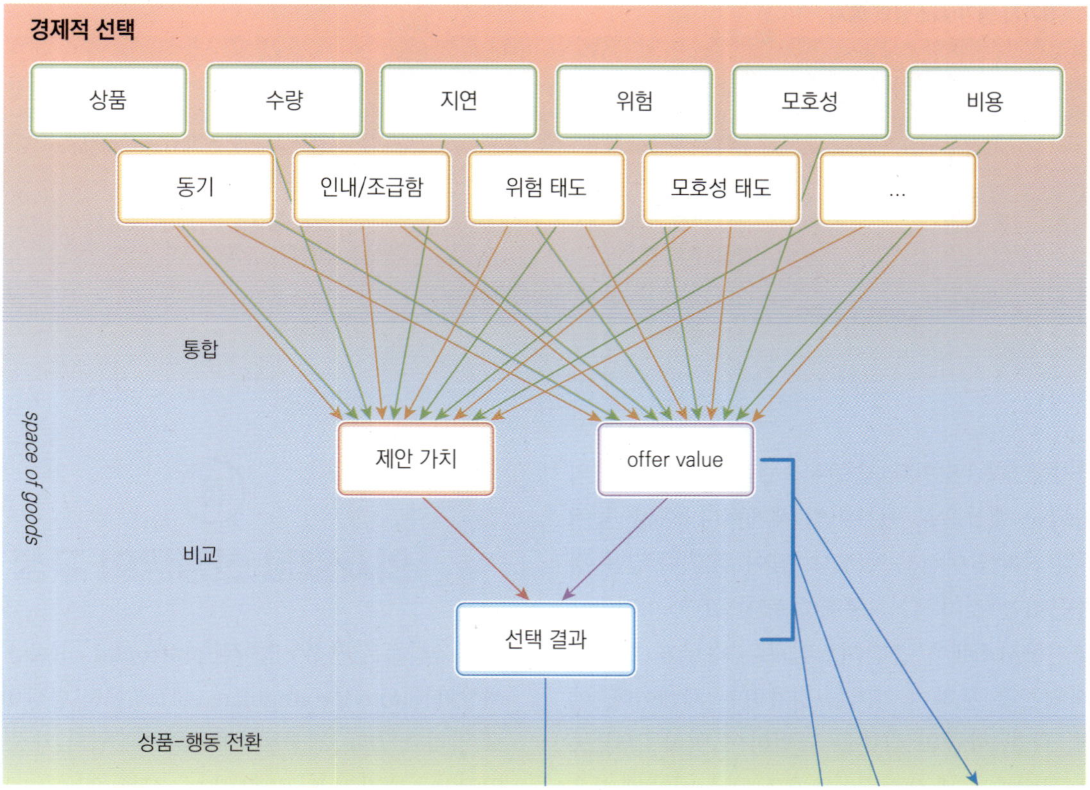

그림 29-2. **Good-based 모델.** 선택해야 되는 두 가지 가치(value)가 다양한 외적(external)/ 내적(internal) 요인을 통합하여 계산된다. 두가지 가치는 서로 독립적으로 계산되며 비교 후 선택된다. (Neurobiology of economic choice: A good-based model, Annu Rev Neurosci. 2011)

보상이나 이익만 고려하는 것이 아닌 그것을 얻기 위해 필요한 비용(cost)도 포함된다(그림 29-2).

의사결정의 핵심적인 부분인 가치의 표현, 가치평가, 행동선택에 대해 좀 더 자세히 알아보겠다.

1. 가치의 표현 및 평가

가치는 다양한 외적(external), 내적(internal) 구성요소를 가지며 이러한 요소들이 통합되어 전체의 가치를 형성한다. 각각의 요소는 유전적 혹은 경험에 의해 개개인에 따라 다르게 계산되며, 상황에 따라 강화제(reinforcers)에 의해 높게 계산되기도 한다. 가치의 표현(presentation) 및 평가(valuation)는 단순한 계산이 아니며 외적, 내적 구성요소, 보상을 얻을 확률(probability)와 비용이 통합되어 전체적인 주관적 가치를 형성한다.

행동의 가치(이익과 손해)를 분석 및 계산하는 과정인 가치평가는 파블로프(pavlovian), 습관(habitual), 그리고 목표지향(goal-directed) 시스템의 세가지 체계로 나뉜다. 그리고 각각의 시스템의 가치평가는 보상(rewards)과 처벌(punishments)로 이루어져 있다(표 29-1). 파블로프시스템은 특정 자극에 대한 본능적인 행동과 관련된 가치평가 체계이다. 예를 들면 접시 위에 있는 모든 음식(자극)을 먹는 것(행동)이나 길 건너편에 위험한 사람(자극)이 있을 때 도망가는 것(행동) 등이다. 음식을 먹는 것을 통해 배부름이라는 보상가치를 얻고 도망가는 것을 통해 잠재적 위험이라는 처벌을 피

표 29-1. 3가지 평가 시스템의 예시

Valuation system	Valence	
	보상	처벌
파블로프	접시 위의 음식 먹기 보상: 음식	길 건너 위험한 사람을 피하기 처벌: 잠재적 위험
습관	매일 아침 커피를 마시는 것 보상: 잠이 깸	같은 경로로 출근하는 것 처벌: 교통체증
목표지향	다른 사람의 평가를 확인하여 볼 영화를 선택 보상: 즐거움	매일 조깅을 하는 것 처벌: 비만

하는 가치를 얻는 것이다. 습관시스템은 반복훈련에 의해 학습되는 행동으로 이루어진 체계이다. 예를 들어 매일 아침 커피를 마시는 것(보상: 잠이 깸)이나 같은 경로로 출근하는 것(처벌: 교통체증)등이 있다. 마지막으로 목표지향시스템은 습관시스템과는 다르게 행동선택-결과평가를 통하여 가치를 평가하는 체계이다. 예를 들면, 다른 사람의 리뷰를 확인하여 여러 영화 중 볼 것을 선택하는 과정(보상: 즐거움)이나 매일 조깅을 하는 것(처벌: 비만)등이 있다.

2. 행동선택

행동선택을 위해서는 앞에서 살펴본 여러 평가를 통한 행동의 가치를 비교하는 과정이 필요하다. 행동은 파블로브, 습관, 목표지향 각각의 시스템을 통한 가치 간의 충돌(conflict)이 발생하며 하나의 시스템 내에서도 다른 가치의 충돌이 생길 수 있다. 예를 들어, 알코올중독자가 술집에 가는 것을 고민할 때 습관시스템은 음주에 높은 가치를 줄 것이며 목표지향시스템은 금주에 높은 가치를 평가하면서 충돌이 발생할 수 있다. 이 과정에서 갈등탐색(conflict monitoring)시스템은 가치의 현재 세기(strength)를 파악하여 의사결정과정에 반영되도록 한다. 따라서 갈등 탐색은 행동선택과정에서 비슷한 크기의 가치가 서로 충돌할 때 중요한 역할을 한다고 할 수 있다.

Ⅲ 의사결정 신경망의 구성

의사결정은 전전두엽피질(prefrontal cortex) 과 전방대상피질(anterior cingulate cortex)에서 담당하는 것으로 알려져 있다. 전전두엽피질은 전두엽의 가장 앞쪽 부위로 의사결정을 포함하여 실행기능(executive function) 전반을 담당하는 것으로 생각된다(그림 29-3). 전방대상피질은 변연계(limbic system)의 한 부분으로 대뇌 반구 안쪽에 있는 고리형의 회색질을 가리킨다. 일반적으로 변연계는 그 사람의 기억, 성격, 사고, 감정, 행동, 욕망의 조절에 관여하는 것으로 알려져 있으며 그 중 의사결정과 갈등탐색의 과정은 변연계의 전방대상피질과 관련이 깊은 것으로 보고되었다.

의사결정 모델의 단계와 관련하여 현재까지 보고된 뇌영역들은 아래와 같다. 가치의 표현과정은 전대상피질, 전전두엽피질 및 안와전두피질이 관여한다(그림 29-3).

평가 중 파블로브 시스템은 위협을 받는 상황에서 신체의 반응을 조절하는 역할을 하는 편도체(amygdala)가 중요한 역할을 하며, 습관시스템은 학습에 관여하는 도파민뉴론이 투사되는 선조체(striatum)와 관련 있으며, 목표지향시스템은 전전두엽피질과 안와전두피질(orbitofrontal cortex) 전반이 관여한다.

결과평가 즉, 행동에 대한 보상과 처벌과 관련된 부

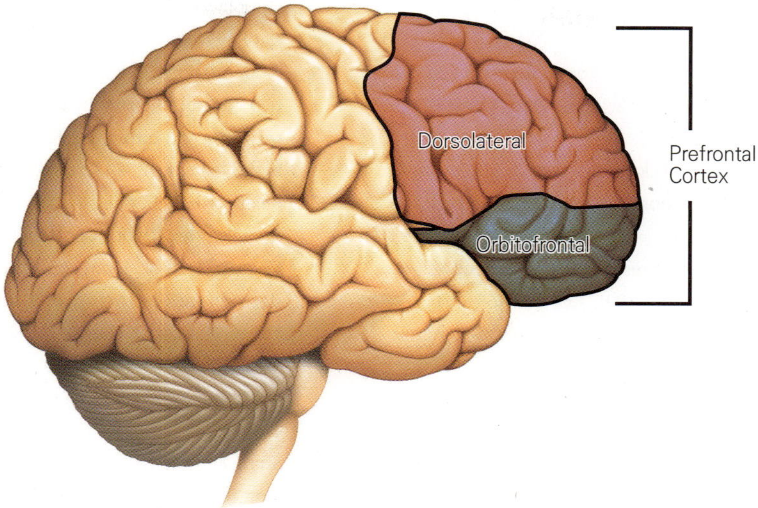

그림 29-3. **전전두엽피질**

위는 안와전두피질의 내측(medial)과 전방대상피질이며, 전반적인 학습에는 선조체가 관련이 깊은 것으로 보고되었다. 상기 사항들은 뇌손상 환자에서 의사결정 과정을 평가할 때 참고할 수 있다.

▶ 참고문헌

1. 치매와 인지재활. 군자출판사; 2017.
2. Adams, D.B., Brain mechanisms of aggressive behavior: an updated review. Neurosci Biobehav Rev, 2006. 30(3): p. 304–18.
3. Adult age differences in value–based decision making, Current opinion in Psychology, 2024, 55:101765
4. Balleine, B.W., Neural bases of food–seeking: affect, arousal and reward in corticostriatolimbic circuits. Physiol Behav, 2005. 86(5): p. 717–30.
5. Barraclough, D.J., M.L. Conroy, and D. Lee, Prefrontal cortex and decision making in a mixed–strategy game. Nat Neurosci, 2004. 7(4): p. 404–10.
6. Botvinick, M.M., Conflict monitoring and decision making: reconciling two perspectives on anterior cingulate function. Cogn Affect Behav Neurosci, 2007. 7(4): p. 356–66.
7. Camillo Padoa–Schioppa, Neurobiology of economic choice: a good–based model, Annu Rev Neurosci, 2011 34: 333–59
8. Christoph, E. and S. Wolf, Better Than Conscious? : Decision Making, the Human Mind, and Implications For Institutions. 2008: The MIT Press.
9. Davis, K.D., et al., Functional MRI of pain– and attention–related activations in the human cingulate cortex. J Neurophysiol, 1997. 77(6): p. 3370–80.
10. Daw, N.D., Y. Niv, and P. Dayan, Uncertainty–based competition between prefrontal and dorsolateral striatal systems for behavioral control. Nat Neurosci, 2005. 8(12): p. 1704–11.
11. Dayan, P., et al., The misbehavior of value and the discipline of the will. Neural Netw, 2006. 19(8): p. 1153–60.
12. Decreasing alertness modulates perceptual decision–making, The journal of Neuroscience, 2022, 42(3): 454–473
13. Fendt, M. and M.S. Fanselow, The neuroanatomical and neurochemical basis of conditioned fear. Neurosci Biobehav Rev, 1999. 23(5): p. 743–60.
14. Frank, M.J., Hold your horses: a dynamic computational role for the subthalamic nucleus in decision making. Neural Netw, 2006. 19(8): p. 1120–36.
15. Frank, M.J., L.C. Seeberger, and C. O'Reilly R, By carrot or by stick: cognitive reinforcement learning in parkinsonism. Science, 2004. 306(5703): p. 1940–3.
16. Hammerer, D., V. Muller, and S.C. Li, Performance monitoring across the lifespan: still maturing post–conflict regulation in children and declining task–set monitoring in older adults. Neurosci Biobehav Rev, 2014. 46 Pt 1: p. 105–23.
17. Jan Peters, Christian Buchel, The neural mechanisms of inter–

temporal decision–making: understanding variability. Trends Cogn Sci. 2011 15(5)

18. Koechlin, E. and A. Hyafil, Anterior prefrontal function and the limits of human decision–making. Science, 2007. 318(5850): p. 594–8.
19. Koehler, D.J. and N. Harvey, Blackwell handbook of judgment and decision making. 2004, Oxford, UK; Malden, MA: Blackwell Pub.
20. MacLeod, C.M., Half a century of research on the Stroop effect: an integrative review. Psychol Bull, 1991. 109(2): p. 163–203.
21. Mas–Colell, A., M.D. Whinston, and J.R. Green, Microeconomic theory. 1995, New York: Oxford University Press.
22. Neuroeconomics : Decision Making and the Brain. 2013, [s.l.]: Academic Press Inc.
23. Ochsner, K.N. and S.M. Kosslyn, The Oxford handbook of cognitive neuroscience. Volume 2, Volume 2. 2013; Available from: http://dx.doi.org/10.1093/oxfordhb/9780199988709.001.0001.
24. O'Doherty, J., et al., Sensory–specific satiety–related olfactory activation of the human orbitofrontal cortex. Neuroreport, 2000. 11(4): p. 893–7.
25. Padoa–Schioppa, C. and J.A. Assad, Neurons in the orbitofrontal cortex encode economic value. Nature, 2006. 441(7090): p. 223–6.
26. Pashler, H.E., C.R. Gallistel, and S.S. Stevens, Stevens' handbook of experimental psychology. Vol. 3, Vol. 3. 2004, New York; Chichester: Wiley.
27. Peyron, R., et al., Haemodynamic brain responses to acute pain in humans: sensory and attentional networks. Brain, 1999. 122(Pt 9): p. 1765–80.
28. Rangel, A., C. Camerer, and P.R. Montague, A framework for studying the neurobiology of value–based decision making. Nat Rev Neurosci, 2008. 9(7): p. 545–56.
29. Ridderinkhof, K.R., et al., Neurocognitive mechanisms of cognitive control: the role of prefrontal cortex in action selection, response inhibition, performance monitoring, and reward–based learning. Brain Cogn, 2004. 56(2): p. 129–40.
30. Rushworth, M.F., et al., Action sets and decisions in the medial frontal cortex. Trends Cogn Sci, 2004. 8(9): p. 410–7.
31. Silvetti, M., et al., From conflict management to reward–based decision making: actors and critics in primate medial frontal cortex. Neurosci Biobehav Rev, 2014. 46 Pt 1: p. 44–57.
32. Small, D.M., et al., Changes in brain activity related to eating chocolate: from pleasure to aversion. Brain, 2001. 124(Pt 9): p. 1720–33.
33. Stern, E.R. and S.F. Taylor, Cognitive neuroscience of obsessive–compulsive disorder. Psychiatr Clin North Am, 2014. 37(3): p. 337–52.
34. Sutton, R.S. and A.G. Barto, Reinforcement learning : an introduction. 1998; Available from: http://site.ebrary.com/id/10225275.
35. Temporal dynamics of decising making: a synthesis of computational and neurophysiological approaches, WIREs Cogn Sci, 2022;13:e1586
36. Tracking dynamic adjustments to decision making and performance monitoring processes in conflict tasks, NeuroImage, 2021. 118265
37. Wallis, J.D., Orbitofrontal cortex and its contribution to decision–making. Annu Rev Neurosci, 2007. 30: p. 31–56.
38. Yin, H.H. and B.J. Knowlton, The role of the basal ganglia in habit formation. Nat Rev Neurosci, 2006. 7(6): p. 464–76.

CHAPTER 30

SECTION 08 의사결정

의사결정 평가

Evaluation and assessment in decision making

박근영, 임선

I 서론

의사결정 평가가 중요한 이유는 다음과 같다. 부정확한 판단과 의사결정 장애는 노인에서 흔하게 관찰되고 있으며, 고령일수록 더 심각해져 사회적인 문제로 대두될 수 있다. 특히 치매 또는 인지장애가 있는 경우, 인지장애가 없는 고령 세대나 조현병이 있는 젊은 세대보다 결정력에 장애가 있을 가능성이 더 크기 때문에 재활 치료 과정 중에 이에 대한 적절한 이해 및 평가가 필요하다.

근래 들어, 인지장애가 있는 고령세대의 의사결정능력에 대한 연구가 활발하게 진행되고 있는데 그 배경에는 두 가지 측면이 있다. 첫 번째는 치매 초기단계의 치료중재는 의사결정능력을 개선시킬 수 있다는 것이고, 두 번째는 더 실질적인 내용으로, 환자들이 종종 많은 내과 질환을 동반하고 있어 진단과 치료에 대한 결정을 해야 하는데, 이는 자신들의 일상적인 삶에 영향을 미치는 대단히 중요한 결정을 하는 순간에 직면하게 되는 것이다.

인지장애가 있는 환자에서 인지 결정 장애를 평가하기 위해서 전통적으로 기억력, 언어, 주의력, 시공간 지각 및 집행 기능이 중심이 되어왔다. 그러나 최근 10여 년 동안 이러한 질환에 대한 의사 결정 연구가 증가하면서 연구 목적으로 의사 결정을 평가하기 위한 새로운 방법들이 개발되었다. 이 장에서는 뇌신경재활 및 치매 질환과 관련된 의사 결정 장애의 특성 및 평가 방법들에 대해서 알아보고자 한다. 이는 인지 장애 환자들에서 다양한 의사 결정 능력의 변화를 이해하는데 중요한 역할을 할 것으로 기대된다.

의사 결정은 미래의 득과 실에 대한 판단력이 떨어지는 의사결정인지(decision making cognition)장애와 이로 인한 의사결정역량(decision making competency)에 문제가 생기는데, 전자는 인지 장애, 후자는 이로 인해 건강 관련 의사결정에 문제가 생기는 결과물로 두 가지 측면들을 이해하고 임상에서 적절한 도구로 평가를 하는 것이 중요하다.

1. 의사결정 인지장애와 건강 관련 의사결정역량 간의 관계

인지 장애가 있는 환자들의 경우 정보 처리, 위험평

가 및 문제해결과 같은 핵심적인 의사결정 과정이 손상되어 건강 관련 결정을 내리는 데 어려움을 겪을 수 있다. 인지 기능의 저하는 환자가 치료 취사선택권을 이해하고, 그 결과를 적절히 평가하며, 합리적인 결정을 내리는 능력에 직접적인 영향을 미칠 수 있다. 따라서 일반적인 의사결정 능력과 건강 관련 의사결정역량 간의 상호작용을 이해하는 것은 인지장애가 있는 환자나 치매 환자치료에 있어서 매우 중요하다.

Ⅱ 건강 관련 의사결정역량

건강 의사결정은 두 가지 용어로 설명할 수 있는데 첫 번째는 의사결정 수용력(capacity)이고 두 번째는 의사결정역량(competence)이다.

1. 의사결정 수용력

의사결정 수용력은 환자가 치료 정보를 듣고, 알고, 충분히 이해하는 능력, 그리고 자신의 치료 중 발생할 수 있는 다양한 상황에 대해 이해하고 예측하는 능력과 관련되어 있다. 전체적으로 이 개념은 환자의 의사결정 전체 과정을 포함한다. 이 경우 임상의사는 환자의 주어진 결정능력에 대한 상세한 정보를 얻기 위해 다양한 임상심리 검사 및 평가 도구들을 사용할 수 있다.

2. 의사결정역량

이 개념은 환자가 특정 행위(예: 복잡한 수술 과정에 대한 동의) 또는 일련의 활동(예: 홀로 생활하기, 재무 상태 관리)을 수행할 수 있는 능력과 관계가 있다.

3. 구성요소

노인의 의사결정 능력을 신뢰성 있고 타당하게 평가하는 것은 대단히 중요한데 그 이유는 다음과 같다. 첫째, 겉으로는 확인이 어려운 실제 의사결정 장애가 있는 사람을 선별하기 위해, 둘째, 실제로는 능력이 보존되어 있는 개인의 의사결정력이 잘못 평가되어 이들의 결정권이 박탈되는 상황을 최소화하기 위해, 셋째 여생을 보내면서 다양한 상황에 처했을 때 어떻게 그리고 언제 적절하게 결정을 내리는지에 대한 이론을 진전시키기 위함이다.

의사결정의 주요 구성은 다음과 같으며 ① 선택 상황 발생 및 이에 대한 대안 발생, ② 대안들 중 가장 적절한 것에 도달하기 위한 방법 평가, ③ 대안에 따른 행동 개시 등 총 3 가지 요소로 이루어져 있다.

따라서 이들 환자에서 의사결정 행위를 평가할 때는 다음과 같은 핵심요소들이 고려되어야 한다: ①선택의 표현, ② 결정을 하기 위해 필요한 정보에 대한 이해, ③ 주어진 정보가 개인의 삶과 환경에 어떻게 적용되는지에 대한 충분한 이해, ④ 주어진 정보를 이용한 논리적인 추론 과정.

4. 건강 의사결정 평가 도구

1). 간이정신상태검사(Mini-mental status examination, MMSE)를 이용한 의사결정 평가

전체적인 능력 평가에는 많은 시간이 소요되며, 정확한 평가를 위해서는 전문적인 훈련 및 평가자의 경험과 전문지식이 필요할 수 있다. 따라서 MMSE와 같은 간단한 선별검사는 결정장애 위험성이 높은 사람을 감별하는데 도움이 될 수 있다. 결정장애는 결국 인지장애의 한 형태이기 때문에 MMSE 평가 도구는 이상적인 선별도구로 사용될 수 있다.

최근 발표된 논문들에 의하면 MMSE와 의사결정은 유의한 상관관계를 보인다. 의사결정 능력의 임상적 판단과 MMSE 점수 사이에는 높은 상관관계를 보이지만 적절한 절단값(cut off value) 점수에 대해서는 문헌에 따라 차이가 있다. 일부 문헌은 절단값으로 23 이하를 권고하며, 이 경우 의사결정장애를 확인하는데 민감도는 53–63%, 특이도는 80%를 보인다. 한편 Molloy 등은 이보다 더 낮은 절단값 20을 권고하였다. 단 MMSE를 의사결정 능력에 대한 선별 검사 도구로 사용하게 될 경우 결정 능력에 이상이 있어도 MMSE 점수가 정상으로 나오는 대상자가 있을 수 있기 때문에, 의사결정 능력을 판단하는데 MMSE를 단독 도구로 사용해서는 안 된다고 권고한다. 물론 대부분 결정 능력 장애가 있는 대상자들의 MMSE 점수가 20 미만을 나타내지만, 의사결정 수용력과 집행 기능(executive function)과 같은 필수적인 요소들이 MMSE 항목에서는 평가가 되지 않기 때문에 MMSE를 사용한 의사결정 수용력 장애 유병률을 평가할 때는 주의해야 한다.

또한 MMSE 점수를 근거로 결정 능력을 평가하게 될 경우, 직접 면담을 근거로 한 평가보다 그 유병률이 과소평가될 수 있다는 단점과 함께, 30–96 세 사이의 다양한 연령대를 대상으로 사용할 경우 정신능력(mental capacity)에 대한 지표가 되지 않는다는 보고도 있다.

2) 신경심리학적 검사 (Neurophysiological tests)

의사결정장애를 예측할 수 있는 그 외의 신경심리학적 검사를 검토해 보고자 한다.

MMSE의 경우 중간 영역점수대(18–24)에 속한 대상자들을 평가하는데 한계가 있다는 점을 감안할 때, 그리고 앞서 기술한 바와 같이 MMSE만을 사용하게 될 경우의 단점 때문에 적절한 평가를 위해서는 trail A test와 word fluency measures와 같은 다른 일반적인 신경심리학적 검사를 함께 시행하여 단점을 보완하는 것이 이상적이다.

어떤 신경심리학적 검사들이 의사결정능력을 적절하게 예측하고 진단하는데 도움이 되는지 살펴보면 다음과 같다.

알츠하이머병에서 의사결정력 장애를 설명하기 위해서는 다양한 인지영역이 연관되어 있겠지만, 이 질환군에서 보이는 하나의 일관되고 통일된 개념은 실행장애로 인한 결정 능력 장애이다. 따라서 결정 장애를 평가할 경우 실행 능력 평가를 함께 시행하는 것이 중요하다. 실행능력은 간단한 생각이나 움직임들을 복잡한 목표지향적인 행동으로 조절하고 조율하는 인지기능을 말한다.

따라서 실행 능력을 평가하는 trail A test, word fluency measure, conceptualization test와 같은 평가도구들이 의사결정력 장애를 예측하고 진단하는데 사용될 수 있다.

실행 능력 외에 산술능력(numeracy)이 의사결정 능력과 관련 있는 것으로 알려져 있다. 산술능력은 의사결정 능력 지표들 중 설명이 가능한 변수의 상당한 부분을 차지한다. 숫자와 관련된 능력, 기본적 확률과 수학적 개념을 이해하는 능력이 기본적 인지능력과는 별개로 올바른 의사결정에 필요한 적용 기술로 생각된다.

의사결정 능력을 수행(performance)에 근거하여 측정하는 방법은 드물지만 이와 관련된 검사로는 adult decision–making competence index (A–DMC)와 youth decision–making competence index (Y–DMC) 등을 고려할 수 있다.

신경심리학적 검사들 대부분이 일반적으로 포괄적인 능력 평가에 사용되고 있는 반면에, 결정 능력이 있는 환자와 없는 환자를 정확하게 구분하는 방법을 일관되게 기술하는 문헌은 없으나, 몇 가지 예는 다음과 같다.

① 의미론적이고 음소론적인 어휘 목록만이 capacity to consent to treatment instrument (CCTI) 항목을 일관성 있고 유의하게 예측할 수 있었다.

② 알츠하이머병 환자군을 대상으로 정상군과 비교한 연구에 의하면, 의사결정 능력 지수들과 유의하게 관련된 신경심리학적 검사는 선로잇기 검사 A와 consortium to establish a registry for Alzheimer's disease (CERAD) battery 중 word–list recall test이었다. 그리고 Trails–A 만이 알츠

하이머 환자 중 의사결정 능력이 있는 군과 없는 군을 77–82% 정확도로 구분할 수 있었다.

3) 표준화된 도구

전문가에 의한 임상적 평가는 대상자의 정신능력 및 결정 능력을 평가하기 위한 기본적인 접근방법이지만 신뢰성이 떨어질 수 있기 때문에 표준화된 평가방법이 필요하다. 가장 흔하게 사용되는 도구들로는 다음과 같다; The Assessment of Capacity for Everyday Decision–Making(ACED), MacArthur Competence Assessment Tools for Treatment (MacCAT–T) and for Clinical Research (MacCAT–CR), Capacity to Consent to Treatment Instrument (CCTI), Hopemont Capacity Assessment Interview (HCAI)

(1) Assessment of capacity for everyday decision–making (ACED)

ACED는 일상생활동작 수행과 관련된 의사결정 수용력을 측정하는 도구로, 실질적인 일상생활에서의 적용이 어려운 다른 평가 도구들의 단점을 보완한다는 장점이 있다. 특히 인지 문제 및 IADL기능에 문제가 동반되어 있는 환자에서 결정 과정에 대한 구체적인 평가가 가능하다는 것이 이 검사 도구의 특징이다.

ACED는 일상생활동작 중 특히 세 가지 영역에 중점을 두는데, 이 영역들은 각각, 약 복용 능력, 식사 해결 능력, 그리고 재무관리 능력들로 다음과 같은 4 가지 척도로 평가된다; ① 이해(understanding), ② 공감(appreciate), ③ 추론(reasoning) 및 ④ 선택에 대한 설명(expressing a choice).

ADL과 연관지어 직접적으로 평가하는 것은 자기 기능 결함 대한 인식 능력은 떨어지지만, 이를 인지하지 못하는 무시증후군 환자들의 평가에서 유용하게 사용될 수 있다. 문화적인 차이를 감안해도 10분 안에 검사가 가능하며, 동양권에서 사용할 경우 유용하다는 보고가 있다.

(2) MacArthur competence assessment tools for treatment (MacCAT–T) and for clinical research (MacCAT–CR)

MacCAT–T는 의사결정 능력 문헌들에서 가장 널리 사용되고 있다. 정형화된 면담 형태로 평가를 하는 측정 도구이며 환자의 의사결정력에 대한 정보를 얻고 정리하는데 도움이 될 수 있는 실질적인 도구로 개발되었다.

이 검사 방법의 요지는 의사결정 수용력 4분야에 대한 정보를 제공하는데 각각의 분야는 다음과 같다: ① 제공된 정보를 이해, ② 제공된 정보가 대상자 자신의 상황에 미치는 영향에 대해서 이해하고 공감하는 능력, ③ 결정 과정에서 제공된 정보를 적절히 사용하여 추론, ④ 자신의 선택에 대한 이유 제시.

이것들은 환자가 치료와 연구에 대한 권한과 동의를 할 수 있는지에 대한 기준 및 법적 기준에 적용이 된다. 또한 다음과 같은 특별영역들을 평가한다. ① 질환의 이해, ② 질환에 대한 공감, ③ 치료 위험성 또는 불편함에 대한 이해, ④ 치료에 대한 공감, ⑤ 다른 치료 ⑥ 추론 및 ⑦ 선택에 대한 적절한 설명.

전체 점수가 사용되는 것은 아니지만, 이 검사는 이해, 공감, 추론, 선택 항목들에 대한 4가지 부척도(subscale)를 산출한다. 이 검사는 알츠하이머병에서 의사결정능력 연구에 널리 사용되고 있으며 일반적으로 좋은 예측타당성(predictive validity)을 보여주고 있다.

(3) Capacity to consent to treatment instrument (CCTI)

이 평가도구는 경도에서 중등도의 알츠하이머병 환자군에서 동의 능력을 평가한다.

CCTI는 두 가지 임상적 상황에 대한 예시문을 짧은 글로 환자에게 설명하는데, 각각은 가상의 의학적 문제(예: 종양, 죽상경화 심장질환), 증상과 이러한 문제를 해결하기 위한 두 가지 치료 대안 및 각 치료 방법에 대한 유해성과 유익성에 대한 내용을 포함하고 있다.

CCTI는 실제 임상에서 사전동의를 구하는 내용과

비슷하게 구성되어 있고 환자가 의학적 문제뿐만 아니라 치료 선택과 관련된 유해성과 유익성 등에 대한 구술 정보 및 서면 정보를 이해하는 능력이 있는지에 대하여 평가한다.

CCTI의 세부적인 평가 내용은 다음과 같다.

환자는 법원의 판례에 의거한 4 가지 법적기준 하에 동의능력이 있는지 여부를 확인할 수 있도록 만들어진 질문들을 받는다. ① 법적기준1 – 치료 선택에 대한 단순한 입증 및 이에 대한 의사 전달 능력, ② 법적기준3 – 치료선택에 대한 실질적이며 예상되는 결과를 이해할 수 있는 능력 ③ 법적기준4 – 치료선택에 동의하거나 반대하는 합리적인 이유를 재진할 수 있는 능력, ④ 법적기준5 – 치료 상황, 치료 선택 및 그와 관련된 유해성과 유익성을 이해할 수 있는 능력에 대한 질문들을 받는다. 또한 동의와 관련된 능력(법적기준2 – 타당한 선택을 구성하는 능력)에 대한 질문도 있다.

이 평가 결과를 분석하는 방법과 채점하는 방법은 다음과 같다. 검사를 완료하고 점수를 매긴 후 환자들은 각각의 법적 기준마다 다음과 같은 세 가지 군으로 분류된다. ① 동의 능력이 기준을 충족할 때(capable), ② 동의 능력이 기준치 미달 수준이거나 근사치(marginally capable)일 때, ③ 동의 능력의 부재할 때(incapable).

(4) Hopemont capacity assessment interview (HCAI)

HCAI는 요양원 거주자를 대상으로 의학적 및 경제적 의사결정을 평가하도록 디자인된 반구조적 인터뷰(semi-structured interview)이다. HCAI의 설문항목은 환자가 결정해야 될 의학적 상황(생명을 위협하지 않는 눈 감염, 생명을 위협하는 호흡기감염 등) 및 경제적 결정(음료수 구매, 많은 금액의 돈을 친척에게 빌려줌 등)을 기술한 짧은 문장으로 구성되어 있는 것이 특정이다.

HCAI는 criterion-referenced 접근법과 함께 3단계의 점수 체계(0 = 불충분, 1 = 의심스러운, 2 = 충분)로 구성되어 있다. HCAI는 치매 환자에서 MacCAT-T 및 CCTI의 평가 결과와 비교할 때 동일한 평가 능력을 가지고 있다.

(5) 기타

상기 평가 도구들 외에도 Hopkins competency assessment test (HCAT)와 the aid to capacity evaluation (ACE)의 사용을 고려해 볼 수 있는데 특히 HCAT는 간단하게 환자가 동의서 작성이 가능한지 판단하기 위해 짧은 문맥을 읽은 뒤 이에 해당되는 설문지 작성을 하는 형식으로 구성되어 있으며, 치료 방향에 대해서 결정할 수 있는 능력여부를 선별하는데 유용하다.

5. 재정 의사결정

재정 관련 의사결정을 평가하는 도구에 대해 알아본다. 포괄적인 신경심리학적 평가는 재무관리와 의사결정에 필요한 신경인지기능의 온전함을 평가하는 과정에서 중요한 시작점이지만, 구체적으로 재정관련 의사결정 수용력 평가를 시행하게 될 경우 이 자료를 근거로 환자의 재정 의사 결정 능력을 의학적인 상태로 평가하고 이해하는데 도움이 될 것이다.

재정관련 의사결정을 평가하기 위해서는 financial capacity instrument (FCI), measure of awareness of financial skills (MAFS) 등이 있으며 그 외 최근 평가도구로는 judgment assessment tool (JAT)이 있는데 이는 결정 능력의 두 가지 핵심 측면을 평가한다. 이 두 능력은 문제에 대한 해결책 제안(G) 및 선택된 해결책에 대한 평가(A)이다.

6. 질환별 건강 의사결정 평가

1) 외상성뇌손상

손상 정도와 무관하게 외상성뇌손상의 모든 환자는 초기에 의사결정력에 장애를 보이고 수상 후 6개월 내에 대부분 부분적인 회복을 보인다. 그러나 환자 중 상당한 비율로 수상 후 6개월 이후에도 지속적으로 문제를 보이기 때문에, 외상성뇌손상 환자의 경우에는 수상 정도에 상관없이 수상 6개월 이후에도 지속적으로 의사결정력에 대한 검사 및 모니터링이 필요하다.

외상성뇌손상 환자에서 다양한 인지 기능은 의사결정력의 급성 장애 및 부분 회복과 관련이 있다. 입원 초기에는 환자의 단기 언어 기억 수준이 환자의 동의 능력과 연관성이 크며, 6개월 후에는 실행기능과 작업기억(working memory) 수준이 의사결정력 수준과 연관성이 높아지는 것으로 알려져 있다.

2) 경도인지장애

모든 인지장애가 있는 사람들에게 의사결정에 문제가 올 수 있으며, 더욱 놀라운 사실은 경도인지장애 상태만 있는 경우에도 의사 결정 장애가 있을 수 있다. 경도인지장애 환자에서 연령, 교육, 성별을 보정하여 평가를 시행하였을 때, 재정 및 건강 점수뿐만 아니라 의사결정 전체 점수도 낮은 점수를 보였다.

경도인지장애 환자는 실생활에서 미숙한 재정 및 건강관련 의사결정을 보일 수 있는데 이에는 지각속도가 중요하게 작용하는 것으로 보인다.

따라서 경도인지장애가 있는 노인에서 재정 및 건강관련 의사결정에 대한 미숙한 의사결정은 실생활에서 밀접하게 반영되어 독립적인 생활을 유지하는데 매우 중요한 영향을 미치며, 이는 인지장애의 중증도와 형태에 따라 영향을 받는다.

3) 파킨슨병

치매는 없으며 인지장애가 있는 파킨슨병(Parkinson's disease and cognitive impiarment not dementia, PD-CIND) 환자는 치료 동의를 이해하는데 상당한 문제를 보인다. 대조군 및 PD-CIND 환자군과 비교했을 때 치매가 동반된 파킨슨병(Parkinson's disease with dementia, PD-D) 환자군은 이해, 추론, 공감의 세 가지 임상적 기준에 장애를 보인다. 이 소견은 치매는 없지만 인지장애가 있는 파킨슨병 환자에서 의사결정력 문제가 이미 존재하고 있으며 이 환자가 치매로 진행되면서 증상은 악화되고 있다는 것을 의미한다. 따라서 모든 인지장애가 있는 파킨슨병 환자에서 의사결정력에 대한 평가를 시행하는 것이 좋을 것이다.

Ⅲ 의사결정인지

의사결정인지는 일상적인 문제해결, 대인관계, 사회적 및 도덕적 딜레마를 다루는 데 있어 중요하기 때문에 인간 삶의 필수적인 부분이다. 특히 치매와 뇌병변 환자들의 경우, 의사결정인지장애를 보이는 경우가 많은데, 이러한 환자들은 종종 보상 없는 상황에서 결과를 예상하는 능력이 저하되거나 처벌이나 손실에 대한 예측 능력이 떨어져 손해 보는 의사결정인지를 보이는 경우가 많다.

1. 의사결정인지장애의 2가지 유형

의사결정은 항상 동일한 상황 하에서 이루어지는 것은 아니다. 두 가지 주요 의사결정 패러다임은 모호한 상황에서의 의사결정(decision making under ambiguitiy)과 명백한 위험요인이 있는 상황에서의 의사결정(decision making under explicit risk)으로 구분할 수 있다.

1) 모호한 상황에서의 의사결정

이 패러다임은 대상자가 다양한 결과에 대한 확률을 알지 못한 상태로 선택을 할 때 발생한다. 실제 생활에서의 불확실한 결과와 명확하지 않은 확률을 반영한다. 예를 들어, 치료의 효과를 모르는 상태에서 의학적 치료를 결정하는 치매 환자가 이 범주에 속한다.

2) 명백한 위험요인이 있는 상황에서의 의사결정

모호한 상황과는 달리, 명백한 위험요인이 있는 상황에서의 의사결정은 결과에 대한 확률을 알고 있는 상황에서 이루어지며, 대상자는 알려진 확률을 기반으로 위험을 평가한다. 예를 들어, 성공률을 알고 있는 치료 옵션을 선택하는 경우이다.

이러한 2가지 패러다임들은 신경퇴행성 질환이 의사결정능력에 어떻게 영향을 미치는지 이해하는데 중요하며, 인지 재활이 효과적으로 개입될 수 있도록 하는데 도움이 된다.

2. 의사결정인지장애 평가 방법

1) 모호한 상황에서의 의사 결정에 대한 평가 방법

(1) 아이오와 도박 과제(Iowa gambling task, IGT) (그림 30-1)

IGT는 실제 생활의 의사 결정 상황을 시뮬레이션하는 심리학적 평가 도구이다. 안투안 베차라 등이 아이오와 대학에서 연구하면서 개발한 이 도구는 개인의 위험 감수, 충동성 및 단기적 만족을 지연시켜 장기적 보상을 달성하는 능력을 측정하는 목적으로 사용된다.

처음에는 단순히 도박 과제 또는 'IGT'로 소개되었으나, 후에 아이오와 도박 과제 또는 드물게 베차라의 도박 과제로 알려졌다. IGT는 인지 및 정서 연구에서 널리 사용되고 있으며, 외상성뇌손상, 치매 및 뇌병변 환자의 의사 결정 능력을 평가하는 데 특히 유용하고 그들의 인지 처리 및 감정 반응을 분석하는데 많은 정보를 제공해준다.

IGT는 A, B, C, D로 라벨이 붙은 네 개의 카드 묶음을 중심으로 구성되어 있으며, 위험 감수, 충동성 및 단기적 보상과 장기적 이득 간의 균형을 평가한다.

참가자들은 가상의 일정금액의 대출금으로 시작하며, 전략적인 카드 선택을 통해 수익을 극대화하는 것을 목적으로 한다. 각 묶음은 각기 다른 수익 및 벌금 패턴을 제공하는데, A와B 묶음은 카드당 높은 수익을 제공하지만 높은 벌금 위험이 있는 반면에 C와D 묶음은 카드당 낮은 수익을 제공하지만 벌금 또한 낮다.

참가자들은 한 번에 한 장씩 총 100장의 카드를 선택하면서 승리 또는 패배에 대한 즉각적인 피드백을 받게 되며 실제 생활에서의 의사 결정의 불확실성을 경험하게 된다. A와B 묶음은 단기적으로 더 큰 수익을 제공해주지만 높은 벌금 때문에 장기적으로는 덜 유리한 반면에 C와D 묶음은 수익은 적지만 벌금의 위험성이 낮아 일관된 장기 이득을 제공하도록 설계되어 있다.

IGT는 대상자의 초기 의사결정 접근 방식뿐만 아니라 축적된 경험에 기반하여 선택을 조정하면서 학습곡선(learning curve) 향상 정도를 평가할 수 있다.

(2) IGT와 뇌병변과의 상관 관계

IGT는 모호한 상황에서의 의사결정 상황을 시뮬레이션하는 것으로 참가자들이 네 종류의 카드 묶음 중에서 선택하도록 하여 최대한의 수익을 올리도록 한다. 이 중 두 묶음은 '유리한' 것이고, 두 묶음은 '불리한'것이다. IGT에서 성공하기 위해서는 유리한 묶음을 식별하는 것이 중요하며, 이 과정은 전두엽 피질의 신경퇴행 변화와 작업기억 및 유동 지능의 결함에 영향을 받는다.

IGT에서의 점수는 이성적인 처리 과정보다는 주로 감정적 피드백 처리에 의해 많이 의존하고 있어, 다른 집행(executive) 기능에 대한 의존도는 상대적으로 낮은 것으로 보인다.

건강한 성인의 경우 결국 유리한 카드묶음을 선호하게 되지만, 의사결정에 중요한 역할을 하는 복측하부 및 안와전두엽 피질에 병변이 있는 환자들은 종종 불리

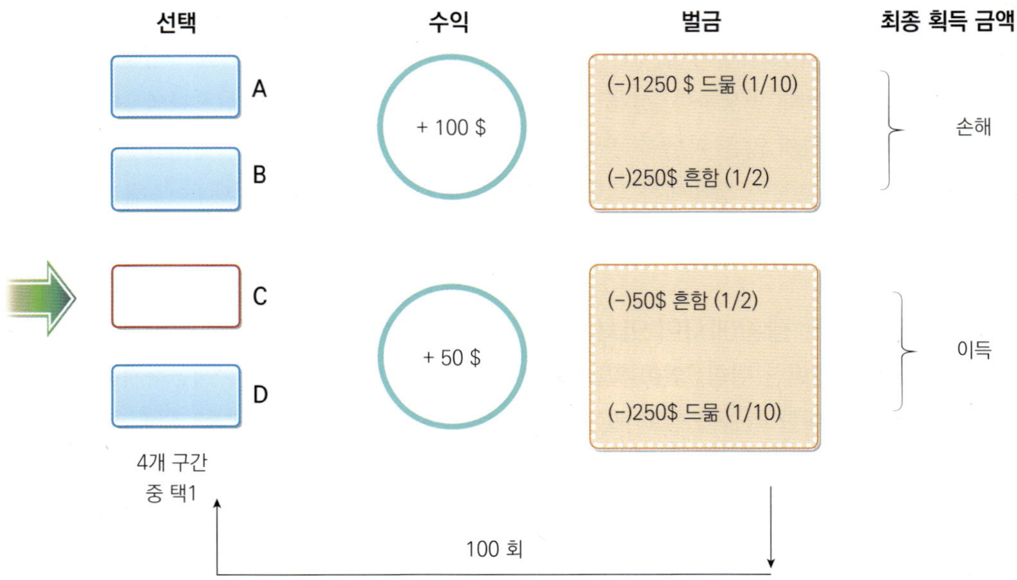

그림 30-1. **Iowa gambling task (IGT) 검사 방법.**

- 컴퓨터 화면에 네 개의 가상 카드 묶음이 제시된다. 각 묶음은 게임 머니를 사용하여 참가자에게 수익을 안겨주거나 벌금을 부과하는 카드로 이루어져 있다. 가능한 한 많은 수익을 얻는 것이 게임의 규칙이다.
- 참가자에게는 각 묶음에 있는 수익 카드와 벌점 카드의 비율이 다르다는 사실이 알려져 있지 않다. 따라서 일부 묶음은 '나쁜 묶음'이고, 다른 묶음은 '좋은 묶음'이다. 일부 묶음은 참가자에게 더 흔하게 이득을 주는 반면, 다른 묶음은 그렇지 않다. 참가자들은 두 개의 '나쁜' 묶음이 더 큰 수익과 더 크거나 빈번한 벌점을 가지고 있다는 것을 알지 못한 상태에서 게임을 시작하게 된다.
- '나쁜' 묶음의 경우, 높은 수익을 안겨주더라도 벌금이 더 큰 경우가 많다. 따라서 참가자들은 더 작은 수익을 주는 묶음을 선택해야 한다. 왜냐하면 이러한 묶음은 벌점이 훨씬 적어 장기적으로 더 나은 수익을 제공하기 때문이다.

한 카드묶음을 선택한다. 이는 해당 뇌 영역이 모호한 상황에서의 의사결정에 중요한 역할을 하고 있음을 보여준다. IGT가 모호한 의사 결정을 평가하는 데 효과적인지에 대한 논란이 있으며, 환자가 묶음의 성질을 파악하게 되면 위험 기반의 작업(risk based task)으로 전환된다. 다른 인지 기능들이 온전할 때 복측하부 전두엽 피질 활동을 반영하는 것으로 알려져 있고 의사결정에서 중요한 역할을 하는 변연계 루프, 특히 전대상회(anterior cingulate gyrus)와 내측안와전두피질(medial orbitofrontal cortex)을 포함하는 뇌기능에 문제가 있는 경우 검사에서 이상 소견을 보인다.

2) 명백한 위험요인이 있는 상황에서의 의사결정

뇌신경계 환자들은 자신의 선택이 가져올 위험과 결과에 대해 명백한 정보를 바탕으로 일상 생활 안에서 결정을 내려야 하는 경우가 있다. 위험요인이 있는 상황에서의 의사결정을 연구하는 대부분의 연구들은 CGT나 GDT 등을 사용했으며, 확률 관련 도박 작업과제(probability associated gambling task)나 풍선 아날로그 위험과제(balloon analog risk task)와 같은 평가 도구들이 개발되었다.

주의력과 집행기능이 위험요인이 있는 상황에서의 의사결정에 관여하는 것으로 알려진 측두엽 외측 신경회로(dorsolateral neural circuit) 활동에 크게 의존하는 것으로 알려져 있는데, 이는 배측 신경회로에 의존하는 모호한 상황에서의 의사 결정과는 다른 뇌신경회로를 사용한다는 것을 알 수 있다.

(1) 케임브리지 도박 과제 (Cambridge gambling task, CGT)

CGT는 컴퓨터를 이용한 검사로, 참가자들이 빨간색 또는 파란색 상자에 숨겨진 토큰이 어디에 있는지 베팅을 한다. 각 시행마다 상자 색의 비율이 달라지며, 장기 전략보다는 현재 확률에 기반한 결정을 요구한다. 전산화 검사는 다음과 같은 단계로 거쳐서 평가된다.

CGT에서는 컴퓨터 화면에 나타나는 10개의 상자 중 하나에 노란 토큰이 숨겨져 있다. 일부 상자는 빨간색, 다른 상자는 파란색이며, 빨간색과 파란색 상자의 비율은 다양하다. 작업은 두 단계로 진행된다.

① 예측 단계: 참가자들은 토큰이 숨겨진 상자의 색상(빨강 또는 파랑)을 예측해야 한다. 빨간색과 파란색 상자의 비율은 확실성의 정도에 따라 변화한다.

② 베팅 단계: 참가자들은 그들의 결정에 대한 확신을 바탕으로 누적된 점수의 일부를 베팅한다. 베팅 비율은 고정되어 있으며(.05, .25, .5, .75, .95), 순차적으로 지연되어 표시되므로 참가자들은 선호하는 베팅을 선택하기 위해 기다려야 한다. 베팅 비율의 표시 순서는 조건에 따라 다르며, 오름차순과 내림차순 블록은 각각 가장 낮은(5%) 베팅 또는 가장 높은(95%) 베팅부터 시작한다.

CGT는 불확실한 상황에서의 의사 결정을 평가하도록 설계되었으며, 위험 감수, 충동성, 그리고 제공된 정보를 바탕으로 정보에 입각한 결정을 내릴 수 있는 능력에 초점을 맞춘다. 이 작업은 치매 및 뇌병변 환자의 인지 기능을 평가하는 데 특히 유용하며, 그들의 의사 결정 과정에 대한 통찰을 제공한다. CGT는 성공적 수행을 위해 전전두엽 피질 기능이 중요하다.

(2) 주사위 게임 과제(Game of dice task, GDT)

GDT는 명확한 보상과 손실 규칙 안에서 위험에 대한 의사결정 능력을 평가한다. 이 작업은 전전두엽 및 측두엽, 외측 전두엽 피질의 기능이 필요한 것으로 알려져 있다. GDT는 위험 계산과 이전 시도에서의 피드백 처리에 기반한 전략적 의사 결정을 평가하는 효과적인 방법이다.

GDT에서 참가자들은 주사위를 굴린 후 어떤 숫자나 숫자 조합이 위를 향하게 될지 예측한다. 이 작업은 다양한 베팅 옵션을 포함하며, 각 옵션은 승리와 패배의 확률이 다르다. 예를 들어, 단일 숫자에 베팅하는 경우 $1,000을 승리할 확률은 여섯 중 하나이며, 같은 금액을 잃을 확률은 여섯 중 다섯이다. 선택하는 숫자가 증가하면서 승리 확률도 달라지며, 세 개 또는 네 개의 숫자 조합에 베팅하는 것이 장기적으로 안전하고 유리하다. GDT에서의 점수는 의사 결정 과정에서 중요한 역할을 하는 복측하부 및 측두상부 전두엽 피질의 기능을 모두 반영하는 것으로 알려져 있다.

3. 질환군에 따른 의사결정인지장애 및 평가 결과

1) 뇌손상 환자

외상성뇌손상 환자들은 특히 복측하부 전두엽 손상이 동반된 경우에 의사 결정 장애를 보일 수 있다. 특히 전두엽 환자군은 대조군과 달리, 자신들의 행동이 미래에 미칠 영향을 인지하지 못하고 오직 즉각적인 전망에 의해서만 행동하는 경향이 있다. 실제로, 일부 평가 도구들은 복측하부 전두엽 손상을 보이는 환자들을 대상으로 개발되었으며, 이는 의사 결정 장애와 외상성뇌손상 간의 밀접한 관련성을 시사한다. 그러나 외상성뇌손상 환자들의 병변은 다양하며, 아직 대규모 임상 연구가 부족한 상황으로 이러한 특정 환자군에 대한 추가적인 연구가 필요하다.

(1) 모호한 상황에서의 의사 결정

모호한 조건에서 외상성뇌손상 환자의 의사 결정 연구는 일관되게 불리하고 위험한 옵션을 선택하는 경향을 보였다. 환자들 사이에 다양한 인지 프로필이 관찰되며, 일부는 IGT에서 의사 결정과 집행 기능 사이에 낮은 상관성을 보였다. 일부 경우에서는 어떤 환자들은 모든 평가 항목에서 결함을 보이거나 전혀 문제가 없는 경우도 있었다. 또한 외상과는 독립적으로 개인 차이(예: 위험 감수 특성)도 의사 결정 패턴에 영향을 미치는 것으로 알려져 있다.

(2) 명백한 위험요인이 있는 상황에서의 의사결정

외상성뇌손상 환자군이 대조군에 비해 더 충동적이라고 보고한 연구들도 있다. 이들은 작업 초기에 베팅하고, 위험한 선택을 더 많이 하였다. CGT 특정 영역에서의 점수들이 뇌 특정 영역의 확산 텐서 영상에서 보이는 손상 정도와 연관성이 있는 것으로 나타났다.

- 모호한 상황 대비 위험요인이 있는 상황에서의 의사 결정

Bonatti 등(2008)의 연구는 모호한 상황과 위험요인이 있는 상황에서의 외상성뇌손상 환자의 의사 결정 능력을 비교한 유일한 연구이다. 이 연구에서 외상성뇌손상 환자군은 두 상황 모두에서 대조군보다 능력이 저하되었다. 모호한 상황에서 외상성뇌손상 환자들은 더 자주 불리한 옵션을 선택하는 경향을 보였다. 이는 전략 전환의 유연성 부족과 피드백으로부터의 학습의 어려움을 시사한다.

위험요인이 있는 상황에서 결정 능력 평가에서 외상성뇌손상 환자들은 확률이 낮은 상황에서 더 자주 도박을 하는 경향이 있었다. 이는 외상성뇌손상 환자들의 인지 추정 및 위험 평가 능력에도 손상을 보인다는 것을 시사한다.

외상성뇌손상 환자들은 숙고하는 시간이 길고 충동적인 행동을 보여, 건강한 대조군과 다른 학습 곡선을 보인다. 외상성뇌손상 환자의 의사 결정 장애에는 감정, 정서 및 인지적 변화에 모두 기여한다.

2) 다양한 치매 유형과 의사결정인지장애

(1) 전두측두엽 치매

초기 FTD 환자들은 표준 신경심리 검사에서 정상적인 결과를 보일 수 있지만, IGT에서 의사 결정 장애를 보인다. FTD에서는 전두엽, 특히 안와전두엽의 기능 퇴행으로 인하여 모호하고 위험한 상황에서의 위험을 감수하는 행동을 초래한다. 연구들은 이 환자군에서 의사 결정 장애는 복측하부 전두엽 피질의기능 장애와 관련이 있음을 보고하고 있다.

(2) 알츠하이머병

알츠하이머병 환자들은 일반적으로 IGT에서 건강한 성인들보다 낮은 점수를 보인다. 환자의 언어 및 시각적 선행기억(anterograde memory) 검사 점수들과 상관 관계가 있으며, 편도체 및 복측하부 전두엽 피질의 퇴행과 관련된 의사 결정 전략 개발의 어려움 때문으로 생각된다. AD에서 의사 결정 문제는 위험성이 아닌 무작위성에서 비롯된다. 학습 및 기억력 문제로 인해 가치 기반 전략 개발에 어려움을 겪으며, 이는 편도체와 전두엽 피질 간 연결의 문제로 인한 인지 장애일 수 있다. AD가 진행됨에 따라 전두엽 및 두정엽 피질의 신경퇴행 변화가 의사 결정 과정을 더욱 악화시킨다.

(3) 파킨슨병

파킨슨병 환자들은 메조코르티콜림빅 도파민계의 영향을 받아 의사 결정 장애를 경험한다. 특히, 측두상부 전두엽-선조체 루프와 변연계-안와전두엽-선조체 루프가 손상되며, 초기 PD에서는 주로 변연계-안와전두엽-선조체 루프에 영향을 받는다. 그러나 PD 환자들의 의사 결정 프로필이 도파민 수준 변화에 의해 영향을 받는지는 아직 명확하게 밝혀지지 않았다.

(4) 헌팅턴병(Hungtington's disease, HD)

HD에서는 초기 단계의 의사 결정 장애가 측두상부 루프와 측두상부 전두엽 피질의 기능 장애와 연관되어 있으며, IGT 수행에 영향을 미친다. 질병이 진행됨에 따라 피각(putamen) 인접한 뇌 영역이 영향을 받아 다른 전두엽-선조체 연결이 손상되고 다양한 의사 결정 작업에서의 장애를 초래한다.

요약하면 각각의 인지장애 질환은 특정 신경 퇴화 및

회로 기능 장애를 반영하여 의사 결정에 다르게 영향을 미친다. 이러한 패턴을 이해하는 것은 표적 치료 및 관리 전략 개발에 중요하다.

Ⅳ 결론

다양한 의사결정 평가 방법들이 많이 소개되고 있으나 현재의 평가 방법들은 다음과 같은 제한점이 있어 개선이 필요하다.

1. 평가 도구의 다양화

현재 널리 사용되는 IGT, CGT, GDT는 각기 다른 의사 결정 양상을 평가한다. 그러나 이들은 개인의 성격 특성, 평가 시 기분, 작업 이해도 및 작업기억 등의 집행 기능에 의해 영향을 받을 수 있다. 예를 들어, IGT의 결과는 개인의 신념에 크게 영향을 받을 수 있다. 향후 연구에서는 이러한 도구들을 혼합 사용하여 정확도를 향상시키고 검사에 내재된 편향성을 줄일 필요가 있다.

2. 종합적인 인지-행동 평가

현재의 평가 방법은 의사 결정에 영향을 미치는 집행 기능 및 인지-행동 과정(예: 무관심, 충동성, 억제 부족)을 충분하게 측정하지 못한다. 감정적 편향, 단기 기억, 위험 감수 등의 인지 과정을 포함하는 보다 철저한 평가가 신경퇴행성 질환에서의 의사 결정 능력에 대한 이해도를 높이는 데 필수적이다.

3. 말초기관 및 중추신경계 기능과의 통합

결정 인지장애가 감정적인 부분과 변연체 기능에 밀집되어 있다는 사실은 알려져 있으나, 기존 연구에서는 도박이나 위험 감수 시에 변화하는 자율신경계 기능(예: 피부 전도도, 심박수, 혈압)을 위에 소개된 평가 방법들과 접목하지 못했다. 말초신경 반응과 다양한 상황에서의 뇌 활동을 동시에 측정할 수 있는 기능성 자기공명 영상(fMRI)과 같은 도구를 평가 방법에 접목하는 연구가 필요하다.

결론적으로, 뇌신경환자에 대한 의사 결정 능력 평가를 향상시키기 위해서는 다양한 평가 도구의 혼합, 심층적 인지-행동 평가, 그리고 말초 및 중추신경계 기능 평가와의 융합이 필요하다. 이러한 접근은 치료 선택의 정확성을 높이고, 인지 장애 환자의 치료 결과를 개선시킬 것으로 기대된다.

▶ 참고문헌

1. Bassett SS. Attention: neuropsychological predictor of competency in Alzheimer's disease. J Geriatr Psychiatry Neurol 1999;12:200–5.
2. Bechara A, Damasio H, Tranel D, Damasio AR. The Iowa Gambling Task and the somatic marker hypothesis: some questions and answers. Trends Cogn Sci 2005;9:159–62; discussion 62–4.
3. Benton AL, Hamsher Kd. Multilingual aphasia examination : manual of instructions. [Iowa City]: Dept. of Neurology and Psychology, University of Iowa [Iowa City]; 1983.
4. Bonatti E, Zamarian L, Wagner M, Benke T, Hollosi P, Strubreither W, Delazer M. Making decisions and advising decisions in traumatic brain injury. Cognitive and Behavioral Neurology 2008;21:164–75.
5. Bornovalova MA, Cashman-Rolls A, O'Donnell JM, Ettinger K, Richards JB, deWit H, Lejuez CW. Risk taking differences on a behavioral task as a function of potential reward/loss magnitude and individual differences in impulsivity and sensation seeking. Pharmacol Biochem Behav 2009;93:258–62.
6. Brand M, Fujiwara E, Borsutzky S, Kalbe E, Kessler J, Markowitsch HJ. Decision-making deficits of korsakoff patients in a new gambling task with explicit rules: associations with executive functions. Neuropsychology 2005;19:267–77.
7. Bruine de Bruin W, Parker AM, Fischhoff B. Individual differences in adult decision-making competence. J Pers Soc Psychol 2007;92:938–56.

8. Colautti L, Iannello P, Silveri MC, Antonietti A. Decision making in Parkinson's disease: An analysis of the studies using the Iowa Gambling Task. European Journal of Neuroscience 2021;54:7513–49.
9. Colautti L, Iannello P, Silveri MC, Antonietti A. Decision-making under ambiguity and risk and executive functions in Parkinson's disease patients: A scoping review of the studies investigating the Iowa Gambling Task and the Game of Dice. Cognitive, Affective, & Behavioral Neuroscience 2023:1–19.
10. Cramer K, Tuokko HA, Mateer CA, Hultsch DF. Measuring awareness of financial skills: reliability and validity of a new measure. Aging Ment Health 2004;8:161–71.
11. Dreer LE, Devivo MJ, Novack TA, Krzywanski S, Marson DC. Cognitive Predictors of Medical Decision-Making Capacity in Traumatic Brain Injury. Rehabil Psychol 2008;53:486–97.
12. Escudier F, Léveillé E, Charbonneau S, Cole J, Hudon C, Bédirian V, Scherzer P. Evaluating Decision-Making: Validation and Regression-Based Normative Data of the Judgment Assessment Tool. Arch Clin Neuropsychol 2016;31:829–38.
13. Finucane ML, Gullion CM. Developing a tool for measuring the decision-making competence of older adults. Psychol Aging 2010;25:271–88.
14. Fukui H, Murai T, Fukuyama H, Hayashi T, Hanakawa T. Functional activity related to risk anticipation during performance of the Iowa gambling task. NeuroImage 2005;24:253–9.
15. Fusi G, Crepaldi M, Palena N, Segatta C, Bariselli M, Cerrano C, et al. Decision-making abilities under risk and ambiguity in adults with traumatic brain injury: what do we know so far? A systematic review and meta-analysis. Journal of Clinical and Experimental Neuropsychology 2023;45:389–410.
16. Gleichgerrcht E, Ibáñez A, Roca M, Torralva T, Manes F. Decision-making cognition in neurodegenerative diseases. Nature Reviews Neurology 2010;6:611–23.
17. Griffith HR, Belue K, Sicola A, Krzywanski S, Zamrini E, Harrell L, Marson DC. Impaired financial abilities in mild cognitive impairment: a direct assessment approach. Neurology 2003;60:449–57.
18. Grisso T, Appelbaum PS. Assessing Competence to Consent to Treatment:A Guide for Physicians and Other Health Professionals; 1998.
19. Han SD, Boyle PA, James BD, Yu L, Bennett DA. Mild cognitive impairment is associated with poorer decision-making in community-based older persons. J Am Geriatr Soc 2015;63:676–83.
20. Janofsky JS, McCarthy RJ, Folstein MF. The Hopkins Competency Assessment Test: a brief method for evaluating patients' capacity to give informed consent. Hosp Community Psychiatry 1992;43:132–6.
21. Kim SY, Karlawish JH, Caine ED. Current state of research on decision-making competence of cognitively impaired elderly persons. Am J Geriatr Psychiatry 2002;10:151–65.
22. Lai JM, Gill TM, Cooney LM, Bradley EH, Hawkins KA, Karlawish JH. Everyday decision-making ability in older persons with cognitive impairment. Am J Geriatr Psychiatry 2008;16:693–6.
23. Lai JM, Karlawish J. Assessing the capacity to make everyday decisions: a guide for clinicians and an agenda for future research. Am J Geriatr Psychiatry 2007;15:101–11.
24. Lakey CE, Goodie AS, Campbell WK. Frequent Card Playing and Pathological Gambling: The Utility of the Georgia Gambling Task and Iowa Gambling Task for Predicting Pathology. Journal of Gambling Studies 2007;23:285–97.
25. Marson DC, Cody HA, Ingram KK, Harrell LE. Neuropsychologic predictors of competency in Alzheimer's disease using a rational reasons legal standard. Arch Neurol 1995;52:955–9.
26. Moberg PJ, Rick JH. Decision-making capacity and competency in the elderly: a clinical and neuropsychological perspective. NeuroRehabilitation 2008;23:403–13.
27. Molloy DW, Silberfeld M, Darzins P, Guyatt GH, Singer PA, Rush B, et al. Measuring capacity to complete an advance directive. J Am Geriatr Soc 1996;44:660–4.
28. Moye J, Karel MJ, Azar AR, Gurrera RJ. Capacity to consent to treatment: empirical comparison of three instruments in older adults with and without dementia. Gerontologist 2004;44:166–75.
29. Okonkwo O, Griffith HR, Belue K, Lanza S, Zamrini EY, Harrell LE, et al. Medical decision-making capacity in patients with mild cognitive impairment. Neurology 2007;69:1528–35.
30. Pachet A, Astner K, Brown L. Clinical utility of the mini-mental status examination when assessing decision-making capacity. J Geriatr Psychiatry Neurol 2010;23:3–8.
31. Rahman S, Sahakian BJ, Hodges JR, Rogers RD, Robbins TW. Specific cognitive deficits in mild frontal variant frontotemporal dementia. Brain 1999;122 (Pt 8):1469–93.
32. Rogers RD, Everitt BJ, Baldacchino A, Blackshaw AJ, Swainson R, Wynne K, et al. Dissociable deficits in the decision-making cognition of chronic amphetamine abusers, opiate abusers, patients with focal damage to prefrontal cortex, and tryptophan-depleted normal volunteers: evidence for monoaminergic mechanisms. Neuropsychopharmacology 1999;20:322–39.
33. Rogers RD, Owen AM, Middleton HC, Williams EJ, Pickard JD, Sahakian BJ, Robbins TW. Choosing between small, likely rewards and large, unlikely rewards activates inferior and orbital prefrontal cortex. J Neurosci 1999;19:9029–38.
34. Royall DR, Mahurin RK, Gray KF. Bedside assessment of executive cognitive impairment: the executive interview. J Am Geriatr Soc 1992;40:1221–6.
35. Torralva T, Roca M, Gleichgerrcht E, Bekinschtein T, Manes F. A neuropsychological battery to detect specific executive and social cognitive impairments in early frontotemporal dementia. Brain 2009;132:1299–309.
36. Triebel KL, Martin RC, Novack TA, Dreer LE, Turner C, Kennedy R, Marson DC. Recovery over 6 months of medical decision-making capacity after traumatic brain injury. Arch Phys Med Rehabil 2014;95:2296–303.
37. Wong JG, Clare IC, Gunn MJ, Holland AJ. Capacity to make health care decisions: its importance in clinical practice. Psychol Med 1999;29:437–46.

CHAPTER 31

의사결정 재활

Rehabilitation of decision making

손민균

Ⅰ 서론

우리의 일상 생활은 지속적인 의사결정의 연속이며, 이러한 결정들이 항상 명확하고 투명한 것은 아니다. 의사결정이란 모호하거나 위험한 상황에서 최대의 효용을 얻을 수 있는 대안을 선택하는 일련의 인지적 과정으로 볼 수 있다. 의사결정 장애는 즉각적인 보상을 선호하고, 손실 처벌에 무감각해지며, 위험하거나 비합리적인 선택을 반복하는 행동양식이다.

의사결정장애는 전전두엽피질(prefrontal cortex), 안와전두피질(orbitofrontal cortex), 편도체(amygdala)와 선조체(striatum) 등의 뇌 영역과 이들 간의 신경연결에 손상이 있을 때 발생할 수 있다. 파킨슨병이나 인지장애를 초래하는 신경정신학적 질환, 술이나 마약과 같은 물질중독, 게임이나 도박과 같은 행동중독이나 노인에서도 합리적인 의사결정에 어려움을 겪게 된다.

의사결정은 단일한 인지 영역이 아니라 가치 판단, 억제 제어, 반응 선택, 노력, 학습 등과 같은 여러 과정을 포함한다. 의사결정 장애에 대한 재활치료의 지침은 아직 없으며, 의사결정 장애를 초래하는 원인을 파악하고 관련된 정신적 또는 신경학적 질환을 치료하는 것이 가장 중요한 단계이다. 또한 다학제적 접근을 통해 환자의 인지적, 감정적, 기능적 상태를 고려하여 의사결정 장애를 평가하고 목표를 설정하여 맞춤형 치료를 제공해야 한다.

Ⅱ 약물치료

1. 도파민

도파민은 인지 제어, 강화 학습 및 의사결정과 관련된 인지 및 동기 과정에서 핵심적인 역할을 하며, 도파민 기능의 저하는 의사결정에 부정적인 영향을 미칠 수 있다. 도파민과 의사결정의 관계를 연구한 많은 연구에서 도파민 작용제는 보상에 대한 노력과 지연을 증가시키는 반면, 도파민 수용체 길항제(dopamine receptor antagonist)는 보상을 위한 노력과 학습을 손상시키고 충동적인 선택을 유발한다. 예를 들면 도파민 전달을 증가시키는 메틸페니데이트(methylpenidate)는 주의력결핍과다활동장애(attention deficit hyperactivity disorder) 어린이에서 위험 감수 행동을 개선하였고, 충동적인 결정을 줄여주었다. 또한 전두측두엽치매 환자에서도 의사결정 행동을 개선하는 효과가 있었다.

그러나 일부 파킨슨병 환자에서 도파민 대체 요법은 도파민 수용체를 비정상적이거나 과도하게 자극하여 병적도박이나 과잉 성욕, 쇼핑중독이나 폭식과 같은 충동통제장애(impulse control disorders)를 유발하기도 한다. 또한 도파민 D2/D3 수용체 길항제인 설피리드(sulpiride)는 건강한 성인과 병적 도박꾼 모두 일반적으로 관찰되는 승리확률의 왜곡을 감소시켜 의사결정이 더욱 객관적이 된다는 연구도 있다.

도파민과 의사결정에 관련된 연구에서 이러한 일관성 없는 결과에 대한 몇 가지 요인이 있을 수 있다. 먼저 약리적 개입이 도파민 활성의 증가 또는 감소를 나타내는지 명확하지 않는 경우인데, D2 수용체 길항제는 저용량에서는 주로 연접전(presynaptic) 수준에서 음의 피드백 억제를 통해 선조체 도파민 방출을 증가시키며, 고용량은 그 반대의 결과를 낼 수 있다. 또한 도파민과 보상 기능에 대한 용량–반응 곡선은 역U형을 따르는 것으로 믿어지며, 개인마다 도파민의 최적 수준이 있고 지나치게 낮거나 높으면 모두 보상 기능을 손상시킬 수 있다는 것이다. 일례로 암페타민은 작업 기억력이 낮고 보상 동기가 낮은 개인에서만 보상을 위한 노력을 증가시키며, 동물에서는 고용량의 암페타민은 오히려 노력하려는 의지를 감소시키는 효과를 보였다. 다음으로는 의사결정에 있어 D1 및 D2 수용체를 활성화하면 확률적인 보상이 큰 선택으로 바람직한 의사결정을 하게 되지만, D3 수용체 활성화는 반대 효과가 있다 하여 도파민 수용체 subtype에 따라서도 의사결정에 다른 영향을 미칠 수 있다.

2. 세로토닌

인지–경험 이론에 따르면 의사결정은 합리적 시스템과 경험적 시스템의 상호작용으로 이루어진다. 합리적 시스템은 논리와 근거에 기반하여 의식적으로 의사결정을 수행하는 반면, 경험 시스템은 감정과 직관에 의존하여 무의식적으로 습관과 휴리스틱에 따라 작동한다. 편도체와 배내측전전두엽피질(ventromedial prefrontal cortex)은 감정과 의사결정의 핵심적인 뇌 영역으로, 각각 내부 자극에 대한 정서적 가치를 부여하고, 과거의 보상과 처벌에 대한 감정 경험을 기억하여 현재의 의사결정에 영향을 준다.

세로토닌은 감정적 의사결정에 관여하는 신경전달물질 중 하나로 세로토닌 수준이 적절하면 감정과 인지가 조화롭게 작용하여 합리적이고 경험적인 의사결정을 가능하게 한다. 세로토닌성 항우울제와 항불안제는 긍정적인 의사결정을 유도하고, 반대로 트립토판이 고갈되어 세로토닌 활동이 감소되면 협력에 따른 보상가치를 감소시켜 잘못된 의사결정을 유발한다. 그러나 세로토닌 시스템은 복잡하고 발현패턴이 다른 다양한 유전형 변이가 있어 세로토닌과 의사결정에 대한 연구는 아직 일관성이 부족하며 더 많은 연구가 필요하다.

Ⅲ 비 약물치료

적절한 의사결정을 위해서는 기억력이나 주의력, 문제해결능력, 자기 모니터링 및 오류 수정을 포괄하는 집행능력이 중요하므로 의사결정장애 재활에서 집행기능을 회복시키기 위한 인지재활치료는 필수적이다. 집행기능 회복을 위한 치료 전략은 회복, 보상 및 적응으로 크게 나뉠 수 있으며, 더 자세한 내용은 집행기능 치료를 참조하기 바란다.

의사결정 능력을 향상시키기 위해서는 문제해결 전략

을 학습하고 실제 의사결정 상황을 모의하는 훈련이 도움이 될 수 있다. 또한 대인관계, 의사소통 및 사회적 의사결정 능력 향상에 중점을 둔 훈련도 필요하다. 재활 과정에 가족을 참여시키고, 유사한 문제에 직면한 다른 사람들과 연결을 통한 정서적 지원과 공유된 대처 전략을 제공할 수도 있다.

1. 신경심리학적 개입

신경심리학적 개입도 의사결정 문제 해결에 도움이 되는 한가지 접근 방식이다. 인지행동치료(cognitive behavioral therapy)는 의사결정에 방해가 되는 부정적인 사고와 행동을 인지하고, 의사결정에 대한 개인의 신념과 태도를 탐구하여 문제의 근원을 찾아낼 수 있다. 복잡한 결정은 작은 단계로 세분화하여 현실적이고 달성 가능한 목표를 정하는 것도 중요하다. 마음챙김과 이완요법 또한 의사결정과 관련된 불안이나 스트레스를 줄여준다. 자신의 감정을 인식하고 조절하며, 다른 사람의 감정에 공감능력을 키우는 감성지능기술(emotional intelligence skill)이나 수용헌신치료(acceptance and commitment therapy)도 직관적이고 충동적인 의사결정에 효과적인 방법이 될 수 있다.

중독자의 의사결정 능력을 향상시키기 위한 여러 신경심리학적 개입에 대한 체계적 고찰에서는 contingency management와 목표관리교육은 보상 중심 결정력을 높여주었고, 인지행동치료와 현실치료(reality therapy)는 지연 할인을 줄여준다고 하였다.

2. 비침습적 뇌자극

경두개 직류자극(transcranial direct current stimulation, tDCS)이나 반복경두개자기자극(repetitive transcranial magnetic stimulation, rTMS)과 같은 비침습적 뇌자극은 의사결정에 긍정적인 잠재력을 보여주었다. 그러나 tDCS와 rTMS 간 연구결과는 아직 일치하지는 않는다. 대부분의 연구는 배외측전전두엽피질(dorsolateral prefrontal cortex, DLFPC)을 활성화는 자극에서 효과를 보였다. tDCS는 양극(anode) 자극으로 우측 DLPFC를 활성화하면 위험 회피 행동이 개선되었으며, 도박과 인터넷 게임중독을 대상으로 한 체계적 고찰에서도 우측 DLPFC의 양극 tDCS는 의사결정에 긍정적인 결과를 제시하였다. 반면 rTMS는 좌측 DLPFC를 고빈도로 자극하여 활성화할 때 도박이나 약물 중독 환자에서 의사결정이 개선되며 억제 자극은 효과가 없거나 오히려 해로운 것으로 보고되었다.

▶ 참고문헌

1. Berry AS, Jagust WJ, Hsu M. Age-related variability in decision-making: Insights from neurochemistry. Cogn Affect Behav Neurosci. 2019;19(3):415–34.
2. Cera N, Bifolchetti S, Martinotti G, Gambi F, Sepede G, Onofrj M, et al. Amantadine and cognitive flexibility: decision making in Parkinson's patients with severe pathological gambling and other impulse control disorders. Neuropsychiatric disease and treatment. 2014;10:1093–101.
3. Chen S, Yang P, Chen T, Su H, Jiang H, Zhao M. Risky decision-making in individuals with substance use disorder: A meta-analysis and meta-regression review. Psychopharmacology (Berl). 2020;237(7):1893–908.
4. Dekkers TJ, Popma A, Agelink van Rentergem JA, Bexkens A, Huizenga HM. Risky decision making in Attention-Deficit/Hyperactivity Disorder: A meta-regression analysis. Clin Psychol Rev. 2016;45:1–16.
5. Han SD, Boyle PA, James BD, Yu L, Bennett DA. Mild cognitive impairment is associated with poorer decision-making in community-based older persons. Journal of the American Geriatrics Society. 2015;63(4):676–83.
6. Hess JD, Rausch E, Bacigalupo AC. Enhancing decisions and decision-making processes through the application of emotional intelligence skills. Management Decision. 2011;49(5):710–21.
7. Homberg JR. Serotonin and decision making processes. Neuroscience and biobehavioral reviews. 2012;36(1):218–36.
8. Murphy SE, Longhitano C, Ayres RE, Cowen PJ, Harmer CJ, Rog-

ers RD. The role of serotonin in nonnormative risky choice: the effects of tryptophan supplements on the "reflection effect" in healthy adult volunteers. J Cogn Neurosci. 2009;21(9):1709–19.
9. Ojala KE, Janssen LK, Hashemi MM, Timmer MHM, Geurts DEM, Ter Huurne NP, et al. Dopaminergic Drug Effects on Probability Weighting during Risky Decision Making. eNeuro. 2018;5(2).
10. Pettorruso M, Miuli A, Di Natale C, Montemitro C, Zoratto F, De Risio L, et al. Non–invasive brain stimulation targets and approaches to modulate gambling–related decisions: A systematic review. Addict Behav. 2021;112:106657.
11. Rogers RD. The roles of dopamine and serotonin in decision making: evidence from pharmacological experiments in humans. Neuropsychopharmacology. 2011;36(1):114–32.
12. Rossi M, Gerschcovich ER, de Achaval D, Perez–Lloret S, Cerquetti D, Cammarota A, et al. Decision–making in Parkinson's disease patients with and without pathological gambling. European journal of neurology : the official journal of the European Federation of Neurological Societies. 2010;17(1):97–102.
13. Soder HE, Cooper JA, Lopez–Gamundi P, Hoots JK, Nunez C, Lawlor VM, et al. Dose–response effects of d–amphetamine on effort–based decision–making and reinforcement learning. Neuropsychopharmacology. 2021;46(6):1078–85.
14. Stankovic M, Bjekic J, Filipovic SR. Effects of Transcranial Electrical Stimulation on Gambling and Gaming: A Systematic Review of Studies on Healthy Controls, Participants with Gambling/Gaming Disorder, and Substance Use Disorder. J Clin Med. 2023;12(10).
15. St Onge JR, Floresco SB. Dopaminergic modulation of risk–based decision making. Neuropsychopharmacology. 2009;34(3):681–97.
16. Soutschek A, Jetter A, Tobler PN. Toward a Unifying Account of Dopamine's Role in Cost–Benefit Decision Making. Biol Psychiatry Glob Open Sci. 2023;3(2):179–86..
17. Verdejo–García A, Alcázar–Córcoles MA, Albein–Urios N. Neuropsychological Interventions for Decision–Making in Addiction: a Systematic Review. Neuropsychol Rev. 2019;29(1):79–92.
18. Wang W, Zhu Y, Wang L, Mu L, Zhu L, Ding D, et al. High–frequency repetitive transcranial magnetic stimulation of the left dorsolateral prefrontal cortex reduces drug craving and improves decision–making ability in methamphetamine use disorder. Psychiatry research. 2022;317:114904.

특정영역 인지재활

Domain-specific cognitive rehabilitation

SECTION 09 언어

Chapter 32 생물학적 기반의 언어처리 과정
Biological basis of language processing

Chapter 33 언어 장애의 평가
Evaluation of language

Chapter 34 실어증의 재활
Aphasia rehabilitation

PART 03

CHAPTER

SECTION 09 언어

32 생물학적 기반의 언어처리 과정

Biological basis of language processing

편성범, 류병주

언어는 내용과 사상을 담을 수 있으며 도구처럼 사용할 수 있는 인간의 가장 창조적인 발명품 중 하나이다. 인간이 만물의 영장이 될 수 있었던 것도 언어를 사용해 다양한 의사소통을 할 수 있고 양손을 사용하게 된 것을 가장 큰 요인으로 뽑기도 한다. 언어의 기원을 살펴보면 Hockett등은 인간의 언어가 인류의 조상이 해왔던 몸짓과 외침에서 발전 진화했다는 연속성 관점(continuity view)을 주장했다. 그리고, Chomsky나 Bickerton과 같은 학자들은 언어가 이전에 사용되던 능력의 변화가 아니라 인류가 개발하고 발달시킨 새로운 능력이라는 불연속성 관점(discontinuity view)으로 언어의 기원을 찾는다. 그렇다면 언어는 과연 타고난 능력일까, 아니면 출생 후 학습한 능력일까? 일반적으로 언어가 타고난 능력이라는 것을 인정하고 있으며, 그 이유로는 대부분 인간의 좌뇌가 우성 반구이며, 발생학적으로 좌측 측두엽(temporal lobe)이 우측 측두엽에 비해 크고 일찍 발현되며, 언어체계가 다른 다양한 언어에서도 언어발달과정은 보편적인 규칙을 보인다는 점 등을 들고 있다. 이와 함께 기능적 뇌자기공명영상(fMRI) 연구에서도 아직 언어를 습득하지 못한 출산 후 2–3개월 정도의 영유아에게 언어 자극을 제시했을 때 언어영역인 좌측 위측두이랑(superior temporal gyrus, STG)과 모이랑(angular gyrus)에서 뇌 활성화를 보여 언어능력은 타고난다는 이론을 뒷받침하고 있다.

언어를 습득한 후 뇌졸중, 외상성뇌손상, 치매나 기타 신경인성 원인에 의해 뇌손상을 받게 되면 후천적인 언어장애와 의사소통장애가 발생하며, 일상 생활의 제한과 사회활동 참여에 많은 제약을 겪게 된다. 이로 인해 환자 개인과 보호자, 가족은 심한 심리적 및 정신적 어려움을 호소하기도 하고 언어장애 환자는 사회에서 소외되는 결과를 초래하게 된다.

본 장에서는 언어 처리와 관련된 기초 지식을 살펴보고 언어장애의 평가와 치료에 대해서 다루고자 한다.

I 언어의 정의와 특징

인간의 의사소통은 생각과 사상 그리고 감정을 공유하기 위해 사용하는 시의적절하고도 잘 조직된 다차원적인 과정이며, 핵심적인 요소인 언어(language)와 말소리(speech) 외에도 인지(cognition)와 청각(hearing)이 관여한다. 이 과정은 생리적이고(physiological), 정신적이고(psychological), 환경적인(environmental) 요소들에 의해 역동적으로 영향을 받는다.

1. 언어

언어는 그 언어를 사용하는 사회에서 통용되는 의미를 전달하기 위한 임의(arbitrary)의 상징 체계이다. 언어는 사회의 구성원들이 공유하는 특별한 규칙을 지니고 있으며, 이를 음운론(phonology), 형태론(morphology), 구문론(syntax), 의미론(semantics), 화용론(pragmatics)이라고 하며, 아래와 같은 특징을 지닌다.

- 이원적 체계(duality of patterning): 음성 또는 기호와 의미의 두 하위 체계로 구성되어 있다.
- 자의성(arbitrariness): 음성 또는 기호와 의미 사이에 필연성이 존재하지 않는다. 특정 언어를 사용하는 사회에서만 통용되는 독립적인 표현체계를 가지고 있다.
- 별개성(discreteness): 별개의 상징들이 모여서 언어를 이룬다.
- 창조성(creativity) ≒ 생산성(productivity): 규칙에 따라 무한히 새로운 문장을 만들 수 있고 다양한 의미를 표현할 수 있다.
- 대치성(displacement): 현재의 상황이 아닌 것(context free)을 상상하여 말하거나 함축하여 말할 수 있다.
- 사회성(sociality): 언어는 사회의 구성원들 간에 맺은 약속이므로 개인이 마음대로 바꾸거나 없앨 수 없다. 본능이 아닌 학습을 통해 전승된다.
- 역사성(historicity): 시간의 경과에 따라 언어 사회의 구성원들 간에 맺은 약속이 달라지면 언어가 변할 수 있다. 단어는 생성, 소멸, 변화할 수 있다.

2. 말소리

말소리는 호흡, 후두, 구강 구조물을 이용해 의사소통을 위한 소리를 만드는 운동 활동을 말한다. 말소리는 아래와 같은 구성체계로 이루어진다.

1) 호흡(Respiration)

말소리 산출(speech production)에는 폐포에서 산소와 이산화탄소의 교환인 화학적 호흡(chemical respiration)이 아닌 폐로 공기가 들어오고 나가는 기계적 호흡(mechanical respiration)이 관여한다. 호흡은 말소리 산출을 위한 에너지원이 된다.

횡격막이 수축할 때 흡기(inhalation)가 일어나고 이완할 때 호기(exhalation)가 일어나며 호기 시에 말소리가 산출된다. 말소리 산출 기간 동안에는 흡기 시간은 짧아지고 호기 시간은 길어진다.

2) 발성(Phonation)

공기가 양쪽의 성대주름(vocal folds) 사이를 지나면서 성대 주름을 진동시킬 때 발성이 일어난다. 성대주름은 공기의 압력과 양을 조절하여 최적의 소리를 만들어낸다.

3) 공명(Resonance)

성대의 주름을 통해 생성된 소리는 인두, 구강, 부비동에서 공명을 통해 변화되고 증폭되어 개개인의 고유한 소리를 나타낸다.

4) 조음(Articulation)

소리는 최종적으로 입술, 이, 혀의 움직임을 통해 구강 내에서 처리되어(manipulated) 의미 구별 기능을 갖는 음성상의 최소 단위인 음소(phoneme)로 나타난다.

모음(vowel)은 '아', '에', '이', '오', '우'와 같이 성대주름을 통해 생성된 소리가 열린 성대를 통해 바로 발음되는 소리이다. 자음과 달리 홀로 소리를 낼 수 있고, 음절(syllable)을 이루는데 필수적이다. 혀 위치에 따라 고

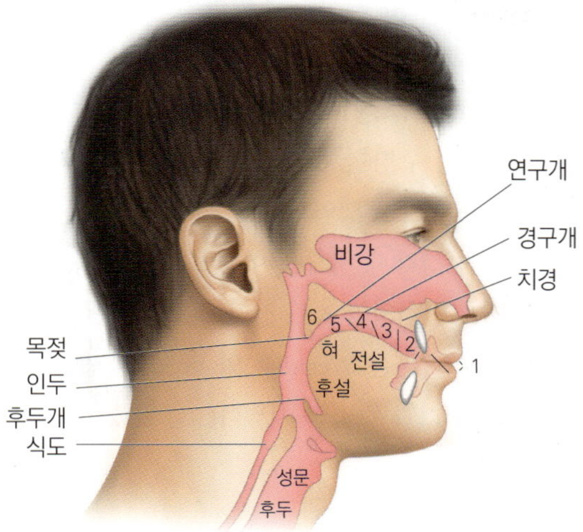

그림 32-1. **말소리를 만들어내는 조음점.** 1: 양순음, 2: 순치음, 3: 치간음, 4: 치경음, 5: 경구개음, 6: 연구개음

모음, 중모음, 저모음, 전설모음, 중설모음, 후설모음으로 나눌 수 있다.

자음(consonant)은 성대주름을 통해 생성된 소리가 목, 입, 혀 등의 발음 기관에 의해서 방해를 받아 나는 소리이다. 조음점에 따라 양순음(bilabial), 순치음(labiodental), 치간음(interdental), 치경음(alveolar), 경구개음(palatal), 연구개음(velar)으로 나눌 수 있다(그림 32-1). 조음방법에 따라서는 파열음(stops), 마찰음(fricatives), 파찰음(affricates), 비음(nasals), 유음(liquids), 전이음(glides)으로 나눌 수 있다.

- 파열음(stops): 공기의 흐름을 차단시켰다가 한꺼번에 방출시켜 내는 소리(예: /t/ /d/ /p/ /b/ 등.)
- 마찰음(fricatives): 공기가 좁은 통로를 통과하며 발생하는 마찰을 이용한 소리(예: /f/ /v/ /θ/ 등)
- 파찰음(affricates): 공기의 흐름을 막았다가 한꺼번에 방출하지 않고 좁은 틈 사이로 조금씩 공기를 통과시켜 내는 소리. 파열음와 마찰음을 빠르게 연속하여 조음해서 내는 소리(예: /dz/ /tʃ/ /dʒ/ /pf/ /bv/ /ts/ 등)
- 비음=비강음(nasals): 구강 안에서 공기의 흐름을 막았다가 연구개를 낮추어 공기의 일부를 코로 보내어 비강을 통과해서 내는 소리(예: /m/ /n/ /ŋ/ 등)
- 유음(liquids): 공기의 흐름을 일부만 막아서 내는 소리(예: /l/ /r/ 등)
- 전이음=반모음=활음(glides): '야', '와' 등의 소리를 낼 때, 모음과 유사하지만 독립적으로 소리를 내기에는 지속시간이 짧아 후속하는 모음에 합류하듯 내는 소리(예: /j/ /w/ 등)

5) 신경 조절

호흡, 발성, 공명, 조음을 위한 운동 조절은 매우 정교한 신경 조절을 통해 이루어지며 중추신경계와 말초신경계가 모두 관여한다. 최근 뇌영상 연구에서도 말소리를 산출할 때에는 뇌피질과 뇌피질하 구조물 모두 광범위하게 활성화되는 소견을 보였고, 임상 연구를 통해 소뇌와 뇌줄기도 말산출의 운동 조절에 관여하고 있음을 알 수 있다.

Ⅱ 언어 신경망

1. 언어중추

뇌의 언어 중추(language center)에 대한 이론은 프랑스 신경학자였던 Paul Broca (1824–1880)가 1861년 좌측 전두엽 손상 후 브로카 실어증의 소견을 보인 두 환자 Leborgne과 Lelong을 보고하면서 밝혀지기 시작했다. 이후 Carl Wernicke (1848–1904)가 1874년 출판한 'Der Aphasische Symptomencomplex'라는 책에서 감각 실어증(sensory aphasia)에 대해 기술하면서 표현 언어중추인 전두엽의 브로카 영역과 수용 언어중추인 측두엽의 베르니케 영역에 대한 개념이 정립되었다.

1) 수용 언어영역

수용 언어영역(receptive language area)은 두 곳으로 이 중 한 영역은 소리를 받아들이고 처리하는 영역으로 1차 청각피질인 측두엽에 위치한 헥슬이랑(Heschl's gyrus)과 말소리를 상위수준에서 처리하는 좌측 상측두이랑(superior temporal gyrus)의 후방 2/3부위에 위치한 베르니케영역(브로드만영역 22)이 해당한다. 다른 수용 언어영역은 글씨를 지각하여 처리하는 영역으로 시각피질의 앞에 위치한 좌측 하두정소엽(inferior parietal lobule, IPL)의 모이랑(angular gyrus, 브로드만영역 39)과 모서리 위이랑(supramarginal gyrus, SMG, 브로드만영역 40), 그리고 측두엽의 복측(ventral)에 위치한 방추이랑(fusiform gyrus)이 해당한다(그림 32-2).

2) 표현 언어영역

표현 언어영역은 하전두이랑(inferior frontal gyrus)의 후방에 위치한 브로카 영역인 브로드만영역 44 (pars opercularis)와 45 (pars triangularis)가 해당하며, 이해성 언어영역과 표현성 언어영역은 활꼴다발에 의해 연결된다(그림 32-2).

2. 언어 산출 과정에 대한 두 가지 견해

1) Lichtheim의 주장

Lichtheim이 주장한 이론으로 수용 언어영역과 표현 언어영역인 베르니케 영역과 브로카 영역이 활꼴다발로 연결됨으로써 청각과 시각 언어정보가 이해성 언어영역을 거쳐 표현 언어영역으로 전달되어 언어를 산출한다는 것이다. 이 이론은 Wernicke와 Broca의 연구를 바탕으로 Geschwind가 보편화 시켰다(그림 32-2).

2) 단일 중심언어기전 (Single central language mechanism)

Marie, Head 등은 단일 중심언어기전(single central language mechanism)을 제시하였는데 이는 언어가 이해와 표현영역으로 나누어지긴 하지만 언어산출은 좌측 뇌의 실비안열 주변영역에서 통합적인 감각운동과정의 하나로 이루어진다는 것이다. 최근 언어 관련 신경심리학적 연구와 뇌기능매핑연구의 발전에 힘입어 언어중심영역을 포함한 실비안열 주변 영역들이 언어처리 과정에 통합적으로 관여한다는 것이 밝혀지고 있다. 언어처리과정에는 그림 32-3에서 보는 바와 같이 뇌의 여러 영역이 관여하는 것으로 알려져 있다.

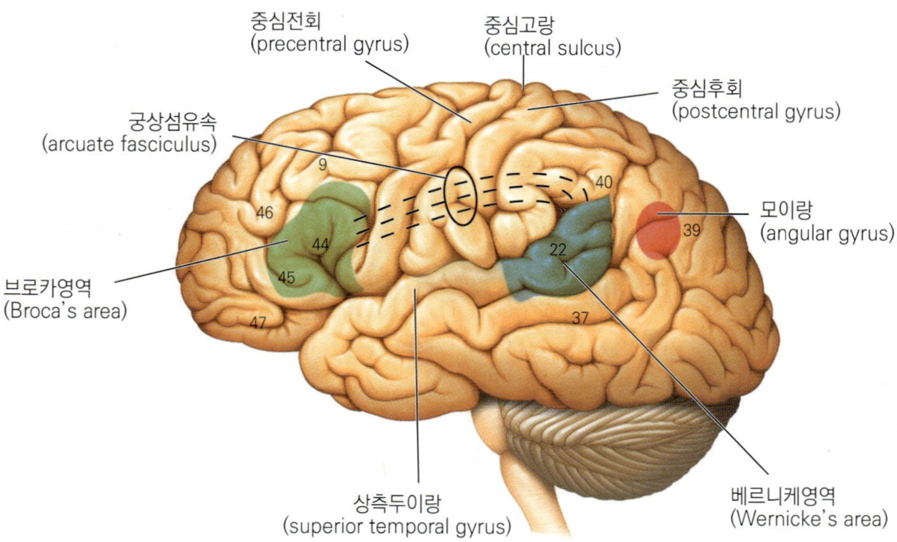

그림 32-2. **베르니케 영역(W)과 브로카 영역(B)를 연결하는 궁상섬유속**

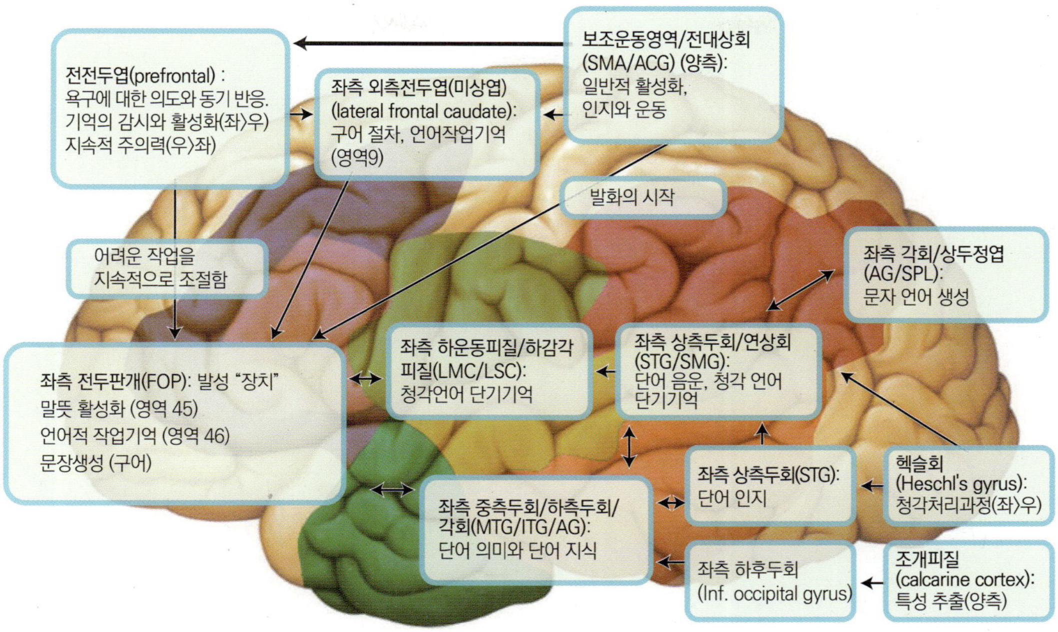

그림 32-3. **뇌의 해부학적 영역과 언어처리과정에서 담당하는 기능과의 연관성**

▶ 참고문헌

1. Albert ML, Sparks RW, Helm NA. Melodic intonation therapy for aphasia. Arch Neurol 1973;29:130–1.
2. American Speech–Language–Hearing Association. Aphasia http://www.asha.org/Practice–Portal/Clinical–Topics/Aphasia/.
3. Hayden DA. PROMPT model: Use and application for children with mixed phonological–motor impairment. Advan Speech Lang Pathol 2006;8:265–81.
4. Helm–Estabrooks N, Nicholas M, Morgan AR. Melodic intonation therapy (manual). San Antonio, TX: Special Press; 1989.
5. Kirmess M, Maher LM. Constraint induced language therapy in early aphasia rehabilitation. Aphasiology 2010;24:725–36.
6. National Aphasia Association. Aphasia therapy guide. http://www.aphasia.org/aphasia–resources/aphasia–therapy–guide/

CHAPTER 33

언어 장애의 평가

Evaluation of language

김돈규, 최현주

Ⅰ 서론

실어증을 포함한 말·언어장애는 침상이나 외래에서 진찰의 한 과정에서 병력청취와 이학적검사, 간단한 언어기능평가를 통해 실어증의 유무에 대한 진단 및 정밀 언어평가의 필요성에 대한 판단을 할 수도 있다. 이 중간 과정으로 선별검사를 바로 실시할 수도 있다. 실어증 환자들에게 가장 흔히 사용되는 선별검사로는 한국판 프렌차이 실어증 선별검사(K-FAST), 실어증-신경언어장애 선별검사(STAND) 등이 있으며 대개 10분 정도의 짧은 시간에 대략적인 실어증에 대한 접근을 할 수 있도록 고안되었다. 나아가 표준화된 포괄적 언어평가를 시행하면 실어증의 유형 및 정도 및 치료 계획에 대한 설정 등 더 많은 정보를 얻을 수 있다. 일반적으로 언어평가에는 자발화(spontaneous speech), 청각적 이해력, 이름대기, 따라 말하기, 읽기와 쓰기가 포함되어 있다. 실어증의 평가는 언어손상이 얼마나 심각한지 알아보는 것 외에도 현재 남아있는 언어능력이 얼마나 되는지 최대한 많은 정보를 얻음으로써 치료계획을 수립하고 예후를 예측하는 데 도움을 준다. 본 장에서는 개별 각각의 검사방법들을 실어증을 중심으로 살펴보도록 한다.

Ⅱ 외래 면담이나 침상에서의 언어장애에 대한 접근

외래나 침상에서 병력상 실어증 및 말장애가 의심되는 경우 우선 이학적 검사에서 직접적으로 언어구사와 관계된 뇌신경의 기능을 평가한다. 이 과정에서 입술과 연구개, 혀의 움직임을 평가하는데 대체로 입술을 여러 모양으로 움직이게 하고, 혀를 좌우측으로 움직이게 하거나 혀를 내밀게 하여 대칭성을 보고, 간단하게 '아' 발성을 시켜 연구개의 움직임과 대칭성을 본다. 혀의 힘을 평가하는 것은 환자로 하여금 혀를 내측에서 볼점막을 밀게 하고 외부에서 손으로 밀면서 느껴보는 것이다. 그리고 소리를 내게 하여 발성의 가능여부 및 강도, 음조(pitch), 지속시간 등을 평가한다.

진찰이나 면담과정에서 언어 기능과 관련하여 스스로 말하기, 이해력, 이름대기, 따라 말하기, 읽기 등을 독창적으로 유연하게 검사함으로써 정보를 얻어야 한다. 스스로 말하기는 일상대화하기, 요일이나 숫자차례로 말하기 등 자동적이고 연속적인 말하기 등으로 평가할 수 있다. 청각적 이해력은 1단계, 2단계, 3단계 명령 수행하기, 질문에 "예, 아니요"로 답하기 그리고 문장의 길이를 차츰 늘려가기를 통해 이해력을 평가한다. 이름대기는 사물 이름 말하기, 색깔 말하기 등으로 평가할 수 있다. 따라 말하기는 단어나 문장 따라 말하기로 평가할 수 있고, 읽기는 주어진 문장을 소리 내어 읽게 하고 쓰기는 불러주고 받아쓰기와 베껴 쓰기 등으로 평가한다.

평가 과정에서 환자의 인지장애 여부나 동반되어 나타날 가능성을 평가하여야 한다. 뇌병변 환자에서 언어 영역의 손상뿐만 아니라 주변의 여러 인지관련 영역이 함께 손상되어 인지기능의 손상이 동반될 수 있다. 이러한 인지기능의 저하가 이해력에 많은 영향을 미치고, 기억력의 손상이 있는 경우 단어를 인출하거나 이름대기 등에 장애를 보일 수 있다. 또한 인지기능의 손상 정도가 실어증의 회복과 치료에 직접 영향을 미치고 예후에 영향을 미칠 것으로 생각된다.

Ⅲ 실어증 환자를 위한 언어평가의 목적

실어증 환자를 위한 언어평가의 목적은 평가 도구 및 방법, 시기에 따라 다소 차이가 있다. 예를 들어 실어증 환자를 위한 선별검사(screening test)의 가장 중요한 목적은 실어증의 중증도(severity)나 실어증의 유형을 특정하기보다는 자세한 언어평가를 실시할 필요가 있는지를 판단하는 것이다. 선별 검사를 통해 보다 종합적인 언어평가를 받을 필요가 있다고 판단된 환자에게 시행되는 실어증 종합검사(comprehensive examination)의 목적은 실어증의 유무, 중증도, 유형 및 구체적인 언어장애의 특징을 파악하는 것이다. 또한, 심화 검사(deep test)는 언어 영역별 언어장애의 특성 및 중증도 등을 평가하는 것이 가장 중요한 목적이다. 실어증 환자를 위한 언어평가의 목적을 종합하면, 첫째 실어증 진단(diagnosis)을 위한 목적으로 실어증의 유무, 중증도 및 유형을 파악하는 것이다. 실어증의 진단은 주로 실어증 종합검사를 통해 이루어진다. 둘째, 언어평가를 통해 실어증 환자의 언어와 의사소통에서의 강약점을 파악할 수 있다. 이는 실어증 환자의 다양한 수준의 구어(oral language)와 문자언어(written language)의 손상 정도 및 특성을 파악하기 위한 표준화검사(standardized test)와 비표준화검사(non-standardized test)를 통해 이루어진다. 셋째, 언어재활의 필요성 및 치료 강도 등을 판단할 수 있다. 모든 실어증 환자들이 언어재활 대상은 아니지만 언어재활의 필요성 여부를 확인하고 언어재활 계획을 세우는 데에는 초기 언어평가 결과가 중요한 역할을 한다. 마지막으로 언어재활 진행 과정에서의 언어평가는 언어 능력의 회복에 대한 정보를 주며, 이를 통해 예후를 파악할 수 있다.

Ⅳ 국내의 실어증 표준화검사

1. 실어증 선별검사

1) 한국판 프렌차이 실어증 선별검사(K-FAST)

한국판 프렌차이 실어증 선별검사(Korean-Frenchay Aphasia Screening Test, K-FAST)는 Enderby 등에 의해 개발된 Frenchay Aphasia Screening Test(FAST)를 한국어와 한국문화에 맞게 수정한 후 성인 240명을 대상으로 표준화한 실어증 선별 검사이다. K-FAST는 실어증 종합검사인 한국판 웨스턴 실어증 검사(K-WAB)

의 실어증지수(aphasia quotient)와의 상관으로 살펴본 공인타당도가 매우 높았으며, 검사자 간 신뢰도 및 검사·재검사 신뢰도 또한 높은 것으로 나타났다.

K-FAST는 실어증 선별 검사로써 다양한 유용성을 가지는데, 이를 정리하면 다음과 같다. 첫째, 타당도, 신뢰도, 민감도가 높아 의사소통 문제가 있는 환자들을 민감하게 변별할 수 있다. 둘째, 검사시간 약 10분 정도로 짧은 시간 내에 침상 및 외래에서 간편하게 시행할 수 있다. 셋째, 언어재활사 이외의 보건 전문 인력들(의사, 임상심리사, 작업치료사, 간호사 등)이 쉽게 배워 시행하는 것이 가능하다. 마지막으로 반복측정이 용이하여 실어증 환자들의 언어 능력 변화를 쉽게 평가할 수 있다.

K-FAST는 언어이해, 언어표현, 읽기, 쓰기의 4개 하위 항목으로 구성된다. 구체적인 하위항목별 내용을 살펴보면 언어이해는 그림 33-1에 제시한 강변 그림과 도형 설명, 언어표현은 그림설명과 이름대기로 평가하며, 읽기와 쓰기를 포함하여 총 30점 만점으로 구성되어 있다. K-FAST의 항목별 문항의 예 및 점수체계를 표 33-1에 제시하였다.

K-FAST의 점수는 언어이해와 언어표현 즉 구어점수의 합계 20점 만점의 간략형 점수와 언어이해, 언어표현, 읽기, 쓰기 모든 항목의 합계 30점 만점의 총검사 점수로 나누어 산출할 수 있다. 따라서 읽기, 쓰기 수행

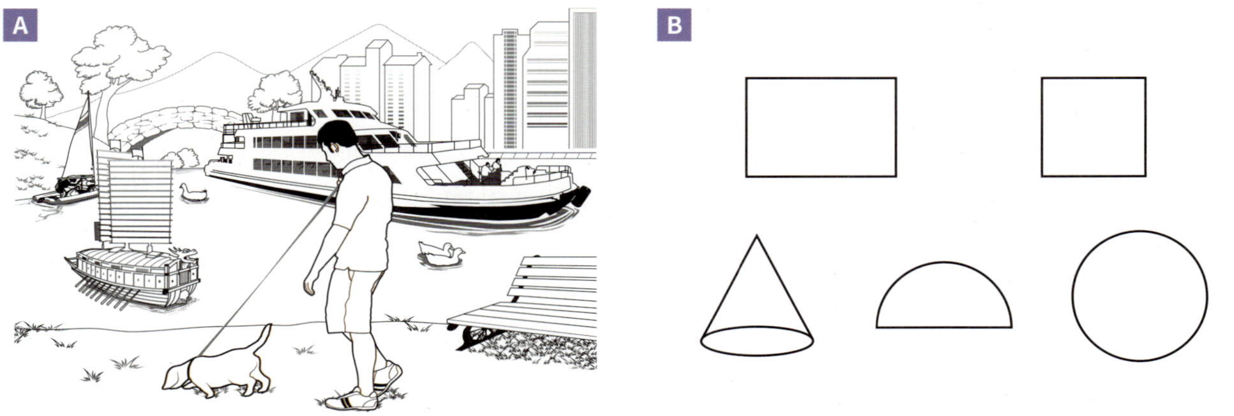

그림 33-1. **K-FAST의 그림 자료.** (A) 강변그림, (B) 도형그림

표 33-1. **K-FAST의 항목별 문항의 예 및 채점식**

항목(배점)		문항(예)	채점식
언어이해 (10점)	강변그림(5점)	가장 키가 큰 나무를 가리켜보세요 다리근처에 있는 오리를 가리키기 전에 가운데 산을 가리켜보세요	5문항×1점
	도형설명(5점)	정사각형을 가리켜보세요 정사각형, 원뿔, 반원을 가리켜보세요	5문항×1점
언어표현 (10점)	그림설명(5점)	(강변그림) 사물의 명칭을 하나도 말하지 못할 때(0점) - 정상구와 문장을 사용하고 10개 정도 항목의 이름을 말할 때(5점)	0-5점
	이름대기(5점)	동물이름대기(1분)에서 하나도 말하지 못할 때(0점) -15개 이상 말할 때(5점)	0-5점
읽기(5점)	(강변그림) 돌다리를 가리켜 보세요/ 이 그림의 모서리를 만져 보세요 등		5문항×1점
쓰기(5점)	(강변그림) 적절한 단어를 하나도 쓰지 못했을 때(0점) - 확실하게 정상적인 수행(사람과 행동을 통합한 문장)(5점)		0-5점

을 평가하기 어려운 환자들의 경우 간략형 검사만으로 간단히 실어증을 선별할 수 있다. K-FAST는 실어증 선별을 위해 정상 성인 규준의 -1표준편차(SD) 값을 절단점(cut-off score)으로 제시하고 있는데, 연령에 따른 절단점은 65세 이상의 경우 간략형 점수 16점, 총검사 25점, 64세 이하의 경우는 간략형 점수 14점, 총검사 20점이다.

2) 실어증-신경언어장애 선별검사(STAND)

실어증-신경언어장애 선별검사(screening test for aphasia & neurologic-communication disorders, STAND)는 우리나라에서 독자적으로 개발된 실어증 선별검사로 환자군 133명과 정상대조군 134명을 대상으로 표준화하였다. STAND는 실어증 종합검사인 한국판 웨스턴 실어증 검사(K-WAB)의 실어증지수(aphasia quotient)와의 상관으로 살펴본 공인타당도가 매우 높았으며, 검사자 간 신뢰도 및 검사자 내 신뢰도 역시 높게 나타났다.

STAND는 실어증 선별 검사로써 다양한 유용성을 가지는데 이를 정리하면 다음과 같다. 첫째, 약 3-5분 정도로 평가시간이 짧아 간편하게 사용할 수 있다. 둘째, 연령 및 교육 정도에 대한 비특이적인 문항으로 구성되어 있어 연령과 교육년수와 관계없이 동일한 절단점을 사용할 수 있다. 셋째, 마비말장애(dysarthria) 및 말실행증(apraxia of speech, AOS)과 같은 말영역을 객관적으로 평가할 수 있다. 넷째, 실어증 환자의 변별에 있어 민감도, 특이도, 진단 정확도가 높다. 마지막으로 NIHSS (National Institutes of Health Stroke Scale)의 언어영역 문항을 포함하고 있어 중복 문항 평가가 필요 없다.

STAND는 그림설명하기, 이름대기, 듣고 이해하기, 따라 말하기, 읽기, 쓰기의 6개 언어 하위 항목과 말실행증, 구강실행증, /아/연장발성, 말명료도의 4개 말 영역 평가항목으로 구성된다. 구체적인 하위항목별 내용을 살펴보면 그림 설명하기(그림 33-2에 제시한 도로그림), 이름대기, 따라 말하기의 언어표현과 듣고 이해하기의 언어이해를 포함한 구어언어평가 영역과 읽기, 쓰기를 포함한 문자언어평가 영역, 말 영역 평가 문항으로 구성되어 있다. STNAD의 항목별 문항의 예 및 배점을 표 33-2에 제시하였다.

STAND는 그림 설명하기, 이름 대기, 듣고 이해하기, 따라 말하기의 구어언어평가 OLI (oral language index) 20점, 읽기, 쓰기 항목을 포함한 평가 GLI (global language index) 30점으로 산출한다. 따라서 읽기, 쓰기 수행을 평가하기 어려운 환자들의 경우 OLI 검사만으로 실어증을 선별할 수 있다. STNAD 역시 실어증 선별을 위한 절단점을 제시하고 있는데, 연령에 관계없이 절단점은 OLI 14점, GLI 23점이다. 또한, 말실행증, 구강

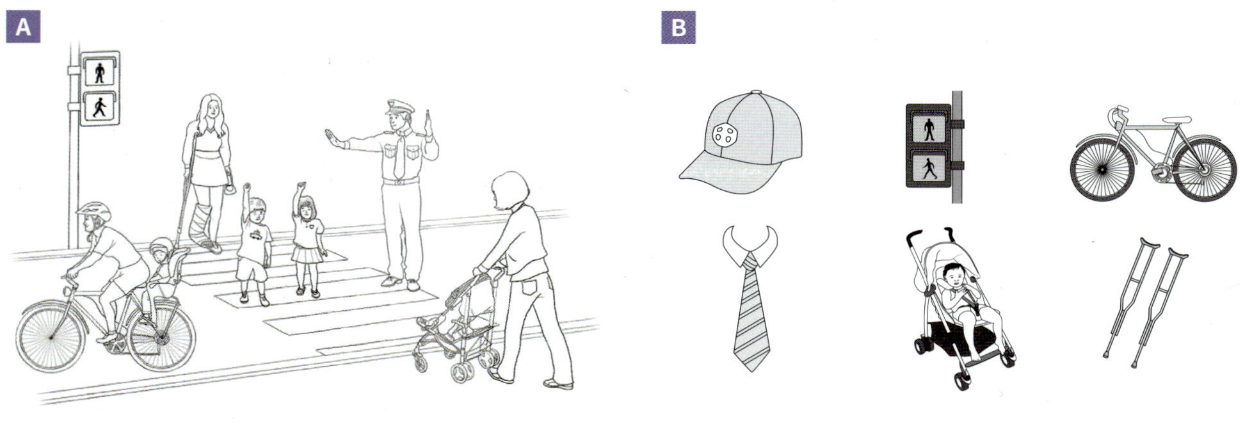

그림 33-2. **STAND의 그림 자료.** (A) 도로그림, (B) 대면이름대기 그림

실행증, /아/연장발성, 말명료도 평가를 통한 말 영역 평가 결과 말장애 동반 의심 시 권고사항에 기입하도록 되어 있다. STAND 결과로 Boston 학파의 기준에 따른 실어증의 유형 분류 또한 가능한데, STAND 하위 항목 점수에 따른 실어증 유형의 분류 기준을 그림 33-3에 제시하였다.

2. 파라다이스 웨스턴 실어증 검사-개정판 (PK-WAB-R)

1) PK-WAB-R의 개요

파라다이스 웨스턴 실어증 검사-개정판(Paradise Korea-Western Aphasia Battery-Revised,

표 33-2. **STAND의 항목별 문항의 예 및 배점**

항목	내용(예)	배점
그림설명하기	"도로"-발화의 길이/구성/의미에 따라 0-3점	3점
이름대기	동물(30초): 9개 이상 2점/ 대면이름대기: 5-6개 2점	4점
듣고 이해하기	검은색과 하얀색은 같은 색인가요? 2-3점 즉각정반응, 자기수정, 지연, 재지시 후 정반응 및 오반응	10점
따라말하기	2-6음절어(사공과 나룻배): 6-7개 정반응 시 3점	3점
읽기	구어읽기(음독): 5문항 5점/ 읽기이해: 2문항 2점	7점
쓰기	미운정 고운정: 전혀 못씀(0점)-완벽하게 씀(3점) 자소오류/베껴쓰기 부분점수	3점
말실행증	학교-학교장-학교장실: 정상/비정상/판정불가	의심시 권고사항 기입
구강실행증	혀 내밀기,입술 내밀기, 촛불 끄기: 정상/비정상/판정불가	
/아/연장발성	3초 이상이면 정상/음질, 음량, 음도 평가	
말명료도	모든 과제에서 판단(5점 척도)	

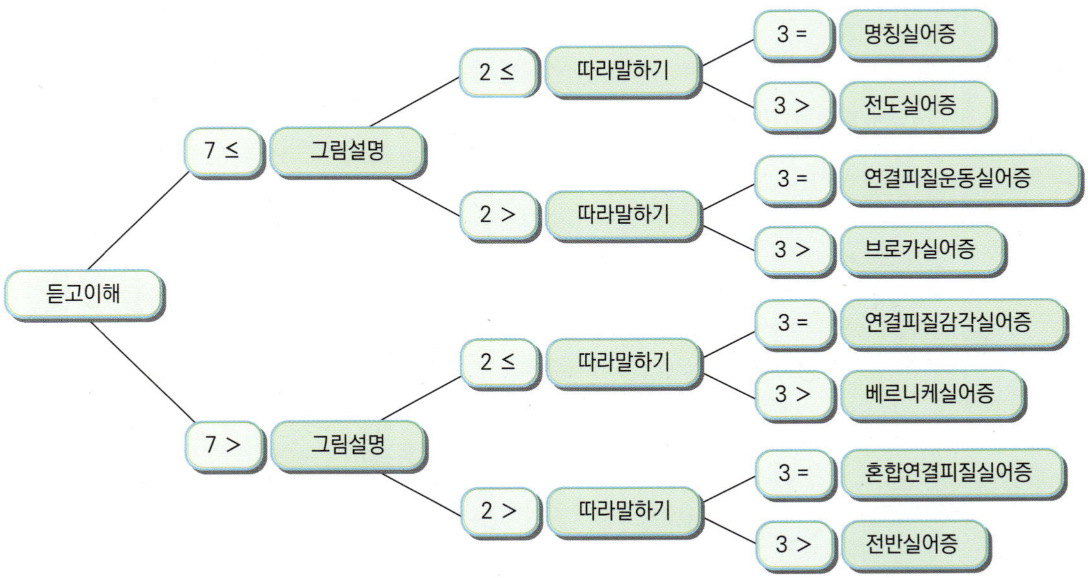

그림 33-3. **STAND의 실어증 유형 분류 기준**

PK-WAB-R)은 Kertesz에 의해 개발된 Western Aphasia Battery의 한국어 개정판으로 전반적인 언어 능력을 종합적으로 검사하는 실어증 종합검사이다. PK-WAB-R은 실어증의 유무, 중증도 및 유형을 판별할 수 있을 뿐 아니라 환자의 의사소통 강약점에 대한 종합적인 정보를 제공해준다.

PK-WAB-R은 실어증 종합 검사로써 다양한 유용성을 가지는데 이를 정리하면 다음과 같다. 첫째, 구어와 문자언어를 총괄적으로 평가하여 실어증 환자의 실어증 유무 및 실어증의 중증도를 실어증 지수(aphasia quotient, AQ)라는 객관적인 수치로 제공해준다. 둘째, 실어증 유형 분류로 환자의 실어증 증상에 대한 프로토콜을 제공한다. 셋째, 전반적인 언어 능력의 평가로 구체적인 언어재활 계획 수립에 용이하다.

PK-WAB-R은 Part 1과 Part 2로 구성되며, Part 1은 스스로 말하기, 알아듣기, 따라말하기, 이름대기 및 낱말찾기의 4개 하위검사로, Part 2는 읽기, 쓰기, 실행증, 구성/시공간/계산의 4개 하위검사로 이루어져 있다. 검사 소요시간은 Part 1의 경우 30-45분, Part 2는 45-60분 정도이다.

2) PK-WAB-R의 구성

(1) PK-WAB-R: Part 1

① 스스로 말하기(20점)

스스로 말하기 항목은 내용전달(10점)과 유창성(10점) 항목으로 평가하며, 환자 신상에 관한 질문(대화과제)과 그림설명(해변가 과제; 그림 33-4) 과제로 구성되어 있다. 스스로 말하기 과제는 환자의 발화 중 말의 유창성, 문법성, 착어(paraphasia) 유무를 기준으로 0점에서 10점까지 평가한다.

② 알아듣기(200점)

알아듣기는 청각적 이해력을 평가하는 항목으로 예/아니요 검사, 청각적 낱말인지, 명령이행으로 구성되어 있다. 예/아니요 검사는 평가자의 질문에 예 혹은 아니요로 대답하는 검사로 3점씩 20문항 총 60점으로 구성되어 있으며, 청각적 낱말인지는 실물, 형태, 색깔, 신체부위 등의 다양한 범주로 구성된 낱말을 듣고 실물이나 그림(그림 33-5)을 지시하는(pointing) 문항으로 1점씩 60문항 총 60점으로 구성되어 있다. 마지막으로 명령이행 검사는 구어 명령을 듣고 수행하도록 하는 검사로 문항의 난이도에 따라 배점이 달라져 11문항, 80점 만점으로 구성되어 있다.

③ 따라말하기(100점)

따라말하기는 음절수와 단어수가 증가하는 낱말, 구, 문장을 따라말하도록 하는 과제로 15문항 50어절로 구성되어 있으며, 어절 당 2점씩 총 100점 만점이다. 따라말하는 어절을 도치하거나 음소착어가 나타난 경우, 어절이나 음절이 첨가된 경우 1점 감점하도록 되어있다.

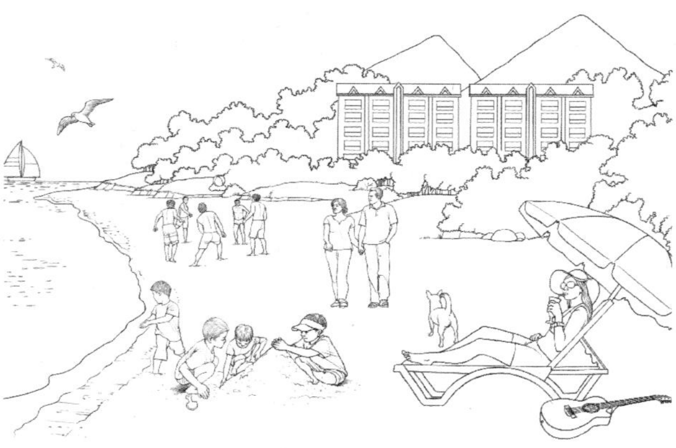

그림 33-4. **PK-WAB-R의 해변가 그림**

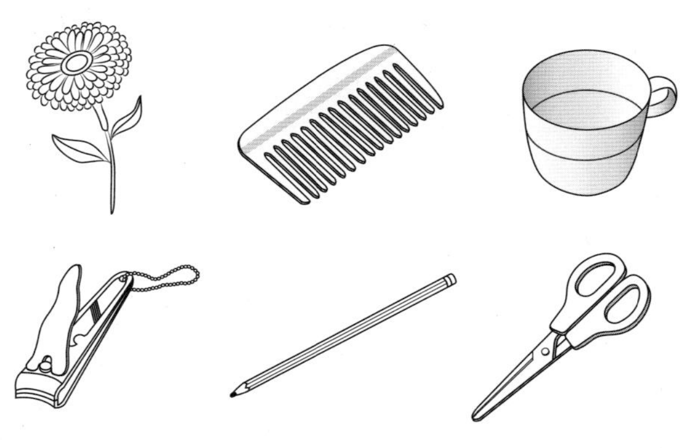

그림 33-5. **PK-WAB-R의 청각적 낱말인지 그림의 예**

표 33-3. PK-WAB-R의 지수 산출 공식

지수	항목	점수
AQ	(스스로 말하기+알아듣기+따라말하기+이름대기 및 낱말찾기) × 2	100
	(20+10+10+10) × 2	
LQ	(스스로 말하기+알아듣기+따라말하기+이름대기 및 낱말찾기+읽기+쓰기)	100
	20+20+10+10+20+20	
CQ	(스스로 말하기+알아듣기+따라말하기+이름대기 및 낱말찾기+읽기+쓰기+실행증+구성/시공간/계산)	100
	20+20+10+10+10+10+10+10	

④ 이름대기 및 낱말찾기(100점)

이름대기 및 낱말찾기 항목은 사물이름대기, 단어유창성, 문장완성, 문장응답으로 구성되어있다. 사물이름대기는 다양한 범주의 일상 사물을 환자에게 보여주고 이름을 말하도록 하는 검사로 20개의 사물로 이루어져 있으며, 정반응 시 3점씩 총 60점 만점이다. 단어유창성 검사는 1분 동안 동물 이름을 말하도록 하는 과제로 환자가 말한 동물의 수를 점수로 한다(최대 20점). 다음으로 문장완성은 구어로 제시되는 문장을 듣고 환자가 완성하도록 하는 검사이며, 문장응답은 간단한 질문에 낱말 수준으로 답하도록 하는 검사로 문장완성과 문장응답은 각각 5문항, 10점으로 구성되어 있다.

(2) PK-WAB-R: Part 2

PK-WAB-R: Part 2는 읽기, 쓰기, 실행증, 구성/시공간/계산의 4개 하위검사로 구성되어 있으며, 읽기는 문장 독해 및 글 명령, 단어-사물 짝짓기, 단어-그림 짝짓기, 그림-단어 짝짓기, 구어-단어 짝짓기, 글자 변별, 철자조합, 철자분리 과제로 총 100점으로 구성된다. 다음으로 쓰기는 성명과 주소쓰기, 글로 그림 묘사(해변가 그림), 문장 받아쓰기, 단어 받아쓰기, 글자 및 숫자쓰기, 음절 및 숫자 받아쓰기, 문장 베껴 쓰기 과제로 구성되어 있으며 총점은 100점이다. 실행증 검사는 검사자의 구어 명령을 듣고 동작을 수행하는 검사로 20문항 60점으로 구성된다. 마지막으로 구성/시공간/계산은 그림그리기, 토막짜기, 계산과 Raven's coloured progressive matrices (RCPM) 검사로 구성되며, 총점은 63점이다.

3) PK-WAB-R의 지수 산출

PK-WAB-R의 결과는 실어증지수(aphasia quotient, AQ), 언어지수(language quotient, LQ), 피질지수(cortical quotient, CQ)를 제공해준다. AQ는 구어 검사 항목의 결과로 산출되며, 실어증의 유무 및 중증도에 대한 정보를 준다. 다음으로 LQ는 구어 및 문자언어 과제의 총합으로 산출되며, 전반적인 언어 능력에 대한 정보를 제공해준다. 마지막으로 CQ는 언어 과제 이외의 비구어 과제, 실행증 검사 점수 등이 포함된 지수로 전반적인 인지기능에 대한 종합적인 정보를 제공해준다. 각 지수의 산출 공식은 표 33-3에 제시하였다.

4) PK-WAB-R에 의한 실어증 유형 분류

PK-WAB-R의 스스로 말하기 중 유창성 항목, 알아듣기, 따라 말하기, 이름대기의 4개 하위검사 결과로 Boston 학파의 기준에 따른 실어증의 유형 분류가 가능하다. PK-WAB-R의 항목별 점수에 따른 실어증 유형 분류 기준을 표 33-4에 제시하였다.

표 33-4. **PK-WAB-R의 항목별 점수에 따른 실어증 유형 분류 기준**

	PK-WAB-R의 항목별 점수			
	유창성	알아듣기	따라말하기	이름대기
전반실어증	<5	<4	<5	<7
브로카실어증	<5	>3	<8	<9
혼합연결피질실어증	<5	<4	>4	<7
연결피질운동실어증	<5	>3	>7	<9
베르니케실어증	>4	<7	<8	<10
연결피질감각실어증	>4	<7	>7	<10
전도실어증	>4	>6	<7	<10
명칭실어증	>4	>6	>6	<10

3. 한국판 보스턴 이름대기 검사(K-BNT)

한국판 보스턴 이름대기 검사(Korean version-Boston Naming Test, K-BNT)는 이름대기 능력을 평가하기 위한 심화 검사(deep test)로 Boston Naming Test를 한국어와 한국문화에 맞게 수정한 검사이다. K-BNT는 대면이름대기(confrontation naming) 검사로 총 60개의 흑백 선 그림으로 구성되어 있으며, 15-75세까지 연령 및 교육년수에 따른 표준화 점수와 실어증 환자의 규준을 마련하고 있다.

K-BNT의 유용성을 정리하면 다음과 같다. 첫째, 타당도, 신뢰도, 민감도가 높아 의사소통에 문제가 있는 환자들의 이름대기 장애(anomia)를 민감하게 변별하는 것이 가능하다. 둘째, 단서 제공 시의 반응에 대한 구체적인 측정으로 치료계획을 위한 유용한 정보를 제공한다. 셋째, 검사의 민감도가 높아 경미한 뇌손상을 가진 환자의 감별 진단에 유용하다.

K-BNT는 환자에게 그림을 보여주고 이름을 말하도록 하는 검사 60문항 1점씩 60점 만점이다. 그림을 제시한 후 15초 동안 반응이 없을 경우 의미적 힌트, 음소적 힌트를 순차적으로 제시하고, 힌트 후에 정오반응은 별도로 기록한다. K-BNT의 그림 및 힌트의 예를 그림 33-6에 제시하였다.

K-BNT 그림의 예(지구본)	K-BNT 힌트의 예
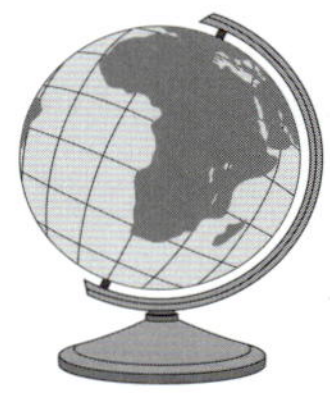	의미적 힌트
	• 작은 모형의 일종
	음소적 힌트
	• 1음절 제시: '지'
	• 2음절 제시: '지구'

그림 33-6. **K-BNT의 그림 및 힌트의 예**

V 언어 영역별 실어증 평가 방법

실어증 환자의 구체적인 치료계획을 세우기 위해서는 언어 영역별 평가가 진행되어야 하며 이러한 언어 영역별 평가는 표준화된 검사 도구와 비표준화된 실어증 평가를 병행하여 사용할 수 있다. 실어증 환자의 언어 영역별 실어증 평가는 크게 구어와 문자언어 평가, 언어이해력과 언어표현력으로 나누어 평가할 수 있으며, 이러한 평가 영역은 듣고 이해하기, 말하기, 읽기, 쓰기 평가를 통해 이루어진다.

1) 듣고 이해하기

듣고 이해하기 능력은 구어의 언어이해력을 평가하는 영역으로 언어 수준에 따라 단어(word) 이해, 문장(sentence) 이해, 담화(discourse) 이해로 구분하여 평가할 수 있다. 단어 이해 능력 평가는 이름을 듣고 실제 사물이나 그림을 가리키는(pointing) 방법이 가장 널리 사용된다. 단어 이해 평가를 위한 항목들은 환자의 언어 능력에 따라 다양한 난이도로 구성할 수 있다. 문장 이해 평가는 문장을 듣고 해당 그림이나 사물을 고르는 활동을 구어 명령에 따라 수행하는 검사 문항을 사용한다. 이러한 문장 이해 평가 항목은 환자의 수준에 따라 문장의 길이와 문법적 복잡성 등을 조절할 수 있다. 마지막으로 담화 이해 평가는 담화수준의 텍스트를 듣고 환자에게 예/아니요 질문에 대답하도록 하는 검사가 가장 많이 사용된다. 담화의 주제와 난이도는 환자의 수준에 맞게 조절할 수 있다.

2) 말하기

말하기 능력은 구어의 언어표현력을 평가하는 영역으로 언어 수준에 따라 단어 산출, 문장 산출, 담화 산출로 구분하여 평가할 수 있다. 단어 산출 능력 평가는 주로 이름대기(naming) 평가가 가장 많이 사용되는데, 대부분의 실어증 환자들이 이름대기 장애를 보이므로 어떠한 영역보다 면밀한 검사가 요구된다. 단어 산출 평가는 사물이나 그림을 보고 해당 단어를 말하도록 하는 대면이름대기(confrontation naming) 검사와 사물의 범주를 듣고 해당 범주에 속한 단어를 산출하도록 하는 단어유창성(word fluency) 검사가 가장 널리 사용된다. 단어 산출 평가를 위한 항목들은 환자의 언어 능력에 따라 다양한 음절 길이, 빈도, 친숙도를 고려하여 구성할 수 있다. 문장 산출 평가는 문장 수준의 대답이 요구되는 간단한 질문에 대답하기, 사물 정의하기(definition) 등의 과제를 사용한다. 문장 산출 평가 항목 역시 환자의 수준에 따라 문장의 길이와 문법적 복잡성 등을 조절해야 한다. 마지막으로 담화 산출 평가는 그림설명 과제(picture description task)가 가장 많이 사용되며, 그 밖에 대화, 절차 담화, 이야기 말하기 과제 등이 사용된다. 담화의 주제와 난이도는 환자의 수준에 맞게 조절할 수 있다.

3) 읽기

읽기 능력은 문자언어의 언어이해력을 평가하는 영역으로 언어 수준에 따라 단어 읽기, 문장 읽기, 담화 읽기로 구분하여 평가할 수 있다. 단어 읽기는 단어 카드와 실제 사물이나 그림을 짝짓는(matching) 방법이 가장 많이 사용된다. 문장 읽기는 문장 카드를 읽고 해당 그림이나 사물을 고르거나를 명령에 따라 수행하는 검사 문항을 사용한다. 마지막으로 담화 읽기 평가는 담화수준의 텍스트를 환자에게 읽게 하고 예/아니요 질문에 대답하도록 하는 검사가 가장 많이 사용된다. 읽기 평가는 읽기 이해와 함께 소리 내어 읽기 능력 또한 함께 평가되어야 한다.

4) 쓰기

쓰기 능력은 문자언어의 언어표현력을 평가하는 영역으로 언어 수준에 따라 단어 쓰기, 문장 쓰기, 담화 쓰기로 구분하여 평가할 수 있다. 단어 쓰기 평가는 주로 사물이나 그림을 보여주고 이름을 쓰도록 하는 과제가 가장 많이 사용된다. 문장 쓰기는 문장 수준의 대답이 요구되는 간단한 질문에 대한 답을 쓰도록 하거나 사물에 대한 정의를 쓰도록 하기도 한다. 마지막으로 담화 쓰기는 그림을 보여주고 그림의 내용을 쓰게 하거나 어떤 주제에 대해 생각을 쓰게 하는 등의 과제가 많이 사용된다. 쓰기 평가는 자발적 쓰기와 받아쓰기가 함께 평가되어야 한다. 또한, 실어증 환자의 경우 오른쪽 편마비를 동반하는 경우가 종종 있으므로 쓰기 평가시 오른쪽 팔과 손의 운동능력을 면밀히 파악할 필요가 있다.

듣고 이해하기, 말하기, 읽기, 쓰기의 영역별 평가 과제의 예를 표 33-5에 제시하였다.

표 33-5. **언어 영역별 평과 과제의 예**

영역	평가 항목	과제의 예
듣고 이해하기	단어 이해	'사과'를 듣고 사과 그림 고르기 '손'은 어디 있나요? 질문에 손 가리키기
	문장 이해	'아주머니가 초록색 가방을 들고 가요'를 듣고 해당 그림 고르기 '문을 가리키기 전에 손을 들어주세요'를 듣고 그대로 수행하기
	담화 이해	흥부놀부 이야기를 듣고 예/아니요 질문에 답하기
말하기	단어 산출	'사과'그림을 보여주고 이게 뭐죠? 질문에 답하기 '동물'이름을 말하기
	문장 산출	'오늘 날씨가 어떤지 말씀해주세요'에 대답하기 '안경이 무엇인지 설명해주세요'에 대답하기
	담화 산출	'해변가 그림'을 보여주고 그림에 대해 설명하게 하기 '라면 끓이는 법'을 말하도록 하기
읽기	단어 읽기	'계단'글자 카드를 보고 소리 내어 읽기 '계단'글자 카드를 보고 '계단 그림' 고르기
	문장 읽기	'아주머니가 초록색 가방을 들고 가요'글자 카드를 보고 소리 내어 읽기/ 해당 그림 카드 고르기 '눈을 감아주세요'글자 카드를 보고 소리 내어 읽기/ 지시 수행하기
	담화 읽기	흥부놀부 이야기 과제를 소리 내어 읽고, 해당 내용에 대한 예/아니요 질문에 답하기
쓰기	단어 쓰기	'사과'그림을 보여주고 이름 쓰기 '동물'이름 쓰기
	문장 쓰기	오늘 날씨가 어떤지 쓰기 '안경'이 무엇인지 쓰기
	담화 쓰기	'해변가 그림'을 보여주고 그림에 대해 쓰기 '라면 끓이는 법'을 쓰기

Ⅵ 말운동장애 평가

실어증 환자들의 경우 실어증으로 인한 언어장애 이외에 마비말장애나 말실행증과 같은 말운동장애를 동반할 가능성이 크다. 따라서 언어평가 이외에 말 운동 평가가 병행되어야 한다. 말운동장애를 평가하기 위해서는 환자 병력을 포함한 배경정보의 수집, 비구어 구강 운동 평가(non-verbal oral motor examination)와 구어 과제를 통한 말 산출 평가가 이루어져야 한다. 우선 환자의 배경정보로는 발병 시기, 연령, 학력, 가족력 및 직업 등의 정보가 수집되어야 하며, 비구어 구강 운동 평가는 비구어 과제 시의 얼굴, 턱, 혀, 연인구, 후두, 호흡기능 등 말 산출과 관련된 호흡, 발성, 공명, 조음기관의 운동 평가가 이루어져야 한다. 마지막으로 구어 과제를 통한 말 산출 평가는 호흡 및 발성 능력을 평가할 수 있는 모음연장 과제(vowel prolongation task: /아/, /이/, /우/)를 실시하고, 교대운동속도(alternate motion rate, AMR: /퍼/, /터/, /커/)와 일련운동속도(sequential motion rate, SMR: /퍼터커/)를 통해 말운동 능력을 평가한다. 또한, 읽기나 대화과제를 통해 실제적인 말 산출에서의 환자의 호흡, 발성, 공명, 조음, 운율 능력을 평가한다. 특히, 일상생활에서의 기능적인 의사소통을 위한 말 명료도(speech intelligibility) 및 말 용인도(speech acceptability)의 평가가 요구되는데, 주로 척도검사를 사용한다. 말실행증의 경우 말 산출 오류의 비일관성이 나타나므로 단어 반복 검사 및 단어길이에 따른 오류분석(예: 결혼-결혼식-결혼식장 따라 말하기) 등이 추가적으로 이루어져야 한다.

Ⅶ 원격 언어평가

통신 및 인터넷 기술의 발전으로 언어재활 분야에서도 언어재활사와 대상자를 원격으로 연결하여 언어장애를 평가하고 중재하는 원격재활(telepractice)이 새로운 서비스로 각광받고 있다. 특히 최근 COVID-19의 영향으로 원격 언어평가가 각광받는 분야로 자리매김하고 있으며, 실어증 환자를 포함한 다양한 대상자들의 언어능력을 평가하기 위한 원격 평가시스템의 검증 연구가 활발히 진행되고 있다. 최근의 연구에서 화상시스템을 활용한 실어증 환자의 원격 언어평가의 유용성이 검증되었으며, 환자들의 만족도 또한 높은 것으로 나타났다.

▶ 참고문헌

1. 김향희, 나덕렬. 파라다이스 웨스턴 실어증 검사-개정판(PK-WAB-R). 서울: 파라다이스복지재단; 2012.
2. 김향희, 나덕렬. 한국판 보스턴 이름대기 검사(K-BNT). 서울: 학지사; 1997.
3. 김향희, 나덕렬. 한국판 웨스턴 실어증 검사(K-WAB). 서울: 파라다이스복지재단; 2001.
4. 김향희, 허지희, 김덕용, 김정완. 실어증-신경언어장애 선별검사(STAND). 서울: 학지사; 2009.
5. 김향희. 신경언어장애. 시그마프레스; 2012.
6. 편성범. 한국판 프렌차이 실어증 선별검사(K-FAST). 서울: 도서출판 한미의학; 2008.
7. 한태륜, 방문석, 정선근. 재활의학 5판 서울: 군자출판사; 2014.
8. Castilla-Earls A, Ronderos J, McIlraith A, Martinez D. Is bilingual receptive vocabulary assessment via telepractice comparable to face-to-face? Lang Speech Hear Serv Sch 2002;53:454-465.
9. Dekhtyar M, Braun EJ, Billot A, Foo L, Kiran S. Videoconference administration of the Western Aphasia Battery-Revised: Feasibility and validity. J Speech Lang Hear Res 2020;29:673-687.
10. Enderby, P. M., Wood, V. A., Wade, D. T., & Hewer, R. L. The Frenchay Aphasia Screening Test: A short, simple test for aphasia appropriate for non-specialists. Arch Phys Med Rehabil 1986;8(4):166-170.
11. Freed DB. Motor speech disorders: diagnosis and treatment. Plural publishing; 2018.
12. Kaplan E, Goodglass H, Weintraub S. Boston Naming Test. Philadelphia: Lee & Febiger; 1983.
13. Kertesz A. The Western Aphasia Battery. New York: Grune and Stratton; 1982.
14. Weidner K, Lowman J. Telepractice for adult speech-language pathology services: A systematic review. Perspect ASHA special interest groups 2020;5:326-338.

CHAPTER 34 실어증의 재활

Aphasia rehabilitation

하지완, 양승남

I 서론

실어증의 재활은 대부분 환자 개개인의 증상에 따라 개별화된 방식으로 이루어지기 때문에, 환자가 어떤 언어영역에서, 어느 수준으로, 어떻게 결함을 보이는지 파악하는 것, 즉 앞 장에서 살펴보았던 진단평가 과정은 실어증 재활의 주요한 첫 단계라 할 수 있다. 진단평가 결과에 근거한 실어증 재활의 일반적인 목표는 첫째, 손상된 언어기능을 발병 전 수준과 유사하게 회복시키고, 둘째, 이전 수준으로의 회복이 어려울 경우 다른 의사소통수단을 활용하여 손상된 언어기능을 보완하거나 대체하게 하고, 셋째, 손상되지 않고 남아 있는 언어기능을 강화하여 손상된 언어기능을 보상하게 하고, 넷째, 가족, 간병인, 주변인에게 환자와 새롭게 의사소통하는 방법을 교육시키고, 다섯째, 환자뿐 아니라 가족, 간병인 등에게 실어증 재활의 과정, 효과, 예후 등에 대한 정보를 제공하는 것이다.

실어증의 임상적 증상은 매우 다양하며 개개인마다 다르기 때문에 치료 원리, 중재 절차 등에 있어서도 환자 별로 상이하다. 실어증 재활에 있어 가장 고전적이면서도 현재까지도 가장 널리 사용되는 방법은 언어재활이다. 최근에는 언어재활 외에 다양한 약물치료도 함께 이루어지고 있으며, 반복경두개 자극치료, 경두개 직류치료 등 비침습적 자극치료 등에 대해서도 긍정적 효과가 보고되었다. 따라서 이 장에서는 실어증의 언어재활에 대해 살펴본 후, 이후 약물치료, 비침습적 자극치료와 같은 의료적 처치에 대해 알아보도록 한다.

II 실어증 치료

1. 실어증의 언어재활

실어증의 언어재활 효과에 대해서는 실어증 연구 초기부터 지속적으로 논란이 있어왔다. 즉, '재활을 받으면 꾸준히 회복된다'는 입장과 '재활을 받더라도 결국은 한계가 있다'는 두 입장은 길지 않은 실어증의 역사 속에서 꾸준히 병립해왔다. 그러나 많은 연구자와 임상가들은 이것이 더 이상 의미 있는 대립이 아님을 받아들이게 되었으며, 따라서 환자 혹은 증상에 따라 치료 대상을 '손상된 언어기능'에 둘 것인지, 아니면 '타 의사소통 수단'에 둘 것인지, 치료 목표를 '회복'에 둘 것인지, 아니면 '소통의 성공'에 둘 것인지를 치료 과정에서 모두 고려하고 있다. 즉, 향상이 가능하다고 판단되는 경우 해당 언어기능을 촉진하기 위해 직접적인 치료를 꾸준히 실시하고, 반면 회복에 제한이 있다고 판단되는 경우 손짓, 그림카드, 소프트웨어 등 언어를 보완하거나 대체할 수 있는 다른 의사소통 수단을 효과적으로 사용하여 본인의 의사를 성공적으로 전달하는 방법을 터득하도록 훈련한다. 결국 이 두 입장은 실어증 분야에서 언어손상 중심 치료(language impairment-based treatment)와 의사소통 중심 치료(communication-based treatment)라는 치료의 두 축을 형성하게 되었다.

1) 언어손상 중심 치료

언어손상 중심 치료의 근본적인 목표는 환자의 손상된 언어기능을 직접 치료하여 그 능력을 향상시키는 것이다. 언어재활을 실시하면 환자의 언어기능은 회복될 수 있다는 믿음이 기저에 깔려 있으며 치료의 성공을 위해서는 심층적 진단절차가 선행되어야 함을 강조하는데, 이는 환자가 어떠한 언어영역에서, 어느 정도의 결함을 보이는가에 따라 치료의 시작점이 달라지기 때문이다. 손상된 언어영역과 수준이 파악되면 환자는 언어재활사의 지도에 따라 결함을 보이는 특정 언어능력을 향상시키는 치료 과제들을 반복적으로 수행하게 된다. 언어손상 중심 치료의 구체적 방법들로 치료법 명칭으로 우리에게 잘 알려진 세 가지 치료기법, 멜로디억양치료(melodic intonation therapy, MIT), 억제유도언어재활(constraint-induced language therapy, CILT), PROMPT (prompt for restructuring oral muscular phonetic targets)를 먼저 살펴본 후, 언어 하위영역별로 치료적인 가이드라인을 제공하는 영역별 언어재활 방법에 대해 살펴보겠다.

(1) 멜로디억양치료(MIT)

특별한 경우를 제외하고 실어증 환자의 언어결함은 언어기능을 담당하는 좌반구의 손상으로 인해 초래된다. 언어는 좌반구가 담당하는 반면, 멜로디, 억양, 리듬과 같은 노래의 구성요소는 우반구에서 담당하는 것으로 알려져 있다. 손상되지 않은 우반구의 온전한 기능인 멜로디 또는 억양을 이용하여 언어산출을 촉진할 수 있다. 즉 표현하고자 하는 언어에 멜로디를 붙여 산출할 경우 손상된 좌반구의 기능을 우반구가 촉진하여, 결과적으로 멜로디 없이 말만 할 때보다 더 유창한 발화가 산출될 수 있다. 열성반구 중재모델에 해당하는 멜로디억양치료는, 앞에서 설명하였듯이, 언어표현에 제한이 있는 실어증 또는 말실행증 환자의 의도적인 발화에 멜로디, 억양, 리듬을 붙여 표현력을 증진시키도록 고안되었다. 멜로디적 요소는 프로그램의 초기 단계에서 강조되고, 프로그램 후기 단계로 나아갈수록 정상적인 운율을 되찾도록 한다.

멜로디억양치료의 적절한 대상자로 첫째 비유창성 실어증 또는 말실행증과 같은 말산출에 제한이 있는 환자, 둘째 청각적 이해력이 양호한 환자, 셋째 따라 말하기 과제에서 어려움을 보이는 환자, 넷째 동기(motivation)가 있고 주의력이 양호한 환자를 들 수 있다. 베르니케 영역 또는 우반구 손상 환자의 경우 멜로디억양치료로 효과를 보기 어려운 것으로 알려져 있다. 멜로디억양치료의 구체적인 절차는 다음과 같다.

- 치료사는 박자에 맞춰 환자의 손등을 두드리며 멜로디를 허밍으로 들려주고, 환자는 주의 깊게 듣는다.
- 동일한 멜로디와 박자에 목표단어를 추가하여 손으로 박자를 맞추며 들여준다. 이때에도 환자는 주의 깊게 듣기만 한다.
- 치료사와 환자가 동시에 목표단어를 노래하듯 산출한다. 치료사와 환자는 함께 손으로 박자를 맞추며 멜로디를 붙인 단어를 반복한다.
- 치료사와 환자가 함께 목표단어를 노래하듯 산출

하다 치료사는 중간에 중단하고 환자 혼자 단어를 완성한다. 치료사는 박자를 맞춰주며 환자가 끝까지 단어를 완성할 수 있도록 유도한다.

- 치료사가 먼저 손바닥으로 박자를 맞추며 노래하듯 목표단어를 산출한 후, 환자가 치료사의 모델링을 노래하듯 따라한다. 즉각 따라하는 것이 가능해지면 지연 따라하기를 이용하여 치료사의 모델링과 환자의 반응 사이에 시간 간격을 두도록 한다.
- 환자가 정반응하면 치료사는 즉시 "뭐라고 했나요?"라는 질문을 한다. 환자는 마치 이 질문에 대답하듯 목표단어를 반복 산출한다.

이상과 같은 방법으로 진행하되 점차적으로 목표 단어의 길이를 늘리고 복잡성을 높여 나간다. 그리고 멜로디는 정상적인 말 억양에 가깝도록 점진적으로 수정해 간다.

(2) 억제유도언어재활(CILT)

CILT는 뇌졸중 또는 기타 중추신경 손상에 의해 발생한 사지(upper limb) 기능 결함을 회복하기 위해, 결함이 있는 사지를 집중적으로 사용하게 하는 CIMT (constraint–induced movement therapy)의 원리를 바탕으로 출현하였다. CILT 또는 CIAT (constraint–induced aphasia therapy)로 불리는 이 치료기법은 손상된 구어를 집중적으로 사용하고 반복적으로 재학습할수록 그 기능을 회복할 수 있다는 신경가소성의 원리에 근거한다. 손상되지 않은 팔을 사용하는 것을 철저하게 제한하고 손상된 팔만을 사용하도록 하는 CIMT와 유사하게, CILT는 제스처, 쓰기 등 구어 이외의 다른 의사소통 방법의 사용은 지양하고 구어만을 집중적으로 사용하도록 한다.

CILT의 구체적인 특성은 다음과 같다. 첫째, 치료일정은 집중적으로 구성되어야 한다. 하루에 3시간씩 적어도 10일간, 총 30시간 이상 실시되어야 하고, 전체 일정은 2–3주 이내에 모두 이루어져야 한다. 둘째, 제스처와 같은 구어 대체 수단을 철저하게 제한하고 단지 구어만을 집중적으로 사용하도록 한다. 단, 구어에 동반되는 제스처는 그 사용을 독려해도 좋다. 셋째, 그룹치료와 개별치료 모두 가능하지만, CILT의 효과를 보고한 연구들은 대부분 그룹치료 환경에서 치료활동을 구성하였다. 넷째, 구어를 적극적으로 사용할 수 있는 게임 환경에서 치료가 이루어지도록 한다. 이때 실제 의사소통 상황과 유사하게 요구하기, 대답하기, 명료화하기 등의 활동으로 게임이 구성되도록 한다.

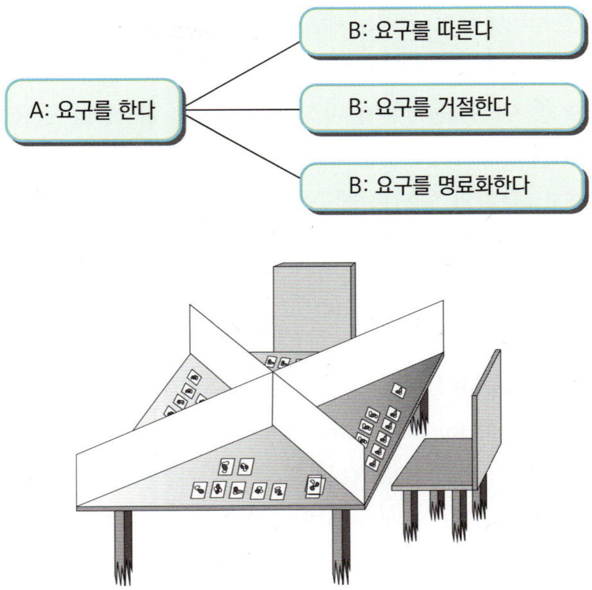

그림 34-1. **CILT 장벽 게임 예**(Pulvermüller와 Berthier (2008))

Pulvermüller와 Berthier (2008)는 CILT의 게임 환경 예를 그림 34-1과 같이 제안하였다. 3명의 환자와 1명의 치료사(또는 1명의 주치료사와 1명의 부치료사)로 그룹을 구성한다. 대상자들 앞에는 그림카드가 한 세트씩 놓여 있고, 대상자들 간 장벽이 가로막고 있어 본인만 그 카드를 볼 수 있다(그림 34-1). 대상자들은 자기 차례가 오면 화자 또는 청자의 역할을 하게 된다. 화자 역할의 환자는 청자 역할의 환자에게 특정 그림카드를 요구한다(예: "사과 있어요?"). 청자 역할의 환자는 해당 카드가 있으면 있다고 대답하고 카드를 제시하고, 없으면 없다고 대답한다(예: "네, 사과 있어요" 또는 "아니오, 사과 없어요". 경우에 따라 청자는 화자가 요구하는 바를 좀 더 명료화하여 다시 물어볼 수 있다(예: "빨간 사과요?"). CILT에서 치료사의 주 역할은 게임을 진행하고, 규칙과 단서를 제공하고, 대상자들의 수행 수준에 따라 사용 언어의 수준을 효율적으로 조절해주는 것이다.

(3) PROMPT

Prompts for Restructuring Oral Muscular Targets의 첫 글자를 딴 PROMPT는 원래 아동기 말실행증(childhood apraxia of speech)의 치료방법으로 개발되었다. 이후 성인 말실행증 환자의 치료에도 그 효과가 입증되었고, 말산출에 제한이 있는 비유창성 실어증, 특히 브로카 실어증 환자에게도 적용되고 있다. PROMPT에서는 말산출에 필요한 순차적인 구강운동을 촉진하기 위해 다양한 단서들을 동시에 제공한다. 일련의 연속적인 말소리 산출을 돕기 위해 치료사는 조음기관의 위치와 그 순서에 대한 촉각, 운동감각, 시각, 청각 및 고유수용성 감각 단서들을 '직접적으로' 환자에게 제공한다. 필요할 경우 이러한 단서들과 함께 조음기관에 압력(pressure)을 주기도 한다. PROMPT의 기본 전제는 말산출을 위한 운동 프로그래밍 장치인, '내적 운동 프로그래머(internal motor programmer)'에 결함이 있는 환자에게 치료사의 직접 단서들은 '외적(external) 운동 프로그래머'의 기능을 한다는 것이다. PROMPT의 구체적인 치료 절차는 다음과 같다.

- 말산출에 필요한 적절한 조음기관의 위치, 움직임, 운동순서를 안내하기 위해, 치료사는 손으로 환자의 입, 턱 밑, 목 주변의 다양한 조음기관에 직접 단서를 제공한다. 이러한 직접 단서를 통해 조음점 위치, 턱 개방 정도, 발성 시간, 조음 방법 등과 관련된 운동 및 감각 정보가 환자에게 제시된다.
- 환자의 움직임이 정확하지 않을 경우 치료사는 손으로 환자의 조음기관들을 수동적으로 움직여 준다. 이때 조음기관에 압력을 주어 환자가 조음 운동에 대한 정보를 보다 명확하게 느끼도록 해준다.
- 수동적 움직임이 성공하면 치료사는 손에 압력을 빼고 조음기관에 가볍게 접촉하는 것으로 직접 단서를 제공한다.
- 치료사는 조음기관에 직접 단서를 제공하는 것과 동시에 목표음에 대한 입, 혀, 턱 모양 등을 과장되게 보여주고(시각 단서), 말소리를 소리 내어 또박또박 발음한다(청각 단서). 환자는 치료사가 제공하는 단서들과 동시에 목표 말소리들을 순서대로 산출한다.

(4) 언어 하위영역별 치료

언어 활동은 구어인 듣기와 말하기, 문어인 읽기와 쓰기로 이루어져 있기 때문에, 듣기, 말하기, 읽기, 쓰기의 각 영역에서 언어재활의 세부 목표를 세우는 것이 보편적이다. 환자에 따라 특정 하위영역에서 상대적으로 더 결함이 있을 수 있기 때문에, 치료에 앞서 심층 평가를 통하여 환자의 약점과 강점을 파악한 후 치료 계획을 세워야 한다.

① 듣기

실어증 환자는 대부분 듣기, 즉 청각적 이해력에 결함을 보인다. 베르니케 실어증과 같이 청각적 이해력에 일차적인 문제를 보이는 경우 듣기 능력 향상이 치료의 주 초점이 될 수 있다. 듣기 영역 내에서도 환자의 수행 수준은 다양하기 때문에, 환자의 현 수행 수준을 파악하는 것은 듣기 치료의 출발점이다. Kearns와 Hubbard (1977)는 지시를 듣고 따르는 과제의 위계적 13 단계를 다음과 같이 제안하였다. 환자의 능력을 파악한 후 환자에게 적당히 어려우면서도 좌절감을 주지 않는 수준의 과제에서 시작하여, 점차적으로 길고 복잡한 단계로 위계적으로 듣기 과제를 수행하도록 한다. 위계적 13단계는 아래와 같으며 치료 진행에 있어 환자 별로 과제의 난이도를 정하는 데에 도움이 될 것이다.

- 한 개의 일상 사물의 이름을 듣고 그 사물을 가리킨다(예: 연필을 가리키세요).
- 한 개의 일상 사물에 대한 기능을 듣고 그 사물을 가리킨다(예: 글씨 쓸 때 사용하는 것을 가리키세요).
- 두 개의 일상 사물에 대한 기능을 듣고 해당 사물을 순서대로 가리킨다(예: 글씨 쓸 때 사용하는 것과 문을 잠글 때 사용하는 것을 가리키세요).
- 두 개의 일상 사물의 이름을 듣고 해당 사물을 순서대로 가리킨다(예: 연필과 열쇠를 가리키세요).
- 한 개의 사물에 대한 철자를 듣고 그 사물을 가리킨다(예: ㅇ-ㅕ-ㄴ-ㅍ-ㅣ-ㄹ).
- 한 개의 사물에 대한 세 가지 설명을 듣고 그 사물을 가리킨다(예: 하얗고 플라스틱이고 솔이 달린 것을 가리키세요).
- 한 가지 동작에 대한 지시를 따른다(예: 연필을 잡으세요).
- 세 개의 일상 사물의 이름을 듣고 해당 사물을 순서대로 가리킨다(예: 숟가락, 연필, 동전을 가리키세요).
- 세 개의 일상 사물에 대한 기능을 듣고 해당 사물을 순서대로 가리킨다(예: 글씨 쓸 때 쓰는 것, 문 잠글 때 쓰는 것, 물건값을 지불할 때 쓰는 것을 가리키세요).
- 두 개의 사물 위치에 대한 지시를 따른다(예: 연필을 숟가락 앞에 놓으세요).
- 두 가지 동작에 대한 지시를 순서대로 따른다(예: 숟가락을 가리키고 포크를 돌려 놓으세요).
- 두 가지 동작에 대한 지시를 시간 순서를 지켜 따른다(예: 숟가락을 들기 전에 포크를 저에게 주세요).
- 세 가지 동작에 대한 지시를 따른다(예: 숟가락을 가리키고, 포크를 돌려 놓고, 연필을 저에게 주세요).

Kearns와 Hubbard (1977)의 위계를 엄격하게 따르지 않더라도, 듣기 영역의 치료는 단어 이해, 문장 이해, 담화 이해의 순서로 나아가는 것이 보편적이다. 이때 단어 수준의 이해력이 양호하다면 문장 수준에서, 문장 수준의 이해력이 양호하다면 담화 수준에서 곧바로 치료를 시작한다. 각 수준에서 구체적인 치료 예시는 다음과 같다.

i) 단어 수준

- 사물 가리키기: 실물 또는 그림을 이용한다. 신체 부위, 일상 사물, 개인에게 의미 있는 사물 등의 이름을 환자에게 들려주고, 여러 개의 사물 또는 그림 중에서 그것을 지적하게 한다. 환자가 성공할 때까지 반복한다.
- 동작 그림 가리키기: 여러 장의 동작 그림을 제시한 후, 그 가운데 치료사가 들려주는 동작을 지적하게 한다. 동사만 들려줄 수도 있고('걷다'를 가리키세요), 구문 형태로 들려줄 수도 있다('걷고 있는 사람'을 가리키세요). 환자가 성공할 때까지 반복한다.

ii) 문장 수준

- 예/아니오 폐쇄형 질문에 대답하기: 환자는 "예", "아니오"와 같은 구어로 대답할 수도 있고 머리를 끄덕이거나 흔드는 것과 같이 비구어로 대답할 수도 있다. 환자와 관련된 일상적인 질문("서울에 사세요?")에서 시작하여, 지식 또는 사고를 요하는 복잡한 질문("사과는 과일인가요?")으로 진행한다.
- 지시 따르기: 한 가지 지시 따르기에서 시작하여 두 가지 이상 지시 따르기로 나아간다. 두 가지 이상 지시 따르기는 치료사가 제시하는 순서대로 따르도록 한다. 사물 지적하기("연필을 가리키세요")에서 시작하여 사물 가지고 행동하기로 진행한다("공책을 뒤집어 놓으세요"). 여러 가지 지시사항을 시간 순서를 지켜 따르는 것은 가장 난이도가 높은 과제이다(예: 연필을 저에게 주기 전에 공책을 뒤집으세요").

iii) 담화 수준

- 짧고 간단한 이야기에 대한 질문에 대답하기: 흥미 있는 짧은 이야기를 환자에게 들려준 후, 이야기 내용에 대한 질문에 대답하게 한다. 처음에는 '예/아니오' 대답을 요하는 질문에서 점차 좀 더 복잡한 대답을 요하는 질문으로 진행한다.
- 길고 복잡한 이야기에 대한 질문에 대답하기: 사고를 요하는 복잡한 이야기를 환자에게 들려준 후, 이야기 내용에 대한 질문에 대답하게 한다. 간단한 대답을 요하는 질문에서 시작하여, 점차적으로 복잡한 구문을 사용하여 대화가 오고 갈 수 있도록 유도한다.

② 말하기

듣기 치료와 마찬가지로 말하기 치료도 환자의 현재 말하기 수준을 파악하는 것이 치료의 출발점이며, 환자가 어려워하는 단계부터 위계적으로 나아가는 것이 보편적이다. 단어, 문장, 연결발화 수준으로 과제의 난이도를 구성할 수 있지만, 그렇다고 해서 모든 환자가 단어 수준보다 연별발화 수준에서 더 어려움을 보이는 것은 아니라는 것을 염두에 두어야 할 것이다. 따라서 말하기 영역 내에서 각 환자가 보이는 개별적인 특성, 강점과 약점을 파악하여 치료활동에 반영하는 것이 무엇보다 중요하다.

i) 단어 수준

- 대면 이름대기: 실물 또는 그림을 보고 환자가 그 이름을 말하게 한다. 명사와 동사를 모두 사용할 수 있다. 환자가 말산출에 제한이 있을 경우, 언어재활사와 보호자가 환자를 도와주기 위해 가장 많이, 그리고 손쉽게 사용하는 방법이 바로 대면 이름대기일 것이다. 그러나 일상생활에서 대면 이름대기 형식으로 말을 하게 되는 경우는 거의 없기 때문에, 일상생활의 의사소통 기능을 향상시키는 것이 언어재활의 궁극적인 목표라면 대면 이름대기 훈련은 유용한 방법이 아니라는 주장도 찾아볼 수 있다. 그러나 대면 이름대기 과제 시 나타내는 환자의 반응을 면밀히 관찰하는 것은 환자의 어휘인출 결함 특성을 파악하는 데에 도움이 된다. 단어의 의미를 설명하는 수준인지(예: '해바라기'를 보고 "꽃인데… 큰 꽃인데…"으로 반응하는 경우), 혹은 어휘 선택의 문제인지(예: '해바라기'를 보고 '개나리'라고 반응한 경우), 단어의 음운 형성의 문제인지(예: '해바라기'를 보고 '해다기, 해기, 해라바기'라고 반응한 경우)에 따라 치료 방향은 달라질 것이다. 또한 어휘인출의 어려움에 직면하였을 때 의미단서(예: '가위'에 대해 "물건 자를 때 쓰는 거지요"라고 단서를 준 경우) 또는 음운단서(예: '가위'에 대해 '가-'라고 단서를 준 경우)를 제공하여 환자의 정반응률이 향상되는지를 관찰하는 것도 환자의 특성 파악에 도움이 된다.
- 따라 말하기: 치료사는 단어 수준의 자극어를 모델링 해준 후 환자로 하여금 그것을 바로 따라 말하게 한다. 말실행증을 동반한 비유창성 환자의 치료에 흔히 사용되는 방법으로, 바로 따라 말하기가 어느 정도 가능해지면, 치료사의 모델링과 환자의 반응 사이에 일정한 시간 간격을 둔, 지연 따라 말하기 방법을 이용해본다.
- 문장 완성하기: 치료사가 문장의 일부를 제시하면 환자는 마지막 단어를 산출하여 그 문장을 완성한다. 예를 들어 치료사가 "빗으로 머리를?"하고 문장의 앞부분을 말하면 환자는 "빗어요"와 같은 문장의 마지막 단어를 말하는 것이다. 동사가 문장의 끝에 오는 한국어의 특성상 동사 산출을 유도하는 데에 유용한 방법이다.

ii) 문장 수준

- 그림 설명하기: 한 가지 또는 여러 가지 활동이 그려진 한 장짜리 그림을 제시한 후 그것을 묘사하게 한다. 예를 들면 아이가 공을 차는 그림, 아저씨가 자전거를 타는 그림 등을 보여준 후 "아이가 공을 차요", "아저씨가 자전거를 타요"와 같은 문

장으로 표현하도록 한다. 주어, 동사, 목적어 등 필요한 문장성분을 모두 갖추어 문장으로 산출하는 것이 목표이기 때문에, 단단어 수준으로 발화하는 환자의 경우 좀 더 길게 말을 하도록 유도한다. 환자가 어려움을 보이면 문장의 앞부분은 치료사가, 뒷부분은 환자가 말한 후, 환자로 하여금 그것을 모두 연결하여 완성된 문장으로 다시 한 번 말하도록 한다.

- 따라 말하기: 그림 설명하기가 어려운 환자라면 전체 완성된 문장을 치료사가 정확하게 모델링해준 후 환자가 그것을 바로 따라 말하게 한다. 해당 문장을 표현한 그림을 환자에게 보여주면서 과제를 진행할 수도 있고 그림 없이 진행할 수도 있다. 단어 따라 말하기처럼 바로 따라 말하기가 어느 정도 가능해지면, 치료사의 모델링과 환자의 반응 사이에 일정한 시간 간격을 둔, 지연 따라 말하기 방법을 이용해본다.
- 질문에 대답하기: 치료사가 질문을 하면 환자는 스스로 문장을 구성하여 그것에 대해 답하게 한다. 이때 단단어 수준의 답변을 요구하는 질문은 지양한다. 만일 단단어 수준의 답변이 나온다면 최대한 문장을 구성하여 길게 대답할 것을 환자에게 요구한다. 대답을 유도하는 그림을 이용할 수도 있고 그림 없이 과제를 진행할 수도 있다. 예를 들어 남자 아이가 공을 차는 그림을 보여주면서 "남자 아이가 무엇을 하고 있지요?"라고 질문한 후 "남자 아이가 공을 차요"라는 답변을 유도하거나, 그림 없이 "남자 아이들은 뭐하고 노는 것을 좋아할까요?"라는 질문에 환자 스스로 문장을 구성하여 대답하게 한다.

iii) 연결발화 수준

- 연결그림 설명하기: 연결되는 사건이 그려진 여러 장의 그림을 제시한 후 사건을 순서대로 연결하게 한다. 문장 수준의 그림 설명하기는 단순하게 문장을 산출하는 것이 주요 목적이라면, 연결그림 설명하기는 전체 사건 내에서 각 사건을 연결하여 문장을 나열하는 것이 목적이다. 그림의 특성이 발화 양 또는 발화 형태 등에 영향을 미칠 수 있다. 친숙한 사건이나 상황은 그렇지 않은 것보다 더 많은 표현을 유도할 것이기 때문에, 환자에게 적절한 그림을 선택하는 것이 중요하다.
- 이야기 산출하기: 이야기를 구성하여 문장을 산출하게 한다. 치료사가 먼저 이야기를 들려준 후 그것을 다시 말하게 할 수도 있고, 친숙한 이야기에 대해 환자 스스로 이야기를 만들어 말하게 할 수도 있다. 연결그림 설명하기는 전체 사건 내에서 문장의 나열을 요구하는 것에 반해, 이야기 산출하기는 문장들을 맥락에 맞게 연결하여 기승전결이 있는 이야기를 구성하는 능력을 요구한다.
- 절차담화 산출하기: "된장찌개를 어떻게 끓이는지 설명해주세요", "편지 부치는 방법에 대해 설명해주세요"와 같이 일상생활에서 이미 익혀 알고 있는 활동 절차에 대해 설명하게 하는 방법이다. 절차담화는 보통 문법적으로 복잡한 발화를 요구하지는 않으나, 기억, 특히 절차기억을 요구하는 과제이기 때문에 환자의 특성에 따라 더 어렵거나 더 쉬운 작업일 수 있다.
- 대화하기: 성인에게 있어 언어재활의 궁극적인 목표 중 하나는 대화를 잘 하게 하는 것이다. 굳이 특별한 계획을 세우지 않더라도 치료활동 중 대화는 자연스럽게 나오기 마련이다. 때문에 치료사가 사전에 면밀하게 구조화된 대화원칙을 세워놓지 않은 채 치료 시간을 대화에 할애할 경우, 별다른 성과 없이 헛되게 시간만 보내게 되는 수도 있다. 교대하기(turn-taking), 눈 맞추기(eye contact), 주제 유지(topic maintenance) 등 대화에 동반되는 화용능력 향상에 초점을 맞추어 치료계획을 세운다면, 대화하기는 어떠한 연결발화 과제보다도 환자의 일상적인 의사소통 능력 향상에 유용한 과제임이 틀림없다.

③ 읽기

읽기는 단어재인과 읽기이해의 두 가지 측면에서 접근할 수 있다. 단어재인에만 문제가 있거나 그 반대의 경우, 또는 둘 다에 문제가 있는 경우와 같이 환자마다 읽기결함 양상은 다양하다. 따라서 환자의 읽기결함 양상과 수준을 파악한 후 그것에 맞춰 읽기 훈련을 시작하여야 한다. 또한 읽기 기술의 중요성도 환자마다 다르다. 발병 전 읽기활동을 많이 하였던 환자는 그렇지 않은 환자보다 능숙한 읽기기술의 회복이 더욱 절실할 것이다. 때문에 읽기의 필요성 정도에 따라 전체 언어재활 시간 내에서 읽기 활동에 투자하여야 하는 시간도 달라질 것이다. 마지막으로 환자의 관심 별로 읽기활동의 과제도 달라져야 한다. 메뉴판, 안내판, 지하철 노선도, 약 이름, 전화번호부, 제품 설명서 읽기와 같이 실전읽기 기술(survival reading skills)이 유용한 환자, 신문, 책 등의 읽기가 효과적인 환자, 또는 전공지식 관련 정보의 읽기가 필요한 환자 등 환자의 관심사에 따라 치료 과제를 선택하여야 할 것이다.

i) 단어재인

- 통단어 읽기: 환자에게 익숙한 단어, 즉 환자의 장기기억에 해당 철자의 표상이 이미 저장되어 있는 단어들을 제시한 후, 그것을 소리 내어 읽게 한다. 통단어 읽기 능력이 손상된 환자는 각 철자를 음소로 전환하여 읽는 음소분석(phoneme analysis) 후 읽기 전략을 취할 것이다.
- 음소분석 후 읽기: 시각 단어를 문자로 분할하여 각 문자를 그것에 해당하는 음소로 전환한 후, 음소들을 다시 합하여 구어 단어로 조합하여 읽는 방법이다. 환자에게 익숙하지 않은 단어, 즉 환자의 장기기억에 해당 철자의 표상이 저장되어 있지 않은 단어 또는 비단어를 제시한 후, 그것을 소리 내어 읽게 한다. 음소분석 후 읽기 능력이 손상된 환자는 통단어 읽기 전략에 의존하여 읽으려 하기 때문에, 많이 읽어본 단어는 어려움이 없으나 처음 본 단어는 쉽게 읽지 못한다.

ii) 읽기이해

듣기 치료에 사용하였던 과제를 읽기이해 치료에 이용할 수 있다. 듣기 치료에서 치료사가 환자에게 들려주었던 지시문을 글로 써서 보여주는 것이다. 듣기 치료와 마찬가지로 단어, 문장, 담화 수준에서 과제를 구성해 볼 수 있다.

글쓴이가 의도한 의미에 대해 환자가 본인의 지식 및 경험과 연결시켜 해석하는 의미할당(semantic mapping) 과제를 사용해보는 것도 유용하다. 읽기 지문을 이해한 후 그것에 대한 환자 본인의 의견을 말로 표현하게끔 만들기 때문에, 이 경우에는 읽기이해뿐 아니라 말하기 능력 향상도 치료목표에 포함된다.

④ 쓰기

실어증 환자의 쓰기 특성은 보통 말하기 특성과 유사하다. 유창한 실어증 환자는 문장을 구성하여 길게 글을 쓰지만 내용이 맞지 않는 경우가 많은 반면, 비유창한 실어증 환자는 단단어 수준으로 내용만 나열하는 경우가 빈번하다. 따라서 말하기 치료에 사용하였던 과제를 환자의 쓰기 특성에 맞게 재구성하여 적용해 볼 수 있다. 또한 읽기 치료와 원리는 유사하지만 방법은 정반대인, 말소리를 글자로 변환하는 맞춤법 활동과 쇼핑목록 작성하기, 편지쓰기 등 실전쓰기 기술(survival writing skill) 활동도 사용할 수 있다.

2) 의사소통 중심 치료

1970년대 후반까지 실어증의 언어재활는 언어학적 결함에 대한 치료, 즉 앞에서 살펴보았던 언어손상 중심 치료에 초점을 두고 있었다. 이후 1970년대 후반부터 손상된 언어 측면을 직접 향상시키기보다 자연스러운 상황에서 기능적 의사소통을 강조하는 의사소통 중심 치료가 부각되기 시작하였다. '결과 중심 치료' 또는 '기능적·사회적 언어재활'라고도 불리는 이 접근법은 치료 또는 자연회복의 영향으로 언어능력이 향상되더라도, 실어증 환자의 경우 손상된 언어기능은 완전히 회복되기는 어려우며 여전히 의사소통에 문제가 있을 수 있다는 기본 전제를 함축하고 있다. 만일 언어 자체를 치료하는 것이 더 이상 의미가 없다면, 언어든 비언어든 가능한 모든 방법을 동원하여 의사소통의 효율성을 높이는 보상적 방법에 초점을 두어야 할 것이다. 의사소통 중심 치료의 궁극적 목표는 청자에게 효율적으로 메시지를 전달하는 것과 대화 상대방의 메시지를 효율적으로 전달받는 것이다. 치료의 목표와 그에 따른 치료 원칙은 명확하지만, 언어손상 중심 치료에 비해 그 역사가 짧은 만큼 의사소통 중심 치료의 구체적인 방법을 다양하게 열거하기는 어렵다. 따라서 화자(환자)의 지도와 대화상대방(보호자, 간병인, 자원봉사자 등)의 지도에 각각 초점을 둔 의사소통효과촉진법(prompting aphasic's communicative effectiveness, PACE)과 대화지지법(supported conversation for adults with aphasia, SCA) 정도만 소개하고자 한다.

(1) 의사소통효과촉진법(PACE)

PACE는 대화 상황에서 환자와 치료사가 동등하게 메시지를 주고받는 의사소통의 상호작용을 중시하는 치료 프로그램이다. PACE의 네 가지 기본절차는 다음과 같다.

- 환자와 언어재활사는 새로운 정보를 교환한다. 환자가 전달하려는 메시지를 치료사는 미리 알지 못한다.
- 환자와 언어재활사는 메시지를 전달하는 사람과 전달받는 사람으로 동등하게 의사소통에 참여한다. 환자와 언어재활사는 의사소통 차례를 한 번씩 교환한다.
- 환자가 메시지를 전달하기 위한 의사소통 방법을 자유롭게 선택할 수 있다. 몸짓, 그림, 글 또는 다른 어떤 방법도 허용되며, 치료사는 환자에게 의사소통 방법을 지시하지 않는다.
- 언어재활사는 환자의 메시지 전달에 대한 피드백을 제공한다. 이때 치료사의 피드백은 환자의 의사소통 시도가 적절했는지 여부를 평가하는 것이 아니라, 실질적인 의사소통 상대방으로서 질문, 동의, 수정과 같은 반응을 자연스럽게 하는 것이다.

(2) 대화지지법(SCA)

SCA는 실어증 환자의 대화상대방에 대한 지도에 초점을 두고 있다. 즉 환자 가족 또는 자원봉사자와 같은 대화상대방에게 환자가 언어능력을 최대한 발휘하여 의사소통할 수 있도록 유도하는 방법을 가르치는 것이다. SCA와 같이 대화상대방을 교육하고 지도하는 방법은 실어증의 정도가 너무 심해 그동안 전통적인 언어재활 프로그램에서 종종 배제되어 왔던 중도의 실어증 환자들에게는 상당히 희망적인 치료 방법이다.

3) 기타 언어재활

앞에서 살펴보았던 언어손상 중심 재활과 의사소통 중심 치료의 범주에 포함되지 않는 기타 치료법들을 간략하게 소개하겠다.

(1) 시각동작치료(Visual action therapy, VAT)

VAT는 언어를 인지의 하위 영역으로 간주하는 관점이 전제되어 있다. 인지기능의 결함이 언어처리와 관련된 문제를 발생시킬 수 있고, 역으로 인지기능의 향상이 언어기능의 향상에도 영향을 줄 수 있다는 것이다. 구체적인 치료원리는 시지각 훈련을 실시하여 기억과 학습 능력을 향상시키고, 그 결과 언어 능력의 향상을 도모하는 것이다. 언어 대신 비언어 양식인 동작을 사용하여 사물을 표현하는 방법을 반복적으로 가르치는 것이 치료활동의 주를 이룬다. VAT는 듣기와 말하기 능력이 모두 상당히 저하된 전 실어증 환자에게 효과적인 것으로 보고되었다.

(2) 보완대체 의사소통(AAC)

실어증 환자도 보완대체 의사소통(augmentative and alternative communication, AAC)의 대상이 될 수 있다. 보완 의사소통은 제한된 언어 의사소통 능력을 보완하는 방법을 알려주는 것이고, 대체 의사소통은 언어 의사소통이 매우 심하게 제한된 환자에게 언어 대신 다른 의사소통 양식을 새롭게 가르치는 것이다. 따라서 언어손상 중심 치료보다는 의사소통 중심 치료에 가깝다고 할 수 있다. 언어의 기능 향상이 충분히 기대되지 않을 때 고려되는 방법이지만, 그렇다고 해서 구어 의사소통 치료가 완전히 실패할 때까지 기다릴 필요는 없다. 구어 의사소통과 보완대체 의사소통은 상호보완적으로 사용될 수 있고, 마찬가지로 보완 의사소통과 대체 의사소통도 상호보완적으로 적용될 수 있다. 제스처, 사물 지적하기, 그림 지적하기와 같은 노 테크놀로지 또는 로우 테크놀로지 방법부터 전산화된 의사소통판, 컴퓨터, 노트북, 테블릿 PC를 이용한 하이 테크놀로지 방법까지 구체적인 방법은 매우 다양하다. 따라서 치료사의 역할은 환자에게 가장 적절한 보완대체 의사소통 방법을 선택하여, 그것의 사용법을 효율적으로 가르치는 것이다.

(3) 그룹 치료

그룹 치료는 앞에서 설명하였던 어떠한 치료법과도 병행하여 사용될 수 있다. 단지 환자 한 명만을 대상으로 하는 개별 치료와 달리, 2명 이상, 즉 여러 명의 환자가 동시에 치료에 참여한다는 차이가 있을 뿐이다. 그룹 치료는 개별 치료보다 덜 구조화된 상황에서 진행되는 것이 보편적이고 여러 명의 대화 상대방이 동시에 대화에 참여하기 때문에, 일상생활의 의사소통 기술을 향상시키는 데에 개별 치료보다 더 효과적일 수 있다. 그러나 그렇다고 해서 그룹 치료가 개별 치료보다 더 우월한 치료 방법이거나 혹은 그 반대라는 증거는 없다. 단지 환자의 특성에 따라, 그리고 현 상태에서의 치료 목표에 따라 개별 치료와 병행하여 혹은 독립적으로 그룹 치료를 계획해볼 수 있다.

Ⅲ 약물치료

실어증의 약물치료는 다양한 신경전달 물질의 활동을 재활성화하여 제대로 기능하지 못하는 뇌의 신경활동을 강화하여 언어와 의사소통 능력의 손상을 회복시키고 뇌의 가소성을 촉진시키는 목적으로 사용한다. 하지만 사용되는 많은 약물의 근거가 아직 충분하지는 않고 약물치료는 실어증의 단독 치료로 사용되기보다는 언어재활과 함께 사용할 수 있는 부가적인 치료로 사용되고 있다. 약물치료는 실어증 이후 뇌의 신경전달물질을 조절하기 위해 사용되고 있는데, 약물을 분류하면 카테콜라민성 약물, 뇌보조제, 아세틸콜린계 작용 약물, NMDA (N−methyl−D−aspartate) 수용체 작용약물 등으로 나눌 수 있다.

1) 카테콜라민성 약물

브로모크립틴(bromocriptine), 레보도파(levodopa), 암페타민(amphetamine) 등이 해당한다. 브로모크립틴은 대화의 시작 및 중단, 착어의 향상, 이름 대기 능력 등의 향상을 보였으며 특히 초피질성 실어증 및 브로카 실어증에서 긍정적인 효과가 보고되었다. 레보도파, 암페타민 등도 일부 연구에서 효과를 보고하고 있지만 전반적인 주의력 향상에 의한 것인지 실어증에 국한된 효과인가에 대한 명확한 구분이 어렵다.

2) 피라세탐

피라세탐(piracetam)은 실어증에 가장 널리 연구된 뇌보조제이다. 감마아미노부티르산(γ−aminobutyric acid) 유도체로 아세틸콜린(acetylcholine)과 글루타메이트(glutamate)에 영향을 주어 실어증 치료에 흔히 사용되고 있다. 무작위 대조연구에서 뇌졸중 초기에 사용한 경우 일부 효과가 보고되었지만 아직까지 장기적인 효과에 대한 연구는 부족하다.

3) 아세틸콜린계 작용 약물

도네페질은 콜린에스터라아제(cholinesterase)를 가역적으로 억제하여 아세틸콜린 농도를 증가시키는 것으로 알려져 있으며 이는 알츠하이머병 환자의 인지기능 개선에 널리 사용한다. 무작위 대조연구에서 뇌졸중 이후 실어증 환자에서 언어재활과 함께 도네페질을 투약한 군에서 대조군에 비해 실어증 평가에서 유의한 효과를 가져왔다. 그러나 치료 종료 후 효과가 지속 되지는 않아 효과를 입증하기 위해서는 추가적인 연구가 필요하다.

4) NMDA 수용체 작용 약물

메만틴(memantine)은 비경쟁적인 NMDA 수용체의 길항제로 도네페질과 마찬가지로 알츠하이머병의 인지기능 개선에 사용되는 약물이다. 이중 맹검 무작위 대조 연구에서 억제유도언어 치료와 함께 매만틴을 사용한 군은 위약군에 비해 유의미한 실어증 지수의 상승을 보였고 장기적 후속평가에서도 긍정적인 효과를 유지하였다.

Ⅳ 비침습적 뇌자극

반복경두개자기자극(rTMS)과 경두개 직류자극(tDCS)은 현재까지 뇌졸중 후 실어증 환자에게 적용된 비침습적 뇌자극 치료 방법이다. 처음 적용된 비침습적 뇌자극은 rTMS로 2004년부터 적용되었다. 이후 2008년부터 tDCS가 사용되었으며 현재 널리 연구되고 있다. 비침습적 뇌자극은 뇌의 흥분도를 증가시키거나 감소시키기 위해서 사용되는데 일반적으로 실어증 연구에서 rTMS는 대뇌 흥분도를 감소시키기 위해 사용되고 tDCS는 전체적으로 대뇌 흥분도를 증가시키기 위해서 사용되는 경향이 높다.

좌뇌 브로카영역의 대칭 위치에 해당하는 우반구의 하전두이랑이 부적절하게 과활성화 될 경우 실어증의 회복을 방해한다는 연구에 근거하여 rTMS는 우측 삼각부(pars triangularis)를 억제 자극 빈도인 1 Hz로 자극하는 방법을 가장 널리 연구되었는데 이름 대기 능력이 유의미하게 개선된 것으로 관찰되었고 이에 따른 부작용은 없다고 보고되었다. 정확한 우측 삼각부를 자극하기 위한 다양한 방법으로 연구되고 있고 다양한 치료 프로토콜을 적용해보고 있으나 아직까지 최적의 방법을 결정하기 위해서는 대규모 연구가 더 필요한 실정이다.

경두개 직류자극은 뇌를 자극하는 비침습적이고 안전한 방법으로 1–2 mA의 직류 자극이 전달되어 뉴런의 세포막을 편극시켜 피질 흥분 수준을 증가시키거나 감소시키게 된다. 무작위 대조 연구를 포함한 메타분석에서 tDCS는 의사소통의 기능의 향상을 이루지는 못하였으나 명사의 이름대기 능력의 개선이 보고되었으며 유의한 부작용은 보고되지 않았다.

실어증은 뇌손상 후 발생한 장애로 환자의 일상생활의 독립적 영위와 삶의 질에 큰 영향을 미치게 된다. 실어증은 임상적인 증상이 다양하여 환자 개개인에 따른 적절한 치료가 필요하다. 고식적인 언어재활을 기본으로 하여 약물치료, 비침습적 자극치료 등이 언어재활에 부가적인 치료로 사용되고 있다.

▶ 참고문헌

1. 김향희. 신경언어장애. 서울: 시그마프레스 2012.
2. Albert ML, Sparks RW, Helm NA. Melodic intonation therapy for aphasia. Arch Neurol 1973;29:130–1
3. American Speech–Language–Hearing Association. Aphasia http://www.asha.org/Practice–Portal/Clinical–Topics/Aphasia/
4. American Stroke Association. Constraint–induced movement therapy. http://www.strokeassociation.org/STROKEORG/LifeAfter-Stroke/RegainingIndependence/PhysicalChallenges/ConstraintIn-duced–Movement–Therapy_UCM_309798_Article.jsp#.V9ypO8L_qdl

5. Ashtary F, Janghorbani M, Chitsaz A, Reisi M, Bahrami A. A randomized, double-blind trial of bromocriptine efficacy in nonfluent aphasia after stroke. Neurology. 2006;66(6):914-6.
6. Bai G, Jiang L, Ma W, Meng P, Li J, Wang Y, et al. Effect of Low-Frequency rTMS and Intensive Speech Therapy Treatment on Patients With Nonfluent Aphasia After Stroke. Neurologist. 2020;26(1):6-9.
7. Berthier ML, Green C, Higueras C, Fernandez I, Hinojosa J, Martin MC. A randomized, placebo-controlled study of donepezil in poststroke aphasia. Neurology. 2006;67(9):1687-9.
8. Berthier ML, Green C, Lara JP, Higueras C, Barbancho MA, Davila G, et al. Memantine and constraint-induced aphasia therapy in chronic poststroke aphasia. Ann Neurol. 2009;65(5):577-85.
9. Berthier ML, Pulvermuller F, Davila G, Casares NG, Gutierrez A. Drug therapy of post-stroke aphasia: a review of current evidence. Neuropsychol Rev. 2011;21(3):302-17.
10. Biou E, Cassoudesalle H, Cogne M, Sibon I, De Gabory I, Dehail P, et al. Transcranial direct current stimulation in post-stroke aphasia rehabilitation: A systematic review. Ann Phys Rehabil Med. 2019;62(2):104-21.
11. Chen Y, Li YS, Wang ZY, Xu Q, Shi GW, Lin Y. [The efficacy of donepezil for post-stroke aphasia: a pilot case control study.]. Zhonghua Nei Ke Za Zhi. 2010;49(2):115-8.
12. Davis GA, Wilcox MJ. Adult aphasia rehabilitation: Applied pragmatics. San Diego: Singular; 1985.
13. Elsner B, Kugler J, Pohl M, Mehrholz J. Transcranial direct current stimulation (tDCS) for improving aphasia in adults with aphasia after stroke. Cochrane Database Syst Rev. 2019;5(5):CD009760.
14. Elsner B, Kugler J, Pohl M, Mehrholz J. Transcranial direct current stimulation (tDCS) for improving aphasia in patients after stroke. Cochrane Database Syst Rev. 2013(6):CD009760.
15. Elsner B, Kugler J, Pohl M, Mehrholz J. Transcranial direct current stimulation (tDCS) for improving aphasia in patients with aphasia after stroke. Cochrane Database Syst Rev. 2015(5):CD009760.
16. Freed D. Motor speech disorder: Diagnosis and treatment. San Diego: Singular Publishing Group, Inc; 2000.
17. Gold M, VanDam D, Silliman ER. An open-label trial of bromocriptine in nonfluent aphasia: a qualitative analysis of word storage and retrieval. Brain Lang. 2000;74(2):141-56.
18. Gupta SR, Mlcoch AG, Scolaro C, Moritz T. Bromocriptine treatment of nonfluent aphasia. Neurology. 1995;45(12):2170-3.
19. Hayden DA. PROMPT model: Use and application for children with mixed phonological-motor impairment. Advan Speech Lang Pathol 2006;8:265-81.
20. Heiss WD, Hartmann A, Rubi-Fessen I, Anglade C, Kracht L, Kessler J, et al. Noninvasive brain stimulation for treatment of right- and left-handed poststroke aphasics. Cerebrovasc Dis. 2013;36(5-6):363-72.
21. Helm-Estabrooks N, Nicholas M, Morgan AR. Melodic intonation therapy (manual). San Antonio, TX: Special Press; 1989.
22. Helm-Estabrooks, Albert ML. A manual of aphasia therapy (2nd ed.). Austin, TX: Pro-Ed; 2004.
23. Hummel FC, Cohen LG. Non-invasive brain stimulation: a new strategy to improve neurorehabilitation after stroke? Lancet Neurol. 2006;5(8):708-12.
24. Kagan A. Supported Communication for adults with aphasia: Methods and resources for training conversation partners. Aphasioilogy 1998;12:816-30.
25. Kearns K, Hubbard DJ. A comparison of audience comprehension tasks. In R. H. Brookshire (Ed.), Clinical aphasiology conference proccedings, Minneapolis: BRK Publishers; 1977.
26. Kirmess M, Maher LM. Constraint induced language therapy in early aphasia rehabilitation. Aphasiology 2010;24:725-36.
27. Malykh AG, Sadaie MR. Piracetam and piracetam-like drugs: from basic science to novel clinical applications to CNS disorders. Drugs. 2010;70(3):287-312.
28. McKeage K. Memantine: a review of its use in moderate to severe Alzheimer's disease. CNS Drugs. 2009;23(10):881-97.
29. Naeser MA, Martin PI, Nicholas M, Baker EH, Seekins H, Kobayashi M, et al. Improved picture naming in chronic aphasia after TMS to part of right Broca's area: an open-protocol study. Brain Lang. 2005;93(1):95-105.
30. National Aphasia Association. Aphasia therapy guide. http://www.aphasia.org/aphasia-resources/aphasia-therapy-guide/
31. Nitsche MA, Paulus W. Excitability changes induced in the human motor cortex by weak transcranial direct current stimulation. J Physiol. 2000;527 Pt 3(Pt 3):633-9.
32. Pulvermüller F, Berthier ML. Aphasia therapy on a neuroscience basis. Aphasiology 2008;22:563-99. 16. Square-Storer P, Hayden D. PROMPT treatment. In: P. SquareStorer (Ed.), Acquired apraxia of speech in aphasic adults. London: Taylor & Frances; 1989.
33. Pulvermüller F, Neininger B, Elbert T, Mohr B, Rockstroh B, Koebbel P. Constraint-induced therapy of chronic aphasia following stroke. Stroke 2001;32:1621-6.
34. Ren CL, Zhang GF, Xia N, Jin CH, Zhang XH, Hao JF, et al. Effect of low-frequency rTMS on aphasia in stroke patients: a meta-analysis of randomized controlled trials. PLoS One. 2014;9(7):e102557.
35. Rosen HJ, Petersen SE, Linenweber MR, Snyder AZ, White DA, Chapman L, et al. Neural correlates of recovery from aphasia after damage to left inferior frontal cortex. Neurology. 2000;55(12):1883-94.
36. Rosso C, Arbizu C, Dhennain C, Lamy JC, Samson Y. Repetitive sessions of tDCS to improve naming in post-stroke aphasia: Insights from an individual patient data (IPD) meta-analysis. Restor Neurol Neurosci. 2018;36(1):107-16.
37. Sabe L, Salvarezza F, Garcia Cuerva A, Leiguarda R, Starkstein S. A randomized, double-blind, placebo-controlled study of bro-

mocriptine in nonfluent aphasia. Neurology. 1995;45(12):2272–4.

38. Seniow J, Waldowski K, Lesniak M, Iwanski S, Czepiel W, Czlonkowska A. Transcranial magnetic stimulation combined with speech and language training in early aphasia rehabilitation: a randomized double–blind controlled pilot study. Top Stroke Rehabil. 2013;20(3):250–61.
39. Stockert A, Wawrzyniak M, Klingbeil J, Wrede K, Kummerer D, Hartwigsen G, et al. Dynamics of language reorganization after left temporo–parietal and frontal stroke. Brain. 2020;143(3):844–61.
40. Thiel A, Hartmann A, Rubi–Fessen I, Anglade C, Kracht L, Weiduschat N, et al. Effects of noninvasive brain stimulation on language networks and recovery in early poststroke aphasia. Stroke. 2013;44(8):2240–6.
41. Wang C, Nie P, Wang P, Wang Y, Zang Y, Zhang Y. The Therapeutic Effect of Transcranial Magnetic Stimulation on Post–stroke Aphasia and the Optimal Treatment Parameters: A Meta–analysis. Archives of Physical Medicine and Rehabilitation. 2024;105(7):1388–98.
42. Weiduschat N, Thiel A, Rubi–Fessen I, Hartmann A, Kessler J, Merl P, et al. Effects of repetitive transcranial magnetic stimulation in aphasic stroke: a randomized controlled pilot study. Stroke. 2011;42(2):409–15.
43. Williams EER, Sghirripa S, Rogasch NC, Hordacre B, Attrill S. Non–invasive brain stimulation in the treatment of post–stroke aphasia: a scoping review. Disabil Rehabil. 2023:1–22.
44. Yao L, Zhao H, Shen C, Liu F, Qiu L, Fu L. Low–Frequency Repetitive Transcranial Magnetic Stimulation in Patients With Poststroke Aphasia: Systematic Review and Meta–Analysis of Its Effect Upon Communication. J Speech Lang Hear Res. 2020;63(11):3801–15.
45. Zhang J, Zhong D, Xiao X, Yuan L, Li Y, Zheng Y, et al. Effects of repetitive transcranial magnetic stimulation (rTMS) on aphasia in stroke patients: A systematic review and meta–analysis. Clin Rehabil. 2021;35(8):1103–16.

신경인지기능검사

Neurocognitive assessment

Chapter 35 전반적인 신경심리검사: MMSE, MoCA, NCSE, CIST
Assessment of general cognitive function: MMSE, MoCA, NCSE, CIST

Chapter 36 신경심리평가 총집: 서울신경심리검사, 한국판 CERAD 평가집
Outline and application of neuropsychological battery: SNSB-II, CERAD-K

Chapter 37 전산화 신경인지기능검사의 개요
Outline and application of computerized neuropsychological test

PART 04

CHAPTER

35 전반적인 신경심리검사: MMSE, MoCA, NCSE, CIST

Assessment of general cognitive function: MMSE, MoCA, NCSE, CIST

신준호

성공적이고 효과적인 인지 재활을 위해서는 인지 기능의 평가가 중요한 역할을 한다. 인지 기능의 평가는 대상자가 보이는 인지 기능의 저하가 노화과정에서 나타나는 정상적인 인지 기능의 저하인지 치매, 뇌졸중과 같은 질환에 의한 저하인지를 감별하는데 도움을 준다. 또한 인지 기능 저하로 판단되면 인지 기능 저하의 심한 정도를 평가할 수 있고, 인지 저하를 일으킬 수 있는 다양한 질환 중에 어떤 질환에 의한 것인지에 관한 단서를 얻을 수 있고, 약물 치료나 인지 재활 후 인지 기능의 변화를 파악할 수 있다.

선별 검사로 흔히 활용하는 전반적인 신경심리 검사는 짧은 시간 내에 실시할 수 있고 실시 방법과 채점이 까다롭지 않으며 인지기능이 심하게 손상된 환자에게도 적용 가능하며, 환자의 전반적인 인지기능 수준에 대해 수치화된 정보를 제공하는 장점이 있다. 단, 검사 총집보다 얻을 수 있는 정보의 양이 제한적인 단점이 있다. 국내에서 활용 가능한 검사 가운데 대표적인 검사는 간이정신상태검사(MMSE), 몬트리올 인지평가(MoCA), 신경행동 인지 상태 검사(NCSE), 인지선별검사(CIST)가 있다.

I 간이정신상태검사 (Mini-mental state examination, MMSE)

간이정신상태검사는 1975년 Folstein 등에 의해 개발된 이래 오랫동안 가장 기본적인 인지 평가로 활용되어 왔으며 다양한 인지 영역을 단시간 내에 평가할 수 있는 도구이다. 평가 시행과 해석이 단순하고 쉬우므로 건강 보건 전문가가 아닌 다양한 인력에 의해 사용될 수 있고 세계적으로 널리 사용되고 있다. 10분 내외의 시간이 소요된다. 지남력, 주의력, 기억력, 언어 기능과 관련한 능력, 시공간능력 등을 평가한다. 기억에 관한 문항이 단순하고, 언어기억, 언어기능, 계산 등 좌반구 기능과 관련한 점수 비중이 상대적으로 높은 단점이 있다. 또한 집행 기능에 대한 문항이 부족하여 전두엽 기능을 제대로 평가하지 못한다. 간이정신상태검사는 경도인지장애 판별이 어렵고 혈관성 인지 장애 환자와 교육 수준이 높은 대상자에서 민감도가 떨어진다.

각 인지 영역의 점수를 단일 합산하여 총점으로 평가하며 최대 점수는 30점이다. 점수가 낮을수록 인지 기능이 저하되어 있음을 의미하며, 24점 미만이면 인지 기능 저하라는 단일 절단점을 가장 흔히 사용한다(24~30점: 정상 인지 기능, 18~23점: 경도 인지 장애, 17점 이하: 심한 인지 장애). 이외에도 연령과 교육 수준을 반영한 결과 해석을 위해 다양한 절단점을 활용한다. 단일 합산 방식으로 인해 인지 기능의 이상 여부는 알 수 있으나 인지 기능의 구체적 특성을 파악하기 어려운 한계를 지닌다. K-MMSE, MMSE-K, MMSE-KC, MMSE-DS 등의 다양한 한국판이 번안되어 사용되어 왔고, 의미적, 문화적, 정량적 등가성 유지를 위한 번안 과정에서 문항들이 많은 차이를 보인다. 또한 학력, 연령 수준에 따른 절단점이 각기 달라 각 평가 도구

표 35-1. 한국판 간이정신상태검사 2판(표준형)

범주	항목	
기억등록	비행기(1)	
	연필(1)	
	소나무(1)	
시간지남력	년(1)	
	월(1)	
	일(1)	
	요일(1)	
	계절(1)	
장소지남력	나라(1)	
	시/도(1)	특별시(광역시)/도(1)
	무엇하는 곳(1)	구/시 또는 군(1)
	현재 장소명(1)	
	몇 층(1)	동/읍, 면(1)
기억회상	비행기(1)	
	연필(1)	
	소나무(1)	
주의력 및 계산	100-7(1)	
	-7(1)	
	-7(1)	
	-7(1)	
	-7(1)	
언어	이름대기	눈, 귀(2): 동형 단어가 존재함
	따라말하기	백문이 불여일견(1)
	이해	동그라미를 가리키고, 네모를 가리킨 다음, 세모를 가리키세요(3)
	읽기	눈을 감으세요(1)
	쓰기	오늘 날씨를 한문장으로 써보세요(1)
그리기	오각형(1)	

의 사용과 해석에 유의해야 한다.

간이정신상태검사 2판(MMSE-2)이 Folstein 등에 의해 2010년 개발되었다(표 35-1). 간이정신상태검사 2판은 기존 간이정신상태검사와 난이도가 동일하여 점수 호환이 가능한, 동등성을 유지하는 30점 만점의 표준형(MMSE-2: Standard Version, MMSE-2: SV) 외에도 신속한 임상적 평가가 가능하여 대규모 집단 연구의 선별 검사로 사용이 가능한 단축형(MMSE-2: Brief Version, MMSE-2: BV), 검사의 난이도를 높이고 원점수의 범위를 넓혀 민감도를 높이고 특히 경도인지장애와 피질하 치매에 더 예민하고 천장 효과를 가지지 않는 확장형(MMSE-2: Expanded version, MMSE-2: EV)의 세 판본이 개발되었다. 또한 반복 평가로 인한 학습 효과의 가능성을 감소시키기 위해 blue form과 red form 두 개의 동형검사가 개발되었다. 간이정신상태검사 2판 표준형은 기존의 간이정신상태검사와 동일하게 7개 영역(기억등록, 시간지남력, 장소지남력, 기억회상, 주의력 및 계산, 언어, 그리기)에 대한 평가를 진행한다. 간이정신상태검사 2판 표준형은 간이정신상태검사와 달리 기억등록 과제를 제일 먼저 시행하고 다음으로 지남력을 평가한 이후 기억회상을 평가하는 것으로 되어있다. 기억 과제는 다른 단어 항목을 병렬로 제시하여 학습 효과를 줄일 수 있도록 하였다. 기존의 간이정신상태검사와 달리 단어의 기억 등록을 위해 최대 3번까지 반복해서 단어를 불러줄 수 있다. 언어 과제는 동그라미, 네모, 세모의 세 도형을 순서대로 가리키는 과제로 변경되었다. 단축형(총점: 16점)은 기억등록, 지남력, 기억 회상으로 구성되어 있고, 확장형(총점: 90점)은 이야기 기억(25점)과 처리 속도항목(숫자-기호 바꿔 쓰기, 35점) 이 추가되었다. 대상자의 연령, 교육수준을 고려하여 검사를 해석한다.

국내에서는 한국판 간이정신상태검사 2판(K-MMSE~2)이 개발되어 경도인지장애와 알츠하이머 치매 환자에서의 신뢰도와 타당도가 입증되었다. 채점은 인싸이트 홈페이지(https://inpsyt.co.kr)의 온라인 프로그램이나 컴퓨터를 이용하여 해당하는 %ile 값을 구할 수 있다. 2021년 이후 국내에서는 간이정신상태검사의 저작권 제한으로 인해 저작권료를 지불한 한국판 간이정신상태검사 2판만 사용 가능하고 검사지를 구매하여 사용하여야 한다.

Ⅱ 몬트리올 인지 평가 (Montreal cognitive assessment, MoCA)

몬트리올 인지 평가는 원래 경도인지장애를 간이정신상태검사보다 더 정확하게 변별할 목적으로 Nasreddine ZS 등에 의해 2005년 개발된 검사이다. 경도인지장애에 대한 민감도가 간이정신상태검사는 18%인데 비해, 몬트리올 인지 평가는 90%를 보였다. 또한 경도 알츠하이머 치매의 민감도가 간이정신상태검사는 78%인데 비해 몬트리올 인지평가는 100%를 보여 몬트리올 인지평가는 인지장애를 판별해내는 데에 높은 민감도를 보인다고 할 수 있다.

몬트리올 인지 평가의 총점은 30점으로 간이정신상태검사와 같지만, 경도인지장애를 민감하게 감별하기 위해 다양하고 다소 어려운 검사들로 구성되어 있다. 특히 전두엽/집행기능을 평가하는 문항이 다수 포함되어 있어 집행 기능의 장애를 흔히 보이는 혈관성인지장애 환자와 파킨슨병 환자들의 인지기능 선별 검사로 활용되고 있다. 일례로 혈관인지장애 신경심리검사(VCI-HS-NP)에도 몬트리올 인지 평가가 포함되어 있다. 검사 실시 시간은 10분 정도 소요되며 A4 용지 한 장에 인쇄된 검사지로 평가가 가능하다. 26점 이상이면 정상으로 간주한다. 몬트리올 인지평가는 집행기능(4점: 기호잇기검사, 공통성, 음소유창성), 시공간구성능력(4점: 육면체 그리기, 시계 그리기), 기억력(5점: 5단어 지연회상), 주의력[6점: 숫자외우기(digit span), 각성검사, 100에서 7씩 빼기], 언어기능(5점: 이름대기, 따라 말하기)

표 35-2. 한국판 MoCA의 검사지 구성

범주	항목	
시공간/집행기능	기호잇기검사(1)	
	육면체 그리기(1)	
	시계 그리기 (열한시 십분)(3)	
이름대기	사자, 박쥐, 낙타(3)	
기억력	즉각회상	얼굴, 비단, 학교, 피리, 노랑(2회 시행)
	지연회상	얼굴, 비단, 학교, 피리, 노랑(5)
	재인 (선택사항)	범주 단서
		선다형 단서
주의력	순서대로 따라 외우기	2-1-8-5-4(1)
	거꾸로 따라 외우기	7-4-2(1)
	각성검사	"월"에만 손뼉 치기(1)
	계산	100-7-7-7-7-7(3)
언어	따라말하기	칼날같이 날카로운 바위(1)
		스물 일곱 개의 찬 맥주병이 냉장고에 있다(1)
	음소유창성	"ㄱ"으로 시작되는 단어 많이 말하기(1)
추상력	공통성	기차-비행기(1)
		시계-저울(1)
지남력	시간지남력	일(1)
		월(1)
		년(1)
		요일(1)
	장소지남력	장소(1)
		도시 이름(1)

및 지남력(6점)으로 구성되어 있다.

국내에는 한국판 MoCA (Korean–Montreal Cognitive Assessment, K–MoCA)와 한국판 몬트리올 인지 평가(Korean version of Montreal Cognitive Assessment, MoCA–K)가 개발되어 표준화되었다(표 35-2). 한국판 MoCA는 기호잇기검사의 영어 알파벳을 "가, 나, 다, 라"로 대치하였고 대면이름대기의 문항을 "박쥐", "사자", "낙타"로 하였다. 기억력 평가의 단어는 얼굴, 비단, 학교, 피리, 노랑으로 하였고, 각성 검사는 A자에 박수치기를 요일을 들려주고 "월"에만 반응하게 하였다. "F"로 시작하는 음소 유창성 검사를 'ㄱ'으로 시작하는 낱말 대기로 바꾸었고, "기차–비행기"와 "시계–저울"로 공통성 문항을 변경하였다. 따라 말하기 문항은 파라다이스 한국판 웨스턴 실어증검사에서 선정한 두 문항을 채택하였다. 한국판 MoCA는 경도인지장애 외에 혈관성 경도인지장애를 변별하는 데에도 도움이 되며, 연령과 교육 수준에 따른 세분화된 정상 규준을 가지고 있다. MoCA–K는 절단점을 22점으로 할 때 경도인지장애 환자 감별의 민감도는 89%, 특이도는 84%이다. 몬트리올 인지 평가를 이용하는 모든 사람은 MoCA cognition 웹사이트(https://mocacognition.com)에서 공식 교육 및 인증을 완료해야 하지만, 아직 한국어로 된 공식 프로그램은 없다.

Ⅲ 신경행동학적 인지상태검사 (Neurobehavioral cognitive status examination, NCSE)

신경행동학적 인지상태검사는 간이정신상태검사의 높은 위음성률과 다양한 인지 영역에 대한 정보 제공을 하지 못하는 단점을 보완하기 위해 Kiernan 등이 1987년 개발한 검사이다. 3개 전반적 영역(의식수준, 지남력, 단순 주의력)과 5개 주요 영역(언어, 그림 구성 능력, 기억력, 계산 능력, 논리적 사고력)에 대한 다면적인 평가를 독립적으로 할 수 있는 평가도구이다. 각 인지 영역은 정상범위 수치가 있으며 이보다 점수가 낮으면 인지기능 장애가 있다고 평가하며, 5개 주요 영역 중 3개 이상에서 장애가 보일 때 치매증후군(dementia syndrome)이라고 판단한다. 각 인지 영역의 점수를 합산하지 않고 독립적 측정을 통해 특정한 인지영역에 국한된 인지 장애를 검출할 수 있으며, 각각의 인지영역을 그래프로 보기 쉽게 나타내어 개별 인지기능에 대한 추적을 용이하게 하였다. 또한 이러한 특성으로 인해 인지 장애진단에 대한 특이도와 민감도를 높였다.

선별측정 접근이라는 진행방식으로, 개별 인지 영역마다 선별항목이 있어 검사 시간을 단축할 수 있다. 개별 인지 영역의 선별 검사를 통과한 경우 해당 인지 기능에는 문제가 없는 것으로 간주하고 다음 영역의 평가로 넘어가게 되고, 선별 검사를 통과하지 못한 경우 쉬운 항목부터 어려운 항목의 순서로 난이도를 높여가며 검사를 진행하게 된다. 선별항목만을 평가하면 5-10분 정도의 검사 시간이 소요되고 하위 항목까지 같이 시행하는 경우 15-20분 정도의 시간이 소요된다. 청소년기(12-19세), 성인(20-59세), 노인(60-84세) 각각 타당도가 입증되었고 치매, 뇌졸중, 외상성 뇌손상 등 다양한 질환에 적용한 연구들이 보고되었다. 현재 Cognistat으로 명칭이 바뀌어 활용되고 있으며 경도인지장애 선별을 위한 5분 정도의 짧은 시간이 소요되는 Cognistat Five라는 검사도 개발되어 있다. 검사지를 구매하여야 하며, 지필 검사 및 온라인 평가 모두 가능하다. 우리나라에서는 1994년 표준화되었고, 타당도 및 신뢰도가 입증되었다.

Ⅳ 인지선별 검사 (Cognitive impairment screening test, CIST)

인지선별 검사(cognitive impairment screening test, CIST)는 국가 치매검진사업에 활용이 용이하고 인지기능 저하 변별력이 우수한 도구 개발을 목적으로 보건복지부와 중앙치매센터 주도로 2021년 개발한 검사도구이다. 우리나라의 언어적, 문화적 배경이 반영된 문항으로 구성되어 있으며, 약 10분 정도의 짧은 시간이 소요된다.

총 6개 영역(지남력, 기억력, 주의력, 언어기능, 시공간기능, 집행기능)의 13문항으로 구성되어 있으며, 각 문항 점수를 합산한 총점으로 인지 기능을 평가한다(표 35-3). 최저점수는 0점, 최고점수는 30점이며, 점수가 높을수록 인지 기능이 양호함을 시사한다. 대상자의 연령과 교육년수에 따른 규준이 있어서 이를 적용하여 해석하는 것을 권장한다.

기존 국가 치매검진사용에 활용하던 MMSE-DS과 비교하여 기억력 점수의 비중을 높이고, 집행기능이 포

표 35-3. 인지선별 검사의 검사지 구성

범주	항목	
지남력	시간	년 (1)
		월 (1)
		일 (1)
		요일 (1)
	장소	현재 장소명 (1)
기억력 (10)	기억등록	민수는/ 자전거를 타고/ 공원에 가서/ 11시부터/ 야구를 했다
	기억회상	민수는/ 자전거를 타고/ 공원에 가서/ 11시부터/ 야구를 했다 (10)
	재인	(기억회상에서 실패한 항목 단서 제공) (5)
주의력	숫자 바로 따라 말하기	6-9-7-3 (1) 5-7-2-8-5 (1)
	거꾸로 말하기	금수강산 (1)
시공간기능	도형 모사	점을 연결하여 그림 따라 그리기(2)
언어기능	이름대기	칫솔, 그네, 주사위 (그림 제시)(3)
	이해/명령/시행	박수를 두 번 치고, 주먹을 쥐세요(1)
집행기능	시각추론	빈칸에 들어갈 도형 맞히기(2) 도형이 들어갈 위치 맞히기(2)
	언어추론	빈칸에 들어갈 숫자/단어 맞히기(2)
	유창성	과일/채소 이름 많이 말하기(2)

함되도록 하였고, 반대로 지남력과 언어기능 점수의 비중은 낮추었다. 기억력에 관련한 평가는 기억등록, 기억회상, 재인의 3단계를 통해 진행하며 총점은 10점으로 되어 있다. 5개의 단어를 문장으로 제시하여 기억등록을 시키고 이후 기억회상 단계에서 맞추는 경우 핵심 단어 1개당 2점씩 주게 되고, 기억회상에서 핵심 단어를 맞추지 못한 항목의 경우 재인 단계에서 단서를 제시하여 맞추게 되면 핵심 단어 1개당 1점씩 주게 된다. 기억력 과제가, 핵심단어를 포함한 문장으로 제시되는 일상생활에서의 문맥을 반영한 과제라는 특징을 지닌다. 기억등록은 채점에 포함하지 않고, 기억 회상과 재인에만 점수를 주도록 되어 있다. 집행기능은 총점 6점으로 구성되어 있고 시각추론(2), 언어추론(2), 의미유창성(2)으로 평가한다. 신뢰도와 타당도가 입증되어 있는 검사이다.

중앙치매센터 홈페이지에서 인지선별 검사 수행 교육을 이수한 후 인지선별 검사를 시행할 수 있다. 4장으로 구성된 검사용지를 이용한 지필문항을 통한 평가로 검사를 진행한다. 검사용지는 중앙치매센터 홈페이지에서 내려 받아 인쇄하여 사용할 수 있고, 검사지 이용에 대한 별도의 비용은 없다. 인지선별 검사는 치매안심센터와 같은 국가 치매검진사업과 관련하여 널리 사용되고 있으나 현재는 건강보험요양급여비용 내 항목으로 등재되어 있지 않은 도구이므로, 의료기관에서의 약물처방 또는 수가청구를 위한 사용은 불가하다.

▶ 참고문헌

1. 강연욱, 박재설, 유경호, 이병철. 혈관성 인지장애 선별검사로서 Korean–Montreal Cognitive Assessment(K–MoCA)의 신뢰도, 타당도 및 규준 연구. Korean Journal of Clinical Psychology 2009;28:549–62.
2. 박인호, 이광원, 김창윤. 신경행동학적 인지상태검사의 임상적용을 위한 연구. 신경정신의학 1994;33:1329–42.
3. 전덕인. 노인의 치매진단에 있어서 임상진단과 비교한 신경행동학적 인지상태 검사의 타당성. 1992.
4. 중앙치매센터. [updated cited]. Available from: https://www.nid.or.kr.
5. Baek MJ, Kim K, Park YH, Kim S. The validity and reliability of the mini–mental state examination–2 for detecting mild cognitive impairment and Alzheimer's disease in a Korean population. PloS one 2016;11:e0163792.
6. Folstein M, Folstein S, White T, Messer M. MMSE–2: Mini–mental state examination 2nd Edition. Psychological Assessment Resources, Inc, Lutz, FL 2010.
7. Folstein MF, Folstein SE, McHugh PR. "Mini–mental state": a practical method for grading the cognitive state of patients for the clinician. Journal of psychiatric research 1975;12:189–98.
8. https://www.cognistat.com/. [updated cited]. Available from.
9. Kiernan RJ, Mueller J, Langston JW, Van Dyke C. The Neurobehavioral Cognitive Status Examination: A brief but differentiated approach to cognitive assessment. Annals of internal medicine 1987;107:481–5.
10. Lee J–Y, Lee DW, Cho S–J, Na DL, Jeon HJ, Kim S–K, et al. Brief screening for mild cognitive impairment in elderly outpatient clinic: validation of the Korean version of the Montreal Cognitive Assessment. Journal of geriatric psychiatry and neurology 2008;21:104–10.
11. MoCA website. [updated cited]. Available from: https://mocacognition.com/.
12. Nasreddine ZS, Phillips NA, Bédirian V, Charbonneau S, Whitehead V, Collin I, et al. The Montreal Cognitive Assessment, MoCA: a brief screening tool for mild cognitive impairment. Journal of the American Geriatrics Society 2005;53:695–9.

CHAPTER

36 신경심리평가 총집: 서울신경심리검사, 한국판 CERAD 평가집

Outline and application of neuropsychological assessment battery: SNSB-II, CERAD-K

김영국

I 서론

1. 검사 목적

신경인지기능검사는 인지기능저하가 의심되거나, 인지기능장애가 진단된 자를 대상으로 실시하며, 인지 영역별 기능을 평가할 수 있는 개별 검사들의 조합으로 구성된다. 신경인지기능검사의 목적은 ① 인지 장애의 유무, 인지 영역별 기능 수준, 또는 인지기능장애의 중증도를 평가, ② 인지기능저하의 형태의 판별 및 인지기능저하의 원인 추정, ③ 개인화된 인지재활치료 계획, ④ 인지재활치료의 효과를 판정하는데 있다. 국내에서 활용하는 대표적인 신경인지기능검사 총집에는 서울신경심리검사 2판(Seoul Neuropsychological Screening Battery, SNSB-II)과 한국판 CERAD 평가집 제2판 CERAD (Consortium to Establish a Registry for Alzheimer's Disease Assessment Packet)이 있다. 서울신경심리검사는 다양한 인지영역별로 세부적인 평가가 가능하고, 그 결과를 종합하여 인지기능저하의 조기진단, 감별진단, 추적관찰에 유용하며, 한국판 CERAD 평가집은 치매의 진단과 경과 추적에 주로 활용된다.

2. 검사 구성

서울신경심리검사는 1시간 30분에서 2시간이 소요되며, 한국판 CERAD 평가집은 이보다 짧아 검사 시간이 40분 정도 소요된다. CERAD-K 임상평가집은 평가에 약 40분이 소요된다. 검사의 순서는 인지영역별 순서가 아니며, 하나의 검사에서 평가하는 인지기능이 다른 검사에 의해 간섭 받지 않도록 구성되어 있다. 또한 검사를 마치는데 소요되는 시간이 길기 때문에 피로감의 영향을 많이 받는 검사는 전반부에 배치되어 있다.

서울신경심리검사는 총 3개 분류, 즉 기본 정보(basic information), 인지기능평가(cognitive function tests), 기타 지표(other indexes)로 구성되어 있다. 인지기능평가는 총 5개의 인지영역을 평가하기 위한 29개의 검사들을 포함한다. 5개의 인지영역은 주의력(attention), 언어 및 관련 기능(language and related functions), 시공

표 36-1. 서울신경심리검사의 구성

인지 영역	검사	
Attention	Digit Span Test: Forward/Backward Letter Cancellation	Vigilance Test
Language & related functions	Spontaneous Speech / Comprehension / Repetition Finger Naming / Right-Left Orientation / Calculation / Body-Part Identification	Korean-Boston Naming Test Reading / Writing Praxis Test: Buccofacial / Ideomotor
Visuospatial functions	K-MMSE: Drawing Rey Complex Figure Test: Copy	Clock Drawing Test
Memory	K-MMSE: Registration & Recall RCFT: Immediate & Delayed Recalls / Recognition	Seoul Verbal Learning Test-Elderly's version: Immediate & Delayed Recalls/Recognition
Frontal / Executive functions	Motor Impersistence Contrasting Program / Go-No Go Fist-Edge-Palm / Alternating Hand Movement Alternating Square & Triangle / Luria loop Korean-Color Word Stroop Test	Korean-Trail Making Test-Elderly's version Digit Symbol Coding Controlled Oral Word Association Test: Semantic (Animal, Supermarket), Phonemic (ㄱ, ㅇ, ㅅ)
Other indexes	Korean-Mini Mental State Examination Barthel-Activities of Daily Living Clinical Dementia Rating	Short Version of the Geriatric Depression Scale Korean-Instrumental Activities of Daily Living Global Deterioration Scale

간 기능(visuospatial functions), 기억력(memory), 전두엽/집행 기능(frontal/executive functions) 등의 다섯 영역으로 구성되어 있다. 각 영역 하위에는 해당 영역을 평가하기 위한 세부 검사 도구들이 포함되어 있다(표 36-1).

한국판 CERAD 평가집은 임상평가집과 신경심리평가집으로 구성되어 있다. 임상평가집은 치매를 진단하는데 필요한 기본적인 정보를 일정한 양식에 따라 체계적으로 얻을 수 있도록 구성된 평가 양식이다. 임상평가집은 A. 인구학적 자료: 대상자, B. 인구학적 자료: 정보제공자, C1. 현병력 / 개인력과 가족력 / 임상력, C2. 일상생활동작, C3. 정신행동증상, C4. 간이 블레스트 검사, C5. 계산, 시계 그리기, 언어평가, D1. 신체검사, D2-3. 신경학적 검사, E. 임상병리 및 뇌영상학적 검사, F1. 임상치매평가(CDR)척도, F가. 수정판 하친스키 허혈척도(MHIS), F3. 인지기능장애에 대한 진단적 인상, F4. 치매 원인 진단, F5. 경도인지장애, F6. 전임상 단계 치매 원인 질환 진단 등으로 구성되어 있다. 신경심리평가집은 대부분의 알츠하이머병 환자에서 비교적 일관되게 저하를 보이는 기억력, 지남력, 언어능력, 시공간 능력 등의 개별 인지기능을 평가하는 필수적인 인지기능 검사 총집이다.

3. 검사 주의 사항

신경인지기능검사는 문맹이거나 학력이 낮은 경우, 인지기능저하가 심한 경우에는 수행하기 어렵다. 고령의 인지기능저하 환자의 경우 서울신경심리검사에 비해 상대적으로 쉽고 검사에 소요되는 시간이 짧은 한국판 CERAD 평가집이 유용할 수 있다. 대부분의 신경인지기능검사는 검사에 소요되는 시간이 길어 검사 전 피검자와 보호자에게 검사에 소요되는 시간을 인지할 수 있도록 설명해야 한다.

4. 검사 결과 해석

서울신경심리검사에는 성별, 연령, 교육 연수에 따른 규준이 마련되어 있다. 45세에서 90세까지 5세별 연령 9개 구간, 그리고 문맹에서 교육연수(학력) 17년 이상까지 3년별 년수 7개 구간으로 연령 및 교육연수를 조합한 규준점수가 있다. 그리고 각 규준은 남자와 여자 규준이 별도로 제시되어 있다. CERAD-K는 교육 연수에 따른 규준을 제시하고 있다.

Ⅱ 서울신경심리검사

1. 기본 정보

검사자는 연령, 성별, 학력, 직업, 손잡이 등의 인구통계학적 정보를 기재한다. 피검자는 이름, 나이, 생년월일, 고향, 청력, 시력, 집주소, 전화번호, 학력, 직업 등에 대한 질문을 받고 검사자는 질문에 대한 답과 반응을 기록하며, 검사를 마치고 보호자를 통해 환자의 답변이 맞는지 실제 정보를 확인한다. 또한 피검자, 특히 치매와 같이 기억력 저하가 있는 환자는 병식이 없거나 작화 양상을 보일 수 있으므로, 환자에 최근 상태 기억력 저하, 이상 행동 등에 대해서는 검사 후 환자의 최근 상태에 대해 잘 알고 있는 보호자와 면담을 통해 확인 해야 한다.

2. 영역별 인지기능검사

1) 주의력(Attention)

① Vigilance test

각성 수준을 평가하기 위해 '월'이라고 할 때만 박수치도록 지시하여 정반응의 개수를 평가한다(그림 36-1A).

② 숫자주의력 검사: Forward / Backward

3-9개의 숫자를 들려준 후 바로 따라 외우도록 한다. 2-8개의 숫자를 순차적으로 들려주고 거꾸로 따라 외우도록 한다. 정반응을 보인 최대 자리 숫자를 평가한다.

③ Letter cancellation

총 48개의 ㄱ, ㄴ, ㄷ, ㅁ, ㅂ, ㅋ 이 무작위로 배열되어 있는 검사지에서 ㄱ을 선택적으로 고르는 검사이다. 주의력과 시공간기능을 평가할 수 있다(그림 36-1B).

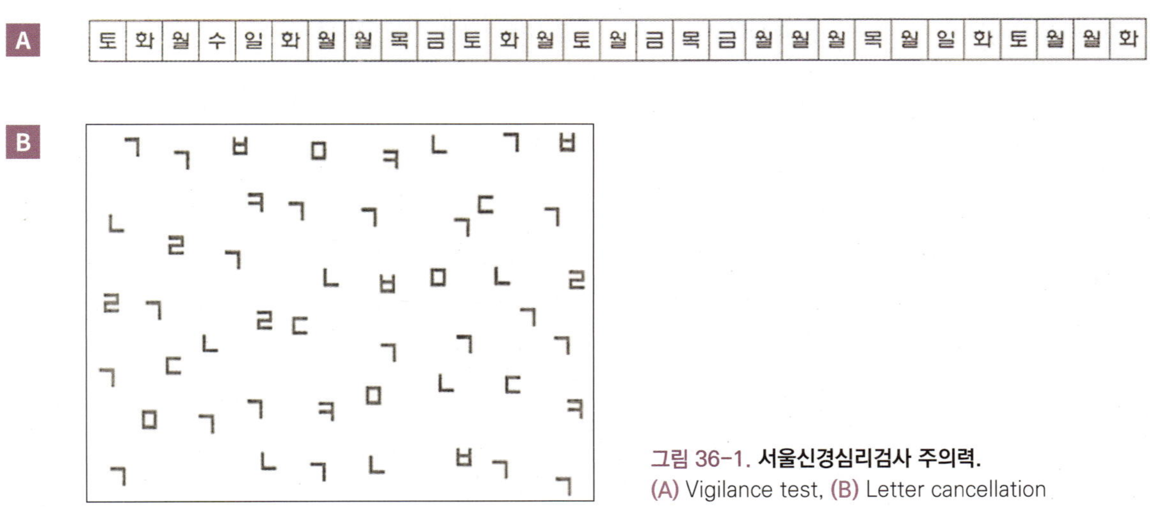

그림 36-1. 서울신경심리검사 주의력.
(A) Vigilance test, (B) Letter cancellation

2) 언어 및 관련 기능 (Language & related functions)

① Finger naming / Left-Right orientation / Body-part identification / Calculation

손가락(엄지, 새끼, 가운데 손가락) 이름대기, 신체부위(손목, 팔꿈치, 무릎, 어깨) 지적하기, 좌우 손 구분하기, 계산하기 등을 검사하여 거스트만 증후군(Gerstmann syndrome) 여부를 판단할 수 있다.

② Praxis Test: 구강안면 실행증(buccofacial apraxia)/관념운동 실행증(ideomotor apraxia)

구강안면 실행증 여부를 판단하기 위해 안면근육을 사용하는 동작(휘파람, 빨대 빨기, 촛불 끄기, 냄새 맡기)를 모방하도록 지시한다. 관념운동 실행증 여부를 판단하기 위해 도구를 사용하는 동작(망치, 드라이버, 가위, 열쇠, 김밥싸기)을 모방하도록 지시하고 정반응 개수를 평가한다.

③ 한국형 보스톤 이름대기 (Korean-Boston naming test)

60개의 흑백그림을 보고 이름을 대도록 지시하여 정반응 개수를 평가한다. 주의력이 떨어지거나 인지기능의 저하가 있는 환자의 경우에는 15개로 구성된 단축형 검사를 시행할 수 있다.

④ Reading / Writing

한글판 간이정신상태검사(K-MMSE) 중에 피검자가 수행하는 읽기, 쓰기 능력을 정상, 경계, 비정상의 세 단계로 검사자가 판단한다.

3) 시공간기능(Visuospatial functions)

① 시계 그리기(Clock drawing test)

시계의 윤곽, 숫자, 시간(11시 10분)을 그리도록 지시하여 평가한다.

② 레이복합도형 검사(Rey complex figure test): 따라 그리기(copy)

레이복합도형을 보고 따라 그리도록 지시하여 시각적 인식력을 평가한다.

4) 기억력(Memory)

① 레이복합도형 검사: 즉각 회상/지연 회상/재인(Recognition)

시각적 기억력을 평가하기 위한 검사이다. 레이복합도형 따라 그리기를 시행 후 즉각 회상하여 그리도록 지시하여 시각적 기억력을 평가한다. 지연 회상은 20분 경과 후 다시 그리도록 지시하여 평가한다. 그림의 18가지 요소에 대해 각각 0, 0.5, 1, 2점으로 정확히 그렸는지 평가하며 만점은 36점이다. 재인 검사는 24개의 모양 요소를 보여 주고 레이복합도형에 포함된 요소 여부를 판단하도록 지시하여 정반응과 오반응 등을 평가한다.

② 서울언어학습검사(Seoul verbal learning test): 즉각 회상/지연 회상/재인

언어적 기억력을 평가하기 위한 검사이다. 즉각 회상은 1-3음절의 12개 단어를 들려준 후 순서에 상관없이 회상하도록 지시하여 검사한다. 총 3회 평가하며, 1-3차 시행 점수의 합이 최종 점수이다. 즉각 회상 검사 시 지연 회상 검사를 할 것이라는 암시를 주지 않는다. 20분 후 회상을 지시하여 지연 회상을 검사한다. 재인 검사는 즉각 회상 시 들려준 12단어 외에 추가 12단어를 포함하여 한 단어씩 들려주고 즉각 회상 시 들려준 단어를 인지하는지 정반응, 오반응, 유관단어 오반응, 무관단어 오반응 등을 평가한다.

5) 전두엽/집행 기능(Frontal/Executive function)

(1) 운동조절(motor regulation) 및 보속증 평가

① Motor impersistence:

한 가지 동작을 오래 지속할 수 있는지 평가하기 위해 피검자에게 눈을 감으라 지시하고 15초 이상 지속할 수 있는지 평가한다.

② Alternating square & triangle test 및 Luria loop test

변하는 모양의 하나의 선을 복제하여 그리도록 지시함으로써 보속(perseveration) 여부를 평가한다.

③ Contrasting program / Go-No Go / Fist-edge-palm / Alternating hand movement

전두엽의 기능인 반응억제(response inhibition)와 작업전환(set-shifting or task switching)을 평가하는 4가지 검사이다. Contrasting program은 검사자가 손가락 1개(자극)를 올리면 피검자는 2개(반응), 검사자가 2개를 올리면 피검자는 1개를 올리는 동작을 수행하도록 지시한다. 이때 검사자의 자극, 즉 손가락 1개 또는 2개 올리는 동작의 순서를 무작위로 20회 제시하고, 피검자는 각 자극에 대해 반응하도록 하여 반응억제에 대한 전두엽 기능을 평가한다. 정반응의 횟수를 기재한다. Go-No go test는 contrasting program 시행 직후에 규칙을 변경하여 검사자가 손가락 1개(자극)를 올리면 피검자는 2개, 검사자가 손가락 2개를 올리면 피검자는 주먹을 쥔 상태를 유지하도록 지시하여 작업전환에 대한 전두엽 기능을 평가한다. Fist-edge-palm(주먹-손날-손바닥) 동작을 순서대로 10회 반복하여 수행하도록 지시하여 작업전환에 대한 전두엽 기능을 평가한다. Alternating hand movement는 책상 위에 양손을 내려놓고 한 손은 주먹을 쥐고 다른 한 손은 펴는 동작을 교대로 수행하도록 지시하여 반응억제에 대한 전두엽 기능을 평가한다.

(2) 한국판 노인용 선로잇기 검사 Part A / Part B

선로잇기 검사는 시각적 주의력(visual attention)과 작업전환(task switching) 능력을 요하는 검사이다. Part A는 1에서 15까지 순서대로 선으로 연결해가며, 제한시간 300초 내에 성공 여부 및 수행 시간을 측정하여 작업속도(cognitive processing speed) 기능을 평가한다. Part B는 1에서 8까지 숫자와 월에서 일까지 요일이 무작위로 배열된 검사지에서 숫자와 요일을 순서대로 번갈아 선을 이어가도록 지시하여 집행능력(executive function)을 평가한다. Part A와 마찬가지로 제한시간 300초 내에 성공 여부 및 수행 시간을 측정한다. 두 검사 모두 검사 방법에 대한 설명과 연습 검사 후 본 검사를 진행한다.

(3) 숫자-기호 바꿔쓰기 검사(Digit symbol coding)

1–9까지의 숫자에 배정된 기호를 제시하고, 검사지에는 140개의 1–9 사이 숫자가 배열되어 있으며 각 숫자에 맞는 기호를 그리도록 지시한다. 첫 7개 숫자는 연습 검사이며, 이후 133개의 숫자에 해당하는 기호를 제한 시간 120초 동안 최대한 많이 그려 넣도록 지시한다. 작업속도(cognitive processing speed), 작업기억(working memory), 시공간기능(visuospatial function), 주의력 등을 평가할 수 있다.

(4) 통제단어연상 검사(Controlled oral word association test): 범주-의미(동물, 가게물건)/음소 Phonemic (ㄱ, ㅇ, ㅅ)

구어유창성(verbal fluency)를 평가하며, 범주-의미 검사는 의미기능을 음소 검사는 집행능력을 요한다. 범주(의미) 유창성 검사는 1분간 동물 이름(범주), 가게물건 이름(의미)를 최대한 많이 말하도록 하여 평가한다. 글자(음소) 유창성 검사는 자음(ㄱ, ㅇ, ㅅ)을 제시하고 1분간 각 자음으로 시작하는 낱말을 최대한 많이 말하도록 한다.

(5) Korean-color word Stroop test: 색깔 읽기(Color reading) / 글자 읽기(Word reading)

선택적 주의력, 자동화된 반응을 억제하는 능력을 평가하는 검사이다. 검사지에는 색깔과 글자라는 두 가지 자극 요인을 포함한 112개의 단어(빨강, 노랑, 파랑 검정)가 나열되어 있다. 첫번째는 112개 단어의 글자 읽기를 지시하고, 두번째는 112개 단어의 색깔 읽기를 지시하여 각각 정반응과 오반응 개수를 평가한다. 최대한 빠른 속도로 읽도록 지시하고 2분이 경과하면 검사를 종료한다.

3. 기타 지표(Other indexes)

① 한글판 간이정신상태검사
(Korean-mini mental state examination)

시간 지남력, 장소 지남력, 기억등록, 주의력 및 계산, 기억회상, 언어 및 시공간구성능력 등의 6개 영역 30문항에 대해 30점 만점으로 평가한다. 전반적 인지기능에 대한 선별검사로 널리 활용된다.

② 바델지수(Barthel-activities of daily living)

일상생활동작 수행을 독립적으로 수행할 수 있는 정도를 평가하며 10개 항목 20점 만점으로 평가한다.

③ 한글판 도구적 일상생활동작수행 검사
(Korean-instrumental activities of daily living)

쇼핑, 대중교통 이용, 돈 관리, 집안일, 음식 준비, 전화, 약 복용 최근기억, 취미생활, 텔리비전 시청, 집안수리 등 일상의 다양한 기능 수행에 대하여 11개 항목 33점 만점으로 평가한다.

④ 임상치매척도(Clinical dementia rating)

기억력, 지남력, 판단력/문제해결능력, 사회활동, 집안생활과 취미, 위생 및 몸치장 등의 6개 영역에 대해 0-5점의 7단계 척도로 평가한다. 피검자와 보호자로부터 인터뷰하여 평가한다.

⑤ 전반적퇴화척도(Global deterioration scale)

인지 기능, 일상생활능력, 사회활동 정도 등에 대해, 영역을 구분하지 않고 전반적인 기능을 포함하는 포괄 서술형으로 구성된 7단계 중 어느 단계에 해당하는지 평가한다.

⑥ Short version of the geriatric depression scale

평소 생각이나 감정을 묻는 질문에 대해 예/아니오로 답하여 우울감의 중증도를 평가한다. 60세 이상의 노인을 위해 개발되었으며, 30문항 또는 단축형 15문항으로 검사한다.

Ⅲ CERAD-K 신경심리평가집

1. 영역별 인지기능검사

1) 언어 유창성 검사: 동물 범주

1분 동안 피검자가 말할 수 있는 동물 이름의 개수를 평가한다. 서울신경심리검사의 범주-의미 통제단어연상 검사와 유사하며, 구어유창성을 평가하기 위한 검사이다.

2) 보스톤 이름대기 검사

15항목 단축형 검사로 서울신경심리검사의 언어 기능을 평가하기 위한 검사(60항목 또는 15항목)과 동일한 검사이다.

3) 간이정신상태 검사(mini-mental state examination in the Korean version of CERAD assessment packet, MMSE-KC)

서울신경심리검사에서 시행하는 한글판 간이정신상태검사(K-MMSE)와 동일한 6개 영역으로 구성되어 있으며 30문항의 유사 항목으로 구성되어 있다.

4) 단어목록기억 검사

10개의 단어카드를 한 장씩 2초 간격으로 보여 준 후 최대한 많은 단어를 즉시 회상하도록 한다. 총 3회 평가하며, 각 평가 시마다 단어의 순서는 다르게 제시한다. 총 3회 평가하며, 1-3차 시행 점수의 합이 최종 점수이다. 서울신경심리검사의 서울언어학습검사와 마찬가지로 언어적 기억력을 평가하기 위한 검사이다. 서울언어학습검사는 12개의 단어를 들려준 후 회상한다는 차이점이 있다.

5) 구성행동 검사

시공간 및 구성능력을 평가하기 위한 검사이다. 원, 마름모, 겹쳐진 사각형, 입방체 등 총 4가지 도형을 그리도록 지시하고, 그려진 각 도형에 점수를 매긴다. 총점은 이들 점수의 합이 최종 점수이다.

6) 단어목록회상 검사

단어목록기억검사에서 제시하였던 10개의 단어를 회상하도록 지시하며, 회상한 총 단어 개수를 점수 매긴다.

7) 단어목록재인 검사

단어목록기억검사에서 제시하였던 10개의 단어 외에 추가 10단어를 포함하여 총 20개의 단어 카드를 보여주고 즉각 회상 시 보았던 단어를 인지하는지 평가한다.

8) 구성회상 검사

시각적 지연회상을 평가하기 위한 검사이다. 구성행동 검사에서 제시하였던 4개의 도형을 회상하여 그리도록 한다.

9) 길 만들기 검사 A, B

서울신경심리검사의 기호잇기 검사 A, B와 동일하게 작업속도와 집행능력을 평가하기 위한 검사이며, 검사 방법도 유사하다. Part A는 1에서 25까지 순서대로 선으로 연결해가며, 제한시간 360초 내에 성공 여부 및 수행 시간을 측정한다. Part B는 1에서 13까지 숫자와 ㉮에서 ㉸까지 한글을 순서대로 번갈아 선으로 연결하도록 지시하여 300초 내에 성공 여부 및 수행 시간을 측정한다.

10) 스트룹 검사

선택적 주의력, 자동화된 반응을 억제하는 능력을 평가하는 검사이다. 단어 페이지, 색깔 페이지, 단어-색깔 페이지의 세 가지 검사를 수행한다. 각 페이지에는 100개의 단어가 나열되어 있으며, 단어 페이지에는 색깔이 없는 단어(빨강, 노랑, 파랑)가 무작위로 배열되어 있으며 글자를 읽도록 한다. 색깔 페이지에는 빨강, 노랑, 또는 파랑 중 하나의 색깔로 인쇄된 단어가 100개 나열되어 있으며 색깔을 익도록 한다. 단어-색깔 페이지는 단어 페이지의 단어에 색깔 페이지의 색깔 순서로 인쇄되어 있으며, 피검자가 색깔을 읽도록 지시한다. 세 가지 검사는 모두 45초 동안 최대로 읽도록 하여 정반응과 오반응을 기록한다.

▶ 참고문헌

1. 강연욱, 나덕렬, 진주희. 숫자 외우기 검사(Digit Span Test)의 노인 규준 연구. Korean Journal of Clinical Psychology. 2002, 21(4), 911–922.
2. 강연욱, 장승민, 나덕렬. SNSB-II Seoul Neuropsychological Screening Battery 2nd Edition 서울신경심리검사 2판. 휴브알엔씨. 2018.
3. 강연욱, 진주희 나덕렬, 이정희, 박재설. 통제 단어 연상 검사(Controlled Oral Word Association Test)의 노인 규준 연구. Korean Journal of Clinical Psychology, 2000, 19(2), 385–392.
4. 나덕렬, 이한승, 진주희, 강연욱, 이병화. (2007). 한국판 노인형 기호잇기검사의 개발과 타당화 연구. Dement Neurocogn Disord. 2007, 6(2), 54–67.
5. 우종인, 이동영 외. 치매 진단평가를 위한 한국판 CERAD 평가집 제2판. 서울대학교 출판문화원. 2019.
6. 이정희, 강연욱, 나덕렬. Stroop 간섭 지표들의 효율성 비교: 정상노인집단과 치매집단을 대상으로. Korean Journal of Clinical Psychology, 2000, 19(4), 807–818.
7. Baek MJ, Kim HJ, Kim S. Comparison between the story recall test and the word-list learning test in Korean patients with mild cognitive impairment and early stage of Alzheimer's disease. J Clin Exp Neuropsychol. 2012;34(4):396–404.
8. Blaskewitz N, Merten T, Brockhaus R. Detection of suboptimal effort with the Rey Complex Figure Test and Recognition Trial. Appl Neuropsychol. 2009;16(1):54–61.

9. Han JY, Seo EH, Yi D, Sohn BK, Choe YM, Byun MS, Choi HJ, Kim SG, Park SY, Kim JW, Youn JC, Jhoo JH, Lee JH, Kim KW, Woo JI, Lee DY. A normative study of total scores of the CERAD neuropsychological assessment battery in an educationally diverse elderly population. Int Psychogeriatr. 2014 Nov;26(11):1897–904.
10. Kim H, Na DL. Normative data on the Korean version of the Boston Naming Test. J Clin Exp Neuropsychol. 1999 Feb;21(1):127–33.
11. Kreiner DS, Ryan JJ. Memory and motor skill components of the WAIS–III Digit Symbol–Coding subtest. Clin Neuropsychol. 2001 Feb;15(1):109–13.
12. Lee JH, Lee KU, Lee DY, Kim KW, Jhoo JH, Kim JH, Lee KH, Kim SY, Han SH, Woo JI. Development of the Korean version of the Consortium to Establish a Registry for Alzheimer's Disease Assessment Packet (CERAD–K): clinical and neuropsychological assessment batteries. J Gerontol B Psychol Sci Soc Sci. 2002 Jan;57(1):P47–53.
13. Ryu HJ, Yang DW. The Seoul Neuropsychological Screening Battery (SNSB) for Comprehensive Neuropsychological Assessment. Dement Neurocogn Disord. 2023, 22(1), 1–15.
14. Seo EH, Lee DY, Choo IH, Kim SG, Kim KW, Youn JC, Jhoo JH, Woo JI. Normative study of the Stroop Color and Word Test in an educationally diverse elderly population. Int J Geriatr Psychiatry. 2008 Oct;23(10):1020–7.
15. Spenciere B, Alves H, Charchat–Fichman H. Scoring systems for the Clock Drawing Test: A historical review. Dement Neuropsychol. 2017 Jan–Mar;11(1):6–14.

CHAPTER

37 전산화 신경인지기능검사의 개요

Outline and application of computerized neuropsychological test

박기덕

Ⅰ 서론

인지기능은 사람이 일상 생활이나 학업 수행, 직업 활동, 사회 활동 등을 하는데 반드시 필요한 뇌기능으로 인지 기능은 기억력, 언어 능력, 주의력, 판단력, 추상적 사고력, 운동 능력 등 다양한 영역으로 나뉘며 신경인지기능 검사를 통해 각 영역별 인지 기능을 평가할 수 있다.

최근 몇 년간 인지기능을 평가하는 방법으로 전산화된 신경인지기능검사(computerized neuropsychological test)에 대한 관심이 높아지고 있다. 컴퓨터를 사용한 검사방법은 더 높은 정확성, 더 빠른 결과도출, 시간경과에 따른 인지기능 변화를 추적하는 기능을 포함하여 기존의 지필 검사에 비해 여러 이점이 있다.

Computer–based test (CBT)는 일반적으로 컴퓨터를 이용한 모든 검사를 의미하고, 지필검사와 동일한 내용과 순서로 시행되는 검사를 computerized test (CT)라고 한다. 피험자의 개별 능력에 따라 다음문항을 선택하여 제시하는 알고리즘에 따른 전산화 평가는 computerized adaptive test (CAT)라고 한다. 현재 임상에서 이용되는 대부분의 전산화 인지평가는 computerized test에 해당한다.

본 장에서는 전산화 신경인지기능검사의 장점 및 단점을 살펴보고, 현재 국내에서 사용가능한 전산화 인지평가 및 재활 프로그램을 간단히 소개하며, 의학적 근거수준을 검토하고자 한다. 또한 향후 전산화인지재활 프로그램의 발전 및 적용방향에 대해 제시해보고자 한다.

Ⅱ 전산화 신경인지기능검사의 장점 및 단점

전산화 인지평가는 지필평가 수준의 신뢰도와 타당도를 확보할 수 있으며, 평가의 표준화가 용이하다는 장점이 있다. 또한 점수화 및 해석 시 평가자에 의한 실수를 줄일 수 있으며, 평가에 필요한 도구를 준비하는 노력 및 시간이 따로 필요하지 않다. 하지만 다양한 임상

표 37-1. 전산화 인지평가의 장점 및 단점

장점	단점
• 지필평가 수준의 신뢰도 및 타당도 • 평가의 표준화가 용이 • 평가자에 의한 실수를 최소화 • 평가에 필요한 도구를 준비하기 위한 시간 및 노력을 줄일 수 있음	• 다양한 질환군에서 충분한 정신측정학적 특성 및 정상치에 대한 근거 부족 • 새로운 기술에서 코호트 효과의 가능성 • 인지 외의 다른 기능수준에 따라 인지 평가 결과가 왜곡될 수 있는 가능성 • 환자의 평가에 참여하는 자세 등을 고려한 종합적 평가가 어려움

질환 군에서 정신측정학적 특성(psychometric properties) 및 정상치에 대한 근거가 부족한 경우가 있으며, 새로운 기술의 경우 코호트 효과가 있을 수 있다. 테스트에 따라 너무 어렵거나 조작이 어려워 인지 외의 다른 기능 수준에 따라 평가 결과가 달라질 수 있으며, 지필평가 시 확인할 수 있는 환자의 평가에 참여하는 자세(순응도, 노력 정도, 자발성)를 고려한 종합적 평가가 어렵다는 단점이 있을 수 있다(표 37-1).

Ⅲ 전산화 신경인지기능 검사

국내에서 사용 가능한 대표적 전산화 신경인지기능 검사인 SCNT V4.0 (Seoul computerized neuro-cognitive function test)와 외국에서 개발된 CANTAB에 대해 간략하게 설명하고자 한다.

1. SCNT V4.0 (Seoul computerized neuro-cognitive function test)

국내 연구진에 의해 개발되고 표준화된 평가도구로 17개의 기존 신경인지기능검사를 전산화한 computerized test이다. 크게 5개의 인지평가 영역(domain)인 ① 기억력 검사(memory test), ② 주의력 검사(attention test), ③ 고위인지기능 검사(higher-order cognitive capacity test), ④ 시운동협응 검사(visuo-motor coordination), ⑤ 지능검사(Raven's standard progressive materials)으로 나누어지며 각 영역별 소검사들에 대해서는 표 37-2와 같으며, 실제 검사화면을 제시하였다(그림 37-1).

표 37-2. SCNT V4.0의 영역별 검사항목들

인지평가 영역 (domain)	소검사 항목
기억력 검사	• 언어기억: digit span test, verbal learning test • 공간기억: visual span test, visual learning test
주의력 검사	• continuous performance test • controlled continuous performance test • cross-over test • modality shift effect test • word-color test
고위인지기능 검사	• Wisconsin card sorting test • hypothesis formation test
시운동협응 검사	• trail making test • finger tapping test
지능검사	• 색채도형 지능검사 • 표준도형 지능검사

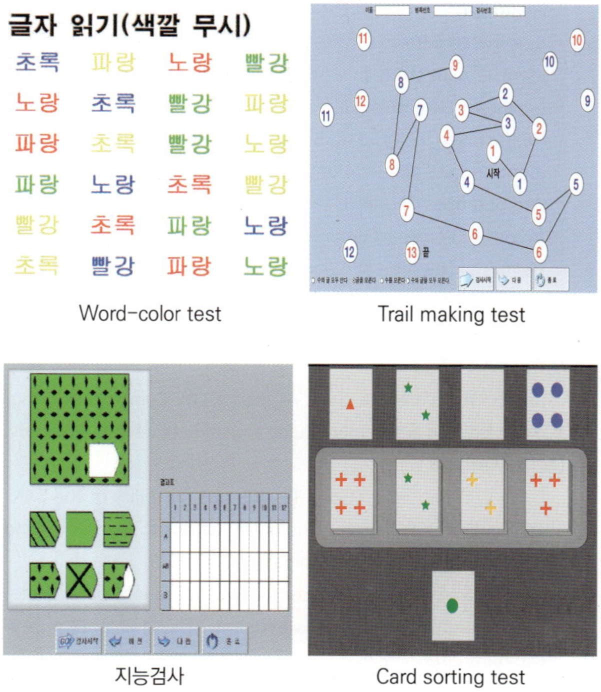

그림 37-1. **SCNT V4.0의 실제 검사 예시**

2. CANTAB (Cambridge neuropsychological test automated battery)

CANTAB은 전산화된 신경인지기능 평가도구로 인지저하가 동반된 환자를 비롯한 일반인들에게도 질환유무 및 질환정도를 예측하기 위해 1986 영국 Cambridge 대학에서 개발되었다. 검사 항목은 22개의 세부검사로 구성되었으며, 컴퓨터와 연결된 부속기기와 터치스크린을 이용하여 검사가 수행되어진다. 세부 검사는 선별검사, 시각적 기억력 검사, 집행기능, 작업기억 및 계획력 검사, 주의력 검사, 의미/언어적 기억력 검사, 의사결정 및 반응 제어력 검사(decision-making and response control tests)로 구성되어 있다(Cambridge University, 2009). 이 중 언어적 기억력 평가를 제외한 검사는 비언어적이며, 화면에 나타나는 사물의 모양 및 위치 판단

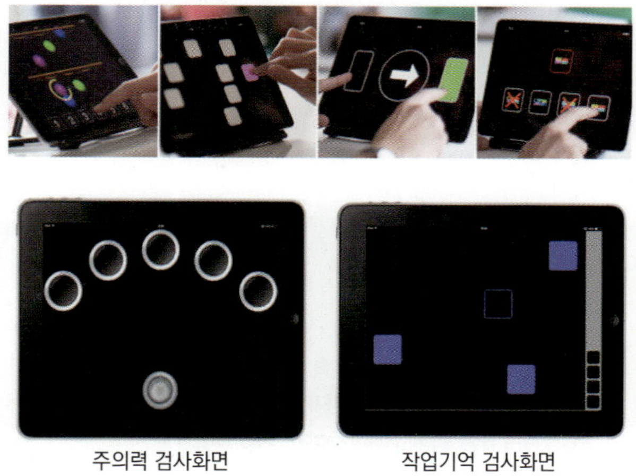

그림 37-2. **CANTAB의 실제 검사 예시**

을 기초로 하여 세부적인 인지능력 평가를 하는 검사이다(그림 37-2).

Ⅳ 결론

전산화된 신경인지기능 검사는 사람의 인지기능을 평가하고 시간 경과에 따른 변화를 추적 관찰하기 위한 강력한 수단으로 기존의 지필검사보다 빠르고 정확하게 시행할 수 있으며, 개인의 특정요구에 따라 옵션을 변경하기에 수월하다. 아직까지는 비교적 사용한 기간이 짧기 때문에 시간이 흐름에 따라 표준화가 진행된다면 더욱 많은 임상현장에서 사용될 수 있을 것으로 기대된다.

다만 기존 지필검사와 동일한 형태로 진행되더라도 검사환경의 차이가 있으며, 따라서 프로그램에 대한 검사자의 매뉴얼 숙지 및 반복을 통한 숙련이 필요하다. 또한 모든 검사를 시행하는 데에는 상당한 시간 및 노력이 필요하므로 검사실마다 환자군 및 상태에 따라 임

상적 의미를 가지는 적절한 검사를 선택할 수 있는 프로토콜을 만드는 것이 필요하다.

▶ 참고문헌

1. 김찬석, 이진영, 하태현, 최재혁, 유은미, 이선주, 이호원, & 박미영. (2009). 노인에서 인지기능 평가를 위한 전산화 캠브리지 신경인지 검사법의 유용성. J Korean Geriatr Soc, 13(2), 69–78.
2. Allard G., Butler J., Faust D., & Shea M. T. (1995). Errors in hand scoring objective personality tests: the case of the personality diagnostic questionnaire–revised. Prof Psychol Res Pr, 26, 304–308.
3. Baker E. L., Lerz R. E., Fidler A. T., Shalat S.,Plantamura D., & Lyndon M.. A. (1985). Computer–based neurobehavioral evaluation system for occupational and environmental epidemiology; Methodology and validation studies. Neuroheh Toxicol Teratol, 7, 369–378.
4. Benedict R. H., & Zgaljardic D. J. (1998). Practice effects during repeated administrations of memory tests with and without alternate forms. J Clin Exp Neuropsychol, 20, 339–352.
5. Chung J. H., Kim C. Y., & Sakong J. A. (1994). A computer–administered neurobehavioral evaluation of workers exposed to organic solvents. Korean J Occup Environ Med, 6(2), 219–241.
6. Facal D., Rodriquez N., Juncos–Rabadan O., Caamano J. M., & Sueiro J., (2009) Use of the Cambridge Neuropsychological Test Automated Battery for the diagnosis of mild cognitive impairment. A pilot study in a Spanish sample, Revista Espanola de Geriatria y Gerontologia1, 44(2), 79–84.
7. Ha KS, Kwon JS, Lyoo IK, Kong SW, Lee DW, Youn T. Development and standardization process, and factor analysis of the Computerized Cognitive Function Test system for Korea adults. Journal of Korean Neuropsychiatric Association 2002;41:551–62.
8. Holmes J., Lawsoon D., Langley K., Fitzpatrick H., Trumper A., & Pay H. (2004). The child attention–deficit hyperacticity disorder teacher telephone interview reliability and validity. Br J Psychiatry, 187, 74–78.
9. Kueider AM, Parisi JM, Gross AL, Rebok GW. Computerized cognitive training with older adults: a systematic review. PLoS One 2012;7:e40588.
10. Lowe C, & Rabbitt P. (1998). Test/re–test reliability of the CANTAB and ISPOCD neuropsychological batteries: Theoretical and practical issues. Neuropsychologia, 39, 915–923.
11. Parsey CM, Schmitter–Edgecombe M. Applications of technology in neuropsychological assessment. The Clinical Neuropsychologist 2013;27:1328–61.
12. Sakong J., & Chung J. H. (1994). Effect of computerized neurobehavioral test performance of the car painters exposed to organic solvent. Korean J Prev Med, 27(3), 487–504.
13. Swainson R., Hodges J. R., Galton C. J., Paykel E. S., Semple J., Michael A., Dunn B. D., Iddon J. L., Robbins T. W., & Sahakian B.J., (2001). Early detection and differential diagnosis of Alzheimer's disease and depression with neuropsychological tasks. Dementia and Geriatric Cognitive Disorders, 12, 265–280.

인지재활을 위한 특별 접근법

Specialized approaches for cognitive rehabilitation

Chapter 38 인지재활을 위한 운동
Exercise for cognitive rehabilitation

Chapter 39 인지재활을 위한 비침습적 뇌자극
Noninvasive brain stimulation for cognitive rehabilitation

Chapter 40 인지재활과 심리재활중재
Cognitive rehabilitation and psychological rehabilitation intervention

Chapter 41 컴퓨터를 이용한 인지평가 및 재활
Computer-based cognitive evaluation and rehabilitation

Chapter 42 사회인지와 의사소통
Social cognition and communication

PART 05

CHAPTER

38 인지재활을 위한 운동

Exercise for cognitive rehabilitation

김형섭

I 운동 학습

운동 학습은 크게 운동 기술 학습(motor skill learning)과 운동 적응(motor adaptation)으로 나누어질 수 있다. 두 가지 모두 안정적인 운동 행동(motor behavior)의 실행과 깊은 연관이 있다.

1. 운동 기술 학습

생활의 달인이라는 프로그램을 보면 평범한 사람들이, 직업에 충실하여 반복적인 작업을 통해 초보자나 동료들보다 훨씬 효율적으로 작업을 수행하는 것을 볼 수 있다. 또한 전 세계에 감동을 주고 있는 K-Pop의 아이돌 가수들이 화려한 스포트라이트 이전에 얼마나 노력했는지를 그들의 일사불란한 단체 군무를 통해 느낄 수 있다. 이렇게 운동 기술(motor skill)의 습득(acquisition), 유지(retention), 기존의 운동 기술의 적응(adaptation)은 일상생활 동작 수행에 아주 중요할 뿐만 아니라, 타자치기, 악기 연주, 직업적으로 운동을 하는 선수, 업무에 숙련된 장인들까지, 개인의 일상 생활을 포함하여 직업이라는 측면에서 사회 경제적으로도 밀접한 관계가 있다. 운동 기술의 습득이 어려운 만큼 잃게 되었을 때 개인뿐만 아니라 가족과 사회적인 문제도 발생하게 된다. 프로 운동선수들이 부상으로 인해 운동을 하지 못할 경우, 프로 선수로서 생명이 일찍 끝나는 것을 종종 볼 수 있다. 병원에서는 뇌졸중 환자들이 그 적절한 예가 될 수 있다. 운동 마비로 기존의 운동 능력을 상실하게 되었을 경우, 많은 환자들이 이동에 제한과 일상생활 동작 수행에 장애가 발생하게 된다. 이는 환자뿐만 아니라, 가족의 기회비용 상실과 간병인 및 사회적 부담 증가로 이어진다.

흔히 일상 생활에서는 이런 운동 기술의 습득이 상당한 수준에 이르렀을 때 숙련(skillful)되었다고 하며, 대부분인 개인들은 일상생활에서 흔히 경험하는 일이다. 새로운 운동 기술을 학습하게 되면 속도-정확도 간의 교환 법칙(speed-accuracy trade-off)이 적용이 된다(그림 38-1A). 즉 운동 기술 습득 초기에 특정 운동 기술을 정확하게 시행하려면, 시간(movement time)이 많이 소모되고, 반면에 빨리 시행하려고 하면 정확도는 떨어지게 된다. 그러나 반복적인 훈련과 연습(repetitive training)을 시행하면 정확도와 속도가 동시에 상승하게

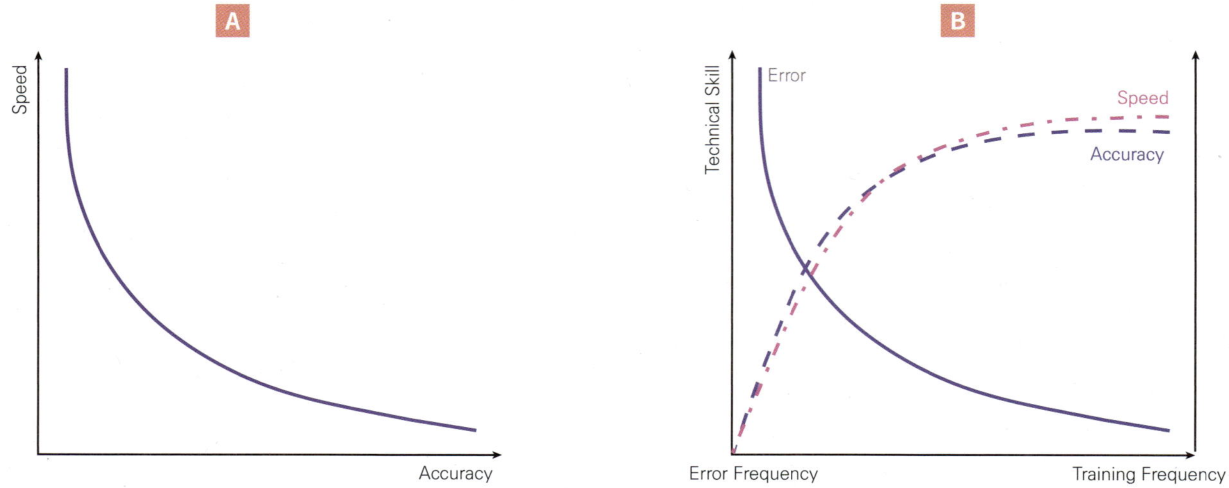

(A) Speed–Accuracy trade-off

(B) Training decreases the frequency of errors and increases both the speed and training accuracy of technical skill

그림 38-1. **속도-정확도 간 교환 및 훈련에 따른 속도와 정확도 향상에 관한 모식도**

되며 이런 상태를 숙련된 상태(skillful motor function)라고 한다(그림 38-1B). 숙련된 상태에서도 이러한 속도-정확도 간의 교환 법칙은 유지가 된다(그림 38-1A).

실내에서 퍼팅 연습을 하는 이유는 필드에서 운동을 할 때, 실수를 줄여 최단타수로 홀에 공을 집어넣으려고 하는 것이다. 이러한 운동 기술의 습득(motor learning)의 목적은 반복 훈련을 통해 가능한 실수(error)를 줄이는 것이다. 즉 반복 연습을 하게 되면 실수가 줄어들고 정확도와 속도가 올라가게 된다.

행동(performance)는 운동 기술의 난이도에 따라 활동에 제한이 따르게 된다. 예를 들어 피겨스케이트 선수가 단순 점프를 하는 것은 쉽지만, 트리플 악셀과 같은 고난위 기술은 성공확률이 떨어진다. 이러한 운동 기술의 습득과 유지에는 상당한 시간과 노력이 필요하다. 운동 기술의 획득은 한두 번의 경험에서 시작한다. 그러나 실험실에서는 시간적인 문제뿐만 아니라, 방법적인 문제에서도 정량화가 어렵기 때문에 연구하기가 어렵다. 그러나, 우리는 경험적으로 능숙해지는 것들 – 가령 초보 운전자가 능숙한 운전자가 되는 것처럼, 탁구나 배드민턴과 같은 생활체육을 취미로 가진 사람이라면 새로운 기술을 반복적인 연습을 통해 체험을 통해 실제 경기에서 적용하는 것을 경험할 수 있다.

2. 운동 학습의 정의

운동 학습은 기존의 한계점을 뛰어 넘는 새로운 운동 능력의 취득으로 간략히 정의될 수 있으며 구체적으로 특징으로 정의될 수 있다.

첫째, 운동 학습은 숙련된 운동 기능을 습득하는 일련의 과정(process)이다. 즉 운동 학습은 반복적인 연습과 훈련으로 나타나는 변화와 현상을 포함한다는 뜻이다. 이런 변화와 현상은 행동의 변화(a change in behavior)보다는 능력(capability)의 향상을 의미한다.

둘째, 운동 학습은 경험과 훈련(training)의 결과물이다. 경험과 훈련이 없이 새로운 운동 기술을 습득할 수가 없다.

셋째, 운동 학습은 직접 관찰할 수가 없으며 행동의

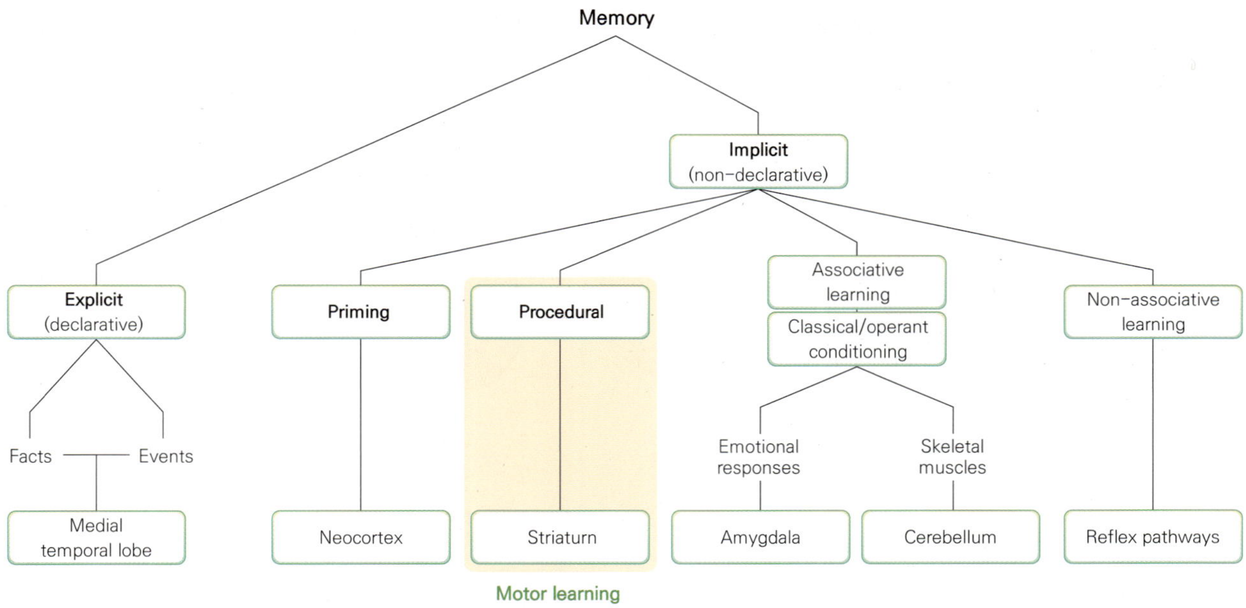

그림 38-2. **기억의 분류(Classification of memory)**

변화를 관찰을 통해 간접적으로 추론이 가능하다. 예를 들어 수영의 영법을 배운다고 가정하자. 우리가 운동학습을 직접 목격하거나 말로 설명하지는 못하지만 훈련을 지속해서 영법이 몸에 익혔을 때, 우리가 운동 학습이 되었다고 추측할 수 있지만, 이것을 구체적인 언어로 규정할 수 없는 것과 유사한 이치이다.

마지막으로 운동 학습은 상대적으로 기억에 대해 영구적인 변화를 초래한다(그림 38-2). 자전거 타기나 수영은 한 번 몸에 익히면 특별한 연습이 없어도 시간이 지나면 곧 잘 탄다. 물론 개체의 감정이나, 동기부여, 피로에 따라서 운동 능력의 차이가 날 수는 있다. 그림 38-2에서 procedural memory에 표시된 부분이 운동 기술 학습과 연관이 되어 있는 부분이다.

결론적으로 운동 학습은 훈련을 통해 수행에서 보이는 오류를 수정하는 기술을 습득하는 것으로 정의될 수 있으며, 훈련 이후에도 그 효과가 지속되어 이는 중추 신경계의 상태가 지속적으로 변해가면서 새롭게 모델링을 하며, 이러한 개념은 뇌의 가소성(plasticity) 개념과 유사하다.

3. 기억의 분류

그렇다면, 학습과 기억 간에는 어떤 관계가 있을까? 환경에 의해 인간의 행동의 변화를 초래하게 하는 가장 중요한 기전은 학습과 기억이다. 학습은 세상에 대한 지식(knowledge)의 습득의 과정이며, 기억은 지식을 부호화(encoding), 응고(consolidation), 저장(storage), 인출(retrieve)의 과정을 통해 학습을 가능하게 한다.

한편 기억을 분류하면 하나는 지식을 위한 기억이고 다른 하나는 기술(skill)을 위한 기억이다. 먼저 서술적인 언어로 기술할 수 있어 서술적 학습(declarative)이라고도 불리는 외현(explicit) 학습은 의식적으로 회상할 수 있는 학습으로, 인식, 주의 집중과 같은 요소들을 필요로 한다. 이 과정을 통해 사실에 기반을 둔 지식을 기억, 학습하는 능력을 갖추게 된다. 이루어지는 외현 학습은 감각연합피질과 내측두엽(medial temporal lobe), 해마(hippocampus), 해마이행부(subiculum) 등에서 일어난다(그림 38-3). 외현 기억은 크게 사실(facts)와 사건(episode)에 대한 기억으로 나뉠 수 있다.

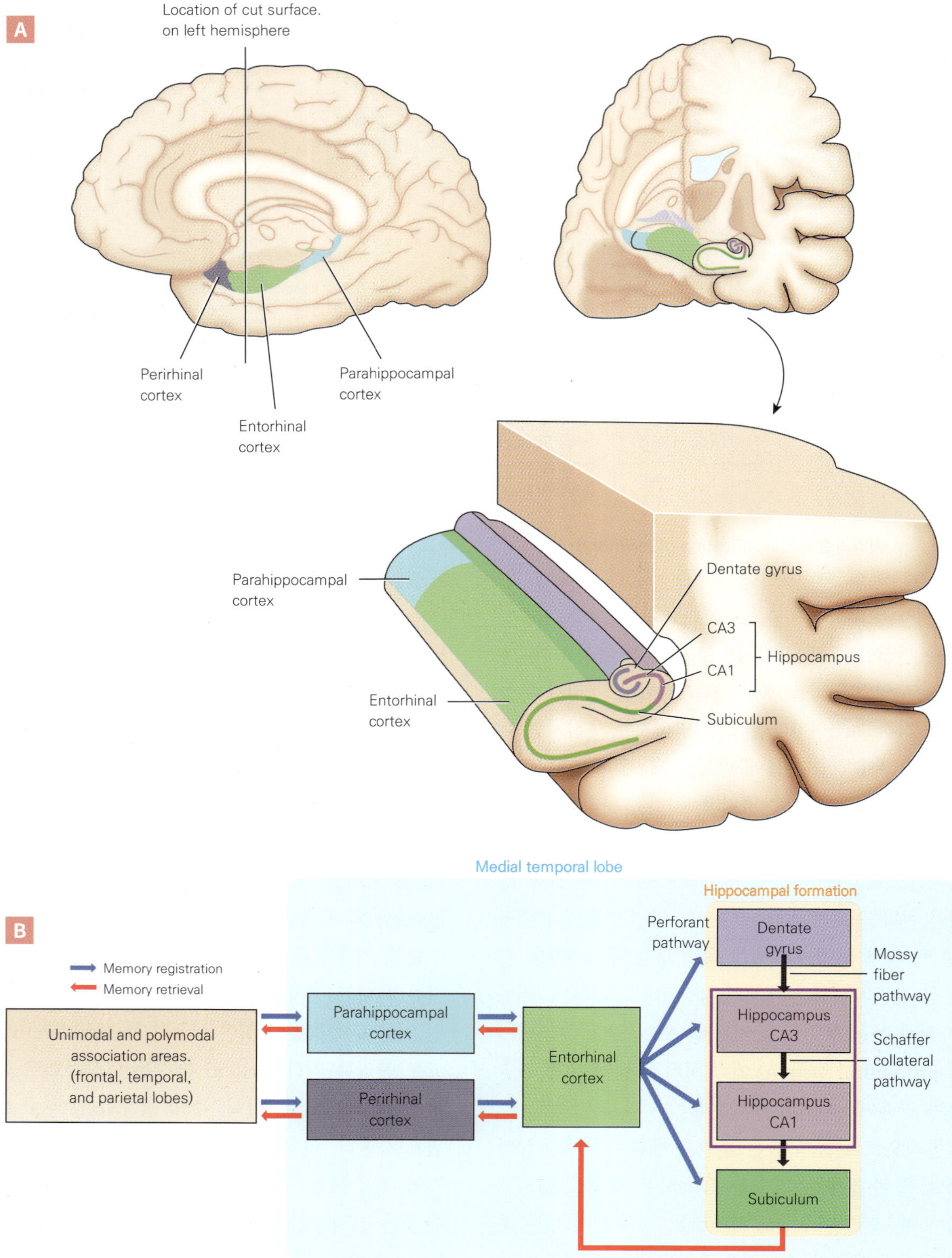

그림 38-3. (A) **기억의 저장에 중요한 구조물인 대뇌의 내측측두엽(medial temporal lobe)** (B) **Hippocampal formation에서 기억의 저장과 반출 과정.** (해마구조체 (hippocampal formation)의 해부학적 구성 / Principles of neural science 4th edition에서 발췌)

한편, 비서술적 학습(non-declarative)이라고도 불리는 암묵적(implicit) 학습은 많은 반복적 자극에 의해 형성된 반사적이고, 자동적인 무의식적 학습 반응으로 대부분의 운동 학습은 이러한 암묵기억에 의한 학습에 의해 일어난다. 암묵적 기억은 자극과 반응의 관계에 따라 크게 네 가지 형태로 분류할 수 있다.

첫째, 점화(priming)는 먼저 처리한 정보에 의해 떠오른 특정 개념이 뒤에 이어지는 정보의 해석에 영향을 미치는 현상이라 할 수 있다. 어떠한 자극 혹은 우선적으로 노출이 되는 경우, 기억 속에 있는 정보들에 대한 접근성이 증가하는 현상을 말한다. 이는 기본적으로 범주화를 기본으로 한다. 점화의 개념 대해서 쉽게 이해하기 위해서는, 시험에서 주관식 문제와 객관식 문제를 생각하면 된다. 오지선다에서 이전의 범주화된 기억의 구조 속에서 문제의 문항이 하나의 점화가 되어 주관식보다는 좀 더 쉽게 기억해낼 수 있는 것을 경험하였을 것이다. 이런 재인(recognition)은 점화의 좋은 예이다.

둘째, 절차학습(procedural learning)은 습관처럼, 주의집중이나 의식적인 사고 없이 자동적으로 과제 수행을 배우는 것으로 많은 연습을 통해 천천히 형성되고 과제 수행의 증진으로 표현된다. 반복 훈련을 통해 운동 프로그램의 저장이 일어나는 초기 습득 단계를 거쳐 유사한 환경과 조건 하에서 반복 훈련이 지속된다면, 절차적인 기술로 변화할 것이다. 궁극적으로 에러는 감소하고, 기술은 익숙해진다. 반복 훈련이 지속되면 기술은 최고점에서 유지하게 되며, 다른 환경으로의 전이도 가능할 것이다. 이런 계속되는 변화와 수행 능력의 향상이 절차 학습의 핵심이 된다. 절차 학습은 양측 두정엽, 전두엽, 보조 운동 영역, 소뇌, 기저핵에서 일어나는 것으로 알려져 있다.

셋째, 연합 학습(associative learning)은 연관관계 예측에 대한 학습으로, 조건 학습이라고도 하며, 행위와 환경과의 연관성을 알게 된다. 연합 학습은 복잡한 네트워크 없이 시냅스 효율성의 단순한 변화를 통해 일어난다. 연합학습은 기간에 상관없이. 초기에 두 뉴런이 동시에 활성화되면, 시냅스 효율성의 변화를 일으키는 두 개의 뉴런 내 단백의 변형이 일어난다. 장기적인 연합 반응 단계에서는 새로운 단백 물질의 형성이 일어나고 이어서 뉴런 사이 시냅스의 연결이 일어나게 된다. 연합 학습에는 자극과 다른 자극의 관계를 학습하는 고전적 조건 형성(classical conditioning)과 행동과 결과의 관계를 학습하는 조작적 조건 형성(operant conditioning)이 있다.

마지막으로, 비연합 학습(non-associative forms of learning)은 단일 자극이 반복되는 경우에 나타난다. 습관화(habituation), 민감화(sensitization)가 가장 단순한 유형이다. 습관화는 무해한 자극에 반복적으로 노출된 결과로 반응이 감소되는 것이다. 습관화 동안 감각 신경원에 의해 생긴 흥분성 시냅스 후 전위(excitatory postsynaptic potential)의 감소가 일어난다. 학습의 초기에는 이런 변화가 수 분 지속되고, 학습이 지속되면 감각 세포의 구조적 변화, 감각 신경원과 사이 신경원 간의 시냅스 연결 수 감소, 연결간 능동전도의 수적 감소 등의 변화로 시냅스 효율성이 영구히 변화하여 장기 기억으로 변환된다. 이는 뱃멀미를 자주하던 초보 낚시꾼이 낚시 때문에 배를 자주 타면 나중에는 적응되어 흔들리는 배 위에서도 낚시를 즐기는 것을 생각하면 쉽게 이해가 될 것이다.

민감화는 위협적이거나 유해한 자극에 대한 반응이 증가되는 것을 말한다. 단기간의 민감화는 존재하던 단백질 변화에 의해 일어나고, 장기간의 민감화는 새로운 단백질의 생성을 통해 일어난다. 자라보고 놀란 가슴 솥뚜껑보고 놀란다는 옛 속담이 민감화를 이해하는 적절한 예가 될 것이다.

기억 구조의 변화는 뇌의 해부학적 구조의 변화를 전제로 한다. 운동 학습과 연관된 뇌의 해부학적 구조로는 일차 운동영역(primary motor cortex, M1), 감각영역(somatosensory cortex), 전후 전운동영역(ventral and dorsal premotor cortex, PMv, PMd), 부운동영역(somatosensory cortex), 후측두엽(posterior parietal cortex)과 기저핵, 소뇌가 있다.

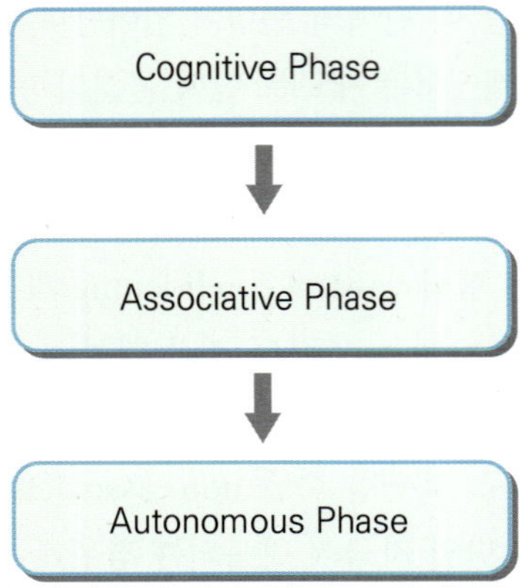

그림 38-4. **운동 학습의 과정(Stage of motor skill learning)**

4. 운동 학습의 과정(그림 38-4)

1) 인지 단계(Cognitive phase)

새로운 운동기술을 배울 때, 제일 처음 부딪히는 문제는 "어떤 것(what)이 되어져야 하는 문제이다. 가령, 골프 퍼팅을 예를 들면 어느 그립(grip)과 스윙이 바른 것인지, 또 어떤 강도로 퍼팅을 해야 하는지 먼저 파악이 되어야 한다. 운동을 시작하기전에 바른 자세를 위해서, 골프 입문서 보기, 실제로 행하기 보다는 머리속으로 상상하거나(shadow swing), 전문 강사의 행동을 직접 보거나 비디오를 보면서 분석하는 경향을 보인다. 모든 운동 기술은 각각 구분으로 분해되어, 말로 설명하는 경향이 있어, 이 시기를 언어-운동기(verbal-motor stage)라고도 불린다.

2) 결합 단계(Associative phase)

이 단계에는 운동기술은 점차적으로 향상되고, 운동기술을 시행할 때는 조금씩 변화가 나타난다. 이때는 방법론(How to)에 좀 더 집중하게 되며 이 시기는 운동기(motor stage)라고 한다.

3) 자동화 단계(Autonomous phase)

운동기술을 습득하는 상당 기간이 지속되면, 자동화 단계로 넘어가게 된다. 프로 운동 선수, 숙련공, 전문 음악가들의 운동 기술이 여기에 해당한다. 이때는 이전 단계와 비교하여 집중도가 떨어져도 시행할 수가 있으며, 심지어 동시에 다른 두 가지 일을 할 수도 있게 된다.

Ⅱ 운동 적응

운동 적응(motor adaptation)은 갑작스러운 환경 변화에 따른 운동 행동의 변화(change in motor performance)를 의미한다. 운동 기술 습득과의 차이점은 기능 향상이 동반되지 않고, 환경 변화에 대해서 이전 능력의 회복되는 것과 차이가 있다. 운동 적응은 동요(perturbation)의 형태로 나타난다. 예를 들면, 빙판길을 걸을 때, 자세를 낮추거나 팔을 들어 균형을 잡거나 도수가 맞지 않은 안경으로 인해 시각이 일그러질 때를 생각하면 쉽게 이해가 될 것이다. 이런 운동 적응의 목적 또한 체계적인 실수(systemic error)를 줄이는 데 있다. 이런 운동 적응은 운동 기술 습득보다 빨리, 갑자기 일어나며 변화된 환경에 맞추어 수분에서 수십 분 지속된다. 그러다 변화된 환경이 사라지면, 동요는 사라지게 된다.

1. 운동과 인지(Exercise and cognition)

특정 운동 기능(skillful motor function)을 습득하기 위해서는 상당한 많은 시간이 소요가 된다. 우리가 텔레비전에서 쉽게 보는 프로야구, 댄스 가수의 춤 동작, 피겨 스케이트 선수의 연기, 짧은 순간이지만 그렇게 보이기 위해서 야구선수, 댄스 가수, 피겨 스케이트 선수는 보이지 않는 시간과 공간에서 엄청나게 많은 노력을 기울였다는 것은 자명한 사실이다. 문제는 이런 특정 운동 기능을 획득하기는 어렵지만, 뇌졸중으로 인해 퇴행성 뇌질환에서는 쉽게 소실이 된다는 데 있다. 따라서 뇌혈관 질환이나 퇴행성 뇌질환을 예방하여 습득한 운동기능 손실을 막는 것이 환자 개인과 환자의 개호에 대한 사회적 부담을 줄일 수 있게 된다.

한편, 신체 활동 및 운동이 뇌의 기능과 함께 구조적으로도 밀접한 관계가 있다. 운동 능력이 뛰어난 성인은 대뇌 피질(cerebral cortex)과 기억을 담당하는 해마(hippocampus)가 운동 능력이 떨어지는 성인보다 크며, 전기 생리적 활성도를 측정하는 뇌파 검사에서도 전운동부위(premotor cortex)의 신경활동이 많은 것으로 보고되고 있다. 심지어 운동 능력이 왕성하고 정기적으로 운동하는 노인이 운동을 하지 않는 젊은 성인보다도 인지 관련된 동작 수행이 빠르다고 보고되고 있어, 운동이 인지기능과 밀접한 관계가 있음을 알 수 있다. 운동과 인지기능에 대한 연구는 대상자 수가 많지 않고 대조군 설정에 있어 윤리적인 문제가 있기 때문에, 연구 진행이 어렵지만, 여러 연구와 체계 분석을 통해 운동과 인지기능에 대한 연구가 많이 진행되었다.

2. 운동이 인지 기능에 미치는 영향

1) 소아 청소년

Meta-analysis 연구에 의하면, 소아 청소년에서 신체 운동이 인지기능을 향상시켰으며, 이러한 인지기능 향상 정도와 운동의 종류와는 무관하다고 보고하였다. 즉, 근력운동, 섬세한 운동기술 훈련, 유산소 운동 등이 모두 효과가 있었다.

또한 지적장애 아동에서 신체 운동을 시행한 결과, 주의력이 증가하고 인지기능이 향상되었다고 보고되었다. 특히 주 3회 유산소 운동을 시행하였을 때, 인지 속도 및 정확성이 증가하거나, 각성(arousal) 수준을 높이고, 창의적 사고(creative thinking)가 향상되었다.

이를 종합해 보면, 꾸준한 신체 운동은 전반적인 인지 기능을 향상시키는 것보다는 전두엽 집행 기능(executive function) 및 창의적 사고(creative thinking)를 향상시키는 것으로 생각된다.

2) 노인 및 치매

65세 이상 노인을 대상으로 한 연구를 살펴보면 높은 신체적 활동을 한 군에서 인지 기능이 증가하며, 인지 저하 및 치매 예방에 효과적이라는 보고가 있다. 또한 유산소 운동을 통해 최대 산소소모량(VO_2 max)이 증가된 경우, 전반적인 인지기능이 향상되었고, 특히 기억력(memory), 집행 기능(executive function), 운동 기술(motor skill) 등의 특정 항목이 향상되는 소견을 보였다.

치매 환자 및 경도 인지장애 환자에서도 정기적인 운동이 인지 기능의 저하를 막고, 인지 기능을 유지하여, 수명을 연장시킨다는 연구 결과도 있다. 이와 같이 신체 운동은 신경영양인자를 자극하고, 남아있는 인지 기능의 여분을 보존하는 기능이 있다.

3) 뇌졸중

뇌졸중 환자에서 트레드밀 보행 훈련을 6개월 시행한 결과, 심혈관 기능이 향상되었을 뿐만 아니라 기능적 뇌 자기공명영상 촬영상 소뇌 및 뇌간 부위 활성도가 증가한 소견을 보여 신체 운동에 의한 뇌신경 가소성을 확인하였다.

또한 뇌졸중 환자에서 유산소 운동을 시행한 경우, 전반적인 인지기능이 향상되었으며, 특히 주의력(attention) 또는 시공간 능력(visuospatial ability)이 향상되는 소견을 보였다.

4) 파킨슨병

파킨슨병에서 체중지지하 트레드밀 보행 훈련을 2개월 시행한 결과, 파킨슨 증상이 향상되었을 뿐만 아니라 경두개 자기장 자극 검사상 피질운동 흥분성이 감소하는 소견을 보여, 신체 운동에 의한 뇌신경 가소성을 확인하였다. 이와 같이 뇌신경 질환에서 운동에 의해 신경 가소성이 증가한다는 소견은 뇌신경 기능회복 및 인지 기능의 향상을 가져올 수 있다고 유추할 수 있다.

최근 파킨슨병 환자의 운동 증상뿐만 아니라 비운동 증상에 대한 관심이 증가하고 있고, 이 중 인지기능 저하는 신체 운동에 의해 중재될 수 있다고 보고되고 있다. 또한 대조군 배정 연구에서 유산소 운동과 저항 운동(resistance exercise) 및 다양한 복합 운동(유산소 운동, 스트레칭 운동, 근력 운동, 협조기능 운동, 균형 운동)은 각각 인지 기능 중에서 특히 집행 기능(executive function)을 향상시켰다.

Ⅲ 운동에 의한 인지기능 향상의 기전

가소성(neuroplasticity)은 시간 경과에 따라 행동의 변화를 유도하는 신경계의 변화를 의미하며, 뇌의 초기의 발달, 학습 및 기억, 뇌손상 후의 재구성화 등과도 관련되어 있다. 가소성을 통해 단기간의 시냅스 연결의 강도와 효율성의 변화가 일어나고, 장기적으로 신경세포 간 연결의 수의 변화와 재구성화가 일어난다. 이러한 가소성은 학습에 의해 일어나고 기능의 회복으로 이어진다. 새로운 운동의 학습은 대뇌피질 내 연결의 가소성과 연관되어 있고, 이러한 대뇌피질의 변화는 동작에 특이적으로 일어난다. 이런 대뇌 피질의 변화는 새로운 기술을 학습할 때 일어나고 단순한 반복만으로는 변화가 일어나지 않는다. 이런 학습의 기전은 장기적 활성화(long term potentiation)로 설명할 수 있다. NMDA receptor blocker나 GABA-A receptor agonist 이용하여 사용 의존성 가소성을 차단한 실험을 통해 장기적 활성화가 운동 학습과 연관된 재조직화에 필수적이라는 결과를 뒷받침할 수 있었다.

운동과 인지기능에 관한 동물 모델 실험에서는 이미 연구가 많이 진행되었다. 사람에 대해서는 윤리적인 문제와 실험 설계의 한계 때문에 대규모 객관적인 연구가 어렵지만, 동물 실험일 경우에는 유전형질전환 쥐를 이용하여 실험을 할 수 있다. 알츠하이머 유전형질전환 쥐를 이용한 논문을 살펴보면, 질환 쥐를 대상으로 운동을 한 군에서 대조군과 비교할 경우, 기능적으로는 인지 기능 및 운동 기능이 보전되어 있으며, 해부학적으로는 신경 연접(synapse)과 신생 혈관의 증가, 해마의 부피가 유지되었고, 이러한 해부학적 변화는 운동에 의한 유도된 신경영양인자(neurotrophins)와 밀접한 관계가 있다.

Brain-derived neurotrophic factor (BDNF)는 운동 훈련에 대한 반응으로 운동 피질에서 증가하는 데 BDNF의 역할은 신경 연접의 퇴화를 억제하여 유지시키고, 비정상적인 유전인자의 발현을 억제하는 기억과 학습에 중요한 인자이다. 보통 운동 기술을 습득할 때, 훈련시간 내의 기능 향상을 Online training effect라고 하고 휴식을 통해서 얻어지는 기능 향상을 Offline tra-

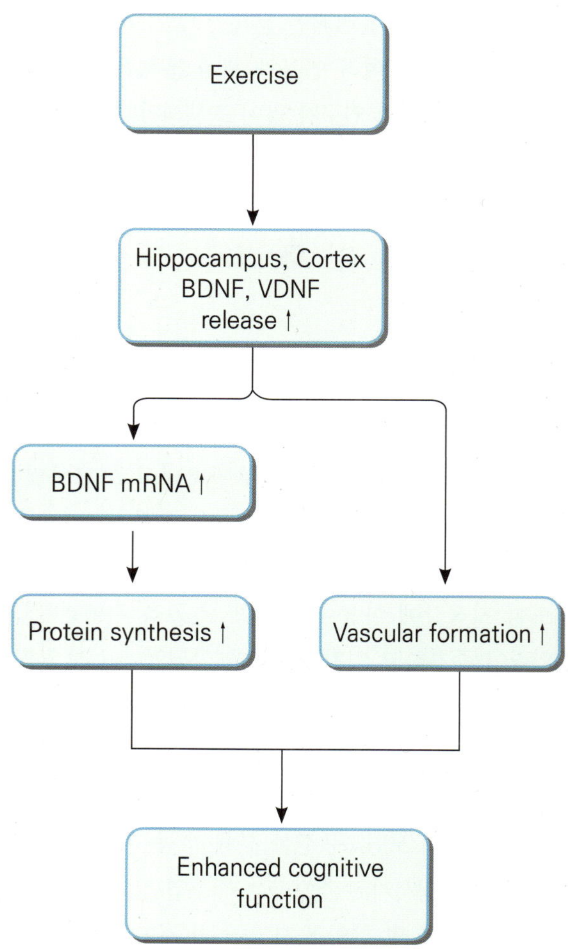

그림 38-5. **운동과 인지 기능과의 관한 모식도**

nining effect라고 한다. Offline 시기에 단백질이 형성되기 때문에, 운동 기술의 습득과 유지를 위해서는 많은 연습과 이에 따른 휴식이 필수적이라 하겠다. BDNF에 의해 생성된 단백질은 연접(synapse)의 장기 강화(long term potentiation)의 역할을 수행한다. 이를 조절하는 유전자는 시냅스의 가소성을 조절하는데 있어 중요한 요소로 알려져 있다. BDNF 유전자의 코돈(codon) 66에서 valine-methionine 치환을 일으키는 BDNF의 단일 염기 다양성(BDNF val66met polymorphism)은 비정상적인 피질 형태, 기억력 장애, 감소된 내측 측두엽 활성도와 연관이 있는 것으로 알려져 있으며, 비정상적인 경험-의존적 가소성과 연관이 있을 것으로 생각되고 있다. 또한 이러한 다양성은 반복적 자기자극과 같은 치료에 대한 반응도의 차이와 연관이 있다.

한편 신체 운동에 의해 뇌 혈류가 증가하여, 뇌 대사량이 증가하고, 운동 피질 및 해마 부위에 혈관 생성이 증가한다. 운동을 하면 근육뿐만 아니라 뇌 모세혈관의 수도 증가하는데 이는 Vascular endothelial growth factor (VEGF)와 연관이 있다. 이와 같이 신경영양 인자 및 혈관생성 인자와 같은 성장인자에 의해 궁극적으로 인지기능이 향상될 수 있다(그림 38-5).

또한 신체 운동에 의해 부갑상선 호르몬이 활성화되어, 혈중 칼슘이 증가하고, 뇌에 카테콜라민(cathecholamine) 합성을 증가시켜, 도파민과 노르아드레날린 등의 생합성을 증가시킬 수 있다. 이와 같이 운동에 의해 증가된 신경전달물질은 주의력을 증가시켜, 인지기능을 보다 향상시킬 수 있다.

사람의 뇌는 50대까지 성장한다. 50대가 되어서야 가장 해부학적으로 크기가 커지게 된다. 그러나 50대가 지나면 점차적으로 뇌의 부피가 감소하게 된다. 성장이 끝난 이후에도 운동을 하게 되면 뇌의 구조의 변화가 초래가 된다. 운동 자체가 기억과 밀접한 관계가 있다. 운동기억과 관련된 단백 생성과 이에 따른 세포 증식이 해마에서 발생하며, 뇌 세포신경 생성이 결국 뇌의 퇴행성 변화를 막거나 지연시키며 기억을 유지시키게 된다(그림 38-6).

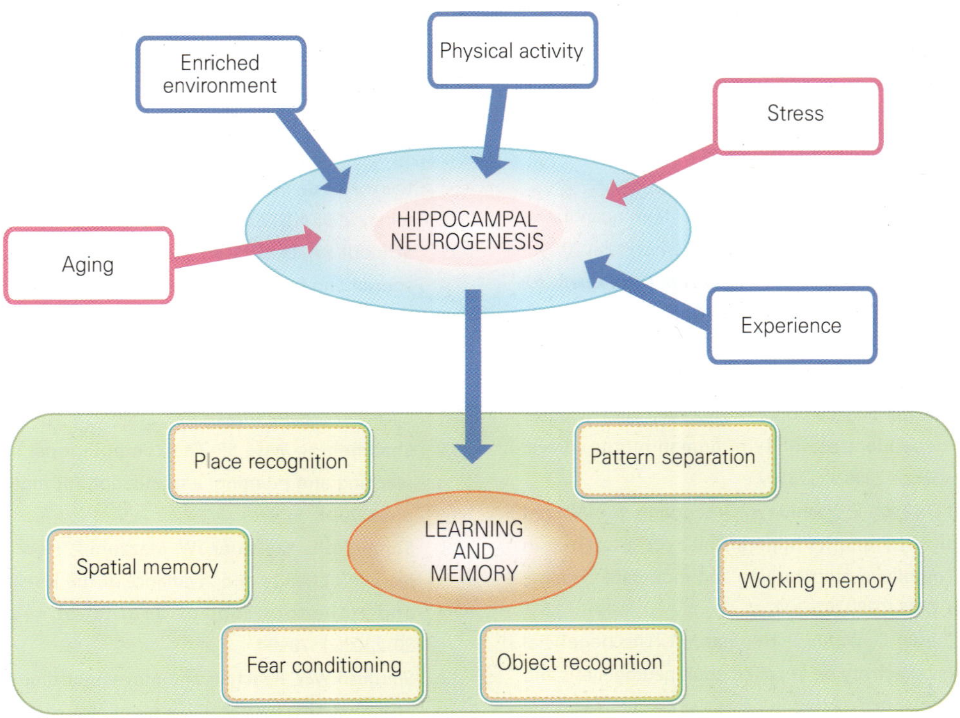

그림 38-6. **운동과 뇌 신경세포 생성(Exercise and Neurogenesis in Brain)**

▶ 참고문헌

1. 백남종, 신준호. 운동 학습의 개념과 이론. Brain & NeuroRehabilitation 2010;3(2):57–63.
2. Bütefisch CM, Davis BC, Wise SP, Sawaki L, Kopylev L, Classen J, et al. Mechanisms of use–dependent plasticity in the human motor cortex. Proceedings of the national academy of sciences 2000;97(7):3661–5.
3. Corder WO. Effects of physical education on the intellectual, physical, and social development of educable mentally retarded boys. Exceptional Children 1966;32(6):357–66.
4. Cruise K, Bucks R, Loftus A, Newton R, Pegoraro R, Thomas M. Exercise and Parkinson's: benefits for cognition and quality of life. Acta Neurologica Scandinavica 2011;123(1):13–9.
5. Doyon J, Owen AM, Petrides M, Sziklas V, Evans AC. Functional anatomy of visuomotor skill learning in human subjects examined with positron emission tomography. European Journal of Neuroscience 1996;8(4):637–48.
6. Egan MF, Kojima M, Callicott JH, Goldberg TE, Kolachana BS, Bertolino A, et al. The BDNF val66met polymorphism affects activity–dependent secretion of BDNF and human memory and hippocampal function. Cell 2003;112(2):257–69.
7. Fisher BE, Wu AD, Salem GJ, Song J, Lin C–HJ, Yip J, et al. The effect of exercise training in improving motor performance and corticomotor excitability in people with early Parkinson's disease. Archives of physical medicine and rehabilitation 2008;89(7):1221–9.
8. Freudenberger P, Petrovic K, Sen A, Töglhofer AM, Fixa A, Hofer E, et al. Fitness and cognition in the elderly: the Austrian stroke prevention study. Neurology 2016;86(5):418–24.
9. Intlekofer KA, Cotman CW. Exercise counteracts declining hippocampal function in aging and Alzheimer's disease. Neurobiology of disease 2013;57:47–55.
10. Johansen–Berg H, Behrens TE. Diffusion MRI: from quantitative measurement to in vivo neuroanatomy: Academic Press; 2013.
11. Kandel ER, Schwartz JH, Jessell TM, Siegelbaum S, Hudspeth AJ, Mack S. Principles of neural science: McGraw–hill New York; 2000.
12. Kleim JA, Chan S, Pringle E, Schallert K, Procaccio V, Jimenez R, et al. BDNF val66met polymorphism is associated with modified experience–dependent plasticity in human motor cortex. Nature neuroscience 2006;9(6):735–7.
13. Klintsova AY, Dickson E, Yoshida R, Greenough WT. Altered expression of BDNF and its high–affinity receptor TrkB in response to complex motor learning and moderate exercise. Brain research 2004;1028(1):92–104.
14. Lafenetre P, Leske O, Wahle P, Heumann R. The beneficial effects of physical activity on impaired adult neurogenesis and cognitive performance. Frontiers in neuroscience 2011;5:51.
15. Laurin D, Verreault R, Lindsay J, MacPherson K, Rockwood K. Physical activity and risk of cognitive impairment and dementia in elderly persons. Archives of neurology 2001;58(3):498–504.
16. Lojovich JM. The relationship between aerobic exercise and cognition: is movement medicinal? The Journal of head trauma rehabilitation 2010;25(3):184–92.
17. Lu B. BDNF and activity–dependent synaptic modulation. Learning & memory 2003;10(2):86–98.
18. Luft AR, Macko RF, Forrester LW, Villagra F, Ivey F, Sorkin JD, et al. Treadmill exercise activates subcortical neural networks and improves walking after stroke: a randomized controlled trial. Stroke 2008;39(12):3341–50.
19. McDowell K, Kerick S, Santa Maria D, Hatfield B. Aging, physical activity, and cognitive processing: an examination of P300. Neurobiology of aging 2003;24(4):597–606.
20. Pezawas L, Verchinski BA, Mattay VS, Callicott JH, Kolachana BS, Straub RE, et al. The brain–derived neurotrophic factor val66met polymorphism and variation in human cortical morphology. Journal of Neuroscience 2004;24(45):10099–102.
21. Plautz EJ, Milliken GW, Nudo RJ. Effects of Repetitive Motor Training on Movement Representations in Adult Squirrel Monkeys: Role of Use versus Learning. Neurobiology of Learning and Memory 2000;74(1):27–55.
22. Ratey JJ, Loehr JE. The positive impact of physical activity on cognition during adulthood: a review of underlying mechanisms, evidence and recommendations. 2011.
23. Reynolds GO, Otto MW, Ellis TD, Cronin–Golomb A. The T herapeutic P otential of E xercise to I mprove M ood, C ognition, and S l eep in P arkinson's D isease. Movement Disorders 2016;31(1):23–38.
24. Rovio S, Kåreholt I, Helkala E–L, Viitanen M, Winblad B, Tuomilehto J, et al. Leisure–time physical activity at midlife and the risk of dementia and Alzheimer's disease. The Lancet Neurology 2005;4(11):705–11.
25. Schmidt RA, Lee TD, Winstein C, Wulf G, Zelaznik HN. Motor control and learning: A behavioral emphasis: Human kinetics; 2018.
26. Scholz J, Klein MC, Behrens TE, Johansen–Berg H. Training induces changes in white–matter architecture. Nature neuroscience 2009;12(11):1370–1.
27. Shadmehr R, Wise SP. The computational neurobiology of reaching and pointing: a foundation for motor learning: MIT press; 2004.
28. Shmuelof L, Krakauer JW, Mazzoni P. How is a motor skill learned? Change and invariance at the levels of task success and trajectory control. Journal of neurophysiology 2012;108(2):578–94.
29. Spirduso WW. Reaction and movement time as a function of age and physical activity level. Journal of gerontology

1975;30(4):435–40.

30. Tomporowski PD, Davis CL, Miller PH, Naglieri JA. Exercise and children's intelligence, cognition, and academic achievement. Educational psychology review 2008;20:111–31.
31. Tuckman BW, Hinkle JS. An experimental study of the physical and psychological effects of aerobic exercise on schoolchildren. Health psychology 1986;5(3):197.
32. Wang Q, Xu Z, Tang J, Sun J, Gao J, Wu T, et al. Voluntary exercise counteracts Aβ25–35–induced memory impairment in mice. Behavioural brain research 2013;256:618–25.
33. Zervas Y, Danis A, Klissouras V. Influence of physical exertion on mental performance with reference to training. Perceptual and motor skills 1991;72(3_suppl):1215–21.
34. Zheng G, Zhou W, Xia R, Tao J, Chen L. Aerobic exercises for cognition rehabilitation following stroke: a systematic review. Journal of Stroke and Cerebrovascular Diseases 2016;25(11):2780–9.

CHAPTER

39 인지재활을 위한 비침습적 뇌자극

Noninvasive brain stimulation for cognitive rehabilitation

고명환

I 서론

비침습적 뇌자극(noninvasive brain stimulation, NBS)은 말 그대로 침습적인 처치를 하지 않은 상태에서 두피를 통하여 자기장이나 전기장을 머리에 가하여 대뇌피질을 자극하고 뇌세포 활성도의 변화를 유도하는 방법으로 뇌 신경재활 영역에서 매우 활발하게 연구되고 있는 분야이다. 최근에는 비침습적 뇌자극을 통하여 뇌세포의 활성도를 변화시킴으로써 병적인 뇌의 기능적 회복을 얻는 치료적인 목적의 비침습적 뇌자극 기법이 시도되고 있다. 현재까지 많이 적용되고 있는 비침습적 뇌자극의 구체적인 방법으로는 경두개자기자극(transcranial magnetic stimulation, TMS)과 경두개직류전류자극(transcranial direct current stimulation, tDCS)이 있다. 두 방법 모두 자극 조건의 차이에 따라 뇌의 활성도를 증가시키거나 혹은 억제시킬 수 있는데, 이러한 뇌세포에 미치는 영향을 이용하여 원하는 일정 뇌 부위의 활성도를 인위적으로 변화시켜 병적으로 비정상적이었던 뇌의 활성도를 정상화시킬 수 있으며 이를 통해 궁극적으로 뇌 기능의 향상을 유도할 수 있는 것으로 알려져 있다. 이러한 비침습적 뇌자극방법들은 운동기능뿐 아니라 인지기능의 호전을 위한 치료적 도구로써의 연구에서 긍정적인 결과들이 발표되고 있다.

본 장에서는 현재 임상에서 적용되고 있는 비침습적 뇌자극 기법에 대한 전반적인 고찰과 최근 발표되고 있는 연구 결과를 토대로 비침습적 뇌자극의 인지기능 향상 효과를 알아보고 그 효과를 최적화할 수 있는 적용 방법에 대해 논의하고자 한다.

II 현재 통용 중인 자극 기법

1. 반복경두개자기자극

1985년 영국의 Barker 등에 의해 특수하게 고안된 자기장코일을 이용하여 머리(뇌)에 비침습적으로 자기장을 가하여 인위적으로 대뇌 운동 피질을 활성화시킬 수 있다는 결과가 발표되었다. 이후 많은 비침습적 뇌자극 연구가 이어져오고 있다. 자기장을 두부에 가해주면 자기장이 전기장으로 변하게 되며 이러한 전기장은 두개골 내의 뇌 실질에까지 도달하여 일반적인 전기 자극처럼 뇌신경세포의 탈분극을 일으키게 된다. 이러한 특성을 이용하여 경두개자기자극은 피질척수로와 같은 신경경로의 이상유무를 객관적으로 파악하는데 매우 유용한 도구로 개발되어 사용되고 있다.

초기에는 단발적인 자극을 통한 진단적 연구만 이루어지다가 그 후로 몇몇 연구자에 의해 자기자극을 일정한 주파수(Hz)에 맞추어 반복적으로 적용하는 연구가 시도된 결과, 5 Hz 이상의 고빈도로 자기장을 반복적으로 가해주면 자극이 중단된 이후에도 그 영향력에 있었던 세포의 활성도는 지속적으로 증가되고 반대로 1 Hz 이하의 저빈도로 반복적인 자기 자극을 실시한 경우에는 세포의 활성도가 저하되는 것으로 밝혀졌다. 이와 같이 필요에 의해 일정 영역의 뇌세포의 활성도를 변화시킬 수 있는 것으로 밝혀진 반복경두개자기자극(rTMS)기법은 비정상적인 뇌세포의 활성도를 조절함으로써 치료적인 효과를 얻을 수 있는 방법으로 크게 각광받게 되어 뇌신경재활영역에서 뇌기능을 회복하는데 유용한 치료도구로써 많은 연구가 이루어지고 있다.

경두개자기자극은 자기장을 발생시키는 본체(stimulator)와 발생된 자기장을 머리의 일정 부위에만 한정하여 두개내로 전파시켜주는 코일로 구성되어있다(그림 39-1).

2. 경두개직류전기자극

경두개직류전기자극(tDCS)은 직접 두피에 양극과 음극의 전극을 부착시킨 후 전류를 흘려주는 방법으로 일정 시간 동안 1–2 mA의 약한 직류 전기자극을 비침습적으로 두피에 적용하면 뇌세포의 활성도를 변화시키는 것으로 알려져 있다. 기술적으로는 상대적으로 간단하다고 할 수 있어서, 안정적으로 전류를 발생할 수 있는 본체와 두피에 부착이 용이한 전극만 있으면 경두개 전기자극을 적용할 수 있다(그림 39-2).

현재까지는 교류전류보다는 직류전류가 경두개 전기자극으로 많이 사용되고 있다. 사실 인체에 전기를 가해서 의학적인 효과를 보고자 한 시도는 이미 오래 전으로, 17세기에 인류가 인위적으로 전기를 발생시킬 수 있는 기술이 발명되면서부터 주로 정신질환 환자를 대상으로 전기자극요법이 적용되어 온 기록이 있다. 현대적 비침습적 뇌자극의 역사는 1980년 Merton 등이 인간의 뇌에 비침습적으로 전기를 이용하여 자극할 수 있는 방법을 처음으로 제안한 데서 시작되었고, 1998년 Priori 등은 0.5 mA의 비교적 약한 전기자극을 통해 인간의 뇌 활성도를 조절할 수 있는 방법을 처음으로 보고하였다. 2000년 이후 전기적인 불쾌감을 느끼지 못할 정도의 매우 약한 강도인 1–2 mA의 직류전류를 수분 이상 통전한 후 운동 피질의 뇌세포 활성도가 의미 있게 변화한다는 일관된 연구들이 발표되면서 경두개 전

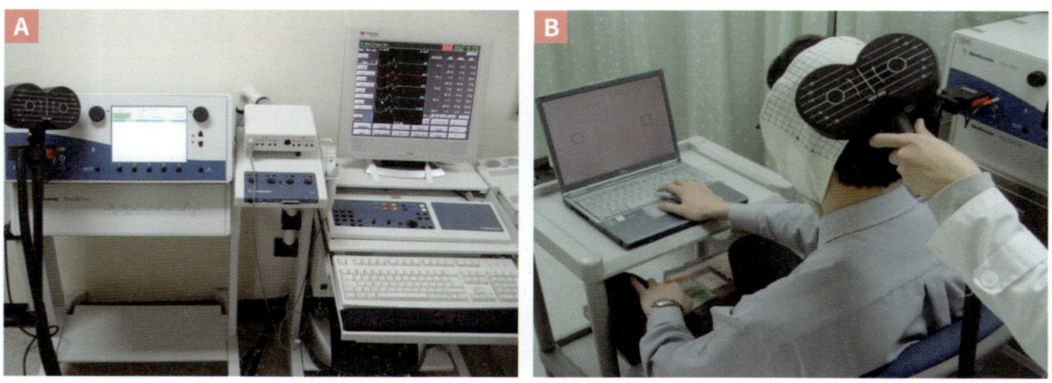

그림 39-1. **경두개자기자극 장비.** 자기장을 발생시키는 본체(A)와 발생된 자기장을 원하는 부위에 국소적으로 가해줄 수 있는 코일(B)을 이용하여 경두개자기자극을 하는 모습

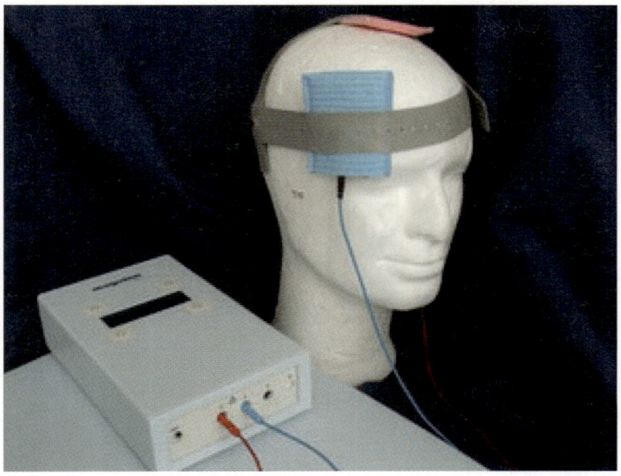

그림 39-2. **경두개직류전기자극 장비.** 직류전류를 안정적으로 만들어 낼 수 있는 전기장치와 발생된 전류를 두피를 통하여 흘려주는 양극과 음극의 전극, 그리고 2개의 전극을 움직이지 않게 고정해주는 고정장치를 이용하여 경두개직류전기자극을 실시하는 모습

기자극 연구가 폭발적으로 증가하게 되었다. 특징적으로 경두개 전기자극은 부착하는 전극의 극성에 따라 그 효과가 다른데, 즉, 양극(anode)이 부착된 부위의 뇌세포는 활성도가 증가하며 음극(cathode)이 부착된 부위의 뇌세포의 활성도는 감소하는 것으로 알려져 있으며, 이러한 극성에 따른 차이를 이용하여 뇌기능 회복을 위한 치료적인 목적으로 이용되기 시작하였다.

Ⅲ 비침습적 뇌자극의 임상 적용

1. 뇌자극의 기본 전략

경두개 자기자극은 자극의 빈도에 따라, 그리고 경두개전기자극은 전극의 극성에 따라 원하는 부위의 뇌 활성도를 인위적으로 높이거나 낮출 수 있다. 이러한 기전을 이용하여 뇌기능 향상을 위한 치료 전략을 세울 수 있다. 예를 들어, 뇌졸중과 같이 한쪽 대뇌반구에만 병변이 발생한 경우에는 병변측 대뇌반구의 활성도는 저하되는 반면 비병변측의 활성도는 상대적으로 증가되어 비병변측 대뇌반구로부터 병변측 대뇌반구로의 억제신경로가 강화되어 병변측 대뇌반구의 기능적 회복을 방해하는 불균형 상태가 초래된다. 이러한 대뇌반구의 불균형을 비침습적 뇌자극을 통하여 정상적으로 회복시켜 치료적인 효과를 얻게 된다. 즉, 그림 39-3과 같이 병변측의 대뇌반구에는 활성도를 높일 수 있는 고빈도의 반복 경두개자기자극 또는 양극의 경두개전기자극을 실시하고 활성도가 과도하게 상승된 비병변측 대뇌반구에는 저빈도의 경두개자기자극이나 음극의 경두개전기자극을 실시하여 활성도를 낮춤으로써 양측 대뇌반구의 균형을 회복하여 뇌기능 향상을 유도하는 것이 비침습적 뇌자극의 기본 치료 전략이라 할 수 있다.

2. 인지기능 향상을 위한 비침습적 뇌자극

1) 언어기능 향상

실어증 환자에서 언어기능 향상을 위한 뇌자극 방법도 뇌자극의 기본 전략에 따른다. 즉, 손상받은 좌측 언어중추 영역에는 고빈도의 경두개자기자극 또는 양극의 경두개전기자극(이때 음극은 반대편 이마에 부착하는 방법이 일반적으로 사용된다)을 실시하거나 언어중추 반대편 대뇌반구에 저빈도의 경두개자기자극 또는 음극의 경두개전기자극을 실시하게 된다(그림 39-4A).

지금까지의 연구들에 의하면 대부분 브로카 영역에 활성도를 높이는 자극을 가하거나 반대편인 브로카 상동영역에 활성도를 낮추는 자극을 가하여 주로 이름대기검사에서 의미 있는 향상을 보고하고 있다. 베르니케 영역을 자극 부위로 한 연구는 상대적으로 적지만 역시 언어이해능력 등에서 향상을 보인다는 연구 결과들이 있다. 또한 경두개전기자극을 실시하면서 동시에 언어치료를 통해 더 많은 향상을 기대할 수 있다는 연구 결과도 있다.

이러한 여러 연구결과들을 토대로 메타분석을 한 최근 발표에서는 언어중추가 아닌 비언어중추대뇌반구에

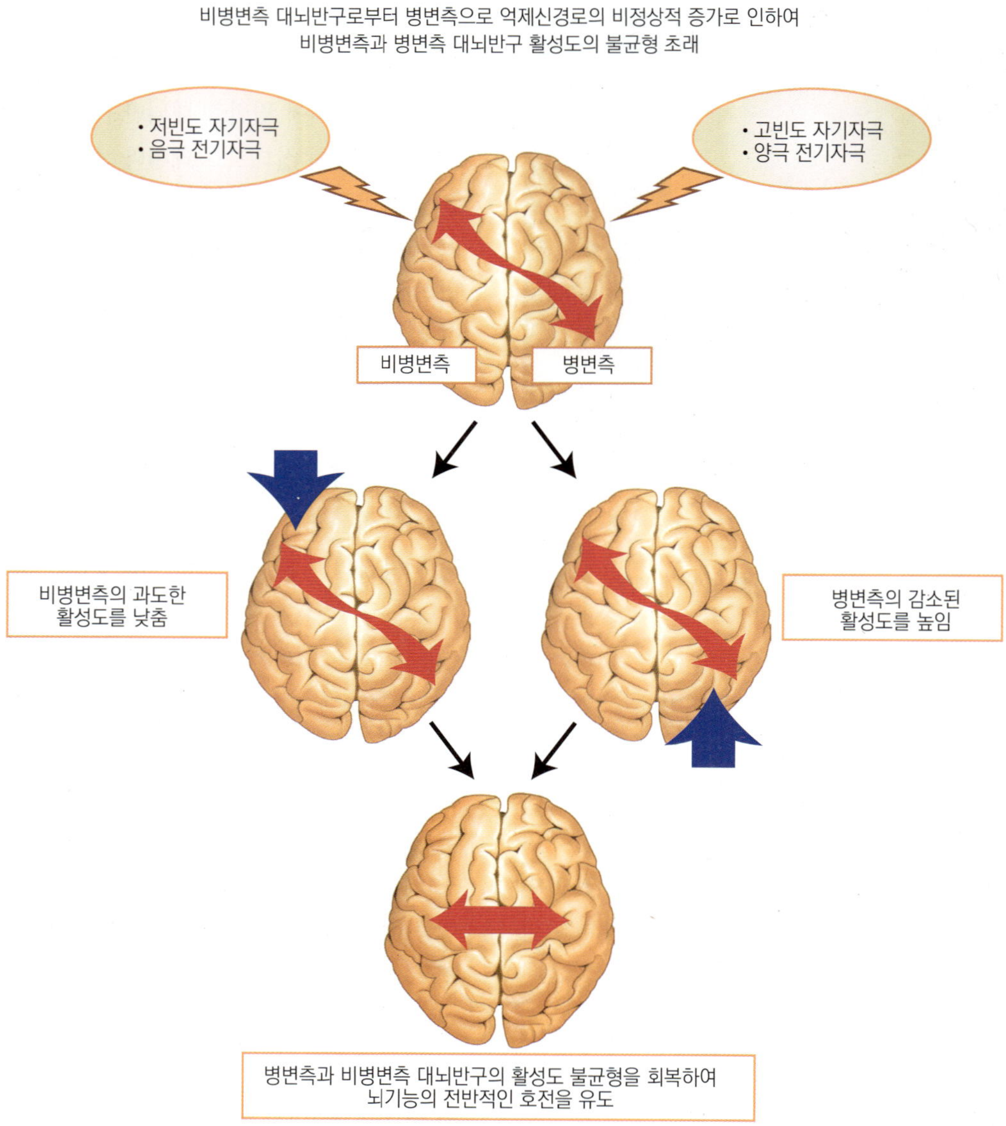

그림 39-3. **뇌기능 기능 향상을 위한 비침습적 뇌자극 전략.** 병변측에는 고빈도의 반복경두개자기 또는 양극의 경두개전기자극을 실시하여 그 부위의 뇌 활성도를 증가시키고 비병변측에는 저빈도의 반복경두개자기자극 또는 음극의 경두개전기자극을 실시하여 그 부위의 뇌활성도를 감소시켜줌으로써 뇌 기능의 향상을 유도한다.

활성도를 낮추는 방식의 뇌자극을 통하여 뇌졸중 후 발생한 실어증 환자의 언어기능을 향상시킨다는 통계적인 결과를 보여주고 있다. 반면 다른 리뷰 연구들에서는 아직은 효과를 증명할만한 연구 결과가 부족하다는 결론도 있으므로 좀 더 추가적인 연구가 지속되어야 할 것으로 생각된다.

2) 시공간 지각력 향상(편측무시증후군)

편측무시와 같은 시공간 지각력 저하는 근력 감소가 많지 않음에도 불구하고 앉거나 서 있는 자세에서 균형을 잡기 어렵고, 낙상 등의 위험이 증가하며, 일상생활 수행 시 커다란 장애를 초래하게 되어 재활치료의 효과를 떨어뜨려 최종적인 기능의 회복에 커다란 저해 요인이 된다. 따라서 편측무시 치료는 뇌신경재활에서 중요

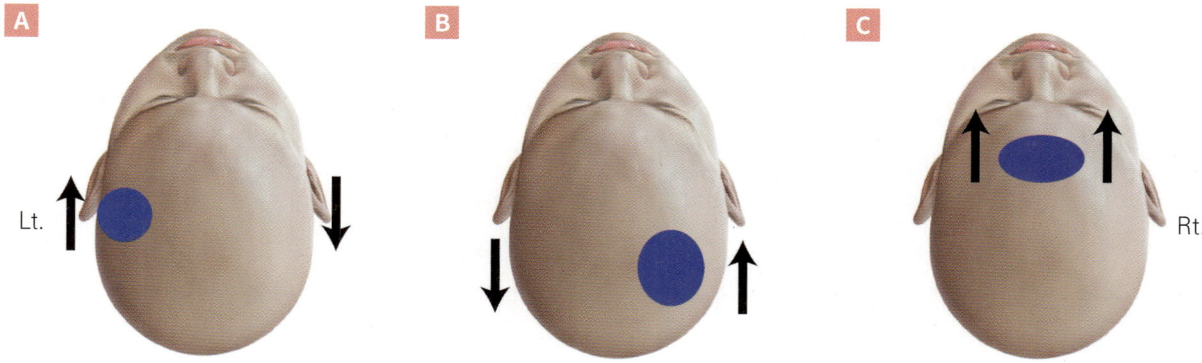

그림 39-4. **인지기능 호전을 위한 비침습적 뇌자극 기본 적용 방법.** (A) 언어기능 향상을 위한 방법: 좌측 대뇌반구의 언어중추에는 고빈도의 반복 경두개자기자극 또는 양극의 경두개전기자극을 실시하고 반대편 대뇌반구에는 저빈도의 반복 경두개자기자극 또는 음극의 경두개전기자극을 실시한다. (B) 시공간지각력 증진을 위한 방법: 우측 두정엽에는 고빈도의 반복 경두개자기자극 또는 양극의 경두개전기자극을 실시하고 좌측 두정엽에는 저빈도의 반복 경두개자기자극 또는 음극의 경두개전기자극을 실시한다. (C) 전두엽 기능 향상을 위한 방법: 좌측 또는 좌우측 전전두엽에 고빈도의 반복 경두개자기자극 또는 양극의 경두개전기자극을 실시한다.

한 부분을 차지한다.

편측무시는 몸의 반대측 자극에 대한 부적절한 인식에 의해 발생되는 것으로 주로 비우성반구(우측 대뇌반구)가 손상된 경우 반대측(좌측)으로의 시공간 지각력이 저하되어 발생된다고 할 수 있다. 이러한 대뇌의 병태생리적 이상 변화에 근거하여 비침습적 뇌자극치료가 편측무시를 호전시킬 수 있는 새로운 치료 방법으로 대두되고 있다. 즉, 앞서 기술한 기본적 치료 전략에 근거하여 손상된 우측 대뇌반구에는 활성도를 높이는 방식의 자극을 해주고 비병변측인 좌측 대뇌반구에는 활성도를 낮추는 자극을 가하여 증상의 호전을 유도할 수 있다.

현재까지 편측무시에 대한 뇌자극의 연구들은 주로 두정엽을 자극 부위로 하고 있다. 두피에서의 구체적인 자극 부위 선정은 주로 뇌파측정 시 사용되는 10-20시스템을 이용하여 두정엽에 해당되는 P3(또는 P5)와 P4(또는 P6)에 국소적으로 자극을 하게 된다(그림 39-4B). 그래서 좌측 두정엽인 P3에는 저빈도의 반복 경두개자기자극이나 음극의 경두개전기자극을, 우측 두정엽인 P4에는 고빈도의반복 경두개자기자극이나 양극의 경두개전기자극을 실시하여 편측무시 증상이 호전되었다는 연구들이 지속적으로 보고되고 있다. 또한 경두개 전기자극의 경우에는 양극은 우측 대뇌반구에 음극은 좌측 대뇌반구에 동시에 부착 후 자극하여 치료적인 효과를 높일 수 있을 거라는 연구도 시도되고 있다.

지금까지 연구들에서 뇌자극 후 편측무시를 측정하는 검사들에서는 통계적인 호전을 보인 연구결과들이 지속적으로 발표되면서 2016년에 발표된 미국의 뇌졸중재활 진료지침을 비롯한 여러 진료지침들에서 편측무시 증상의 호전을 위한 치료로써 반복경두개자기자극을 권고하고 있다.

3) 전두엽기능 향상

알츠하이머 또는 혈관성 치매, 파킨슨증후군과 관련된 인지기능 저하, 그리고 뇌졸중 후 인지기능 저하 등의 호전을 위한 비침습적 뇌자극 연구가 최근 폭넓게 이루어지고 있으며 긍정적인 결과들이 보고되고 있다. 주요 표적 자극 부위는 주로 배외측 전전두엽으로 10-20시스템에서의 F3나 F4가 자극의 중심 부위가 된다(그림 39-4C).

뇌졸중환자를 대상으로 한 연구들에서는 초기에는 주로 좌측 배외측 전전두엽에 고빈도의 반복 자기자극을 실시하는 연구가 발표되었는데, 최근에는 적용의 편리성 때문에 경두개 전기자극을 이용한 연구들이 크게 늘고 있는데, 좌측 전전두엽만을 자극하거나 또는 좌측과 우측을 동시에 자극하여 작업기억, 주의력, 집행능력 등이 호전되었다는 결과들이 발표되고 있다. 또한 치매 환자 및 파킨슨증후군 환자의 인지기능 향상을 위한 목적의 연구들도 많이 이루어지고 있다. 이러한 환자들에서도 자극 부위는 주로 전전두엽이 되며 이 부위의 활성도를 높이는 방법을 사용하게 된다. 더불어 환자뿐 아니라 정상 노인을 대상으로 고령에 따른 인지기능 저하를 호전시키기 위한 시도도 이루어지고 있는데 특히 전전두엽을 자극하면서 동시에 컴퓨터 인지훈련과 같은 인지재활치료를 같이 해 주었을 경우 그 효과가 더 증가되었다는 연구 결과도 있다.

가장 최근의 한 메타분석 발표에서는 지금까지의 알츠하이머치매 환자 및 정상 고령자를 대상으로 한 연구들을 분석한 결과 비침습적 뇌자극은 치매 환자 및 정상 고령자에서 모두 인지기능을 향상시키는 통계적인 의미를 가진다고 보고하였다.

Ⅳ 비침습적 뇌자극의 재택치료

최근 들어 주기적으로 세계적 전염병이 유행함에 따라 의료 분야에서도 대면 접촉을 최소화할 필요성이 대두되고 있으며, 동시에 과학기술의 발전으로 최신의 정보통신 기술을 활용한 재택치료가 크게 부각되고 있다. 비침습적 뇌자극 영역에서는 특히 경두개전기자극기를 가지고 재택치료를 실시하여 그 효과를 보고자 하는 연구들이 활발히 이루어지고 있으며 긍정적인 결과들이 발표되고 있다. 지금까지 연구자들에 의해 정리된 바에 의하면 재택 비침습적 뇌자극법은 크게 세가지 형태로 대별될 수 있다. 첫번째는 'Home Use 뇌자극법'으로 일반 가정용 의료기기와 같이 환자가 자체적으로 구입하여 집에서 사용하는 형태로 이러한 방법은 위험성이 많고 유용성이 확실치 않아서 추천되지 않고 있다. 두번째는 'Remotely Supervised 뇌자극법'으로 일단 병원에 방문하여 환자의 상태에 맞게 자극 부위, 시간, 강도 등을 정하여 주고 자극기를 집으로 가지고 가서 자극기의 켜고 끄기 작동은 환자나 보호자에 의해 실시되며 정기적으로 의료진과 원격 및 대면으로 소통하면서 치료의 적절성을 확인하는 방식으로 실제 재택치료 형태로 가장 많이 적용되고 있는 방식이다. 세번째로는 'Remotely Controlled 뇌자극법'으로 뇌자극기를 집에 둔 채로 고도의 정보통신기술을 활용하여 병원에서 원격으로 뇌자극기의 모든 기능을 조절하는 방식인데, 이것은 아직 시도 단계에 있다고 할 수 있다. 현재 대부분의 연구들은 두번째 방식의 재택치료 방법을 이용하여 연구가 되어있는데, 이러한 재택 뇌자극치료와 컴퓨터기반 인지훈련을 같이 실시한 경우 인지기능의 전반적인 호전을 가져올 수 있다는 연구 결과들이 발표되고 있다. 재택치료가 전문 치료진에 의한 대면치료와 동일한 효과를 얻을 수 있는 표준 치료가 되기 위해서는 보다 진보한 치료방법의 개발과 추가적인 연구가 필요하다.

Ⅴ 임상 적용 시 고려사항

1. 부작용 및 금기

비침습적 뇌자극은 자기장이나 전기를 인위적으로 가해주는 것이므로 체내에 금속물이 삽입되어 있는 경우 금기로 되어있다. 즉, 뇌동맥류 파열 환자에서 클립이나 코일을 한 경우나 박동기와 같은 전기 장치를 장착하고 있는 경우에는 비침습적 뇌자극을 실시하면 안 된다. 또한 경두개전기자극은 전극을 두피에 직접 접촉하여야 하므로 전극을 부착하여야 할 부위의 피부에 병변이 있는 경우에는 실시할 수 없다.

경련발작도 주의해야 할 점이다. 활성도를 높이는 방법, 즉 고빈도의 반복경두개자기자극 및 양극의 경두개

전기자극을 실시하는 경우 경련발작의 위험이 증가하며 특히, 반복 경두개자기자극의 경우 경련발작의 보고가 있다. 따라서 경련발작의 과거력이 있는 환자에서는 활성도를 높여주는 방식의 뇌자극은 실시해서는 안 된다. 반면, 활성도를 낮추는 저빈도 반복경두개자기자극은 신경학적 기전 상 경련발작을 억제할 수 있을 것으로 예상되며 실제로 뇌전증환자에서 경련의 빈도를 감소시키는 치료적 효과가 있다는 연구보고들이 발표되고 있으므로 경련이 있는 환자에서도 적절한 적용을 통하여 비침습적 뇌자극이 치료적 도구로 사용될 수 있을 것으로 생각된다.

지금까지의 연구들을 분석해 보면 비침습적 뇌자극 후 몇 가지 부작용이 보고되고 있다. 두통, 피로감, 오심, 이명 등과 더불어 전극 부착 부위의 감각 이상, 가려움, 피부 발적 등이 보고되고 있는데, 대부분 일시적인 현상으로 짧은 시간 내에 소실되는 것으로 알려져 있다. 최근에 소아에 대한 비침습적 뇌자극에 대한 안전성에 대한 연구 결과가 발표되었는데, 2.5~17.8세의 소아청소년 513명을 분석한 결과 성인과 동일한 증상의 부작용이 있었는데 그 발현율은 성인에 비하여 적은 비율이었다고 발표하였다.

2. 올바른 적용을 위한 고려 사항

비침습적 뇌자극은 '비침습적'이라는 커다란 장점을 가지고 있다. 반면 비침습적이라는 장점 때문에 무분별하게 시도되는 경우가 있음을 주의하여야 한다. 앞서 치료의 전략에서 말한, '병변측의 활성도는 높여주고 비병변측의 활성도는 낮추어주는' 전략은 그렇게 간단하지 않다. 병적인 상황이 발생한 뇌는 그 병의 심한 정도나 병의 발생시기, 병의 원인 등에 따라 병변측과 비병변측의 활성도 또는 기능적인 상태가 매우 다양하게 변할 수 있다. 실어증 환자에 대한 반복경두개자기자극연구 중 하나에서는 치료 전략에 맞추어 비병변측 브로카 상동 부위에 저빈도의 반복경두개자기자극을 실시하였더니 오히려 환자의 언어기능이 더욱 저하되었는데 기능적 영상을 실시해 본 결과 이 비병변측 브로카 상동 부위에서 언어기능을 보상적으로 담당하고 있었음을 알 수 있었고 그래서 비병변측에 오히려 고빈도의 자극을 한 경우에 언어기능의 호전을 이끌어낼 수 있었다는 연구 결과도 있다. 따라서 비침습적 뇌자극이 올바른 치료 방법이 되기 위해서는 자극하고자 하는 뇌의 현재 상태가 어떠한지를 명확히 파악할 수 있어야 하며 정확히 어떤 부위를 어떤 조건으로 자극해야 하는지를 제대로 결정할 수 있어야 한다. 그러기 위해서는 인간의 뇌가 병적인 상태에서 어떻게 변화하며 회복해가는가에 대한 충분한 지식을 갖추고 있어야 한다.

Ⅵ 결론

1985년 경두개자기자극기가 개발되면서 본격적으로 시작된 비침습적 뇌자극 연구가 어느덧 40년이 되었다. 그동안 수많은 연구가 이루어지고 긍정적인 결과들이 공통적으로 발표되고 있다. 그렇지만 아직 인간의 뇌에 대한 지식이 충분치 못한 상태에서 무분별한 비침습적 뇌 자극 적용은 예상치 못한 결과를 초래할 수 있다. 비침습적 뇌 자극을 통하여 뇌기능 향상의 목적을 성공적으로 이루기 위해서는 병적인 뇌의 기능적 변화에 대한 충분한 지식을 갖추고 있어야 하며 자극하고자 하는 뇌의 현재 기능적 변화 상태가 어떠한지를 파악할 수 있는 객관적인 평가가 충분히 이루어진 후 비침습적 뇌자극을 하여야 할 것이다. 현재까지의 연구들을 보면 비침습적 뇌자극은 분명히 인지기능 향상을 위한 훌륭한 치료방법의 하나가 될 수 있으며 이를 위해서는 정확한 적용 방법을 정립하기 위한 좀 더 심도 깊은 연구가 지속되어야 할 것으로 생각한다.

▶ 참고문헌

1. Ahmed MA, Darwish ES, Khedr EM, El Serogy YM, Ali AM. Effects of low versus high frequencies of repetitive transcranial magnetic stimulation on cognitive function and cortical excitability in Alzheimer's dementia. J Neurol. 2012;259:83–92.
2. Au–Yeung SS, Wang J, Chen Y, Chua E. Transcranial direct current stimulation to primary motor area improves hand dexterity and selective attention in chronic stroke. Am J Phys Med Rehabil. 2014;93:1057–1064.
3. Baker JM, Rorden C, Fridriksson J. Using transcranial direct–current stimulation to treat stroke patients with aphasia. Stroke. 2010;41:1229–1236.
4. Barker AT, Jalinous R, Freeston IL. Non–invasive magnetic stimulation of human motor cortex. Lancet. 1985;1:1106–1107.
5. Bikson M, Grossman P, Thomas C, Zannou AL, Jiang J, Adnan T, et al. Safety of transcranial direct current stimulation: evidence based update 2016. Brain Stimul. 2016;9:641–661.
6. Boggio PS, Ferrucci R, Mameli F, Martins D, Martins O, Vergari M, et al. Prolonged visual memory enhancement after direct current stimulation in Alzheimer's disease. Brain Stimul. 2012;5:223–230.
7. Brem AK, Unterburger E, Speight I, Jäncke L. Treatment of visuospatial neglect with biparietal tDCS and cognitive training: a single–case study. Front Syst Neurosci. 2014;8:180.
8. Cappon D, Jahanshahi M, Bisiacchi P. Value and efficacy of transcranial direct current stimulation in the cognitive rehabilitation: a critical review since 2000. Front Neurosci. 2016;10:157.
9. Cotelli M, Manenti R, Brambilla M, Petesi M, Rosini S, Ferrari C, et al. Anodal tDCS during face–name associations memory training in Alzheimer's patients. Front Aging Neurosci. 2014;6:38.
10. Cotelli M, Manenti R, Cappa SF, Geroldi C, Zanetti O, Rossini PM, et al. Effect of transcranial magnetic stimulation on action naming in patients with Alzheimer disease. Arch Neurol. 2006;63:1602–1604.
11. Dammekens E, Vanneste S, Ost J, De Ridder D. Neural correlates of high frequency repetitive transcranial magnetic stimulation improvement in post–stroke non–fluent aphasia: a case study. Neurocase. 2014;20:1–9.
12. Elsner B, Kugler J, Pohl M, Mehrholz J. Transcranial direct current stimulation (tDCS) for improving aphasia in patients with aphasia after stroke. Cochrane Database Syst Rev. 2015;5:CD009760.
13. Ferrucci R, Mameli F, Guidi I, Mrakic–Sposta S, Vergari M, Marceglia S, et al. Transcranial direct current stimulation improves recognition memory in Alzheimer disease. Neurology. 2008;71:493–498.
14. Hsu WY, Ku Y, Zanto TP, Gazzaley A. Effects of noninvasive brain stimulation on cognitive function in healthy aging and Alzheimer's disease: a systematic review and meta–analysis. Neurobiol Aging. 2015;36:2348–2359.
15. Hummel FC, Cohen LG. Non–invasive brain stimulation: a new strategy to improve neurorehabilitation after stroke? Lancet Neurol. 2006;5:708–712.
16. Iyer MB, Mattu U, Grafman J, Lomarev M, Sato S, Wassermann EM. Safety and cognitive effect of frontal DC brain polarization in healthy individuals. Neurology. 2005;64:872–875.
17. Jo JM, Kim YH, Ko MH, Ohn SH, Joen B, Lee KH. Enhancing the working memory of stroke patients using tDCS. Am J Phys Med Rehabil. 2009;88:404–409.
18. Kang EK, Baek MJ, Kim S, Paik NJ. Non–invasive cortical stimulation improves post–stroke attention decline. Restor Neurol Neurosci. 2009;27:645–650.
19. Kang EK, Kim YK, Sohn HM, Cohen LG, Paik NJ. Improved picture naming in aphasia patients treated with cathodal tDCS to inhibit the right Broca's homologue area. Restor Neurol Neurosci. 2011;29:141–152.
20. Kim BR, Kim DY, Chun MH, Yi JH, Kwon JS. Effect of repetitive transcranial magnetic stimulation on cognition and mood in stroke patients: a double–blind, sham–controlled trial. Am J Phys Med Rehabil. 2010;89:362–368.
21. Ko MH, Han SH, Park SH, Seo JH, Kim YH. Improvement of visual scanning after DC brain polarization of parietal cortex in stroke patients with spatial neglect. Neurosci Lett. 2008;448:171–174.
22. Ko MH, Jeong YC, Seo JH, Kim YH. The after–effect of sub–threshold 10 Hz repetitive transcranial magnetic stimulation on motor cortical excitability. J Korean Acad Rehabil Med. 2006;30:436–440
23. Ko MH, Yoon JY, Jo YJ, Son MN, Kim DS, Kim GW, Won YH, Park SH, Seo JH, Kim YH. Home–Based Transcranial Direct Current Stimulation to Enhance Cognition in Stroke: Randomized Controlled Trial. Stroke. 2022;53:2992–3001.
24. Koch G, Bonni S, Giacobbe V, Bucchi G, Basile B, Lupo F, et al. Theta–burst stimulation of the left hemisphere accelerates recovery of hemispatial neglect. Neurology. 2012;78:24–30.
25. Koch G, Oliveri M, Cheeran B, Ruge D, Lo Gerfo E, Salerno S, et al. Hyperexcitability of parietal–motor functional connections in the intact left–hemisphere of patients with neglect. Brain. 2008;131:3147–3155.
26. Krishnan C, Santos L, Peterson MD, Ehinger M. Safety of noninvasive brain stimulation in children and adolescents. Brain Stimul. 2015;8:76–87.
27. Li Y, Qu Y, Yuan M, Du T. Low–frequency repetitive transcranial magnetic stimulation for patients with aphasia after stoke: a meta–analysis. J Rehabil Med. 2015;47:675–681.
28. Machii K, Cohen D, Ramos–Estebanez C, Pascual–Leone A. Safety of rTMS to non–motor cortical areas in healthy participants and patients. Clin Neurophysiol. 2006;117:455–471.
29. Manenti R, Brambilla M, Benussi A, Rosini S, Cobelli C, Ferrari C, et al. Mild cognitive impairment in Parkinson's disease is

improved by transcranial direct current stimulation combined with physical therapy. Mov Disord. 2016;31:715–724.
30. Merton PA, Morton HB. Stimulation of the cerebral cortex in the intact human subject. Nature 1980;285:227.
31. Mylius V, Ayache SS, Zouari HG, Aoun–Sebaïti M, Farhat WH, Lefaucheur JP. Stroke rehabilitation using noninvasive cortical stimulation: hemispatial neglect. Expert Rev Neurother. 2012;12:983–991.
32. Nitsche MA, Fricke K, Henschke U, Schlitterlau A, Liebetanz D, Lang N, et al. Pharmacological modulation of cortical excitability shifts induced by transcranial direct current stimulation in humans. J Physiol. 2003;553:293–301.
33. Nitsche MA, Paulus W. Excitability changes induced in the human motor cortex by weak transcranial direct current stimulation. J Physiol. 2000;527:633–639.
34. Oliveri M, Bisiach E, Brighina F, Piazza A, La Bua V, Buffa D. rTMS of the unaffected hemisphere transiently reduces contralesional visuospatial hemineglect. Neurology. 2001;57:1338–1340.
35. Otal B, Olma MC, Flöel A, Wellwood I. Inhibitory non–invasive brain stimulation to homologous language regions as an adjunct to speech and language therapy in post–stroke aphasia: a meta–analysis. Front Hum Neurosci. 2015;9:236.
36. Pal E, Nagy F, Aschermann Z, Balazs E, Kovacs N. The impact of left prefrontal repetitive transcranial magnetic stimulation on depression in Parkinson's disease: a randomized, double–blind, placebo–controlled study. Mov Disord. 2010;25:2311–2317.
37. Palm U, Kumpf U, Behler N, Wulf L, Kirsch B, Wörsching J, Keeser D, Hasan A, Padberg F. Home use, remotely supervised, and remotely controlled transcranial direct current stimulation: a systematic review of the available evidence. Neuromodulation: Technology at the Neural Interface. 2018;21:323–333.
38. Park SH, Koh EJ, Choi HY, Ko MH. A double–blind, sham–controlled, pilot study to assess the effects of the concomitant use of transcranial direct current stimulation with the computer assisted cognitive rehabilitation to the prefrontal cortex on cognitive functions in patients with stroke. J Korean Neurosurg Soc. 2013;54:484–488.
39. Park SH, Seo JH, Kim YH, Ko MH. Long–term effects of transcranial direct current stimulation combined with computer–assisted cognitive training in healthy older adults. Neuroreport. 2014;25:122–126.
40. Peinemann A, Lehner C, Mentschel C, Münchau A, Conrad B, Siebner HR. Subthreshold 5–Hz repetitive transcranial magnetic stimulation of the human primary motor cortex reduces intracortical paired–pulse inhibition. Neurosci Lett. 2000;296:21–24.
41. Polanowska KE, Leśniak MM, Seniów JB, Czepiel W, Członkowska A. Anodal transcranial direct current stimulation in early rehabilitation of patients with post–stroke non–fluent aphasia: a randomized, double–blind, sham–controlled pilot study. Restor Neurol Neurosci. 2013;31:761–771.
42. Poreisz C, Boros K, Antal A, Paulus W. Safety aspects of transcranial direct current stimulation concerning healthy subjects and patients. Brain Res Bull. 2007;72:208–214.
43. Priori A, Berardelli A, Rona S, Accornero N, Manfredi M. Polari–zation of the human motor cortex through the scalp. Neuroreport. 1998;9:2257–2260.
44. Rektorova I, Megova S, Bares M, Rektor I. Cognitive functioning after repetitive transcranial magnetic stimulation in patients with cerebrovascular disease without dementia: a pilot study of seven patients. J Neurol Sci. 2005;229–230:157–161.
45. Ridding MC, Rothwell JC. Is there a future for therapeutic use of transcranial magnetic stimulation? Nat Rev Neurosci. 2007;8:559–567.
46. Romero JR, Anschel D, Sparing R, Gangitano M, Pascual–Leone A. Subthreshold low frequency repetitive transcranial magnetic stimulation selectively decreases facilitation in the motor cortex. Clin Neurophysiol. 2002;113:101–107.
47. Roth EJ, Harvey RL. Rehabilitation of stroke syndromes. In: Braddom RL, ed. Physical Medicine & Rehabilitation. Philadelphia: W.B. Saunders; 2000:1128.
48. Seniow J, Waldowski K, Lesniak M, Iwanski S, Czepiel W, Członkowska A. Transcranial magnetic stimulation combined with speech and language training in early aphasia rehabilitation: a randomized double–blind controlled pilot study. Top Stroke Rehabil. 2013;20:250–261.
49. Song W, Du B, Xu Q, Hu J, Wang M, Luo Y. Low–frequency transcranial magnetic stimulation for visual spatial neglect: a pilot study. J Rehabil Med. 2009;41:162–165
50. Sparing R, Thimm M, Hesse MD, Küst J, Karbe H, Fink GR. Bidirectional alterations of interhemispheric parietal balance by non–invasive cortical stimulation. Brain. 2009;132:3011–3020.
51. Sunwoo H, Kim YH, Chang WH, Noh S, Kim EJ, Ko MH. Effects of dual transcranial direct current stimulation on post–stroke unilateral visuospatial neglect. Neurosci Lett. 2013;554:94–98.
52. Szaflarski JP, Vannest J, Wu SW, DiFrancesco MW, Banks C, Gilbert DL. Excitatory repetitive transcranial magnetic stimulation induces improvements in chronic post–stroke aphasia. Med Sci Monit. 2011;17:CR132–139.
53. Waldowski K, Seniow J, Lesniak M, Iwanski S, Czlonkowska A. Effect of low–frequency repetitive transcranial magnetic stimulation on naming abilities in early–stroke aphasic patients: a prospective, randomized, double–blind sham–controlled study. ScientificWorldJournal. 2012;2012:518568.
54. Williams JA, Imamura M, Fregni F. Updates on the use of non–invasive brain stimulation in physical and rehabilitation medicine. J Rehabil Med. 2009;41:305–311.
55. Winhuisen L, Thiel A, Schumacher B, Kessler J, Rudolf J, Haupt WF, et al. Role of the contralateral inferior frontal gyrus in recovery of language function in poststroke aphasia: a combined repetitive transcranial magnetic stimulation and positron emis-

sion tomography study. Stroke. 2005;36:1759–1763.

56. Winstein CJ, Stein J, Arena R, Bates B, Cherney LR, Cramer SC, et al. Guidelines for Adult Stroke Rehabilitation and Recovery: A Guideline for Healthcare Professionals From the American Heart Association/American Stroke Association. Stroke. 2016;47:e98–e169.

57. You DS, Kim DY, Chun MH, Jung SE, Park SJ. Cathodal transcranial direct current stimulation of the right Wernicke's area improves comprehension in subacute stroke patients. Brain Lang. 2011;119:1–5.

58. Yun GJ, Chun MH, Kim BR. The effects of transcranial direct-current stimulation on cognition in stroke patients. J Stroke. 2015;17:354–358.

CHAPTER

40 인지재활과 심리재활중재

Cognitive rehabilitation and psychological rehabilitation intervention

김대열, 변은미, 정다운

Ⅰ 치매 환자에 대한 인지재활

치매는 다양한 원인에 의해 기억력, 주의력, 언어능력, 판단능력 등의 인지 기능이 감퇴하는 만성 또는 퇴행성 질환으로 점차 진행됨에 따라 독립적인 일상생활에 제한을 초래하는 질병이다. 치매 환자를 위한 인지중재는 대표적인 비약물치료이며, 다양한 전략적인 방법을 사용하여 치매 환자의 삶의 질을 향상시키고 보호자의 부담을 줄여주는 방법을 제시한다.

최근 근거중심임상(evidence–based practice)을 통해 가장 효과적인 치료를 제공하기 위해 노력하는 경향이 대두되고 있다. 치매 환자를 위한 인지중재 역시 체계적 임상 연구를 거쳐 효과가 검증된 근거를 토대로 이루어져야 한다. 또한 대상자 고유의 특징 및 치매의 중증도를 고려하여 환자의 수준에 적합한 과제 및 치료 전략을 사용하는 것은 환자의 목표를 성취하고 치료 계획의 가능성을 높이기 위해 매우 중요한 측면이다.

1. 경도인지장애 및 경도 치매 (Mild cognitive impairment & Mild dementia)

1) 인지 자극(Cognitive stimulation)

인지 자극은 알츠하이머병으로 인한 치매를 포함한 경증에서 중등도 치매 환자를 위한 단기 치료법으로 기억, 집중, 추론 등과 관련된 인지 기능을 촉진시키는 다양한 활동으로 구성되어 있다. 인지 자극은 1994년에 처음 도입되었으며 체계적인 검토를 통해 설계되었다. 차후 체계적인 검토와 메타분석을 통해 인지 자극 요법의 주요 특징과 목표, 인지 및 행동 개선을 뒷받침하는 과학적 증거가 제시되었다. 주요 연구 결과는 ① 알츠하이머병 환자의 인지 자극 요법을 통해 인지 기능과 신경정신과적 증상(neuropsychiatric symptoms)이 개선될 수 있다는 것, ② 장기적인 인지 자극 요법은 인지 기능 재활에 더 나은 효과를 보여주었다는 것, ③ 인지 자극 요법은 알츠하이머 약물 요법의 보완 요법으로서 효과적이라는 것을 보여주었다. 치매 재활을 위한 인지 자극 치료 세션은 다음과 같이 구성된다.

① 나의 삶(My life): 일상 경험에 대한 일기 쓰기 또는 이야기 풀이를 촉진하여 기억력 회상과 내러

티브 능력을 향상시킨다.

② 최신 소식(Current affairs): 뉴스를 최신 상태로 유지하고, 다양한 관점을 분석하여 비판적 사고를 자극한다.

③ 음식(Food): 새로운 레시피를 탐험하거나, 다양한 문화적 측면을 논의하거나, 창의성과 문제 해결 능력을 향상시킬 수 있는 요리 도전에 참여한다.

④ 창의적인 활동(Being creative): 그림 그리기, 회화, 글쓰기, 또는 공예 등 다양한 창의적인 활동에 참여하여 상상력을 자극한다.

⑤ 숫자 게임(Number game): 수학적 게임이나 퍼즐을 풀거나 논리적 추론과 숫자 능력이 필요한 활동에 참여한다.

⑥ 팀 게임, 퀴즈(Team games, Quiz): 팀 기반 게임, 퀴즈에 참여하여 협력, 일반 지식, 빠른 사고 능력을 향상시킨다.

⑦ 음악(Sound): 음악 탐험, 다양한 장르 감상 또는 청각 구별 및 기억이 필요한 활동에 참여한다.

⑧ 신체 활동(Physical games): 전반적인 웰빙과 인지 이점을 촉진하기 위해 체육활동이나 스포츠를 통합한다.

⑨ 물건 분류(Categorizing objects): 다양한 기준을 기반으로 물건을 분류하며 조직력과 인지적 유연성을 향상시킨다.

⑩ 가정의 보물들(Household treasures): 가정 속 독특한 물품을 탐험하고, 각각에 연결된 이야기와 기억을 공유한다.

⑪ 유용한 팁(Useful tips): 일상 생활, 문제 해결 또는 실용적 사고를 자극하는 실용적인 팁을 공유하고 논의한다.

⑫ 사고 카드(Thinking cards): 촉매로 사용되는 카드를 사용하여 다양한 주제에 대한 비판적 사고, 창의성 및 토론을 촉진한다.

⑬ 비주얼 클립(Visual clips): 짧은 영화, 다큐멘터리, 또는 시각적 클립을 시청하고 논의하여 시각 지각과 비판적 분석을 자극한다.

⑭ 아트 토론(Art discussion): 작품, 작가, 또는 예술 흐름을 분석하고 논의하여 감상과 비판적 사고를 촉진한다.

⑮ 얼굴/장면(Faces/Scenes): 얼굴이나 장면을 인식하고 기억을 향상시키는 활동에 참여한다.

⑯ 단어 게임(Word game): 단어 게임, 크로스워드 퍼즐 등 어휘와 언어 능력을 촉진하는 활동에 참여한다.

⑰ 연관 단어, 토론(Associated words, Discussion): 연상을 통해 단어를 연결하고 창의성과 언어 능력을 촉진하는 활동에 참여한다.

⑱ 방향(Orientation): 공간 오리엔테이션과 내비게이션 능력을 향상시키는 활동을 실습한다.

⑲ 돈 사용(Using money): 예산 편성, 재무 계획 또는 돈 관리 활동에 참여하여 실용적이고 수학적 사고를 촉진한다.

⑳ 어린 시절(Childhood): 어린 시절의 사진 앨범, 추억의 물건, 즐겨 읽던 동화책, 좋아했던 음악 등에 대해 함께 나누고 이야기하며 회상하는 시간을 갖는다.

2) 인지재활(Cognitive rehabilitation)

인지재활은 인지기능장애가 있는 환자에게 유지되고 있는 기능을 최적화하여 발휘할 수 있도록 돕는 치료이다. 인지훈련과 같은 특정 인지영역에 대한 과제수행능력 향상을 목적으로 하지 않고, 일상생활활동 수행능력 유지 및 향상에 초점을 둔다. 치매 환자를 위한 인지 재활은 통합적인 다중 중재(integrative multi-modal intervention)를 말한다. 환자에게 상대적으로 잘 유지되고 있는 인지기능을 통해 상대적으로 손상된 인지영역을 보완하여 자율성과 삶의 질을 유지하는 것을 목표로 한다. 치매 인지재활 프로그램에는 다음과 같은 세션이 포함된다.

(1) 문제 파악 및 치료 목표 설정

인지 재활 프로그램은 일반적으로 의료 전문가의 종

합적인 평가에 근거한다. 여기에는 특정 인지 문제를 식별하기 위한 신경심리학적 테스트, 인터뷰 및 관찰이 포함된다. 확인된 문제를 기반으로 치료 목표를 설정한다. 이러한 목표는 구체적이고, 측정 가능하고, 달성 가능해야 한다. 또한, 서로 관련성이 있으며, 기한이 정해져 있어 재활 과정에 대한 로드맵을 제공할 수 있어야 한다.

(2) 외부 기억 보조 도구의 사용

목록, 달력, 체크리스트, 어플리케이션과 같은 외부 기억 보조 도구를 사용한다. 보조 도구는 개인의 필요와 선호도에 맞게 개별화되어 기억과 조직적 결함을 보완하는 데 도움을 준다.

(3) 일상생활 훈련 및 하루 일정표의 계획 및 실행

하루 일정표를 통해 하루를 규모 있게 만드는 연습이 필요하다. 여기에는 조직, 시간 관리 및 전반적인 일상 준수를 개선하기 위한 구조화된 연습과 일상 활동이 포함된다.

(4) 즐겁고 의미 있는 활동의 계획 및 실행

인지 자극과 정서적 웰빙에 기여하는 심리 교육, 사회적 참여, 취미 활동 등을 진행한다.

(5) 중요한 생활 사건 회상(전기 저작물)

삶의 중요한 사건 회상, 즉 전기적 작업(biographical work)을 통해 개인이 인생의 중요한 사건을 회상하고 토의하도록 장려한다. 이러한 치료적 회상은 기억을 도울 뿐만 아니라 연속성과 정체성을 키워 정서적 안정감을 지원한다.

(6) 달성한 목표의 평가 및 향후 절차의 계획 마련

달성된 목표와 지속적인 요구 사항에 대한 이해를 바탕으로 향후 절차에 대한 계획을 준비한다. 여기에는 새로운 목표 설정, 기존 전략 개선 등이 포함된다.

3) 회상 프로그램(Reminiscence therapy)

알츠하이머 환자를 위한 회상 요법은 인지 기능뿐 아니라 우울 증상에 매우 효과적인 치료법으로 권장되었으며 삶의 질을 개선하고 정신 건강을 보호하는 것으로 보고되었다. 이는 알츠하이머병 환자의 과거 경험 기억에서 오는 행복감, 또래와 함께 모여 비슷한 경험을 공유하면서 생기는 사회적 지지 인식, 자신감 상승, 집단에 대한 소속감, 우울 증상 감소 등과 관련이 있는 것으로 보인다.

Nesliha과 Kerime (2018)이 제시한 회상 그룹 요법은 다음과 같다. 그룹은 일주일에 한 번씩 8주 동안 운영되었다. 그룹당 구성 인원은 6명이였다. 그룹 세션의 주제는 첫 만남, 어린 시절의 경험, 축제, 기억에 남는 여행지, 좋아하는 음식, 중요한 역사적 용어, 업적, 과거에 유행하던 음악 등 매번 달랐고 60분간 진행되었다. 환자들은 회상 요법을 통해 과거의 중요한 경험, 긍정적인 경험, 성취를 기억하도록 격려받았으며, 그룹 구성원들과 대화를 통해 공유할 수 있었다. 기억을 떠올리게 하기 위해 사진, 생활용품, 과거를 떠올리게 하는 기타 물건, 옛날 음악, 음식 등의 자료를 사용하였다.

4) 이중 과제(Dual task)

최근 치매 예방프로그램 개발이 활발해지며 인지 기능을 증진시키기 위해 인지와 운동 과제를 결합한 인지-운동 이중과제훈련의 효과를 보고하는 연구가 증가하고 있다. 단일과제훈련과 인지-운동 이중과제 훈련을 비교한 선행 연구에 따르면, 정상 노인에게 인지-운동 이중과제를 적용하였을 때 인지 기능뿐만 아니라 신체 기능 또한 동시에 개선되었음을 보고하였다.

다음은 배수영 등이 근거중심의 중재를 제공하고자 문헌 고찰과 델파이 설문조사를 통해 회기의 인지-운동 중재 프로그램을 개발한 것(표 40-1)이다. 아래의 인지-운동 중재 프로그램은 과제의 적합도, 난이도의 적절성, 인지 패러다임과 인지 영역에 대한 타당도가 적합함으로 근거중심의 중재를 제공할 수 있을 것으로 사료된다.

표 40-1. **델파이 설문조사를 통해 개발한 회기의 인지-운동 중재 프로그램**

1	단어카드 N-Back 프로그램(Memory training + Aerobic exercise)
	1. Description of Dual Task Program • 단어를 한 장씩 차례대로 보여주고 앞서 보여준 단어와 그 다음 나오는 단어의 같고 다름을 판단하는 과제 • 인지과제를 수행하는 동안 제자리걸음을 진행함 2. Target Cognition and Paradigm • Target cognition: Working memory. Short-term memory. Recognition • Paradigm: N-back task paradigm 3. Grading 기억카드 및 새로운 카드 개수로 난이도 조절 4. Materials 난이도 별 단어를 제시할 수 있는 카드 또는 PPT
2	그림카드 개념분류화 프로그램(Abstract thinking training + Aerobic exercise)
	1. Description of Dual Task Program • 제시되는 두 개의 그림을 보고 같은 종류인지 다른 종류인지 구별하는 과제 • 인지과제를 수행하는 동안 수건을 양손으로 쥐고 만세하는 자세로 같은 종류일 경우 몸을 오른쪽으로 기울이고, 다른 종류일 경우 몸을 왼쪽으로 기울임으로 대답을 대신하여 진행함 2. Target Cognition and Paradigm • Target cognition Working memory. Categorization. Conceptualization, Recognition • Paradigm: Abstract-concept learning 3. Grading 그림 카드의 개수와 동작(해당 방향으로 몸 기울기, 만세하기)으로 난이도 조절 4. Materials 난이도 별 그림을 제시할 수 있는 카드 또는 PPT, 수건(대상자가 준비할 수 있도록 사전 안내)
3	리듬 신체인식 프로그램(Body scheme training + Flexibility exercise)
	1. Description of Dual Task Program • 특정 신체 부위를 호명하면 해당 신체 부위를 인식하여 올바르게 터치하는 과제 • 인지과제를 수행하는 동안 노래를 들으며 스트레칭을 진행함 2. Target Cognition and Paradigm • Target cognition: Body scheme, Divided attention. Sustain attention. Alternative attention • Paradigm: Continuous attention & Body scheme training 3. Grading 호명하는 신체부위의 개수 또는 신체부위를 숫자와 매칭하여 호명하는 것으로 난이도 조절 4. Materials None

4	숫자세기 작업기억 프로그램(Attention and execution training + Strength exercise)

1. Description of Dual Task Program
   - 숫자를 순서대로 세다가 '거꾸로'라는 지시를 듣고 역순으로 숫자를 세는 과제
   - 인지과제를 수행하는 동안 속도에 맞춰 의자에서 앉았다 일어나기를 진행함
2. Target Cognition and Paradigm
   - Target cognition: Sustain attention. Executive function, Working memory
   - Paradigm: Digit span task
3. Grading

   숫자의 범위 또는 순서(홀짝, 역순 등)로 난이도를 조절함
4. Materials

   의자(대상자가 준비할 수 있도록 사전 안내)

5	단어산출 훈련 프로그램(Vocabulary fluency and memory training + Aerobic exercise)

1. Description of Dual Task Program
   - 제시되는 초성 카드를 보고 해당 초성으로 시작하는 단어를 인출하여 대답하는 과제
   - 인지과제를 수행하는 동안 제자리걸음을 진행함
2. Target Cognition and Paradigm
   - Target cognition: Word fluency, Sustain attention, Memory retrieval, Semantic memory
   - Paradigm Remember/Know paradigm, Controlled Oral Word Association Test
3. Grading

   카드에 적힌 초성의 개수 또는 단어 회상 개수로 난이도 조절
4. Materials

   난이도 별 초성을 제시할 수 있는 카드 또는 PPT

6	의미기억 훈련 프로그램(Memory retrieval training + Aerobic exercise)

1. Description of Dual Task Program
   - 제시되는 상식 퀴즈 문제를 보고 기억을 인출하여 정답을 맞히는 과제
   - 인지과제를 수행하는 동안 양손을 어깨위에 올리고 어깨 돌리기 또는 양손을 번갈아 가며 팔꿈치 굽혔다 펴기를 진행함
2. Target Cognition and Paradigm
   - Target cognition: Memory retrieval, Sustain attention, Semantic memory
   - Paradigm: Semantic memory retrieval
3. Grading

   문제의 형식(객관식, 주관식)이나 보기의 종류(그림, 단어 등)로 난이도 조절
4. Materials

   난이도 별 상식퀴즈를 제시할 수 있는 스케치북 또는 PPT

7	연결하여 말하기 작업기억 프로그램(Attention training + Aerobic exercise)
	1. Description of Dual Task Program • 본인 순서에 따라 이어지는 숫자(예-1,2,3...) 또는 한글(예-가, 나, 다...) 말하기 과제 • 인지과제를 수행하는 동안 제자리걸음을 진행함 2. Target Cognitive and Paradigm • Target cognition Selective attention. Alternative attention. Divided attention. Visual search. Executive function • Paradigm Trail making test 3. Grading 숫자의 범위와 글자의 유무로 난이도 조절 4. Materials 난이도 별 숫자 및 글자가 적혀있는 활동지 또는 PPT
8	이야기 회상 프로그램(Memory training + Aerobic exercise)
	1. Description of Dual Task Program • 집중하여 이야기를 듣고 이야기 속 내용을 회상하는 과제 • 인지과제를 수행하는 동안 제자리걸음을 진행함 2. Target Cognition and Paradigm • Target cognition: Recognition, Memory retrieval. Sustain attention • Paradigm Remember/know paradigm, Episodic memory, Recall/Recognition paradigm 3. Grading 문제의 형식(객관식, 주관식)과 보기의 개수로 난이도 조절 4. Materials 난이도별 상식 퀴즈를 제시할 수 있는 스케치북 또는 PPT

2. 중등도 및 중증 치매 (Moderate & Severe dementia)

1) 외적 보조 도구 (External memory compensations)

치매 보조기기를 도입하여 치매 환자의 인지 및 다양한 영역에서 보조기기의 이점에 대해 다수의 실험이 진행되었다. 이 중 휴대용 기기와 프로그램/앱은 접근이 용이하다. 휴대용 기기는 디스플레이가 있으며 입력 시스템을 통해 손으로 제어할 수 있는 휴대용 기기들을 말하며, 프로그램/앱이란 휴대용 기기나 멀티미디어 기기 등을 통하여 실행되는 프로그램이다.

이와 같은 보조기기의 특징은 외부 장치를 사용하는 것이며 목표는 대체 전략(alternative strategy)(예: 노트를 사용하여 정보를 기록하고 다시 활용하거나 알람을 사용하여 원하는 시간에 필요한 행동을 할 수 있도록 큐를 제공하는 것이다)을 사용하여 손상된 기능을 보완하는 것이다.

미국 재활의학학회의 뇌손상 학제간 특정 관심그룹(The Brain Injury Interdisciplinary Special Interest Group of the American Congress of Rehabilitation Medicine)은 경도 기억장애 환자는 내적 전략(internalized strategy)을 사용하고, 중도 기억장애를 보이는 환자의 경우 외적 보상 전략(external compensation strategy)을 기능적 활동(functional activities)에 직접 적용(direct application)하여 훈련할 것을 권장하였다.

기억의 강화를 위해 사용되는 외적 보상 도구는 필기 형태의 다이어리, 전자 플래너, 컴퓨터 시스템, 청각이나 시각 시스템 및 과제-특정 보조물(예: 포스트잇, 노트, 수첩, 달력 등) 등이 있으며 이와 같은 기억 노트 전략은 매우 유용한 전략으로 알려져 있다.

※ 외적 보조 도구의 일반적 가이드라인 (General guidelines for external memory compensations)

① 외적 장치(external device)나 기억 노트는 접근이 용이하며 소지하기 편한 것이어야 한다.

② 중도 기억장애 환자의 외적 보조 도구의 성공 가능성은 무엇을 할지 설명하는 능력(declarative memory)이 아니라 도구의 직접적인 사용과 관련된 절차 수행 능력(procedural memory)의 측정을 통해서이다. 이의 습득을 위해 오류차단학습법을 활용할 수 있다. 더 많은 촉구(prompting)를 제공한다.

③ 환자가 외부 기억 전략을 학습하고 수행하는데 실행 기능은 중요한 영향을 미친다. 실행 기능을 평가하고 결핍이 있다면 기억 치료 맥락에서 이를 함께 다루어야 한다.

④ 환자가 외적 장치를 활용하여 중요한 일상 기능 수행하는 것을 목표로 한다. 이를 위해 치료사는 환자가 원하는 과제를 무엇인지 파악하고 이를 자세히 분석하여 외적 장치를 적절히 활용하도록 돕는다.

⑤ 대부분의 환자는 큐를 필요로 한다. 기억장애가 경하거나 과제가 단순한 경우 큐를 빠르게 줄여 나가는 것이 효과적이고, 기억장애가 심하거나 복잡한 경우 큐를 천천히 줄여 나가는 것이 효과적이다.

⑥ 환자뿐 아니라 의료진과 가족 구성원 역시 기억 시스템을 사용하고 적용하기 위한 훈련이 필요하다.

2) 오리엔테이션 북 활용하기

(Orientation book and strategies for severe memory impairment) (그림 40-1)

오리엔테이션 북(orientation book)은 자전적 오리엔테이션 페이지(autobiographical orientation page)와 부가적인 오리엔테이션 정보(additional orientation information)로 나뉘며 환자의 필요에 따라 다르게 정할 수 있다. 자전적 오리엔테이션 페이지의 경우 기본적인 개인 정보를 한 장으로 담아 플라스틱 파일에 넣은 후 환자가 언제든지 꺼내 볼 수 있도록 환자 앞이나 옆 등 쉽게 닿을 수 있는 곳에 두고 자주 보게 한다.

환자의 필요에 따라, 오리엔테이션 북은 다음과 같이 확장될 수 있다.

- 날짜
- 장소
- 의료진의 이름과 사진(예: 담당의, 물리/작업/언어치료사 등)
- 손상 관련 세부사항
- 가족, 친구나 애완동물의 이름과 사진
- 가족이 제공한 도움이 되는 내용이나 적합한 개인적 메시지 등

3) 오차배제학습법(Errorless learning technique)

오차배제학습법을 사용하여 정보를 제공하는 가장 일반적인 방법은 간단한 문장을 제시하고 바로 질문하여 그 문장을 기억하게 하는 방법이다. 예를 들어,

① "당신의 이름은_______입니다." (멈춤) "당신의 이름은 무엇인가요?"

② "당신의 나이는_______세입니다." (멈춤) "당신은 몇 살인가요?"

③ "당신은_____에서 태어났습니다." (멈춤) "당신은 어디에서 태어났나요?"

환자 이름 ____________________ 날짜 ______________

내 이름은 ____________ 입니다.

내 나이는 __________ 세 입니다.

내가 태어난 곳은 ________________________ 입니다.

내 전화번호는 __________________________ 입니다.

나는 지금 ______________________ 에 살고 있습니다.

오늘 날짜는 ________ 년 ______ 월 ______ 일 입니다.

현재 내가 있는 곳은 ______________________ 입니다.

그림 40-1. **자전적 오리엔테이션 페이지(Autobiographical orientation page)**

일반적으로 오류배제학습법은 중도 기억장애 환자가 정보를 학습하는 기반이 된다. 치료사는 환자에게 큐가 필요한 경우 언제든지 자유롭게 큐를 제공할 수 있다. 실제 환경이나 상황에서 정보를 제공하고 스킬을 바로 훈련하는 것이 도움이 된다. 환자가 실수를 한 후 그것에 대한 반복적인 보속 양상을 보이지 않도록 실수하지 않게 하는 것이 목표이다.

4) 연결고리법(Chaining technique)

모든 과제는 특정 행동의 순서 즉 단계의 고리(chain)로 이루어져 있으며 각 단계는 다음 단계와 강력하게 연결되어 있다. 순서상 한 단계의 완수는 다음 단계의 완수를 시작하게 하는 중요한 힌트로 작용한다. 고도 기억장애 환자의 경우 종종 행동의 순서를 연결하는 것에 어려움을 보인다. 연결고리법은 환자의 잔존 능력인 절차 기억을 이용하여 행동을 순서대로 수행하도록 훈련시킬 때 사용하는 전략이다. 각 단계가 자동으로 나올 때까지 반복 훈련하며 전후 단계를 기계적으로 접목시킨다. 각 단계는 다음 단계에 힌트로 작용하는 연결 고리로 이루어져 있기에 환자가 전반적인 단계의 수행 도중 결과와 의미를 이해하지 못하더라도 수행이 가능하다. 행동은 다소 자동반사적으로 이루어지며 의식적이거나 의도적이지 않다.

예를 들어 간단한 세수하기 과제에 대한 단계의 순서를 다음과 같다. ① 얼굴에 물 적시기 ② 비누로 거품 내기 ③ 비누 거품으로 세안하기 ④ 다시 물로 헹구기 ⑤ 수건으로 얼굴 닦기. 치료사는 단계를 나누고 연결고리법을 사용하여 각 단계를 다음 단계와 연결하는 연습을 하게 할 수 있다.

연결고리법은 정방향(forward)과 역방향(backward)의 두 가지 형태가 있다. 정방향 연결고리에서 치료사는 연결고리의 첫 번째 단계를 시작한다. 그리고 환자가 그것을 수행하도록 가이드한다. 환자가 첫 단계를 수행할 수 있게 되면 두 번째 단계를 소개하고 두 단계를 동시에 수행할 수 있도록 가이드한다. 그것에 성공하면 세 번째 단계를 소개하고 다시 모든 단계를 수행할 수 있게 가이드한다. 모든 단계를 완수할 수 있을 때까지 계속 진행한다. 이러한 과정을 통해 모든 순서의 각 단계는 전과 후가 연결된다. 역방향 연결고리법은 순서를 거꾸로 하여 가르친다는 것을 제외하면 정방향과 원리가 동일하다.

5) 다감각 자극 환경 (Multisensory stimulation environment)

다감각 자극 환경(multisensory stimulation environment, MSSE)은 중증 또는 매우 중증 치매 환자(severe or very severe dementia)에게 적합한 중재 방법 중 하나이다. MSSE의 대표적인 예는 스노젤렌이라고 알려진 쾌적하고 편안한 방이다. 이 방에서 다양한 조명, 광섬유, 케이블, 물기둥, 아로마 요법, 다양한 음악/소리, 촉각 물체, 스크린 프로젝터 등을 사용하여 환자에게 시각, 청각, 촉각 및 후각 자극을 제공하는 것이다.

스노젤렌은 환자의 지적 활동 없이도 일차적인 감각을 자극하는 것을 목표로 한다. 사용되는 자극은 비순차적이고 패턴화되지 않은 것으로, 이전의 사건과 연결하기 위해 단기 기억에 의존하지 않고 순간순간 경험하며 환자가 원하는 감각 자극에 자발적으로 참여하도록 장려한다. MSSE는 자극과 진정 효과를 모두 가질 수 있고, 주의력 결핍과 각성 요구를 모두 개선하는 데 사용할 수 있다. 따라서 언어적 의사소통에 현저한 장애가 있는 치매 환자들을 치료하는 데 특히 적절한 중재가 될 수 있다.

6) 가족 지원(Family support)

치매 환자는 종종 기억 상실, 혼란, 행동 변화, 감정 변화, 일상 생활에서의 어려움과 같은 문제가 나타난다. 가족 구성원이 치매 질환의 특성, 진행 상황, 관련 증상에 대한 지식이 부족한 경우 환자에게 발생되는 여러 가지 문제를 대처하거나 관리하지 못하는 경우 이에 대한 스트레스로 심한 좌절감을 경험할 수 있다. 이에 의료진은 가족 구성원이 중증 치매 환자를 돌보는 어려움을 이해하고 이를 대처할 수 있도록 가족들과의 미팅을 통한 지원과 교육을 제공해야 한다. 윌리엄 Williams 외(2018)는 치매 환자의 의사소통 저하 증상과 그에 대한 전략 등을 주제로 의사소통 중재를 적용하였고 습득한 전략을 바탕으로 간병인과 치매 환자가 대화를 나누는 시간을 제공한 결과 간병인의 의사소통을 방해하는 행동이 상당한 감소를 보였다고 보고하였다.

7) 치매 환자의 일상 가이드

(1) 안전한 일상 환경 조성

- 가정에서 집 안의 구조를 단순화시킨다.
- 물건이나 상자에 라벨링을 제공하여 물건의 위치를 알기 쉽게 배치시킨다.
- 주변 환경과 뚜렷이 대비되는 물건을 사용하여 물건을 잘 찾게 돕는다. 집안 조명을 밝게 설치하고 야간에도 잘 인식할 수 있게 한다.
- 물기가 있는 욕실에서 넘어지지 않도록 미끄럼 방지 매트를 설치한다.
- 침대 옆이나 화장실 변기 주변에 앉거나 설 때 지지할 수 있는 안전 손잡이를 설치한다.
- 수도꼭지에 온수 및 냉수 등을 표시하여 화상을 예방한다.
- 가전제품 등의 사용법이나 순서를 간단히 표시하여 사용이 용이하게 한다.

(2) 주의력 저하 치매 환자를 위한 일상가이드

- 소음이 없는 조용한 환경에서 활동한다.
- 주변을 잘 정리, 정돈한다.
- 예측 가능한 일정한 루틴을 제공하여 환자에게 안정감을 준다.
  : 집중이 잘 되는 시간대(예: 아침, 낮잠 잔 후, 저녁 샤워 후)에 주요 활동을 한다.
- 인지 처리 속도가 느리므로 과제를 천천히 제공한다.
  : 주의가 산만해지지 않도록 한 번에 한 가지 과제만 제공한다.
  : 집중하기 어려운 경우 휴식을 제공하며 집중 시간을 점점 늘려 나간다.
- 과도한 어려움을 경험하지 않도록 쉬운 과제 및 적절한 큐를 제공한다.
- 어떤 활동에 참여하기를 강요하기보다 따뜻하고 수용적인 태도로 참여하게 한다.
- 심리적으로 위축되지 않도록 작은 성취에도 많은 격려를 제공하고 잘못된 부분을 지적하기보다 친절히 교정하며 보상과 격려를 함께 제공한다.
- 평소에 좋아하고 즐거워하는 활동을 중심으로 우울한 감정에서 벗어나 작은 성취감을 느끼게 한다.
- 밤 시간에 숙면을 취할 수 있도록 유산소 운동을 제안한다.
- 소음이 과도한 환경, 지나치게 분비는 곳이나 익숙하지 않는 환경은 피한다.

(3) 기억력 저하 치매 환자를 위한 일상가이드

- 오리엔테이션 정보를 기억하는지 확인하기 위해 반복해 물어보기보다 기억할 내용이 잘 입력될

수 있도록 오리엔테이션 정보를 충분히 알려준다.

- 환자에게 의미 있고 중요한 정보를 먼저 기억하게 한다(예: 전화번호, 가족이름, 기념일).
  정보를 기억할 때 관련 있는 단어나 시각적 이미지를 연결해서 기억하도록 한다.
- 회상이 어려운 경우 첫 글자나 관련 단어, 이미지 등에 대한 힌트를 제공한다.
- 중요한 정보 등을 기억하기 어려운 경우 수첩, 노트, 핸드폰 등의 보상 전략을 사용한다.
  (예: 집 비밀번호, 버스 번호, 목적지 이동 방법)
- 순서를 기억하기 어려운 상태로 각 단계마다 구체적으로 지시한다(예: "수도 꼭지를 열어주세요", "이 곳을 씻으세요" 등)
- 간단한 일상생활을 지속적으로 수행하게 한다(예: 세면대에서 손 씻기, 쓰레기 통에 휴지 버리기, 싱크대 휴지로 닦기, 가방에서 핸드폰 찾기, 안경 쓰기, 문 열고 닫기, 스위치 껐다 켜기, 소독 젤로 손 소독하기 등).
- 약 복용을 위해 요일, 아침, 점심, 저녁으로 구분된 약 보관함을 사용한다. 기억력이 심하게 저하된 경우 이미 복용한 약을 다시 복용할 위험성이 있으므로 환자의 손이 닿지 않는 곳에 약을 보관한다.
- 핸드폰, 수첩, 지갑 등 자주 사용하는 물건은 잘 보이는 정리함에 두어 찾기 쉽게 한다. 외출 시 꼭 가져가야 할 물건은 현관 바로 옆에 두어 잊지 않고 가져갈 수 있게 한다.
- 개인 자서전을 만들어 과거의 에피소드를 회상하는 시간을 갖는다.
- 쇼핑 목록은 메모지에 적는 훈련을 한다.
- 중요한 일의 실행을 위해 캘린더에 적거나 알람 설정하는 훈련을 한다.

(4) 의사소통 저하 치매 환자를 위한 일상 가이드

- 언어 기능이 저하되면 환자는 비언어적 방법에 많이 의존하게 된다. 대화 시 환자를 마주 보고 눈을 마주치며 대화한다. 대화에 맞는 표정을 하며 적합한 제스처를 쓰면 환자가 대화에 집중하고 이해하는 데 도움이 된다.
- 천천히 말하고 환자가 반응할 때까지 충분히 기다린다. 노인성 난청인 경우 목소리 톤을 낮추어 말해야 더 잘 알아들을 수 있다.
- 환자가 명칭이나 이름이 기억나지 않을 때 관련된 정보에 대해 예시를 주거나 힌트를 제공한다.
- 몇 번 본 사람이라도 이름이나 만났던 장소 등을 잘 기억하지 못할 수 있으니 환자가 어느 정도 기억할 수 있을 때까지 만날 때마다 친근감 있게 먼저 본인 소개를 하는 것이 필요하다. 또한 중요한 일에 대해서는 한 번 더 말해준다.
- 간단하고 짧은 문장을 사용하여 간결하고 명확하게 말한다. 많은 선택이나 복잡한 결정을 요구하는 것은 혼란스러울 수 있다. 예를 들어 "점심에 뭘 먹을까요?" 보다 "국수 드실래요?"라고 물어본다.
- 잘못된 정보가 환자의 머릿속에 자리하면 이후에 올바른 정보를 알려주어도 바뀌지 않아 학습효과가 더 떨어질 수 있다. 학습효과를 높이려면 처음부터 정확한 정보를 알려주는 것이 더 효과적이다.
- 환자는 표현력이 떨어져도 감정을 느끼고 있다는 것을 인식하며, 자존심이 상하지 않도록 세심하게 도와주고 안내해야 한다.

(5) 보호자의 스트레스를 줄이는 방법

- 보호자가 환자의 질병을 파악하도록 돕는다. 인터넷 검색이나 도서, 자료 등을 통해 얻은 정보로 질병이 환자에게 어떤 영향을 미치는지 이해하면 변화를 이해하고 적응하는 데 도움이 된다.
- 보호자가 인지적/신체적 퇴행성 질환의 특성에 대해 현실적으로 판단하고 받아들여 시간이 지남에 따라 환자에게 어떤 영향을 미칠지 알아가는 것이 중요하다.

- 보호자 본인이 환자에게 실행할 수 있는 행동과 시간을 구체적으로 파악하고 환자를 돕는 일에 과도하게 무리하지 않도록 돕는다.
- 인지장애를 가진 사람을 돌보는 보호자는 감정이 복잡하다. 이런 혼란스러운 감정을 지는 것은 지극히 정상이며 보호자는 환자 옆에 있고 늘 최선을 다하려고 노력하고 있음을 잊지 않게 한다. 누구나 완벽할 수는 없음을 인지시킨다.
- 가족끼리, 친구와 질병 정보를 공유하게 한다. 이를 통해 환자에게 무슨 일이 일어나고 있는지 이해되고, 환자에게 필요한 도움과 지원을 준비하는 데 보탬이 된다.
- 환자가 전에는 이런 행동들을 할 수 있었는데 하면서 미련이나 아쉬움을 두지 말고 현재 할 수 있는 일에 집중하게 한다.
- 환자를 돌보면서 보호자가 충분한 휴식을 취하지 못한 경우 인내심에 한계를 느끼고 환자의 자극적인 행동 증상을 견딜 수 없는 상태가 될 수 있으므로 보호자가 충분한 휴식을 취하면서 환자를 돌보게 하는 것은 매우 중요한 일임을 알린다.

(6) 현실적인 목표 설정

힘든 모든 상황이 즉시 해결될 수 없으므로 비현실적인 기대를 하는데 시간과 에너지를 낭비하지 말고 우선순위와 실제 목표를 설정하고 이를 달성하기 위해 노력한다.

※ 목표 설정의 예

- 행동 조절, 전환될 수 있는 활동 찾기
- 의사소통 증진
- 활동에 참여하기
- 집중 시간 늘리기
- 기억 보조수단(핸드폰, 수첩 등)에 적응하기
- 간단한 요리에 참여하기
- 간단한 가사 일에 참여하기
- 두 단어, 세 단어 기억하기
- 어제 일을 50% 기억해서 적어보기
- 약속을 잊지 않기 위해 기억 전략 사용하기
- 문제 발생 시 알려준 대로 해결해 나가기
- 약 복용함에서 약을 꺼내 먹은 후 체크해놓기
- 하루에 1번 제 시간에 약 먹기
- 친구·가족에게 하루에 한 번 전화하기
- 장보기 목록 만들기
- 핸드폰 일정 장소에 보관하기
- 10분 이상 책 읽기
- 가족과 과거 추억 이야기하기
- 잊지 않고 집안 불 끄기
- 오늘 날짜와 해야할 일 기억하기
- 도움 없이 혼자 반나절 정도 약 복용하기
- 복지관이나 모임에서 만난 사람들의 이름 기억하기
- 기억해야 할 내용 기록하기
- 일기 쓰기
- 개인적인 사건, 정보, 장소 기억하기(예: 가족 생일, 결혼식 장소, 가족들 간의 주요 경험들)

Ⅱ 치매 환자에 대한 심리사회적 중재

치매 초기 환자는 주관적인 기억력 저하와 더불어 집안일과 직장 업무 같은 일상적인 활동을 이전만큼 효율적으로 할 수 없다는 것을 느끼며 우울 및 불안감을 느낀다. 치매가 점차 진행되면 전반적인 기능 저하와 함께 망상, 환각, 공격성 등 다른 행동심리증상들도 나타나고 악화되며, 환자는 자신의 문제와 심각성을 인식하는 능력을 잃어가는 반면, 환자를 돌보는 가족의 고통은 증가하게 된다.

이러한 문제들을 다루는 방법은 크게 약물치료와 비약물치료로 구분되며, 비약물치료에 심리 치료와 교육, 인지 훈련 등이 포함된다. 비약물치료는 약물치료보다 부작용의 위험성이 낮아 일차 치료로 권고되고 있다.

비약물치료 중 심리사회적 중재(psychosocial intervention)는 기능 저하와 행동심리증상으로 인한 환자 및 보호자의 스트레스를 개인적·환경적 맥락에서 파악하고, 관련 요인을 개선함으로써 더 나은 삶을 살도록 돕는 방법이라고 할 수 있다. 가족과 주변 환경까지 고려하는 이유는 치매 환자 특성상 독립적인 생활이 어려워 보호자 의존도가 높고, 기능 저하에 따라 환경의 영향도 많이 받기 때문이다. 앞으로 치매 환자와 가족을 대상으로 한 심리사회적 중재 방법에 대해 다룰 것이며, 심리치료도 이 방법 중 하나로 소개할 것이다. 재활 장면에서 보편적으로 적용할 수 있는 심리치료 기법들에 대한 구체적인 설명은 '기분/동기 재활의 심리치료'를 참고하길 바란다.

1. 중재 대상

1) 행동심리증상(Behavioral and psychological symptoms of dementia, BPSD)

치매에서 나타나는 지각·사고·기분·행동장애를 말하며, 치매 환자의 90% 이상이 한 가지 이상의 BPSD를 보인다고 알려져 있다. 증상과 관련된 요인이 복합적이고, 관리가 어렵기 때문에 환자와 가족의 삶의 질을 저하시키고 치료 비용을 증가시키는 주된 문제이기도 하다. 증상은 뇌 기능 저하의 결과이거나 외부 자극에 대한 환자의 스트레스 반응 또는 충족되지 못한 욕구가 반영된 것일 수 있는데, 치매가 진행되면서 문제 상황에 대처하고 필요한 욕구를 해결할 수 있는 능력이 퇴화하기 때문이다. 다양한 요인들이 증상 발생 및 유지에 영향을 미치므로 증상이 나타나기 전후 상황, 환자의 의학적 질환과 정서 상태 등에 대한 자세한 평가가 필요하다. 개입 대상은 증상 자체보다는 위와 같은 관련 요인들이며(표 40-2), 이를 개선하여 환자와 보호자의 고통을 줄이는 것이 목표이다. BPSD는 정서(affect), 과활동(hyperactivity), 정신증(psychosis), 일주기 리듬(circadian rhythm) 증상같이 동질성에 따라 몇 개 군집으로 나뉘는데 연구마다 분류 기준은 조금씩 다르다. 아래 주요 증상과 특징에 대해 기술하였다.

표 40-2. BPSD에 영향을 미치는 요인

BPSD에 영향을 미치는 요인	
의학적 요인	뇌병변, 신경전달·조절의 변화, 섬망, 통증, 감염성·대사 질환 등
심리적 요인	환자의 인지적·정서적 상태, 성격, 정신과적 과거력
환경적 요인	거주 환경, 스트레스 사건, 가족과 친구관계 등

(1) 정서 증상

우울(depression), 불안(anxiety), 무감동(apathy) 같은 정서 증상은 치매 초기부터 나타나며, 이는 기능 저하에 대한 심리적 반응이거나 다른 질환의 증상일 수도 있다. 치매 유형들 중 가장 큰 비중을 차지하는 알츠하이머와 혈관성 치매에서 흔한 증상이며, 이 중 무감동이 가장 흔하다. 치매 단계에 따른 BPSD의 경과를 분석한 종단 연구에서는 정서 증상이 다른 증상들에 비해 시간에 따른 변동성이 크지 않고 안정적인 양상을 보이는 것으로 나타났다.

(2) 정신증적 증상

정서 증상이 치매 초기부터 나타난다면, 정신증적 증상은 치매가 심해지면서 증가하는 경향이 있다. 망상(delusion), 환각(hallucination) 등이 포함되는데, 조현병에서 보이는 증상과는 차이가 있다. 치매 환자의 망상은 체계화되어 있지 않고, 도둑 망상(theft delusion), 부정 망상(infidelity delusion), 유기망상(abandonment) 등이 흔하며, 모르는 사람이 집에서 살고 있다거나 배우자의 얼굴이 가짜라고 믿는 망상적 오인(delusional misidentification)을 보이기도 한다. 환각 중에서도 환청(auditory hallucination)보다는 환시(visual hallucination)를 주로 보고한다. 루이소체 치매(Lewy Body dementia) 같은 신경퇴행성질환의 증상으로 나타나기도 하지만, 판단력과 시지각 능력의 저하로 주변 상황과 자극을 잘못 해석하면서 이러한 증상을 보일 수도 있다.

(3) 과활동 증상

과활동 증상으로는 과민성(irritability), 초조(agitation), 배회행동(wandering) 등이 있다. 정신증적 증상과 마찬가지로 인지장애가 심해질수록 나타나는 경향이 있고, 중등도(moderate) 단계에서 흔하다. 유병률도 높고 다른 증상들보다 말기 단계까지 오래 지속되는 양상을 보인다.

2) 보호자 스트레스

치매는 완치되지 않고 점차 악화되기 때문에 환자의 가족은 환자를 장기적으로 돌봐야 한다는 사실에 심리적·경제적 부담감을 느낀다. 치매와 관련 증상들에 대한 지식이 부족한 것도 보호자의 유능감을 떨어뜨리고, 우울과 불안 같은 정서적 문제를 경험하게 한다. 보호자는 환자를 보살피고 문제 행동에 대처할 수 있는 방법을 전문가로부터 배우길 바라며, 보호자 개인의 건강과 일상도 돌보고 싶은 욕구가 있다. 치료사는 이러한 보호자의 고충과 필요를 세심하게 살펴 지원해 줄 수 있어야 한다. 보호자를 대상으로 한 교육과 스트레스 관리는 보호자에게 도움이 될 뿐만 아니라 환자의 BPSD 증상 감소에도 효과적인 것으로 나타났다.

3) 환경적 요인

환경적 요인에 대한 평가와 개선을 통해서도 환자의 안전 문제와 BPSD를 예방할 수 있다. 환경적 요인에는 주거 환경, 가족 관계, 경제적·정서적 자원 등이 포함된다. 환자가 거주하는 공간 같은 물리적 환경은 환자의 안전과 직접적인 관련이 있기 때문에 환자의 변화하는 상태에 맞춰 바꿔가야 한다. 또한 주 보호자 외 가족 구성원들의 지원, 친구나 사회적 모임 같은 지지 체계도 환자의 기능 수준을 유지하고 환자 및 보호자의 삶의 질 향상을 돕는 중요한 자원이다.

2. 치료법

비약물치료는 개인 또는 집단으로 실시할 수 있으나, 환자 개인의 문제 행동 및 원인에 대한 평가를 바탕으로 개별화된 치료를 실시할 때 가장 효과적이라고 알려져 있다. 최근에는 환자의 성향과 기능 수준, 주변 환경을 고려한 개인중심적 치료(person–centered care)가 보편화되고 있다. 이와 같은 맥락에서, 치료사는 한 가지 치료 방법만 고수하기보다는 환자의 특성과 주호소 문제에 맞게 아래 기법들을 다양하게 결합하여 유연하게 사용해야 한다.

1) 타당화 치료(Validation therapy)

인본주의 심리학을 기반으로 한 치료법으로, 무조건적 긍정적 존중, 공감적 경청을 통해 환자의 경험을 있는 그대로 인정(validation)해주는 것이다. 치료사는 반복, 요약, 반영 같은 대화 기법을 활용하여, 환자가 자신의 생각과 감정을 자각하고, 온전히 이해 받는 경험을 할 수 있도록 돕는다. 이를 통해 환자는 지지 욕구를 충족하고 자기가치감을 유지할 수 있다.

2) 인지행동치료(Cognitive behavioral therapy)

부정적 감정과 부적응적 행동에 영향을 미치는 생각을 탐색하여 수정하는 치료로, 경증–중등도 단계 환자의 우울 및 불안 증상 감소에 효과적이라는 연구 결과가 있다. 예를 들어, 경도인지장애 환자가 기억력 저하에 대한 파국화(catastrophizing)로 불안을 호소한다면, 두려운 상황이 실제로 발생할 가능성을 함께 검토해보며 불안감을 낮출 수 있다. 치료 기법의 특성상 환자가 치료사와 함께 의사소통을 하며 자신의 생각과 감정을 평가할 수 있는 능력이 필요하기 때문에 중등도 이상의 환자에게는 적합하지 않다.

3) 회상치료(Reminiscene therapy)

환자의 삶에서 중요하고 의미 있는 사건들을 떠올려 보도록 하는 방법이다. 치매 초기의 경우 단기 기억에 비해 과거 사건에 대한 장기 기억은 상대적으로 유지하고 있다는 특성을 활용한다. 환자와 대화를 하며 자유롭게 회상해볼 수도 있고, 생애 회상(life review) 같이 자서전 작성이나 수집품 정리 등을 통해 과거 경험을 돌아보며 재평가하는 작업을 할 수도 있다. 기억 회상을 촉진할 수 있도록 다양한 보조 매체들(사진, 음악, 영상 등)을 활용하기도 한다. 환자는 이를 통해 과거 기억을 유지하고, 삶의 의미와 자아통합감을 획득할 수 있다. 기억 회상 및 의사소통 능력이 요구되기 때문에 중등도 단계 이상의 환자에게는 적용하기 어려울 수 있다.

4) 현실 지남력 치료(Reality orientation therapy)

환자에게 시간과 장소, 사람에 대한 기본 정보를 전달하여 지남력을 유지하도록 돕는 방법이다. 환자와 상호작용하며 최근에 일어난 사건들에 대해 이야기하거나, 환자가 주변 환경을 인식하고 습득한 정보들을 반복해서 기억할 수 있도록 시계, 달력, 신문 같은 도구를 사용할 수 있다. 치매 초기 단계의 환자라면 일기를 쓰게 해보는 것도 지남력 및 기억력 유지에 도움이 될 수 있다.

5) 음악 치료(Music therapy)

음악은 불안, 초조 같은 BPSD 증상을 감소시키고, 기억 회상과 정서 표현을 촉진하는 데도 도움이 된다. 환자가 선호하는 노래나 과거 긍정적인 사건과 관련된 음악을 들려줄 수도 있고, 개인 또는 집단으로 악기 연주를 해보는 것 같이 참여적인 방식으로 진행할 수도 있다. 특히 환자의 취향에 맞거나 친숙한 음악이 우울 및 불안 감소에 효과적이라고 알려져 있다.

6) 미술 치료(Art therapy)

음악 치료와 마찬가지로, 미술을 치료 도구로 활용하는 것이다. 치료사가 회기마다 주제와 재료를 미리 정하거나 환자가 직접 선택하도록 할 수 있다. 환자는 미술 활동을 통해 자신의 생각과 감정을 표현하며 심리적 안정감을 느끼며, 이러한 방법은 언어적 보고가 힘든 환자에게도 유용하다. 또한 다양한 색상과 재료들을 사용하여 인지적으로 자극을 제공하고, 감각 및 운동 기능을 유지하는 데도 도움이 될 수 있다.

7) 기타 치료 방법

환자는 감각 및 운동 기능이 쇠퇴하면서 환경적 자극들을 처리하는 데 어려움을 겪고, 이는 불안과 공격성 증가, 수면장애 같은 문제로 이어질 수 있다. 규칙적인 운동과 이완이 이러한 증상 감소에 효과적이라고 알려져 있으며, 광선 치료(light therapy), 향기 치료(aroma therapy), 이완된 환경에서 다양한 감각 자극들을 경험하도록 하는 다중감각치료(multisensory stimulation) 등도 잔존하는 감각 기능을 유지하고 상기 증상들을 완화시키는 치료 기법으로 활용되고 있다.

8) 비약물치료의 한계

비약물치료가 행동심리증상에 대한 일차 치료로 권고되고 있지만, 치료법의 분류나 지침이 표준화되어 있지 않고 효과성에 대한 검증이 충분하지 않다는 한계가 있다. 그러나 약물치료는 장기간 지속할 경우 노인 환자에게 부작용의 위험성이 높고, 증상이 심각해 환자 및 가족의 안전에 위협이 될 때 적용되고 있다는 점을 고려하면, 조기 개입 및 예방 측면에서 비약물치료가 도움이 된다고 볼 수 있을 것이다.

3. 보호자 스트레스 관리

보호자를 위한 심리사회적 개입 방법에는 교육과 심리치료, 대처기술 훈련 등이 있다. 환자와 마찬가지로, 보호자 또한 개인의 필요와 상황에 맞춰 아래 방법들을 다양하게 결합하여 적용하는 다요소 중재(multicomponent intervention)를 할 수 있다.

1) 보호자 교육과 대처기술 훈련

치매의 진행 단계, BPSD 특징과 대처방법 등에 대한 정보를 보호자에게 제공하는 것이다. 이를 통해 보호자는 환자의 상태를 이해하고 발생 가능한 문제를 예측하고 대비할 수 있다. 보호자의 유능감 증가와 스트레스 감소에도 도움이 된다. 또한 일반적인 이론 교육보다 환자의 특정 문제 행동에 대한 실제적인 교육이 더욱 효과적이라고 알려져 있다.

BPSD 대처 방법의 기본 원리는 유발 요인을 확인하고 해결하는 것이라고 할 수 있다. 기존의 접근법들을 통합한 ACME 모델은 BPSD가 나타나는 패턴을 파악하여 보호자와 함께 돌봄 계획을 세우고, 환자의 욕구를 충족시키는 환경을 제공하여 증상 발생의 위험을 낮추며, 증상이 나타나면 분석된 패턴을 바탕으로 수립한 대처 전략을 시행하는 방법을 제안한다. 구체적인 대처 전략은 다양하지만, 대처기술 훈련은 이와 같은 구조로 진행된다고 볼 수 있다.

치매 단계에 따라 환자의 기능 수준과 주요 문제가 달라지기 때문에 시기마다 보호자의 필요에 맞춘 정보를 제공해야 한다. 치매 초기에는 보호자도 환자의 변화를 혼란스러워하며 향후 발생할 상황들을 걱정할 수 있다. 따라서 상황을 수용하고 불안해하지 않도록 치매 특성과 치료 방법에 대한 전반적인 교육이 필요하다. 치매 중기부터는 증상이 심해지며 보호자의 심적 부담이 커지기 때문에 스트레스 관리와 대처기술 훈련, 요양 서비스에 대한 안내가 이루어져야 하며, 말기에는 환자 사망 후 처리해야 할 문제들을 대비할 수 있도록 돕는다.

2) 심리치료

보호자는 환자를 돌보며 자신의 역할을 충분히 하지 못했다는 생각과 환자에게 분노와 짜증 같은 부정적인 감정을 느낀 것에 대해 죄책감을 경험할 수 있다. 낮은 유능감과 과도한 죄책감은 우울감과 소진으로도 이어질 수 있다. 치료사는 심리치료를 통해 보호자를 정서적으로 지원하며, 보호자 역할의 균형을 찾을 수 있도록 돕는다. 심리치료는 개인 또는 집단으로 실시할 수 있으며, 정신분석치료, 인지행동치료 등 보호자 특성과 주호소 문제에 따라 다양한 치료 기법을 활용한다.

3) 지지 집단

지지 집단이란 유사한 문제를 겪고 있는 사람들이 함께 서로의 경험과 감정을 나누는 모임이다. 보호자는 온종일 환자를 돌보며 외부 관계와 소원해지고, 다른 가족의 지원이 없을 경우 혼자서 고통을 감내하고 있다는 생각에 외로움과 고립감을 느끼는 경우가 많다. 지지 집단은 보호자에게 환자 돌봄에 필요한 정보를 제공하고 정서적 지지를 통한 유대감을 느낄 수 있도록 도울 수 있다. 여러 연구들에서 보호자의 우울 및 부담감 감소, 삶의 질 향상에 도움이 되는 것으로 확인되었다.

4. 환경 개선

환자는 기억력과 함께 감각 및 운동 기능이 저하되면서 주변 환경과 장애물을 빠르게 파악하고 대처하기가 어렵기 때문에 쉽게 다치고 불안해할 수 있다. 따라서 환자에게 안전상 문제가 될 수 있거나 BPSD를 유발 또는 악화시킬 수 있는 환경적 요소를 보호자와 함께 검토하고 개선해야 한다. 예를 들면, 가정에 안전장치를 설치하거나 집안 환경 변화를 최소화하는 것이다. 친숙하고 일관된 환경은 환자에게 도움이 된다는 것이 많은 연구에서 증명되었다.

추가적으로, 보호자가 오해할 수 있는 부분 중 하나는 환자의 상태를 과소 평가하거나 안전 문제를 염려하여 환자의 활동에 지나치게 제한을 두는 것이다. 그러나 재활적 측면에서 잔존 기능을 최대한 유지하고 활용하기 위해서는 환자가 할 수 있는 최소한의 일을 맡기고 수행하도록 해야 한다. 환자의 기능 수준을 고려하여 짧고 간단한 활동 위주로, 복잡한 일은 단계를 세분화하여 제공하는 것이 좋다. 이는 환자가 효능감과 자기가치감을 느끼는 데도 도움이 된다.

▶ 참고문헌

1. 김대열, 김흥수, 이지웅. 서울아산병원의 인지재활 워크북. 서울: 허원북스; 2023.
2. 배수영, 주유미, 진연주, 강수라, 남상훈, 홍익표. 지역사회 거주 노인의 치매 예방을 위한 비대면 인지-운동 이중과제 프로그램 개발: 델파이 연구. Korean Journal of Occupational Therapy. 2022;30(2):59-77.
3. Ahlskog JE, Geda YE, Graff-Radford NR, Petersen RC. Physical exercise as a preventive or disease-modifying treatment of dementia and brain aging. Mayo Clin Proc. 2011;86(9):876-884.
4. Anand, A., Khurana, P., Chawla, J., Sharma, N., & Khurana, N. (2018). Emerging treatments for the behavioral and psychological symptoms of dementia. CNS spectrums, 23(6), 361-369.
5. Azermai, M. (2015). Dealing with behavioral and psychological symptoms of dementia: a general overview. Psychology research and behavior management, 181-185.
6. Baker R, Bell S, Baker E, et al. A randomized controlled trial of the effects of multi-sensory stimulation (MSS) for people with dementia. Br J Clin Psychol. 2001;40(1):81-96.
7. Ballard, C., Kales, H. C., Lyketsos, C., Aarsland, D., Creese, B., Mills, R., ... & Sweet, R. A. (2020). Psychosis in Alzheimer's disease.Current neurology and neuroscience reports,20, 1-10.
8. Bessey, L. J., & Walaszek, A. (2019). Management of behavioral and psychological symptoms of dementia. Current psychiatry reports, 21, 1-11.
9. Cammisuli, D. M., Danti, S., Bosinelli, F., & Cipriani, G. (2016). Non-pharmacological interventions for people with Alzheimer's Disease: A critical review of the scientific literature from the last ten years. European Geriatric Medicine, 7(1), 57-64.
10. Cassilhas RC, Viana VA, Grassmann V, Santos RT, Santos RF, Tufik S, Mello MT. The impact of resistance exercise on the cognitive function of the elderly. Med Sci Sports Exerc. 2007;39(8):1401-1407.
11. Cerejeira, J., Lagarto, L., & Mukaetova-Ladinska, E. B. (2012). Behavioral and psychological symptoms of dementia.Frontiers in neurology,3, 73.
12. Chancellor, B., Duncan, A., & Chatterjee, A. (2014). Art therapy for Alzheimer's disease and other dementias. Journal of Alzheimer's Disease, 39(1), 1-11.
13. Cheng ST, Chow PK, Song YQ, et al. Mental and physical activities delay cognitive decline in older persons with dementia. Am J Geriatr Psychiatry. 2014 1;22(1):63-74.
14. Deshmukh, S. R., Holmes, J., & Cardno, A. (2018). Art therapy for people with dementia. Cochrane Database of Systematic Reviews, (9).
15. Duru Aşiret, G., & Kapucu, S. (2016). The effect of reminiscence therapy on cognition, depression, and activities of daily living for patients with Alzheimer disease. Journal of Geriatric Psychiatry and Neurology. 2016;29(1):31-37.
16. Dyer, S. M., Harrison, S. L., Laver, K., Whitehead, C., & Crotty, M. (2018). An overview of systematic reviews of pharmacological and non-pharmacological interventions for the treatment of behavioral and psychological symptoms of dementia. International psychogeriatrics, 30(3), 295-309.
17. Farina, N., Page, T. E., Daley, S., Brown, A., Bowling, A., Basset, T., ... & Banerjee, S. (2017). Factors associated with the quality of life of family carers of people with dementia: A systematic review. Alzheimer's & Dementia, 13(5), 572-581.
18. Feast, A., Orrell, M., Charlesworth, G., Melunsky, N., Poland, F., & Moniz-Cook, E. (2016). Behavioural and psychological symptoms in dementia and the challenges for family carers: systematic review.The British Journal of Psychiatry,208(5), 429-434.
19. Feast, A., Orrell, M., Russell, I., Charlesworth, G., & Moniz-Cook, E. (2017). The contribution of caregiver psychosocial factors to distress associated with behavioural and psychological symptoms in dementia. International journal of geriatric psychiatry, 32(1), 76-85.
20. Gallego-Alberto, L., Losada, A., Cabrera, I., Romero-Moreno, R., Pérez-Miguel, A., Pedroso-Chaparro, M. D. S., & Márquez-González, M. (2022). "I feel guilty". Exploring guilt-related dynamics in family caregivers of people with dementia.Clinical Gerontologist,45(5), 1294-1303.
21. Hong, K. H., Ju, A. Y., Koo, S. M., Kim, S. M., & Jung, H. R. (2015). Effects of the group reminiscence program for elderly with dementia. Journal of Korean Society of Community Based Occupational Therapy. 2015;5(2):57-64.
22. Ienca, M., Fabrice, J., Elger, B., Caon, M., Scoccia Pappagallo, A., Kressing, R. W., & Wangmo, T. Intelligent assistive technology for Alzheimer's disease and other dementias: A systematic review. Journal of Alzheimer's Disease. 2017;56(4):1301-1340.
23. Ismail, Z., Creese, B., Aarsland, D., Kales, H. C., Lyketsos, C. G., Sweet, R. A., & Ballard, C. (2022). Psychosis in Alzheimer disease—mechanisms, genetics and therapeutic opportunities. Nature Reviews Neurology,18(3), 131-144.
24. J. Chen, Y. Duan, H. Li, L. Lu, J. Liu, C. Tang. Different durations of cognitive stimulation therapy for Alzheimer's disease: A sys-

tematic review and meta-analysis. Clinical Interventions in Aging. 2019;14:1243–1254.

25. James, I. A., Gray, K., Moniz-Cook, E., Lee, K., Reichelt, K., & Richardson, J. (2022). Behavioural and psychological symptoms of dementia: A new framework for holistic understanding and non-pharmacological management. BJPsych Advances, 28(1), 11–20.
26. Jo, H., & Song, E. The effect of reminiscence therapy on depression, quality of life, egointegrity, social behavior function, and activities of daily living in elderly patients with mild dementia. Educational Gerontology. 2015;41(1):1–13.
27. Kasl-Godley, J., & Gatz, M. (2000). Psychosocial interventions for individuals with dementia: an integration of theory, therapy, and a clinical understanding of dementia. Clinical psychology review, 20(6), 755–782.
28. Kirk-Sanchez NJ, McGough EL. Physical exercise and cognitive performance in the elderly: current perspectives. Clin Interv Aging. 2014;9:51–62.
29. Livingston, G., Johnston, K., Katona, C., Paton, J., Lyketsos, C. G., & Old Age Task Force of the World Federation of Biological Psychiatry. (2005). Systematic review of psychological approaches to the management of neuropsychiatric symptoms of dementia. American Journal of Psychiatry, 162(11), 1996–2021.
30. Lu, J. H., Zhou, A. H., Li, F., Hao, Z. H., Li, W. J., Cui, Z. J., & Wang, W. Q. (2013). Risk factors and characteristics of the recurrence of behavioral and psychological symptoms of Alzheimer's disease.Journal of Clinical Gerontology and Geriatrics,4(4), 115–118.
31. Lucas, M. J., Steele, C., & Bognanni, A. Recognition of psychiatric symptoms in dementia. Journal of Gerontological Nursing, 1986;12(1):11–15.
32. McCabe, M., You, E., & Tatangelo, G. (2016). Hearing their voice: a systematic review of dementia family caregivers' needs. The Gerontologist, 56(5), e70–e88.
33. McDermott, O., Charlesworth, G., Hogervorst, E., Stoner, C., Moniz-Cook, E., Spector, A., ... & Orrell, M. (2019). Psychosocial interventions for people with dementia: a synthesis of systematic reviews.Aging & mental health,23(4), 393–403.
34. Meng, X., Su, J., Li, H., Ma, D., Zhao, Y., Li, Y., ... & Sun, J. (2021). Effectiveness of caregiver non-pharmacological interventions for behavioural and psychological symptoms of dementia: an updated meta-analysis. Ageing Research Reviews, 71, 101448.
35. Milev RV, Kellar T, McLean M, et al. Multisensory stimulation for elderly with dementia: a 24-week single-blind randomized controlled pilot study. Am J Alzheimers Dis Other Demen. 2008;23(4):372–376.
36. O'Connor, D. W., Ames, D., Gardner, B., & King, M. (2009). Psychosocial treatments of psychological symptoms in dementia: a systematic review of reports meeting quality standards. International Psychogeriatrics, 21(2), 241–251.
37. Oliveira, A. M. D., Radanovic, M., Mello, P. C. H. D., Buchain, P. C., Vizzotto, A. D. B., Celestino, D. L., ... & Forlenza, O. V. (2015). Nonpharmacological interventions to reduce behavioral and psychological symptoms of dementia: a systematic review. BioMed research international, 2015.
38. Orgeta, V., Qazi, A., Spector, A., & Orrell, M. (2015). Psychological treatments for depression and anxiety in dementia and mild cognitive impairment: systematic review and meta-analysis. The British Journal of Psychiatry, 207(4), 293–298.
39. Ownsworth, T.L., & McFarland, K. Memory remediation in long-term acquired brain injury: two approaches in diary training. Brain Injury. 1999;13:605–626.
40. Parker, D., Mills, S., & Abbey, J. (2008). Effectiveness of interventions that assist caregivers to support people with dementia living in the community: a systematic review. International Journal of Evidence-Based Healthcare, 6(2), 137–172.
41. Rebok GW, Ball K, Guey LT, et al.; ACTIVE Study Group. Ten-year effects of the advanced cognitive training for independent and vital elderly cognitivetraining trial on cognition and everyday functioning in older adults. J Am Geriatr Soc. 2014 1;62(1):16-24.
42. Savva, G. M., Zaccai, J., Matthews, F. E., Davidson, J. E., McKeith, I., & Brayne, C. (2009). Prevalence, correlates and course of behavioural and psychological symptoms of dementia in the population.The British Journal of Psychiatry,194(3), 212–219.
43. Scales, K., Zimmerman, S., & Miller, S. J. (2018). Evidence-based nonpharmacological practices to address behavioral and psychological symptoms of dementia. The Gerontologist, 58(suppl_1), S88–S102.
44. Seifert T, Brassard P, Wissenberg M, Rasmussen P, Nordby P, Stallknecht B, Adser H, Jakobsen AH, Pilegaard H, Nielsen HB, Secher NH. Endurance training enhances BDNF release from the human brain. Am J Physiol Regul Integr Comp Physiol. 2010;298(2): R372–377.
45. Tay, K. W., Subramaniam, P., & Oei, T. P. (2019). Cognitive behavioural therapy can be effective in treating anxiety and depression in persons with dementia: a systematic review. Psychogeriatrics, 19(3), 264–275.
46. Tible, O. P., Riese, F., Savaskan, E., & von Gunten, A. (2017). Best practice in the management of behavioural and psychological symptoms of dementia.Therapeutic advances in neurological disorders,10(8), 297–309.
47. van der Linde, R. M., Dening, T., Matthews, F. E., & Brayne, C. (2014). Grouping of behavioural and psychological symptoms of dementia. International journal of geriatric psychiatry, 29(6), 562–568.
48. Walter, E., & Pinquart, M. (2020). How effective are dementia caregiver interventions? An updated comprehensive meta-analysis. The Gerontologist, 60(8), e609–e619.

49. Werheid K, Thone–Otto A. Alzheimer–Krankheit. Ein neuropsychologisch–verhaltenstherapeutisches Manual [Alzheimer's disease, A neuropsychological–behavior therapeutic manual]. Beltz; 2010.
50. Whitlatch, C. J., & Orsulic–Jeras, S. (2018). Meeting the informational, educational, and psychosocial support needs of persons living with dementia and their family caregivers. The Gerontologist, 58(suppl_1), S58–S73.
51. Williams, C. L., Newman, D., & Hammar, L. M. (2018). Preliminary study of a communication intervention for family caregivers and spouses with dementia. International Journal of Geriatric Psychiatry. 2018;33(2):e343–e349.
52. Willis SL, Tennstedt SL, Marsiske M, et al.; ACTIVE Study Group. Long–term effects of cognitive training on everyday functional outcomes in older adults. JAMA. 2006 12 20;296(23):2805–2814.
53. Yates LA, Leung P, Orgeta V, et al. The development of individual cognitive stimulation therapy (iCST) for dementia. Clin Interv Aging 2015;10:95–104.

CHAPTER

41 컴퓨터를 이용한 인지평가 및 재활

Computer-based cognitive evaluation and rehabilitation

김원석, 백남종

I 서론

인지장애는 고령화 사회와 더불어 중요한 사회, 경제적 문제로 대두되고 있다. 2008년도 CERAD-K (Korean version of the Consortium to Establish a Registry for Alzheimer's Disease Assessment Packet) 임상평가 총집을 이용한 단면조사연구에서 국내의 치매 유병률은 약 8.1%, 경도인지장애의 유병률은 약 24.1%로 보고되어 있으며, 2050년까지 20년마다 2배씩 증가할 것으로 예상되고 있다. 뇌졸중, 외상성뇌손상과 같은 주요 중추신경계 질환 발생 이후에도 치매, 경도인지장애가 흔하게 발생하며, 인지장애에 동반된 사회 경제적 비용이 2013년에 약 11조 7000억 원, 2050년에는 43조 2000억 원에 이를 것으로 예상된다.

인지재활은 뇌졸중 및 외상성뇌손상 이후에 발생하는 인지기능 저하 이후 회복을 촉진시키기 위해 그림 41-1A 또는 알츠하이머형 치매 환자에서 인지저하 속도를 늦추고 일상생활동작수행 등의 기능유지를 위해 그

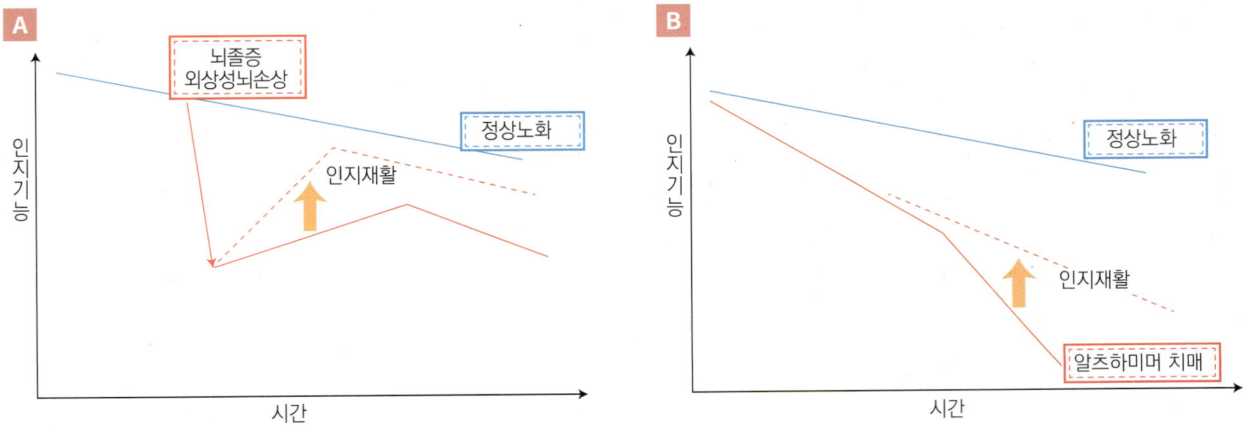

그림 41-1. **뇌졸중, 외상성뇌손상, 알츠하이머형 치매에서의 인지재활의 역할**

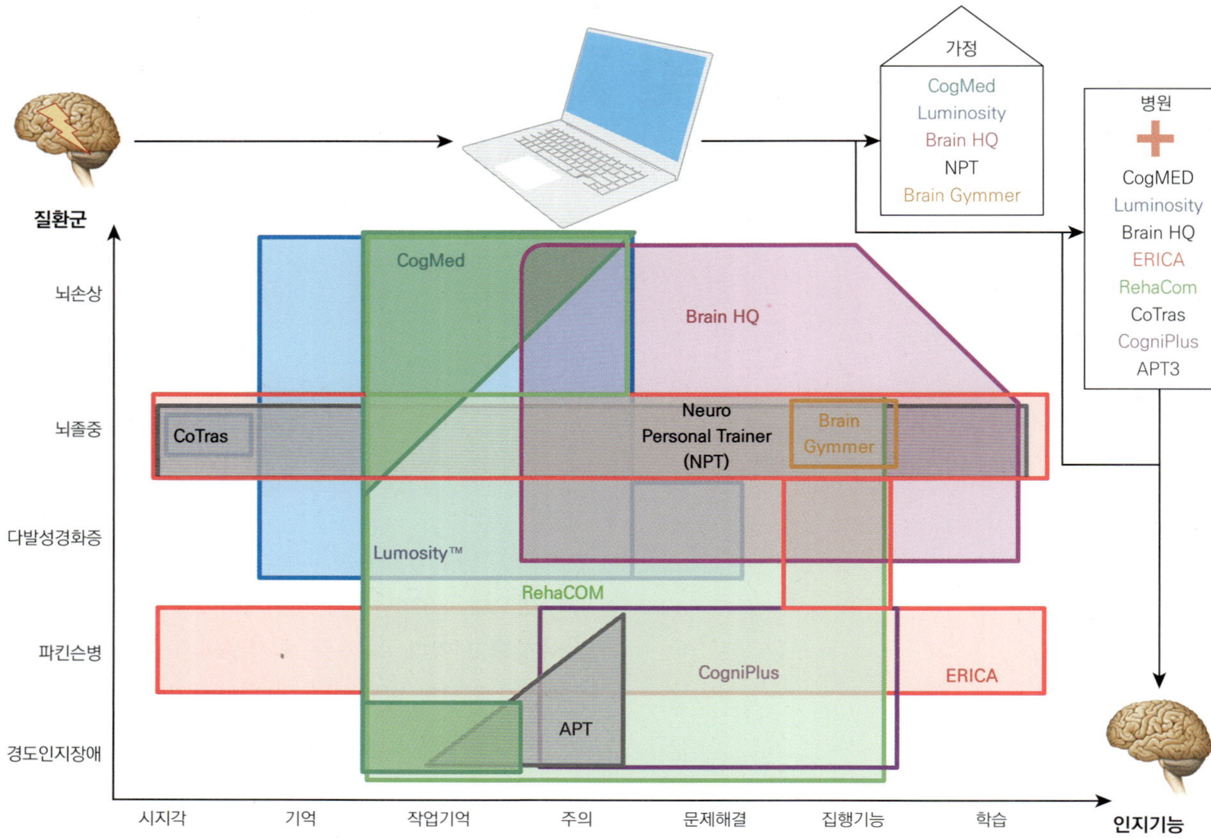

그림 41-2. **다양한 질환 및 인지영역에 적용되고 있는 전산화 인지재활 프로그램의 예.** (Maggio 등의 논문의 그림 1을 수정함)

림 41-1B의 임상현장에서 적용되고 있다. 실제 국내 작업치료 업무에서 인지재활이 차지하는 비중이 높은 것으로 보고되고 있다.

인지재활과정은 치료사와 환자의 일대일 면담을 통한 평가와 치료과정으로 이루어지고, 상당한 시간과 노력이 필요하며, 표준화된 치료를 위해서는 지속적인 치료인력에 대한 교육이 필요하다. 따라서 이러한 기존 인지재활의 단점을 보완하여 일관되고 표준화된 치료를 제공하기 위한 목적으로 전산화 인지재활 프로그램이 개발되어 보급되었고, 국내에서는 2008년 '전산화 인지재활치료 [주의, 기억]' 행위에 대해 비급여 작업치료 수가가 신설되어 임상현장에서 활발히 사용되기 시작하였다. 현재 국내외에 다양한 전산화 인지재활 프로그램이 개발되어 다양한 인지 영역 및 질환군에 적용되고 있다(그림 41-2). 코로나바이러스감염증-19 이후 비대면재활에 대한 관심이 높아졌고, 전산화 인지재활, 가상현실 등 다양한 기술들을 원격인지재활에 적용하기 위한 시도들도 증가하고 있다. 본 장에서는 전산화 인지재활의 장점 및 단점을 살펴보고, 현재 국내에서 사용 가능한 전산화 인지평가 및 재활 프로그램을 간단히 소개하며, 전산화 인지재활의 의학적 근거수준을 검토하고자 한다. 또한 최근의 원격인지재활 및 가상현실을 적용한 인지재활과 향후 전산화 인지재활 프로그램의 발전 및 적용방향에 대해 제시해보고자 한다.

Ⅱ 전산화 인지평가

Computer-based test (CBT)는 일반적으로 컴퓨터를 이용한 모든 검사를 의미하고, 지필검사와 동일한 내용과 순서로 시행되는 검사를 computerized test (CT)라고 한다. 피험자의 개별 능력에 따라 다음 문항을 선택하여 제시하는 알고리즘에 따른 전산화 평가는 computerized adaptive test (CAT)라고 한다. 현재 임상에서 이용되는 대부분의 전산화 인지평가는 computerized test이다.

1. 전산화 인지평가의 장점 및 단점(표 41-1)

전산화 인지 평가는 지필평가 수준의 신뢰도와 타당도를 확보할 수 있으며, 평가의 표준화가 용이하다는 장점이 있다. 또한 점수화 및 해석 시 평가자에 의한 실수(error)를 줄일 수 있으며, 평가에 필요한 도구를 준비하는 노력 및 시간이 따로 필요하지 않다. 하지만 다양한 임상질환 군에서 정신측정학적 특성(psychometric properties) 및 정상치에 대한 근거가 부족한 경우가 있으며, 새로운 기술의 경우 코호트 효과(cohort effect)가 있을 수 있다. 테스트에 따라 너무 어렵거나 조작이 어려워 인지 외의 다른 기능 수준에 따라 평가 결과가 달라질 수 있으며, 지필평가 시 확인할 수 있는 환자의 평가에 참여하는 자세(순응도, 노력 정도, 자발성)를 고려한 종합적 평가가 어렵다는 단점이 있다.

2. 전산화 신경인지기능검사

국내에서 사용 가능한 대표적 전산화 신경인지기능 검사로는 SCNT V4.0 (Seoul Computerized Neuro-cognitive Function Test)가 있다(그림 41-3). 국내 연구진에 의해 개발되고 표준화된 평가도구로 17개의 기존 신경인지기능검사를 전산화한 computerized test이다. 크게 5개의 인지평가 영역(domain)인 ① 기억력 검사(memory test), ② 주의력 검사(attention test), ③ 고위인지기능 검사(higher-order cognitive capacity test), ④ 시운동협응 검사(visuo-motor coordination), ⑤ 지능검사(Raven's standard progressive materials)으로 나누어지며 각 영역별 소검사들에 대해서는 표 41-2에 정리하였다.

각 검사항목들의 의미는 기존 지필검사와 동일하며, 〈Part 3. 특정영역 인지재활〉의 각 챕터의 평가 부분에서 자세히 설명되어 있으므로 본 장에서는 다루지 않았다. 다만 기존 지필검사와 동일한 형태로 진행되더라도 검사환경의 차이가 있으므로, 프로그램에 대한 검사자의 매뉴얼 숙지 및 반복을 통한 숙련이 필요하다. 또한 모든 검사를 시행하는 데에는 상당한 시간 및 노력이 필요하므로 검사실 마다 환자군 및 상태에 따라 임상적 의미를 가지는 적절한 검사를 선택할 수 있는 프로토콜을 구성하는 것이 필요하며 이때는 재활의학과 의사 및 작업치료사의 역할이 중요하다.

표 41-1. **전산화 인지평가의 장점 및 단점**

장점	단점
• 지필평가 수준의 신뢰도 및 타당도 • 평가의 표준화가 용이 • 평가자에 의한 실수를 최소화 • 평가에 필요한 도구를 준비하기 위한 시간 및 노력을 줄일 수 있음	• 다양한 질환군에서 충분한 정신측정학적 특성 및 정상치에 대한 근거 부족 • 새로운 기술에서 코호트 효과의 가능성 • 인지 외의 다른 기능수준에 따라 인지 평가 결과가 왜곡될 수 있는 가능성 • 환자의 평가에 참여하는 자세 등을 고려한 종합적 평가가 어려움

표 41-2. **SCNT V4.0의 영역별 검사항목들**

인지평가 영역 (domain)	소검사 항목
기억력 검사	• 언어기억: digit span test, verbal learning test • 공간기억: visual span test, visual learning test
주의력 검사	• continuous performance test • controlled continuous performance test • cross-over test • modality shift effect test • word-color test
고위인지기능 검사	• Wisconsin card sorting test • hypothesis formation test
시운동협응 검사	• trail making test • finger tapping test
지능검사	• 색채도형 지능검사 • 표준도형 지능검사

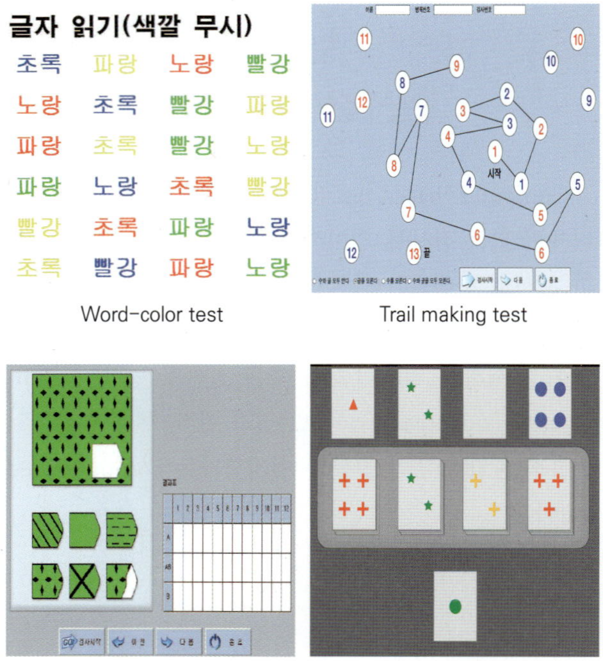

Word-color test / Trail making test / 지능검사 / Card sorting test

그림 41-3. **SCNT V4.0의 실제 검사 예시**

Ⅲ 전산화 인지훈련

1. 전산화 인지훈련의 특성

전산화 인지훈련은 인지의 각 영역별로 전산화된 훈련을 제공한다. 영역별 치료 내용은 세분화되어 있으며 단계별 접근이 가능하도록 구성되어 있어 모듈화 된 서비스 제공이 가능하다(표 41-3).

전산화 인지훈련은 기존 훈련방법과 비교해 일관된 훈련 과제를 반복하여 제공할 수 있어 치료의 표준화에 유리하다. 또한 다양한 도구의 준비 없이도 프로그램 내에서 여러 과제를 훈련할 수 있고, 치료 중에 필요한 시각적, 청각적 피드백을 제공할 수 있다. 환자의 과제 수행에 대한 정보가 저장되어 기록되므로 이전 수행 정도에 따라 적절한 프로그램을 선택하기 용이하며, 다양한 영역에 세분화된 단계의 치료 모듈이 있어 개인의 인지기능 정도에 따른 개별화된 치료 프로그램 구성이 가능하다.

국내에서 사용 가능한 전산화 인지재활 프로그램은 Rehacom (Hasomed, Germany), Comcog (Maxmedica, Korea), Cotras (Medise, Korea) 등(그림 41-4)이 있으며 각 프로그램마다 장단점이 있지만 인지영역마다 모듈화된 단계별 재활 프로그램을 제공하는 것에 있어서는 유사한 구성을 가지고 있다.

2. 전산화 인지훈련의 의학적 근거

1) 건강노인에서의 효과

노화에 따라 나타나는 기능저하 중 사람들이 가장

표 41-3. **전산화 인지훈련 프로그램의 구성 예 (Rehacom (Hasomed, Germany))**

Group	Sub-Group	RehaCom Training Modules	Level
Attention	Alertness	Alertness Training	16
		Reaction Behaviour	16
		Responsiveness	20
	Vigilance	Vigilance	15
	Visual-Spatial Attention (spatial-perceptive)	Spatial Operations	42
	Visual-Spatial Attention (spatial-cognitive)	Two-Dimensional Operations	24
		Spatial Operations 3D	24
	Visual-Spatial (spatial-constructive)	Visuo-Constructive Ability	18
	Selective Attention	Attention and Concentration	24
	Divided Attention	Divided Attention	14
		Divided Attention 2	22
Memory		Working Memory	70
		Topological Memory	20
		Physiognomic Memory	21
		Memory for Words	20
		Figural Memory	9
		Verbal Memory	10
Executive Functions		Shopping	18
		Plan a HoliDay	55
		Logical Reasoning	23
		Calculation	42
Visual Field		Saccadic Training	34
		Exploration	30
		Overview and Reading	69
		Restitution Training	00
Visuo-Motor abilities		Visuo motor coordination	96

두려워하며 사회경제적 비용을 증가시키는 것 중 하나가 인지저하이다. 기존의 연구들에서 인지를 자극하는 활동의 참여도가 노년의 인지기능을 강화하여주고 인지기능의 저하 및 치매의 위험을 낮추어주는 것으로 보고면서 노화에 따른 인지기능 저하를 감소시키기 위한 방법들에 대해 관심이 증가하고 있다.

전산화 인지훈련(computerized cognitive training)은 노인들에게 적용될 수 있는 인지훈련 방법 중 대표적으로, 체계적 문헌고찰에서 전산화된 인지훈련 프로그램 전후의 효과 크기(effect size)의 범위가 0.19-7.14로 전통적인 인지훈련의 효과크기인 0.06-6.32 와 비교해 떨어지지 않았다. 인지장애가 없는 노인에서 최소한 4시

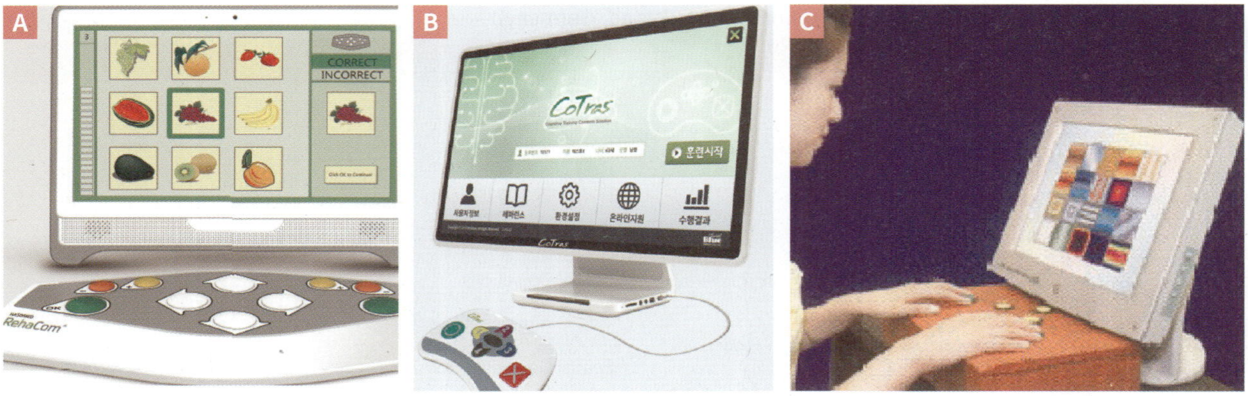

Rehacom Cotras Comcog

그림 41-4. **국내의 전산화 인지재활 프로그램 예시**

간 이상 적용한 전산화 인지훈련의 효과를 보기 위한 무작위배정 대조군 임상시험 52건을 대상으로 메타분석 연구에서는 고식적 인지재활치료와 비교하였을 때 전반적인 인지기능에 대한 전산화 인지훈련의 효과크기가 0.22 (95% CI 0.15 to 0.29)로 좀 더 나은 효과를 가지는 것으로 보고 되었다. 인지영역 별로는 언어적 기억, 비언어적 기억, 작업 기억(working memory), 작업속도(processing speed), 시공간 기술(visuospatial skill)에서는 고식적 훈련에 비해 나은 효과를 보였으나, 주의력 및 집행 기능(executive function)에서는 차이가 없었다. 최근의 노인들에게 12주 이상의 전산화 인지훈련의 효과를 보기위한 Cochrane Systematic Review 에서는 8개의 무작위배정 대조군 임상시험을 포함하여 메타분석을 시행하였고 능동 대조군(active control)과 비교 시 훈련 직후 전반적 인지기능의 개선이 관찰되었으나(SMD= −0.31, 95% CI: −0.57 to −0.05), 장기적 유지 효과는 관찰되지 않았고, 일화기억(episodic memory) 및 작업기억에 대한 효과도 유의하지 않았다. 전산화 인지훈련에서 단순 대조군(no intervention)에 비해 Rivermead Behavioural Memory Test로 평가한 일화기억의 개선이 다소 관찰되었으나(MD= −0.90, 95% CI: −1.73 to −0.07), 집행기능 및 작업기억에서는 유의한 효과가 보이지 않았다. 따라서 현 시점에서 노인에서 인지기능 유지를 위한 전산화 인지훈련의 효과는 명확하지 않은 것으로 판단되며, 장기적 훈련이나 운동, 영양 중재와 복합된 프로그램의 적용의 효과를 보는 등 추가 연구 수행이 필요하다고 생각된다.

2) 경도인지장애 및 치매 환자에서의 효과

전산화 인지훈련의 주관적 인지저하(subjective cognitive decline)와 경도인지장애 환자에서의 효과를 보기 위한 체계적 문헌고찰 및 메타분석에서, 중등도의 전반적 인지기능에의 유의한 효과를 확인할 수 있었고 (Hedge's g=0.518, p=0.000), 주로 기억력 영역에서의 효과가 두드러지게 확인되었다. 인지훈련을 위해 특별히 개발된 프로그램을 적용하였을 때 단순 퍼즐 맞추기 등의 비특이적 인지훈련에 비해 더 나은 효과를 보였고 (Hedge's g=0.381, p=0.007), 주관적 인지저하에서의 전산화 인지훈련의 효과(Hedge's g=0.926, p=0.002)가 경도인지장애에서의 효과(Hedge's g=0.502, p=0.000)에 비해 두 배 가까이 높은 효과 크기를 보였다.

지역사회에 거주하는 인지저하 환자에서의 전산화 인지훈련의 효과에 대한 최근의 체계적 문헌고찰에서, 경도인지장애 환자를 대상으로 한 12개의 무작위배정 대조군 임상시험이 포함된 메타분석이 시행되었고, 전산화 인지훈련의 기억력, 작업기억, 주의력, 실행 기능 등의 특정 인지 영역에서의 유의한 개선 효과를 보였지만, 전반적 인지기능이나 언어 기능에서의 유의한 호전 효과는 관찰되지 않았다. 치매 환자에서의 전산화 인지훈련 효과에 대한 4개의 무작위배정 대조군 임상시험을 포함한 메타분석에서는 기억 기능 호전의 경향성을 보였지만 유의하지는 않았다(SMD=0.33, 95% CI: −0.10 to 0.77). 주관적 인지저하 환자를 대상으로는 한 개의 무작위배정 대조군 임상시험이 포함되었고, 전산화 인지훈련 적용시 대조군(no intervention)에 비해 유의한 기억 기능의 호전이 관찰되었다.

경도인지장애에서 전산화 인지훈련의 치매로의 진행을 예방하는 효과에 대한 최근의 Cochrane Systematic Review 에서는 8개의 무작위배정 대조군 임상시험이 포함되었으나 비뚤림 위험이 높은 연구들이었고, 치매의 발생에 대해 보고한 연구가 없었고, 전반적 인지기능에 대한 효과에 대한 근거수준도 매우 낮아 명확한 결론을 유도하지는 못하였다.

따라서 인지장애 환자에서의 전산화 인지훈련은 특히 인지훈련을 위한 목적으로 고안된 경우, 전반적 인지기능 및 일부 인지 영역에서의 효과가 있고, 특히 초기 인지장애군에 적용될수록 효과가 높을 것으로 기대되지만 임상근거 확보를 위한 높은 수준의 임상연구 수행이 필요할 것으로 생각된다.

3. 뇌졸중 및 외상성뇌손상에서의 효과

뇌졸중 및 외상성뇌손상으로 인한 인지장애는 실어증(aphasia), 편측무시(neglect), 처리 속도 감소(reduced processing speed), 주의력 저하(reduced attention), 집행기능 장애(executive dysfunction) 등 다양하게 나타나며 재활치료의 과정과 회복 및 예후에 있어 중요한 영향을 끼친다. 대개 전산화 인지훈련은 작업기억(working memory) 및 주의력(attention)을 포함한 여러 인지영역(cognitive domain)에 대해 이루어지며, 그 방법에 따라 영역 특이적 치료(domain specific training)와 영역 비특이적 치료(domain non−specific training)로 나눌 수 있다.

1) 전산화 작업기억 훈련

(Computerized working memory training)

작업기억은 일상생활의 수행에 있어 중요하며, 계획하기(planning), 문제해결(problem solving), 학습(learning) 등 다른 인지 영역과의 관련이 높은 영역이다. 작업기억(working memory) 훈련을 위한 전산화 인지훈련 시 언어 작업기억 과제(verbal working memory task)와 시각 작업기억 과제(visuospatial working memory task)가 모두 제공된다. American Congress of Rehabilitation Medicine (ACRM)의 Cognitive Rehabilitation Task force (CRTF)에서 시행한 최근의 체계적 문헌 고찰기반의 근거기반 인지재활 권고안에서는 세개의 무작위배정 대조군 임상시험을 포함하였고, 뇌졸중, 외상성뇌손상 등 발병 후 1년 이상의 후천적 뇌손상 환자들을 대상으로 한 교차설계(cross−over) 연구에서 전산화 작업기억 훈련은 작업기억과제, 일상생활에서의 주관적 인지문제, 작업기억관련 작업수행을 호전시켰다. 전산화 작업기억 훈련을 기존 외래인지재활에 추가하였을 때 효과를 보기 위한 후천적 뇌손상 환자 대상 연구에서 단독 외래인지재활에 비해 Digit Span, Digit Span reversed, 고위인지기능에서의 더 나은 호전이 관찰되었으나, 작업기억 및 주관적 집행 기능의 문제와 연관된 결과의 호전은 유의하지 않았다. 후천적 뇌손상 환자에서 전산화 작업기억훈련을 단어 유창성(word fluency) 및 의미적 구조화(semantic structuring) 훈련과 병합하였을 때 표준 기억치료를 시행하였을 때와 비교해 작업기억, 단어 유창성, 미래 기억(prospective memory) 수행에서의 더 나은 호전을 보였다.

2) 전산화 주의력 훈련

(Computerized attention training)

주의력에 대한 전산화 인지재활 훈련은 다양한 방식으로 시도될 수 있다. 대개 주의력 훈련 모듈은 위상성

각성(phasic alertness), 경계(vigilance), 선택적 주의(selective attention), 분리주의(divided attention) 각각에 초점을 두고 훈련할 수 있도록 구성되며, 환자의 수행 정도에 따라 난이도가 조절되고 피드백이 제공된다. 주의력 훈련을 통해 주의력 외 다른 인지 영역의 회복 역시 기대할 수 있지만, 일반적으로 손상된 인지영역에 특이적인 훈련을 시행하는 것이 가장 효과적인 것으로 알려져 있다. 주의력의 여러 세부항목들을 고려하여 복합적으로 훈련하거나 특정 순서에 따른 위계적 방법으로 훈련하여 치료 효과를 분석한 연구들이 있지만, 뇌손상 환자에서 주의력 훈련의 효과를 극대화할 수 있는 표준화된 치료 프로토콜은 부재하여 추가 연구가 필요할 것으로 생각된다.

3) 복합 전산화 인지훈련 (Combined computer based cognitive training)

복합 전산화 인지재활 훈련은 주의력(attention), 기억력(memory), 집행 기능(executive function), 시야(visual field) 등을 큰 목차로 하여 각 영역에 속한 세부 인지기능에 대한 특이적 훈련을 선택, 조합하여 제공된다. 예를 들면, 집행기능 훈련을 위한 과업은 음악을 들으면서 운전하는 자동차의 속도를 조절하거나, 예산 하에서 목록에 적힌 물품을 구매하는 식이다.

복합 전산화 인지재활훈련의 경우에도 대부분은 기억력이나 주의력과 관련된 과제의 수행을 필요로 한다. 이러한 이유로 실제로 청각 기억(auditory memory), 시각 기억(visual memory), 주의력(attention)이 복합 전산화 인지재활 훈련 후 향상되며, 지연 회상(delayed recall)보다는 즉각 회상(immediate recall)이 뚜렷한 호전을 보인다. 또한 복합 전산화 인지재활훈련을 통해 일상 생활에 있어서의 참여도 증가, 정보 처리 능력의 향상 및 문제해결능력의 호전(processing speed and problem solving)도 보고된 바 있다. ACRM의 CRTF에서는 2개의 무작위배정 대조군 임상시험, 1개의 관찰 연구 결과를 기반으로, 뇌졸중 및 외상성뇌손상 이후의 주의력, 기억, 실행 기능의 손상 회복을 위해 복합 전산화 인지훈련을 의료진의 지도하에 적극적으로 고려할 것을 권고하고 있다. 또한 적용 중에 환자의 흥미를 높이고, 환자의 기능 정도에 따라 훈련의 난이도를 조절하며, 적절한 피드백과 객관적인 평가 결과를 제공하도록 권고하고 있다. 하지만 근거수준의 측면에서는 포함된 연구들의 대상자 수, 디자인 등을 고려했을 때 낮은 수준이라고 판단되며, 최근의 메타 분석연구들의 결과를 고려할 때, 추가적 임상연구 수행이 필요하다고 생각된다.

4) 전산화 인지재활훈련과 뇌가소성

뇌손상 환자에서 전산화 인지재활치료와 관련하여 기능적, 구조적 뇌신호 분석(functional, structural brain mapping)을 시행한 연구는 많지 않다. Nordvik 등은 뇌졸중 환자를 대상으로 5개의 인지 영역에 대한 전산화 인지재활치료와 Cogmed를 이용한 작업기억 훈련의 효과가 뇌자기공명확산영상(diffusion tensor imaging)에서 나타나는 백질부 연결성(white matter connectivity)의 변화와 연관되어 있다고 보고하였으며, Lin 등은 전산화 인지훈련 후 호전된 인지 기능이 뇌의 몇몇 부위에 있어서의 기능적 연결성(functional connectivity) 증가와 연관되어 있음을 안정 시 기능적 뇌자기공명영상(resting stage functional magnetic resonance imaging) 분석을 통해 보고하였다.

Ⅳ 가상현실

가상현실은 컴퓨터, 모니터, head-mounted display, 다양한 센서 및 유저 인터페이스 등의 기술을 접목해 가상의 환경에 환자가 몰입하여 다양한 경험 및 상호작용을 할 수 있도록 도와준다. 가상의 환경에서 일상생활에서의 시나리오를 안전하게 구현하여 인지 평가 및 훈련을 다양한 환경에서 시행할 수 있게 도와주며, 개인의 인지저하 수준에 따라 개별화된 인지재활 컨텐츠 및 난이도 조정에 유리하며, 게임 등의 요소를 통해 환자의 동기부여를 고취시키고, 다양한 시각, 청각, 촉각 피드백을 함께 제공할 수 있다는 장점이 있다.

뇌졸중 및 외상성뇌손상 이후 가상현실을 인지재활에 적용하기 위한 시도들이 점차 증가하면서, 관련 연구개발 및 임상연구 수행도 활발히 이루어지고 있는 추세이다. 인지 훈련 목적으로 개발된 가상현실 프로그램을 이용하거나, 이미 상용화된 가상현실기반 게임을 운동이나 인지목적의 훈련을 위해서 사용하는 등 다양한 시스템을 이용한 연구들이 시행되었으며, 대부분 작은 대상자 수의 연구들이고, 어떤 연구를 메타 분석에 포함시키는지, 어떤 결과변수를 보는지에 따라 가상현실을 이용한 인지훈련의 효과에 변이가 있어 현재까지는 가상현실을 적용한 인지재활의 임상적 효과에 대한 근거는 낮은 수준이라고 판단된다. 하지만 가상현실의 인지재활 적용의 장점을 고려할 때, 인지재활을 위한 특이적 시스템 개발 및 이를 이용한 높은 질적 수준의 임상연구 수행이 필요하다고 생각된다.

Ⅴ 원격인지재활

인지재활은 그 특성상 장기간, 지속적으로 제공되어야 할 필요가 높은 치료이다. 알츠하이머 병은 장기간 진행하면서 경도인지장애, 치매로 이어지는 질환이므로 초기부터 적절한 인지훈련 제공이 필요하며, 뇌졸중 이후 인지장애는 운동장해와 달리 회복이 수년에 걸쳐 이루어지므로 역시 장기간의 재활훈련이 필수적이다. 하지만 이동장애 등으로 병원으로의 방문이 어렵거나, 비용부담, 충분한 인지재활 세션의 부족 등으로 병원기반의 인지재활 훈련이 지속적으로 충분히 제공되기 어려운 것이 현실이다. 전산화 인지재활 프로그램은 특성상 원격으로 표준화된 훈련을 제공하기 용이하며, 정보

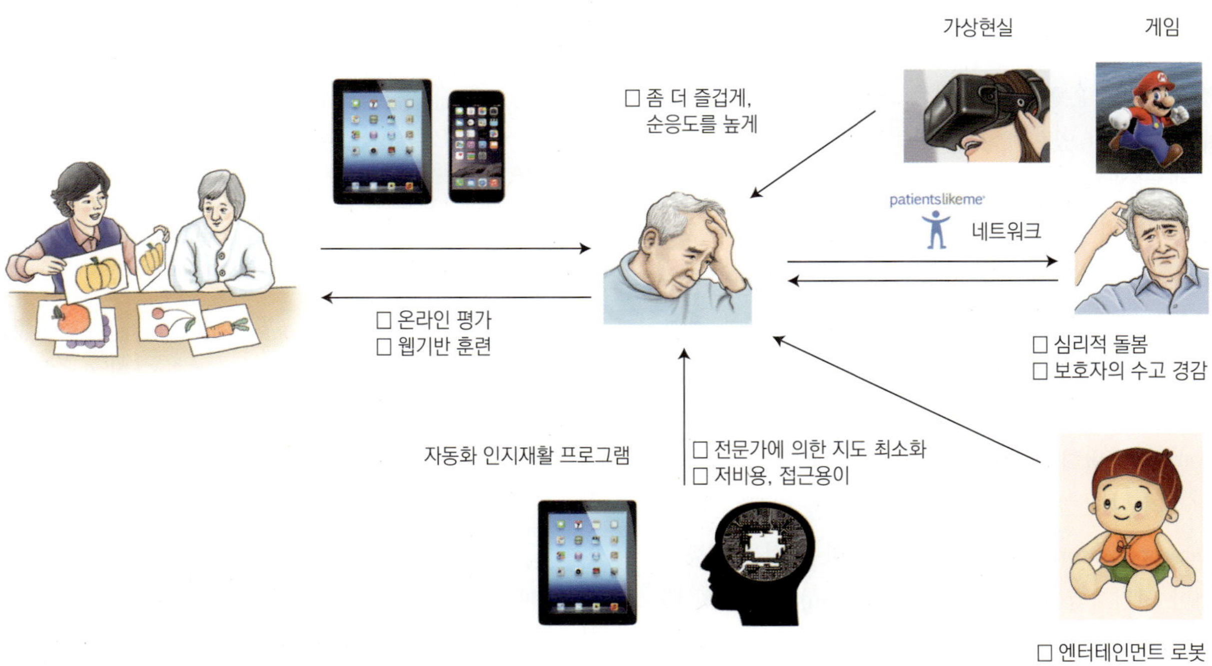

그림 41-5. **원격 전산화 인지재활 프로그램과 다양한 기술의 접목**

통신 기술(information technology, IT)의 발달과 다양한 단말기의 상용화로 원격인지재활 적용이 더 수월해졌다. 또한 다양한 최신 기술의 접목을 통해 좀더 발전된 형태의 원격인지재활 제공이 가능해지고 있다. 게임 기술의 접목은 환자들이 좀 더 재미있게 훈련에 참여하게 하여 자발적 참여를 증가시킬 수 있고, 인공지능 기술의 접목은 환자 상태에 따라 표준화된 훈련 프로그램 선택을 효율적으로 할 수 있도록 하며, 케어 로봇의 접목으로 심리적인 부분에 대한 개입까지 가능하게 도울 수 있다(그림 41-5). 최근의 다양한 신경질환(뇌졸중, 다발성경화증, 경도인지장애, 치매)을 위한 체계적 문헌고찰 및 메타분석에서, 원격인지재활은 대면 인지치료와 비교해 전반적 인지지기능, 학습, 기억, 언어 유창성, 호전에 차이가 없었고, 작업기억 및 전반적인 집행기능의 호전에는 더 나은 결과를 보였다.

Ⅵ 결론

전산화 인지훈련 프로그램은 표준화된 치료를 반복하여 제공할 수 있으며, 모듈화되고 단계화된 프로그램을 통해 다양한 평가 및 재활치료를 제공할 수 있는 유용한 도구이다. 또한 정보통신기술, 인공지능기술, 로봇기술, 센서기술, 가상현실 기술 등 다양한 기술이 접목되어 통합적인 원격인지 훈련 프로그램으로 적용 가능하며, 기존 인지 훈련이 가지고 있는 단점인 접근성의 문제를 해결해 줄 수 있을 것으로 기대된다. 하지만 환자에 따라 개별화된 필요를 고려한 목표 설정 및 이에 따라 훈련 프로그램 외에도 상담을 통한 다양한 대체 전략(compensatory strategies)을 제공하는 전문 의료진에 의한 인지재활(cognitive rehabilitation)을 온전히 대체하기는 어려울 것으로 생각된다. 전산화 인지훈련의 효과는 기존 연구 결과 및 훈련 프로그램 구성이 전통적 인지훈련 내용을 전산화하였음을 고려할 때, 전통적 인지훈련과 비슷한 효과를 기대할 수 있을 것으로 생각되지만, 다양한 질환 및 인지영역에서의 임상 효과와 비용-효과를 검증하기 위한 추가 연구가 필요하다.

▶ 참고문헌

1. 보건복지부. 치매노인 실태조사. 2011.
2. 이향숙. 작업치료사 핵심직무 분석과 경력과 치료 분야에 따른 직무 차이 비교. 대한작업치료학회지 제 2011;19.
3. 이희령, 김지연, 한대성. 한국 작업치료의 인지재활 실태 조사. 대한작업치료학회지 제 2012;20.
4. A. Vakili RL, S. Mobini. Cognitive rehabilitation of attention deficits in traumatic brain injury using action video games: A controlled trial. Cogent Psychol 3 (2016) 1143732 doi:101080/2331190820161143732 2016.
5. Akerlund E, Esbjörnsson E, Sunnerhagen KS, Björkdahl A. Can computerized working memory training improve impaired working memory, cognition and psychological health? Brain injury 2013;27:1649–57.
6. Brainin M, Tuomilehto J, Heiss WD, et al. Post-stroke cognitive decline: an update and perspectives for clinical research. Eur J Neurol 2015;22:229–38, e13–6.
7. Cacciante L, Pietà CD, Rutkowski S, et al. Cognitive telerehabilitation in neurological patients: systematic review and meta-analysis. Neurological sciences : official journal of the Italian Neurological Society and of the Italian Society of Clinical Neurophysiology 2022;43:847–62.
8. Cicerone KD, Goldin Y, Ganci K, et al. Evidence-Based Cognitive Rehabilitation: Systematic Review of the Literature From 2009 Through 2014. Archives of physical medicine and rehabilitation 2019;100:1515–33.
9. Çinar N, Şahiner TAH. Effects of the online computerized cognitive training program BEYNEX on the cognitive tests of individuals with subjective cognitive impairment and Alzheimer's disease on rivastigmine therapy. Turkish journal of medical sciences 2020;50:231–8.
10. De Luca R, Calabrò RS, Gervasi G, et al. Is computer-assisted training effective in improving rehabilitative outcomes after brain injury? A case-control hospital-based study. Disability and health journal 2014;7:356–60.
11. Deary IJ, Corley J, Gow AJ, et al. Age-associated cognitive decline. Br Med Bull 2009;92:135–52.
12. Fernandez E, Bringas ML, Salazar S, Rodriguez D, Garcia ME, Torres M. Clinical impact of RehaCom software for cognitive reha-

bilitation of patients with acquired brain injury. MEDICC review 2012;14:32–5.

13. Fernández López R, Antolí A. Computer-based cognitive interventions in acquired brain injury: A systematic review and meta-analysis of randomized controlled trials. PloS one 2020;15:e0235510.
14. Gates NJ, Rutjes AW, Di Nisio M, et al. Computerised cognitive training for 12 or more weeks for maintaining cognitive function in cognitively healthy people in late life. The Cochrane database of systematic reviews 2020;2:Cd012277.
15. Gates NJ, Vernooij RW, Di Nisio M, et al. Computerised cognitive training for preventing dementia in people with mild cognitive impairment. The Cochrane database of systematic reviews 2019;3:Cd012279.
16. Ha KS, Kwon JS, Lyoo IK, Kong SW, Lee DW, Youn T. Development and standardization process, and factor analysis of the Computerized Cognitive Function Test system for Korea adults. Journal of Korean Neuropsychiatric Association 2002;41:551–62.
17. Hochstenbach JB, den Otter R, Mulder TW. Cognitive recovery after stroke: a 2-year follow-up. Archives of physical medicine and rehabilitation 2003;84:1499–504.
18. Hu M, Wu X, Shu X, et al. Effects of computerised cognitive training on cognitive impairment: a meta-analysis. Journal of neurology 2021;268:1680–8.
19. Kim KW, Park JH, Kim MH, et al. A nationwide survey on the prevalence of dementia and mild cognitive impairment in South Korea. J Alzheimers Dis 2011;23:281–91.
20. Kueider AM, Parisi JM, Gross AL, Rebok GW. Computerized cognitive training with older adults: a systematic review. PloS one 2012;7:e40588.
21. Lampit A, Hallock H, Valenzuela M. Computerized cognitive training in cognitively healthy older adults: a systematic review and meta-analysis of effect modifiers. PLoS Med 2014;11:e1001756.
22. Lange B, Koenig S, Chang CY, et al. Designing informed game-based rehabilitation tasks leveraging advances in virtual reality. Disability and rehabilitation 2012;34:1863–70.
23. Lin ZC, Tao J, Gao YL, Yin DZ, Chen AZ, Chen LD. Analysis of central mechanism of cognitive training on cognitive impairment after stroke: Resting-state functional magnetic resonance imaging study. The Journal of international medical research 2014;42:659–68.
24. Lundqvist A, Grundström K, Samuelsson K, Rönnberg J. Computerized training of working memory in a group of patients suffering from acquired brain injury. Brain injury 2010;24:1173–83.
25. Maggio MG, De Bartolo D, Calabrò RS, et al. Computer-assisted cognitive rehabilitation in neurological patients: state-of-art and future perspectives. Frontiers in neurology 2023;14:1255319.
26. Mantovani E, Zucchella C, Bottiroli S, et al. Telemedicine and Virtual Reality for Cognitive Rehabilitation: A Roadmap for the COVID-19 Pandemic. Frontiers in neurology 2020;11:926.
27. Marioni RE, Valenzuela MJ, van den Hout A, et al. Active cognitive lifestyle is associated with positive cognitive health transitions and compression of morbidity from age sixty-five. PloS one 2012;7:e50940.
28. Mingming Y, Bolun Z, Zhijian L, Yingli W, Lanshu Z. Effectiveness of computer-based training on post-stroke cognitive rehabilitation: A systematic review and meta-analysis. Neuropsychological rehabilitation 2022;32:481–97.
29. Moretti L, Cristofori I, Weaver SM, Chau A, Portelli JN, Grafman J. Cognitive decline in older adults with a history of traumatic brain injury. Lancet Neurol 2012;11:1103–12.
30. Moyle W, Cooke M, Beattie E, et al. Exploring the effect of companion robots on emotional expression in older adults with dementia: A pilot randomized controlled trial. Journal of gerontological nursing 2013;39:46–53.
31. Nie P, Liu F, Lin S, et al. The effects of computer-assisted cognitive rehabilitation on cognitive impairment after stroke: A systematic review and meta-analysis. Journal of clinical nursing 2022;31:1136–48.
32. Niemeijer M, Sværke KW, Christensen HK. The Effects of Computer Based Cognitive Rehabilitation in Stroke Patients with Working Memory Impairment: A Systematic Review. Journal of stroke and cerebrovascular diseases : the official journal of National Stroke Association 2020;29:105265.
33. Nordvik JE, Schanke AK, Walhovd K, Fjell A, Grydeland H, Landro NI. Exploring the relationship between white matter microstructure and working memory functioning following stroke: A single case study of computerized cognitive training. Neurocase 2012;18:139–51.
34. Parsey CM, Schmitter-Edgecombe M. Applications of technology in neuropsychological assessment. The Clinical Neuropsychologist 2013;27:1328–61.
35. Pendlebury ST, Rothwell PM. Prevalence, incidence, and factors associated with pre-stroke and post-stroke dementia: a systematic review and meta-analysis. Lancet Neurol 2009;8:1006–18.
36. Prokopenko SV, Mozheyko EY, Petrova MM, et al. Correction of post-stroke cognitive impairments using computer programs. Journal of the Neurological Sciences 2013;325:148–53.
37. R. De Luca RSC, G. Gervasi, S. De Salvo, L. Bonanno, F. Corallo, M.C. De Cola, P. Bramanti. Is computer-assisted training effective in improving rehabilitative outcomes after brain injury? A case-control hospital-based study. Disabil Health J 7 (2014) 356-360 doi:101016/jdhjo201404003 2014.
38. Richter KM, Mödden C, Eling P, Hildebrandt H. Working memory training and semantic structuring improves remembering future events, not past events. Neurorehabilitation and neural repair 2015;29:33–40.

39. Robert P, König A, Amieva H, et al. Recommendations for the use of Serious Games in people with Alzheimer's Disease, related disorders and frailty. Frontiers in aging neuroscience 2014;6:54.
40. RS Wilson CDL, LL Barnes, JA Schneider. Participation in cognitively stimulating activities and risk of incident Alzheimer diseae. JAMA 2002.
41. S.H. Chen JDT, R.L. Glueckauf, O.L. Bracy. The effectiveness of computer-assisted cognitive rehabilitation for persons with traumatic brain injury. Brain Inj 11 (1997) 197-209 1997.
42. Solana J, Cáceres C, García-Molina A, et al. Intelligent Therapy Assistant (ITA) for cognitive rehabilitation in patients with acquired brain injury. BMC medical informatics and decision making 2014;14:1.
43. Spikman JM, Boelen DH, Lamberts KF, Brouwer WH, Fasotti L. Effects of a multifaceted treatment program for executive dysfunction after acquired brain injury on indications of executive functioning in daily life. J Int Neuropsychol Soc 2010;16:118-29.
44. van de Ven RM, Murre JMJ, Veltman DJ, Schmand BA. Computer-Based Cognitive Training for Executive Functions after Stroke: A Systematic Review. Frontiers in Human Neuroscience 2016;10.
45. W. Sturm BF, A. Cantagallo, N. Cremel, P. North, A. Passadori, L. Pizzamiglio, M. Rousseaux, P. Zimmermann, G. Deloche, M. Leclercq. Specific Computerized Attention Training in Stroke and Traumatic Brain-Injured Patients: A European Multicenter Efficacy Study. Zeitschrift Für Neuropsychol 14 (2003) 283-292 doi:101024/1016-264X144283 2003.
46. W. Sturm KW, B. Orgass, W. Hartje. Do specific attention deficits need specific training? Neuropsychol Rehabil 7 (1997) 81-103 doi:101080/713755526 1997.
47. Westerberg H, Jacobaeus H, Hirvikoski T, et al. Computerized working memory training after stroke--a pilot study. Brain injury 2007;21:21-9.
48. Wiley E, Khattab S, Tang A. Examining the effect of virtual reality therapy on cognition post-stroke: a systematic review and meta-analysis. Disability and rehabilitation Assistive technology 2022;17:50-60.
49. Xiao Z, Wang Z, Ge S, Zhong Y, Zhang W. Rehabilitation efficacy comparison of virtual reality technology and computer-assisted cognitive rehabilitation in patients with post-stroke cognitive impairment: A network meta-analysis. Journal of clinical neuroscience : official journal of the Neurosurgical Society of Australasia 2022;103:85-91.
50. Zhang B, Li D, Liu Y, Wang J, Xiao Q. Virtual reality for limb motor function, balance, gait, cognition and daily function of stroke patients: A systematic review and meta-analysis. Journal of advanced nursing 2021;77:3255-73.
51. Zhang Q, Fu Y, Lu Y, et al. Impact of Virtual Reality-Based Therapies on Cognition and Mental Health of Stroke Patients: Systematic Review and Meta-analysis. Journal of medical Internet research 2021;23:e31007.
52. Zuschnegg J, Schoberer D, Häussl A, et al. Effectiveness of computer-based interventions for community-dwelling people with cognitive decline: a systematic review with meta-analyses. BMC geriatrics 2023;23:229.

CHAPTER

42 사회인지와 의사소통

Social cognition and communication

이후영

I 서론

인간은 본질적으로 사회적 존재이다. 우리가 일상에서 하는 대부분의 행동은 사회적이고 감정적인 목표에 의해 움직인다고 해도 과언이 아니다. 인간의 뇌가 유난히 큰 것은 복잡한 사회 체계를 조율하는 데 필요한 진화적 결과일 수 있다. 이러한 이유로 사회인지(social cognition)는 중요한 인지 능력이다.

사회인지는 사회적 정보를 어떻게 인지하고, 처리하고, 해석하는지에 대한 방법을 설명하며, 사회적 정보를 처리하는 데 영향을 미치는 뇌-행동 기반의 핵심 요소이다. 이는 전통적인 인지 과정(old cognition)보다 감정적 요소에 더 큰 비중을 두며, 타인의 의도, 성향, 그리고 행동을 인식하고 해석하며 반응을 생성하는 데 기초가 된다. 사회인지는 의사소통의 핵심적인 인지적 기반을 형성하며, 다양한 인지 및 정서적 요소들을 포함한다. 타인의 감정을 정확히 인식하고 적절히 대응하는 것은 사회생활과 의사결정에서 매우 중요하다. 사회인지는 사회적 규칙과 역할에 대한 이해가 결합되어 우리가 일상에서 원활히 소통하고 상호작용하도록 한다. 사회인지 장애는 삶의 질 저하, 정신 건강 문제, 실직, 및 외로움과 연결되어 있다.

뇌에 영향을 미치는 대부분의 신경학적 질환들은 사회인지 기능의 저하를 유발할 수 있다(표 42-1). 예를 들어, 외상성뇌손상이나 뇌졸중과 같은 급성 뇌손상 후에 사회인지 장애가 뚜렷한 임상 증상으로 나타날 수 있으며, 행동변이형 전두측두엽치매(behavioral-variant frontotemporal dementia)와 같은 일부 만성 신경학적 질환의 초기 단계에서 핵심적인 특징일 수 있다. 그러나 알츠하이머병(alzheimer's disease, AD), 파킨슨병, 다발성 경화증과 같은 많은 신경학적 질환들의 초기 단계에서는 사회인지 장애가 비교적 미묘하고 감지하기 어려울 수 있다.

사회인지의 결함은 주로 네 가지 방식으로 나타나는데, 이는 마음이론(theory of mind, ToM)의 손상, 공감(empathy) 능력의 감소, 사회적 지각(social perception) 능력의 저하, 그리고 비정상적인 사회적 행동(social behavior)을 포함한다(표 42-2). 우리는 사람들의 일상적인 행동이 바람이나 의도, 믿음과 같은 마음상태(mental states)에서 기인한다고 생각한다. 마음이론은 타인

표 42-1. **사회인지 장애를 동반하는 질환**

정신 질환
- 조현병
- 양극성 장애
- 반사회성 인격장애
- 주요 우울 장애
- 외상 후 스트레스 장애
- 사회불안장애
- 신경성 식욕부진증
- 성격장애(경계성, 반사회적, 자기애적, 분열성, 회피성)

발달 장애
- 자폐 스펙트럼 장애
- 취약 X 증후군
- 윌리암스 증후군
- 엔젤만 증후군
- 프라더 윌리 증후군
- 터너 증후군
- 레트 증후군
- 주의력결핍 과잉행동장애
- 심한 품행장애
- 태아 알코올 증후군

신경퇴행성 질환
- 전두측두엽치매
- 알츠하이머병
- 근위축성 측색 경화증
- 파킨슨병
- 헌팅톤병
- 진행성 핵상마비
- 피질기저핵변성
- 다발성 경화증

급성 뇌손상
- 외상성뇌손상
- 뇌졸중

의 마음 상태를 해독(decoding)하거나 추론(inference)함으로써 이해하고, 이러한 마음상태가 우리 자신과 다를 수 있다는 것을 인식하며, 그들의 행동을 예측할 수 있는 능력을 의미한다면, 공감은 다른 사람의 정서 경험을 공유, 인식하고 다른 사람에게 반응하는 능력으로, 자신의 감각, 운동, 그리고 정서적 경험에 기반을 둔다. Shamay-Tsoory에 따르면 공감과 마음이론 모두 인지(cognitive) 측면과 정동(affective) 측면으로 구성된다.

표 42-2. **사회인지의 결함의 예시**

- 사회적 위축 또는 타인과의 상호 작용을 회피함
- 사회적 품위 상실
- 눈맞춤이 부족함
- 다른 사람의 감정을 고려하지 않고 무례하거나 기분을 상하게 하는 말을 함
- 식사나 기타 신체 활동 중 에티켓 상실
- 초점이 없고 일관성이 없는 긴 말하기
- 우울증이 없는 상황에서 개인적 외모를 소홀히 함
- 다른 사람의 고통이나 손실을 무시함
- 기대되거나 초대받았을 때 남의 기쁨이나 축하에 동참하지 못함
- 명확한 사회적 신호가 있어도 사회적으로 화답하지 못함
- 대화 시 차례를 지키지 못함
- 공공연한 편견이나 인종 차별적 행동을 보임
- 대인 관계에서 부적절한 경계 침해
- 대부분의 사람들이 이해하는 농담이나 말장난을 이해하지 못함
- 대화 중 상대방의 지루함이나 화남과 같은 명확한 사회적 신호를 감지하지 못함
- 옷차림이나 대화 주제에 있어 사회적 기준을 따르지 않음
- 중요한 사회적 또는 직업적 요구를 무시하고 특정 활동에만 지나치게 몰두함

인지적 마음이론은 다른 이의 신념, 사고, 의도를 추론하는 능력을 말하고, 정동적 마음이론은 타인의 감정을 이해하는 능력을 지칭한다. 인지적 공감은 타인의 경험을 관찰할 때 인지기능을 이용하여 그들의 입장을 이해하려는 것인 반면, 정서적 공감은 다른 사람의 정서적 반응을 직접 느끼는 능력을 가르킨다. 인지적 마음이론은 정동적 마음이론이 작동하기 위한 기본 조건이며, 정동적 마음이론은 정서적 공감과 관련이 있긴 하지만 주로 인지적 공감과 연결된다. 마음이론과 공감 능력은 다른 사람의 정신 상태를 파악하고 그들의 감정을 경험할 수 있게 해주므로, 사회성 있는 행동, 공격성 제어, 도덕적 판단에 필수적인 기능을 한다. 사회적 지각 장애는 얼굴 표정이나, 몸짓, 음성의 뜻을 파악하거나, 사람의 시선 같은 사회적 단서에 반응하는 데 어려움을 가져온다. 이러한 장애로 인해 사람들 간의 소통과 반응에 문제가 생겨, 사회적 신호를 놓치거나 오해하여 종종 사회적 행동에 어려움을 겪을 수 있다. 사회적 행동

의 이상에는 사회적 재치 부족, 예절을 지키지 않는 행위, 타인과의 적절한 경계를 넘어서는 행위, 의사소통을 위한 제스처 사용 부족, 낯선 사람에게 지나치게 친근하게 다가가는 행위 등이 포함된다.

사회인지의 결함은 특정 뇌 부위와 연결된다. 안와전두피질(orbital frontal cortex, OFC)의 손상은 사회적 부적절함, 과도한 성적 행동, 강박적인 도박과 같은 행동을 유발하며, 이는 이 부위가 강화학습 기반 의사결정에서 중요한 역할을 한다는 것을 반영한다. 또한, 전대상회피질(anterior cingulate cortex, ACC)의 손상은 의지 상실증(abulia)과 운동 무언증(akinetic mutism)과 같은 행동 장애를 일으키며, 이는 동기와 정동 조절에 중요한 역할을 함을 나타낸다. 측두-두정엽 연접부(temporoparietal junction, TPJ) 손상은 다른 사람의 관점에서 상황을 이해하는 능력과 도덕적 판단을 저하시킨다. 이외에도 상측두고랑(superior temporal sulcus, STS), 내측 전전두엽 피질(medial prefrontal cortex, mPFC), 하전두이랑(inferior frontal gyrus, IFG), 편도체(amygdala), 전측뇌섬엽(anterior insula) 등 또한 사회인지 네트워크의 일부로, 사람의 의도, 감정, 행동을 인식하고 이해하는 데 관여한다. 이러한 뇌 구조와 기능적 연결성은 사회적 상호작용과 의사소통을 원활하게 하며, 사회적 선호와 가치를 결정에 중요한 역할을 한다.

네 가지 주요 사회인지 기능을 담당하는 특정 뇌 영역들은 상당히 중첩되며 상호 작용한다(그림 42-1). 사회인지 장애는 이러한 사회인지에 관련된 뇌 영역이나 그 연결의 손상으로 인해 발생하며, 이는 대규모 네트워크의 상호 작용 중단으로 인한 것으로 볼 수 있다. 이 네트워크의 기능적 결함은 뇌 구조의 경미한 이상이나 광범위한 기능 장애, 또는 백질 손상으로 인해 발생할 수 있다.

사회인지의 단계는 인식(perception), 인식 후 처리(post-perceptual processing), 그리고 고차원적 처리(higher level processing)로 구성된다. 인식 단계에서는 얼굴을 식별하고 감정을 읽는 것을 포함해, 시선의 방향, 말투, 생체 움직임(biological motion) 및 동적 움직임(dynamic motion)을 파악한다. 인식 후 처리 단계에서 뇌는 정보를 연결하고 이에 대해 추론을 진행한다. 감정을 처리하는 과정에서는 자동성(automaticity)이 일어나며, 이는 사회적 신호나 자극에 대해 어떻게 연결하고 추론하는지에 영향을 준다. 이러한 연결과 추론은 주의력, 기억력, 의사 결정과 같은 인지적 기능에 영향을 끼친다. 고차원적 처리 단계에서는 마음이론(예를 들어, 상대방이 무엇을 생각하고 있는지 궁금해하는 것), 메타인지(예를 들어, 내가 이것에 대해 효과적으로 생각하고 있는지 확인하는 것), 그리고 사회적 추론(예를 들어, 저 사람이 속이고 있는 걸까? 이것이 좋은 선택일까? 이 사람들과 협력해야 할까?)이 작용한다.

Ⅱ 후천성 뇌손상 환자의 사회인지

역사적으로, 뇌손상 후 나타나는 신체 장애가 처음으로 학술지에 기술되면서 주요 치료 대상이 되었다. 그리고 수십 년 동안 인지 장애가 주목받기 시작했다. 하지만 가정, 직장, 학교 및 기타 환경에서 뇌손상 환자들의 효과적인 기능 수행에 가장 큰 걸림돌이 되는 것은 뇌손상 후 정서와 행동 장애이다. 특히, 외상성뇌손상 환자의 장기적인 사회 적응은 인지적 또는 신체적 장애의 영향보다 사회심리적 능력에 더 크게 좌우된다.

전통적 재활의 범위인 신체 및 인지 기능의 회복을 넘어서, 뇌손상 이후의 사회적 및 대인 관계적 결함에 대한 치료적 개입이 필요하다는 인식이 점차 확산되고 있다. 사회인지의 결함이 환자 개인뿐만 아니라 그 가족과 친구들에게 미치는 영향은 중대함에도 불구하고, 의료 전문가들 중 78%가 환자의 사회적 관계를 이해하는 데 필수적인 사회인지 능력에 대한 평가를 거의 하지 않거나 전혀 하지 않는 것으로 조사되었다. 전통적으로 사

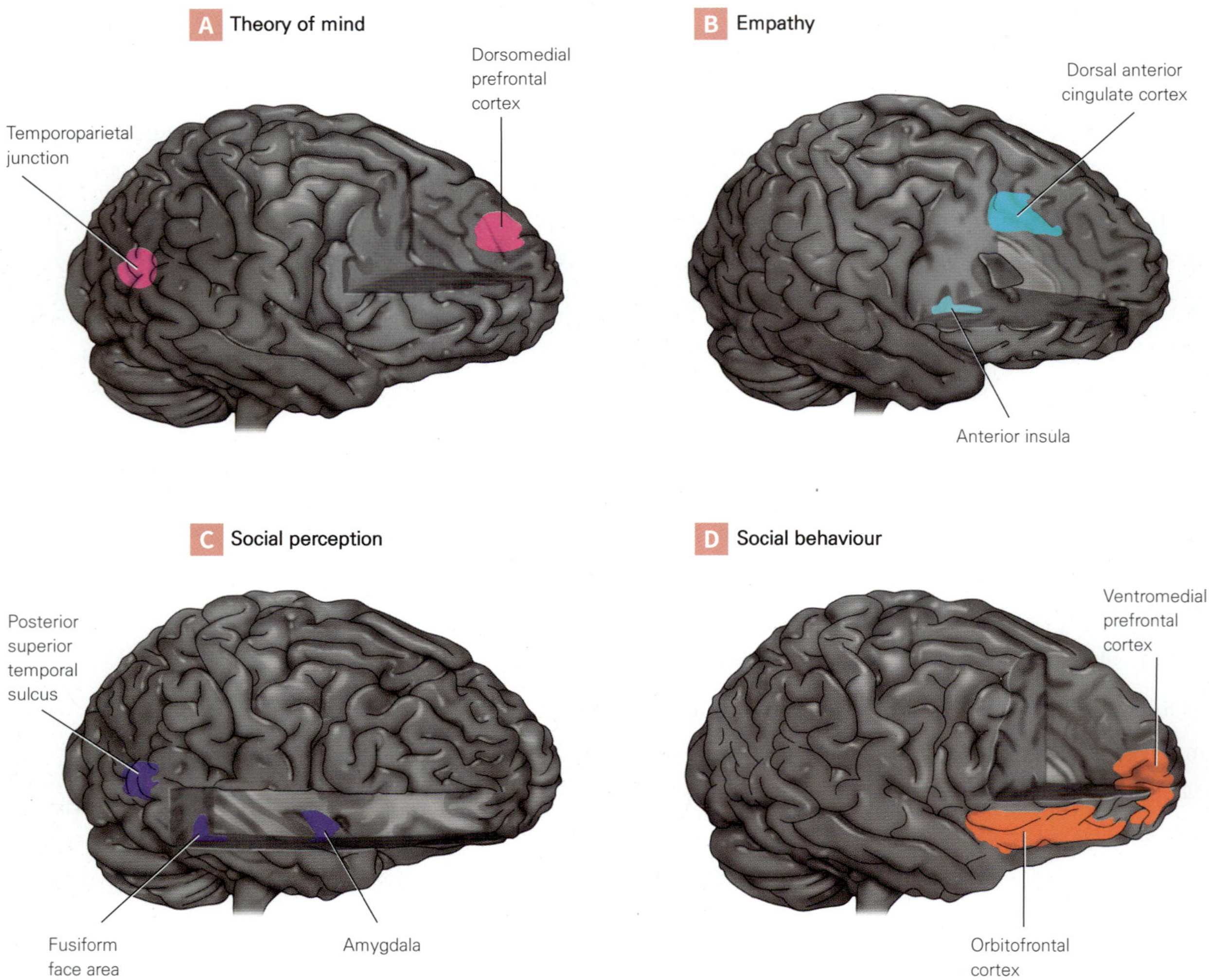

그림 42-1. **네 가지 사회인지 네트워크에 일관되게 관여하는 뇌 영역들.**

(A) 배내측 전전두피질(dorsomedial prefrontal cortex)은 시간에 따라서 사회 정보를 통합하고, 사람들의 특성이나 규범에 대해 생각하고 이해하게 하는 반면, 측두-두정엽 연접부(temporoparietal junction)는 일시적 목표와 의도를 담당한다.

(B) 배측 전대상회피질(dorsal anterior cingulate cortex)는 공감의 인지적 측면에 자주 관여하며, 반면에 앞뇌섬엽(anterior insula)은 공감의 정서적 측면에 더 자주 관여한다. 이 두 영역은 타인이 고통받는 것을 볼 때 자주 활성화된다.

(C) 후상측두고랑(posterior superior temporal sulcus)은 사람이나 동물의 움직임과 같은 생물학적 움직임, 특히 사회적 신호에 반응하여 자주 활성화된다. 방추상얼굴영역(fusiform face area)은 얼굴인식 네트워크에서 중요한 역할을 한다. 편도체(amygdala)는 자극에 긍정적이거나 부정적인 감정을 부여함으로써 종종 사회인지 네트워크와 관련이 있다고 여겨진다.

(D) 안와전두피질(orbitofrontal cortex)과 복내측 전전두피질(ventromedial prefrontal cortex)의 활성화는 정서적 반응에 필수적이지 않지만, 정서적 자극에 의미를 부여하는 데에는 중요하다고 알려졌다. 전전두피질 영역의 바깥쪽 부분이 활성화되면 종종 불쾌감을 느끼고 행동을 멈추게 하지만, 더 중앙부가 활성화되면 기분이 좋아져서 행동이 강화된다. 이 영역이 손상되면 부적절한 사회 행동이 자주 나타날 수 있다.

회인지 장애는 작업 기억력과 집행 기능과 같은 비사회적 인지 능력을 평가하기 위한 일반적인 신경심리학적 평가 도구들을 통해 간접적으로 추론되어 왔다. 하지만 이전 연구 결과에 따르면 이러한 평가도구들은 사회인지 능력의 본질과 특징을 파악하는데 한계가 있다.

외상성뇌손상 환자에서 사회인지 장애의 정확한 유병률은 아직 명확히 밝혀지지 않았으나, 추정 유병률은 13–39%에 달하며, 뇌졸중 환자의 경우 46–49%로 추정된다. 특히 외상성뇌손상 환자는 인지 장애로 인하여 사회적 관계 형성과 유지, 새로운 친구 및 이성과 관계 맺기, 학업, 직업, 여가 활동 참여에 필수적인 의사소통 능력에 중대한 결함을 종종 보인다. 중증 외상성뇌손상 환자의 70% 이상이 의사소통 장애를 겪는다. 이는 외상성뇌손상의 다발성 특성으로 인해 인지, 신체, 행동, 정서, 언어, 사회심리적 후유증이 복잡하게 상호작용하여 발생하기 때문이다. 의사소통 장애의 징후와 증상은 대화의 주제를 생성하거나 유지하는 데 어려움, 과도한 말하기, 주제의 벗어남, 지배적인 대화 태도, 대화 중 똑같은 말을 여러 번 반복함 등으로 다양하게 나타날 수 있다. 특히 외상성뇌손상 환자는 의사소통에서 자기중심적이며, 사회적 단서를 무시하고, 함축된 의미를 놓치며, 친분 있는 사람들에게 지나치게 친숙하게 행동하고, 대인 관계에서 사회적 규범을 위반하는 등의 특성을 보인다. 이는 외상성뇌손상 환자가 사회적 상황을 잘못 판단하게 하며, 새로운 관계를 수립하고 유지하는 능력을 저하시킨다. 사회적 상황과 의사소통 단서를 '읽는' 능력의 손상은 외상성뇌손상 환자를 착취, 학대, 경우에 따라 폭력이나 범죄에 취약하게 만들 수 있다.

인지–의사소통 장애는 고용, 인간관계, 학교, 지역사회 생활에 부정적인 영향을 끼칠 수 있으며, 의사소통 역량의 상실은 사회 복귀를 방해하는 주요한 장애물이 된다. 뇌손상 환자들에서 사회인지 장애의 범위와 영향을 고려할 때, 사회인지와 의사소통 장애를 정확히 평가할 수 있는 조기 진단 및 치료 프로그램 개발의 필요성이 더 강조된다.

1. 사회인지 연구의 용어 및 정의

뇌손상 후 사회 복귀를 이해하는 데 있어 사회인지의 중요성에도 불구하고, 사회인지 연구에서 사용되는 용어, 정의, 그리고 측정 방법들에 있어 일관성이 부족하다. 가령, 사회인지 결함이 특징인 또 다른 임상 집단인 조현병 분야에서는 감정 처리(emotion processing), 마음이론, 귀인 편견(attribution bias), 사회적 인지(social perception)의 네 가지 사회인지 구성 요소가 제시되었다. 일반적인 신경학적 질환에서는 마음이론, 사회적 인지, 정서적 공감, 사회적 행동의 네 가지 사회인지 구성 요소가 제시되었다. 한편, 또 다른 메타분석을 통한 체계적 문헌고찰 연구 결과 사회인지는 단 두 가지 영역, 마음이론과 얼굴 감정 인식으로 구성할 수도 있다.

사회인지에 관한 정의와 범위에 대한 명확한 합의 부족으로 같은 용어가 중복되는 경우가 있다. 인지적 공감은 타인의 감정을 인식하는 능력인 마음이론과 중복되지만, 감정 인식(emotion recognition)은 종종 별개의 용어로 개념화된다. 이는 감정 인식(emotion recognition), 얼굴 감정 인식(face emotion recognition), 감정 지각(emotion perception), 사회적 지각(social perception) 등의 용어로 표현된다. 한편, 정신분열증 연구에서는 사회적 지각을 감정 식별보다는 사회적 역할과 맥락에 대한 이해로 정의한다.

2. 평가

급성 뇌손상 환자의 병력이나 진단 과정에서 사회인지 장애가 의심되는 경우, 사회인지에 대한 평가를 기본 신경학적 검사에 포함해야 한다. 사회인지의 문제가 발견되지 않는 경우에도, 사회인지 장애와 관련이 있는 신경학적 질환의 환자라면, 정기적인 추적 검사에 이러한 평가를 포함시키는 것이 바람직하다. 임상 현장에서 뇌손상 환자를 대상으로 평가하는 사회인지의 영역은 주로 감정 지각, 마음이론, 사회적 의사소통(social communication), 신원 인식(identity recognition), 그리고 공감이다. 표 42-3은 뇌손상 환자의 사회인지와 의사소통 능력을 평가하는 데에 가장 널리 이용되는 평가 도구들을 요약하여 나타낸 것이다.

1) 감정 지각(Emotion perception)

감정 지각은 감정적으로 중요한 정보를 식별하는 과정으로 정의할 수 있다. 이는 다른 사람의 감정을 나타내는 언어(어휘의미적) 및 비언어적(억양, 표정, 시각적 및 신체 동작) 신호를 포함하며, 타인의 감정을 인지하고 감정의 종류와 강도, 또는 감정의 긍정 혹은 부정적인 정도를 판단하는 것을 포함한다. The Ekman and Friesen photo series in the Pictures of Facial Affect (PoFA)와 Facial Expressions of Emotion: Stimuli and Test (FEEST)는 가장 흔히 사용되는 평가 도구이며, 그 다음으로 The Awareness of Social Inference Test (TASIT) 및 TASIT 단축형(TASIT-S)의 감정 평가 하위 검사가 사용된다.

- Pictures of facial affect (POFA)

POFA는 감정 강도와 얼굴 구성이 다양한 110장의 흑백 사진으로 구성되어 있으며, 여섯 가지 기본 감정(행복, 슬픔, 두려움, 혐오, 놀람, 분노)과 중립의 감정을 평가한다. Facial Expressions of Emotion: Stimuli and Test(FEEST)는 두 가지 검사(에크만 60 얼굴 검사와 감정 육각형 검사)로 구성되며, 자극은 POFA로부터 나온다. 에크만 60 얼굴 검사는 POFA에서 직접 가져온 자극(여섯 가지 기본 감정에 해당하는 10명의 사람들)을 포함하며, 감정 육각형 검사(emotion hexagon test)는 PoFA 자극을 변형하여 점진적으로 난이도가 높아지는 자극을 생성한다. 감정 육각형 검사는 에크만 60얼굴 검사와 상관관계가 있다(r=0.68). 얼굴 표정은 포즈를 통해 유발되는데, 이는 감정의 진정성에 대한 인식에 영향을 끼친다. 그리고 감정의 진정성에 대한 피검사자의 인식이 어떠한 경로와 방법으로 그들의 수행능력에 영향을 주는지 시사한다. POFA와 FEEST에 대한 표준 데이터는 70세까지 이용 가능하다.

- TASIT과 TASIT 단축형(TASIT-S)

TASIT은 전문 배우들이 여러 뜻으로 해석할 수 있는 대본을 연기하는 시청각 삽화를 이용하여 피검사자의 사회적 인식을 평가한다. 세 부분으로 구성되며 각 부분은 별도의 기준에 따라 평가되어 사회적 인식의 다양한 측면을 평가한다. 1부: 감정 평가 검사(Part 1: The Emotion Evaluation Test, EET)는 여섯 가지 기본 감정 중 하나를 표현하는 28개의 비디오 클립으로 구성된다. 피험자는 장면을 해석하고 등장인물 중 한 명이 표현하는 감정을 식별해야 한다. TASIT는 높은 재검사 신뢰도를 가지며, 사회 및 비사회적 평가와 각각 높은 수렴 타당도와 변별 타당도를 보인다. TASIT 평가 결과는 피험자가 보이는 자발적인 사회적 행동의 다양한 측면, 특히 사회적 상황에서 유머 사용과 파트너의 요구나 기대에 어떻게 반응하는지(예: 대화 중 차례를 맞추기, 상대의 감정이나 관점을 고려하기, 상호작용 중 긍정적인 반응 보이기 등)를 나타내는 지표가 될 수 있다.

2) 마음이론(Theory of mind)

마음이론 평가에는 주로 Faux Pas Recognition Test (FPRT)가 사용되며, TASIT 및 TASIT-S의 Social Inference-Minimal (SI-M)과 Enriched (SI-E) 하위 검사도 사용된다. 그 외에도 Reading the Mind in the Eyes Test, Cartoon Test, 그리고 Strange Stories 등이 있다.

- The Faux Pas recognition test (FPRT)

FPRT는 개인이 잠재적으로 어색할 수 있는 사회적 상호작용을 얼마나 잘 인식할 수 있는지를 평가한다. 이 테스트는 총 20개의 비네트(짧은 이야기)로 구성되어 있으며, 그중 10개는 faux pas, 즉 사회적 맥락에서 부적절하거나 난처한 행동이나 발언(예: 비밀이라고 생각했던 정보를 다른 사람 앞에서 말하는 것)으로, 타인의 감정이나 상황에 부적절하게 반응하는 경우를 포함하며, 나머지 10개는 대조군이다. 평가 대상자 앞에는 짧은 이야기집이 놓여 있으며, 평가자는 이를 소리 내어 읽고, 주로 faux pas의 발견 여부, 이야기 속 인물들의 의도 이해, 그리고 전반적인 이해 능력을 평가한다. FPRT의 축약형은 조현병 환자의 사회적 기능과 유의미한 연관성이 있는 것으로 나타났다.

- TASIT and TASIT-S: Social inference-minimal and enriched

2부: 사회적 추론-단순(social inference-minimal, SI-M) 부분은 진솔한 대화와 비꼬는 대화를 구별하는 능력을 평가하기 위한 15개의 비네트를 포함하고 있다. 3부: 사회적 추론-복잡(social inference-enriched, SI-E) 부분은 거짓말과 비꼬기 사이의 차이를 이해하는 능력을 측정하기 위해 16개의 비네트로 구성되어 있다. 영상은 자연스러운 배경에서 다양한 표정, 억양, 제스처 등 복잡한 신호들로 캐릭터를 묘사한다. 평가 대상자는 이러한 대화와 사회적 상호작용을 해석하고, 등장인물의 행동, 의도, 생각, 감정에 관한 질문에 '예', '아니오', 또는 '잘 모르겠다'로 응답해야 한다. TASIT-S는 2부와 3부 각각 9개 항목을 포함하고 있다.

3) 사회적 의사소통(Social communication)

사회적 의사소통은 인지 능력, 말하기 및 언어 능력, 사회적 규칙에 대한 인식, 감정 조절 능력을 종합적으로 활용하여 타인과 상호작용하고 아이디어나 정보를 교환하는 '다면적인 상호작용'으로 요약할 수 있다. 사회적 의사소통 능력은 La Trobe Communication Questionnaire (LCQ)과 Discourse Task를 통해 주로 평가된다. 그리고 Profile of Pragmatic Impairment in Communication, Discourse Comprehension Test와 Assessment Battery for Communication 등을 이용하여서도 평가할 수 있다.

(1) La Trobe 의사소통 설문지 (La Trobe communication questionnaire, LCQ)

LCQ는 개인이 자각하는 의사소통 능력을 평가하기 위한 자기 및 평가자 평가 척도로, 대화 톤, 효율성, 흐름, 참여도, 상대에 대한 감수성, 주의력 등 6가지 요소를 포함한 30개 항목으로 구성된다. 항목들은 빈도에 따라 1점(거의 또는 드물게)부터 4점(보통 또는 항상)까지 점수가 매겨진다. 이 평가 도구는 기준 집단과 외상성뇌손상 집단에서 유의한 내적 일관성을 보였으며, 자가 보고형 평가의 의사소통 능력은 사회적 통합과 유의미한 양의 상관 관계를 보였다.

(2) 담화 과제(Discourse task)

담화 과제는 대화, 자유 발화, 그림 묘사, 이야기 서술, 절차 담화 등을 통해 담화 사례를 수집하며, 이는 일상적인 사회적 상호작용을 평가하기 위해 고안되었다. 담화 사례 분석에는 여러 접근법이 있지만, 아직 합의된 방법은 확립되지 않았다. 또한, 담화 분석은 표준 데이터 부족 문제를 가지고 있다.

4) 신원 인식(Identity recognition)

신원 인식이란 얼굴 또는 그 이미지를 통해 개인을 다른 사람과 구별하는 능력을 의미하며, 이 분야는 53개 연구에서 다뤄졌다. 이 중 33개(62.26%)는 벤톤 얼굴재인검사(Benton facial recognition test, BFRT)를 사용했다. 그 외 웩슬러 기억 검사-3판 얼굴 검사(Wechsler memory scales-third edition (WMS-III): faces subtest), Recognition Memory for Faces와 Florida Affect Battery 등이 있다. 또한, 현대 유명 인사 얼굴, 검증된 사진 시리즈 및 참가자가 개인적으로 알고 있는 사람들을 포함하여 자체적인 신원 인식 평가 방법을 개발하여 사용되기도 한다.

- 벤톤 얼굴재인 검사 (Benton facial recognition test, BFRT)

BFRT는 백인 얼굴의 흑백 사진을 매칭하는 세 부분

으로 구성된 신원 인식 능력의 표준화된 평가 방법이다. 각 평가에서 참가자는 정면으로 제시된 대상 사진을 보고, 아래에 제시된 여섯 얼굴 중 해당 인물을 찾아 선택해야 한다. 첫 번째 부분은 대상의 정면 사진을 동일한 사진과 매칭한다. 두 번째 부분은 참가자가 다른 각도에서 촬영된 세 장의 사진과 대상을 매칭한다. 세 번째 부분에서는 다른 조명 조건에서 촬영된 세 장의 사진과 대상을 매칭한다. BFRT는 54항목의 형식과 27항목의 단축형이 있다. 무시 증상이 있는 우측 뇌졸중 환자들과 무시 증상이 없는 환자들에서 BFRT와 동작성 지능(performance intelligence) 사이에는 높은 상관관계가 있으며(r=0.60 및 r=0.62) 74세까지의 표준 데이터가 있다.

5) 공감

공감은 일반적으로 세 가지 주요 요소로 정의된다. 첫째, 타인의 정서를 공유하는 감정적 반응, 둘째, 얼굴 표정, 말투, 행동 등을 통해 타인과 자신의 감정을 인지하는 능력, 셋째, 타인과 자신을 구분하면서도 타인의 관점을 이해하고 받아들이는 능력이다. 이 세 가지 요소는 공감의 복잡성을 구성하며, 타인과의 깊은 연결감을 형성하는 데 필수적이다. 공감을 측정하는 가장 널리 사용되는 평가 도구는 대인 관계 반응성 척도(interpersonal reactivity index, IRI), 균형 정서 공감 척도(balanced emotional empathy scale, BEES), 그리고 Hogan 공감 척도(The Hogan empathy scale)이다. 그중에서도 가장 널리 사용되는 공감 척도는 대인 관계 반응성 척도이다.

- 대인 관계 반응성 척도

공감에 관한 연구는 주로 정서적 측면과 인지적 측면에서 진행되었다. 정서적 측면에 초점을 맞춘 연구에서는 공감을 타인의 감정을 관찰하면서 발생하는 대리적 감정 반응으로 정의하는 경향이 있었다. 반면, 인지적 측면을 강조하는 연구들은 공감을 타인의 고통 등을 정확히 인식하고 이해하는 능력으로 보았다. 현재 널리 받아들여지는 견해는 Davis가 제시한 바와 같이, 공감이 인지적 측면과 정서적 측면을 모두 포함하는 다차원적인 개념이라는 것이다.

대인 관계 반응성 척도는 총 28문항으로 구성된 자가 보고식 척도로, 네 가지 주요 요소인 관점 수용(perspective taking), 환상(fantasy), 공감적 관심(empathic concern), 개인적 고통(personal distress)을 포함한다. 각 요인은 7개 항목으로 이루어져 있으며, 관점 수용은 타인의 심리적 관점을 자발적으로 이해하려는 경향을 측정한다. 환상은 책이나 영화, 연극 속 가상의 인물들에 대해 실제와 같은 감정이나 행동을 느끼게 하는 상상력의 경향을 평가한다. 공감적 관심은 타인에 대한 공감과 동정심, 특히 불행을 겪고 있는 사람들에 대한 염려를 측정한다. 마지막으로, 개인적 고통은 스트레스가 많은 대인 관계 상황에서 느끼는 자기 중심적인 불안과 불편함을 다룬다. 대인 관계 반응성 척도는 외상성뇌손상, 뇌졸중, 뇌종양, 뇌염, 저산소증 등을 포함한 다양한 후천성 뇌손상 환자군에 대한 임상 연구에서 사용되었다.

그 외에 임상 현장에서 뇌손상 환자의 사회 인지를 평가하기 위해 사용하는 평가도구는 주로 집행 기능을 평가하는 Behavioural assessment of the dysexecutive syndrome, 적응 기능(adaptive functioning)을 평가하는 Vineland adaptive behaviour scale, 그리고 사회인지를 특별히 검사하는 도구로 정보 제공자 보고형 평가척도인 social skills rating scale가 있다.

3. 사회인지와 의사소통 장애 재활 프로그램 (표 42-3)

재활 프로그램을 계획할 때 환자의 의사소통 능력과 특성이 다양한 외부 요인—의사소통의 상대, 환경, 요구사항, 우선순위, 피로, 시각 및 청각 문제를 비롯한 신체적/감각적 문제, 심리사회적 및 행동적 변수, 그리고 기타 개인적 요인—에 의해 영향을 받을 수 있음을

표 42-3. **뇌손상 환자 사회인지와 의사소통 능력 평가에 활용되는 평가 도구**

영역	평가 도구	평가 도구 요약	평가 유형	신뢰도 연구결과	타당도 연구결과	표준 데이터 제공	소요 시간
감정 지각	PoFA	110장의 흑백 사진으로 행복, 슬픔, 두려움, 혐오, 놀람, 분노의 여섯 가지 기본 감정과 중립적 감정을 평가함	수행능력 기반 평가	+	+	+	제공되는 자극에 따라 다양함
	FEEST	PoFA 자극에서 파생된 이미지들로, 에크만 60 얼굴 테스트와 감정 육각형 테스트의 두 가지 테스트를 포함함		+	+	+	
감정 지각과 마음 이론	TASIT & TASIT-S	3개 부문(1부 감정 평가 검사, 2부 사회적 추론-기본, 3부 사회적 추론-복잡)으로 구성됨	수행능력 기반 평가	+	+	+	약 60분 (TASIT), 약 30분 (TASIT-S)
마음 이론	FPRT	10가지 결례 항목과 결례를 탐지하고 설명하는 데 필요한 10개의 대조군 항목으로 구성됨	수행능력 기반 평가	+	+	+	약 45분
사회적 의사소통	LCQ	6가지 평가 요소(대화 톤, 대화의 효율성, 대화의 흐름, 참여도, 상대에 대한 감수성, 대화 시 주의력)로 구성됨	자기보고형 및 정보제공자 보고형 평가	+	+	+	약 15분(자기보고), 약 20분 (정보제공자보고형)
	Discourse tasks	자유발화, 공모자 간 상호작용 등 담화를 유도하기 위해 설계된 과제들로 구성됨	수행능력 기반 평가	−	+	−	과제에 따라 다양함
신원 인식	BFRT	참가자가 대상의 정면 사진을 3가지 평가 요소(동일한 사진과 매칭하기, 참가자가 다른 각도에서 촬영된 세 장의 사진과 대상을 매칭하기, 다른 조명 조건에서 촬영된 세 장의 사진과 대상을 매칭하기)로 구성됨	수행능력 기반 평가	+	+	+	약 15-20분
공감	IRI	4가지 평가 요소(관점 수용, 환상, 공감적 관심, 개인적 고통)로 구성됨	자기보고형 평가	+	+	+	약 15분

PoFA, Pictures of Facial Affect; FEEST, Facial Expressions of Emotion: Stimuli and Test; TASIT, The Awareness of Social Inference; TASIT-S, The Awareness of Social Inference- Short; FPRT, Faux Pas Recognition Test; LCQ, La Trobe Communication Questionnaire; BFRT, Benton Facial Recognition Test; IRI, Interpersonal Reactivity Index

인지해야 한다. 뇌손상 후 발생하는 구음장애는 인지-의사소통 중재를 설계할 때 중요하게 고려해야 하며, 필요한 경우 수정 및 보완 대체 의사소통 방법(augmentative and alternative communication, AAC)을 재활 프로그램에 포함시키는 것이 중요하다. 또한, 균형 장애, 어지럼증, 시각 및 청각 장애, 수면 장애, 통증과 같은 신체적 문제들이 대화 참여를 방해할 수 있으므로 다학제적 접근을 통해 평가하고 중재해야 한다. 정기적인 청력 및 시력 검사를 통해 감각 처리 문제가 의사소통에 부정적인 영향을 미치지 않도록 하고 필요한 경우 시력 및 청력 보조기구를 제공하여 평가 및 중재의 정확성을 보장해야 한다. 불안, 우울증, 외상 후 스트레스 장애와 같은 심리적 문제도 인지-의사소통 능력에 영향을 미치므로 재활 계획 수립 시 이를 고려해야 한다.

평가 및 재활 프로그램은 문화적으로 부합해야 하며, 환자의 개인적, 신체적, 심리사회적 특성을 전반적으로 고려해야 한다. 이는 모국어 및 선호하는 언어, 문해력과 언어 능력, 인지 능력, 그리고 환자가 속한 문화에서의 의사소통 스타일과 성 정체성까지 포함한다. 따라서, 치료 전문가는 다양한 문화적 배경을 가진 환자들과 효과적으로 소통하기 위한 문화적 역량 훈련을 받아야 한다. 문화적으로 적합한 의사소통 자원이 부족하거나 공식적인 의사소통 및 문화 교육 접근성이 어려운 경우 이는 부정확한 진단과 부적절한 치료로 이어질 위험이 있다.

평가 및 재활 프로그램은 개인의 상황을 고려하여 맞춤화되어야 한다. 의사소통 능력을 극대화하기 위해 권장되는 인지-의사소통 중재는 의사소통 파트너 훈련, 일상 생활로의 재통합, 의사소통 환경 조절, 장애 적응 지원 등을 포함한 다양한 접근 방식을 요구한다. 또한, 환자와 그들의 의사소통 파트너에게 후천성 의사소통 장애의 특성에 대한 교육과 정보를 제공하는 것이 중요하다. 최근에 발표된 근거 기반 중재 연구 결과에 따르면, 의사소통 파트너를 위한 훈련이 긍정적인 결과를 가져올 수 있다는 점이 입증되었다. 이러한 훈련은 긍정적 질문 전략, 새로운 의사소통 기회 제공, 공동 서사 생성, 인지 지원 제공 등을 포함하여 용이한 상호작용을 돕는다. 외상성뇌손상 환자를 대상으로 telehealth를 사용한 사회적 의사소통 훈련의 효과에 대한 연구도 이러한 접근 방식의 유용성을 입증하였다. 재활 과정은 인지 및 사회적 의사소통 기능의 향상에 집중해야 하며, 보상 전략 훈련과 자신감 및 자존감 강화를 통해 환자가 자신의 장애를 받아들이고 적응할 수 있도록 도와야 한다. 시드니 대학교의 Acquired Brain Injury Communication Lab에서 개발한 interact-ABI-lity (https://abi-communication-lab.sydney.edu.au/courses/interact-abi-lity/)와 같은 교육 프로그램은 뇌손상 후 의사소통 장애에 대한 이해를 높이는 데 도움을 줄 수 있다.

사회인지 능력을 평가할 때 감정 인식, 마음 이론, 그리고 공감 등 사회인지의 여러 측면을 평가해야 한다. 중재는 감정 인식, 관점 취하기, 마음 이론, 그리고 사회적 행동을 개선하는 것을 목표로 하는 것이 권장된다. 최근 외상성뇌손상 환자를 대상으로 한 무작위 대조군 연구에 따르면, 사회인지 및 감정 조절 다면적 치료 프로그램(treatment program of social cognition and emotion regulation, T-ScEmo)은 개인 세션 20시간으로 구성되어 사회인지, 사회적 행동의 조절, 일상 생활 참여를 개선하는 것을 목표로 한다. 감정 인식, 관점 취하기 및 마음이론, 사회적 행동의 세 가지 모듈로 나누어지며 주요 목표는 사회적 관계 개선에 중점을 두었다. 치료 요소로는 얼굴 특징 처리, 모방, 개인적 감정 경험, 다른 사람의 생각과 감정을 묻기, 타인의 감정에 주의 기울이기, 사회 기술 훈련이 포함되었다. 결과 측정 기준 중 하나인 role resumption list (RRL)는 발병 이전 수준과 비교하여 활동의 양과 질을 평가한다. RRL 평가 결과에 따르면, T-ScEmo 그룹이 대조군보다 이전 생활 역할을 더 많이 재개한 것으로 나타났다.

컴퓨터를 사용한 사회인지 치료는 감정 인식 훈련, 인지 편향에 대한 사회인지 훈련, 감정 처리, 마음 이론 등 한 가지 측면에 초점을 맞추고, 사진이나 비디오를 활용한다. 이러한 훈련은 비맥락화된 결과 측정에서의 개선을 보고하고 있지만, 개선된 기술이 일상 활동에 적용되는 것에 대해서는 보고되지 않았다. 따라서, 실제 생활 활동으로의 일반화에 대한 증거가 부족하기 때문에, 컴퓨터를 기반으로 한 비맥락화된 사회인지 기술 훈련은 권장되지 않는다.

뇌손상 환자는 환경이나 맥락 간 대화를 이동하고 일반화에 어려움을 겪는 경우가 많다. 인지-의사소통 재활 프로그램은 일상 생활에서 중요한 의사소통 기술에 초점을 맞추어, 개인의 생활, 업무, 학습 및 사회 활동 맥락에 적합한 상황에서 의사소통 기술을 실습하고 활용할 기회를 제공해야 한다. 자연스러운 상황에서 의사소통 기술을 훈련함으로써 이러한 기술이 실생활에 유용하게 적용될 수 있도록 하는 것이 중요하다. 특히 젊은 외상성뇌손상 환자들에게 맥락에 기반한 코칭, 자기 조절 학습법, 문해력 향상, 목표 설정 등의 훈련은 학교와 직장 생활로의 복귀에 큰 도움이 된다. 치료 방식은 개인 맞춤형이고 실용적이며, 목표와 결과에 중점을 둔, 개인 중심적 접근을 통해 일상 활동에서 의미 있는 참여를 증진시키는 데 초점을 맞춰야 한다. 예를 들어, Work related communication (WORC) 프로그램 같은 새로운 직업 의사소통 프로그램은 직장 내 상호작용을 위한 컴퓨터 기반 훈련을 제공한다. 이 과정에서 목표 설정, 피드백, 자기 조절 기법을 포함해야 한다. 특히, 개인 중심의 치료 결과를 측정하기 위해 목표 달성 척도(goal attainment scaling) 사용이 권장된다. 목표 달성 척도는 개인적으로 중요한 목표 설정을 촉진하고 인지-의사소통 치료 진행을 모니터링하는 검증된 방법으로, 환자가 목표 설정에 적극 참여하고 자신의 의사소통 행동을 스스로 모니터링할 수 있을 때 가장 효과적이다. GAS는 주제 관리, 개인 공간 인식, 대화 중 명료성 유지 등 다양한 목표에 적용할 수 있다.

중증 의사소통 장애 환자에게는 전문가에 의한 정밀한 평가를 통해 맞춤형 보완대체 의사소통중재를 고려해야 한다. 또한, 이들과 주요 의사소통 파트너는 보완대체 의사소통중재 도구를 효과적으로 활용할 수 있도록 교육을 받아야 하며, 지속적으로 이루어져야 한다. 보완대체 의사소통중재는 알파벳 보드, 의사소통 책처럼 간단한 것부터, 디지털 기술, 앱, 특수 장치 등 고사양 기술에 이르기까지 다양하다. 적합한 보완대체 의사소통중재 지원을 위해서는 임상 전문가가 환자의 발화 가능성, 예후, 의사소통 필요와 장애, 문해력, 장치 사용에 필요한 신체 반응, 자세 및 이동성, 그리고 시각 인지 및 정확도 등을 종합적으로 평가해야 한다. 이 평가는 환자의 의사소통 환경과 일상의 의사소통 파트너와 협력하여 이루어져야 한다.

외상성뇌손상 후 사회적 의사소통 장애가 있는 환자들 사이에 환자들의 의사소통 목표가 일치하는 경우, 그룹 치료를 적극적으로 고려해야 한다. 외상성뇌손상 환자와 그 가족을 위한 집단 개입은 긍정적인 치료 효과를 제공하므로, 그룹 치료는 특히 이들에 대한 의사소통 치료 제공 모델로 권장된다. 그룹 치료는 사회적 의사소통 기술, 감정 인식, 사회적 문제 해결 및 사회 기술의 자가 모니터링, 의사소통 대처 전략, 담화 생산, 사회적 의사소통 기술 향상을 위한 메타인지 전략 교육 등에 활용할 수 있다. 그룹 치료는 사회적 의사소통 목표를 달성하기 위한 개인별 목표 설정에 중점을 두어야 한다. 최근 그룹 대화형 구조화 치료(group interactive structured treatment, GIST)군을 대안적 치료(alternative treatment, AT)군을 비교한 무작위 대조군 연구에 따르면, GIST군은 13주간의 집단 형식 사회 의사소통 교육 과정을 포함하고 있었으며, AT군은 12주 동안 파워포인트와 오디오 프레젠테이션을 교실식으로 받았다. 치료 후, 두 치료군 모두에서 자신이 선택한 기능적 사회적 역량 목표를 충족하거나 초과 달성하였다.

원격 재활(telerehabilitation)은 대면 치료와 비교했을 때 외상성뇌손상 후 의사소통 파트너 훈련에 있어 효과적이고, 실행 가능하며, 만족스러운 치료로 최근 international group of cognitive researchers and clinicians (INCOG 2.0) 가이드라인에서 level B 근거 수준으로 권고 되었다. 원격 재활과 대면 의사소통 파트너 훈련 프로그램의 동등성을 비교하는 최근 2개의 RCT 연구 결과, 연구 참가자들이 서비스 제공 방식에 관계없이 대화 능력에서 유사한 긍정적인 향상을 보였다 .

Ⅲ 경도 인지 장애, 알츠하이머 치매, 전두측두엽치매 환자의 사회인지

신경퇴행성 질환의 후유증으로 발생하는 사회인지 결함은 개인의 사회적 상호작용과 대인 기능에 부정적인 영향을 미친다. 전두측두엽치매(frontotemporal dementia)에서는 행동 변화에 중요한 역할을 하는 사회인지 결함이 임상적 특징으로 간주된다. 알츠하이머병 환자의 사회인지는 주로 에피소드 기억과 방향 감각의 어려움에 가려져 상대적으로 연구가 덜 되었으나, 이 환자들도 사회적 행동, 감정 인식, 마음이론에 결함을 보일 수 있다. 이러한 장애는 인지 변화보다 더 큰 영향을 끼치며 삶의 질 저하, 보호자 부담 증가, 치매 관리 비용 증가와 관련된다. 특히, 치매 전 단계인 기억상실형 경도 인지 장애(amnestic mild cognitive impairment, aMCI)에서 이미 감정 인식과 마음이론의 결함이 나타날 수 있다. 2017년 메타분석 결과에 따르면, 경도 인지 장애 환자에서 건강한 대조군에 비하여 마음 이론과 얼굴 감정 인식 능력이 유의하게 감소한 것으로 나타났다. 두려움과 슬픔에 대한 감정 인식 능력이 건강한 대조군에 비해 특히 떨어지는 반면, 혐오, 행복, 놀람에 대한 감정 인식은 유의한 차이가 없었다. 또한, 기억, 언어, 전두엽 기능 및 시공간지각 영역 중 2개 이상의 영역에서 저하가 있는 다영역 경도 인지 장애(multidomain MCI)에서 사회인지 결함이 더 심한 것으로 나타났다. 전두측두엽치매에 비해 알츠하이머병과 기억상실형 경도 인지 장애 에서는 마음이론의 결함이 덜 두드러진 것으로 나타났다.

알츠하이머병과 기억상실형 경도 인지 장애 환자의 감정 인식 연구는 주로 여섯 가지 기본 감정을 나타내는 얼굴 감정을 인식하는 데 초점을 맞추고 있다. 그러나 평가 도구와 연구 방법이 다양하고, 너무 강한 감정 표현만을 사용하면 미묘한 결함을 가릴 수 있다. 감정 표현의 강도에 따른 감정 인식 능력을 탐구한 연구는 제한적이다. 2008년 Spoletini 외의 연구에 따르면, 기억상실형 경도 인지 장애 환자들은 건강한 대조군에 비해 미묘한 얼굴 감정 표현을 인식하는 데 상당한 어려움을 겪었다. 또한 Bediou 외가 2009년에 발표한 연구에서도 비슷한 결과를 확인할 수 있었다. 이 연구에 따르면, 기억상실형 경도 인지 장애 환자들은 감정 표현의 강도가 40%에 이를 때는 경도 알츠하이머병 환자들과 비슷한 수준에서 인식에 어려움을 보였으나, 감정 표현의 강도가 80%에서 100% 사이로 높아질 때는 인지적 손상이 없는 대조군과 비슷한 감정 인식 능력을 보였다. 하지만 이러한 연구 결과는 기억상실형 경도 인지 장애 및 알츠하이머병 환자에게 내재된 비사회적 인지 결함에 영향을 받을 수 있으므로 해석에 주의해야 한다. 또한, 알츠하이머병 환자들은 역동적으로 제시된 특정 감정, 특히 혐오감에 대한 얼굴 감정 인식이 보존되어 있는 것으로 나타났다.

알츠하이머병 환자를 대상으로 한 마음이론 연구는 감정 인식 연구보다 일관성이 부족하며, 기억력과 집행 기능의 손상으로 인해 해석이 복잡하다. 마음이론 연구에서는 일반적으로 다른 사람의 생각을 추론하는 첫 번째 차수(first–order) 믿음과, 다른 사람이 다른 사람에 대한 생각을 추론하는 두 번째 차수(second–order) 믿음을 구분한다. 이전 연구에 따르면 알츠하이머병 환자는 주로 이야기 형태로 제시되는 두 번째 차수 믿음을 다루는 마음이론 과제에서 결함을 보였다. 그러나 두 번째 차수의 정신화 과제는 작업 기억력과 집행 기능을 많이 요구하기 때문에, 해석에 주의를 요한다. 실제로, 더 단순한 과제 조건에서는 알츠하이머병 환자들이 다른 사람이 가지고 있는 믿음을 추론하는 데 필요한 마음이론(첫 번째 차수의 믿음)의 기본 능력이 손상되지 않은 것으로 나타났다.

대부분의 알츠하이머병 환자는 초기에 기억력 상실과 언어 장애와 같은 인지 증상을 보이며, 시간이 지남에 따라 악화되고 기능 및 행동 문제를 동반한다. 알츠하이머병 환자들은 단어를 떠올리거나 찾는 데 어려움을 겪고, 말하는 동안 자주 수정하고 반복한다. 이로 인해 말의 유창성이 떨어지며, 읽기와 쓰기 능력도 저하된다. 이해력, 주의력, 기억력의 결함으로 대화를 이어가고 따라가는 데 어려움을 겪는다. 또한 비언어적 의사소통 능력도 감소한다. 머리와 손의 움직임, 표정, 몸 자세 등 행동과 제스처는 일상 의사소통에서 중요한데, 알츠하이머병 환자의 제스처 명확성 저하는 언어 능력 감소와 관련이 있다. 단어 선택과 문장 구성 외에도 비언어적 신호는 사람의 태도와 감정을 나타내고 개인 간 상호작용에서 중요한 역할을 한다.

알츠하이머병이 진행되면서 언어와 의사소통 문제가 나타나며, 이는 전반적인 인지 결함과 관련이 있다(표 42-4). 초기 단계에서도 언어 문제는 관찰되며, 질병의 심각성과 연관되어 있어 알츠하이머병 진단 및 진행 측정의 중요한 지표가 된다. 이를 통해 언어 장애는 경도 인지 장애와 알츠하이머병을 구분하는 초기 징후이자,

표 42-4. 알츠하이머병의 각 단계에서 나타나는 언어 장애

의사소통 능력	초기 단계	중기, 말기 단계
의사소통	유창하고 매끄러움	유창하지 않음, 신어조작증(neologism)을 보임
말 반복	보존됨	손상됨
언어 식별	약간 손상됨	손상됨
단어 의미 이해	보존됨	손상됨
문장 이해	보존됨	손상됨
읽기 능력	보존됨	손상됨
쓰기 능력	보존됨	손상됨

질병 진행 상태를 판단하는 도구로 제안되었다. 초기 단계 알츠하이머병의 중증 언어 장애는 사망률을 예측하기도 한다. 초기 단계 알츠하이머병에서 나타나는 중증 언어 장애는 사망률을 예측할 수 있다. 초기 알츠하이머병에서 의사소통 문제는 주로 단어 찾기, 명명, 미묘한 대화 기술, 그리고 설명 능력의 저하로 나타난다. 이 단계에서는 읽기, 쓰기, 이해 능력이 건강한 노인에 비해 상대적으로 유지된다. 알츠하이머병이 진행되면서 의사소통 능력이 저하되어 실용적인 언어 사용, 개념 형성, 이해력, 그리고 쓰기 능력이 어려워지며, 문법적 능력에 더 의존하게 된다. 소리 내어 읽기는 상대적으로 오래 유지되나, 중기나 후기 치매 단계에서 저하되기 시작한다. 알츠하이머병이 중증 단계에 이르면, 의사소통 문제가 더욱 악화되며, 심각한 기억력 및 지적 능력 저하로 더욱 복잡해진다. 이후 단계에서는 발음도 영향을 받아 환자는 거의 의미 있는 말을 하지 못하게 된다. 그들은 침묵하거나, 반향어(echolalia)를 보이거나, 의미 없는 단어나 구를 내뱉을 수 있다. 알츠하이머병이 심각한 단계에서도 일부 몸짓 같은 비언어적 신호의 일부가 남아 있을 수 있다. 이러한 신호들이 의미 있게 해석되면, 환자는 기본적인 의사소통을 유지할 수 있다.

이러한 의사소통 장애는 알츠하이머병 환자뿐만 아니라 간병인과 가족에게도 큰 영향을 미친다. 언어 사용에 어려움이 있으면 환자는 좌절을 느끼고, 표현과 이해의 장애로 오해와 불편함이 발생할 수 있다. 단어 찾기 어려움, 질문 반복, 대화 유지의 어려움 등은 흔한 문제로, 이는 가정과 사회적 관계에 영향을 미친다. 결과적으로 의사소통 장애는 가까운 관계 유지, 사회적 및 개인적 상호작용, 그리고 일상 생활에서의 자율성에 부정적인 영향을 미친다. 이로 인해 환자는 고립감을 느낄 수 있으며, 실제로, 알츠하이머병에서 언어 장애는 중대한 행동 문제와 심리적 증상과 관련이 있다. 영국의 요양 시설에서 315명의 치매 노인을 대상으로 한 연구 결과, 언어 이해와 표현의 어려움이 망상, 비정상적인 운동 행동, 그리고 우울증과 연관이 있었다. 이는 치매의 중증도를 통제한 상태에서도 나타났다. 또한, 치매 환자의 언어 장애는 사회 활동 참여 감소와 사회적 은둔과도 관련이 있었다. 치매 환자를 돌보는 가족을 대상으로 한 연구에서는 의사소통 문제가 알츠하이머병 환자의 행동 문제를 예측하며 이는 가족의 간병 부담을 증가시키는 원인으로 작용하였다. 따라서 알츠하이머병 환자와의 의사소통을 유지하는 것은 질병 진행을 이해하고 적절한 간병 및 치료를 제공하는 데 중요하다. 또한 환자 맞춤형 의료대화술을 개발하는 것은 환자의 자아 정체성을 유지하고 환자와 의사 간의 존중을 발전시키는 데 필요하다.

알츠하이머병 환자의 언어 장애를 돕고 보호자의 부담을 줄이기 위해 다양한 의사소통 전략을 제공할 수 있다. 이러한 전략들은 주로 치매와 관련된 지능, 언어, 신체 기능 장애에 초점을 맞추어 환자가 독립적으로 생

활할 수 있도록 돕는다. 기억력, 말하기, 문제 해결 능력, 자기 통제력을 향상시키기 위한 훈련에 집중하며, 환자가 가능한 한 오래 지적 및 신체적 능력을 유지할 수 있도록 다양한 기술을 교육한다. 보호자에게는 다음과 같은 의사소통 전략을 제공한다.

- 중요한 단어나 구절을 반복하여 환자의 주의를 유지한다.
- 질문을 할 때 선택지를 제공하여 간단한 대답을 유도한다. 예를 들어, "간식으로 어떤 과일을 먹고 싶으세요?" 라고 묻기보다 "간식으로 사과와 오렌지 중 무엇을 먹고 싶으세요?"라고 묻는다.
- 대화가 더 원활하도록 항상 명확하고 간결한 정보를 제공한다.

알츠하이머병 환자의 언어 장애 치료를 위해 두 가지 약물 종류를 고려할 수 있다. 첫째, 경증 및 중등도 알츠하이머병 치료를 위한 아세틸콜린에스터레이스 억제제(acetylcholinesterase inhibitors, AChEIs)로 donepezil, galantamine, rivastigmine이 포함된다. 둘째, 중등도에서 심한 알츠하이머병 치료를 위한 N-methyl-d-aspartate (NMDA) 수용체 길항제인 memantine이다. Ferris등은 알츠하이머병 후기 단계에서 memantine의 언어 의사소통 치료 효과를 severe impairment battery-language 평가 도구를 사용하여 평가했다. 801명의 환자에게 매일 memantine (20 mg) 또는 위약(20 mg)을 투약하여 임상 시험을 실시한 결과, memantine이 심각한 언어 장애를 겪는 환자들에게 긍정적인 효과가 있음을 발견했다. 12주, 24주, 28주 시점에서 severe impairment battery-language 점수의 평균 변화는 memantine 투약군이 대조군보다 유의미하게 높았다. Ferris 등은 고용량 donepezil(하루 23 mg)이 6개월 후, 이전에 사용되던 저용량(하루 10 mg)보다 언어 기능을 향상시킴을 확인했다. 고용량의 donepezil (23 mg)은 언어와 관련된 뇌 영역의 콜린성 기능 향상과 더불어 기억 및 집중 기능 강화 효과로 언어 기능 향상의 기전으로 제시되었다.

▶ 참고문헌

1. 김소연, et al. 젊은 조현병 환자에서 공감경향과 마음이론기술: 자기보고 조현형차원 및 실행기능과의 연관성. 2021.
2. ALLISON, Truett; PUCE, Aina; MCCARTHY, Gregory. Social perception from visual cues: role of the STS region. Trends in cognitive sciences, 2000, 4.7: 267–278.
3. Babbage, Duncan R., et al. Meta-analysis of facial affect recognition difficulties after traumatic brain injury. Neuropsychology, 2011, 25.3: 277.
4. Bediou, Benoit, et al. Impaired social cognition in mild Alzheimer disease. Journal of geriatric psychiatry and neurology, 2009, 22.2: 130–140.
5. Berridge, Kent C.; KRINGELBACH, Morten L. Neuroscience of affect: brain mechanisms of pleasure and displeasure. Current opinion in neurobiology, 2013, 23.3: 294–303.
6. Blakemore, Sarah-Jayne. The social brain in adolescence. Nature Reviews Neuroscience, 2008, 9.4: 267–277.
7. Bora, Emre;Yener, Görsev G. Meta-analysis of social cognition in mild cognitive impairment. Journal of Geriatric Psychiatry and Neurology, 2017, 30.4: 206–213.
8. Borenhoffen, Cristina; Mcdonald, Skye. Emotion perception deficits following traumatic brain injury: A review of the evidence and rationale for intervention. Journal of the International Neuropsychological Society, 2008, 14.4: 511–525.
9. Cotter, Jack, et al. Social cognitive dysfunction as a clinical marker: A systematic review of meta-analyses across 30 clinical conditions. Neuroscience & Biobehavioral Reviews, 2018, 84: 92–99.
10. Dunbar, Robin IM. The social brain hypothesis and its implications for social evolution. Annals of human biology, 2009, 36.5: 562–572.
11. Fan, Yan, et al. Is there a core neural network in empathy? An fMRI based quantitative meta-analysis. Neuroscience & Biobehavioral Reviews, 2011, 35.3: 903–911.
12. Green, Michael F., et al. Social cognition in schizophrenia: an NIMH workshop on definitions, assessment, and research opportunities. Schizophrenia bulletin, 2008, 34.6: 1211–1220.
13. Harrison-felix, Cynthia, et al. Social competence treatment after traumatic brain injury: a multicenter, randomized controlled trial of interactive group treatment versus noninteractive treatment. Archives of physical medicine and rehabilitation, 2018, 99.11: 2131–2142.
14. Henry, Julie D., et al. Clinical assessment of social cognitive function in neurological disorders. Nature Reviews Neurology, 2016, 12.1: 28–39.
15. Henry, Julie D., et al. Clinical assessment of social cognitive function in neurological disorders. Nature Reviews Neurology, 2016, 12.1: 28–39.
16. Kanwisher, Nancy; Yovel, Galit. The fusiform face area: a cortical

region specialized for the perception of faces. Philosophical Transactions of the Royal Society B: Biological Sciences, 2006, 361.1476: 2109–2128.

17. Kelly, Michelle; Mcdonald, Skye; Frith, Matthew HJ. A survey of clinicians working in brain injury rehabilitation: Are social cognition impairments on the radar?. The Journal of Head Trauma Rehabilitation, 2017, 32.4: E55–E65.
18. Kessels, Roy PC; Wanders–oude Elferink, Maaike; Van Tiliborg, Ilse. Social cognition and social functioning in patients with amnestic mild cognitive impairment or Alzheimer's dementia. Journal of Neuropsychology, 2021, 15.2: 186–203.
19. Mcdonald, Skye, et al. Disorders of social cognition and social behaviour following severe TBI. In: Social and communication disorders following traumatic brain injury. Psychology Press, 2013. p. 119–159.
20. Mitchell, Rachel LC; Phillips, Louise H. The overlapping relationship between emotion perception and theory of mind. Neuropsychologia, 2015, 70: 1–10.
21. Morello, Aline Nunes da Cruz; Lima, Tatiane Machado; BRANDÃO, Lenisa. Language and communication non–pharmacological interventions in patients with Alzheimer's disease: a systematic review. Communication intervention in Alzheimer. Dementia & neuropsychologia, 2017, 11: 227–241.
22. Morton, M. V.; Wehman, Paul. Psychosocial and emotional sequelae of individuals with traumatic brain injury: a literature review and recommendations. Brain injury, 1995, 9.1: 81–92.
23. Pinkham, Amy E., et al. The social cognition psychometric evaluation study: results of the expert survey and RAND panel. Schizophrenia bulletin, 2014, 40.4: 813–823.
24. Rietdijk, Rachael, et al. A clinical trial investigating telehealth and in–person social communication skills training for people with traumatic brain injury: participant–reported communication outcomes. The Journal of head trauma rehabilitation, 2020, 35.4: 241–253.
25. Rietdijk, Rachael, et al. Improved conversation outcomes after social communication skills training for people with traumatic brain injury and their communication partners: a clinical trial investigating in–person and telehealth delivery. Journal of Speech, Language, and Hearing Research, 2020, 63.2: 615–632.
26. Roy, Mathieu; Shohamy, Daphna; Wager, Tor D. Ventromedial prefrontal–subcortical systems and the generation of affective meaning. Trends in cognitive sciences, 2012, 16.3: 147–156.
27. Sensenbrenner, Bénédicte, et al. High prevalence of social cognition disorders and mild cognitive impairment long term after stroke. Alzheimer Disease & Associated Disorders, 2020, 34.1: 72–78.
28. Shamay–Tsoory, Simone G.; Aharon–peretz, Judith. Dissociable prefrontal networks for cognitive and affective theory of mind: a lesion study. Neuropsychologia, 2007, 45.13: 3054–3067.
29. Singer, Tania, et al. Empathy for pain involves the affective but not sensory components of pain. Science, 2004, 303.5661: 1157–1162.
30. Spikman, Jacoba M., et al. Social cognition impairments in relation to general cognitive deficits, injury severity, and prefrontal lesions in traumatic brain injury patients. Journal of neurotrauma, 2012, 29.1: 101–111.
31. Spitz, Gershon, et al. Association between cognitive performance and functional outcome following traumatic brain injury: a longitudinal multilevel examination. Neuropsychology, 2012, 26.5: 604.
32. Spoletini, Ilaria, et al. Facial emotion recognition deficit in amnestic mild cognitive impairment and Alzheimer disease. The American Journal of Geriatric Psychiatry, 2008, 16.5: 389–398.
33. Togher, L., Douglas, J., Turkstra, L. S., Welch–West, P., Janzen, S., Harnett, A., ... & Wiseman–Hakes, C. (2023). INCOG 2.0 guidelines for cognitive rehabilitation following traumatic brain injury, part IV: cognitive–communication and social cognition disorders. The Journal of Head Trauma Rehabilitation, 38(1), 65–82.
34. van overwalle, Frank. Social cognition and the brain: a meta–analysis. Human brain mapping, 2009, 30.3: 829–858.
35. Wallis, Kimberley, et al. Domains and measures of social cognition in acquired brain injury: A scoping review. Neuropsychological rehabilitation, 2022, 32.9: 2429–2463.
36. Westerhof–Evers HJ, Visser–Keizer AC, Fasotti L, et al. Effective ness of a Treatment for Impairments in Social Cognition and Emotion Regulation (T–ScEmo) after traumatic brain injury: a randomized controlled trial. JHeadTraumaRehabil. 2017;32(5): 296–307.
37. Woodward, Michael. Aspects of communication in Alzheimer's disease: clinical features and treatment options. International psychogeriatrics, 2013, 25.6: 877–885.

Index

한글

ㄱ

가상현실 237, 476
가상현실 치료 342
가족상담 314
가치 351
각성과 인식 113
간뇌 188
간이 인지기능 검사 43
간이정신상태검사 356, 407
감각기억 184
감각적 접근 338
감금증후군 119
감정 276
감정 조절 278
감정 조절 치료 313
감정 지각 486
개념 실행증 322
거울 치료 238
경도인지장애 360, 451
경도 치매 451
경두개 자기자극 235
경두개 직류자극 133
경두개 직류전기자극 236, 442
고-노고 테스트 258
고차이론 114
공감 488
공명 374
과제 311
관념 실행증 322
관념운동 실행증 323
교대 주의력 재활 170
교정적 접근법 263
구성 실행증 324
그룹 치료 400
그림 모방 검사 224
글라스고우 혼수 척도 127
기본 모드 신경망 143
기분장애의 분류 289
기술기반 접근법 309
기억 5, 183, 431
기억력 90, 418
기억력 장애 97
기억 재활 197
기억 재활 치료 206
기억 평가 193

ㄴ

내부 보조 수단 201
내적 인지적 전략 264
내측두엽 186
내측 전전두피질 249
노르에피네프린 279
뇌손상 환자 363
뇌신경망 8
뇌졸중 203, 301
뇌하수체 아데닐레이트 시클라제 활성 폴리펩타이드 287
뉴로펩타이드 Y 287

ㄷ

다모드 감각자극 132
다학제 협력 315
단가아민산화효소 A 286
단기기억 184
단어 목록 학습 검사 194
담화 과제 487
대뇌피질 189
대조 프로그램 258
대화지지법 399
도안 유창성 검사 258
도파민 280, 367
도파민 항진제 271
동작 훈련 338
등쪽 주의집중력 신경망 141

ㄹ

런던탑 검사 258
레비소체치매 69
레이 복합 그림 검사 195
로봇 치료 239
루프 그리기 258
리버미드 행동 기억 평가 195

ㅁ

마음이론 486
말소리 374
말초성 전기자극 134
멜로디억양치료 392
목근육 진동 232
몬트리올 인지 평가 409

몸통 회전 232
무감동 288, 297
무관심 91
무시증후군 147
미술 치료 464
미주신경자극 134

ㅂ

반복경두개자기자극 134, 441
발달 실행증 324
발성 374
배측 주의력 신경망 142
벤톤 얼굴재인검사 487
별 지우기 검사 223
병원 불안-우울 척도 294
보상적 접근 173, 200, 264, 339
보완대체 의사소통 399
보조기술 340
복원적 접근법 197
복합 전산화 인지훈련 476
부분 시각 폐쇄 233
부적응적 사고의 수정 310
분리 주의력 재활 170
불안 288
불안장애의 분류 290
비침습적 뇌자극 235, 341, 369, 401, 441, 443
빗 및 면도기 검사 222

ㅅ

사라지는 단서 방법 200
사지운동 실행증 323
사지 움직임 활성화 230
사회인지 481, 485
사회적 의사소통 487
삼각형-사각형 번갈아 그리기 258
상징외우기 156
서울신경심리검사 417
선나누기 검사 222
선로잇기 검사 B 257
선택 주의력 재활 169
섬망 120
세로토닌 281, 368
소뇌 189
수용 언어영역 376
수정 혼수회복척도 126
숫자주의력 검사 193, 257
스트룹 검사 256
시각동작치료 399
시각적 탐색 훈련 230
시간차 회상 200
시계 그리기 258
시계 그리기 검사 223
시공간기능 5, 418
시공간 지각 재활 234
시공간 지각 포괄 검사 225
시운동성 자극 231
식물상태 118
신경심리검사 407
신경심리검사 총집 44
신경심리학적 개입 369
신경심리학적 검사 357
신경 조절 375
신경펩타이드 283
신경행동학적 인지상태검사 411
신선조체 189
신원 인식 487
신체 무시 평가 221
신체 주변 공간 무시 평가 222
실어증 379
실어증 선별검사 380
실어증-신경언어장애 선별검사 382
실행기능 321
실행기능 신경망 325
실행증 321
실행증 분류 324
실행증 평가 329
심리치료 305
심부뇌 전기자극 133
심상 요법 239

ㅇ

아세틸콜린 282
아세틸콜린계 작용 약물 401
아이오와 도박 과제 361
안와 전두피질 248
알버트 검사 223
알츠하이머병 202, 364
알츠하이머 치매 39
약물 치료 175, 237
약물치료 400
양가감정 288
억제유도언어치료 393
언어 6, 374
언어 및 관련 기능 418
언어손상 중심 치료 392
언어 유창성 검사 257, 420
언어중추 375
언어치료 391
언어평가 380
언어 하위영역별 치료 394
역학연구센터 우울척도 294
열-전정 자극 232
오차배제학습 343
외부 보조 수단 201
외상성뇌손상 83, 149, 302, 360
외적 보상 174
외측 전전두피질 246

우울장애 293
우울한 기분 288
운동 기술 학습 429
운동 적응 434
운동 학습 430, 434
원격 언어평가 389
원격인지재활 477
웩슬러 기억 검사 195
위스콘신 카드 분류 검사 256
유쾌한 기분 288
음악 치료 464
의사결정 349
의사결정 모델 350
의사결정 수용력 356
의사결정역량 356
의사결정인지 360
의사결정인지장애 360
의사결정인지장애 평가 방법 361
의사결정 평가 355
의사소통 중심 치료 398
의사소통효과촉진법 399
의식 107, 112
의식 수준 125
의식장애 118, 131
이마관자엽치매 74
이야기 회상 검사 194
인지 112
인지기능 3
인지선별 검사 43, 411
인지신경과학 6
인지 자극 50, 451
인지재활 9, 11, 19, 23, 28, 49, 50, 452
인지치료 310
인지행동치료 463
인지훈련 49
일상생활능력 44

ㅈ

자각 훈련 229
자세변화 자극 132
작업기억 훈련 263
장기기억 184
재귀인기법 311
재정 의사결정 359
재진입이론 117
저산소-허혈성 뇌손상 95, 96
저체온 유지법 132
전뇌기저부 188
전두극 부위 251
전두엽 245
전두엽/집행 기능 418
전두엽 평가 총집 259
전두측두엽 치매 364
전략훈련 339, 344
전반적 신경작업공간이론 115
전산화 신경인지기능검사 423, 424, 471
전산화 인지재활훈련 476
전산화 인지평가 471
전산화 인지훈련 472
전산화 작업기억 훈련 475
전산화 주의력 훈련 475
점진적 근육이완 307
정동 288
정동의 부적합성 288
정상압수두증 77
정확한 시행 338
제스처 훈련 342
조음 374
주먹-손날-손바닥 259
주사위 게임 과제 363
주의력 5, 98, 139, 140, 417
주의력 재활 167
주의력 저하 89
주의력 훈련 264
주의집중 연습 308
중등도 및 중증 치매 456
지속적 집중 훈련 231
지속 주의력 재활 168
지지적 상담 306
직업복귀 315
직접 훈련 343
집단상담 313
집행기능 6, 245
집행기능 수행검사 261
집행기능장애 98
집행기능 저하 90

ㅊ

처리속도 장애 98
척수손상 303
체계적 둔감법 308
초인지 전략 훈련 173
최소의식상태 118
최소의식상태로부터 벗어남 119
치매 451

ㅋ

카테콜라민성 약물 400
컴퓨터를 이용한 주의력 훈련 171
케임브리지 도박 과제 363
코르시 블록 두드리기 검사 155, 194
콜린 항진제 271

ㅌ

타당화 치료 463
탈파국화 310
탐색적 접근법 338
탐색 훈련 344

통합적 접근법 202
통합정보이론 116
특정 지식 습득 접근법 199

ㅍ
파라다이스 웨스턴 실어증 검사–개정판 383
파킨슨병 205, 360, 364
파킨슨병치매 69
표현 언어영역 376
프리즘 적용 233
피라세탐 400

ㅎ
한국판 보스턴 이름대기 검사 386
한국판 프렌차이 실어증 선별검사 380
행동계약 309
행동선택 352
행동수정 306
행동실험 312
행동심리증상 42, 44, 462
행동치료 306
헌팅턴병 364
현실 지남력 치료 464
혈관성 경도인지장애 65
혈관성 인지장애 57
호흡 374
혼수 118
환경 수정 174
활동 계획 312
회복적 접근 337
회상치료 463
횡격막 호흡 308
후천성 뇌손상 483
흑백논리 도전하기 311

영어

A
All–or–nothing thinking 311
Alternating attention 170
Apraxia Screen of TULIA 331
Assessment of capacity for everyday decision–making 358
Assessment of motor and process skills 335

B
Beck Depression Inventory 294
Behavioral inattention test 225
BIT 225

C
CANTAB 425
Capacity to Consent to Treatment Instrument 358
Catherine Bergego scale 225
CBS 225
CERAD–K 신경심리평가집 420
CILT 393
COMT 286

D
Deep brain stimulation 133
Dementia apraxia test 332
Divided attention 170

F
FKBP5 287
Florida apraxia battery – extended and revised sydney 331

G
GABA 281
Geriatric Depression Scale 295

H
Hamilton Depression Rating Scale 295
Hopemont Capacity Assessment Interview 359

K
Kessler Foundation neglect assessment process 226
KF–NAP 226
Korean limb and oral apraxia test 331

L
La Trobe 의사소통 설문지 487

M
MacArthur competence assessment tools for treatment 358
MacCAT–T 358
MIT 392
Montgomery–Asberg Depression Rating Scale 295
Motor–free visual perception test 224
MVPT 224

N
NMDA 수용체 길항제 270
NMDA 수용체 작용 약물 401
N–Methyl–D–Aspartate 270

P

Peripersonal neglect 222
Pictures of Facial Affect 486
PROMPT 394

S

SCNT V4.0 424
Selective attention 169
Sustained attention 168

T

TASIT 486, 487
Test of upper–limb apraxia 331
The ADL–focused Occupation –based Neurobehavioral Evaluation 334
The Faux Pas Recognition Test 486
The Fluff test 221

번호

5–HTTLPR 286
6단계 과제 계층 방법 338